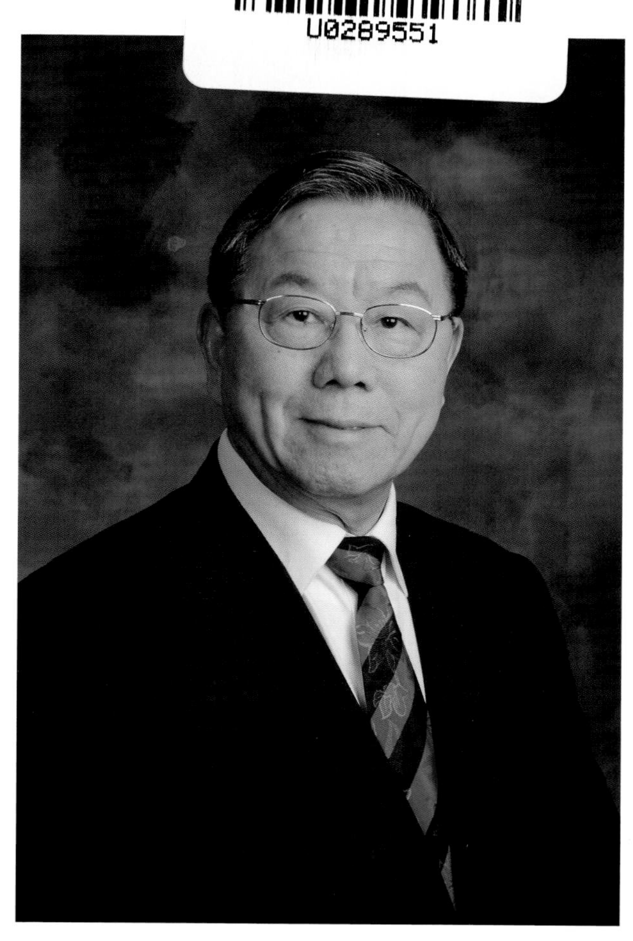

施杞，1937年生，江苏省东台市人，出生于中医世家。国医大师，上海市名中医，上海石氏伤科第四代传人。上海中医药大学终身教授、专家委员会主任委员，主任医师，博士研究生导师，香港大学名誉教授。第二、三、四、五、六、七批全国老中医药专家学术经验继承工作指导老师，全国第一批国家级非物质文化遗产"中医正骨疗法"代表性传承人。曾任中华中医药学会第三、四届副会长，中华中医药学会骨伤科分会第一、二、三届会长，上海市中医药学会第五、六届会长。曾先后担任上海市卫生局副局长，上海中医学院院长，上海中医药大学校长。

从事中医骨伤科事业60载，探索出一条"慢性筋骨病"传承创新之路。发现"气虚血瘀、脏腑亏虚、筋损骨衰"是慢性筋骨病主要的病机，率先提出慢性筋骨病"整体论治"的学术思想，构建"中医骨内科学"学术体系，并主编《中医骨内科学》，确立"内调气血脏腑平和，外调筋骨经络平衡"的"双调法则"，建立益气化瘀法、补肾填精法、蠲痹通络法、调衡筋骨法等22种治疗慢性筋骨病临床规范化方案和系列指南，在全国600多家医院推广应用。以第一完成人承担国家自然科学基金重点和面上项目共4项，率领团队承担国家级科研项目80余项，以及部市级科研项目百余项。开发出治疗颈椎病的中药新药"芪麝丸"；建立补肾填精方防治骨质疏松症的思想和临床规范化方案；创立"施氏十二字养生功"和"施氏三步九法"，纳入国家中医临床适宜技术推广项目，被广泛应用于慢性筋骨病的防治。获授权国家发明专利19项，荣获2项国家科技进步奖二等奖，以及中华中医药科技进步奖一等奖、中华医学科技奖一等奖、中国中西医结合科技奖一等奖和上海市科技进步奖一等奖等8项一等奖。

创立引路、铺路、养路"三路育人"人才培养模式，先后培养硕士研究生48名，博士研究生58名，指导博士后5名，学术继承人和高徒57名；带领团队培养硕博士研究生400余名，分布全国25个省（直辖市、自治区）及海外，已有百余人成为省市级中医学科骨干，其中包括博士研究生导师30名，省级名中医6名，以及岐黄工程首席科学家、岐黄学者、国家杰青、长江学者、973计划首席科学家、全国优秀博士学位论文作者、全国劳动模范等。他带领的龙华医院骨伤学科已经成为国家重点学科、国家中医药管理局重点学科、国家临床重点专科、国家中医临床研究基地。

先后荣获上海市劳动模范、上海市第二届教书育人楷模、上海医学百年发展终身成就奖、上海中医药发展终身成就奖、上海中医药事业发展杰出贡献奖、上海市医学会骨科分会特殊贡献奖、上海市首届"医德之光"奖、全国党和人民满意的好老师、"中国好医生"、全国中医药高等学校教学名师、首届中医药传承特别贡献奖等荣誉称号和奖项，并获"庆祝中华人民共和国成立70周年"纪念章。

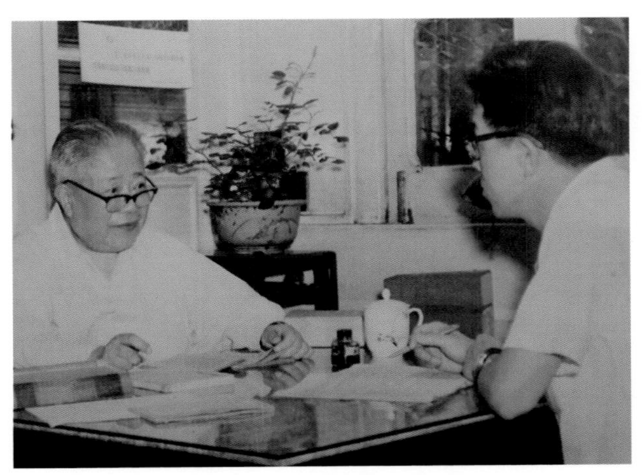

施杞面听导师石幼山教授授课

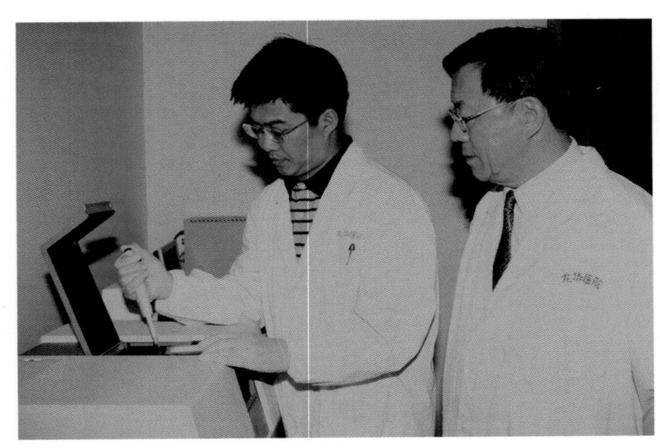

施杞教授指导实验工作
（左：王拥军；右：施杞）

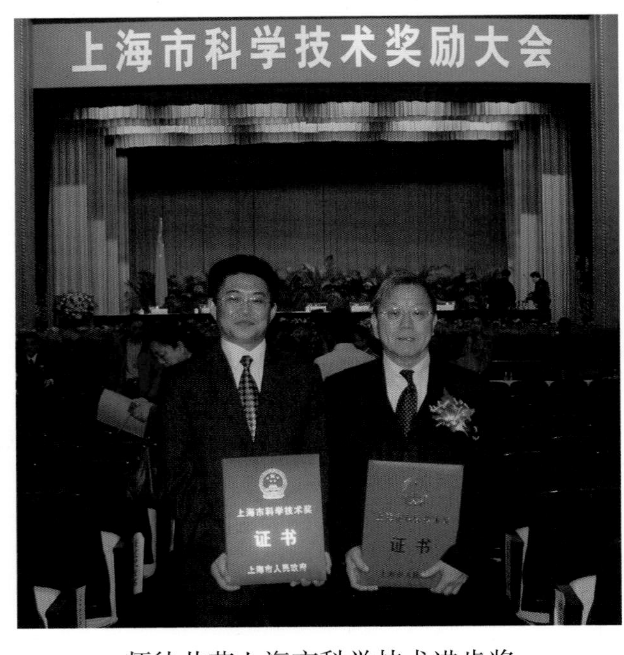

师徒共获上海市科学技术进步奖
（左：王拥军；右：施杞）

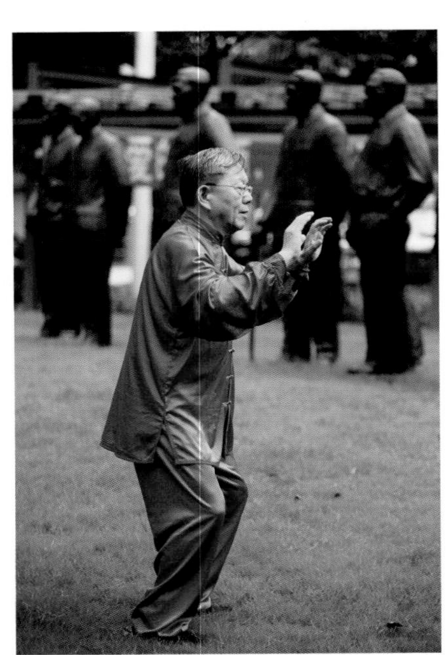

施杞教授做“施氏十二字养生功”

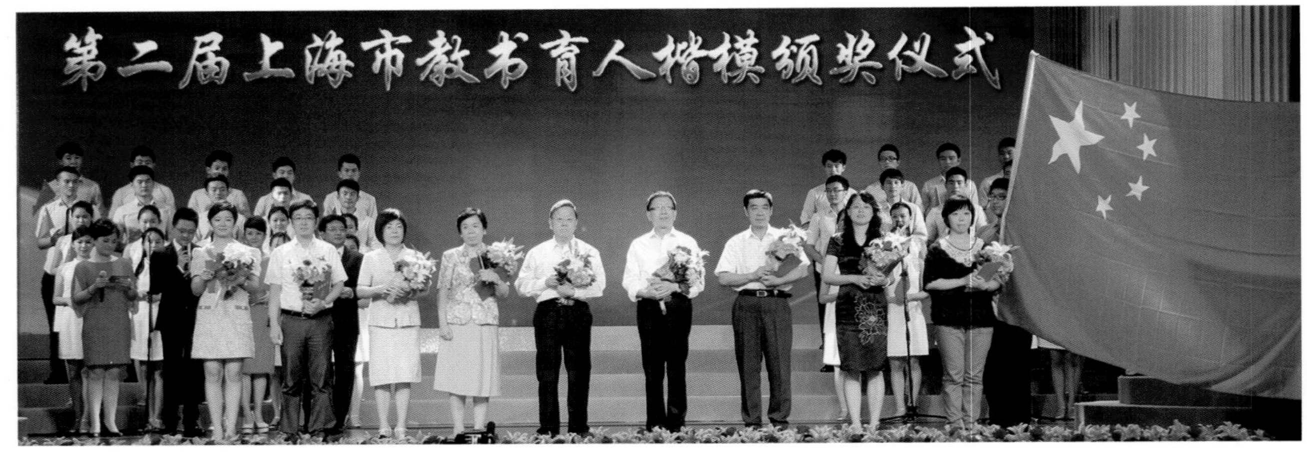

施杞教授参加第二届上海市教书育人楷模颁奖仪式

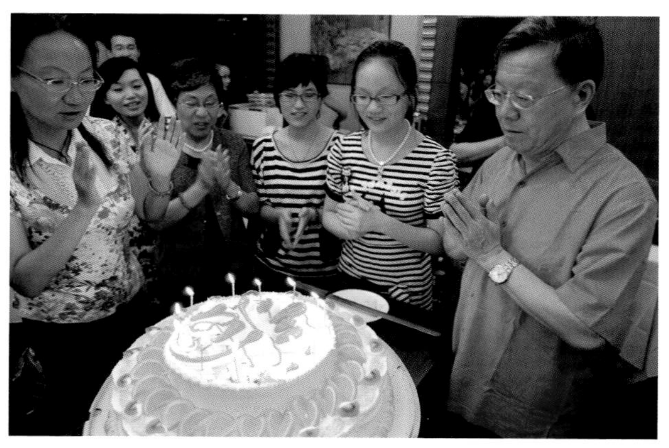

家人与学生为施杞教授庆贺生日

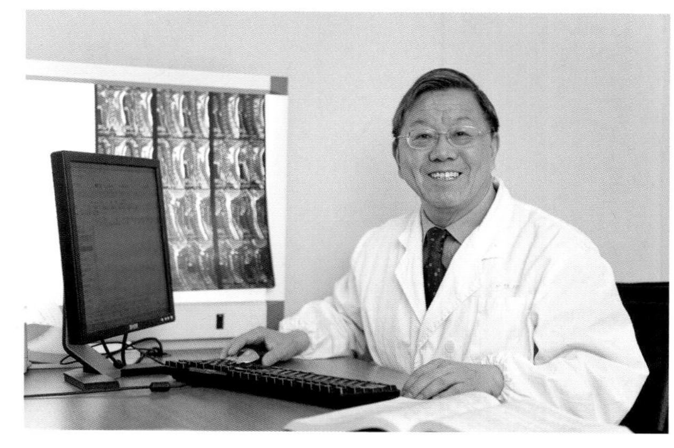

施杞教授门诊工作照

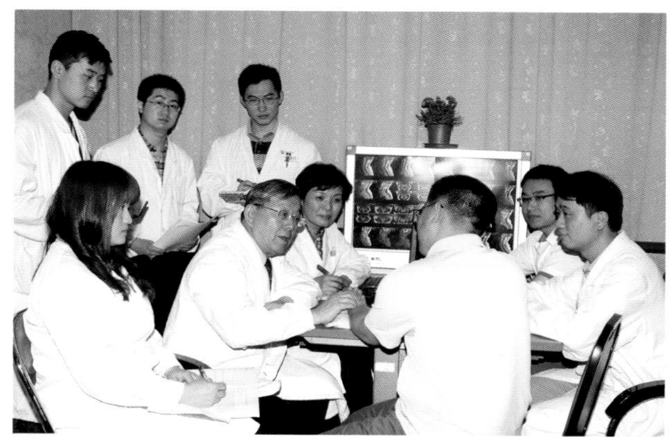

施杞教授门诊教学

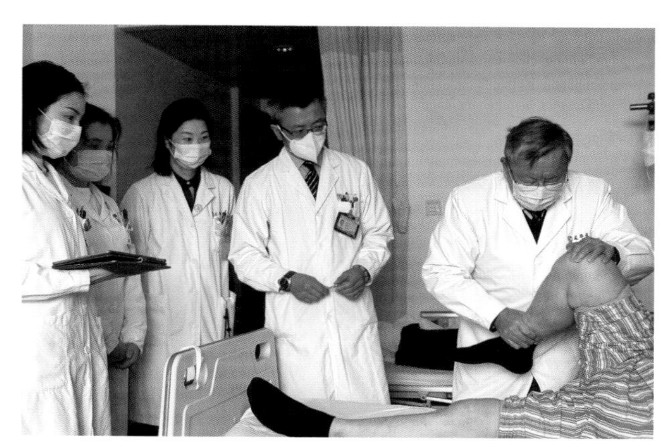

施杞教授临床查房

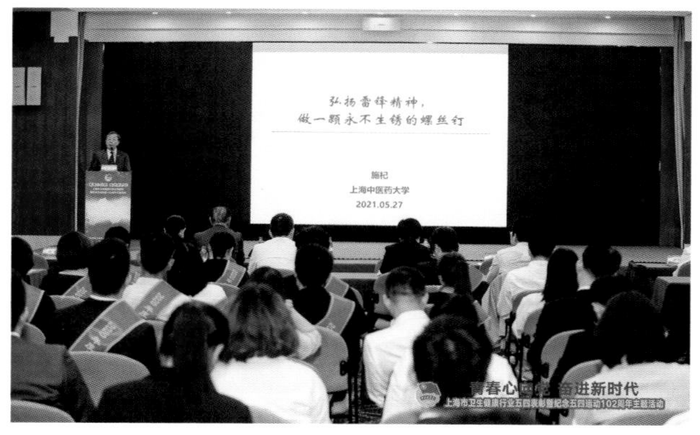

施杞教授为学生上党课

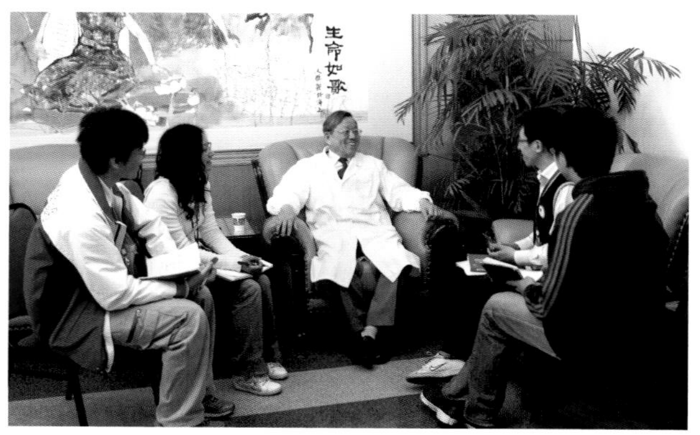

施杞教授与学生座谈

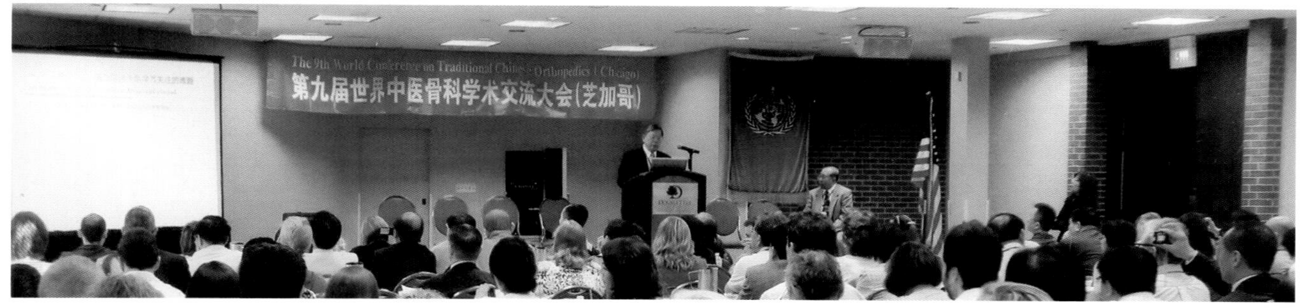

施杞教授在第九届世界中医骨科学术交流大会上讲话（芝加哥举行）

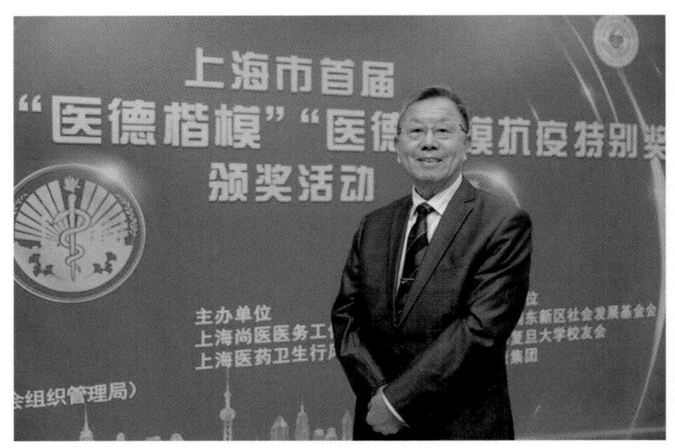

施杞教授荣获“医德之光”称号

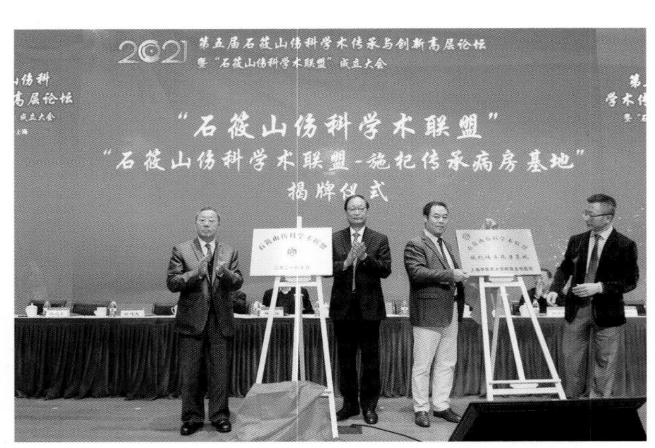

施杞教授出席“石筱山伤科学术联盟”揭牌仪式

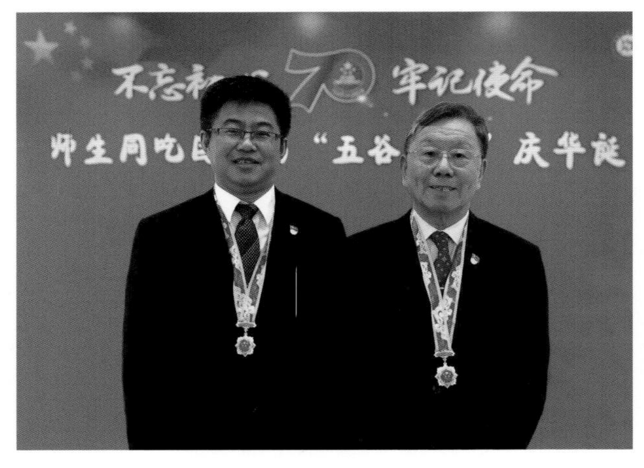

师徒共获“庆祝中华人民共和国成立 70 周年”纪念章

（左：王拥军；右：施杞）

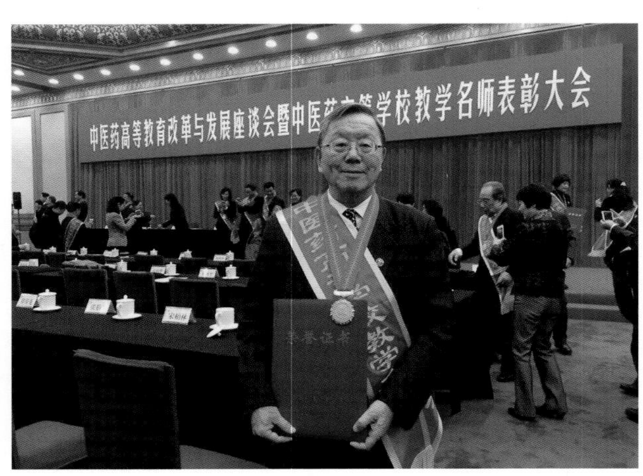

施杞教授荣获“中医药高等学校教学名师”称号

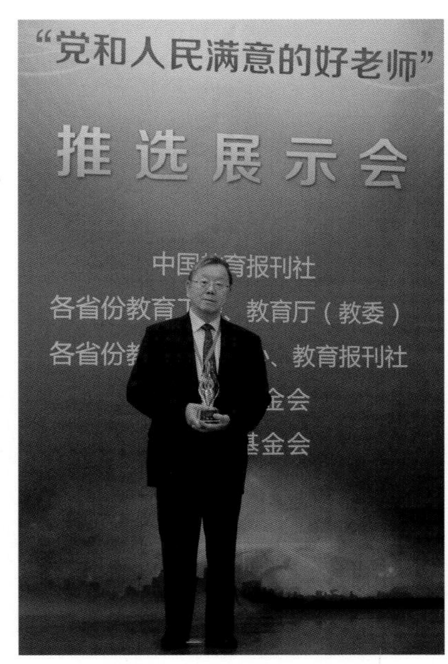

施杞教授荣获“党和人民满意的好老师”称号

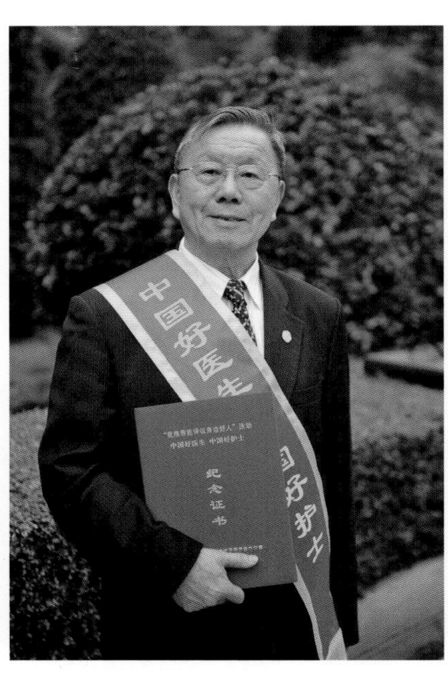

施杞教授荣获“中国好医生”称号

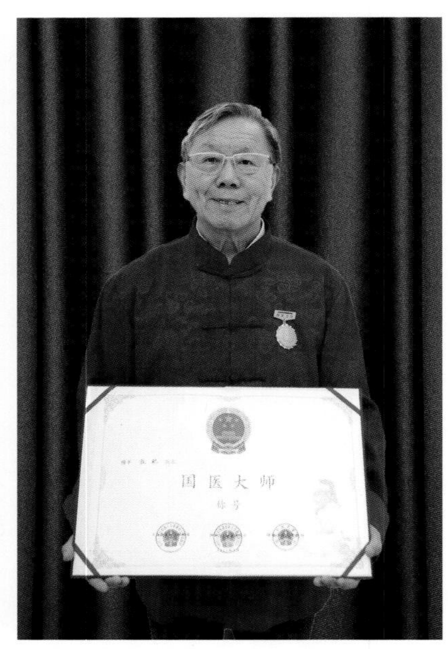

施杞教授荣获“国医大师”称号

施杞医文选集

施　杞　主编

科学出版社
北　京

内 容 简 介

本书是国医大师施杞教授从医执教60周年文选，全书选录施杞教授及其率领的团队、弟子们在各个时期所撰写的部分医学论文，应邀为多部医学著作所写的序和跋，以及杂文和讲稿等，书中还载录了作者传略、多家传媒报道等，共载文280余篇。

施杞教授60年来遵循"中国医药学是一个伟大的宝库，应当努力发掘，加以提高"的宗旨，在事业中坚持"以中国医药学理论体系及历代医家临证经验为继承主体，以弘扬中华优秀传统文化及融汇现代科学为两翼"的发展模式，奠定了中医骨内科学基础。书中展示的内容，为从事中医药临床、科研、教学的同道提供借鉴，亦可供中医药学的青年学子参考阅读。

图书在版编目（CIP）数据

施杞医文选集 / 施杞主编. —北京：科学出版社，2023.7

ISBN 978-7-03-075932-0

Ⅰ. ①施… Ⅱ. ①施… Ⅲ. ①中医伤科学—文集 Ⅳ. ①R274-53

中国国家版本馆CIP数据核字（2023）第114794号

责任编辑：朱 灵 / 责任校对：谭宏宇
责任印制：黄晓鸣 / 封面设计：殷 靓

科学出版社 出版
北京东黄城根北街16号
邮政编码：100717
http：//www.sciencep.com

南京展望文化发展有限公司排版
苏州市越洋印刷有限公司印刷
科学出版社发行 各地新华书店经销

*

2023年7月第 一 版 开本：889×1194 1/16
2023年7月第一次印刷 印张：51 1/4 插页2
字数：1 545 000

定价：280.00元

（如有印装质量问题，我社负责调换）

《施杞医文选集》编委会

· **主　编**　施　杞

· **副主编**　王拥军　谢可永　莫　文　梁倩倩　唐德志　李晓锋

· **编　委**（按姓氏笔画排序）

马　勇　王腾腾　卢　盛　叶　洁　叶秀兰　邬学群
许金海　孙悦礼　肖涟波　吴　弢　张　霆　胡志俊
姜　宏　唐占英　崔学军　程少丹　谢　林　谢兴文
潘　浩　薛纯纯

· **秘　书**　王腾腾（兼）　笪巍伟　朱文浩　杨雅竹　刘　爽

序

光阴荏苒，岁月如梭，我自1963年从上海中医学院毕业后，行医执教已届60载。遥想当年于新中国建立初期的1957年，我遵循祖父的教诲与嘱咐，毅然报考上海中医学院，从此与中医药结下不解之缘，立下传承弘扬中医药追梦初心，在母校这所海内外闻名的中医药高等学府里接受海派中医的洗礼，聆听众多海上名家绛台传道、授业、解惑，如沐春风，如饮甘露，为追梦夯实基础。毕业后，我幸运地被分配到龙华医院，进入石筱山先生门下，后又敬拜石幼山先生为师，成为石氏伤科第四代传人，从此在祖国医药学这一浩瀚大海中扬帆远航，在中医骨伤科这一广袤的学科领域探颐索隐、深耕开拓，遵循"一体两翼""双向转化""五位结合"等理念，在多年的临床和基础研究中，不断构建和奠定了中医骨内科学基础，从而丰富了中医骨伤学科内涵，开创了可持续发展的新领域、新空间。

60年过去了，往事历历在目，回顾60载春秋心路历程，我热爱中医药，对中医药事业振兴发展热情满怀，我热衷于自己从事的骨伤科专业，力图积跬步以至千里。在各级部门领导、师长益友的关怀和支持下，我和我的团队在漫漫长路上不停步，上下求索，获得一些微薄成就。值此回首往事之际，应门人和弟子们之企望，并在他们的参与下，遂从历年留存的笔墨中选录部分文稿汇编成《施杞医文选集》，全书共分六篇，分别为医事传略、论文选录、序文选录、杂文选录、讲稿选录及报道选录等，共计280余篇。青灯下复阅即将付梓之书稿，许多事和人又浮现眼前，感慨不已！"独上江楼思渺然，月光如水水如天。同来望月人何处，风景依稀似去年。"（唐·赵嘏《江楼旧感》）亦正是"子在川上曰：逝者如斯夫！"我们怀念为百年中医而奋斗过的无数前辈和同仁，如今他们已远去，而我辈生者岂可苟且，还应有诗和远方。我们正生活在一个中华民族伟大复兴的时代，正处于中医药振兴发展的黄金机遇期，万木扶疏，百舸争流，奋者先！

今年五月初，我在杭州出席2023西湖国医高峰论坛，会议结束后主办方邀我们船游西湖，闰二月的暮春杭城一派旖旎风光。宋代徐元杰有《湖上》诗曰："花开红树乱莺啼，草长平湖白鹭飞。风日晴和人意好，夕阳箫鼓几船归。"在这红树、黄莺、绿草、白鹭间，一湖绿水，一叶扁舟，箫鼓声声在夕阳下回荡。国家的兴盛、自然的美景汇聚成令人激动的境遇，直抒每个游者的胸臆，虽然皆为耄耋之年，但那种"夕阳无限好，只是近黄昏"的心绪已荡然无存。

当下我们的国家正在开启中国式现代化高质量发展的新征程，中医药学作为中华优秀文化的瑰宝，如何做到"传承精华，守正创新"，努力实现"保护好，发掘好，发展好，传承好"，是我辈中医人应该肩负的历史责任和时代使命。“莫道桑榆晚，为霞尚满天！”“落红不是无情物，化作春泥更护花。”《钢铁是怎样炼成的》一书中，尼·奥斯特洛夫斯基曾经说：“人最宝贵的东西是生命，生命属于我们只有一次。一个人的生命是应当这样度过的：当他回首往事的时候，他不会因虚度年华而悔恨，也不因碌碌无为而羞耻。”苏东坡在《浣溪沙》中自励曰：“山下兰芽短浸溪，松间沙路净无泥，潇潇暮雨子规啼。谁道人生无再少？门前流水尚能西！休将白发唱黄鸡！”我们正生逢一个充满阳光的伟大时代，我和我的团队、弟子、门人们必将继续前进，为开创更有收获的明天而努力奋斗。

斯以为序！

施杞

癸卯初夏

目　录

第一篇
医事传略

杞人忧天，少年壮志

施杞教授于1937年8月11日出生于一个教师家庭，父亲毕业于高等职业学校，通数理、好文学，于诗词、书法均有造诣，长期执教，任小学校长多年。母亲曾就读于私塾，背诵《三字经》《弟子规》《二十四孝》等蒙学村书滔滔如流，还是虔诚的佛教徒，如《金刚经》等经书也能一气背完。祖父是名医，擅长内妇儿科，兼从药业，名闻故里。

施师本应有一个金色的童年，然而当他降临人间时，适逢"卢沟桥事变"后一个月，日本开始全面侵华，瞬时间，侵略战火从东北蔓延到华北、华东，日寇亡我之心不死，整个神州大地都笼罩在战争的阴霾之中。父母为施师取名"杞"，乃在寓意"杞人忧天"，同时也是一种期待。相传古代春秋时杞国所产之杞木，系参天大树，父母希冀施师能如杞木成为强国的栋梁之材。可是整个童年期间施师和家人都在战难中颠沛流离，浴火求生。1945年8月，在施师8岁时，抗战胜利了，但人们期待已久的和平安宁并未能降临，旋即内战烽火又起，直至1947年举家迁居上海，施师在10岁以前几乎无缘安心在校求学，不是学校停课，就是家庭迁址，往往入而复出，经常辍学在家。幸好父母是有知识的文化人，便采取家教，仍以流传乡间的蒙学课本作教材，先后学了《三字经》《百家姓》《千字文》《千家诗》《弟子规》《增广贤文》等，一般是母亲教导课文中的生字，解释书中一般浅显的典故和常识，然后由自己背诵，默写。父亲则讲解其中的一些文学难点及相关的自然知识，并教导加减乘除等算术及珠算、心算以及作文要诀等，有些难度已经超出了当时的初小课程。唐宋以来，以上这些为田夫牧子所诵的村书，皆列为蒙学课本，内容浅显易懂，流畅自然，朗朗上口。教而不难，学也容易，往往一经背诵，终生难忘。如谢枋得（宋）、王相（清）选注的《千家诗》二百二十四首，开卷第一首为程颢的《春日偶成》曰："云淡风轻近午天，傍花随柳过前川。时人不识余心乐，将谓偷闲学少年。"施师说诗中的意境，他当时虽无法理解，但迄今仍能脱口而出，并且当自己年岁大了，又居处在安逸生活中时，这才对"不识余心乐""偷闲学少年"这样的绝妙佳句有所共鸣，回味无穷，不仅文化知识，收获更是多方面的。正如著名史学家周谷城先生曾指出，这些书对受学者通过教育形成的自然观、神道观、伦理观、道德观、价值观、历史观有着充分而鲜明的反映。"何况长乐老和陆放翁那样的大雅人，对这类通俗小册子，也不是漠然不屑一顾的。"

学而时习之，不亦乐乎！施师常说，在后来的岁月里还常常回忆这些书中的内容，确实对自己人生观的形成有着潜移默化的作用，同时对自己的文学修养也有着重要的垫底功力。除了读这些书，有时也会依傍在祖父边看他那一副严肃认真的神态给病人看病，有些哮喘病人、高热病人、白喉小儿等，经祖父几剂药，几次诊治就痊愈了。有时祖父也会给施师讲一些中草药如王不留行、血见愁、刘寄奴等民间传说故事和一些历史上的名医轶事。医生可以治病救人、中医药有着神奇的疗效，这些对施师以后选择从医生涯都有深刻的影响。

来到上海之后不久，便进入由著名社会活动家、实业家丁福保先生创办的不收学费和生活费的上海儿童工读院，院址初设江湾镇，后为避战火迁市区陕西南路威海路口的一处花园洋房大院。每天上午读书，下午在附设的学工车间里劳作。在这里施师修完了高小的课程，还学会了纺纱、织布等劳作技能。该校的老师多来自上海的一些名校，大中小学都有，兼职，义务上课，不要一分钱工资，但都很认真。学校董事多为当时社会名流，他们常来学校视看，也特别喜欢这些小学童的陪伴。施师说他就特别敬重这些老人、大学问家，个个和蔼可亲。在该校虽然只学习生活了两年多，但在施师幼小的心灵里也催生了一种以这些品格高尚的老师和名人为榜样，奋发图强的人生追求力量。1949 年 5 月 26 日，上海解放前夜，施师非常清晰地记得，这天晚上老师停掉晚自习课，把学生都关在宿舍里，第二天早晨也不许学生出房门，等待老师安排。他们的寝室在三楼，黎明的晨曦中，透过玻璃窗隐隐看到昔日车水马龙的陕西南路上却静无一辆汽车、电车通行，远处可见马路边还躺着许多持枪的军人。不久，顷刻间锣鼓喧天，一队队游行的人群呼着口号，扭着秧歌，打着腰鼓从马路上走过。老师们兴奋地来告诉大家：上海解放了。学校至 1950 年 2 月国民党“二六”大轰炸后不久就停办了，不少校董事也先后离开上海，去了香港或欧美。1951 年秋，施师进入著名风景胜地浙江莫干山下的武康中学读初中，当时他的大姐和姐夫正从杭州市内下放支援，在当地县医院任妇产科和内科医生，初一时都还能给他一些生活上的照料，不久他们也都因为工作上的需要又调往湖州医院了，施师一人远离上海的父母在武康中学完成初中学业，经省教育厅统考，于 1954 年秋分配到杭州郊区浙江省临安中学高中学习。

施师说他在中学阶段不仅安心地学完了 6 年中学课程，课余时充分领略了诸如莫干山、天目山这些名胜风光，更多地得到了独立人生的锻炼，很多同学是来自山区的农民子弟，家境清寒，学习都十分努力，节衣缩食，坚持完成学业，有的成绩还十分优秀，这些不仅给施师很多鞭策，也更加让他感悟到人生之不易。从系上红领巾，当上小队长，继则中队长、大队长、团支部书记、班长、辅导员。施师常说当学生干部很辛苦，要用不少时间去参与或组织日常集体活动，但感到最大的好处是督促自己自律，培养自己品学兼优的行为要求。1956 年党中央提出向科学进军，要赶超英美。毛主席向全国青年发出“世界是你们的，也是我们的，但是归根结底是你们的。你们青年人朝气蓬勃，正在兴旺时期，好像早晨八、九点钟的太阳。希望寄托在你们身上”的伟大号召，当时的中国年轻人个个意气风发，实践着“身体好、学习好、工作好”的三好要求，充满了为祖国繁荣昌盛而奉献人生的少年壮志和美丽理想。

发皇古义，融会新知

1957 年的春天，施师即将完成中学学业，春节过后，新学年开始，在同学们面前亮出了一个令人惊叹的数字“107 000”！这是当年高校招生数，几乎比上一年少了三分之一，而应届高中毕业生数却大幅增加。投报什么专业和学校成为大家的热门话题。施师原来想考北京大学(北大)的心理学专业，当时觉得北大是名校，心理学更多一点现代意义的医学色彩。后来又改为复旦大学人类学，觉得中华民族五千年历史蕴含着丰富的人文资源，值得努力探究。最后还是确定了报考上海中医学院。斯年春，已是 81 岁高龄的祖父，身体日趋衰老，施师立在祖父的座椅边，聆听着他老人家一字一句的叮嘱：“考中医学院吧！上海有名医，中医有学问，值得你一辈子用功去研究。”听了祖父的嘱咐后施师改变了志愿，开始专心温课投考。当施师拿着上海中医学院入学通知书向祖父展示时，他老人家十分激动地说：“我的中医事业后继有人了！医乃仁术，你要做个令人称道的好中医。”祖父于 1958 年去世，他的遗愿得到了托付。

“做一个好中医”，既是使命，也是奋斗的目标。入学后，看到老师中一位位医界名家高手展现在讲台上，他们知识渊博，中医功底深厚，施师自忖并勉励自己：要做一个好中医，就要读好经典，像前辈一样，打好基本功。后来施师在回顾六年大学生活时，百感交集，虽然有许多时间用去下乡劳动，参加市郊除害灭病，搞卫生大扫除，甚至交给他带领同学用土法炼钢、制造滑翔机等任务，浪费了许多时光。但施师还是认为他们这批中医学子是很幸运的，最大的收益是得到名家的嫡传，程门雪、黄文东、章巨膺、金寿山、殷品之、石筱山、陆瘦燕、陈大年、顾伯华、徐仲才、丁济民、王玉润、裘沛然等老师，他们授课时理论联系实际，深切动人，启迪后学的大家风范迄今依然历历在目，老师的学识值得他们毕生探究，老师的经验是前辈活人万千的延续，能得到这些大家的指点迷津，会使你茅塞顿开，但往往是可期而难遇的。施师这一辈能在大学期间相逢，作为后学的一代中医人不能不说是上天赐予的机遇。

1960 年在完成前期教学后，按照教学计划有半年下临床进行中期实习，先生被安排在当时的上海市公费医疗第五门诊部。这里虽然被称为门诊部，位于青海路，却有如三江之源，是新中国成立后上海和北京许多著名中医机构中医名家、骨干人才的输出地。新中国成立之初，上海的许多著名中医响应政府号召，放弃私人开业，走公立兴医之路，首先就汇集到这里。在半年的教学实习期间，施师有机会跟随朱小南、蒋文芳、严二陵、袁杏佛等名医抄方，后来在 1962 年毕业实习时，又在上海市第一人民医院、第四人民医院得到夏理彬、周文哉等名家的教导，有幸感悟他们的学术思想和临诊经验。老师们都是学有建树的专家，且多为名门高足，传统文化根基深厚，温文尔雅、和蔼可亲，对学生认真负责、言传身教，在临床实践中，能较生动地体验到《黄帝内经》的整体观、天人相应的理论，气血、藏象、经络学说，伤寒、温病、六经辨证和卫气营血、三焦辨证等知识，如何在临床上应用，以及这些基本理论、知识的相互关系。施师常说作为临床医生，《黄帝内经》《伤寒杂病论》《温病条辨》《神农本草经》及各家学说等基本理论是医家的底蕴和睿智之源泉，而内科则是各科临床的基础。

他常用朱熹《读书》中“半亩方塘一鉴开，天光云影共徘徊。问渠那得清如许，为有源头活水来”来警示自己重视“三基”的训练。他也常说，人生最佳的境遇莫过于在其成长的阶段能获得一个良好的学习环境和获得良师指点的机会。施师能在中医骨伤科专业上成为知名的学者和石氏伤科传人，其前提除了坚守父母的教诲，秉承了《弟子规》中"业无变"的训诫，从不改变专业方向外，主要还得益于在大学期间的学习所奠定的基础。大学六年，每次寒暑假回家，施师总要请父亲指导他读些《论语》《孟子》《古文观止》及唐宋诗词等古典名著。儿时背诵过的一些诗句，随着人生经历和阅历的增加有更多的理解，这也会对学好中医增添一些悟性和智慧。

1963年秋，施师从学院毕业留校分配到龙华医院伤科。从此有幸立雪石门，开始了中医骨伤科专业的系统学习和实践，侍诊于石筱山先生之侧，感悟石氏伤科的学术思想，并传承石氏伤科丰富的临床经验。当时龙华医院虽初建仅3年，门急诊和病房业务已很繁忙，许多骨伤病人慕名石氏伤科前来就诊。石筱山先生既是全国政协委员，又是全国著名骨伤专家，各类会议会诊较多，但他仍然坚持每周定期到科室查房、出门诊，不少疑难杂症、新伤宿疾经他几次诊治便药到病除。石筱山先生善用药物、针灸、手法综合治疗，外伤内损兼顾，扶正祛邪，施师在随师临床的过程中，逐渐体会到"以气为主，以血为先"的真谛。施师常说石筱山先生对弟子总是言传身教，循循善诱，有问必答。例如，骨折病人夹板固定，从如何应用扎带的技术教起，下颌关节脱位、髋关节脱位从脱位原理讲解并将多年积累的复位经验和盘托出。有时施师到石筱山先生家中去请教问题，可以直登他设在三楼的书房拜见，如父辈一般厚爱仁慈。石筱山先生去世后，学院党委决定派施师拜石幼山先生为师，继续学习传承石氏伤科流派，每周一天侍诊学习，中午也在石幼山先生家中用餐，先后两年多，其间还跟随石幼山先生去外地编写《中国医学百科全书·中医骨伤科分册》，并在石师指导下完成该书"内伤"篇的撰写。通过前后跟随两位前辈的学习，先生不仅能较快入门，打好伤科的基本功，而且深入体验了石氏伤科流派的丰厚底蕴。当时龙华医院骨伤科除石氏伤科特色外还吸纳了王氏伤科的精髓，王子平先生是我国武术伤科的奠基人，他的嫡系传人吴诚德教授任科主管，主持日常业务，将王氏伤科的手法和导引引入，成为科内业务的又一亮点，并把王氏祛病延年二十势作为防治骨关节病的养生保健方法推广到社区、高校，收到很好的效果。在石筱山先生主持下，由上海中医学院主编的全国统编教材《中医伤科学》(第一、二版)，将内伤、小夹板、手法、导引等均编入书中，开创了中医骨伤科高等教育和教材的先河，成为以后教材编著之藩篱，功不可没。施师在进入科室第二年即定为助教，除日常医疗外，还承担了教研组教学工作，参与教材编写，这些都使施师的专业训练更系统、规范、全面。

中医药事业的发展，必须坚持继承与创新结合的方向。上海中医药大学附属龙华医院作为大学附属医院必须医疗、教学、科研三结合。20世纪60年代前期的上海中医药大学附属龙华医院名家汇聚，一批西医学过中医的高级医师和一大批刚从学院毕业的青年医生组成了一支老中青结合、学术底蕴丰厚、思路开阔、意气风发的医技队伍。当时的院领导已经开始重视推进科研工作，几乎各科都涌现了一批科研项目和成果。伤科在吴诚德主管的领导下，先后开展了"悬吊复位法"加外固定治疗胸腰椎压缩性骨折，三步(牵引、按跷、斜板)手法治疗腰椎间盘突出症，碘水造影加骶管药物封闭治疗腰椎病，穿针外固定法治疗髌骨骨折等，都取得较满意疗效。其中骶管封闭为上海中医药大学附属龙华医院骨伤科首创，具有简便、安全、有效、廉价等特点，经历年进修医生学习、推广，现已在全国成为治疗腰突症的优先选择方法之一。

通过科研工作，从思路形成、方案设计、严谨实施、提炼成果到撰写论文等不仅让施师产生了浓厚的兴趣，也让其得到了基本训练。后来施师调任上海市卫生局副局长分管工作中包括科研，他说在医院里开展的科研工作虽然水平较低，但幸亏有过这样的启蒙锻炼，到卫生局工作上手就顺利多了，中医事业应当永远保持"传统特色，时代气息"，这样才能有新的发展。施师认为要搞大传统，不能拘泥于门户，同时要努力对接医疗卫生事业发展和医疗市场的需求，因此要勇于创新和开拓，要不断增强科室业务的学术水平和服务能力。他曾先后于1972年至1973年去上海市瑞金医院骨科进修一年，1978年至1979年去上海市华山医院神经外科进修一年，同时还在参加上海市郊区农村及贵州山区医疗队的过程中通过大批手术治疗小儿麻痹症、血吸虫病并发巨脾症等，进一步提升了自己的医疗技术水平，拓展了中医诊疗的适用范围，把握了继承创新的主动权。在他的主导下，科室开展了小儿骨科、脑外科业务。将中医伤科内伤学说与脑外科结合，为脑外伤颅骨骨折，脑挫裂伤，手术后持续昏迷病人，运用闭证、脱证理论进行辨证，并针对不同病情运用温开、凉开法开窍醒脑促苏醒，提高了抢救成功率。他运用补阳还五汤加味治疗慢性硬脑膜下血肿患者 105 例，治愈率达 99%以上，仅 1 例失败改用手术治疗。为此，他还在 1986 年获国家中医药科技奖二等奖。

施师曾两次率医疗队下乡，第一次于 1967 年，在上海郊区度过了难忘的一年。开始时用锑剂为农民治疗血吸虫病，每天上午要给 100 多名病人静脉注射药物，当时医疗条件简陋，病人都是睡在临时病房的地铺上，医生、护士就跪着给病人打针。锑剂易并发"阿斯综合征"，必须及时发现，否则会导致死亡。施师说当时他们既累又紧张，但人人都练熟了静脉注射技术和练就了观察病情的"火眼金睛"。半年后施师又奉命组织外科病房，为晚期血吸虫病并发巨脾症者切脾。病人营养状况极差，发育不良，个个都是大肚子。手术风险极大，稍有不慎，便会在手术台上出问题。施师说他们外科治疗组在徐长生主任的主持下，100 多名手术病人都康复了。施师后来常怀感恩心情说："是徐老师和病人培养了我的外科技术。"

第二次于 1976 年施师又作为上海市医疗队队长率队赴贵州山区巡回医疗，在那"天无三日晴，地无三尺平，人无三分银"的贫穷高寒山区，面对大批小儿麻痹后遗症致残青少年积极利用简陋的条件开展手术治疗，一年中开展手术 171 例，有时上午进手术室，连续手术 4~5 台，直至午夜才结束走出手术室。有一次为了抢救一例大出血病人，他还献出了自己的鲜血，病人家属知情后拎着鸡蛋来感谢时，被他再三婉言谢绝。他就这样用朴实的行为把自己的感情融化在山区人民的血液中。一切为了病人的康复，施师往往忘却了自己。在实践中成长，在为病人服务中增进知识和技能是施师长期的理念和价值观。1968 年至 1969 年，当时正值"文化大革命"，为了培训赤脚医生，施师参与了《赤脚医生手册》的编写，遍访华东六省及上海市郊，在穷乡僻壤、山野农村，了解农民对缺医少药的诉求及赤脚医生运用中草药防病治病的经验。在那个万马齐喑的年代，施师和同事们怀着对农村、对农民的感情，编著并出版了全国第一本《赤脚医生手册》，居然发行 500 万册。中国的医疗卫生只停留在赤脚医生水平显然是不够的。

1970 年至 1973 年，施师又参加了上海中医学院"工农兵学员"（试点班）的教学，三年中和学生们同学习、同劳动、同生活，为国家培养了新一代医生。光阴似箭，一瞬也 40 年过去了，这批当年朝气蓬勃的青年人，后来有的继续勤奋努力，不乏成为学者、专家，当上了院长、主任，有的还成为上海市名中医。无论对病人还是学生，施师总有一份难以割舍的情怀。施师常对他的学生说"白衣天使"应当对病人有一颗真诚的心！病人也会对你永存一份真情。他曾经讲过一个故事，20 世纪 70 年代末，有一位江西九江来沪的退休工人，当地误诊为脑癌，家中已为他准备好后事，只想到上海求一线希望。后经施师诊断为颅内血肿，用手术加中药治疗，痊愈出院。事隔几年后，于 1981 年夏天，徐福民老中医在庐山休养时意外发生脑外伤合并骨折，施师受派遣前去抢救，可是到达庐山脚下的九江却买不到上山的车票，听说要等候 2~3 天，正在万分火急的时候，偶然相遇这位家住九江的老病人。他见面就向别人介绍说："施主任是我的救命恩人。"当他了解了施师面临困难时，就想方设法弄来车票，解决了上山的燃眉之急。由于抢救任务很重，第 3 天医院用军用飞机派遣两位护士上山协助。可是当施师得知她们降落在九江临时军用机场无法上山时，还是这位病人通过山上的朋友为施师借来一辆当时十分稀罕的轿车，施师乘车赶到山下机场，已是夜幕降临，两位护士恐慌地站在空旷荒野的草坪上，像无助的孤儿见到亲人一般拉着施师的手，流下激动的泪水。施师对她们说："人间自有真情在！善待别人，自己也会得到一份大爱！"施师在临床上认真继承弘扬中医骨伤科特色优势，又善于中西医结合救治危急重症，深受病人好评。1977 年，施师被评为上海市卫生系统先进工作者。

施师充分弘扬了中医学、中西医结合医学、骨伤科学的学术思想，传承石氏伤科理论精髓，且不断探索创新，成为德艺双馨的一代骨伤科大师。

敬业勤政，不辱使命

施师于1983年10月至1992年8月调任上海市卫生局副局长，随后又于1992年8月至1998年11月调任上海中医学院院长，离开他致力从事的中医骨伤科专业而改行管理工作先后达15年。

回顾当时调任的情景施师仍记忆犹新：1983年10月初的一个星期六下午，他正在南昌路科学会堂参加一个学术交流会，突然接到医院给他打来的电话，要他马上去市政府教育卫生办公室，并称有重要任务，放下话筒他立即来到市政府，一路上他没有思考，总以为和往常一样有什么重要会诊或组织医疗队到外地救灾之类的事。可是，到达后接待的领导代表组织通知他下周去卫生局报到，并简要地介绍了背景，指出："按中央要求和市委部署现在全市各个局级领导班子正在进行新老交替，市卫生局党政领导也将于近期调整，经市委市政府决定调任你担任副局长。"当时施师很震惊，既怕胜任不了，又舍不得已从事20年的临床工作，已初有建树，科室业务不断发展，开创了脑外科、小儿骨科以及颈椎病手术和中医综合治疗等临床和科研新业务，担任科主任也有5年了，在专业上他已站在新起点上准备新的发展，信心百倍，踌躇满志。但是施师作为一名共产党员，他始终不会忘记个人的一切成长都是党和人民的培养，个人的一切行为也必须服从组织的安排。

他毅然告别医院到市卫生局上任，按照分工，他主管全市卫生系统中医、科研、教育，下率三个处。在处室同志们的支持和帮助下，按照局党委和局长的统一领导与部署，他和大家从调查研究着手，逐步在熟悉情况的基础上，结合实施"六五"计划，并筹划"七五"计划。20世纪80年代的上海和全国一样，各行各业都处在改革开放的大潮中，经过多年整顿，百废待兴。但是当时的国力有限，人们的思想还有待一个解放的过程，许多事业虽然亟待发展，往往欲行又止。卫生系统又面临着任务重、摊子大、条件差的许多困境。

上海的医学科研工作历来居于全国前列，人才荟萃，思路活跃，学术领先。当时全市医学科学研究所属独立法人的有17所，属附属性的43所，另外还有专业研究室85个，都急需发展。设在第六人民医院、曾成功进行世界第一例断手再植的陈中伟教授显微外科研究室，市儿童医院医学遗传学领军人曾溢滔教授研究室，有着"东方一只眼"之誉的赵东生教授的眼科研究室，消化病权威江绍基教授的消化病研究室等，他们医教研成就卓越，桃李遍布全国，名誉海外，但研究条件很差。当时有着烧伤、伤骨科、高血压、内分泌四大研究所的瑞金医院，虽闻名全国乃至世界，但科研经费很少，既无基金的支撑，财政拨款亦甚微。当把这些情况向局党委通报后，局领导班子都很关心，局长、书记亲自多方向上级领导呼吁。其实财政确也困难。施师清晰地记得当时上海市每年向中央上交105亿，而属地方可支配的只有43亿，其中去除人头费，可用于市政建设和地方事业发展的经费有限。卫生局可支配的外汇额度每年只有200万美元，办事往往捉襟见肘。市政府还是想方设法帮困解难，推动科研事业发展的起步。上海的医学科学家不乏大智大勇，素有艰苦奋斗、锲而不舍之精神，在我们争取到的有限投入后，迅速催生成立了一批新的研究所，同时也培育了一批有竞争力的新的学科领军人物，后来其中不少学者相继入选为两院院士。发扬上海大协作传统，市卫生局作红娘牵线组织大课题，向中央争取大项目，如联合全市显微外科专家集体出击，力挫群雄,一举中标获得400万元的课题经费,这在20世纪80年代难能可贵,令人振奋。施师分管的医学教育,除了协调上海各医药院校人才培养外,重点是主管市立及各区县卫生学校、护士学校、药剂学校,当时有28所之多。其中半数以上设施简陋,师资不足,教学质量欠佳,完全和上海在这方面的历史地位不相称。在施师的主持下,历经近十年的努力,通过改革、规划,调整缩减为10余所,加大了投入,扩大了规模,提高了教学水平,并在部分学校开办大专学历的护理专业,为全市卫生事业发展输送了合格人才。

中医工作历来是市卫生局的重点工作之一,但历史欠账太多,遗留问题也太多。市卫生局是上海市政府落实党的中医政策重要职能部门,由于多种原因,中西医发展不平衡,未能体现中西医并重的方针。当时上海的中医院仅有曙光、龙华、岳阳、市中医医院等4家,规模小,床位少,条件差,中医学科建设薄弱。施师到任后,由于是来自中医界,对上述情况比较清晰,便从认真贯彻中央卫生部提出的"振兴中医要以机构建设为基础,人才培养为关键,学术发展为依靠,科学管理为保证"入手,一边解决遗留问题,一边加速推进机构建设。先后通过市政府8家委办局协调,为全市"文革"前及"文革"期间毕业的师带徒学员1 300余名确定了大专学历资格,评选了一批全国和上海市名中医,除个别县外,基本上实现每个区县都有中医医院或区县级中医门诊部,而且在全市108所综合性西医医院建立或加强了中医科室,改变了"被遗忘了的角落"的处境。1985年底还成立了上海市中医药研究院。原有的4家市级中医院都进行了大规模的改扩建,上海市中医医院整体搬迁新建。上海中医学院3家附属医院的床位总数在全国中医院校中名列第一,在校学生与床位比也名列全国第一,市卫生局与市高教局还联合为上海中医学院建成有20多家中医院参加的教学联合体。这些都有效地保证了人才培养的资源需求和教学质量的提高。

自明代以来,上海已成为名医荟萃、药铺林立的我国江南地区中医药中心,上海的中医界也素以海派胸怀、团结协作享誉海内外,施师主政期间,努力倡导"创中华牌,建上海队",形成了老中青合作的学术梯队。施师还曾担任先后两届上海市中医药学会会长,下属30多个分会,带动万名中医药界同道坚持继承创新,促进了百家争鸣、百花齐放良好氛围的形成,并在上海渐成优良传统,得到全国中医药界的好评和赞扬。当时上海的中医药科研成果和奖项都名列全国前茅。1987年7月,在上海市政府的支持下召开了全国历史上规模最大的为期5天的中医药国际学术研讨会,全国副高职称以上的学者、专家490余人,以及日、韩、东南亚、港台、欧美等国家和地区境外专家280余人前来与会,时任上海市市长的江泽民同志到会祝贺并发表演讲,在海内外产生了广泛影响,会后日本东洋医学会会长坂口弘先生专门来函赞誉这次会议,称其是世界上历年举办的传统医药学研讨会规模最大,也是最成功的一次盛会。

施师在任职前5年还曾主管市卫生局外事工作,积累了外事工作的经验,也出访了许多国家,扩大了视野,增加了见识。光阴如箭,在市卫生局工作一瞬9年的时间过去了,这是一段艰苦奋斗的历程,但也是颇有收获的9年。从初涉管理,到学会驾驭全局,提升境界,清晰思路,捕捉机遇,求真务实,使政策落地。上海市是全国规模非常大且重要的医疗卫生基地之一,有16万医卫职工队伍,是一个没有围墙的医学胜地。学无止境,施师常用唐代王之涣《登鹳雀楼》中"白日依山尽,黄河入海流。欲穷千里目,更上一层楼"自勉。施师总是在工作中努力学习,在学习中追求进步。

1992年9月,施师受市长黄菊的任命出任上海中医学院院长,这样他历经9年,先后两届任期后圆满地完成了在市卫生局副局长岗位上的工作,虽然常言道"政府机关是铁打的营盘流水的兵",岗位调动是常有的事,但总有些依依不舍。在局机关的欢送会上,施师引用了李白的一首诗表达自己的心情:"李白乘舟将欲行,忽闻岸上踏歌声。桃花潭水深千尺,不及汪伦送我情。"作为一名卫生工作者,施师总是感慨地说,在市卫生局的这9年,才使他真正了解卫生工作的范围和职责,即使是一名医生也应该有大卫生的全局观念。这9年他由初涉卫生管理,到了解运行规律,并为之尽心尽力,积累了一定的管理经验,这也为他在新的岗位上履职奠定了基础。初到学院,也正是他毕业近30年的岁月,看到母校经历届校党政领导团结全校师生员工艰苦奋斗,努力拼搏,无论在教学、医疗、科研和管理等方面都产生巨大变化,获得骄人业绩,整体水平名列全国中医院校前列。

1992年的秋天,适逢邓小平同志南方视察,后发表的南方谈话,令全国振奋,"改革开放"的东风正在劲吹。在小平同志的感召下，施师在全国中医院校中率先提出“创建全国一流、世界著名的中医药大学”的奋斗目标，倡导继承传统、弘扬海派特色，开创治学施教新风。上海是我国近代高等中医教育的发祥地，早在1916年丁甘仁先生就创办了“上海中医专门学校”，变个别师传为集体授课，变名著自学为课程教学，变临床侍诊单一实践为理论与临床结合分阶段教学与实习，并且开设了部分现代医学知识课程。以后数十年为各地中医院校相沿袭，乃至新中国成立后的中医学院也基本上采用了这种模式，只是教学内涵、质量、设施等方面与过去相比显然非同日而语。根据现代大学生应当具有“面向世界，面向未来，面向现代化”的知识和才能，以及大学的功能应是“培养人才、科学研究、服务社会、引领文化”等要求，施师认为创建一流的大学应当努力实现“一流的教师，一流的毕业生，一流的设施，一流的科研成果，一流的校园文化”。为此，施师和学院党政班子成员共同努力，在软件和硬件两个方面着力推进，与时俱进，提出了“一体两翼”的大鹏战略，即坚持继承中医药理论体系和历代医家的学术经验为主体，以积极引用现代科学技术和整理研究中国优秀传统文化为两翼，努力推进全校学科建设、人才培养以及学校各项事业发展。经过努力，1993年12月经当时国家教委批准，学院正式更名为“上海中医药大学”，为全国首家，后又于1994年以上海市政府的名义聘请时任全国人大常委会副委员长、我国医学泰斗吴阶平教授为名誉校长。实施“三五系统工程”，培育了一批中青年优秀教师，成为日后学校教学科研的中坚力量，并在业界脱颖而出，有了一定知名度。开展了教学、教育改革，在全国医学院校率先实行了完全学分制教学，并实行主辅修、双学历教育制度，不仅加强了主修课必修课课程师资和教材建设，还建设并开设了一大批选修课，较好地体现了因材施教、个性化教育理念。科学研究历来是提升教学质量的重要环节，也是我校在全国的强项，施师在市卫生局主管科研工作，不仅拓宽了视野，也积累了经验。重视研究所和研究项目的扶植，对接中医药事业发展和医疗市场的需求，科研与教学相结合。教师以教学为主，同时参与科研，研究系列人员以科研为主，同时承担一定课时教学，促进科研成果不仅向产业转化，而且应该更多地向教学教材渗透。

由于多年的培育和推进，学校至20世纪90年代末，已设立13个研究所和6个研究中心，形成较强的学科群和一批优秀人才，获得了一批国家及部市级研究成果和奖项，中药研究所胡之璧教授遴选为中国工程院院士。三所附属医院和临床医学院也都在设施现代化和基建方面有了较好的发展。全校教学、科研、医疗等业务软硬件建设整体推进，得到全面提升，博士点、硕士点、博士后流动站在中医学、中药学、中西医结合医学等3个国家一级学科全覆盖。国际交流也得到长足发展，和境外许多著名大学建立了校际合作关系，如哈佛大学、加州大学、剑桥大学、九州大学、香港大学等，留学生已占在校生六分之一以上，在上海仅次于复旦大学。

学校校园环境也得到较大改观，成为市级花园式单位，建成4星级宾馆式的学术交流中心，行政和教师办公条件位于全市高校前列。学校教职员工的福利水平也有了较大提升，奖金发放总数由1992年的78万元，增加至1998年的580万元。学校事业费也由1992年的790万元，增加至1998年的8 800万元。1997年5月学校隆重举行了建校40周年大型活动，江泽民、李鹏、李岚清等中央领导为校庆题词，教育部、卫生部、国家中医药管理局、上海市委市政府发来贺信，时任市委副书记后任教育部部长陈至立、卫生部部长张文康、副市长左焕琛、著名科学家谈家桢等和全国兄弟中医院校领导专程前来祝贺，其间开展了隆重的集会和一系列学术研讨会，盛况空前，不仅体现了建校40年来的巨大成就，也体现了全校师生员工为“创建全国一流、世界著名的上海中医药大学”的雄心壮志和朝气蓬勃的精神风貌，给全国同道留下深刻印象。1999年初经教育部评估，上海中医药大学被评选为全国本科教育优秀大学。经多年努力创建科研教学型大学的基础得到进一步夯实。1998年11月20日，施师年逾61岁离开了校长岗位，在全校干部告别会上，市委组织部领导在致辞中赞扬他光荣地完成了党交给的各项重要任务，在长达15年的行政岗位上尽心尽责，成绩卓著，“画上了圆满的句号”！

大道岐黄，薪火相传

1999年的春天来了，如果以2000年为新世纪的开端，这便是20世纪的最后一个春天了。20世纪留给世人太多的回忆和思索，悲欢离合，恩仇戈帛，铸成了一个特有的世纪，也留下了众多迷茫的历史。就在这样一个时刻，施师离开了行政领导岗位，开始了生活的另一页。他喜欢读一些古代名著，这时的他也自然有一种"解甲归田"的感受。读着陶渊明的《归去来兮辞》，品味着"舟摇摇以轻扬，风飘飘而吹衣""云无心以出岫，鸟倦飞而知还"，油然而生"如释重负"的心情，他为这位东晋时期伟大文学家的精神所感召，"木欣欣以向荣，泉涓涓而始流。善万物之得时，感吾生之行休"，这种借景抒情所寄托出作者的人格精神和旷世情怀，作为当代的知识分子不应该从中获取教益而肩负起历史的责任，为中华民族的伟大复兴，作出一点应有的贡献吗？

根据大学关于临床研究所转制到附属医院的决定，同时受曾经工作生活整整20年的上海中医药大学附属龙华医院领导热忱欢迎，施师带着他的脊柱病研究室团队落户到龙华医院，医院又很快为他成立了"中医伤科施杞工作室"。施师在20世纪80年代已是我国中医骨伤科界具有一定知名度的中青年专家，1986年中华中医药学会骨伤科分会在上海成立，施师被推举为第一任会长，在以后的20年间，他连任三届会长。后来他还担任两届中华中医药学会副会长及世界中医骨科联合会主席。施师走遍全国大部分省市和许多国家，为推动中医骨伤科在国内外创业、弘扬光大作出了重要贡献，并为国内外培养、扶持一大批学术活动骨干和中青年专家尽心尽力。施师也成为全国骨伤科界公认的领军学者。回到医院后，经过3年的努力，施师和他工作室的学生、助手们一起以"慢性筋骨病"防治理论和方法为主要范围，总结了他从医40多年的临床经验，并提炼出主要学术思想。以椎间盘退变和骨代谢及其相关疾病，如颈椎病、腰椎病、骨关节病、骨质疏松症等研究为重点，遵循源于临床，总结经验，提升概念。在上述学术思想指引下，不断提高中医药疗效，使许多病人免受手术之苦，或使许多不宜手术的病人得到救治，创出新品牌，继续扩大了医院知名度。在"一体两翼"理念的引导下，施师和他的团队践行"继承不泥古，创新不离宗"的原则，并探索继承和创新的思路，找准切入点、培育生长点、明确攀登点。始终把握"研究对象要有广度，研究内涵要有深度，研究水平要有高度"，无论自我评价，或是申请课题和奖项，都以这"三度"为标杆。从20世纪70年代开始，施师就率领他的学生们不断探索、强化、提升以椎间盘退变和骨代谢性疾病为主题的系列研究，至2003年不仅有了明确的主攻方向和清晰的研究思路，同时打造了相应的技术平台，在全国的影响已初露端倪。此时，在上海中医药大学、上海市中医药研究院、上海中医药大学附属龙华医院和市科委、教委、卫生局的支持下，施师不失时宜地创建了"上海中医药大学、上海市中医药研究院脊柱病研究所"。对研究所的成立，各方领导表达了热情关怀，全国政协副主席兼中国工程院院长徐匡迪、卫生部副部长兼国家中医药管理局局长佘靖、上海市副市长杨晓渡等发来贺电，市各有关主管部门领导和全市各中医医院、众多医学科学研究所及上海中医药大学、上海市中医药研究院、上海中医药大学附属龙华医院领导、代表300多人出席了隆重的成立仪式。研究所包括基础研究部、骨伤科、康复医学科及名中医工作室，形成既有基础又有临床，既有治疗又有康复，既立足现代研究又注重传统继承等方面的综合科研-临床-教学实体。

"千里之行，始于足下"，作为第一任所长，施师带领研究所和他的团队坚定不移地沿着"继承、创新、现代化、国际化"的方向前进。结合中医药和中医骨伤科学基础理论，利用生命科学以及相关学科的现代技术，在"椎间盘退变的机理研究""肾主骨本质的基础研究""气血理论与信号网络通路相关性研究""脏腑理论与干细胞、微环境相关性研究""津液理论与淋巴系统循环相关性研究"，以及中医药防治脊柱与椎间盘退变性疾病、骨与关节退变性疾病、骨代谢疾病、骨肿瘤疾病研究等方面，继承并发展中医药理论和应用研究。源于临床，借鉴于现代科学技术探究临床经验和理念的科学内涵，更深层次把握其内在规律，其成果也完全可以反哺临床，推进中医临床工作的发展。施师开发的益气化瘀通络方，经运用模式动物病理学全面验证，提示有较好的抑制椎间盘炎症和延缓椎间盘细胞凋亡作用，并按现代制剂学规范研制成"芪麝丸"，运用循证医学原理进一步进行临床多中心试验，证实其优于对照组（安慰剂和阳性药），统计学处理差异有统计学意义，于2009年获得国家食品药品监督管理局新药证书，相关研究于2011年荣获了国家科技进步奖二等奖。

施师率领研究团队先后承担国家及部市级课题200多项，共发表论文698篇，其中SCI收录论文139篇，主编全国高等中医院校本科生和研究生统编教材《中医骨伤科学》以及专著31部。开发出治疗颈椎病、骨肿瘤的中药新药2项，研发出医院自制制剂11项。先后荣获国家科技进步奖二等奖2项，部市级科技成果奖一等奖12项、二等奖14项、三等奖6项；授权发明专利15项，实现新药成果及专利转让6项。

中国医药学是一个伟大宝库，岐黄之道在传承至2 000多年后的今天，国人当为何对待？自100多年前西学东渐，在中国大地上也培植出一些狭隘科学主义者，他们认为真正的科学只有一种，即所谓自然科学，他们远离自然，远离社会，与人文科学水火不相容。但中医学是一门非常复杂的科学体系，具有强烈的人文性、社会性，其建立在"天人合一"和阴阳五行哲学思想基础之上的整体观和辨证论治，不仅过去为中华民族的繁衍生存作出了不可磨灭的贡献，今天依然对人们的养生保健、防病治病发挥着重要作用。中医学的理论和实践成果已经不断走出国门，为东西方学者逐渐接受，某些重要的思想也已成为共识。可是，那些庸俗科学论者总以科学卫道士自诩，浮光掠影，沉渣泛起，以"告别中医论"蛊惑人心。施师常对学生说中医药是中华民族优秀文化的重要组成部分，也是国家的软实力。党的中医政策已经为中医药事业发展创建了日渐良好的生态环境。现在的问题是我们作为炎黄子孙如何以历史的责任感和时代的使命感，在继承弘扬祖国医学的同时，去探索创造新的发展之路。中国当代杰出科学家钱学森曾感慨地提出：为什么当代中国培养不出一流的领军型科学家？为什么中国不能在全球知识创新领域占有重要席位？看到这样的提问，施杞也想起当年研究中国科技史的剑桥大学巨擘李约瑟所提的同样的问题：为什么古代中国曾经产生过辉煌的科学技术，但是近代以来却远远被西方甩到后面去？历史已经严肃地向我们提出：一个大国不仅仅是物力之大，还得有组织世界的灿烂学术和思想之大。中国要对世界和人类有更大的贡献，不仅靠中国制造的产品，或用富裕的财力去消费别国产品，更应该靠中国制造的思想、制度和知识。

在施师主导的脊柱病研究所内，挂着两块字匾，分别写着"大道岐黄，薪火相传"和"大风起兮云飞扬，威加海内兮归故乡，安得猛士兮守四方"，前者是他的亲笔题词，后者是他引用的刘邦《大风歌》。施师始终意识到培养高水平的人才不仅是他的团队、研究所的紧迫需要，更是中医药事业，乃至国家战略的需求。"江山代有人才出，各领风骚数百年"，施师常说我们要培养的是人才，是事业发展的中坚力量，是国家未来的栋梁之材，而不仅仅是培养人，给他们一个学位而已。因此，围绕着"人才"，施师倾注了大量的心血，并形成"三路"经验：一是要"引路"，引导每个研究生都要有明确的学习目的，立志献身中医药事业的崇高理想境界，处理好"基础与机遇，就业与创业，做事与做人"的关系，发扬"刻苦创新"的奋斗精神和"热爱集体"的团队精神。二是要"铺路"，既要创造良好的学术氛围，帮助学生学好课程，同时也要努力创建具有一流水平的科技平台，提高学生的动手能力，让年轻的研究人员有用武之地。为此，施师从多种途径争取资源，除政府专项补助外，主要是投竞标，争取各种基金项目，基本满足了开展退行性筋骨病研究的需要。研究所也先后被评为国家重点学科、国家中医药管理局重点学科和上海市重点学科,也是教育部重点实验室和国家中医药管理局三级实验室、重点研究室。2009年又成为国家中医临床基地建设单位。他所创建的12个专科实验室,无论现代化设备或功能,都得到国内外同行专家的好评,并建立了完善的实验技术规范和流程,为全国中医药界培养了200多名应用基础研究人员。三是要"养路",施师常说领军人才是在艰苦的磨炼中成长的,我们既要做铺路石子,同时也要发挥"老马识途"的功能,扶持年轻人勇敢地走上科学之旅,在中医药事业"继承、创新、现代化、国际化"的广阔天地里,施展才华,磨砺自己。多年来施师总是亲自带领或陪伴着弟子们去投标、报奖、答辩,为他们示范、壮胆、减负(减轻心理压力、负担)。为了优化弟子们的知识结构和实现学科交叉,避免"近亲繁殖",也为了提高团队竞争力,强化梯队建设,施师还将一些优秀学子(18人)选送去美国、英国、日本、香港及上海等一些境内外著名大学、研究院(所)留学或进修,从事访问学者、博士后的工作。近十余年来施师与世界华人骨研学会、美国哈佛大学、罗切斯特大学、约翰斯·霍普金斯大学、纽约大学等世界一流骨科研究机构建立了稳定的合作关系,在这些科研院所让他的弟子们感悟世界名校的学术底蕴,增强自己成才的修养基础,拓展知识面,掌握更多的现代科技研究能力。

2007年施师年逾70岁,上海中医药大学授予他终身教授荣誉称号,其还被评为上海市劳动模范。自此,他便以"参谋"和"后勤"的身份出现在团队和弟子面前,无论申请重大课题或奖项,他都推举弟子们担当第一负责人。25年来,施杞教授带领团队先后培养出一大批既秉承中医传统理念也熟稔现代科学研究方法的人才,硕博研究生达400余名。其团队已成为科技部、教育部创新团队,上海高校第一批创新团队,也获得了上海市"科技创新优秀团队""学习型团队""上海市工人先锋号""上海市五一劳动奖状""上海市劳模创新工作室"等称号。

弟子们都已成为科研、临床和医学教育的栋梁之材,桃李芬芳。在他的团队中已有一批出类拔萃的优秀成员,其中有国家杰出青年科学基金获得者、长江学者奖励计划特聘教授、国家973计划项目首席科学家、上海市劳动模范、全国先进工作者、全国"五一"劳动奖状获得者等。他不愧谓为桃李满天下,分配在全国各地工作的博士中已有100余人分别担任大学院系主任、研究所所长、医院院长、科主任、省市领军人才和优秀青年标兵等。面对学生们的成长和收获,施师常说:"学生因老师而成长,老师因学生而光荣。这就是为师之道。"

施师从领导岗位上退下来已经25个年头了,他以只争朝夕的紧迫感努力耕耘,春华秋实,获得了丰收,在从医生生涯的又一个阶段,他画上了新的分号。熟悉施师的人,无论是同道、各级领导、病人,还是亲友或弟子们,不仅感到他待人谦恭和善,而且总是充满精力、不知疲劳地继续着他的事业。他常引用苏东坡的《浣溪沙》自励:"山下兰芽短浸溪,松间沙路净无泥,萧萧暮雨子规啼。谁道人生无再少?门前流水尚能西!休将白发唱黄鸡。"看到弟子们一个个成才,一个个在获取新的成果,他在会心地微笑的同时,也总是在思考如何为他们在中医药事业继承创新的征途上多做一点自己的贡献。他寄希望于弟子们,并为他们欢呼,为他们加油!"诗家清景在新春,绿柳才黄半未匀。若待上林花似锦,出门俱是看花人"(唐·杨巨源《城东早春》)。盛世之今,施师深信,他的团队在祖国中医药事业日益繁荣的进程中,也必将蓬勃成长。

"历史永远不会忘却曾经作出贡献的人。我由衷地希望弟子们青出于蓝胜于蓝。能为他们增加一份成长的动力,我也就很满足了。"这,正是年逾古稀之年中医大家施师的肺腑之言。他没有忘记早在中学时期读过的《钢铁是怎样炼成的》:"人最宝贵的东西是生命,生命对于我们只有一次。一个人的生命是应当这样度过的:当他回首往事的时候,他不因虚度年华而悔恨,也不因碌碌无为而羞耻。这样,他就能够说:我整个的生命和全部的精力,都已献给世界上最壮丽的事业——为人类的解放而奋斗。"

年届87岁的导师,老骥伏枥、志在千里,依然意气风发地带领着弟子和团队基于取势、明道、优术的理念,围绕着国家中医临床研究基地、科技部创新团队、教育部创新团队、国家重点学科和教育部重点实验室的建设,切实推进学科建设,立足上海中医药大学附属龙华医院骨伤科,打造石氏伤科传承、创新的平台,实现从民间医术走向国家高地、从传统流派融入学科体系、从师承传授走向高等中医学位教育的历史性跨越。施师始终以柔和敦厚的处世之道，虚怀若谷的治学之道，殚精竭虑的行医之道，春风化雨的为师之道，在中医学这一领域坚守、传承与发扬着那千载不变的执着信念。

殚精竭虑，六秩医道

一、学术思想

施杞传承了石氏伤科流派"以气为主、以血为先"理伤学术思想，提出慢性筋骨病"整体论治"的学术观点，总结多年临床经验，基于团队科研探索，发现"气血痹阻、脏腑失调、筋骨失衡"导致"气虚血瘀、脏腑失养、筋损骨衰"是慢性筋骨病主要病因病机，"动力筋失衡为先、静力骨失衡为主"是筋骨失衡力学基础，创立了"双调（调和、调衡）一通（通三焦）"法，建立了"预防、治疗、康复、养生、治未病"综合防治体系，推动了中医骨伤学科不断发展。

1. 调和气血为基础

气血、脏腑是构成和维持人体生命活动的物质基础，《素问・调经论》曰："人之所有者，血与气耳。"《灵枢・天年》曰："人生十岁，五脏始定，血气已通，其气在下，故好走……五十岁，肝气始衰，肝叶始薄，胆汁始减，目始不明；六十岁，心气始衰，若忧悲，血气懈惰，故好卧；七十岁，脾气虚，皮肤枯；八十岁，肺气衰，魄离，故言善误；九十岁，肾气焦，四脏经脉空虚；百岁，五脏皆虚，神气皆去，形骸独居而终矣。"

《难经・二十二难》云："气留而不行者，为气先病也，血壅而不濡者，为血后病也。"《医林改错》中，王清任从气血立论，指出"无论外感、内伤，要知初病伤人何物，不能伤脏腑，不能伤筋骨，不能伤皮肉，所伤者无非气血"，将伤科的病理变化归因于气之虚实、血之亏瘀。

人体内的气血只有运行畅通，周流不息，才能营养经络，温煦四肢及皮肉筋骨。急性外伤或慢性劳损导致局部气血功能失调，运行不畅，不能循经运行，瘀血凝滞，瘀积日久不散，凝聚于关节，局部骨骼筋肉失于濡养，发生疼痛变形、功能障碍。明代薛己《正体类要・序》明确指出："肢体损于外，则气血伤于内，荣卫有所不贯，脏腑由之不和。"筋骨损伤可引起气血瘀滞，经络阻塞，津液亏损，或瘀血邪毒由表入里而致脏腑不和；亦可由于脏腑不和由里达表引起经络气血津液病变，导致筋骨损伤。因此，气血理论是损伤理论的核心，也是指导治疗的基础。上海石氏伤科是海派中医一大名家，主张理伤宜气血兼顾：以气为主，以血为先；以气为主的气血兼顾，为内外兼顾的图本之计，以血为先的气血兼顾，是临床常用的治标之法。作为石氏伤科第四代传人，施杞在践行石氏伤科学术思想的过程中，运用圣愈汤为底方，擅治慢性筋骨病。圣愈汤源自李东垣，载于《兰宝秘藏》，由生熟二地、川芎、当归、人参、黄芪六味组成，元代朱震亨《脉因证治》之方中生地易为白芍，清代吴谦《医宗金鉴》又在朱氏方中添入柴胡。该方以四物汤加人参、黄芪大补元气，既能气血双补，又有固元摄血之功；柴胡一味，能司升降、通达上中下三部，疏解瘀滞，化瘀散结，令气血皆活，更切理伤续断之要。

2. 调理脏腑系根本

《素问・痹论》曰："五脏皆有合，病久而不去者，内舍于其合也。故骨痹不已，复感于邪，内舍于肾；筋痹不已，复感于邪，内舍于肝；脉痹不已，复感于邪，内舍于心；肌痹不已，复感于邪，内舍于脾；皮痹不已，复感于邪，内舍于肺。"五体痹日久不愈，耗伤正气，可继续传变"内舍"，即为五脏痹。《刘涓子鬼遗方》首次提出"内伤"一词。《诸病源候论・压迮坠堕内损候》有"伤五内"的记载，《外台秘要》载"伤五脏""内损瘀血”，称之为“内损”，录多首“折伤内损方”。

五脏有化生气血和贮藏精气的功能，且与气血津液五体都有密切关系。施杞认为五脏失和，则皮肉筋骨失却濡养，出现一系列证候，而肝脾肾和慢性筋骨病的关系最为密切。

肝藏血主筋，肝血充盈，筋得所养；肝血不足，血不养筋，则出现手足拘挛，肢体麻木、屈伸不利等症。同时，凡跌打损伤之属，有恶血留内时，则不分何经，皆以肝为主，因肝主藏血，故败血凝滞体内，从其所属，必归于肝。

肾藏精，主骨生髓。骨的生长发育修复均依赖肾脏精气的濡养。肝藏血，主筋束骨而利机关也，肝血足则筋脉劲强。随着年龄的增长，人至中年以后，肝肾亏虚，肾虚不能主骨，骨髓失其充养，则脆弱或异常增生；肝虚无以养筋，筋脉濡养不足，筋纵弛缓，或筋挛拘急，稍有劳累或外伤，便致气血壅滞，疼痛大作；筋肉不坚，荣养乏源，既无力保护骨骼充养骨髓，又不能约束诸骨，稍有不慎，便磨损严重，导致关节过早过快出现退变。故在治疗慢性筋骨病过程中务必注重补肾，常合用左归丸、右归丸等补肾中药；使用养血柔肝舒筋通络之品，如白芍、川牛膝、鸡血藤、伸筋草、当归尾等。

脾主运化水谷，输布营养精微，濡养四肢百骸。若脾失健运，内湿自生，或因寒湿入内困脾，脾之运化失司，先天之精补充无源；水湿内停，久则聚而成痰，流窜经络，阻滞气机，促进关节疾病发生发展且引发恶性循环。故脾虚则化源不足，肌肉瘦削，四肢疲惫，活动无力，筋骨疾病亦难以恢复。施杞在调摄的同时兼顾健脾化源，常常选用四君子汤、六君子汤及补中益气丸等健脾之品顾护后天之本。

李东垣创立内伤学说，脾胃论虽属内科学的范畴，但对伤科内伤证候的诊断和治疗，在理论和实践上都有积极的影响。《正体类要・序》曰：“肢体损于外，则气血伤于内，营卫有所不贯，脏腑由之不和。”薛己私淑易水学派，认为要重视跌扑坠堕后脏腑受损，气血失和，同时注意慢性的积劳损伤；在治疗上，不能专从血论，妄加攻下，而应重视对虚损的调节，注意补养脾胃以化生气血，使之充养而促进损伤的恢复。

现今社会的生活工作方式，造就了颈椎病、腰椎病、肩周炎、关节炎众多慢性筋骨病的“模型”，在中医多属“虚损”范畴，且肾虚占极大的比重。景岳主张的“阳非有余，真阴不足”的理论，亦十分符合现今慢性筋骨病的病机。施杞尤为崇尚易水学派，立方用药，注重涵养脾胃，遵循“以胃气为本”，吸纳景岳补肾填精益髓之法，调治伤疾，主张薛己“治病求本，务滋化源”，重视脏腑经脉辨证及温补脾肾之理论，善用石氏调中保元汤（潞党参，大黄芪，甜冬术，大熟地，怀山药，炙萸肉，川断肉，补骨脂，甘杞子，炙龟板，鹿角胶，陈皮，茯苓，甘草）健脾胃、益气血、补肝肾、壮筋骨。对陈伤劳损、脾肾不足、气血亏虚者，常以圣愈汤合调中保元汤融通运用，彰显圆机之妙。

因此，气血脏腑病变是慢性筋骨病的根本，调和气血是调理五脏阴阳的基础。肢体局部筋骨损伤必然引起气血瘀阻，经络阻塞，或津血亏损，或瘀血邪毒由表入里，而致脏腑不和。外治筋骨经络历来为伤家重视，殊不知，内调气血脏腑方是根本。内外同治，是慢性筋骨病辨证论治的基本理念。

3. 蠲痹通络守要旨

施杞将慢性筋骨病归属于“痹证”范畴。经云：“何为痹，脉不通也。”痹证是由于人体正气不足，风寒湿热等外邪侵袭，使机体经络肌肤血脉筋骨（甚则脏腑）气血痹阻，以致出现以肢体关节肌肉疼痛酸楚、重着麻木、肿胀灼热、屈伸不利、僵硬及活动受限，甚则关节肿大变形，或累及脏腑为特征的一类病证。常累及多个脏器或系统，缠绵难愈，严重危害人类健康。施杞推崇“五体痹”和“五脏痹”的学说，指出风寒湿邪侵袭，初期可表现为皮痹、肉痹、筋痹、骨痹、脉痹等“五体痹”；若邪留筋骨，病深日久，营卫行涩，经脉不遂，内传五脏，可以导致肝痹、心痹、脾痹、肺痹、肾痹等“五脏痹”。由此，施杞从“痹”论治慢性筋骨病，精研古方，加减化裁而为“痹证”十方，总以蠲痹通络为要。

慢性筋骨病正气亏虚为内因，风、寒、湿三气侵袭经络筋骨为外因。《黄帝内经》云“正气存内，邪不可干”“邪之所凑，其气必虚”，因此处方应以扶正祛邪为大法，既要调和气血固本（形成益气化瘀法治疗的基本法则，倡导应用吴谦《医宗金鉴》圣愈汤作为治疗的基础方，贯穿始终），补益脏腑以养人；又要祛风除湿化痰通络以治病，从而达到标本兼顾，养人为主，兼以祛病。调和营卫、祛风通络，亦是防治慢性筋骨病的重要枢机。如治疗颈椎病,风寒盛者用桂枝汤或葛根汤;风热盛者用银翘散或桑菊饮;风湿盛者用羌活胜湿汤。《医林改错·痹症有瘀血说》曰:"凡肩痛、臂痛、腰痛、腿痛,或周身疼痛,总名曰痹症……逐风寒、去湿热,已凝之血,更不能活。如遇风寒,凝结成冰,冰成风寒已散。明此义,治痹症何难。古方颇多,如古方治不效,用身痛逐瘀汤。"施杞亦擅用王清任祛瘀诸方,对于风寒湿侵犯经脉或痰瘀阻滞经脉,导致气血痹阻,经络不遂而引起的以颈肩臂酸痛,甚则周身疼痛为主要表现的病人,常用身痛逐瘀汤以止痛祛瘀通络。《医宗金鉴·伤损内证》曰:"凡跌打损伤坠堕之证,恶血留内,则不分何经,皆以肝为主,盖肝主血也。故败血凝滞,从其所属,必归于肝。"施杞继承和发展了"跌打损伤,败血必归于肝"的观点,临床发挥独具匠心,认为外损内伤,气滞血瘀,阻于经络,应从肝论治,对瘀阻经络不同阶段表现出肝火、肝热、肝郁、肝瘀、肝虚等证,分别以泻、清、疏、化、补等法,疏肝通络。

4. 畅通三焦乃关键

《灵枢·营卫生会》曰:"上焦如雾,中焦如沤,下焦如渎。"《难经·三十一难》曰:"三焦者,水谷之道路,气之所终始也。"三焦不仅是运行气、水、火的通道,在外为腠理,在里为募原,表里内外上下都要通过三焦相联系,具有调畅全身气机、保证气血津液通畅的功能。《素问·经脉别论》曰:"饮食入胃,游溢精气,上输于脾,脾气散精,上归于肺,通调水道,下输膀胱,水精四布,五经并行,合于四时五脏阴阳,揆度以为常也。"三焦不畅,会导致营卫、气血、津液的输布障碍,引起复杂多样的临床症状,是各种慢性病根源。

慢性筋骨病外证主要表现在颈肩、腰背、双膝疼痛不适,四肢牵掣麻木,肢体萎软无力,肌肉萎缩或痉挛,持物行走功能障碍,胸胁裹束感等肢体病证,同时合并内证,如头痛、眩晕、耳鸣耳聋、视物不清、心悸、胸闷、咳嗽、多痰、恶心呕吐、纳呆、脘腹作胀、失眠多梦、四肢不温、溲频、癃闭、便秘、便溏,症状和体征遍及三焦。

如颈项外感风寒湿邪,经络筋骨痹阻,可瘀而内陷,表证不显而里证不著,少阳枢机不利,升降失权,中焦不通,或太阳少阳合病,或少阳阳明合病,可见呕恶、心下满、肢体畏寒等症,虚实错杂,寒热并见,可用泻心汤补泻兼施,调畅枢机,通达三焦,则症自缓。

东垣曰:"内伤不足之病,苟误认作外感有余之病而反泻之,则虚其虚也……惟当以甘温之剂,补其中,升其阳,甘寒以泻其火则愈。"亦合通调三焦之理。《温病条辨·治病法论》云:"治上焦如羽,非轻不举;治中焦如衡,非平不安;治下焦如权,非重不沉。"

施杞认为,三焦治法,无外乎通。通之要者,在于调三焦之气化,使其升降有序,气血融通,脏腑和调,而或祛瘀通脉,或化气行水,或运脾健胃之法,以致其通。如脊柱损伤,胸腹胀满,苔腻脉滑,用三仁汤合活血之品宣上宽中利下,从三焦分消,而解湿浊瘀阻。

二、方药/手法纵横

慢性筋骨病人群分布广泛、病程迁延、症情繁杂,施杞带领团队基于理论探索、临床和基础研究,针对慢性筋骨病提出了"双调一通"的治疗法则,制定了十方二法。临证中分期论治,执简驭繁,理出而方明。

1. 内以治痹十方调气血脏腑,扶正祛邪,以求平和

慢性筋骨病初期,外感六淫之邪,正虚不显,病情或轻或重,病势或急或缓,为外邪入络、经脉闭阻、实证为主,多表现为五体痹。论治多为活血祛瘀,蠲痹通络,以防外邪传变入里,常以"通"法为主。

瘀阻较甚者,用筋痹方,该方以圣愈汤合身痛逐瘀汤加减组成,方含生黄芪,当归,柴胡,乳香,羌活,秦艽,川牛膝,广地龙等,以益气活血、化瘀通络、祛痹止痛。常用于神经根型颈椎病、腰椎间盘突出症、椎管狭窄症、膝骨关节炎等急性发作者。临床辨证多为瘀阻经络、气血不和之证,主治瘀血夹风湿,经络痹阻所致颈肩臂疼痛、腰腿痛、关节肿胀,或周身疼痛、麻木,以痛为主、经久不愈,疼痛难忍,夜间尤甚者。

热邪偏盛者,用热痹方,该方以圣愈汤合当归拈痛汤加减组成,方含黄芪,当归,苦参,党参,苍术,防风,羌活,知母,茵陈,露蜂房等,以益气养血、清热利湿,祛痹止痛。多用于慢性筋骨病湿热内蕴,如强直性脊柱炎、类风湿关节炎以及骨关节炎急性发作期,出现关节或肌肉红肿热痛,屈伸受限,步履艰难,可反复发作。

肝经失畅者，用脉痹方，该方以圣愈汤合天麻钩藤饮加减组成，平肝息风，舒筋通脉，治疗头晕昏沉、筋脉拘挛者，方含柴胡，川芎，天麻，钩藤，石决明，山栀，益母草，秦艽，羌活等。可用于椎动脉型颈椎病肝阳偏亢、肝风上扰所致诸症，如颈项疼痛、头痛、口苦、眩晕、血压增高、耳鸣目涩、多梦失寐、听力下降等。慢性筋骨病筋脉拘挛、经脉不畅、步履拘谨，属阴血亏虚、肝风内动者亦可应用。

慢性筋骨病中期，外邪入里传变，正气逐渐耗损，虚实错杂，同时脏腑阴阳逐渐亏虚，由实转虚。治疗主张益气活血、和营通络、健脾补肾。以“调”法为主，在益气活血同时，不忘调补肝肾以壮筋骨，扶助脾胃以资化源而养气血。气血亏虚、肝肾不足、经脉痹阻者，用调身通痹方，该方以圣愈汤和独活寄生汤加减组成，方含炙黄芪，当归，白芍，川芎，熟地，柴胡，独活，秦艽，防风，杜仲，川牛膝等，以补气血、益肝肾、祛风湿、止痹痛。广泛应用于慢性筋骨病中后期、迁延不愈者，诸如腰椎间盘突出症及膝骨关节炎的缓解期、腰肌劳损、骨质疏松症等疾病，表现为肌肉、筋骨、关节等部位酸痛或麻木、重着、屈伸不利等。

心血不足、脾失健运、六郁不畅者，用调心通痹方，该方以圣愈汤合归脾汤、越鞠丸加减组成，方含炙黄芪，当归，柴胡，茯神，远志，酸枣仁，苍术，制香附，山栀等，以健脾养心，解郁通痹，治疗心身同病者。用于慢性筋骨病诸郁不畅者，出现精神不振、失眠、烦躁、焦虑、忧郁等症状；中年慢性筋骨病气血失和，心脾肾失养者，出现心烦意乱，神情恍惚，心神不宁，失眠多梦，经少不畅，肢体不舒等症状。

慢性筋骨病后期，正气不足，五脏虚损，尤以肝、脾、肾三脏亏虚为主，症情弛缓，迁延反复。肾精为脏腑阴阳之根本，五脏亏虚，精气不足，经脉失养，不耐攻伐，故以“补”法为主。治疗上以补肾填精、健脾养肝为法。

肾阴亏虚者，用益肾通痹方，该方以圣愈汤合左归丸加减组成，方含炙黄芪，当归，熟地，山萸肉，甘杞子，川牛膝，炙龟板，鹿角片等，以滋阴补肾、填精益髓、益气养血。可用于治疗颈腰椎病、骨关节炎伴骨质疏松症等慢性筋骨病肾阴不足，精髓亏虚者。

肾阳不足者，用温肾通痹方，该方以圣愈汤合右归丸加减组成，方含炙黄芪，当归，熟地，山萸肉，鹿角片，熟附片，肉桂等，以益气养血、温肾通督、舒筋止痛。可用于治疗颈腰椎病、骨质疏松等后期肾阳不足，命门火衰，畏寒肢冷，肢节痹痛者。

寒湿痹阻、痰瘀内结者，用寒痹方，该方以圣愈汤合阳和汤加减组成，方含生黄芪，党参，当归，熟地，鹿角片，肉桂，炮姜，生麻黄，白芥子等，以益气活血、温阳散寒、祛痰通痹。多用于强直性脊柱炎寒湿证者，慢性筋骨病病程较长寒湿凝滞、痰瘀内蕴者。多以肢体关节（腰、肩、膝、肘、腕、踝）疼痛、酸楚、麻木、重着、活动障碍为主症；腰背、四肢关节及肌肉冷痛，或疼痛剧烈，痛如刀割，以痛处不移为特点；其痛有逢寒加重、得温则减、局部皮色不变、关节屈伸不利、形寒肢冷、昼轻夜重的特征。

五脏亏虚、阴阳不足者，用痿痹方，该方以圣愈汤合地黄饮子加减组成，方含炙黄芪，当归，熟地，附子，巴戟天，肉桂，石菖蒲，麦冬，五味子等，以调畅气机、养肺健脾、温补下元。主治肾中阴阳俱虚，虚火夹痰上犯。可用于脊髓型颈椎病属痿证肾亏所致四肢不举，筋脉弛缓，肌肉萎缩者。

慢性筋骨病康养期，气血并重，内外兼治，动静结合，调衡筋骨，瘥后防复，摄养体质，治疗上以调和气血、平衡阴阳为主法。

若三焦气机不畅，则气血阴阳难以平和，药效不能直达病所，常用三焦通调方，该方以圣愈汤合三仁汤加减，方含杏仁，蔻仁，薏苡仁，竹叶，姜半夏，制川朴，通草，滑石，甘草等，以健脾和胃、通调三焦。多用于慢性筋骨病伴有三焦不通诸恙。

2. 外以手法、导引二法调筋骨经络，通畅三焦，以求平衡

流水不腐，户枢不蠹，慢性筋骨病尤其需要调动病人主观能动性。除内服中药，筋骨关节的松解、运动、整复同样重要。

施杞认为，动静力系统的稳定和相互之间的协调是运动系统生物力学平衡的基础，肌肉为维持关节稳定和平衡的动力系统，骨骼为维持关节稳定和平衡的静力系统。动、静力系统平衡失调可以导致慢性筋骨病的发生、发展。

以脊柱病为例，如在风寒湿刺激下长期低头工作者，引致颈肌强直、韧带痉挛，造成颈、腰部外源性稳定失稳，颈、腰椎动力性平衡系统首先受到破坏，并进一步导致诸如椎间盘突出、小关节紊乱等颈、腰椎内源性稳定结构不稳，出现颈、腰椎静力性平衡系统破坏，并形成恶性循环，进一步加重动力性失衡。

因此，颈、腰椎动力性失衡往往先于静力性失衡出现，但静力性失衡是导致颈、腰椎病发生与发展的主要原因。此外，颈、腰椎病病程往往较长，早期风寒湿邪久滞经筋，流注经络血脉，造成"荣血泣，卫气去"，而表现出"不通则痛"；中后期，又往往正不胜邪，缠绵不怠，此谓"积劳受损，经脉之气不及贯通""血气不和，百病乃变化而生"。引起气虚血瘀，虚则"不荣则痛"，而血瘀甚加重"不通则痛"。所以，颈、腰椎病根本病理机制乃是"经筋失衡，气血失和"。疏经理筋，祛风解表，使之气血通畅，"通则不痛"是治疗颈、腰椎病这一顽痹之关键。

施杞认为，治病不能简单祛除病邪，而应疏通经络，调和气血，顺应人体脏腑的机能，因势利导，"治病以留人"，避免用药太过的弊端，即"中病即止，勿过其度"。故内调同时，可采用中药外治疗法、手法、针灸疗法、导引等方法，避免妄用药物、过伤正气，以达到调衡筋骨经络，"不药而愈"的效果。

"调衡法"是基于经络学说、筋骨理论，通过手法、导引等外治二法，调衡筋骨、通达三焦，以求平衡。施杞在"痹证学说"和"经筋失衡学说"的理论指导下，结合临床经验和实验研究而创立脊柱平衡手法，具体分为理筋、整骨、通络三步，配以"揉、拿、滚、提、松、扳、摩、抖、捏"九法，故又称"三步九法"。

以对颈部的功效为例，理筋平衡法是整套手法的重点，其主要作用就是通过刺激颈部肌肉、肌腱和关节，消除颈部肌肉系统的异常应力，纠正颈部的动力平衡失调；整骨平衡法则通过提、松、扳手法纠正颈部小关节紊乱，从而纠正颈部静力平衡失调；通络平衡法是三步九法手法的最后一步，其临床主要作用是改善局部微循环，提高机体免疫力，调和气血，经脉疏通。

根据部位不同，又分为"整颈三步九法""整腰三步九法""整肩三步九法""整髋三步九法""整膝三步九法"。三步九法能够调和气血，祛痰化瘀，疏风通络，解痉止痛，摄养脏腑，缓解、纠正脊柱关节的动静力平衡失调，是施杞治疗慢性筋骨病的常用方法。

根据中医导引理论，施杞又创立了"施氏十二字养生功"。"施氏十二字养生功"包含洗、梳、揉、搓、松、按、转、磨、蹲、摩、吐、调十二大法，为满足不同患者需求，整理发展立位、卧位、坐位版本，既通过呼吸吐纳内调脏腑气血，又有通过导引外调脊柱筋骨，疏通经络，通达三焦，扶正祛邪，起到养生保健、强身健体的作用。

第二篇
论文选录

·临床部分·

临床部分参考文献

基础部分参考文献

临床部分

论《正体类要》的学术思想

施　杞　石印玉　石幼山

《正体类要》是明代著名医家薛己撰写的一部对伤损的辨证论治、理法方药探讨较为全面的伤科专著。全书一万五千字，载主治大法十九则，治验八十余案，方八十余首。在该书之前，历代医学文献对伤损论治的记载多较零散，缺乏理论上的阐发。所以明清以后的伤科名著，有关内治法的基本原则几乎皆沿袭于此。如清代《医宗金鉴 · 正骨心法要旨》中关于伤损内证的论治，多系引自《正体类要》。所以直至今天，该书仍被伤科界推崇为经典。本文谨对该书的学术思想作一粗浅的探讨，请同道们指正。

一、伤损以血为先，攻瘀当有法度

《黄帝内经》指出：有所堕坠，恶血留内。薛己遵循《黄帝内经》的这一旨义而又有发挥，认为"肝藏血，脾统血，盖肝属木，生火侮土，肝火既炽，肝血必伤，脾气必虚"，是为肢体伤于外，气血损于内的原理。薛己认为伤后以血为先，但气滞血瘀的实证阶段甚短，气虚血凝的虚证才是常见的、主要的。所以攻瘀当有法度，否则，"若行克伐，则虚者益虚，滞者益滞，祸不旋踵矣"。因此，薛己治伤后瘀血是十分谨慎的，立法用药力求恰到好处，从不轻举妄动。

1. 实者方可攻之，用药必须有的放矢

薛己并不一概反对攻下之法，相反，他认为瘀血滞于内，则不攻不能去。《正体类要》中选载的用于损伤早期的活血理气方剂不下二十余张，如治伤后肚腹作痛、瘀血在内者，用加味承气汤；肌肉作痛、营卫气滞者，用复元通气散；跌扑瘀血停滞者，用复元活血汤或当归导滞散等。书中有一验案记载：治"一男子跌伤，腹痛作渴，食梨子二枚益甚。小便不通，血欲逆上，用当归承气汤加桃仁，瘀血下而瘥"。此因瘀血内积，经隧受阻，清津不升，浊阴不降，症见腹痛便秘口渴，血欲逆上。薛氏用当归承气汤加桃仁治之而愈。方中大黄、芒硝、桃仁、当归具有活血祛瘀、软坚润燥的功效，配合甘草甘缓和中，达到攻下之力强而又不伤正气的目的。可见，凡积瘀而又系体实者，薛己是赞同攻下的，但要有的放矢，然而，攻伐之品毕竟易耗正气，故不宜立为常法。

2. 把握虚实，攻伐方有节度

薛己治伤能细心辨证察脉，掌握病者的虚实变化，不使攻下过甚，这是他运用逐瘀法的又一特点。如书中论伤损"出血"的治疗。虚实有别，用药各异。出血属实者，症见患处或诸窍出血，此为肝火炽盛，血热错经妄行，用清热养肝法，以加味逍遥散治之。如瘀血内蕴化热而呕血者，宜用四物汤加柴胡、黄芩治之。出血属虚者，如中气虚弱，血无所附而妄行者，用加味四君子汤补益中气。若虚羸之体复遭伤损，元气内脱，气不摄血而为呕、咯、衄者，则急用独参汤加炮姜，或加附子回阳救逆，薛己告诫，凡虚弱之体因伤损、劳碌、怒气出现肚腹胀闷等本虚标实的症状，切不可误投大黄等攻下克伐之品，否则将导致吐血、衄血、两便出血或血积、血块、肌肉青暗等脏腑亏损、经隧失职的症状。倘若出现这些症状，挽救的方法仍以急补脾肺为主。薛己对"下"法是很有研究的，如他对使用加味承气汤攻下后发生的变证，观察得十分仔细，并且随证提出了十一种相应处治的方法。他发现某些医者不懂攻下法的应用，往往造成"妄下之非"，提出要引起警惕。

3. 内外同治，祛瘀尚可以借助砭逐之法，以防元气损伤

《正体类要》中记录了多种外治方法，如砭、熨、洗、掺、敷、贴、整骨、接骱、夹缚等，凡治伤之法应有尽有。薛己尤善用砭法，他对内有蓄血而体质较弱，不能胜任攻下的患者，用内补元真之气，外用砭刺之法，这样内外同治，相得益彰。如他治一患者，"环跳穴处闪伤，瘀血肿痛，发热作渴，遂砭去瘀血；知其下焦素有虚火，先用八珍加味，后用十全加黄柏、知母、麦门、五味，三十余剂而敛"。薛氏强调："凡杖疮跌扑之症，患处如有瘀血，止宜砭去，服壮元气之剂。"如妄用下药，反使气机失畅，易成不治之败证。

二、调治以气为主，宜温补脾胃

金元时期，张元素开创以脏腑辨证施治为特点的易水学派，薛己私淑于东垣，对易水学派的理论颇为推崇。他认为伤损在血，耗精在气，而脾胃为生化之本，因此，他将东垣的脾胃论与伤损的调治结合起来，形成了治伤以气为主，常宜温补脾胃的特点，在伤科临床上独树一帜。《正体类要》中列举了大量验案，证明作者的治疗原则是行之有效的。他指出，伤损之后，血凝瘀阻的原因有两个方面：一是气滞，一是气虚。气为血之帅，气行则血行，因此，不论气滞或气虚，均能造成营血运行失畅，症见肿痛不已的结果。而一般只知伤后血瘀气滞，因而妄用攻下，引起许多变证。薛己十分反对这种庸医之道，他认为杖疮跌扑之证，"其气血已损，切不可再用行气下血之药。复损脾胃，则运气愈难，营于下而反为败症"，故薛己总以温补脾胃为主，这样有下列几个好处。

1. 元气充沛，伤损自愈

薛己在临诊时，凡已虚者必补，将虚者预补，单独用行气活血之剂者甚少，破气逐瘀之品更少，即使运用"下"法，也是寓以调补。如选用小柴胡汤、十味参苏饮、二味参苏饮、清燥汤、竹叶黄芪汤等，均在"下"的同时，加重调补的一面。有许多病例，单纯用补法即可取效。如内伤下血，他认为是脾胃之气虚，用补中益气汤治疗甚效；外伤出血，则属脾肺之气虚，用八珍汤调服颇佳。

2. 以补为攻，积瘀可去

陈伤瘀血深蓄，气血凝滞。薛己认为此时正气已耗，脾胃受累，如再用攻法往往积瘀不去，宿疾加重，应当以调补为正法，以补为攻，则积瘀自去，并指出："若伤后肿不消，青不退，气血虚也。"书中记一案："戴给事坠马，腿肿痛而色黯、食少倦怠，此血气虚弱，不能运散瘀血而然耳。遂用补中益气汤去升麻、柴胡，加木瓜、茯苓、芍药、白术，治之而愈。"

3. 壮补元气、推陈出新

若扑伤之后腐肉不溃，或溃而新肉不生，这些都是气血虚损所造成的不溃不敛的残局，薛氏认为必须用大剂养血补气之品，以壮补元阳之气，方能推陈出新，使瘀腐遂去，新肉渐生。如"有一患者，溃而不敛……余曰，此气血俱虚，而不能敛耳。非归术参芪之类培养脾土，则肌肉何由而生……遂用前药，治之而愈"。

4. 邪正相搏，大补能救

伤后，如用寒凉克伐之品，耗伤正气，致脾胃虚弱，则伤情更加严重。薛己认为，此时唯大补能救。如"陈侍御坠马，腿痛作呕，服下药一剂，胸腹胀痛，按之即止，惟倦怠少气，诊其脉微细而濇。余曰，非瘀血也，乃痛伤气血，复因药损脾气而然耳。投养脾胃生气血之药而愈"。又如"一男子坠马，腹有瘀血，服药下之，致发热盗汗自汗、脉浮濇。余以为重剂过伤气血所致，投以十全大补汤，益甚，时或谵语。此药力未及而然也。以前药加炮附子五分，服之即睡，觉来顿安，再剂而愈”。

三、重视肾命功能治肾兼顾脾胃

薛己在前人经验的基础上，通过自己的临床实践总结，认识到元气阴血是由脾胃后天所生化的，而其本源又归于肾与命门。肾与命门是元气之根，水火之宅，五脏之阳气非此不能发，五脏之阴气非此不能滋养。因此，他在重视调治脾胃的同时，也不忘调摄肾与命门。薛己十分推崇钱乙的补肾学说，对六味丸的应用有独到的心得，认为“诸虚不足之证，皆用此以滋化源，其功不可尽述”。在《正体类要》中，我们可以看到大凡伤损伴有肾虚者，多用六味丸医治。如“大便秘结……若肾虚火燥者，用六味地黄丸”“若烦热作渴，小便淋濇，乃肾经虚热，非地黄丸不能救”。肾主骨主髓，伤损及骨者，薛己更以补肾为要，也多用六味地黄丸。如“筋骨作痛，肝肾之气伤也，用六味地黄丸”“若骨骱接而复脱，肝肾虚也，用地黄丸”。薛己在肾虚的辨证中，十分重视脉诊。大凡左尺脉虚弱而细数者，他认为是肾水真阴不足，用六味丸治之；如系右尺脉迟软，或沉细而数欲绝者，乃命门真火亏损，则应选用八味丸治之。倘若两尺均见微弱，是阴水阳火俱虚，宜用十补丸治之（附子、熟地、五味子、山萸肉、山药、丹皮、鹿茸、桂心、茯苓、泽泻）。

薛己治肾与命门之虚损不足，往往与调补脾胃有机地结合起来，或脾肾双补，或仍以温补脾胃为主，兼及肾命，这是他医治伤损用药的一个显著特点。如一患者“跌腰作痛，用定痛等药不愈。气血日衰，面耳黧色。余曰，腰为肾之府，虽曰闪伤，实肾经虚弱所致，送用杜仲、补骨脂、五味、山英、苁蓉、山药，空心服。又以六君、当归、白术、神曲各二钱，食远服，不月而瘥”。此案为肾虚复遭闪伤，治拟补肾，兼调脾胃补气血。他常用东垣圣愈汤，方中以生地、熟地补肾，人参、川芎、当归等益气养血祛瘀，更佐以黄芩清上焦之火，用于伤后热燥不安，或晡热作渴颇为灵验。

四、体会

我们在伤科临床实践中体会到，薛己提出的治伤要注重温补脾胃及肾命，是一条十分宝贵的经验，应用于临床，往往取得较好的效果。兹举两例医案略予说明。

【案 1】 刘某，男，81 岁。左股骨粗隆间骨折一旬，瘀阻肿痛，兼挟暑湿，虽已清解，而神疲萎软，夜寐不宁。苔薄腻，脉沉细。瘀阻未化，气阴已亏，治以益气养阴、宁神和胃而助运化。

移山参 3 克（另煎）	苋麦冬 9 克	青蛤壳 24 克	制半夏 6 克
炒陈皮 5 克	全当归 5 克	川断肉 9 克	云茯苓 9 克
炙远志 6 克	炒枣仁 9 克	香谷芽 12 克	采芸曲 9 克（包）

该患者骨折之后，气阴亏损，故方中未用逐瘀之品，以防败坏脾胃，惟选壮元气、养阴血诸药调治，肿痛渐退，于伤后五周摄片复查，骨折已愈合，诸恙亦瘥。

【案 2】 郭某，男，22 岁。劳动伤腰，疼痛，活动困难。迭经中药活血通经、搜风剔络诸法及西药消炎解痉止痛，以及局封、麻醉下推拿等，均未取效，腰背仍有广泛压痛点。苔薄脉细。循“劳者温之，损者益之”，故治拟温补。

外敷：三色敷药。内服：

黄芪 12 克	党参、丹参各 10 克	当归 10 克	牛膝 10 克
川断 10 克	杜仲 10 克	白术、白芍各 10 克	陈皮 10 克
附块 9 克	肉桂 5 克	功劳叶 12 克	千年健 12 克

此例系严重腰痛，久治无效，用温通气血之三色敷药外敷腰背部剧痛处及调补气血，佐以益肾之品内服，共二十余帖即告治愈。

在临床上，我们参照薛己的理论，制订“调中保元汤”（黄芪、党参、冬术、熟地、山药、萸肉、川断、杞子、鹿角胶、龟甲、陈皮、茯苓、补骨脂、炙草）治疗伤损患者，取得较高的疗效。我们在运用薛己理论的过程中，深深感到它是以祖国医学的基本理论为依据的，是建立在辨证论治的基础上的，所以用于临床每多灵验。

如果不加辨证，乍见寒热即予清热解毒之剂，每逢跌打损伤则投苦寒逐瘀之品，那是治不好病的，还常常会贻误病机，造成变证。因此，我们要想提高伤科的临床疗效，必须深入研究祖国医学的基本理论。而结合临床学习和研究《正体类要》，这将有助于提高我们在伤科领域的理论和治疗水平，从而为发展我国的伤骨科事业作出贡献。

《正骨心法要旨》对中医伤科学的贡献

施　杞　石印玉　诸福度　石幼山

清代吴谦等编著的《医宗金鉴 · 正骨心法要旨》(以下简称《要旨》)是一部内容精湛、系统全面、简明扼要的伤科学著作,也是一部在我国伤科学中具有代表性的典籍。它对中医伤科学的发展有着不可磨灭的贡献。

一、对伤科学基础理论的贡献

《要旨》重视解剖学知识,提倡“专从血论”,对于伤科学基础理论确是一个重要的贡献。

1. 提倡知其体相,识其部位

《要旨》主张通过外表形相识别解剖部位,并作为伤科诊断学和治疗学的必要的前提和基础。它在讨论损伤病证时根据解剖部位将头部分为20节、胸背部分为9节、四肢分为16节;它在论述这些部位的结构时,注意骨与筋、近与远、解剖与临床三个方面之间的联系,这乃是一种实用的局部解剖学的叙述方法。如:在介绍髃骨损伤时,它先指出其部位:“髃骨者,肩端之骨”“即肩骲与臑骨合缝处也”“一名肩头,其下附于脊背,成片如翅者,名肩胛”。又根据远近相关的原则指出:髃骨跌伤后其气血可壅聚于肘,使“肘肿如椎”(一般其肿不过腕),若两手肿胀,瘀血凝滞,“肿处痛如针刺不移者……则腕掌皆凉或麻木”,这便是严重的并发症。《要旨》对髃骨损伤不仅考虑其骨折和脱位方面的问题,也注意到更为严重的血管神经方面的并发症,此所谓论其常亦言其变也。《要旨》重视解剖知识的观点,对后世伤科基础理论产生了深刻的影响。

2. 重视摸法运用,主张“专从血论”

中医四诊是八纲辨证的基础,为中医诊断学的重要内容。被《要旨》列于八法之首位的“摸法”,就是通过触摸的形式把“四诊”综合、灵活应用于损伤局部,即“用手细细摸其所伤之处”,以探明伤之表里虚实,患之新旧轻重,正确区分损伤类型:是属于跌扑还是属于错闪?还是打撞?辨别“骨折、骨碎、骨歪、骨整、骨软、骨硬、筋强、筋柔、筋歪、筋正、筋断、筋走、筋粗、筋翻、筋寒、筋热”等证。于此,可以看出《要旨》对摸法的重视和深入研究的程度。

关于损伤的病理和治疗,《要旨》主张“专从血论”:指出施行内治之法必须先辨明所伤是“瘀血停积”还是“亡血过多”,要求察其“上下轻重浅深之异,经络气血多少之殊”。在此基础上《要旨》确立了“先逐其瘀血,和营止痛,然后调养气血”的治疗原则。关于血证,在前代伤科著作中也有论及。蔺道人曰:“凡肿是血作。”薛己曰:“胸胁胀痛,大便不通,喘咳吐血者,瘀血停滞也。”但各家论述只对瘀血的一般特征作了探讨,而《要旨》则进一步将“专从血论”作为伤科辨证施治的纲领,并贯穿于全书有关诊断和治疗的各项原则中。此论的提出比清代著名医家王清任、唐容川等提出“活血化瘀”要早一百年左右。这在当时是对伤科学的一个重要发展。

二、对伤科诊断学的贡献

《要旨》系统地介绍了分部辨伤的方法，记录了人体各部损伤的临床特点。它所介绍的外伤可以及内、体表损伤往往与脏腑受伤密切相关的辨证方法，充分体现了祖国医学整体观的特点。

1. 头部损伤辨证

《要旨》对头部损伤的认识在现存伤科学文献中是属于比较系统和全面的。不仅论述了头部各处的损伤，而且深入地讨论了每一处损伤的轻、中、重类型，特别强调头部损伤，应以脑的损伤、意识的障碍程度来估计病情轻重，明确指出："跌打损伤，骨缝虽绽，尚未震伤脑髓，筋未振转"者轻，而"顶骨塌陷，惊动脑髓"则不治。轻型者如某些后山骨伤、扶桑骨（额颞顶交界处）伤、寿台骨（乳突）伤，虽然各有轻重之分，有的达到如此程度，"其耳上下俱肿起，耳内之禁骨有伤，则见血脓水，耳外瘀聚，凝结疼痛，筋结不能舒通，以至头晕眼迷，两太阳扶桑骨胀痛，颈项筋强，虚浮红紫，精神短少，四肢无力，坐卧不安，饮食少进"，但意识总处于清醒状态，故都归属轻型。中型者如囟骨（顶骨）伤、山角骨（顶结节附近）伤、后山骨伤，虽然后山骨伤严重到这样的程度："震动盖顶骨缝，以致脑筋转拧疼痛，昏迷不省人事"，出现不同程度的意识障碍，但是它尚能"少时或明"，又比起重型者要轻，故仍归属于中型。关于重型损伤的病情，《要旨》在论述颠顶骨、囟骨、凌云骨（额骨）、后山骨等处损伤中，均描述了其至危之状，如"卒然如死，身体强硬""七窍出血，身挺僵厥，昏闷全无知觉""身软屈手筋强，气息无声""上呕吐衄，气虚昏沉，不省人事""痰响如拽锯之声，垂头目闭""遗尿"等。这都是重症即所谓"不治之症"，在今天看来，多属广泛性脑挫裂伤、脑干损伤或伴有颅底骨折、颅内血肿等。这些论述都是《要旨》对当时广泛的临床实践和经验的总结。应该肯定的是，《要旨》对头部损伤的研究，在某些方面已经达到了较深入的程度。关于意识障碍的记载，有"气虚昏沉""睡困昏沉""昏迷目闭""不省人事""昏闷全无知觉"等的不同；关于肢体瘫痪则有"身软不起""身体强硬""筋脉强硬""屈手筋强""身挺僵厥"等的区别。至于同一部位的损伤，由于作用力不同也会病情各异，如同是后山骨损伤又可分为轻、中、重不同的类型。这些对伤科临证都有着重要的指导意义。

2. 脏腑损伤辨证

《要旨》以中医脏象学说为指导，根据脏腑之所在、经络之所过以及五行生克的原理，对脏腑损伤进行了观察和分析，特别对五脏损伤的辨证作了较多的记载，从而为伤科内伤学奠定了新的基础。关于肝损伤的辨证，《要旨》继承了《黄帝内经》和《正体类要》的学术思想，认为肝脏司藏血，在损伤病理学上具有重要的意义。它认为"凡跌打损伤，堕坠之证，恶血留内，则不分何经，皆以肝为主"。对于肝伤后出现的一些症状如胁肋小腹疼痛、喘逆，以及大怒加重病情等，《要旨》均作了明确的解释："痛多在胁肋小腹者，皆肝经之道路也""厥阴之脉布胁肋循咽喉之后，其支别者复从肝贯隔上注肺，今血在胁下，则血之积气上熏于肺，故令人喘逆也"；由于堕坠，瘀血留内，若再大怒则"气上而不下""留内之血，两相凝滞，积于胁下"，必然加重肝的损伤。关于心损伤的辨证，《要旨》首先指出，岐骨、蔽心骨及胸骨等处的打扑或马撞均易伤心，因为这些部位"内近心君，最忌触犯"。心伤后，轻者"仅疼痛不止，满腹疼痛，腰伛不起，两手按胸"；重者"致神昏目闭，不省人事，牙关紧闭，痰喘鼻搧，久而不醒，醒而神乱，此血瘀而坚凝不行者也，难以回生"。《要旨》还论述了关于肺、肾、脾等不同部位损伤的辨证，并指出由于损伤可发生在一脏一腑，也可波及数个脏腑，临床表现的内证也较复杂。《要旨》因此专列 1 卷"内治杂证法"，选录并详述了伤损内证 21 种。这对今天仍有重要的临床指导意义。

3. 骨折脱臼辨证

《要旨》从局部解剖学的观点出发，在骨折、脱臼的辨证中，注意受伤机制和临床特征的研究。如颞颌关节脱臼，《要旨》首先叙述其解剖特点，指出颊车骨，"其骨尾形如钩，上控于曲颊之环"；其次描述其受伤的机制，若打扑或风湿袭入钩环均可引起脱臼，并指出有单脱（错）和双脱（落）之不同。如臑骨骨折，按其受伤机制分为直接暴力（打断）和间接暴力（跌碎），指出前者"有碎骨"而后者"无碎骨"，还指出臑骨骨折有"斜裂""截断""碎断"等不同。这在古代的诊断条件下，仔细分辨骨折的类型，实有助于施行合理的治疗。《要旨》把脊柱骨折分为颈、胸、腰三部辨证：把颈骨(旋台骨、天柱骨)又分四型。指出背骨(脊骨)伤后“脊筋陇起，骨缝必错，则成伛偻之形”；腰骨伤后，“身必俯卧，若欲仰卧侧卧皆不能”，并“疼痛难忍，腰筋僵硬”。这些关于脊柱损伤的认识，在临床上具有一定的实用价值。

三、对伤科治疗学的贡献

《要旨》在总结前人和当代人的伤骨科手法、器具以及药物治疗的经验的基础上，提出了比较完整的伤科治疗规范。

1. 手法

《要旨》对“手法”的运用，在其目的、要求和具体方法上都进行了深入的研究。其曰：“夫手法者，谓以两手安置所伤之筋骨，使仍复旧也”，说明手法是治筋骨损伤的重要方法。关于手法的要求，它指出“伤有轻重，而手法各有所宜，其痊可之迟速；及遗留残疾与否，皆关乎手法之所施得宜，或失其宜，或未尽其法也”，而只有“知其病情，复善用夫手法”，才能手到病除。《要旨》将手法分为八种，即摸、接、端、提、推、拿、按、摩，强调在“法”字上下功夫，做到“一旦临证，机触于外，巧生于内，手随心转，法从手出”。手法用于治疗，要“视其虚实”“宣通补泻之法”“酌而用之”，做到局部与整体统一，筋与骨并重。书中对骨折的治疗，不仅重视折断处的整复，还注意理顺经络，这对患肢的功能恢复是十分重要的。《要旨》关于八法的论述，可谓概括了前人手法之精华，是诊治损伤的基本大法。

2. 器具

《要旨》指出：“跌打损伤，虽用手法调治，恐未尽得共宜。”因此，必须“制器以正之，用辅手法之所不逮”。器具之作用，不仅能固定，还有复位、活血等功效。本书论述器具，图文并茂，有不少创造。如用于固定的，就有腰柱、通木、竹帘、杉篱、抱膝器、裹帘、披肩等多种。其中腰柱和通木对脊柱损伤固定的疗效可靠，它较元代危亦林治脊椎骨折用大桑皮及杉皮等材料固定有了改进，这种腰柱和通木用作固定的力学作用与近代矫形外科用石膏固定治疗胸腰椎骨折的原理有相似之处。我们取法于腰柱和通木的原理，制成夹板治疗胸腰椎骨折，二十余年来，取得了优良疗效。此外，《要旨》介绍的抱膝器治疗髌骨骨折，也较前人用竹箍更为合适，攀索、叠砖既是用于复位的器具，也是一种很好的悬吊复位法。振挺法用木棒微微振击伤处上下四旁，使“气血流通，瘀血得以四散”，使“疼痛渐减，肿硬渐消”，也为《要旨》所首创。

3. 药物

《要旨》主张手法为主兼用内服、外敷、汤洗，所以全书集方 91 则，内治包括丸、散、汤剂，外治分敷、膏、洗、散、锭、漱、导、搽、灸等，方法之多，可谓集前人之大全。因为本书主张“专从血论”，所以选用各法和药物均从“逐其瘀血，和营止痛”“调养气血”的原则出发。如在内治方中以活血化瘀类最多，有加减苏子桃仁汤、复元活血汤、清上瘀血汤、消下破血汤、破血消痛汤等。此外，尚设有理气止痛类、接骨续筋类、调补脾胃类、滋补肝肾类、清热解毒类。若伤损之证“外挟表邪”者，尚列有疏风败毒散、加味交加散等。运用丸剂，也依虚实轻重立论，实者常用正骨紫金丹，虚者多用人参紫金丹，重者用三黄宝蜡丸，轻者用黎洞丸。在外治法中，对损伤重证用“烟气熏其口鼻”“燃煤淬入醋内，使热气熏蒸口鼻”，并加用手法推按心胸两胁腋下腹上，这些都是对发展损伤急救法的重要贡献。《要旨》还善用洗方，如散瘀和伤汤，在一般活血药中加番木鳖、生半夏等，均有良好的散瘀止痛功效。

石幼山伤科学术经验介绍

施　杞　石印玉

石幼山教授(1910～1981年),江苏无锡人,早年就读于上海中医专门学校,自1926年起,继承家业,专理伤科,造诣颇深,为上海当代名医,曾执教我院多年。兹将石师学术思想,仅就心有所悟者,拾其鳞爪,介绍于后,以发微末,供同道参考。

一、论伤从气血　勘审虚实

损伤一证乃外力所致,由外及内,皮肉筋骨气血经络脏腑一身皆可为患,因人以气血为本,一切病因病机变化皆离不开气血的演变,诚如《素问·调经论》曰:"人之所有者,血与气耳""血气不和,百病乃变化而生"。石氏宗《黄帝内经》之说,认为一切损伤的病理变化亦无不与气血相关,故主张论伤应从气血而言,提出理伤宜气血兼顾。然所云气血兼顾,并非气血各半而论,仍必须按损伤病证的标本、症情的缓急,以及发展的先后而有所侧重。故认为应在气血兼顾的总纲下,确立以气为主、以血为先的指导思想,如此方能把握损伤病理的内在规律。清代沈金鳌《杂病源流犀烛》曰:"忽然跌,忽然闪挫,必气为之震,震则激,激则壅,壅则气之周流一身者,忽因所壅而凝聚一处,是气失其所以为气矣。气运乎血,血本随气以周流,气凝则血亦凝矣。"由此可知,损伤之后虽每有亡血或瘀血为患,但仍以气之病为主也。可是伤后肿胀、疼痛往往是首见之症,此乃血凝所致,所谓"不通则痛"是也。故石氏认为理伤又当以血为先。因为瘀阻不去,气亦难行,络道不得宣通。且瘀血不去,新血亦难以化生。凡此以气为主、以血为先之说,其在损伤初期,所言之气,属气滞者多、气虚者少;所言之血,则以血瘀为多、血虚者亦少。在此阶段逢骨折伤筋等,余师临诊常用家传伤科经验方"新伤续断汤"治之。方中选用当归、土鳖虫、丹参、骨碎补、泽兰、苏木、桃仁等均系活血祛瘀之品配以元胡、乳香、没药、桑枝、续断、自然铜等理气续骨舒筋之味,使气血两相兼顾,而重在逐瘀。临证应用每有得心应手之效。

石氏临诊精于辨证,勘审虚实。常曰:凡初损之后,日渐由实转虚,或虚中夹实,此时纵有实候可言,亦多为宿瘀也;而气多呈虚象,即使损伤之初,气滞之时,亦已有耗气之趋向。故又认为此后之"以气为主",必着眼于一个"虚"字。前贤薛己便是主张理伤以气为主、病责于虚损的代表。其在《正体类要》中指出:"若肿不消,青不退,气血虚也。""青肿不消,用补中益气汤。"石师宗前贤之说而赋予新意,指出伤损之后,实证阶段较短,虚证阶段则为时甚长。故理伤取攻逐之法是其变,用补益之法方为本。至于补法的应用则是多样的,或先攻后补,或先补后攻,或攻中寓补,或攻前预补。临诊虽可灵活多变,但万变不离其宗,总以温补脾肾为主。《灵枢·决气》篇曰:"谷入气满,淖泽注于骨,骨属屈伸泄泽,补益脑髓,皮肤润泽。""肠胃受谷,上焦出气,以温分肉,而养骨节,通腠理。"说明脾胃功能正常,可以使皮肉筋骨脑髓均能得到温养灌注。又肾主骨,为先天之本,因此,取益脾健运以促资化、滋补肾元以壮骨生髓的治则,可使耗损之气复原。所以,在伤损后期或慢性损伤时,余师多用自拟验方"调中保元汤",方中取党参、黄芪、冬术、熟地、山药、鹿角胶、川断、枸杞子、龟板、山萸肉、陈皮、茯苓、补骨脂、甘草等，是一张综合补中益气、六味八味、左归右归等诸方参合化裁而成的方剂，充分体现了温补脾肾的学术思想。

二、久损必兼邪　善理痰湿

损伤日久，如患处残留疼痛、肿胀、关节拘挛与屈伸不利，或皮肤不仁、肌肉萎弱、筋结成块等症，余师认为此皆气虚而为邪所凑也。或本虚标实，或虚实夹杂，故不可凡伤者均论之为血瘀，须知日久必有兼邪。严用和《济生方》曰："皆因体虚，腠理空疏，受风寒湿气而成痹也。"陈伤或劳损之类，多有阳气虚衰不足、卫阳不固，故腠理空疏、易遭致风寒湿三气杂至流走经络，凝滞血脉，遂成痹症，病情也往往较为复杂。由于人体之经络发源于脏腑，气血之运行亦有赖于脏腑，若痹症迁延不愈，波及脏腑，亦将导致络道不通，气血运行不畅，从而加重病情，调治亦较困难。故曰：及时温补脾肾，调和气血，是为"上工治未病也"。关于风寒湿三者，石氏则尤重湿邪，认为伤损之后气血不和，痰湿每能凝滞经络。正如《仁斋直指》指出："血气和平，关络条畅则痰散而无，气脉闭塞，脘窍凝滞，则痰聚而有。"在痰湿的论治中，余师结合损伤的特点，特别强调与脾肾的关系。张介宾曾指出："夫痰即水也，其本在肾，其标在脾。"故主张其治宜温补肾阳，"补火生土"以化散痰结。宗前贤之说，余师治理痰湿亦每将化散之法与温补脾肾之阳相结合。以自拟化散痰湿之方"牛蒡子汤"为主，合补中益气汤、金匮肾气丸等相参运用，而使痰湿阻滞渐消，气血失和自调。牛蒡子汤为牛蒡、僵蚕、白蒺藜、独活、秦艽、白芷、半夏、桑枝等组成。牛蒡子豁痰消肿，通十二经络。《本草备要》曰："散结除风……利腰膝凝滞之气。"白僵蚕化痰散结。《本草思辨录》曰："治湿胜之风痰。"石氏伤科历来重视痰湿的化散，牛蒡、僵蚕等即为石氏家传方中医治痰湿之常用要药，若痰湿甚者，尚可加入制南星。大凡损伤病程较长者，临诊每见痹痛缠绵、关节僵凝，天气阴寒则更加剧，并可移行到损伤肢体以外的部位。对此气血不足、脉络久瘀，而风寒之邪留缠不已之证，治非辛温不能活血通经除痹，因而十分推崇《伤科补要》的"麻桂温经汤"，该方用麻黄、桂枝、红花、白芷、细辛、桃仁、赤芍、甘草等，临床应用时，如加入益气之参芪及温经止痛之川草乌等疗效更著。

三、设内伤新说　溯源探微

内伤乃与外伤相对而言，外伤因在皮肉筋骨，故往往有青肿瘀紫等症显现，而内伤因在气血经络脏腑，多无外形异常可见。但人系统一的整体，内外相连而不能决然分开。《素问·缪刺论》曰："人有所堕，恶血留内，腹中胀满，不得前后，先饮利药。"可见，《黄帝内经》中早已就由外伤而致内伤的病机及证治做出了明确论述。后世医家在《黄帝内经》基础上又多发挥，如《正体类要》陆序曰："肢体损于外，则气血伤于内，营卫有所不贯，脏腑由之不和。"这里明确提出了内伤的范畴，即气血、经络、脏腑受损。石氏论内伤，继承前贤的学术思想，根据自己的临床实践，创立新说，在内伤辨证中，对疼痛、麻木、发热、昏愦、烦躁、眩晕、喘咳、呕吐、便秘、血证等尤精发微。如损伤疼痛一证，常分为虚实二大类，实者为气血瘀滞、郁结不畅；虚者为气血不足、筋脉失养。无论虚实，总因经脉循行不畅，不通则痛之故。在施治时，根据病情的演变，分为瘀阻气滞、瘀热化脓、宿瘀气虚、气血两亏、瘀耗阴分、瘀阻夹表、瘀阻夹痰等不同类型。关于内伤辨病，则分部位而论，有头部、胸部、腹部、腰部等内伤之称。对头胸腹之内伤，不论其新伤宿损，或虚实之证、总与肝经相系。前贤有"跌扑损伤，败血必归于肝"的论说，余师受此启迪，在施治时均主以肝经药物，尤善运用柴胡。如治疗头部内伤的代表方柴胡细辛汤，胸腹部内伤常用之复元活血汤、和营通气散，会阴内伤所用柴胡桔梗汤等，诸方中均有柴胡。石氏继承家传认为："柴胡乃和解之药，能升能降，通肝胆之经，只要善于使用，上中下三部之病均宜入方，为医治内伤之要药。"在具体应用时，尚宜与其他药物合用，则更能相得益彰。治腰部内伤，余师指出要分清劳伤与劳损之不同。所谓劳伤者多起因于伤力，往往由于操劳持久，积劳而损伤。若劳伤不愈，遂成劳损，如叶天士《临证指南》曰："劳伤久不复元为损。"这就明确了劳伤与劳损的概念。在治疗上则着意于劳伤与劳损的调治，以温补肾经与脾胃为法，常选补中益气汤合金匮肾气丸加减变通。

四、外治承家传　尤精药制

石氏理伤主张内外兼治、局部与整体统一。对外用药数十年来更是悉心研究、继承家传，博采众长，因而疗效卓著。“石氏膏药”“石氏敷药”盛誉上海、江浙一带。

石氏外治法以药物、针灸、手法等为主。药物外治品种繁多，但以敷药、膏药最具特色。伤损之处，无论瘀凝气阻或有兼邪，取外用药局部治疗，使药性由外入内，有提而泄之，或消而化之，或温而散之之功。常用敷药及膏药为：① 三色敷药，紫荆皮（炒黑）、黄荆子（去衣、炒黑）各240克，全当归、赤芍、丹参、牛膝、姜黄、五加皮、木瓜、羌活、独活、白芷、威灵仙、防风、防己、天花粉各60克，川芎、秦艽各30克，连翘24克，生甘草18克，番木鳖60克。将上药研细末和匀，用饴糖适量，拌如厚糊备用。本方以紫荆皮、黄荆子为主药，偏于温热，具温经通络、流畅气血之功，尤以化瘀生新、消肿止痛为特长。因方中有番木鳖，故息痛之效明显。用时将敷药摊于软纸上，再复盖以桑皮纸，如见瘀阻化热，可在桑皮纸上再摊上一层极薄的三黄膏（大黄、黄芩、黄柏、滑石粉）敷之，可提高清营凉血之功效，如有肌肤擦破，可改摊红玉膏于桑皮纸上，能护肤生肌，亦可在敷药上加入药粉，再复盖桑皮纸。若接骨加接骨丹，消散瘀结加黑虎丹，祛风散寒加桂麝丹等。② 损伤风湿膏，生川乌、生草乌、生南星、生半夏、生川军、全当归、黄荆子、紫荆皮、小生地、苏木、桃仁、桑枝各120克，桂皮、白僵蚕、青皮、地龙、羌独活、川芎、白芷、川断、山栀、土鳖虫、骨碎补、透骨草、赤石脂、穿山甲、红花、丹皮、落得打、白芥子、木瓜、苍术、乳香、没药、方八、甘松、山萘各60克，北细辛、麻黄、木香各30克。上药研细末和匀，用麻油15斤浸药7~10天，然后入锅用文火热煎至药枯为度，然后去渣滤清，再将油继续熬两小时左右，俟其能随水成珠，将锅离火，再加炒东丹2 100克，徐徐筛入锅内，边筛边搅，膏成收贮。本方亦偏于温运，既能理伤，又可兼治风湿，故名损伤风湿膏。多用于损伤后期或陈伤，如新伤肿胀不甚显著者亦可酌情选用。

针刺是石氏理伤常用之法，如闪腰岔气、劳损风湿等，每每取针药并用。凡闪挫腰痛不可转侧，可针肾俞及阿是穴，以宣泄腰脊经络间之滞气。针法多以斜刺，取穴后进针向下，与皮肤成大约40度角，然后斜向刺入捻转提插，俟得气后再捻转提插，疾出而不留针，针后局部用拇指按揉。对劳损风湿则多于患部就近取穴、徐徐提插捻转疏通气血。

手法是伤科外治的一个重要手段。余师施手法历来以前贤所论为准则，主张“必素知其体相，识其部位，一旦临证，机触于外，巧生于内，手随心转，法从手出”，并要求做到“法使骤然人不觉，患如知也骨已拢”。如“失欠颊车蹉”（颞颌关节脱位）用口腔外复位法。若用口腔内复位就难以做到“法使骤然人不觉”，口外复位时，将拇指按于最后臼齿之位置处，余指夹住下颌骨，先以拇指按揉之令其酸楚，然后采取“以渐推之，则复入矣”的方法，即可成功。又如髋关节后脱位，多采用俯卧推按法，本法系由《伤科补要》演变而来，其用力和缓，往往在无麻醉的条件下使不少脱位超过半个月的患者整复成功，再配合术后中药调治月余就可基本恢复，远期效果也较佳。其中少年型病例复位后股骨头及颈部的生长发育多无影响。

益气化瘀法治疗伤科内伤的临床和实验研究

施 杞

一、实验与临床

伤科内伤乃外力所致人体气血、经络、脏腑之损伤，一般按其损伤之部位而命名。近几年来，我们根据著名伤科专家石幼山教师理伤从气血的经验，开展了益气化瘀法治疗伤科内伤的临床和实验研究。本文结合61例病例分析，现将研究的结果报告如下。

1. 临床资料

（1）一般资料

61例中，属头部内伤52例，计有急性颅脑损伤28例，慢性硬膜下血肿23例，亚急性脑内血肿1例，年龄最大者70岁，最小者5岁。属胸部内伤5例，计有胸壁严重挫伤1例，气血胸2例，血胸2例，5例均同时有肋骨骨折存在；属腹部内伤4例，计腹壁严重挫伤1例，上腹部挫伤合并胃穿孔1例，上腹部挫伤合并脾破裂手术后1例，肾挫伤合并后腹膜血肿1例。胸腹部内伤均为中壮年。

（2）临床表现与诊断

本组病例全身和局部均表现有气虚血瘀症候，如神疲乏力、面色少华、肢软纳呆、便溏或便秘结，舌质胖而瘀紫边有齿纹、苔薄白，脉弦细等。此外各类损伤留有不同特点。① 急性颅脑损伤：分单纯脑挫裂伤（计21例）及合并颅内血肿形成（计7例）。病情多较危急，一般昏迷时间均在半小时以上，或存在有中间清醒期（本组昏迷为30~60分钟者计16例，2小时者2例，5小时者1例，8小时者1例，48小时者1例，有中间清醒期者7例），多有神经系统阳性体征，如偏瘫（清醒后仅诉肌无力者8例，轻瘫15例，瘫痪肌力在2°以下者5例），病理征阳性（共18例）。本组病例根据病史及临床表现，结合颅脑超声波检查而诊断本病。② 慢性硬膜下血肿：均由外伤引起，大多在伤后2~3月内发病，主要症状为头痛，眩晕、恶心、呕吐、视物模糊，病情严重者有意识障碍，如嗜睡、浅昏迷，甚至深昏迷、视神经乳头水肿、偏瘫、病理征阳性等。本组病例诊断，经电子计算机断层扫描（CT）明确者16例、经颈动脉造影（CAG）明确者7例。计血肿在左半球者14例，右侧半球者9例；位于额颞顶部8例，位于额顶部15例。除CT及CAG检查外，尚接受颅脑超声波检查，计中线波无移位者2例，有移位（厘米）为0.4者8例，0.5者2例，0.6者3例，0.7者1例，0.8者1例，1.0者5例，1.2者1例。③ 亚急性脑内血肿：1例。④ 严重胸壁挫伤：1例，为车轮挤压右侧胸壁第4~7肋间，呈大片青紫肿胀，X线摄片提示伴有右第5~6肋骨折。⑤ 气血胸：4例，均有胸痛、胸闷剧烈、气急咳嗽，发热（体温在38~39℃之间）。经X线检查，均发现有同侧肋骨骨折、计2根骨折1例，3根骨折2例，4根骨折1例。其中单纯血胸2例，均为左侧，液平达第7肋；气血胸2例（左右侧各一例），肺压缩约1/4左右，伴少量积血。⑥ 腹壁严重挫伤：1例，表现为左上腹有一10 cm×12 cm大小之血肿、瘀紫、剧痛，呼吸、伸弯腰部均牵制疼痛，局部压痛明显，触诊有腹肌痉挛，X 线检查阴性。⑦ 上腹壁挫伤合并胃穿孔：1 例，骑车撞击树干上，上腹部疼痛、黑粪，腹肌痉挛，胃区触痛明显，X 线检查提示右膈下有少量游离气体。⑧ 上腹部挫伤合并脾破裂手术后：1 例，患者因被人骑车冲撞腹部致脾破裂，予手术切除后，上腹疼痛、手术野肿胀、压痛、便秘、低热。⑨ 肾挫伤合并后腹膜血肿：1 例，撞伤后腰部左侧肾区上方明显肿胀，大片瘀紫、压痛及叩击痛均明显，尿红细胞(++++)，X 线检查阴性。

(3) 方法与结果

以益气化瘀为治则，按不同内伤分别确立主方再加黄芪等补气药，临床辨证略予加减。如气虚血瘀较重，可予静脉滴注。用 10%葡萄糖溶液 500 毫升，内加丹参注射液 10 支，黄芪注射液 5 支(每支均含生药 4 克)，每日一次。① 急性颅脑损伤：凡属脑疝或脑疝趋向明显者，均先予手术治疗，术后严密观察、配合西药脱水、止血，抗菌治疗，一般术后第三天开始灌服中药，以生黄芪 60 克合柴胡细辛汤(柴胡、姜半夏各 9 克，细辛 6 克，白蒺藜、当归、川芎、丹参各 12 克，陈皮 5 克，川黄连、甘草各 3 克)每日一剂，连用 4 周。如早期昏迷，苏醒慢者，可加服苏合香丸，每日二粒分服。气虚血瘀严重者，手术后一周加静脉用药。如 4 周后尚留有残留症状，改服麒麟益脑糖浆(自拟益气化瘀成药)，每日二次，每次 20 毫升。本组有 7 例行急诊开颅探查手术，术后三天开始按上述方案用中药，计 4 例服药 4 周后痊愈，2 例服药 4 周后改服糖浆一月痊愈，1 例服药 4 周，并于术后一周加用静脉用药 3 周痊愈。均未残留任何后遗症，如系单纯脑挫裂伤，予伤后即按上述方案应用中药。如病情较重，可在伤后早期一周内每天应用少量脱水剂(20%甘露醇 250~500 毫升)及止血剂。如生命体征不稳，呼吸功能差者，给予早期气管切开，早切早拔(一般 5~7 天即可拔去)，本组 28 例(包括手术 7 例)中有 10 例行气管切开，均无继发感染。给予非手术治疗的 21 例中，12 例予服中药 4 周后痊愈(其中 8 例加静脉用药)，主要症状及体征均消失；9 例服药 4 周后再改服糖浆一月，获得显效，主要症状、体征大部分消失，仍残留部分症状，如头晕、记忆力差、失眠等。② 慢性硬膜下血肿：以中药益气化瘀汤(根据补阳还五汤拟定：生黄芪 60 克，当归、赤芍、红花、地鳖、川芎各 9 克)，每日一剂、同时每日给予静脉用药(方法同前)。一般疗程为 4~8 周。本组 23 例疗程分别为 3~8 周，平均 6 周。疗程结束后作 CT 或 CAG 及颅超复查，如 CT 或 CAG 提示血肿消失，或基本消失，颅超中线波无移位或仅在 0.2 cm 左右，临床症状及体征均消失者为治愈(优)，本组痊愈 21 例；如临床症状消失，体征大部分消失，但 CT 或 CAG、颅超复查未恢复正常者为未治愈(差)，本组差者 2 例(后改用手术治疗，术中发现 1 例之血肿包囊壁异常增生，趋向纤维化，另一例为硬膜下水瘤)。③ 亚急性脑内血肿：见以下病例介绍。④ 胸部内伤：以生黄芪 60 克合复元活血汤(柴胡、制大黄、当归、天花粉各 12 克，桃仁、穿山甲各 9 克，炙甘草 5 克，红花 6 克)加金铃子散(川楝子 9 克，延胡 12 克)，每日一剂。气虚血瘀重者，加静脉用药(同前)。本组 5 例中，2 例血胸共服药 8 周痊愈。疗程结束均行 X 线复查，证实气血胸全部吸收，肋骨骨折线模糊，临床症状消失。⑤ 腹部内伤：以生黄芪 60 克合膈下逐瘀汤(五灵脂、桃仁、红花各 6 克，当归、川芎、乌药、香附、丹皮各 9 克，赤芍、延胡各 12 克，枳壳 4.5 克)，本组 4 例，连服 6 周治愈。其中胃穿孔 1 例于伤后早期禁食，胃肠减压，给予补液、止血、抗菌等治疗，于 5 天后经 X 线透视膈下游离气体消失，再开始服中药至疗程结束，症状体征均消失。

2. 病例介绍

高某，男，65 岁，干部，住院号 58178，CT 号 5758。

患者入院前十天头部被撞，尔后出现头晕、反应迟钝、右侧上下肢活动不灵活，伴混合性失语，最后昏迷，送某军医大学神经科急诊，腰穿脑脊液潘氏试验(+)，蛋白 130 毫克%，疑为左半球肿瘤，于 1982 年 6 月 22 日转华山医院行 CT 检查，确诊为左三角区脑内血肿，于 6 月 25 日转来我院治疗。体检：浅昏迷、压眶有反应、两侧视神经乳头边界模糊，两侧上肢肌张力高，右上下肢轻瘫(肌力 3°)右侧上下肢腱反射消失，腹壁反射减弱，右提睾反射消失，右侧病理征阳性。临床诊断：亚急性脑内血肿。入院后第二天开始每日服益气化瘀汤一剂，静脉用药同常规。治疗 3 天后开始意识清醒，其他症状和体征逐渐消失，用药 4 周后，全部恢复正常，遂于 1982 年 7 月 29 日行 CT 复查，证实血肿已完全吸收，获得痊愈。

3. 实验摘要

我们仿 Hover 法取健康成年雄性大鼠，随机分列二组，按规定方法作心脏穿刺抽血置 4℃保存，当累积液体约 12 毫升后始用，实验组动物 18 只，预先喂服益气化瘀汤煎剂 4 毫升，每日一次，相当于成人用量的 25 倍，同时腹腔注射丹参液每日 2 毫升。对照组动物 20 只，每日喂服并腹腔注入与中药等量之生理盐水。于第四天给药后半小时，各鼠颈背部剃毛，在浅麻醉下迅速注入自体血液 10 毫升(包括保养液)，皮下血肿形成后，继续每日给药或生理盐水一周，于第八天同时处死，分离皮下血肿测重，并取血肿壁及内容物作石蜡切片。解剖所见血肿为圆形或椭圆形结节，围有纤维包膜，剖面呈蜂窝形，体积小者偏实，大者多带囊性，囊腔内充含棕黄色液体，接受治疗组动物血肿普遍较小，平均重量为 2.86±0.48 克(均数±标准误)，与对照组 4.67±0.01 克，存在显著差异($P<0.05$)。组织切片显示血肿中央部位有不同程度液化，含蛋白性液体或絮状物质，杂有红细胞裂解残屑，外周部红细胞多聚结成块，与皮下组织毗邻处有成纤维细胞增生、形成纤维包膜，其中有淋巴细胞，巨噬细胞及多核白细胞浸润。对照组动物血肿壁纤维包膜较厚，胶原形成量多，与治疗组包膜纤维组织疏松，血管丰富形成对比，且后者血管周围及结缔组织中有大量巨噬细胞浸润、吞噬现象积极，铁反应切片示吞有较多含铁血黄素。

二、讨论

1) 关于内伤的学说渊源颇早，《黄帝内经》中已提及有关概念，如“病有浮沉，刺有浅深，各致其理，无过其道。过之则内伤”“人有所堕，恶血留内，腹中满胀，不得前后，先饮利药”。《正骨心法要旨》提出了内伤的分部辨证施治，从而把内伤辨证与辨病更好地结合起来，推动了内伤学说的发展。我们在实践中体会到，伤科内伤学说，是中医伤科的特点，也是一大优势。当今尚有不少属于伤科内伤范畴的疾病，现代医学往往缺少理想的方法。如慢性硬脑膜下血肿，Dandy 认为必须手术切除血肿包膜，Fleming 及 Sviem 等主张钻孔冲洗[1]，铃木用甘露醇、田中用肾上腺皮质激素等作保守治疗[2]，但这些方法均有一定的缺点，不易被病人接受。我们根据本病为慢性硬膜下出血或脑表面小血管破裂出血及血肿形成等变化的病理[3-5]，用益气化瘀法进行中药治疗取得了满意疗效[6]。如文中介绍病例，来我院前经数家医院积极动员手术均被患者拒绝，因该病例如手术作脑组织切除，必然残留严重后遗症，而不手术又将有生命危险。我们按内伤理论施治取得了既保全生命又无后遗症的优良效果。

2) 关于益气化瘀法的应用，这是治疗损伤的一项基本法则。余师石幼山教授积五十余年临床经验，认为理伤必须气血兼顾，以气为主，以血为先。《素问・调经论》曰:“血气不和，百病乃变化而生。”但血气两者，总以气为主。《素问・举痛论》曰:“百病生于气也。”由于损伤之时，元气耗损，伤后日渐由实转虚，或虚中夹实，因而理伤毋忘补“虚”。薛己曰：其治伤损百余人，无气虚者仅一人耳。宗前贤之说，我们在治疗内伤时，根据不同的损伤部位虽立不同的方药，但均主以大补元气之黄芪，而且重剂应用。是寓寄气为血之帅，气行则血行之义也。临床实践也证明，益气能化瘀，我们曾治一例肋骨骨折合并严重血胸，发病后叠经中西药物治疗二月余，积液吸收缓慢，说明宿瘀难祛，后加入大剂黄芪、党参补气，仅二周即瘀血全部吸收。

致谢：本文实验研究部分由上海中医学院病理教研室主任贾筠生教授主持，王楠副主任、曹棣芳老师等具体施行。谨致以衷心感谢。

论“肾者，作强之官，伎巧出焉”对中医骨伤科的指导意义

张　鹏　施　杞　王拥军

“肾者，作强之官，伎巧出焉”出于《素问·灵兰秘典论》中关于“十二脏之相使贵贱何如”的问答。文中采用类比的方法将人体脏器比喻成社会结构中的具体官职，以论证并解释不同脏器在人体生理活动中各自的功能特点。相较于其他十一官而言，“肾者，作强之官，伎巧出焉”的解释一直广受争议。

我们曾尝试改换角度，从汉字构字及字源字义出发，结合历史、技术及文化等其他古籍文献，对本句进行解释。认为“作强”二字原本应为“作彊”，在传抄流转过程中假借作“作强”[1]，故本句可解释为：肾是制作彊弓的官员，掌握着精湛的技巧。

基于前述解释，并应用取象比类的方法进行分析，可得出“作彊之官”中的“彊”应指人体脊柱的结论。而此结论也与《黄帝内经》中的“肾主骨生髓”“肾主水”“肾藏精”“肾为先天之本”等经典理论相互呼应与支持[2]。至此“肾者，作强之官，伎巧出焉”完全可以应用于中医基础理论的完善，尤其适用于指导中医骨伤科临床与科研工作。阐述如下。

一、解释脊柱生理功能与病理变化并指导临床诊断、治疗与预防

脊柱作为人体运动系统中最为重要的组成部分，其相关疾病一直是中医骨伤科学研究范围中的主要对象之一。以往对其辨证治疗多基于“肾主骨”“肝主筋”“肾藏精”“肝藏血”等经典中医理论，而以此“分主”为出发点的脏腑病机在对某些脊柱疾病进行阐释之时多有论据不充分或者不直接之嫌。故依照《黄帝内经》原文“肾者，作强之官，伎巧出焉”及足少阴肾经“贯肾”循行，提出脊柱的整体论，即肾主脊柱，脊柱病从肾辨证论治。从生理角度讲，肾中精气充足，“伎巧”充分，脊柱的生长发育才能正常，形成应有的结构及生理弧度，以实现脊柱的正常生理功能。从病理角度讲，肾中精气不充，或者“作彊伎巧”不足，则脊柱的生长发育会受到影响，从而出现各种病理变化并导致相应疾病的发生[2]。

脊柱病从肾论治可以更为直接地指导中医骨伤科相关疾病的诊断。如先天性脊柱裂、先天性脊柱畸形与第三腰椎横突综合征等，患者虽无明显肾精亏虚表现，但可认为是肾之“制作伎巧”不足所致，故仍可责之于肾。而脊柱的退变表现，如生理弧度变浅、消失甚或反曲，韧带硬化甚至钙化，椎间盘脱水、弹性减少，椎体骨质流失或增生等，则可认为是肾中精气不足无以充养，抑或肾之“维护伎巧”不足所致。

而基于此观点，也更易于确立脊柱病的治疗原则，即选其美材，巧于工艺。如椎体骨质疏松所导致的骨痛甚至压缩性骨折，首当补充骨质以解决“作彊”之材料不佳的问题；而针对椎体、椎间小关节骨质增生甚至骨桥形成所导致的疼痛及活动不利，则可责于保养维护“伎巧”不足，原材料未能尽其所用。如此分别论治以达到“材美”“工巧”之要求，用以指导脊柱病的预防与治疗。

二、指导脊柱病辨证论治与中医养生,拓展中医理论

脊柱病从一而论,是否可分而治之?中医学理论于此早有类似先例,如《灵枢·大惑论》曰:"睛之窠为眼,骨之精为瞳子,筋之精为黑睛,血之精为络,其窠气之精为白眼,肌肉之精为约束。"后世医家据此而归纳为"五轮学说",即瞳仁属肾,称为水轮;黑睛属肝,称为风轮;两眦血络属心,称为血轮;白睛属肺,称为气轮;眼睑属脾,称为肉轮。全目又依五行学说及经络学说而属肝。通过观察五轮的形色变化,可以诊察相应脏腑的病变,对眼科临床和内科病症的辨证诊断具有一定的意义[3]。

《素问·金匮真言论》云:"东风生于春,病在肝,俞在颈项;南风生于夏,病在心,俞在胸胁;西风生于秋,病在肺,俞在肩背;北风生于冬,病在肾,俞在腰股;中央为土,病在脾,俞在脊。"可见《黄帝内经》早有关于脊柱不同部分分属划分的论述,却鲜有后世医家学者对此进行总结发挥。《考工记》载:弓需"六材",作有"四时",脊柱亦有椎体、韧带、髓核以及纤维环等不同部件构成。是否可以在整体属肾的前提下又分别隶属于其他脏器?如颈椎属肝、腰椎属肾、胸椎分属心肺等;或者韧带属肝,椎体属肾,脊髓属脾等。并以此针对不同节段或者不同分型的脊柱病进行同中有异的辨证论治,以此自成体系后甚至可以有助于中医学脏腑辨证理论的应用与发展。

中医养生学向来推崇顺应四时气候、阴阳变化的规律,从精神、起居、饮食、运动诸方面综合调养的顺时摄养。作弓要求"冬析干而春液角,夏治筋,秋合三材"[4],调养脊柱是否也需要分四时养之以更有效地延缓其退变?论治脊柱病是否也可以针对不同部件分四时治之以获取更佳疗效?其与中医养生中的顺时摄养又是否存在关联?对这一系列问题的解答皆可有助于拓展中医思维方式方法。

三、与中医骨伤科新的理论研究成果契合

动态平衡失调学说认为,一切慢性软组织损伤性疾病的发生是在各种致病因素的作用下,使人体运动系统局部组织发生一系列病理改变[5]。就脊柱病而言,则是脊柱前后面软组织损伤是引起脊柱生理曲度变化的始发原因。根据数学曲线变化规律,当一段曲线弧长一定时,这段曲线其中的一部分曲率变小,剩下的那一部分曲线的曲率会相应的增大。由于这些弓弦结合部都是脊柱矢状轴发生转曲的部位,所以此部分的软组织尤其容易受到损伤。当弓弦结合部的软组织发生粘连、瘢痕、挛缩等损伤时,就会引起脊柱生理曲度的变化,引发颈椎病、腰椎病、颈-腰综合征等众多临床疑难病症[6]。

有学者总结人体关节慢性软组织损伤的力学病理构架的网眼理论,并提出其物质基础为人体弓弦力学系统。其中最主要的当属脊柱弓弦力学系统,即以椎骨为弓,椎间关节突关节韧带、前后纵韧带及相关肌肉等软组织为弦所形成的弓弦力学系统,以维持颈、胸、腰及骶尾段的生理曲度与运动功能。为针刀治疗慢性软组织损伤性疾病提供了解剖力学基础,完善和补充了针刀医学基础理论[6]。而这一理论即与我们"肾者,作强之官"即指"肾主脊柱生长发育"的观点不谋而合。

我们曾提出"动力失衡为先,静力失衡为主"的脊柱力学失衡学说,对脊柱病病理机制进行解释[7]。而动静力平衡对于弓的正常使用而言同样是极为关键的。故此学说对于制弓优劣、弓身调节与保养等亦有指导意义。科目虽别,其理一也。由此可见,关于脊柱相关生理病理的解释,早在《黄帝内经》中即已采用取类比象的方法给予后世医家以明确提示,却由于原著本散佚失传,汉字字义转注、假借等诸多原因造成后世解读偏颇,而难以返本归源。

四、开拓现代中医骨伤科研思路

本课题组所提出的科学假说之一为:肾精的物质基础,主要(或部分)表现在干细胞的功能。尽管具体机制尚未完全阐明,但相关干细胞的定向分化等功能对脊柱的生长发育及组织细胞的代谢调节等过程的影响是极为重要的。而本文观点则是中医经典理论对"肾藏精"实质研究假说的重要论据之一。由此可见,中医经典理论之体远未尽其所用。

结合现代科学研究进展，针对脊柱系统相关疾病，尤其是家庭遗传倾向强、后天特发性较规律的病种，在筛选致病基因时重点关注与肾脏系相关基因靶点，找寻其“作彊”“伎巧”之缺陷并校正之。或者在研究某一脊柱病致病基因时更侧重于该基因的肾脏靶向表达并干预之。这才是经典理论之于现代中医骨伤科研之意义。

骨　　会
——大椎考

宋直昇　王拥军　施　杞

八会穴为特定穴，其首见于《难经·四十五难》，古代医家对八会穴一直比较重视，因其脏、腑、气、血、筋、脉、骨、髓之气皆汇聚于一穴上，应用广泛，其中骨会——大杼之说一直沿用至今，但大杼穴在治疗骨性疾病时，其应用广泛性和针对性明显不及大椎穴，而且从一些古代文献和现代研究报道上，大椎穴无论在解剖、经络和生理功能上更近似骨会。

一、历代文献骨会之异

1. 古代骨会——大椎之见

《难经·四十五难》中关于骨会大杼穴的见解为后世诸多医家所接纳，而现在的针灸学教材上依然是沿用骨会大杼之说，然而抱持骨会大椎穴之见的医家亦为数不少。《类经图翼》[1]："大椎，督脉穴。肩脊之骨会于此，故曰骨会，肩能任重，以骨会大椎也……大椎为骨会骨病者可灸之，主治五劳七伤……"《古本难经阐注》[2]则引用了"大椎，督脉穴。肩脊之骨会于此，故曰骨会"。《针灸集成》[3]亦同意张介宾的观点而同样有"大椎为骨会骨病者可灸之，主治五劳七伤……"之说。可见从古代开始已有医家对骨会大杼之见存异。

2. 近代骨会——大椎之见

新中国成立后，国家大力扶持中医药事业，各种中医药包括针灸古籍医书得以重刊，随着各大中医药学院相继成立，针灸受重视程度亦与日俱增，骨会大椎之说亦被医家重新审视。中国工程院资深院士程莘农与其弟子郑其伟[4]便在介绍八会穴的理论基础时直接指出骨会为大椎。杨介宾[5]亦根据经络走行认为大椎为骨会穴。何爱华[6]则从古代文献中辨证大椎才是骨会穴。由此可见，现代医家亦不约而同地认同骨会大椎穴的观点。

二、历代医家对骨会的理解

八会穴之说并非首见于《黄帝内经》，而是首见于《难经·四十五难》，"八会"指的是人体的脏、腑、气、血、筋、脉、骨、髓八者的精气在运行过程中的会聚点，又因这八个会聚点，都是经脉中的腧穴，故称八会穴。故知八会穴皆多是经脉交会点，亦即是多条经脉的中转站。从历代对骨会的描述中，《难经本义》[7]中首次对骨会大杼穴提出注解曰："骨会大杼，骨者髓所养，髓从脑下注于大杼，渗入脊心下贯尾骶，渗诸骨节，

基金项目： 国家自然科学基金重点项目（30930111）；国家中医药管理局中医药行业科研专项（201107004）；上海市教育委员会"曙光跟踪"计划项目（10GG20）；上海市高校创新团队计划项目。

故骨之会皆会于此。”《难经会通》[8]在注解《难经·四十五难》骨会时则认为“骨者，身之干也。大椎穴，在第一椎上陷中，三阳督脉之会。骨者髓所养，髓从脑下注于大椎，渗入脊心下贯尾骶，渗诸骨节。诸骨自大椎檠架往下支生，故骨会大椎。肩能任重，以骨会大椎也。”其在滑伯仁对骨会穴理论解释的基础上，纠正和补充后认为骨会应为大椎穴，在其《难经会通》的注解中加入了3个非常重要的论点，以下这3点观点或可印证骨会穴实应为大椎而非大杼。

1. 骨会穴的生理解剖结构

“骨者，身之干也。”这是古籍中对骨会穴解释所没有的，骨会穴作为八会穴之一，应当先阐明骨的概念，就人身的骨头分布和脊椎的排行来看，骨会穴应当在骨的比较中央位置，故其生理位置非常重要。大杼穴首见于《素问·水热穴论》中“大杼、膺俞、缺盆、背俞，此八者以泻胸中之热也”。大杼穴位于背部，当第一胸椎棘突下，旁开1.5寸，左右各一穴，属足太阳膀胱经之穴，其穴下依次有斜方肌、菱形肌、上后锯肌、颈夹肌、竖脊肌，有第1肋间动、静脉背支，分布着第1、2胸神经后支内侧皮支，深层为第1、2胸神经后支的肌支和相应的肋间后动、静脉侧支的分支等结构[9]；而大椎穴名始见于《素问·骨空论》中“灸寒热之法，先灸项大椎……”大椎穴位于督脉上，第7颈椎棘突下凹陷中，位于颈胸椎交会处，其穴下依次有棘上韧带、棘间韧带，穴区内浅层主要分布着第8颈神经后支的内侧支和棘突间皮下静脉丛，深层有棘突间的椎外(后)静脉丛和第8颈神经后支的分支[10]。大椎穴的生理位置显示其要上承头部，下启诸脊骨，主要起到承上启下的枢纽作用，其受力亦较集中，且能平衡各方向而使受力平均[11]，因而比之大杼穴有更佳的生理位置和解剖结构。

2. 从经络学说思考骨会穴

“大椎穴，在第一椎上陷中，三阳督脉之会。”大椎，大，多也。椎，锤击之器也，此指穴内的气血物质为实而非虚也。大椎名意指手足三阳的阳热之气由此汇入本穴并与督脉的阳气上行头颈。本穴物质一是督脉陶道穴传来的充足阳气，二是手足三阳经外散于背部阳面的阳气，穴内的阳气充足满盛如椎般坚实，故名大椎。《针灸甲乙经》称大椎为三阳、督脉之会。《铜人腧穴针灸图经》又补充了“手足”二字，因此有了手足三阳经之说。手足三阳经都与大椎穴相交相通，又因大椎属督脉，督脉之阳气可治诸阳经的病证，所以大椎亦被称为诸阳之会，总督一身阳气，大椎的脉气多与手足三阳经相交通，从这些经脉各自的循行得悉，大椎是其集中点，其集中于大椎后又渗诸骨节。而诸阳经中的足太阳膀胱经则是从人体的头部入里联络于脑，再分出后下行于项后，与大椎穴相交于督脉上。以上经脉的循行与大椎的交集都与《难经会通》与《难经本义》两书中对骨会的说法完全吻合，《难经本义》：“骨者髓所养，髓从脑下注于大杼，渗入脊心下贯尾骶，渗诸骨节。”《难经会通》：“骨者髓所养，髓从脑下注于大椎，渗入脊心下贯尾骶，渗诸骨节。”此外，手少阳三焦经于胸中的支脉，从胸向上，出于缺盆部再从项后向下与大椎相交会；足少阳胆经，则从颊车下项后合缺盆，后与大椎相交会；手太阳小肠经沿上臂外后侧，出肩关节，绕肩胛，经肩部交会大椎[12]。这些也印证了两书中的“诸骨自大椎檠架往下支生，故骨会大椎。肩能任重，以骨会大椎也。”可见诸阳经都与大椎互相交集。

大杼穴，大，大也，多也。杼，古指织布的梭子。大杼名意指膀胱经水湿之气在此吸热快速上行。本穴物质为膀胱经背俞各穴吸热上行的水湿之气，至本穴后虽散热冷缩为水湿成分较多的凉湿水气，但在本穴的变化为进一步的吸热胀散并化为上行的强劲风气，上行之气中水湿如同织布的梭子般向上穿梭，故名大杼。《针灸甲乙经》描述其为足太阳、手太阳之会。而在《奇经八脉考》中认为其为手足太阳、督脉、少阳之会。由此可知，大杼穴本身属于足太阳经，与其交会的经脉只有手太阳和手足少阳经，而欠缺手足阳明经，无法做到“渗入脊心下贯尾骶，渗诸骨节”。亦无法“诸骨自大杼檠架往下支生”，所以从经络角度来看，大椎比大杼更符合对骨会穴的要求。

3. 从肾藏精、主骨、生髓看骨会穴

施杞等[12-13]认为“肾主骨、生髓”与骨关节和脊柱病等骨性疾病都有密不可分的关系。《素问》：“肾，其充在骨。”《医经精义》：“肾藏精，精生髓，髓生骨，故骨者，肾之所合也。髓者，肾精所生，精足则髓足，髓在骨内，髓足者骨强。"这里说明肾中精气盛衰的主要标志依赖于脊柱、关节与骨之强劲和脆弱。只有肾中精气饱满，骨髓才会生化有源，骨才能得到髓的滋养。骨会穴亦是遵循"肾主骨、生髓"这一理论观点的，我们可以从这一特点上去认识骨会大椎穴。大椎与肾的关系主要透过大椎所属的督脉与足少阴经的连系，《十四经发挥》[14]："足少阴二十七穴……足少阴之脉起于小指之端……上股内后廉，贯脊属肾，络膀胱。由阴谷上股内后廉，贯脊会于脊之长强穴。"可见肾气流通于长强穴，而长强穴与大椎穴正好同属督脉，一个在上，一个在下，大椎穴因此而通过同属督脉的长强穴而与主骨的肾脉经气互相灌注和影响。肾藏精，精生髓，《灵枢·海论》："脑为髓之海。"故"髓聚于脑"，所以髓生骨则必先从脑向下灌注，首先经过和填充于大椎穴，再由此"诸阳之会"才能把髓分布于手足三阳经从而由髓生骨。因此，手足三阳经和督脉交会的大椎穴，能用以接收和分配精髓以生骨者。《难经会通》中对于骨会穴的描述为："骨者髓所养，髓从脑下注于大椎，渗入脊心下贯尾骶，渗诸骨节。诸骨自大椎檠架往下支生，故骨会大椎。"此描述为肾藏精主骨生髓与大椎为骨会的相辅相成提供了理论基础。

三、从治疗上分析骨会穴

骨会穴，顾名思义主治一切骨病，如颈项痛、腰腿痛等症。从穴位治疗手段来看，主要分为针和灸。但从很多古籍中，描述大杼穴却有"禁灸"一说，如《明堂经》《针灸资生经》《类经》《普济方·针灸》等[1,15-16]。但未找到大椎穴有"禁灸"之说，反而更有灸百壮之说[17]，张介宾在《类经》[1]中直接言明大椎为骨会，骨病者可灸之。虽然灸只是作为其中一种利用穴位治疗的方式，但其却为非常重要的疗法，尤其在激发经气方面，吴焕淦等[18]认为有其不可取代之作用。如果大杼作为骨会而禁灸的话，其便不适合作为临证治疗骨病时所选用的骨会穴了。而对大椎穴来说，其除了能调整局部颈椎状态外，还能调节整体机能[19]，更有研究证实比其他穴位更易得气[20]。笔者在临床上为脊髓型颈椎病患者进行大椎灸治时，当灸至1壮后，大部分患者都表示有一股温热感直达四肢，脊强项痛，肢体麻木症状能马上舒缓，这可能与大椎为"诸阳之会"有关。大椎穴为督脉与手足三阳经交会穴，而督脉为阳脉之海，总领诸阳经。温灸大椎穴可振奋督脉阳气，一方面可引清阳上行，并疏通督脉气血，另一方面可引督脉之气补他经之不足，温热感鼓动经气通过手足三阳经交会之处直达四肢，从而达到蠲痹止痛、振奋阳气、生精益髓、活血化瘀之功，充分发挥骨会穴治疗骨性疾病的作用，做到了"渗入脊心下贯尾骶，渗诸骨节"。在治疗作用方面，大杼穴一般用于运动系统疾病，罗裕兴[21]比较完整地收集了大杼穴在古代文献中的常用主治症，发现其用于治疗疟疾、外感发热、头痛的频率反而比骨病为多，另亦治咳嗽及心烦诸症；大椎穴则除了骨性疾病外，所治范围比较广泛，其乃养生保健之要穴，发热、咳嗽、哮喘、荨麻疹、风疹、小儿惊风等也皆是大椎穴所主。

四、古代文献中同义字的解读

笔者发现由于古代文字没有现代丰富，所以中医学古籍中难免会有一字多用情况的出现，在骨会穴的描述里亦能见到。《难经古义》[22]："骨会大杼。督脉大椎穴（非背部第二行大杼穴杼古脊骨名故杼椎皆通用）。"《经穴汇解》[23]："骨会大杼。似指大椎……椎骨又名杼骨。后人遂混称大椎。为大杼。大全等。大杼一名百劳。"《类经》[1]："大椎（一名百劳）。"由此所知，对于大杼、大椎以及百劳等概念，有可能从古代就产生混淆了。大椎古称"百劳"，大杼别名亦为"百劳"，而在古代一些医家又视"杼"与"椎"为同义字并常混称，所以古代医籍中的"骨会大杼"便显得较混乱，而骨会到底是大杼或大椎便值得商榷。现代中医药发展快速，大椎、大杼和百劳都已成3个独立穴位，但问题还是存在的，古代所指骨会的大杼穴究竟是否现代所指的大杼穴呢?

五、讨论

综合上述，不难发现骨会大杼还是大椎的争论应该是由古代所用的同义字，尤其是杼椎同义产生的混淆和歧义所引起的。大多数古代医家从明清开始才抱持骨会大椎穴的论点，其很大的原因可能在于西方医学知识从明清时期开始大量引入，这在一定程度上提高中医学对人体解剖和生理学的认识，从而洋为中用，完善了中医药理论。其实骨会大杼可能只是指骨会穴的位置在名叫大杼的穴位上，而且古代对大杼的定位也比较模糊，所以无法确认古代的大杼与现代的大杼是否相同，但有一点可以确定的是经过对骨会的各方面考证，其位置更加符合现代的大椎穴，而且从治疗骨性疾病的临床观察发现，大椎穴的应用更加广泛，疗效也较大杼穴更显著。而在诸多文献当中关于骨会的描述最有说服力的仍当属《难经会通》中“骨者，身之干也。大椎穴，在第一椎上陷中，三阳督脉之会。骨者髓所养，髓从脑下注于大椎，渗入脊心下贯尾骶，渗诸骨节。诸骨自大椎檠架往下支生，故骨会大椎。肩能任重，以骨会大椎也。”因此，笔者认为只有处于最佳生理位置的大椎可将脑中所藏之髓通过手足三阳经交会之穴来布散全身以完成“肾藏精，主骨”理论，更加符合骨会的定义，故笔者谨慎地认为骨会大椎也。

“肾有两脏”理论探微

姚长风　杨　洲　周重建　施　杞　王拥军

中医理论体系与西方医学都是建立在解剖学基础之上[1]，如今的中医藏象学说伴随着时代的发展和一代代中医人的努力，已经历了“从实体到功能状态的演化”[2-3]，对脏腑的功能状态有了更深入的认识，但同时也存在一些明显的不足，一些“概念界定的模糊”[4]不能让人信服，特别是现有肾脏结构与其功能关系描述的相互矛盾已使中医肾的相关研究陷入窘境。究其原因，首先是在中医肾脏理论体系的形成过程中，各医家、流派的学术观点不统一，造成了混乱，以致一些错误的思想观念以讹传讹；其次是一些学者对传统中医肾脏理论的认识有许多值得商榷之处。因而我们试图通过对传统中医理论的梳理和现代科学研究成果的再认识，以求进一步完善中医肾脏理论。

一、肾有两脏

“五脏亦有六脏者，谓肾有两脏也，其左为肾，右为命门。命门者，精神之所舍，男子以藏精，女子以系胞，其气与肾通。”(《难经・三十六难》)文中的左右，不能以人体部位来理解，当以阴阳含义来分析[5]，“左右者，阴阳之道路也”，左为阳，右为阴，左升右降，在上为阳为左，为位于腰部的实体解剖肾，在下为阴为右，为性器官，亦为肾，因为古人常把性器官统称为“阴”或“肾”[6]，如《太平圣惠方》言：“肾主水，其气下通于肾”“肾主水，肾气下通于阴”。此处谈到了两个肾，把位置在下的肾称为阴。因而，“肾有两脏”中的肾，应该分别为上肾和下肾，即内肾和外肾，而不是仅指肾的数量。

二、外肾

外肾何也？“外肾，睾丸也。”(《中西医粹》)

1. 解剖定位

早在马王堆出土的《五十二病方》中“治颓方”就把男子的睾丸连阴囊称为肾。古人对于生殖无比崇拜，在《礼记・月令》中载有“其祀行，祭先肾”。“先肾”指的就是男人的性器官，为此给予了人的性器官不同部位众多的命名，如男子的阴茎、睾丸、阴囊分别被称为肾茎(《寿世保元》)、肾子(《华佗神医秘方》)、肾囊(《洗冤录・疑难杂说》)，女子的胞门、子户亦被后学者合称为肾(《诸病源候论》《脉经》)。

基金项目： 国家重点基础研究发展计划(973计划)项目(2010CB530400)；国家自然科学基金重点项目(30930111)；国家自然科学基金资助项目(81102851、81102606、81102605、30973760、30901914)；上海市高校创新团队计划项目；上海市教育委员会“曙光跟踪”计划项目(10GG20)。

2. 功能定位

（1）主生殖

“睾丸者，肾之外候。”（《类证治裁》）睾丸的功能表现是肾脏功能的外现。其为“作强之官，技巧出焉”，“作”意为阴茎勃起。唐代王冰曰：“强于作用，故曰作强。造化形容，故云技巧。在女则当其技巧，在男则正曰作强。”当人发育到一定年龄，“腹精”通畅后，遂表现为一定的生殖功能，“女子二七而天癸至，任脉通，太冲脉盛，月事以时下，故有子……男子二八，肾气盛，天癸至，精气溢泻，故能有子。”（《素问·上古天真论》）如“腹气不成，不能繁生”。这种驭使“腹精”的“腹气”成熟受两方面因素的影响：一是父母的先天之精；二是子女感受的后天之精。而源自父母的先天之精又受到父母的先天之精和后天之精的影响，后天之精来源于水谷精微、药物及他脏之精。古往今来，受“不孝有三，无后为大”思想的影响，传统补肾偏重于补充生殖之精和维持生殖功能，从人参、鹿茸、冬虫夏草等血肉有情之品的应用可见其旨。现代研究发现，这些中药可以增加精子的数量、提高精子的活性、修复精子的损伤[7-8]，同时也能妨碍精子细胞正常的分裂过程，干扰间质细胞的分泌，使精子细胞最终数量减少[9-10]，并可以改善子宫内膜容受性[11-12]，促进卵泡发育[13]，显著提高卵细胞、胚胎质量和体外受精-胚胎移植的成功率[14]。其他治法，如补肾、疏肝、健脾等被证实也可以间接恢复女性正常的生殖功能[15]。

（2）主藏精

精藏于何处？“精藏于玉房”（《诸病源候论》）。“玉房”为睾丸[16]。这是基于对人、动物日常生理、病理现象观察、推理的结果。如在《灵枢·刺节真邪论》中就明确指出：“茎垂者，身中之机也，阴精之候，津液之道也。”茎垂是溢泄精的通道，并由此推断前阴溢泻的精（生殖之精）为肾所主，为肾所藏，“肾者……精之处也。”（《素问·六节藏象论》）王健等[17]认为，藏有的这种生殖之精，是肾脏精理论的立论依据。肾中所藏的精包含先天之精和后天之精。先天之精亦称为“腹精”，为“天地未分之气，牝牡相应之精也”。禀受于父母，与生俱来，为生育繁殖，构成人体的原始物质。“两神相搏，合而成形，常先身生，是谓精。”（《灵枢·决气》）它是先天之本，其中蕴涵着父母的遗传信息。吴斌林等[18]认为，它就是遗传物质 DNA，归藏于肾，“是精藏于肾，非精生于肾也。譬诸钱粮，虽储库中，然非库中自出。”（《存存斋医话》）高英茂等[19]也证实了哺乳动物的精子和卵细胞是来源于胚外内胚层或上胚层的原始生殖细胞，而卵巢和睾丸中的其他细胞则来源于间介中胚层。当“男子十六而精通，女子十四而经行”之时，尤有“待于乳哺水谷以养，阴气始成而可与阳气为配”《格致余论·阳有余阴不足论》。因此可以说，在某种程度上补肾即是补精，补后天之精而涵育先天之精，先天之精在得到后天之精的培育和充养后，方可化生为阴阳生殖之精。在整个幼儿期，卵原细胞或精原细胞基本保持静止，到青春发育早期，精原细胞开始增殖，分裂成为精子细胞，卵原细胞则先经过有丝分裂发育为初级卵母细胞，进入青春期后，在各种生长因子和激素的滋养下逐渐发育为成熟的卵细胞，始“能成人而为人之父母”。假如动物和人去除藏有先天之精的外肾，则无以生殖。亦对其生长、发育产生影响。正如“宦者少时去其势，故须不生”（《灵枢·五音五味》）。

（3）主生长发育

人之精是生命的根基，万物始于精[20]，源于先天而充养于后天，“人之始生，本乎精血之原；人之既生，由乎水谷之养。非精血，无以充形体之基；非水谷，无以成形体之壮”（《景岳全书·脾胃》）。如作为先天之精的“腹精”，在其正常发育过程中，没有后天之精的充养，就会“百脉生疾”，如“小儿五迟之证，多因父母气血虚弱，先天有亏，致儿生下筋骨软弱，行步艰难，齿不能长、坐不能稳，要皆肾气不足之故”（《医宗金鉴·幼科杂病心法要诀》）；若一切顺之自然，则“女子七岁，肾气盛，齿更发长……八八天癸竭，精少，肾脏衰，形体皆极，则齿发去”（《素问·上古天真论》）。机体的荣华和肾气的盛衰通过齿、筋、骨、肌肉、发、面、天癸、精、脉、情志等自然而然地展示在生命的整个历程之中。肾精化生元气可以治理调节五脏功能。因“肾治于里”（《素问·刺禁论》），这种治理、调节作用的发挥源自于封藏于肾中的水谷精微和他藏之精化生的精气，类似于今天所说的性激素。现代研究认为，性激素可引起生殖系统发育分化[21]，对血脂[22]、正常骨骼中矿物质[23]、体温[24]、动物食物摄取行为[25]、心脏重构[26]、机体免疫功能[27]及脑发育认知功能[28]

等正常的生理行为产生重大的影响。性激素内环境的变化能够反映出肾气的盛衰[29]，就肾阳虚男性患者而言，大多存在血清睾酮(T)值、T/雌二醇(E_2)比值下降，E_2值上升，就肾阳虚女性患者而言，一般可见血清T值、T/E_2比值上升，E_2值下降[30]；肾虚越重，性激素变化越显著[31]，血清性激素的不同水平可反映肾虚证的不同程度，并可作为肾虚证的现代科学指标[32]。在肾虚证出现的同时，亦伴随着一些器官、组织的实质性或功能性改变。如绝经后代谢综合征[33]、男性代谢综合征[34]、老年男性颈动脉粥样斑块形成增多[35]、胆固醇结石[36]、幼年或老龄人呼吸道疾病[37]、心肌急性炎症[38]、多囊卵巢综合征[39]、天癸失序[40]及一系列精神心理性疾病[41]。如果肾作为机体总能源库和发动机的功能没有得到充分的认识，补肾就会陷入迷途，因为补肾的重要性在于补充机体的生命资源。通过肾阴、肾阳的气化作用来推动和维持机体的新陈代谢，进而完成生命的进程。具体可采用补肾法加减，以改善水谷精微的转化环境，发挥类同于性激素的功能，促进生殖腺活动，刺激性激素分泌，或本身就含有性激素，作为外源性激素替代，补充机体这方面的缺失。

(4) 主水

李如辉[3]认为，五行学说中的水脏-肾位于腰部，与现代医学肾器官一样，均是属于实体性脏器，但我们认为，这里的水脏-肾指的是位于人体阴部的外肾。因为自上古至明代，尚没有发现一本中医文献中记载膀胱与腰部的肾有解剖上的连接关系，凭《黄帝内经》时代的解剖技术与观察条件，不可能发现肾具有主水的功能[42]，也就是说腰部肾主水没有解剖学依据。相反有关外肾主水的解剖学、形态学观察，古文献记叙很多，如《灵枢·刺节真邪论》中就明确指出"茎垂"是排精和排尿的共同通道，这里的"茎"为"肾茎"(《寿世保元》)，"垂"为肾囊；《难经·三十五难》载："五脏皆有所腑，皆相近，而心肺独去大肠、小肠远者，何也?"认为在五脏腑相属关系中肾和膀胱的解剖关系与脾和胃、肝和胆一样，皆较近，然而在大体解剖中，实体脏器肾与实体脏器膀胱的距离很远，这是一个矛盾的问题，如果这里的"肾"指的是"外肾"，问题就可迎刃而解，在解剖上，"外肾"确实与膀胱较近。"肾主水脏"(《诊家枢要》)。"主"为"主持"之意，可治理、调节全身水液的运行。"水者，肾之制也"(《中藏经》)。同时也可生水，"人身之水，以肾为源"(《医贯》)。也可聚水，"岐伯曰：肾者胃之关也，关闭不利，故聚水而从其类也"(《素问·水热穴论》)。考虑到"茎垂"为排精和排尿的共同通道，遂不难解释肾为水脏的真实含义。这里的"水"有两重意思：一为阴水，为天一之水，为精，是生命之源，生身之本，"静而不走，为肾之体"(《医宗金鉴》)；二为阳水，为溺，"动而不居，为肾之用"。肾主水，即是主阴水和阳水，调控其溺出、封藏及作为机体能源库的能源再分配。

三、内肾

内肾为何？前人在多数情况下把解剖学所见的腰部实体肾作为"内肾"来命名，它是在对"外肾"的外观、功能充分认识的基础上，取类比象的结果。

1. 解剖定位

"腰者，肾之府"(《素问·脉要精微论》)；其"重一斤一两"(《难经·四十二难》)；"侠脊左右，与脐相当"(《备急千金要方·肾脏病脉论》)；"两旁相去脊中各一寸半"(《黄帝内经素问注证发微》)；"状如石卵，色黑紫，当胃下两旁入脊膂，附脊之第十四椎"(《十四经发挥》)；"形如豇豆，相并而曲……外有脂裹，里白表黑"(《类证活人书》)；并"各有带二条，上条系于心包，下条过屏翳穴后趋脊骨"(《医贯》)。古人对内肾的描述与现代人体解剖学的发现近乎相同[43]。

2. 功能定位

古人在论述肾脏诸多功能时，多不明确其具体的内外肾所属，他们主要是基于取类比象的推理基础，司外揣内来认识生理、病理之象[44]，把内肾功能多归类于外肾功能。且因为在中国人传统意识中，"身体发肤受之父母，有所损伤是为不孝"，不能也是不容许轻易地进行人体解剖。

(1) 主水

内肾主水，其蒸腾气化作用主宰着机体整个的津液代谢，特别是尿液的生成和排泄。西医学对腰部实体肾的认识最初是基于解剖学，认为它首先是一个排泄尿液的器官，可以排泄体内的代谢产物和进入体内的有害物质，维持和调节水液、电解质和酸碱的平衡。如果代谢失衡，可以导致小便失禁、淋漓不尽或尿量增加、水肿。进一步研究发现肾脏中的生物膜水通道蛋白（aquaporin，AQP）在体内含量最高，亚型分布最多，对于调节肾脏的水液代谢具有重要作用[45]，许多肾脏疾病的发生和其有关。动物实验也证实，中药泽泻可以抑制碳酰胆碱诱导的离体豚鼠膀胱平滑肌收缩[46]，增加大鼠的尿量。

（2）其他功能

随着现代医学的发展，逐渐认识到肾脏具有内分泌功能，可以对机体的生长发育产生重要的影响。它合成、分泌的雌激素、雄激素和前列腺素，对生殖器官的发育、功能发挥，以及卵细胞和精细胞的成熟、结合、着床等方面具有重要的作用[21]。在对骨代谢进行调节时，如发生慢性肾功能不全，钙磷代谢紊乱和骨病常是其主要的并发症[47]。林日阳等[48]研究发现，肾皮质和外髓部分小管周围的纤维母细胞分泌的促红细胞生成素可经血液循环到达骨髓，使幼红细胞增殖分化，类同于中医肾的藏精生髓功能；肾脏可通过交感神经感受动脉中血流量的变化，适时、适量调控肾素的释放，并通过肾素-血管紧张素-醛固酮系统即时恢复机体局部、整体环境的稳定，从而发挥肾脏一定的封藏功能。

四、两脏相关

内肾与外肾在外形上相似，结构上相通。“上条系于心包，下条过屏翳穴后趋脊骨。”结合长期的临床观察和医疗实践，古人自然而然想到、推断出内、外肾脉气上是相通的。王肯堂曰：“肾与膀胱，一脏一腑，其气通于外肾。”（《证治准绳·杂病》）这使内外肾功能上的一致性、协同性具有了一定的基础。这种就自身或外景取类比象和演绎的方法是前人建立中医各家学说和诊察治疗的常手段，其案例在几千年的中医典籍中处处可见，是前人囿于时代背景，在不具有现代先进科技手段和知识时认知世界的一种普遍方法，其科学性有待进一步去验证，但就建立于古代解剖学和长期观察、诊治效验基础之上的中医学理论而言，是具有探索、研究的可行性和必要性的，令人欣慰的是，现代医学研究对此也取得了一些可喜的进展。

1. 来源相同

高英茂等[19]研究认为，男子的内、外肾，女子的实体肾、卵巢在胚胎发育学上具有同源性，均起源于胚胎早期的间介中胚层。人胚第 4 周初，间介中胚层演化为生肾索和生肾节，第 4 周末，生肾节发生为中肾，在中肾小管和中肾管形成的后期，中肾小管的内侧发育为肾小体。在男性胚胎，中肾管演化为附睾管、输精管、精囊和射精管，部分未退化的中肾小管演变为睾丸输出小管。至第 5 周时，生殖索增生形成中肾嵴和生殖腺嵴，随后生殖腺嵴发育为初级性索。当原始生殖细胞含有 XY 染色体时，则初级性索分化为支持细胞；原始生殖细胞含有 XX 染色体时，则未分化性腺自然分化为卵巢，次级性索细胞分化为卵泡细胞。而女性的卵巢冠、卵巢旁体发育于中肾小管，输卵管、子宫来源于中肾旁管，肾与输尿管来源于中肾管末端、中肾嵴尾端，肾上腺皮质在胚胎发生时来源于生肾节与生殖节之间的中胚层。这种胚胎发育学上的同源性，使其在发育结构上具有相关性，也为其功能的相似性建立了组织学基础。

2. 循行相通

《灵枢识》云：“阴器者，合太阴、厥阴、阳明、少阴之筋，以及冲、任、督之脉皆聚于此，故曰宗筋。”诸脉皆会于外肾，使“夫精者血所化也，原于睾丸，藏于精宫而连于内肾”（《中风论·论脑》）。现代解剖学证实，左肾静脉收纳左肾上腺静脉、左睾丸（卵巢）静脉，其附属的支脉还与其周围的静脉相吻合[44]；输尿管腹部的血液供应，上部由肾动脉、肾下极动脉的分支供应，下部由腹主动脉、睾丸动脉、第 1 腰动脉、髂总动脉、髂内动脉等分支供应；输尿管腹部的静脉与动脉伴行，分别经肾静脉、睾丸静脉、髂静脉等回流。这说明古人对于内外肾联系的临床观察和推断是具有一定的科学性的。

3. 功能协同

内、外肾在发育、组成结构上的相关性，使其与诸经的脉气相通，在调节精气、促进机体生长发育时，成为功能活动的共同体，协同发挥作用。主要表现在两个方面，一为合成、分泌一些相同的物质，共同对机体发挥作用，如在脊椎动物的体内，卵巢、睾丸和肾上腺皮质皆能分泌雌、雄激素，肾脏、睾丸和子宫皆能分泌肾素；二为合成、分泌不同的物质，但能同时对一些生命现象进行调节[21-28]，如对于骨代谢、生殖、心血管系统等的调节。综上所述，一些医家、流派的中医肾观点是有谬误的，无论对于理论挖掘还是科学阐释，都会带来很大的误导，容易使人走入中医理论与现代科学混淆不清的歧途。因此，我们分别通过对传统中医理论的梳理和现代科学研究成果的再认识，充分探讨了传统医学理论“肾有两脏”的真实内涵，在传统中医肾脏理论和现代医学肾脏理论之间建立了一条可以进一步探索和沟通的桥梁。总之，如果深入挖掘中国传统医学宝库，合理运用现代医学研究成果和科学技术，就能更好地诠释、发展中医藏象理论，亦易为中西医学界认同。

论“九虚”之颈椎

周龙云　崔学军　施　杞　陈旭青　王拥军

八虚者，机关之室。如《灵枢・邪客》：“人有八虚，各何以候……皆机关之室。”然自经文提出“八虚”一词，后世对其发展甚少。细究经文，后世医家对“八虚”理念的阐述：“八虚”非仅称谓之语，其更涵纳着八大“机关之室”内外在特点，是对此类特点的深刻总结与抽象升华。四肢有机关、躯干亦有“大室”，其中颈椎是其躯干活动的关键枢纽。细思颈椎的特性我们发现，这些特性与“八虚”内含的系列特点有着诸多相合之处。“八虚”的称谓并非关键，其真义在于其深刻的内涵，而颈椎的特性正切合其背后含义，故我们大胆提出“颈椎是为九虚”的理论，并探讨“九虚”的个性及其临床意义，现详述如下。

一、“八虚”之涵义

欲立“九虚”必先明“八虚”之真义。而事物的结构、功能、特性等决定了对其认识、理解与总结。故“八虚”命名之内涵，又均在八大“机关之室”诸多共同特性之中。

“八虚”之名，“八”为其数，“虚”字之意则形象而深广。“八虚”者明指肩、肘、髋、膝八大机关，如《太素・刺法》：“八虚者，两肘、两腋、两髀、两腘。”其由刚骨所建，宗筋所布，骨为其干，筋附于骨，刚柔并济，动静相合，而肢体运动自如。如《素问・痿论篇》：“宗筋主束骨而利机关也。”然机关有着一个重要而独特的结构特点，其为骨之末端交接之所，中有间断，故名“骨节”，而触感虚陷。如《太素・刺法》：“此之虚，故曰八虚。”间隙之处，筋肉聚附，维系两端，以维持肢体外形的连续、完整。但筋肉者其表其象，骨干者其里其本，为肾气之所主，精髓所内藏。机关之所，其外虽续，其内不连，脏腑之气外达而难续于内，真气经而不密，气血过而不坚，内室正气薄弱。如《灵枢・五变》：“人之常有病也，亦因其骨节、皮肤、腠理之不坚固者。”现代研究亦表明，关节处、关节腔外血管较为丰富，但其内软骨则缺少或无血液供应，滑液是软骨营养的主要来源，养供不佳[1-2]。故机关者，其形虚陷，内在间断，其内正气相对薄弱，是“八虚”的第一层内在含义。如《太素・刺法》：“八虚者……此八大节相属虚处。”

人体机关以动为其生理之性，其动源于卫气之温煦、营气之濡润。如《灵枢・决气》：“谷入气满，淖泽注于骨，骨属屈伸。”其运动适当则阳气鼓动，气血流利，经络通达，而助养肢体。若机关过静，则逆其本性，气不得振，阳不得宣，气血或衰或不行，经脉失荣，而筋肉萎软。如《素问・宣明五气篇》：“久卧伤气，久坐伤肉。”抑或妄自劳作，则气血力养而不足，精气尽布而不固，亏耗日积，形体劳伤，而关节不利。如《素问・宣明五气篇》：“久立伤骨，久行伤筋。”故机关活动不及、太过均会导致气血耗伤，形体衰、损。同时，随着人年龄的增长，脏腑气血逐渐衰弱，如《素问・阴阳应象大论篇》：“年四十，而阴气自半也。”“八虚”之

基金项目：国家自然科学基金资助项目（81704096、81730107）；上海市中医慢病（恶性肿瘤、骨退行性病变）临床医学中心重中之重项目（2017ZZ01010）；上海中医药大学研究生“创新能力培养”专项科研项目（A1－182040209）。

“机关之室”本有着“正气相对薄弱，且耗气以动”的特点，故全身气血衰减之时“八虚”之处尤为明显，而在形体上表现为变化常见且显著的特点。如《素问 · 上古天真论篇》：“七八，肝气衰，筋不能动……八八……五脏皆衰，筋骨解堕……行步不正。”此时，因于“机关之室”气血的明显削减，外邪之气更易侵犯，滞留局部，经络不行，以致形体愈加败衰。故“八虚”之深义，言其本虚也，亦包括“邪气滞留”之义，因其虚故，虚邪客也，如《灵枢 · 百病始生》：“风雨寒热，不得虚，邪不能独伤人。”

综上，“八虚”为身之重要枢纽，其内存在多层含义：其一，外形虚陷，内在间断，正气外达，于内断续不坚；其二，赖气以动，用之太过、不及，均致形体衰、损；其三，年过半百，其气愈亏，邪气愈犯，内虚而邪滞，形体衰损显见。诸多含义间相连、相关，其以“内在间断，正气不坚”最为关键。笔者以为，“八虚”用意在于其义，故立眼其真义，脱“八虚”经典之束缚，以促其发展，亦非不可。

二、颈椎为“九虚”

“八虚”者四肢之大室，颈椎者躯干之大枢，基于这一点两者有着诸多共性。颈椎特性与“八虚”内涵的密切联系，为“颈椎是为第九虚”提供了重要的理论依据。

颈椎是椎体、椎间盘及周围韧带等构成的互相制约、协调运动的复杂结构[3]。其形前曲而后陷，离于背阳，是脊椎骨中体积最小的节段，但灵活度最大，活动频率最高，为中轴骨中最为重要的枢纽之一。如《洗髓经 · 凡圣同归》：“体虽有巨细，灵活原无异。”其椎骨多相间，间隔以筋相连，中有水平裂隙，余窄小骨面相互“轻”触，构成诸多可灵活转动的小“机关”，复杂的筋肉联系各处，外在维系以成可灵活运动的“大机关”。故“骨多间续，筋连有隙，轻触灵活”是颈椎结构特点，亦是其伤损、较不稳定的重要原因。与八大机关之室类似，因其内多隙，气血虽通达于外，内却断续不坚，又赖气以灵动，其内正气不固。现代研究亦表明，虽血管网密布于脊椎周围，但从幼年发育开始，椎间盘即缺少或无血管供应，特别是纤维环内层及髓核，椎间盘多被以扩散方式提供营养，离椎间盘周围越远纤维环就越脆弱[4]。另外，颈椎间盘特有的水平裂是颈椎保持灵活度的重要原因，但是由于它们有向内和向侧面延伸的倾向性，使得它们从生物力学角度而言也具有抵抗力最差的弱点[5]。颈椎之处上焦，须脾胃气足以上输精微，心肺气壮以散布给养，但若脏腑之气有所不足、气血升达不力，则颈“机关”之气更为薄弱。如《灵枢 · 大惑论》：“上气不足，下气有余……虚则营卫留于下，久之不以时上。”故颈椎者，有着“位处上焦，骨间多隙，轻触灵活”的生理特点，其正气不易达，达而难接续，内室气不坚。

颈椎活动灵活且载荷较大，当颈椎前屈时弧度变直，大量载荷能量被椎体吸收，周围组织分散载荷较少，同时局部肌肉、韧带张力明显增加而紧张。状态持续时，椎体疲劳不断累积，动静力平衡失调，导致颈椎的劳损[6]。中医学则认为，颈椎屈伸源于脏腑气血对其充养，过静则逆，气血应之而少布，久则筋骨不养。如《素问 · 五运行大论篇》：“从其气则和，违其气则病。”而过度活动或长期劳作，则气血不易达而多耗，正气不坚更削弱，经脉失荣，虚而不运，形体劳伤。故颈椎巧而灵动，过动、过静亦均会出现筋骨劳伤。更者人至中年，肝肾精气衰于上，阳明气血不充，上焦气血失布，而发堕齿枯，面容憔悴，特别是赖气血通利之“机关”失养，而筋骨败衰，颈项运转不利，如《素问 · 上古天真论篇》：“五七，阳明脉衰……六八，阳气衰竭于上，面焦，发鬓颁白。”现代研究亦表明，随着人们的老龄化，颈椎逐渐发生着退变，活动功能日益受限[7]。此时，内外之邪犯之，邪气易中，痹聚于经，而筋骨更损，衰败尤甚，如《灵枢 · 百病始生》：“此必因虚邪之风，与其身形，两虚相得，乃客其形。”

综上，颈椎者位处上焦，躯干之“机关大室”，其形曲陷，离于背阳，骨多间续，筋连有隙，气血不易达，达而内难续，正气过而不坚，此正为“八虚”背后的关键内涵。本气不足、颈项过劳则更伤气血，过静则气更少布，形体衰损；年老之时，阳气衰于上，而颈“机关”失养，内外邪犯，局部衰败明显。以上三点特性均与“八虚”之深意十分切合。故立于“八虚”之深意，去“八虚”命名之束缚，我们提出“颈椎是为九虚”的理论。然颈椎者亦有其独特个性，故“九虚”源于“八虚”又不同于“八虚”。

三、"九虚"高于"八虚"

"九虚"之名是为"八虚"的延伸，但"九虚"有其独特个性，其个性决定了颈椎同于又高于"八虚"。

颈椎是连接头部与躯干的重要结构。其中，椎动脉为大脑后循环的主要供养血管，保证大脑生理代谢、调节生命活动等功能的正常运转。颈椎椎管内为颈髓，各节段脊髓丘脑束、皮质脊髓束等脊髓上、下行传导束行于其中，是脑与躯干、四肢信息相互交流、循环的必经通道，对肢体的运动，脏器的正常运转起着重要的调节和控制作用[8]。中医学则认为，颈椎处督脉循行之所，是联系元神之府与内在脏腑、四肢形骸的部位，水谷化生气血，阴阳合化为精，充养督脉，上循入脑，以益髓海。如《医学衷中参西录·脑气筋辨》："脑为髓海……非生髓之处。究其本源，实由于肾中真阳真阴之气酝酿化合而成。"精气入脑乃化为神，神游周身，经颈之枢，循于五脏，则脏腑协调，阴阳平和；行于形骸，则四肢活动屈伸自如。如《本草纲目》："脑为元神之府。"《灵枢·本神》："生之来谓之精，两精相搏谓之神。"故颈椎者，处督脉循行之所，为内在脏腑、周身形骸与髓之大海气血、神气运行交换的重要枢纽，其内颈髓对周身脏腑、肢体功能协调运转有重要的调节、控制作用，是为一身之气血交换之大枢。

由于颈椎的诸多结构特点，其稳定性相对较差，长期机械负荷应力下容易发生劳损、退变。除颈椎自身病变外，其常引起周身肢体、脏器功能的失常。如颈椎退变、椎间盘突出压迫神经根，则一侧肢体受累，感觉、运动障碍；若钩椎关节松动、变位、增生，压迫、刺激椎动脉，则大脑血供不足而眩晕耳鸣、视物模糊，甚至内脏功能紊乱、猝然晕倒、肢体活动障碍等；而若压迫脊髓则下肢肌力减弱、跛行，继而上肢功能减弱，四肢肌肉萎缩、感觉障碍，甚至导致残疾[8]。如上所述，颈椎者虽为气血、神气运行之道，然其内在不坚而外强中干易于劳损。其为病者，机关之枢屈伸运转不利，内虚瘀阻、内外之邪痹阻经络、血脉，渐扰及气血运行之道，气血之枢亦因之不行。精气不能上荣于脑者，髓海不充，神气不化，内在脏腑、肢体形骸乏神，而脏腑为病、形体失于运动，甚则诸身机关失用；神气不游于脏腑者，脏腑不养，阴阳失和，精气不化，神气更乏；神气不游于肢体者，机关失用，肌肉萎软，形骸败衰。故颈椎者气血交换之大枢，其病则诸身机关失养不用，而形体萎软又为诸"虚"之一源。

综上，颈椎者内在不坚，气不接续，易虚劳损，而同于"八虚"之性。但其处督脉循行之所，为内在脏腑、周身形骸与髓之大海气血、神气运行交换的重要枢纽，是为一身之气血交换之大枢。其病则诸身机关失养不用，而形体萎软，又为诸"虚"之一源，故"九虚"颈椎者源于"八虚"而高于"八虚"。

四、"九虚"的临床意义

"八虚"涵纳着八大"机关之室"诸多共同特性，故其对八大机关疾病的认识、治疗等有着重要意义。而"九虚"之名及其个性，亦对颈椎之疾的临床认识有着重要的价值。

"九虚"者其内间续，本气不坚，外为气血运行之大枢。若人顺于自然，摄身养生，食饮有节，规避风寒，则正气充实，气血上荣，内外之邪不生，颈项正气平和，病疾不作。而若颈项劳作、饮食劳伤抑或年高气衰，颈部气血耗伤，内在正气更弱。一则气虚不运，津血停滞，痰瘀变生；二则外邪易犯，邪气直中，经络痹阻，内外合邪，筋骨不养而败衰。机关不利，气血之枢因之不行，而肢体形骸为病。故"内在不坚或虚"常为颈椎病变发生之本始，邪气复犯则是以"虚"为基，发展、加重疾病的重要病理因素。如《灵枢·大惑论》："故邪中于项，因逢其身之虚。""九虚"之谓，以明颈椎"不足或虚"之性，邪气易中，故病善见风、寒、湿邪滞阻之机。如《素问·痹论篇》："风寒湿三气杂至，合而为痹也。"近年部分中医证型分布研究亦显示，颈椎之疾的发生以"邪实为主"[9-10]。然虽易见其表实，终不忘其"内虚"，此正是《灵枢·百病始生》："盖无虚，故邪不能独伤人"之意。

"九虚"之颈椎，其病多见"内在气虚，虚邪滞留，枢机不利"，故治以"扶正补虚，通滞和枢"。扶正者，固其不坚之本，益其伤损之气，其意明朗。"八虚"之病关乎循行之经脉，而"九虚"循于督脉，督脉则源于肝肾之充养，故其病与肝肾不足密切相关，扶正补虚亦以补肝益肾为要。如《寿世保元·臂痛》："肝主项背与臂膊。”然五脏相系，气血之充实，必因五脏之调和，故“九虚”之病关乎肝肾，但不可独究于肝肾，详查其因，细审何虚，则一如终始。通滞和枢者，祛内外邪滞，和气血之枢，以通为主。而通之之法，审因而变。如《医学真传·心腹痛》：“通之之法，各有不同。调气以和血，调血以和气，通也；下逆者使之上行，中结者使之旁达，亦通也；虚者助之使通，寒者温之使通，无非通之之法也。”颈项之痹，因于虚邪贼风，通之之法于“发散、辛通、活血”之时，断不可忘内虚之本始，而守“以补通之，通欲补之，以通和枢”之则，慎以过多攻伐伤正之品，以致虚之又虚，外邪更犯，筋骨愈衰之弊，犯虚虚实实之戒。此正是《素问·阴阳应象大论篇》“治病必求于本”之道也。

综上，“九虚”之义及其个性，对颈椎之疾的临床认识有着重要价值。心存“九虚”之名，则不忘“其病于虚”之机，明了“扶正达邪”之治，正顺乎《黄帝内经》之“邪之所凑，其气必虚”“正气存内，邪不可干”之则。

五、总结

“九虚”者，内在不坚，外在为气血之枢，其源于“八虚”然高于“八虚”。“九虚”理念只是对经典理念发展细小的一步，即有“九虚”，那我们思考又是否存在“十虚”？我们认为，经典之不可违者，在于其内在真义，非在其表象之言。开思想之束缚，而浮想于深义之间，则中医之经典亦可变、可退、可进矣。

中医骨伤科学说学派的研讨

方东行　施　杞　徐　敏

2002~2007年间，中医骨伤科学说和学派研究领域发表学术论文约120篇，内容主要集中于历代医家骨伤科学术思想的研究，还涉及流派伤科、佛家伤科、民族伤科等。

一、中医骨伤科的起源与学派分类

丁继华[1]认为，根据文字和古物的考究，中医骨伤科的起源早于文字的创始，周代将医学分为四门（食医、疾医、疡医和兽医）。疡医中又分为肿疡、溃疡、金疡和折疡，而后二疡即指骨伤科，同时前二疡中（肿疡、溃疡）如骨肿瘤和骨的急慢性感染与骨伤科也有密切关系。骨伤科在宋代以前，一直隶属于疡科，到了宋、元时才正式从疡科中划分出来，独立成为正骨兼金镞科。以后几代虽有所变动，但始终为一独立的学科而存在，主要原因是骨伤科在病因病机、辨证治法上均有其特殊性及内在的规律。① 病因病机：骨折、脱骱、筋伤、内伤等由创伤引起的直接病因为不内外因；严重的创伤多导致复合伤，既伤筋骨，同时又伤脏腑、气血和经络；② 基础理论：有皮肉筋骨学说（筋出槽、骨错缝学说）和经络气血学说等；③ 诊法：除了四诊外，还有特殊的检查方法，如通过手来触摸、量具测量（量诊）、肢体活动（动诊）来了解伤情、伤势以及筋骨、关节的功能情况等；④ 治则治法：治则多用活血化瘀、消肿止痛、接骨续筋、祛腐生新等。治法有手法、系缚固定、药治（分为内治和外治，外治又可分为外敷和熏洗）、手术、导引等。丁继华等[2]还通过对289本伤科古医籍进行分类整理，提出中医伤科可分为十大学派的观点（经典伤科、儒家伤科、道家伤科、佛家伤科、兵家伤科、民族伤科、汇通伤科、流派伤科、导引伤科、杂家伤科）。

二、先秦

黄满玉等[3]从伤骨科角度对《黄帝内经》所论疾病进行梳理和汇通，整理出有关骨、筋、关节、肌肉疾病的病因病机、症状、治疗等10余条原文，40余种病证，按伤骨科六大病类进行分析，并与现代临床病证相对照。认为该书对堕坠、击仆、举重等所致的损伤进行了病理描述，强调急性损伤后多有“恶血留内”“折脊”“折髀”“折腰”。伤筋所涉疾病有跛、失枕、蹇膝。劳损类疾病有骨痛、解亦（指劳损太过而导致的病证，懈怠安卧、脊痛胫酸、少气脱肉等是其常见症状）等。内伤所涉病变有瘀血在头、瘀血在胸胁、瘀血在脊早（体惰）、瘀血在骨盆。杂病有痹证（肾痹、寒痹、痛痹、骨痹、筋痹、风痹、行痹、留痹等）。筋病有筋挛、转筋。痿证有痿躄、筋痿、脉痿、肉痿、骨痿。此外，还有腰痛、骨蚀、股胫疽、兔啮、骨疽、筋瘤、偻伛等。涉及骨折、脱位、内伤和伤筋，在病理鉴别和诊断治疗等方面都已达到相当水平，而且形成了整体观念和分证论治以及肾、骨、髓、脑理论体系。

三、汉代

涂光明等[4]认为，汉代张仲景《伤寒论》辨证的特点是诊病辨证，而具体的辨证又有从病的层次辨证和从症的层次辨证之分。① 对骨质疏松症的认识。张仲景在《伤寒论》中描述:"咸则伤骨,骨伤则痿,名曰枯。"认为本证与肾密切相关。在对肾虚的治疗中,主张以益阴助阳之法,以肾气丸为代表方,创立了阴中求阳法。② 指导痹证的治疗。如《伤寒论》中记载有"腰痛""脚挛急""骨节疼烦、掣痛不得屈伸"等证候。采用温通宣痹法来治疗阳虚寒凝、经脉不通的寒痹证等;③ 对老年卧床病人便秘的认识。如麻子仁丸通过补益脾气,使脾气健运,津液得复,以润胃体,有助大便,适用于股骨颈或粗隆间骨折需长期卧床的老年患者。吕朝晖[5]认为,张仲景所创经方只要应用得当,是可以治疗许多骨伤科疾病的。① 围绕主证用方。即根据患者在骨伤后出现的主要证候选方用药,如承气汤类方具有散结通腑、消除痞满之功效,可用于胸腰椎骨折常见的阳明腑实证;② 根据部位用方。即根据骨伤部位与脏腑经络存在的相关性选方用药,如用葛根汤治疗项背强几几,可应用于落枕、颈椎病等;③ 循其经脉用方。即根据一些骨伤科疾病循经发病的规律选方用药,如用黄芪桂枝五物汤加减治疗肾虚型腰腿痛患者等。

四、晋唐

王文革[6]指出,晋代葛洪的《肘后救卒方》共86篇,其对骨折脱位的整复固定方法是小夹板固定治疗骨折的最早记载。嗣后,唐代蔺道人在《仙授理伤续断秘方》中,继承并革新了该方法,改用杉树皮作夹板,增加了夹板的弹性和韧性,并提出了更加完善的骨折整复及固定理论。黄俊卿[7]从6个方面论述了《仙授理伤续断秘方》所取得的成就,将其治疗骨折、脱位的方法概括为麻醉、复位、固定、按摩、内外用药等5种疗法,治疗伤科内伤的方法归纳为"七步内伤辨治法",认为该书实际应用了筋骨并重、内外兼治、动静结合、医患合作等四大治疗原则,奠定了骨伤科辨证论治的理论框架。曹惠英等[8]探讨了该书26首治伤内服处方的用药特点,认为其体现了分期辨证之精髓。① 急性期以疼痛、气机逆乱、二便不通、邪无出路为特点,用药以调气通利二便为主(桔梗、大黄等);② 待气顺二便通利后再服辛香走窜、活血逐瘀之损药(当归、乳香、没药等);③ 恢复期瘀血壅滞,多易感受风寒湿邪,形成痹痛,致功能障碍,用药以温补肝肾、祛风除湿、散寒止痛为主(自然铜、牛膝、骨碎补等)。而且重视创伤致"惊则气乱"这一病机,调理气机为先,理气从肺着手兼顾其他脏腑,其组方合理,用药简约。杜纪鸣[9]则从该书医序的写作体例和此书内容两方面,认为"蔺道人"极可能是北宋中期文人笔下假托的人物,进而推想写序言的无名氏可能是该书的真实作者。王丽丽等[10]认为,唐代孙思邈所撰《千金方》,其骨伤科方面成就突出。如补骨髓药有干地黄、菟丝子、天门冬、贝母、淫羊藿、附子等,长肌肉药有藁本、干地黄、当归、白芷、麦门冬、泽泻等,坚筋骨药有杜仲、枸杞、蔓荆、五加皮、酸枣仁、磁石等。还涉及骨折、伤筋、瘀血、金疮等诊治要诀,并研制出较多金疮止血的方剂,且剂型多样。

五、宋金元

露红[11]探讨了宋金元时期骨伤科学发展特点,认为该时期的《圣济总录·骨空穴法》对骨伤科学影响较大,辨证论治骨伤的方法逐步确立。正骨以手法为主,开放创口治疗、以冲洗及药物治疗为主的中医骨伤科治疗学开始形成。外治法取得了长足进步,正骨应用麻醉术已成常规,特别是术后服用盐汤用以恢复手术失血的体液平稳,促进病人苏醒等,更是科学的措施。治疗创伤的三大原则"活血化瘀、养血舒筋和培元补肾",得以确立。此外,宋元法医学,尤其是尸检实践不但补充了解剖学的不足,而且对完善骨伤科基础有重要的作用。齐秀娟等[12]认为,元代危亦林编纂的《世医得效方》骨伤科成就凸显。① 首次记载了脊柱屈曲骨折,并强调用悬吊过伸法复位和脊柱夹板固定法;② 四肢骨折脱位。归类为"六出臼"(四肢肩、肘、腕、髋、膝、踝六大关节脱位)与"四折骨"(肱骨、前臂骨和股骨、胫腓骨四大长骨干骨折);③ 将髋关节脱位分为前、后两型。认识到髋关节是杵臼关节,可利用其特点进行治疗,如髋关节前脱位,由二人在对抗牵引的情况,一人用手法使脱位的股骨头离开原位(或是铿开),回归臼内而复位成功;④ 对肩关节脱位的复位方法有"杵撑作凳法"和"架梯坠下法";⑤ 对踝关节骨折脱位分为内翻、外翻两型,应用牵引、反向复位的方法;⑥ 肘部骨折脱位复位法是肱骨髁上骨折在骨科治疗史上的最早记载;⑦ 制"草乌散"作麻醉药;⑧ 创伤用药倡养血舒筋和培元补肾。

六、明清

叶新苗[13]指出,明清时期骨伤科名医辈出,学派形成,伤科专著约有20余种。如《跌损妙方》,是少林派伤科著作,《正体类要》为伤科薛己学派的代表作,《正骨心法要旨》为清代吴谦等人编撰的《医宗金鉴》丛书之一,书中把正骨复位技术概括为摸、按、端、提、推、拿、按、摩8种,规范并创制了伤科用固定器材的名称、制法、适应证。还有《伤科汇纂》《伤科补要》《伤科方书》《救伤秘旨》《中国接骨图说》等专著,对后世影响极大。王剑等[14]探析了明代李时珍《本草纲目》对骨伤科的贡献。① 科学认识骨伤科疾病。该书包含了跌仆损伤、骨折、骨疽、扭伤、关节病、风寒湿痹、腰痛、压伤、指断、行迟、鹤膝风等。对每一个病种又进行了分类,并分别详述了所主药物、方剂及用法;② 全面汇集骨伤科药物。收集接骨续损且有利于骨痂生长的药品达109种之多;③ 辨证施用骨伤科方药。用于治疗骨折筋伤、气滞血瘀、风寒湿痹、劳倦虚损等方面的药物十分丰富。破血散血类药物有150种,腰痛类药物有105种,跌仆折伤类药物有207种,接骨续筋类药物有109种,既有内服又有外用。在每种药物后均附载有关经验方1至数首;④ 丰富充实了骨伤科疗法。有敷贴法、热敷法、热烘法、熏洗法、内服法、内服外治兼用法、药膏法、药酒法、磨服法、药汁法、整复固定法、食疗法、药浴法、擦药法、药熨法等近20多种治疗方法。

黄枫等[15]认为,清代胡廷光著《伤科汇纂》在骨折手法复位、外固定器材设计、固定与练功的运用等多方面,能结合具体情况,强调个体差异,辨证对待,充分体现"动静结合"、注重功能的治疗原则。在夹板的制作上,强调个体的差异,主张制作夹板时要"合于骨处极为妥帖""看患处之宽狭长短,定为法则"。黄枫等[16]又指出,该书外伤内治的用药特点有:强调脾胃功能,提出温补疗伤,反对寒凉用药,重视治骨疗伤中的气血关系调理等。张建华[17]认为,清代吴谦等《正骨心法要旨》的特色有:强调正骨手法的重要性,详论正骨八法,明晰各部位损伤疗法,损伤多从气血论治且内外兼治等。此外,损伤内证注重养肝调气。如对肝经郁火之胸胁作痛、瘀血泛注、作呕及少腹引阴茎作痛等证,以小柴胡汤清肝火、疏肝气;对肝火炽盛、血热错经妄行之证,用加味逍遥散清热养血;损伤早期在活血祛瘀的同时,佐以木香、丁香、香附、乌药等疏肝行气之药,以达到气行血行;后期则用复元通气散等活血顺气之剂,肝血虚者则用当归补血汤以补养肝血。

七、近代

陈丽云[18]对近百年来上海地区伤科八大学术流派(石氏、魏氏、王氏、施氏、陆氏、闵-殷氏、佟氏)的共性和个性进行研讨,认为八大家的共性有:家学渊源是形成的基础,强调中医经典著作的学习,善于把握整体和局部的关系,注重练功,中西医结合等。八大家的个性体现在内服外治各有特色。石氏伤科予内服外治的同时,配合针灸推拿,手法归纳为十二字:拔、伸、捺、正、拽、搦、端、提、按、揉、摇、抖。魏氏伤科在内治伤骨疾患时,提出"活血化瘀、疏肝理气、壮筋续骨"三大治疗法则,同时特别重视健脾。王氏伤科把内治法总结成三期十法,用药以13味加减方为特点。施氏伤科提出"闭合性四肢骨折三期分治",灵活运用攻、补、和三法。闵-殷氏伤科认识到伤科疾病治宜辨别虚实,善用黄芪甘温补气治虚。陆氏伤科擅长用银针配合疗伤。佟氏伤科则以手法为主,药物为辅,十字法为佟氏家传手法。

王单一等[19]认为,少林伤科学派渊源于南齐,形成于明代,发展于清朝至现代,经过历代传人的不断提高,成为独具特色的流派,主要表现在内伤诊断、穴道论、伤科辨证等方面。在诊断方面有四望诊伤方法,即望眼、甲(爪)、脚底、阳物;四望中,以望眼、甲(爪)最具临床意义。倡导气血学说,以经络学说、子午流注为理论基础,创立了"血头行走穴位论"和"致命大穴论"。以经络气血传输为理论依据,脏腑经络、穴道部位为辨伤基础,以少林寺秘传内外损伤方、点穴疗法及正骨夹缚为治疗方法。还注重脉学,以浮、沉、迟、数、滑、涩六脉变化来判定伤势,推断预后,判别轻重,辨证施药。

八、讨论

归纳近年研讨的论文可知，中医骨伤科源远流长，其发展过程中，由于时代变迁，风土各异，医家的生存环境、接触的病种与病人各有不同，文化宗教、思维方法、经验体会、师承授受亦不同，因此流派纷争、各家学说竞出，是学科兴旺的象征。一方面，历代医家从医疗实践中，通过综合、分析、比拟，创造了独特的中医骨伤科理论体系和治法；另一方面，中医骨伤科的形成虽然很早，但发展却相对缓慢，究其原因是未能充分总结前人经验和进行理论创新，以及对吸收现代科技和发挥自身特长不够等所致。在当今骨伤科疾病谱发生变化的情况下，应抓住机遇，集中力量发展中医骨伤科的手法、外固定器、中药内治和外治、针灸、导引等方面对某些病种的特长和优势，与西医骨科取长补短、互相结合，形成具有中国特色的骨伤科，为人类健康作出贡献。应加强名中医工作室的建设，对骨伤科名老中医的学说和经验进行整理。此外，中医骨伤科古代专著流传甚少，大量散在各科中医古籍或文史哲的古籍中。骨伤古籍文献在电子计算机数据库方面尚显不足，因此应建立骨伤专病文献数据库，以利教学、科研和临床。

传承中医流派特色，促进学科建设发展

施　杞　王拥军　莫　文　胡志俊　李晓锋

中医药谓之岐黄之术，是炎黄子孙研究人体生命的科学之术，是中华民族的文化瑰宝，其源远流长，几千年来在维护人民的健康和防病治病过程中发挥了重要作用。在中医学的发展过程中，形成了具有鲜明标志且相互联系的三大历史时期：秦汉时期四大经典奠定了中医药学形成与发展的基础；宋金元时期四大家开创了中医学理论和实践，进一步拓展深化了百家争鸣、百花齐放的局面；明清时期温病学说的形成使中医学理论进一步完善。而在这些时期的发展过程中，各家流派的形成对整个中医学的发展起到了承前启后的作用，使中医药学薪火相传，发扬光大。

随着经济全球化、科技进步和现代医学的快速发展，我国中医药发展环境发生了深刻变化，面临许多新情况、新问题。中医药特色优势逐渐淡化，服务领域趋于缩小；老中医药专家很多学术思想和经验得不到传承，一些特色诊疗技术、方法濒临失传，中医药理论和技术方法创新不足。而在当今时期，中医人才的培养模式主要是院校制，新中国成立以前的师承模式长期淡出主流体制之外，使得曾经耳熟能详的流派发展受到冲击，中医流派后继乏人，甚至出现断代或者消失的现象。结合目前国内中医药发展形势和笔者的实践体会，我们认为“流派是中医药事业发展的源泉，而学科是中医药事业发展的基石”，流派传承和学科建设两者应互相结合，“取势、明道、优术”才能更好地促进中医药事业的发展。

一、学科是中医药事业发展的基石

1. 学科的定义与功能

学科的概念有多种表述。《辞海》：“指一定科学领域或一门科学的分支。”《现代汉语词典》：“按照学问的性质而划分的门类。”《牛津现代高级英汉双解词典》：“一是指学问（知识）门类或科学分支；二是指为培养人才而设立的教学科目。”根据近年来国内外学者的讨论，多数人认为学科是由专业人员以独有的领域为对象，按照专门的术语和方法建立起来的概念一致、体系严密、结论可靠的专门化知识体系，并具有3个要点：一是历史形成的有公认内涵的知识体系；二是结成以一定领域为研究对象的学术组织；三是有一批代代相传的学者队伍。由此可见，学科的建立和形成是不以某个人的意志为前提，而是以在一定历史时期构建和积累的知识体系为基础，有明确的研究领域和对象，并且形成了一支稳定的学者队伍及不断成长的后继者。

2. 学科建设推动中医药事业发展

抓好学科建设，是高校提高竞争力、生存力和事业发展的关键。学科是高校的基础，是高校培养高层

基金项目：教育部创新团队发展计划项目（IRT1270）；上海市高校创新团队计划项目；国家中医药行业科研专项（201107004）；上海市科学技术委员会“产学研医”联盟项目（11DZ1921106）；国家重点基础研究发展计划（973计划）项目（2010CB530400）。

次专门人才的基层组织，是高校的主体，更是高校建设的根本。加强学科建设必须努力构建学科发展的基础和应用研究平台，在继承固有知识体系要素的同时，不断创新丰富其学术内涵，拓展其外沿和竞争优势，从而不断开创新局面，将研究成果转化为物质和精神产品，奉献社会，服务大众，在这一过程中也必然造就一代又一代新的人才，推动中医药事业的继往开来。

3. 中医药学科建设思路与策略"一体两翼"

早在20世纪90年代初我们就提出了"一体两翼"的观点，作为推动中医药事业继承、创新、现代化、国际化的思路和策略。中医药学科建设的发展，要以传承中医药理论体系和历代医家所积累的丰富临证经验为主体，以整理研究中国传统文化与中医药继承创新相结合为一翼，以借鉴和引用现代科技包括现代医学探索生命规律为另一翼[1-2]。在坚持"一体两翼"的实践中，我们的思路是：源于临床，总结经验，建立现代科技创新平台，诠释和发现中医科学内涵，推进中医药在继承基础上的理论和实践创新[3-4]，从而实现"一个主体，两翼齐飞，协调发展"的大鹏战略。

二、流派是中医药事业发展的源泉

1. 流派是中医药伟大宝库的重要组成部分

流派是源于或成熟于某一地区，在一定的经济文化背景下形成的具有一定影响力和明确的传承脉络，目前仍拥有传承人，具有独特的学术思想与独到的诊疗经验的中医文化和学术现象[5]。自《黄帝内经》《难经》等确立了中医药基础理论，《伤寒杂病论》确立了辨证论治基本规范，以后2 000多年来，历代医家以此为指导在医疗实践中不断感悟、灵活应用，一方面不断深化、完善中医药理论，一方面不断积累、创新防病治病的新鲜经验和学术思想，从而形成了属于自己的流派风格和特色，在救死扶伤中彰显了中医药特色和优势。中医学术流派是中医学发展史上客观存在的独特现象，各家学术流派之间百花齐放、百家争鸣，相互吸收融合、相互取长补短。时至今日，各家各派的学术与临床传承人，在临床上仍以独特显著的疗效深得群众的信赖，成为继承弘扬中医学术理论和临床技能的中坚力量。正是如此，数千年延续使中医药宝库更丰富、更伟大。

2. 流派传承与发展推动中医药事业发展

一方水土养育一方儿女。"半亩方塘一鉴开，天光云影共徘徊。问渠那得清如许？为有源头活水来。"博大精深的中医药学及其各个分科通过流派为载体，将经典的中医学理论和前人精湛的技术，在传承过程中融会贯通、灵活应用、发扬光大，显示了独特疗效，不仅使中医药学得到延续，还造就了人才辈出的境地，使中医药学伟大宝库得到不断充实和丰富，成为推动中医药事业发展的重要路径。如骨伤科，上海在20世纪三四十年代就有八大家之称；河南洛阳白马寺郭氏伤科自清代中期以后的100多年间经久不衰；内科更是流派纷呈，以一代宗师丁甘仁传承并发展的孟河学派更是英才辈出，在中医兴衰存亡之际成为中流砥柱，我国中医药事业的振兴均无不与流派的传承密切相连。薪火相传，继往开来，时至今日，中医流派依然在民众中广有影响，传承并弘扬其学术思想及其独特技术，推动了中医药事业的发展。

三、流派传承与学科建设互动，开拓中医药事业继承创新的新思路

1. 传承基因，保护生态，不辱使命

以我们石氏伤科为例，石筱山先生是龙华医院伤科创建者、第一任科主任，石氏伤科第三代传人、学术的主要奠基者和开拓者，20世纪30年代起偕同胞弟幼山先生将石氏伤科流派进一步发扬光大。筱山先生提出理伤应"以气为主，以血为先"的精辟论断，突破了自唐代以来一贯执守的"损伤一证专从血论"的固有观点，全面发展并完善了中医伤科内伤学说，从病因病机、辨证施治、理法方药等方面作了系统的阐述，并指出："在祖国的伤科中，并不是专治骨折和脱臼，另外还有人民群众所熟悉的内伤，所以人民群众不把'伤科'单称作'骨科'，而一定要叫伤科，就因为还有内伤的因素包括在内。"根据《正骨心法要旨》的启迪，筱山先生总结了"内伤分部论治"的经验及系列方药，尤其是头部脑震伤的治疗效果显著，直至今日仍为

临床沿用。提出理伤要“防治兼邪，尤重痰湿”的观点，显著提高了伤科疑难重症的辨证施治水平。将家传武术功夫与手法和药物内外治疗相结合，创造了独具特色的骨折脱位整复手法及调治内伤外损系列经验方和著名的石氏膏药、敷药，并全部捐赠给国家[6-7]。主持编写了第一二版全国统编教材《中医伤科学》，并将内伤列为独立一章，成为伤科五大疾病（骨折、脱位、筋伤、内伤、骨病）之一，为我国当代中医伤科高等教育的发展奠定了新的基础。石筱山先生直系弟子传人目前已逾400余名，遍布海内外，为石氏伤科流派的继承和中医骨伤学科的发展起到了重要的推动作用。

筱山先生是著名的中医临床家、理论家、教育家，我们有幸作为石氏伤科流派的传人，长期深入整理、研究、阐述石氏伤科学术思想和理论体系、独特技术及其临证应用，将这些原生态的优秀成果挖掘、继承。同时深入研究石氏伤科临证经验，并开展基于循证医学的临床评价研究，探索石筱山伤科理论以及学术内涵形成的历史底蕴与渊源。我们还积极引用现代科学知识和技术，以临床为源头，以石氏伤科学术内涵为核心，与时俱进，明确研究方向，深入开展研究，打造当代中医骨伤科应用基础和临床研究高端平台。最近，我们团结全国的石筱山先生门人，在石仰山教授、诸方受教授支持和参与下成立了“石筱山伤科学术研究中心”，建立了石筱山弟子、传人间的全国合作联盟，组成多课题、多中心、多网点、多流派的协同研究，在全国形成网络，促进流派内外合作与交流；并积极开展国际学术交流，建立较为稳固的国际合作点与合作中心，继续推动石氏伤科走向海外，从而发扬石氏伤科流派的学术优势和传统特色，丰富骨伤学科的内涵建设，旨在为我国中医药事业作出更大贡献。

2. 聚焦目标，双向转化，在继承中探索创新，在创新中深度继承

筱山先生是石氏伤科流派学术思想和优势技术的主要开创者和奠基者，53年前他创立了龙华医院伤科并亲自担任第一任主任，经过多年的培育和几代人的努力，龙华医院伤科早在20世纪60年代就成为全国著名的石氏伤科临床基地。近10多年来，我们的研究思路是源于石氏伤科流派，弘扬流派的特色和优势，聚焦阶段的研究目标，结合现代科学开展临床和基础研究，探索规律并形成成果，将研究成果再转化到临床，提高疗效，从而促进了流派传承创新和学科建设发展，进一步显示了中医药的特色和优势。

我们体会到中医是以临床为核心的一门经验医学，长期以来始终以临证为基础，反复循环发展，虽然也有螺旋式上升，但其基本模式没有改变，这是限于历史条件。目前国家有良好的经济基础，现代生命科学高速发展，不仅有较好的开展基础理论研究的条件，也有许多临床研究的新模式。我们必须在以临床为继承基础的同时，适当地向基础研究进行转化，在基础研究取得成果后也必须及时向临床转化[8]。西医来自实验医学，目前强调向临床转化正成为热点，中医和西医不同，我们强调在中医走向世界、让世界和中医接轨中实现双向转化。

随着社会人口老龄化以及慢性劳损的增加，慢性筋骨病已成为影响人类健康及生活质量的重要因素，它具有危害性大、患病率高、手术率高、复发率高等“一大三高”的特点，成为医学界普遍关注的医学难题和严重危害人类健康的重大疑难疾病。我们在原有发展的基础上，根据国家要建设“健康社会”的战略思想和当今骨伤科疾病发展需求，结合石氏伤科流派特色和优势，将研究目标聚焦在中医药防治慢性筋骨病方面，经过多年的研究形成了“气血为纲、痰瘀兼祛、筋骨并重、内外兼顾、脏腑同治、重在肝脾肾”的思路与方法[9]。针对目前骨伤科疾病研究的热点和难点，开展了3个主要从事中医药防治脊柱疾病理论与技术研究、中医药防治骨与关节疾病理论与技术研究以及慢性筋骨病气血、藏象理论的基础研究。通过开展临床与基础的系列研究，初步取得了一些研究成果，彰显了中医药防治慢性筋骨病的疗效和优势[10]。诸如在椎间盘疾病的研究中形成了“调和气血法”的临床指导原则[11]，建立了“病证结合、分型论治”的临床规范化方案；在此基础上研制了治疗神经根型颈椎病的新药“芪麝丸”，目前正在开展随机、双盲、安慰剂对照的4期临床试验。同时通过建立各种动物模型开展了椎间盘的基础研究，发现椎间盘退变的三期变化，认为中医药在早期可以改善微循环，中期可以抑制炎症反应，晚期可以缓解细胞凋亡[12-14]。同时我们提出了“恢复脊柱平衡”预防与治疗学观点，延伸石氏伤科学术理念，发展成为“调和气血、动静结合、筋骨并重”防治慢性筋骨病的技术特色。在继承石筱山、王子平伤科学术思想的基础上形成了“脊柱平衡”疗法的规范化技术方案,防治特发性脊柱侧凸症的脊柱平衡手法和导引术,防治颈腰椎疾病的整颈、腰三步九法及施氏十二字养生功[15],这些技术目前正作为中医药适宜技术在全国推广。

3. 继往开来,生生不息,育才为本

学科的建设和流派的发展都要求进行高水平、高层次人才培养,才能做到流派兴旺、学科发展。我们在人才培养中探索出"引路、铺路、养路"的模式,教学相长,师生互补,学生因老师而成长,老师因学生而光荣,在学历、经历、资历培养中注重人格塑造,建设顶尖、体壮、基实模式的金字塔型学术团队,培养出一批优秀的中医药人才,形成了四代同堂的石氏伤科传承团队。

4. 取势、明道、优术是流派传承、学科发展的永恒主题

"势"是大的发展趋势和国家、社会需求,取势就是要求我们能够审时度势,因势利导,顺势而为。"道"是理念、规律、原则,明道就是加强中国文化和中医理论研修,借鉴现代生命科学基本理论和知识,以中国传统文化为底蕴,在中医学理论体系指引下,全面、系统地领悟和把握"生长壮老已"的生命规律,弘扬岐黄之大道。"术"是能力,能力是知识、策略、方法和经验的集合体,优术即探索和积累实用的策略,不断完善方法,积淀适合于自己和专业的经验。取势,远见也;明道,真知也;优术,实效也。因此"取势、明道、优术"是流派传承、学科建设进而推进中医药事业发展的永恒主题。

我们在流派传承和学科建设中始终将两者互相结合、互相给力。流派传承为学科建设开拓深度,学科建设为流派传承提升高度,并且为培养复合型人才创造条件。在这一过程中,我们十分注意做到传承始终在流派基因(特色、优势)的保护和表达上下功夫,学科建设要营造流派的生态环境,弘扬流派特色和优势是中医学科建设的历史使命。我们应在保存"基因"、保护"原生态"思想指导下,秉承"坚持继承,深度挖掘;保存传统,弘扬特色;努力创新,彰显优势;团结门人,开放包容;与时俱进,共谋发展"的思路指导下,进一步推动流派的学术理论体系、独特的医疗技术与丰富的临床经验研究,促进学科交流并弘扬光大,使得流派代代相传。

脊柱病学的历史与发展

施　杞　王拥军

一、脊柱病的定义和分类

1. 脊柱病的定义

脊柱病是由于先天性、退行性、炎症性、外伤性等损害，导致脊柱本身及其椎体、椎间盘、脊髓、神经根和附件结构受损而引起的疾病。脊柱，习惯上称它为“脊梁骨”，它由颈椎、胸椎、腰椎和骶椎组成，具有运动、支撑人体、吸收震荡、保护脊髓、保护胸腔、腹腔内脏器等作用。

2. 脊柱病的临床分类

脊柱病在临床上可分为以下几类：① 先天性或发育性脊柱侧弯与畸形（寰枕部畸形、短颈畸形综合征、颈肋综合征）；② 脊柱退行性疾患（颈椎病、腰椎间盘突出症、颈腰综合征、慢性腰背痛等）；③ 椎管狭窄症（颈椎管狭窄症、胸椎管狭窄症、腰椎管狭窄症、韧带骨化）；④ 脊柱滑脱症（椎体滑脱症、椎弓狭部不连）；⑤ 脊柱失稳症（外伤性、退变性、医源性、病理性、先天性）；⑥ 脊柱创伤（椎体及附件骨折、脊柱关节脱位等）；⑦ 脊髓、神经根损伤（急性损伤、慢性损伤等）；⑧ 脊柱肿瘤（脊柱良性肿瘤、脊柱原发性恶性肿瘤、脊柱骨转移性肿瘤、脊髓肿瘤等）；⑨ 脊柱感染（炎症性、结核性）；⑩ 脊柱风湿、类风湿性疾病、强直性脊柱炎等；⑪ 椎体骨质疏松症（原发性、继发性）；⑫ 脊柱相关性疾病（脊柱关节病、髋关节疾病、骶髂关节病等）；⑬ 脊柱相关软组织疾病（落枕、颈部扭挫伤、腰部扭挫伤、第 3 腰椎横突综合征、梨状肌综合征、颈腰部韧带损伤、前斜角肌综合征）；⑭ 尾椎、骶椎疾病。可见，脊柱疾病既有常见病与多发病，也有疑难重病（如脊髓型颈椎病、脊髓神经损伤、脊柱肿瘤等）。脊柱病轻者头颈、肩臂、腰腿疼痛，重者发生不完全或完全瘫痪。一些脊柱病患者还可以合并产生脑缺血性萎缩、血压异常、冠心病、胃肠功能紊乱等疾病。

二、脊柱病的历史沿革

首次记录颈椎外伤后瘫痪的是埃及的古老外科学文章 *The Edwin Smith Papyrus*，写于公元前 2686～前 2613 年[1]。1817 年，JamesParkinson[2] 描述了颈椎神经受压的病例，这是近代对颈椎病症状表现最早的记载。1824 年，Ollivier[3] 描述了椎间盘突出是产生慢性脊髓受压的原因，意识到颈部椎间盘的退变可以产生临床症状。1892 年 10 月 24 日，Horsely[4] 对一个 20 岁的建筑工人的第 6 颈椎椎板进行减压手术，这是世界上公认的首例颈椎椎板切除术，奠定了脊柱外科的手术治疗基础。1952 年，Brain 等[5] 研究了 45 例颈椎病病例，将颈椎间盘退行性改变以及所导致的脊髓、神经根或血管受压引起的相关临床症状，称之为颈椎病。1954 年 Pallisc 等[6] 通过大样本人口调查发现，50 岁以后 50%人群有颈椎病，65 岁以后达到 75%。1952 年，Kellgren 等[7] 调查了英国一个居民社区，通过 X 线观察到年龄超过 55 岁的人，82%有颈椎病的改变。20 世纪脊柱外科影像学第 1 次飞跃是 CT 的出现，从 Oldendorf（1961 年）到 Hounsfield（1973 年），经历了由基础理论研究到技术的完善。MRI 在骨科的应用成为影像学第 2 次飞跃。未来影像学成像技术最大可能是采用与全球定位系统相似的技术,能提供准确部位的随时信息。

根据海军军医大学附属长征医院和全军骨科研究所统计,具有手术指征的脊柱病患者仅占该类就诊患者的 5%左右,在整个脊柱病群体中所占比例更低。非手术治疗颈椎病方法很多,西药治疗主要采用激素类、非甾体类消炎镇痛药物和一些扩张血管药。这些药物在脊柱病急性发作期有一定的疗效,但往往因其毒副作用大而让患者视为畏途。传统中医药可以通过中药内服、外敷、针灸、推拿、牵引、导引按摩等方法治疗绝大多数脊柱病患者。这些治疗方法有 5 大优势:有效性、多样性、可补性、预防性、持续性,即中医药可以治愈或缓解脊柱病的临床症状,有效的治疗手段较多,可以在手术治疗失败时进行补救,在治疗过程中多从气血、脏腑、经络及痹、痿证等方面进行辨证施治,可以抑制椎间盘退变,寓防于治,使预防、治疗和康复统一于一体[8]。

三、脊柱病的诊断和治疗

中医学关于脊柱病的论述,见于"痹症""痉证""痿证""头痛""眩晕""项强""颈筋急""颈肩痛""腰腿痛""腰背痛"等条目。中医药防治脊柱病的研究,具有重要的理论和实践意义。我们通过对临床大量脊柱病病例的观察,总结出脊柱病有 5 个特性,即发病的普遍性、症状的多元性、病机的复杂性、对健康的危害性和中医治疗的优越性。在临床上可以通过推拿手法、导引按摩、医疗体操、物理疗法、中药内服、外敷等方法治疗脊柱病。中医药综合治疗脊柱病具有安全、有效的优势,适合于大多数患者。

我们自 20 世纪 70 年代起就把颈椎病、腰椎病的防治列为科室日常特色业务内容之一。结合现代医学理论和技术对这些疾病的病因、病理、治疗、预防等多个环节进行探索研究,形成了具有中医特色、在国内领先的中医药防治脊柱病的研究方向。提出治疗脊柱病"以气为主,以血为先,痰瘀兼顾,肝脾肾同治"的中医辨证论治理论,以"益气化瘀补肾"为治疗法则,创立了多个治疗脊柱病的临床经验方。近 10 年治疗万余名各型颈椎病患者,总有效率在 95%以上。并录制了颈肩保健操,撰写了 3 本科普读物,创立的"施氏养生保健功""施氏三步九法""脊柱侧弯体疗操"已经广泛地应用于脊柱病的预防和治疗,并有计划地推广到社区。在系列临床和实验研究的基础上,先后提出了"急性和慢性咽喉炎也是颈椎病的发病因素""动力失衡为先,静力失衡为主""三辨五型""扶正祛邪""防治结合,标本兼顾"等脊柱病病因、病机、治疗和预防的新观点,对非手术和手术后康复治疗有指导意义,发展了中医脊椎病的治疗学和预防思想[8-10]。

1. 颈椎病的诊断与治疗[11-12]

颈椎病是因颈部椎间盘退行性改变并因劳损或感受风寒湿邪(包括咽喉部感染)加重退变,导致颈部动静力平衡失调,产生椎间盘突出(或膨出)、韧带钙化、骨质增生、从而刺激或压迫颈部肌肉、神经、脊髓、血管而出现的一系列临床症状和体征的综合征。颈椎病的临床表现十分复杂,如果将各型颈椎病的症状、体征综合起来,则从头胸到腿足,从皮肤到某些内脏器官,都可有异常表现。因为该病往往缠绵难愈,不仅影响颈部神经根、血管、脊髓,而且常常波及脑、心血管、胃肠道等组织器官。最常见的临床表现为:头痛、眩晕、咽痛、颈项肩痛、胸痛或胸部裹束感、肢体疼痛、肢体肿胀、肢体麻木、胃脘不适、心悸多汗、步态失稳、二便失常等。该病往往缠绵难愈,症状呈多元化,不仅长期折磨患者本人,也给整个家庭、社会带来沉重的经济负担,是影响人类健康的重要因素之一。已有专家预测,至 21 世纪中期,在整个脊柱病的临床与基础研究方面,颈椎病将取代以体力劳动为主要诱因的腰腿痛而成为主要研究对象。

导致颈椎病的原因很多,归纳起来,主要有自然退变、慢性劳损、长期姿势不良、工作职业特点等 4 个方面。根据颈椎病的表现,一般将颈椎病分为颈型、神经根型、脊髓型、椎动脉型和交感型。颈型、神经根型和脊髓型发生率更高些。

(1) 颈型颈椎病

① 风寒痹阻类。颈项部疼痛、板滞,肌肉痉挛,甚至僵硬,转颈困难,为这一类型的特征性表现,并同时有颈椎病的其他症状表现。这是因为患者感受风寒之后,造成经络阻塞,气血失和而为病。辨证为风寒

阻络、营卫失和。治则为疏风通络，和营解肌。处方用葛根汤为主加减。② 痰瘀化火类。表现为咽喉肿痛，颈项板滞疼痛。这是由于营卫失和，气滞血瘀以后，痰瘀互结，郁而化火所致。辨证为瘀阻气滞，痰瘀化火。治则为益气和营，养阴清咽。处方用益气和营清咽汤。

(2) 神经根型颈椎病

① 瘀血痹阻类。颈肩臂疼痛麻木，以痛为重，多有感受风寒史，往往久治不愈，疼痛难忍，夜间尤甚。苔细腻，舌质紫，脉弦紧。辨证为气血痹阻，经络不遂。治则为祛瘀通络，蠲痹止痛。处方用身痛通瘀汤加减。② 气虚血瘀类。颈项肩臂以麻为主。临床上多见皮肤干燥不泽，心烦痞闷，面色不华，倦怠少气，舌质紫暗，脉弦细或细涩。辨证为气虚血瘀，筋脉失养。治则为补益气血，活血通络。处方用补阳还五汤加减。③ 脾肾亏虚类。患肢乏力，肌肉萎缩，也有颈肩臂疼痛麻木。肌肉萎缩较多见的部位是手部的大小鱼际肌。其颈痛麻木，掣引肢臂。舌质暗，脉沉细。辨证为脾肾亏虚，气血不和。治则为补益气血，涵养脾肾。处方用补中益气丸合十全大补汤加减。

(3) 脊髓型颈椎病

① 肝肾两亏类(痉证)。下肢筋脉拘急，行动不利，两肢乏力，容易跌跤，持物落下，肢体活动不灵活，上肢麻木，颈项僵硬，转侧不利。舌苔薄、舌质淡、体胖、有齿纹、脉细或细滑。辨证为脾肾两亏，阴血亏虚。治则为调养脾肾，补益阴血。处方用左归丸合归脾汤加减。② 腑浊内阻类(痉证)。筋脉强直，小便涩短或排出困难，大便秘结，肢体水肿，腹胀腹满。其颈项疼痛，表现为强直，肢体僵硬，肌张力增高明显。舌质紫，脉弦滑。辨证为浊水闭阻，腑实内聚。治则为宣肺利水，通腑解痉。处方用葶苈大枣泻肺汤合大承气汤加减。③ 肾虚痰滞类(痿证)。颈项腰膝酸软，四肢不举，筋脉弛缓，肌肉萎缩，下肢痿废，肌力下降，肌张力下降明显，部分患者阳痿遗精，小便滴沥不禁，语言含糊不利，头重欲睡，或泛恶胸闷。苔薄腻或腻，质淡体胖，脉细滑。辨证为肾精亏虚，痰滞于内。治则为补益肾精，化痰清上。处方用地黄饮子加减。④ 脾胃虚弱类(痿证)。肌肉萎缩，抬头困难，严重的病人，每天抬高仅为数小时；神疲纳呆，大便溏薄，关节滑利而呈僵硬，肌力下降，肌张力也下降。辨证为脾胃虚弱，肌肉失养。治则为补养脾胃，益气和营。处方用人参养营汤加减。

(4) 椎动脉型颈椎病

① 痰湿中阻类。眩晕恶心，泛泛欲呕，胸脘痞闷，头重如蒙，四肢乏力，胃纳不佳。苔白厚腻，脉濡滑。辨证为脾失健运，痰浊中阻。治则为健脾燥湿，熄风化痰。处方用半夏白术天麻汤加减。② 痰瘀互结类。眩晕，头痛，颈项肩臂四肢重着麻木，甚则挛缩刺痛。苔腻，脉细弦。辨证为气滞血瘀，痰瘀互结。治则为活血理气，逐瘀化痰。处方用血府逐瘀汤加减。③ 湿热内扰类。虚烦不眠，眩晕心悸，痰多泛恶呃逆，颈项酸楚不舒。苔薄黄腻，脉细滑。辨证为胆虚痰热，湿热内扰。治则为清胆化痰，理气和胃。处方用温胆汤加减。④ 气血亏虚类。颈项疼痛酸楚缠绵，头晕目眩，面色白或不华，心悸气短，倦怠神疲，纳呆食少便溏，肌肤动，肢体麻木。舌质淡红，脉沉细。常伴有血压偏低。辨证为气血亏虚，中气不固。治则为益气养血，提升清阳。处方用益气聪明汤加减。

(5) 交感型颈椎病

① 肝阳偏亢类。颈项疼痛，头痛眩晕，血压增高，耳鸣目涩，多梦失寐，听力下降。舌红，脉弦细。辨证为阴津不足，肝阳偏亢。治则为养阴通络，平肝潜阳。处方用天麻钩藤饮加减。② 血虚精亏类。头晕，耳鸣，肢体麻木，手足皮温下降，畏寒，自汗。辨证为阳气虚乏，精血亏损。治则为温阳益气，养血填精。处方用补中益气汤加减。③ 痰湿内阻类。颈项板滞疼痛，头晕头重如蒙裹，胃脘不适，胸腹、胃脘均有痞胀满闷之感觉，恶心泛泛欲吐，四肢乏力。舌苔厚腻，甚者有垢，脉滑濡。辨证为脾虚湿困，痰湿中阻。治则为健脾畅中，祛湿化痰。处方用香砂六君丸加减。④ 心阳痹阻类。颈项板滞疼痛牵掣至胸背，其胸痛常常表现为心前区疼痛，并有胸闷气短，肢体沉重，四肢作冷，心率变慢或律不齐。舌苔白或白腻，舌质紫，脉沉弦或紧。辨证为气滞痰瘀，心阳痹阻。治则为温阳散结，行气祛痰。处方用栝蒌薤白白酒汤加减。⑤ 气滞血瘀类。颈项强滞引及胸胁、季肋，胃脘疼痛，有时其痛呈窜痛移动状，不固定于某一处，举肩痛

甚，严重者疼痛如刺。辨证为气滞血瘀，经脉不遂。治则为疏肝行气，活血通络。处方用复元活血汤加减。

颈椎病还有很多非手术治疗方法，如中药外治疗法、推拿和正骨手法、针灸疗法、牵引疗法、理疗、导引等。推拿和正骨手法是治疗颈椎病的常用方法之一。特别需要强调的是，推拿必须由专业医务人员进行。颈椎病手法治疗宜柔和，切忌暴力。椎动脉型、脊髓型患者不宜施用关节整复手法。诊断不明又难以排除椎管内肿瘤等病变者、椎管发育性狭窄者、有脊髓受压症状者、椎体及附件有骨性破坏者、后纵韧带骨化或颈椎畸形者、咽喉颈枕部有急性炎症者、有明显神经官能症者，禁止使用任何正骨手法。牵引疗法必须掌握牵引力的方向、重量和牵引时间这 3 大要素，以保证牵引的最佳治疗效果。乘坐高速汽车等交通工具时，无论有还是没有颈椎病，戴颈围保护都很有必要。导引是巩固疗效、防止复发的重要手段，如"施氏十二字养生功""施氏三步九法"等。

2. 腰椎病的诊断与治疗[12]

腰椎间盘突出症又称腰椎纤维环破裂症或腰椎髓核脱出症。它是腰椎间盘发生退行性变以后，在外力的作用下，纤维环破裂、髓核突出刺激或压迫神经根、血管或脊髓等组织所引起的腰痛，并且以坐骨神经放射性疼痛等症状为特征的一种病变。中医称之为"腰腿痛"或"腰痛连膝"等。据报道腰椎间盘突出症的发病率约占门诊腰腿痛患者的 15%。本病好发于 20～50 岁的青壮年，男多于女，其发病部位以第 4、5 腰椎为最多见，第 5 腰椎、第 1 骶椎 1 次之，第 3、4 腰椎较少见。

（1）病因病机

腰椎间盘突出症病因复杂多样，有风邪、寒邪、湿邪、湿热、痰浊、体虚、肾虚、闪挫、跌仆、劳伤等。风寒湿之邪是引起腰腿痛的一个重要原因，其主要病机为经络阻闭，气血凝滞不通。闪挫坠堕导致血脉凝涩、经络壅滞，令人卒痛不能转侧，而经络阻塞，气血凝结是其主要病机。劳伤肾气说明年岁的增长，劳损及重病可致肾气亏损，发病为腰腿痛。

（2）分型与诊断

依椎间盘突出的位置分为以下 3 型。① 单侧型：临床最多见，突出和神经根的受压仅限于一侧。② 双侧型：突出发生在同一间隙的两侧，患者两下肢症状交替出现，或两侧肢体均有症状，但无马尾神经受压症状。③ 中央型：突出位于中央，直接压迫马尾神经，患者出现大小便障碍及鞍区麻木。典型的腰椎间盘突出症依据病史、临床症状、体征，结合 X 线片及 CT 检查，常可做出诊断。① 中青年人，以男性为主，有外伤、积累性损伤和受寒湿病史。② 反复发作的腰腿痛或单纯腿痛。棘间及椎旁有固定压痛点，并向臀部及下肢放射，因咳嗽喷嚏而加重。③ 腰椎出现侧弯、平腰或后凸畸形，腰部活动受限。④ 患肢肌肉萎缩、受累神经根区的皮肤感觉减退或迟钝，踝及趾背伸力减弱，腱反射减弱或消失。⑤ X 线片无骨关节改变，显示腰椎侧弯、平腰、椎间隙变窄或前窄后宽。⑥ CT 检查到突出物的直接影像。除上述诊断要点外，还应重视临床定位诊断，以了解不同水平的椎间盘突出。据报道临床定位诊断与手术相符者达 80%左右。临床定位诊断通常以疼痛部位、脊旁压痛点、感觉异常区、肌力减退及反射改变作出诊断。腰椎间盘突出症临床尚需与急性腰肌筋膜炎、第 3 腰椎横突综合征、腰椎结核和骶髂关节结核、马尾部肿瘤、腰椎管狭窄症、强直性脊柱炎、梨状肌综合征、慢性腰肌劳损、第 5 腰椎横突肥大、脊柱肿瘤等腰部疾病相鉴别。

（3）辨证论治

① 气滞血瘀类。腰腿疼痛如针刺，疼痛有明确的定位，白天较轻，夜晚加重，腰部板硬，活动受限。舌质紫暗或有瘀斑，脉多弦紧。辨证为气滞血瘀。治则为行气活血，疏通经络。处方用身痛逐瘀汤或舒经活血汤加减。② 寒湿痹阻类。腰腿冷痛，下肢发凉，腰部沉重，转侧不利，受寒及阴雨天加重。舌苔薄白或腻，舌质淡，脉沉紧或濡缓。辨证为寒湿痹阻，经脉不畅。治则为温经散寒，祛湿通络。处方用肾着汤或麻桂温经汤加减。③ 湿热下注类。腰部疼痛，下肢无力，疼痛部位伴有热感，遇热或雨天加重，口渴，小便色黄、量少、次数多。舌苔黄腻，舌质偏红，脉弦数。辨证为湿热下注，经脉失畅。治则为清热利湿，疏经通络。处方用龙胆泻肝汤或加味二妙散加减。④ 气血亏虚类。腰腿酸软无力，劳累后加重，休息后减轻，面色萎黄或苍白，头晕目眩，神疲乏力，食欲不振，睡眠不佳。舌质淡，苔白，脉细弱无力。辨证为气血亏虚，

经脉失养。治则为补养气血，疏通经脉。处方用八珍汤或补中益气汤加减。⑤ 肝肾亏虚类。腰部酸痛，腿膝乏力，劳累后明显，平躺休息后则减轻。偏阳虚者，面色苍白，手足不温，精神疲惫，腰腿发凉，或有阳痿、早泄，妇女带下清稀，舌质淡，脉沉细。偏阴虚者，咽干口渴，面色潮红，倦怠乏力，心烦失眠，多梦或有遗精，妇女带下色黄味臭，舌红，少苔，脉弦细数。辨证为肝肾不足，经脉失养。治则为补益肝肾。偏阳虚宜温补肝肾，充养精髓；偏阴虚宜滋阴补肾，柔肝益精。处方用三痹汤加减。偏阳虚可用右归饮或肾气丸加减；偏阴虚可用左归饮或知柏地黄丸加减。

对腰椎间盘突出症的治疗主要是综合治疗，除中药内服外，还可外敷，配合针灸、推拿手法、牵引、理疗等方法。急性期患者应严格卧床 3 周。按摩推拿前后亦应卧床休息，推拿后一般卧床 3 周使损伤组织修复。症状基本消失后，可在腰围保护下起床活动。疼痛减轻后，应开始锻炼腰背肌，以巩固疗效。一般经严格的非手术治疗 3~6 个月无效者，可考虑手术治疗。

四、脊柱病的研究进展

上海中医药大学、上海市中医药研究院脊柱病研究所运用中医药理论和现代医学技术，深入开展中医和中西医结合防治脊柱病的研究，形成了中医药防治颈椎病、腰椎间盘突出症、慢性脊髓损伤、椎体骨质疏松症等一批具有中医特色、在国内领先的研究方向。

1. 颈椎病危险因素的临床流行病学调查[13-14]

我们在进行颈椎病病例对照的研究中，调查研究了颈椎病的 14 类 26 项危险因素，经单因素分析和多元 Logistic 回归分析，按相关度大小，观察到与颈椎病有关的危险因素有 10 项：即工作环境的风寒湿、吸烟史、吸烟年龄大小、吸烟量、卧高硬枕、急性和慢性咽喉部感染史、慢性咽喉部感染的时间与程度、每日平均低头工作超过 4 h。结合临床验证和局部解剖学研究，提出“急慢性咽喉部感染也是颈椎病致病因素”的学术观点。说明临床上应该重视急慢性咽喉感染的预防和治疗，同时大力提倡戒烟，避免风寒湿等外邪，改变卧高硬枕及长期低头等生活、工作习惯，从而不断提高颈椎病的预防水平，降低其患病率。

2. 动、静力失衡性颈椎间盘退变模型的建立[15-16]

以椎间盘退变研究为中心，首次建立动、静力失衡性大鼠颈椎间盘退变模型。证实颈部力学失衡可导致颈椎间盘退变，退变椎间盘中炎症介质水平明显升高，胶原酶活性增强，细胞外基质降解，细胞不断凋亡。提出并证实了“动力失衡为先，静力失衡为主”的颈椎病病机学说。骨骼和韧带维持关节稳定和平衡的作用称为静力平衡，肌肉维持该作用称为动力平衡。通过各种非手术疗法恢复颈椎的动力平衡，纠正或补偿静力平衡，延缓椎间盘退变，重建颈椎力学平衡系统，从而防止颈椎病的发生与发展。该理论为各种非手术疗法（中药、针灸、理疗、牵引、推拿等）防治脊柱病以及指导术后康复医疗提供了理论依据。该模型先后被香港大学医学院骨科学系、全军骨科研究所成功地重复验证。

3. 风寒湿痹证型颈椎病动物模型的建立[17-18]

根据《素问·痹论篇》“风寒湿三气杂至，合而为痹”的理论，模拟自然界风寒湿邪刺激，发现风寒湿邪刺激可以诱导并加重颈椎间盘退变，从而建立了符合中医风寒湿痹证的颈椎病动物模型，该模型进一步验证了“动力失衡为先，静力失衡为主”的颈椎病病机学说，也符合中药新药开发研究要求。将中医“痹证”理论引入颈椎病的实验研究中，提出了“痹证型颈椎病”的概念，即通过风寒湿长期刺激，可以导致颈部肌肉痉挛、缺血，进而导致颈椎间盘退变，压迫或刺激脊髓、神经根、血管等组织，产生临床症状。

4. 对椎间盘退变机制的认识[19-22]

证实营养供应障碍是椎间盘退变的始动因素，第 1 次报道椎间盘软骨终板钙化层与非钙化层的研究，进一步揭示了椎间盘营养供应通路的结构与功能。提出并证实椎间盘退变的实质是椎间盘细胞外基质降解和细胞内外信号转导降低导致的椎间盘细胞凋亡。发现并证实椎体骨赘形成的新机制，即椎间盘软骨终板外周不断增殖，在椎体边缘形成软骨骨赘，再经软骨内化骨形成骨赘。遵循中医药气血理论组方遣药，率先提出并证实"气虚血瘀、本虚标实"是椎间盘退变重要的病理基础，确立"益气化瘀补肾，标本兼顾"治疗颈椎病的治则。证实"益气化瘀补肾方"可以增加椎间盘营养供应，抑制炎性物质释放，降低局部免疫反应，延缓椎间盘细胞凋亡，调控椎间盘细胞内外信号转导过程，形成治疗颈椎病和腰椎间盘突出症的新方法。

中医学对颈椎病的认识

王拥军　施　杞　周重建　刘　梅　周　泉　胡志俊

中医学强调辨证论治和整体观念，与颈椎病相应的描述，散见于“痹证”“项强”“头痛”“眩晕”“颈筋急”“颈肩痛”等条目之下，这些疾病的论述与现代颈椎病的病因、症候描述较为相似。文章从中医学中有关颈椎病发病机制的痹证理论、气血脏腑理论、经络理论等方面进行归纳分析。

一、颈椎病与风寒湿痹证的关系

1. 关于“痹”的含义

有关痹的含义，《华佗中藏经》中注释为“闭也”。郑玄在《易通注》解释为：“气不达为病。”故从其广义来说，凡是一切闭阻不通的疾病，都可称为痹病。《素问・调经论》说：“寒湿之中人也，皮肤不收，肌肉坚紧，荣血泣，卫气去，故曰虚。”颈椎病患者的血流变异常似与“痹……在于脉则血凝而不流”“荣血泣”等有关。文献一般指人身筋骨皮肉挛痛、重着、酸麻等病症为痹[1-4]。

2. 风寒湿与痹证

中医学理论认为，风为百病之长，风邪伤人可致太阳经俞不利，营卫失和，从而出现颈项强硬等症状；寒为阴邪，易伤阳气，阳气受伤，气脉不通，不通则痛，表现为疼痛，寒主收引，寒凝气滞，筋失所养，则可见肌肉挛缩；湿邪重着，其性黏腻。

《黄帝内经・痹论篇》：“风寒湿三气杂至，合而为痹也，其风气盛者为行痹，寒气盛者为痛痹，湿气盛者为著痹。”这段话明确指出了痹证的病因是“风寒湿”。《诸病源候论》：“由体虚，腠理开，风邪在于筋故也。邪客关机，则使筋挛；邪客足太阳之络，令人肩背拘急也。”说明痹证的发生是由于体质虚弱，卫外不固，风寒之邪侵入太阳经络而致。这是颈椎病早期的主要病机和表现。《古今医鉴》：“病臂病为风寒湿所搏，有血虚作臂背痛，盖血不荣筋故也，因湿臂痛，因痰饮流入四肢，令人肩背酸，两手软痹。”阐述了造成臂痛的三种病因，即风寒、血虚和寒湿。《素问・至真要大论》：“诸痉项强，皆属于湿”“湿淫所胜……病冲头痛，目似脱，项似拔，腰似折，髀不可以回，如结，如裂”。张景岳在《类经图翼》“凡人肩冷臂痛者，每遇风寒，肩膀上多冷，或日需热手抚摩，夜须多被拥盖，庶可支持”，强调了风寒湿对痹证的影响。

《素问・逆调论》：“骨痹，是人当挛节也。人之肉苛者，虽近衣絮，犹留者也，是谓何疾？曰：荣气虚，卫气实也，荣气虚则不仁，卫气虚则不用，荣卫俱虚，则不仁不用，肉如故也，人身与志不相有，曰死。”这是有关运动系统功能障碍、肢体麻木、感觉减退的描述，与现代脊髓型颈椎病的表现十分类似，其中“肉苛”是指肌肉麻木；“不仁”是指不知痛痒寒热；“不用”是指肢体运动障碍；“肉如故”是指肌肉虽然完好，但已

基金项目：国家自然科学基金重点项目（30330700）；国家自然科学基金面上项目（39970917）；上海市基础研究重点项目（03JC14067）。

经不仁不用，人的意志不能指挥它了。《伤寒论》："太阳病，项背强几几，桂枝加葛根汤主之。""项背强几几"就是风寒湿导致颈背部肌肉酸重的感觉。《张氏医通》对颈肩痛则采用分而治之的方法："肩背痛，背强，腰似拆，项似拨，此足太阳经气不行也，羌活胜湿汤。湿热相搏，肩背沉重而疼，当归拈痛汤。肩背一片冷痛，背旅疼痛，此有痰积也。有因寒饮伏者，近效附子白术汤，或观书对弈而致肩背痛等，补中益气汤加羌防。"这是辨证治疗颈椎病最为详细的记载。

二、颈椎病与气血、阴阳的关系

《素问·调经论》说："人之所有者，血与气耳。"明代龚廷贤在《寿世保元》总结说："生之初，具此阴阳，则亦具此气血；所以得全生命者，气与血也；血气者，人身之根本也。"血气不和，百病乃变化而生。"血之在身，随气而行，常无停积"，颈椎损伤后，"血行失度，随损伤之处而停积"，所以"时损痛也"；"积劳受损，经脉之气不及贯串"，引起气虚血瘀，是劳损内伤本虚标实证候的原因。瘀血阻脉，不通则痛；瘀血之不除，新血不可生，气虚无援，血运不畅，荣养失职，引起了不荣则痛和肢麻等症状[2,4]。

《灵枢·百病始生》也说："风雨寒热，不得虚，邪不能独伤人""此必因虚邪之风，与其身形，两虚相得，乃客其行"。清代叶天士《临症指南医案》"平昔操持，有劳无逸，阳气大泄"，清代胡廷光《伤科汇纂》"无形之伤"，也指此类证患。《中藏经第十九》："劳者，劳于神气也，伤者，伤于形容也。"《素问·上古天真论》说："年四十而阴气自半"，正气虚弱，从而易感冒风、寒、湿等邪。金代刘完素《伤寒直格论方》："不因一时所伤而病，乃久以渐积，脏腑变动，久衰而病者，是曰因气变动也。"因过度的、长期的劳力，积渐而使体质衰弱，元气损伤，为虚证。临证所见，亦每以中老年患者为多。

对于气虚，《素问·至直要大论》有言："不足补之"，临床常用补气之法来治疗；血瘀应"瘀者行之"，所以我们要祛瘀以生新。清代叶天士指出"久病宜痛任督"，现代医家也认为"病至虚实错杂，依征久治不应，虽无脾肾之证，亦宜调补之"。

薛己《正体类要》所谓"肢体损于外，则气血伤于内，荣卫有所不贯，脏腑由之不和。"正不胜邪，风寒湿邪久留不去，则流注经络、血脉、关节，导致"荣血泣，卫气去"的病理变化，临床多以气滞血瘀、着痹的表现为主。如胸腹闷胀、疼痛、嗳气或矢气、头颈刺痛、面色晦暗、口唇色紫、肌肤甲错等。久之至气血虚衰，出现头晕、头空痛、肢体麻木、活动不利、心悸失眠、视物昏花、排尿便困难、筋节拘挛、吞咽困难等。且往往缠绵不愈，所谓"血气不和，百病乃变化而生"。

颈椎病，不论在脏腑、经络，或在皮内、筋骨都离不开气血；气血之于形体，无处不到。"血行失度，随损伤之处而停积"所以"时损痛也"；"积劳受损，经脉之气不及贯串"，引起气虚血瘀，是劳损内伤本虚标实证候的原因。瘀血阻脉，不通则痛；瘀血之不除，新血不可生，气虚无援，血运不畅，荣养失职，引起了不荣则痛和肢麻等症状。损伤之后气血不和，痰湿每凝滞经络。所谓痰湿乃同出一源也。明代《本草纲目》曾对痰湿产生的病症作了许多描述，如"……入于经络则麻痹疼痛，入于筋骨则头项胸背腰痛，手足牵引隐痛"。

三、颈椎病与脏腑虚实的关系

《素问·调经论》还指出："百病之生，皆有虚实。"颈椎病主要为年老体弱而元阴元阳不足，筋骨之患迁延，或者外力致伤，精气不复，迁延劳损所致的退变性病症，主要发生年龄段在女子"六七"，男子"五八"前后，其时已"三阳脉衰于上，""肾气衰"乃至"太冲脉衰少""督脉衰损"了，所以，从中医的病因病机上说，肾之精气不足也是颈椎病的一个重要原因。年高肝肾不足，筋骨懈惰，引起椎间盘退化，颈部韧带肥厚钙化骨赘增生等病变影响到椎间孔变窄、神经根受压、脊髓和主要血管受压时，即逐渐出现颈椎病的各种症状。局部肢体产生慢性疲劳性损伤，导致气血失和，阳气虚衰不足，卫阳不固，腠理空疏，亦为风寒湿三气杂至，气血凝滞而为痹症的形成创造了致病基础。痹阻遂致气滞血瘀，血脉不通，久之失养，筋脉不荣亦加重了局部病症，形成痰瘀互结[5-6]。

清沈金鳌也总结"百疾之作，由于气血失常"。清代叶天士《临症指南医案》中有"平昔操持，有劳无逸，阳气大泄”之语，即属此类疾病。清代胡廷光在《伤科汇纂》中所说的“无形之伤”，也指此类证患。劳伤是劳损之渐。金朝刘完素在《伤寒直格论方》指出：“不因一时所伤而病，乃久以渐积，脏腑变动，久衰而病者，是曰因气变动也”，多伤及人身之气。因过度的、长期的劳力，积渐而使体质衰弱，元气损伤，为虚证。元气虚损，可使经脉之气不及贯串，气血养筋之功，失其常度，故易见肩背酸痛、肢疲乏力，动作无力等症。

《张氏医通》：“有肾气不循故道，气道挟脊而上，至肩背痛。或观书对弈久坐而致脊背痛者。”这里的观书对弈久坐者易致脊背痛与现代医学认为低头伏案工作者易于发生颈椎病而导致肩背痛的认识是一致的。说明此时已认识到职业、姿势等对颈椎病发病的影响。张仲景《金匮要略方论》中指出：“人年五六十，其病脉大者，痹挟背行……皆因劳得之”，痹挟背行是指肩腰背痹阻而引起的疼痛，是劳损所致肾气不足（脉大）的痹痛，多见于五六十岁的人。

四、颈椎病与经络的关系

颈部的经络循行：中医学的经络学说是在医疗实践中逐步形成并不断充实和发展的。人体的经络系统是气血运行的通道，其中十二经筋是经络学说的主要内容，其内属于藏府，外络于支节，将人体内外连贯起来，成为一个有机的整体。发挥着运行气血、调和阴阳、抗御病邪、反映症候、传导感应、调整虚实的功能。

在颈部走行的这些经脉中，尤以循行于项部的足太阳膀胱经、督脉，手少阳三焦经及足少阳胆经等对颈椎病的影响最大。在颈椎病的发生发展中，往往首先是这些经脉的功能失调，并由此进一步导致脏腑的功能障碍。

根据经络的循行和分布，手足三阳都连系头部，故称“头为诸阳之会”，这些经络亦循行于颈，从而使颈部成为诸经的循行要道。头下肩上部位统称为颈，或指舌骨至胸骨体上缘的部位。手足阳明经，手少阴心经，手太阳小肠经，足少阴肾经，手足少阳经，足厥阴肝经，任脉，阴维脉，阴跷脉等行经颈部。肩上头下之后部为项部，即从枕骨到大椎之间。手足少阳经，足太阳膀胱经，督脉，阳维脉，阳跷脉等行经项部。柱骨为颈椎的统称，手阳明大肠经上出于柱骨之会上、督脉所过之处。

颈部诸经的腧穴与脏腑、经络密切相关。其主要作用为反应病证以协助诊断和接受刺激，防治疾病两方面。如临床上患颈椎病等颈椎局部病变或其他部位病变，均可在颈部腧穴有反应。在颈椎病的病机中有“风寒湿之气杂至，合而为痹”风寒湿邪侵袭颈项部诸经，使经络闭阻，气血运行不畅，或脉络空疏，表现在腧穴的压痛、过敏、肿胀、硬结、凉热感以及皮肤色泽、瘀点、丘疹、脱屑、肌肉的隆起、凹陷等。从而协助诊断。颈部腧穴接受适当的刺激以通其经脉，调其气血，使阴阳归于平衡，脏腑趋于和调，从而达到扶正祛邪的目的[7-9]。

当人体抵抗力下降时，风寒湿外邪乘虚而入，往往首先侵犯太阳经，导致太阳经输不利，卫外不固，营卫失和，出现恶风怕冷、出汗、颈项强痛、腰背酸累、四肢关节疼痛等症状，并可影响督脉，使项背挛急，疼痛加剧，头颈转动受限。这些表现类似《伤寒论》的太阳表证。不同之处在于《伤寒论》的太阳表证以内传为主。而颈椎病则以外传为主，即主要侵犯躯干、四肢的体表经脉、肌肉关节等部位，临床上表现为颈项、肩臂、上肢等部位疼痛、僵硬，并有项部转动不利、肌肤麻木等症状。

风寒湿之所以易于侵袭颈项部，造成颈椎病，是因为颈项部为脑髓之门户，除手厥阴心包经和带脉外，几乎所有十二经脉和奇经八脉都由此通过，因而此处经络分布的密度最高，是联系全身脏腑的一个枢纽。

外因是致病的条件，内因是致病的根据，外因通过内因起作用。颈椎病也不例外，途经颈项的经脉不但循行项背，网络四肢，而且和脏腑密切相关，因而，颈椎病的症状不仅见于项背，四肢，也可内涉脏腑，出现脏腑功能失调的表现[1,9-10]。

关于颈椎病的历史与发展

王拥军　施　杞　贾连顺

颈椎病是颈椎常见疾病。颈椎病是指颈椎间盘的退行性改变，它是一持续存在的自然过程。神经根型颈椎病是指脊神经根内在或外在的病变，脊髓型颈椎病是指脊髓功能障碍。颈椎病的两个主要分型是根性和髓型颈椎病，有时二者症状可交互出现。对颈椎病的认识已经有较长的历史。人类直立行走后，颈椎获得相当的活动度，也承受相当的应力，主要来自头部和躯干，颈椎的活动度可能对退变起加重作用。对颈椎病的正式记载可以追溯到近200年前，随着对该病的不断深入研究，对颈椎病的解剖学基础、生物力学、发病机理、患病率、分型、诊断标准、诊断检查法及其各种非手术和手术方法的适应证、治疗原则和评价逐渐有了比较全面的了解。

一、颈椎相关疾病认识的历史沿革

颈椎损伤和最早记载颈部脊髓损伤导致截瘫的资料是埃及的古老外科文章 *The Edwin Smith Papyrus* 中，它写于公元前2686~前2613年法老王朝期间，是最早描述和治疗头、上肢以及脊髓损伤的资料，记载大约48个病例，最让人感兴趣的病例是处理颈椎脱位和骨折，首次记录了颈椎外伤后瘫痪，3例由于颈椎部脊髓伤而直接死亡，这些记载说明当时对颈椎的解剖和病理基础以及上颈段和下颈段不同的病理过程就有较好的理解。

早在16世纪，Vesalius 描述了椎间盘的解剖结构，尽管这些描述是粗糙的，然而为颈椎的病理解剖铺平了道路。1771年，Monro Portal 已经知道在脊椎生长的过程中椎间盘的功能和脊柱的作用，但是，直到1824年，Ollivier 才描述了椎间盘突出是产生慢性脊髓受压的原因，意识到颈部椎间盘的退变可以产生临床症状。1817年，James Parkinson 描述了颈椎神经受压的病例，该患者颈肩部受到寒湿影响后，出现局部疼痛不适，出现上臂、前臂内缘和手指疼痛，呈持续性刺痛，夜间疼痛加重，并且把这种根性症状归结为风湿病。这是近代对颈椎病症状表现最早的记载。Key 在1838年对此病有了较详细的论述，他认为脊髓的压迫可能是椎间盘的突出，更可能是后纵韧带的增厚，将椎管的直径缩小了将近1/3。之后，Rokitansky（1844年）、Virchow（1857年）、Lushka（1858年）、Leyden（1875年）详细的颈椎解剖描述，绘制与各种综合征的形成以及肌肉风湿病临床表现有关的图片。

1892年10月24日，Horsely 对一个20岁的建筑工人的第6颈椎椎板进行减压手术。术中发现软脊膜和鞘膜粘连，椎体骨质增生压迫脊髓。到11月3日，疼痛明显改善，肌力明显恢复，8个月以后可以行走，到1893年9月这个病人完全恢复正常。这是世界上公认的首例颈椎椎板切除术，减压效果十分明显，奠定了颈椎病的手术治疗基础。之后，Oppenheim 和 Bailey 分别于1909年和1911年报道了骨性关节导致脊髓受压的病例，他们认识到主要的病理改变是不断增生的关节炎使颈部椎间隙不断变窄。

Euiot（1926年）首先描述了脊椎关节病变导致椎间孔狭窄，从而诱发了根性颈椎病。Byron Stookey

(1927 年)报道了颈椎间盘脱出产生的三种综合征,即① 双侧脊髓腹侧受压;② Brown-Sequard 综合征中的单侧脊髓腹侧受压;③ 单纯神经根受压。Peet 和 Echols(1932 年)首先提出有关于颈椎管内"软骨瘤"或"外生骨疣"实际上是椎间盘自身突出的结果,2 例组织形态学证实是髓核脱出。Schmorl(1929 年)描绘了椎间盘突出的解剖和病理变化。Mixter 和 Ayer(1935 年)报道了 34 个椎间盘突出并且已经手术的病人,其中 8 例是颈椎间盘突出。Stookey(1940 年)进一步明确了颈椎间盘源性疾病的发病率,注意到大多数病人是中年女性,平均年龄 53 岁。

Spurling 和 Semmes(1944 年)在 *The Intervertebral Disc* 论著中报道了 12 例颈椎间盘突出的病例,证明中央型突出往往是外伤的结果,并易于产生脊髓压迫,而侧方突出和继发的根性放射痛是椎间盘退变的结果。并声称采用后路手术可以 100%减轻患者的放射性疼痛。他们按致压物来源分类,把颈椎病分为椎间盘突出型、骨赘型及骨关节型。Kahn(1947 年)指出齿状韧带起到固定脊髓的重要作用,同时指出这也是导致脊髓受压的根源,主张后路减压时必须切断齿状韧带。但是,几年后 Reid 证明在颈椎弯曲时脊髓并没有因齿状韧带而受压加重。Brain 等(1948 年)将颈椎病分为 2 类: 急性椎间盘突出往往是由外伤导致;慢性椎间盘突出由骨赘变化引起。他认为急性突出更可能导致根性颈椎病,而慢性改变则更多地导致脊髓压迫。

Bull(1948 年)将颈椎的解剖和颈椎病的退变、相关临床表现和影像学诊断联系起来。他强调了 Luschka 关节的重要性,并指出由颈椎关节骨赘可能导致颈神经根的压迫。Bucy(1948 年)介绍了 4 例中央型突出的椎间盘压迫脊髓的病例,并指出急性椎间盘突出和诸如复杂性脊髓硬化症、侧索硬压症等脊髓本身退变性疾病的不同诊断。他指出通过切开硬脊膜囊以摘除急性突出的椎间盘是有价值的,单一后路椎板减压而不去除突出的椎间盘往往没有满意的结果,认为通过至少 2 个椎体不去除关节突的侧方椎板减压是较理想的方法。

20 世纪 50 年代,对颈椎病的定义和分型有了更加科学的理解。Brain 等(1952 年)研究了 45 例颈椎病病例,再一次证实了急性外伤性损伤与髓核的关系,而慢性颈椎病的产生不仅仅由于髓核突出,而且还有韧带、椎骨和关节的病变。他们还讨论了脊髓前动脉和静脉丛受压的危害性,指出这些血管受压导致受压节段以下脊髓节段功能损害和失调,因此将颈椎间盘退行性改变以及所导致脊髓、神经根或血管受压引起的相关临床症状,称为颈椎病。其中 7 例神经根受压,称为颈椎病性神经根病(cervical spondylotic radiculopathy,CSR);38 例脊髓受压,称为颈椎病性脊髓病(cervical spondylotic myelopathy,CSM)。目前使用的"颈椎病(cervical spondylosis)"所具有的内涵,虽然有一定程度的深化,但仍属于这个概念的范畴。Mair 和 Druckman(1953 年)识到突出的椎间盘压迫脊髓前动脉及其分支是产生脊髓病理变化的直接原因,再一次强调了血供变化对脊髓损伤病理变化的重要性,认为突出的椎间盘对脊髓前动脉的压迫是脊髓损害的主要原因。Frykholm(1951 年)首先对 2 种类型的椎间盘突出进行鉴别: 即髓核膨出型和纤维环脱出型。并根据形状进行分类: ① 大块椎间盘向背侧突出;② 在内部形成钩状突出压迫神经根;③ 椎间盘形成钩状向侧方突出,有压迫椎体动脉的可能性;④ 椎间盘向腹侧部突出。同时,他还指出在根性颈椎病中,神经根的损害主要是根袖纤维化,这种损害是由于硬膜囊和硬膜的根袖硬化造成。O'Connell 在 1955 年描述了颈椎病的 3 个类型: ① 椎管内的椎间盘突出;② 在 1 的基础上伴椎体和关节突的广泛退变;③ 在 2 的基础上,关节的退变与椎间盘突出在同一节段上。

二、脊髓型颈椎病研究的历史沿革

Pallisc、Spillane(1954 年)通过大样本人口调查发现: 50 岁以后 50%有颈椎病,65 岁以后 75%有颈椎病。对脊髓型颈椎病定义为:"进行性的失能,经常行走不稳,伴有短暂的、周期性的功能减弱和感觉障碍。"Charke 和 Robinson(1956 年)描述了脊髓型颈椎病作为独立的临床疾病。他们认识到脊髓型颈椎病继发于椎间盘的急性脱出,指出脊髓型颈椎病发展缓慢,是一种复杂的颈椎病,并且指出不是每个有颈椎病症状的患者都可发展为脊髓型颈椎病。

Wilknson(1960 年)对 17 例尸体进行病理解剖研究,重申颈椎退变的主要病理改变是椎间盘退变,并且对颈椎病所引起的脊髓、神经根的病理变化作了详细描述。Reid 也进行类似的解剖研究工作,发现颈椎的弯曲和伸展在颈椎退变过程是起作用的,在脊椎凸面前侧形成合力,可能是产生脊髓病和放射性痛的重要因素。1964 年,Taylor 注意到同时代 Clark 和 Robinson 对脊髓型颈椎病的定义,感到脊髓型颈椎病的各种症状和体征可能由于间断性的静脉和小动脉侵入脊髓,另外是自身结构的物理性压迫。Lestini 认为导致脊髓型颈椎病发生的主要病理变化是椎管内体积变小,脊髓受压,任何导致上述情况出现的病变均可导致脊髓型颈椎病。几乎所有的因单纯退变导致的脊髓型颈椎病病人(除外后纵韧带骨化的病人)都有不同程度的先天性椎管狭窄。因此,相对正常的人群,这部分病人更容易出现脊髓受压的情况。由于椎管的先天性狭窄,因此即便是正常年龄下相关退变,也可导致脊髓型颈椎病的出现,见于与年龄相关的整个脊椎的退变是脊髓型颈椎病的主要病理现象。

Bernhardt、Law(1993~1995 年)认为椎间盘的退变使其不能承受正常的负荷应力,这导致了一系列相应的病理变化,目前对这些变化所知甚少。椎间盘失去完整的负荷承受能力可引发椎间盘突出和椎间盘变窄。这些变化导致颈椎相应的应力改变,促使软骨终板产生骨赘。进一步的应力改变可导致钩椎关节和关节突关节的关节囊增厚,骨赘生成。椎间隙变窄可导致黄韧带的重叠和增厚。以上病理改变,在每个不同的病人,因不同的生物力学环境而有程度和结构上的差异;例如在某些病人,椎间盘病变较为突出;而在另一些,软骨终板骨赘或钩椎关节病变是主要表现。

脊髓型颈椎病神经损伤的确切病理过程仍有争论。脊髓压迫的影像学表现不能反映脊髓的病理状态,单纯依靠影像学检查不可能确定神经功能的情况。脊髓受压到脊髓病变,其间脊髓将发生一系列病理改变。脊髓受压的程度和缓急将影响脊髓神经功能的恢复能力。由突然的外伤和急性的椎间盘突出导致的脊髓压迫,没有时间缓冲,更容易出现神经功能的病变。反过来,在渐进的退变过程中,显著的脊髓压迫可以不表现症状。在这种情况下,神经功能病变表现不明显,或是脊髓逐渐适应外力压迫,而没有表现为突然的神经病变。在正常椎管的适应范围内,一个微小的损伤不会引起脊髓的急剧病变。Hukuda、Ito、Levine 认为是由于神经元受压导致的神经介质丢失,而另外一些人认为主要原因是局部神经元血流变化而引起的缺血。一般认为,两个因素都可引起神经功能障碍,但是有证据表明,有可能是两个因素联合起作用才导致相关的神经功能障碍。

有关该病的自然转归史甚少报道。为数不多的报道中几乎没有发现该病有自限性倾向。该病一般的过程是渐进的、非线性的功能障碍。有些病人可有一个很长稳定期,在此期间病情进展较慢。一些病人病情可以持续恶化,还有一些病人病情呈台阶样改变,即病情稳定一段时间后,进一步恶化。

脊髓型颈椎病致病因素多样,临床表现也很复杂。相对根性颈椎病,其机理更加错综复杂。颈椎横突、关节囊增生、先天性或获得性椎管狭窄,如运动性狭窄、缺血改变、脊髓缺氧的耐受差异以及椎管形状的畸形等因素,均可成为脊髓型颈椎病的病因。即便是同一节段病变,症状也可表现各异,这是因为灰质和白质损伤的程度不一。不同的神经传导束也可出现不同的病理表现。临床上经常出现的是多节段不同程度的损害,有时是单个节段受累,表现为脊髓的某些特定区域的不完全损害。颈椎痛并非如想象的那样多,而头痛则是脊髓型颈椎病常见的症状,经常位于一侧或两侧的枕部,并经颞部向额部放射。头痛在醒后加重,白天缓解,其机理尚未完全清楚。椎基底动脉症状也可能与脊髓型颈椎病有关。Hutchinson 和 Yates 发现,中立位下一侧或两侧椎动脉会被椎管中央的和关节突关节的骨赘压迫,而出现痉挛或狭窄,头部的旋转可能加重这种情况。

如前所述,脊髓型颈椎病的发病机制是多因素相互作用的结果。单独的感觉异常,可能是前部增生的骨赘或后侧的黄韧带折叠压迫脊髓所致。血管在脊髓型颈椎病发病机制中尚不明确,目前尚未在脊髓前动脉中发现血栓形成。

三、神经根型颈椎病研究的历史沿革

神经根症状可由硬椎间盘突出或软、硬椎间盘突出引起,前一词的含义是指由于神经孔的骨赘(主要由于椎体关节)引起,而后者指髓核突出穿出退变的纤维环,引发急性的根性颈椎病。Stookey 发现突出的髓核可位于神经根的椎间孔内、腹外侧和中线部。位于椎间孔内的神经损伤是三种类型最为常见的,可产生颈肩痛并引起神经分布的皮肤障碍;压迫腹外侧神经主要会出现运动障碍,如力量减弱、失衡及萎缩等症状;位于中线部的压迫通常不会引起神经根的损伤,但可能诱发脊髓型颈椎病。

DePalma、Bohlman 认为在根性颈椎病中,感觉障碍较运动障碍更为多见。最常见的感觉症状是感觉异常、感觉过敏和痛觉过敏。通常不会出现反射和运动障碍。当症状呈急性发作时,疼痛可在一个外伤后突然发作,或是外伤后几小时后发作,疼痛持续几天,疼痛呈刀割样或烧灼样,沿神经走向分布。由于一条脊神经可支配骨、关节、肌肉和血管以及皮肤,因此,虽然可能是一条神经致病,但疼痛可放射到较大区域。当第 5、6、7 神经根受损时,疼痛部位波及胸壁前侧和背部。牵拉神经根可加重根性疼痛,同样,升高胸内压或腹内压,如咳嗽、喷嚏或 Valsalva 手法实验,均可加重疼痛。牵掣痛由刺激软组织的神经末梢引起,往往没有明确的皮肤分区。在椎间盘源性病变中,病人通常有颈项部、肩部和肩胛部的牵掣痛,而无运动、感觉和反射异常。疼痛的产生是由于刺激前后纵韧带和纤维环的窦椎神经纤维引起的,脊神经前根的病变可引起相关肌肉组织的疼痛性痉挛。根性疼痛可随着头部和颈部的姿势而减轻。病人取仰卧、头部略曲位,可减轻疼痛;而头部突然或被动地旋转、侧转、前曲或后伸或者取患侧卧位时,疼痛可加重。患侧神经根的牵引可诱导出症状,而 Davidson 等发现肩部外展可减轻症状,即伸展可以减轻根性症状。无论是后外侧还是椎间孔内的急性椎间盘突出,均可压迫神经根,造成严重的肌肉力量减弱。

四、颈椎病影像学研究的历史沿革

1891 年 Rontgen 发现 X 射线,给颈椎外科带来巨大变化。Horwitz(1940 年)通过 X 线检查研究了一组病人的颈椎退变情况,该组病人共 50 个,均为男性,平均年龄 56 岁,76%的病人有退变改变。Kellgren 和 Lawrence(1952 年)调查了英国一个居民社区,通过 X 线观察到年龄超过 55 岁的人,82%有颈椎病的改变。Pallis 等(1954 年)做了类似的观察,50 个病人平均年龄超过 50 岁,75%的病人有不同程度椎管狭窄导致的颈椎病。但 X 线平片技术对颈椎外科疾病诊断有一定的局限性,椎管内组织结构及病变无法分辨。到 20 世纪初期,首先由 Dandy(1919 年)报道用空气注入椎管内进行颅脑造影。不久,Bingel(1921 年)应用空气造影法诊断腰段脊髓病变。同年,Sicard 及 Forestier 用脂质溶液造影剂代替空气。1931 年 Amell 及 Lidstrom 报道应用 Skiodan 造影剂,1948 年 Lindblom 首先报道椎间盘造影方法。到 20 世纪 70 年代,一种低分子量无离子的碘化物造影剂问世,目前应用的 Omnipaque 即属此类。颈椎病病人有时可出现正常的 X 线平片表现,只是此种情况不多见。通常椎体表现为硬化和骨赘生成。硬化通常见于皮质骨,紧靠椎间盘。如果椎体的其他地方出现斑块硬化,往往提示其他疾病,如骨肉瘤或 Paget 病。颈椎病的皮质骨较少出现侵蚀现象,出现此种情况,往往提示有炎症损伤,如结核或类风湿性关节炎,也有可能是转移性肿瘤。

神经管内的动脉受压可能是脊髓型颈椎病的致病因素之一。在颈椎节段中,椎静脉在相同节段较低的水平进入。临床上可以观察到脊髓型颈椎病的程度与 X 线上椎间孔的压迫程度成正比。Breig(1966 年)发现局部颈动脉或脊髓前动脉穿越脊髓,并且当脊髓变扁时,可使其内的血管变平而减少血流。Hitselberger 和 Witten(1968 年)利用脊髓造影检查患有听神经瘤的病人,该组病人无一例有颈椎或腰椎症状,发现 37%的病人有椎间盘异常。骨赘可在椎间盘周围几乎所有的部位生成。有时骨赘增生严重可改变整个椎体的形态。Wilkinson、Ten 认为骨赘可限制运动,同时可在局部的压力升高情况下,起一定程度上的保护或代偿作用。Wiesel(1984 年)类似的研究是使用 CT 检查腰椎椎间盘病变和椎管狭窄,发现有 36%的假阳性。因此,有典型颈椎病 X 线改变的病人可能没有症状,而有些有症状的病人可能只有轻微的 X 线改变。

颈椎结构改变和临床症状不相符是文献经常报道的一种现象。由于椎管的大小与症状的严重程度不一致,因此 Ogino 认为椎管的原始大小就具有重要临床意义。当椎管大小因骨赘突入而减少时,椎管最小的 AP 值通过上位颈椎后下缘和下位颈椎的棘突基底部。Brain(1948 年)发现 X 线表现和临床症状不相符合，认为X线上的椎间盘退变现象不能提示椎间盘突出。Tapiovaara 和 Heinivaara 研究了一组有症状和无症状病人，发现与症状有关的X线改变是椎体后外侧边缘的改变、椎体关节间的改变和椎间孔的狭窄。上述这种不一致性，很大程度上可以用颈椎椎管的原始大小来解释。Payne 和 Spillane（1954 年）对颈椎椎管狭窄和骨赘形成的发生率进行了分析。Wolf 等（1956 年）测量了 200 例正常人的 $C_3 \sim C_7$的椎管 AP 值，发现平均为 17 mm，在脊髓型颈椎病的病人，下颈段椎管平均矢状径有明显的减小。Payne 和 Spillane（1957 年）测量脊髓型颈椎病病人的 $C_4 \sim C_7$椎管的直径，约比正常标准小 3 mm，发现退变虽然可以造成椎管狭窄，但是如果存在先天的椎管容积狭窄，则更容易导致脊髓型颈椎病。Penning（1962 年）观察到硬膜囊直径在过伸位时较屈曲位时，狭窄了 2～3 mm。Wikin-son 等（1969 年）发现脊髓型颈椎病与X线椎间孔狭窄存在相关性，同时也发现临床症状与预先存在的椎管狭窄有关联，特别是椎管的绝对 AP 直径。他们发现脊髓型颈椎病的压迫病理很少与椎管的前 1/3 有关，虽然此区域与椎体横突很近；而主要与脊髓的后部有关。进一步提出以上情况是骨性椎体的前后面不平，而椎管的横截面呈三角形，向背侧椎板倾斜。推测前面椎体的压力合并椎板或黄韧带对脊髓的背外侧造成最大的压迫，压迫部位包括皮质脊髓束、前角细胞、丘脑脊髓前交叉。这种综合性压迫造成强制瘫痪、上肢无力和失营养，上肢疼痛和温度觉消失等典型的脊髓型颈椎病症状。Nurick（1972 年）根据脊髓型颈椎病患者的步行能力分为 5 级，他也测量到正常男人和女人的椎骨直径分别是 15 mm 和 13. 7 mm。通过脊髓X线摄片研究发现脊髓型颈椎病的脊髓所处空间分别是 11. 3 mm 和 9. 9 mm。Murnoe（1974 年）认为当椎管的矢状径小于 10 mm 时可能会出现脊髓受压情况；如最小直径在 10～13 mm 之间，有可能出现或不出现脊髓症状；如果椎管的直径大于 13 mm，单纯的颈椎改变不是导致脊髓压迫的唯一原因。有时，静态的检查不能得到正确的解释。颈髓压迫的病人在头部姿势改变的情况下，可出现蛛网膜下腔的阻断。在过伸情况下，上位颈椎的后上边缘可在相邻椎体上向前滑动，并轻微突向椎管，可使椎管矢状径减少 1～2 mm。脊髓在过伸位时横径变宽，此种情况可进一步减小椎管的直径。Hayashi 等（1987 年）测量了椎管在静态和动态下的变化，发现无论静态还是动态，椎管大小均随年龄增长而变窄，动态下的改变尤为明显。Pavlov（1987 年）提出椎管矢状径与椎体前后径的比值作为椎管大小的评价标准，这样可以消除X线片的放大误差，正常人该比值为 1，若小于 0. 82 则被认为存在椎管狭窄。Pavlov 比值对指导临床诊断和治疗具有很高的价值。

20 世纪脊柱外科影像学出现 2 次飞跃。第 1 次飞跃是 CT 的出现，从 Oldendorf（1961）到 Hounsfield（1973），由基础理论研究到技术的完善经历了 12 年。1977 年 Hin-shaw 等报道的 MRI 在骨科的应用成为影像学第 2 次飞跃。MRI 对脊柱外科显示出无比的优越性，对小到 1 mm^3的各种椎管内组织均能很清晰地显示出来。近年来 CT 及 MRI 已经用于脊柱外科手术中，术中借助它们使定位更加准确，因此，受到许多学者的重视及采用。CT、MRI 和 SEP 等技术发展，使治疗颈椎病的外科技术有了很大改进，这些手段可以广泛地应用于术前、术中和术后的检查，有利于病人的诊断、鉴别诊断和术中保护及术后康复程度的评价。CT、MRI 不仅可以明确脊髓受压的节段，而且可以明确骨性压迫的程度，从而指导 CSM 的手术治疗，另外，术后 MRI 对手术后减压的评价也有重要价值。MRI 中 T2 加权象表现的脊髓中高密度信号区，曾被认为是不可逆的神经损害征象，但目前还没有得到确证。未来影像学成像技术最大可能是采用与地球定位卫星相似的技术，能提供准确部位的随时信息。未来术中成像的金标准将是真正的随时的动态解剖定位，并能在感兴趣的部位持续较长时间观测，这样，对复杂的颈椎外科手术将更容易操作，也增加了手术安全性。

五、国内颈椎病研究的历史沿革

20 世纪 60 年代初期，国内学者开始了颈椎间盘突出讨论，1961 年北京协和医院王维钧观察 20 例，1963 年王宝华教授、1964 年吴祖尧教授发表有关于颈椎间盘突出症的报告。1981 年，杨克勤教授出版国内第一部《颈椎病》专著。

国内专家论述颈椎病定义基本相同。颈椎病是由于颈椎间盘退行性变，颈椎骨质增生（包括椎间隙狭窄、骨质增生、椎间孔变小、椎间关节增生变）所引起的一系列临床症状的综合征。因颈椎间盘退变本身及其继发性改变刺激或压迫邻近组织，并引起各种症状和或体征者，称为颈椎病。颈椎的骨、关节、椎间盘及椎周软组织遭受损伤（不包括骨折、脱位）或退行性改变，在一定的诱因条件下，发生脊柱关节错位，椎间盘突出，韧带钙化或骨质增生，直接或间接对神经根、椎动静脉、脊髓或交感神经等产生刺激或压迫，引起的临床多种综合征。颈椎病是颈椎椎间盘、颈椎椎体和附件等退变增生，压迫到脊髓、神经根或椎动脉而出现的症状。颈椎的椎间关节（椎间盘、钩椎关节、关节突关节）退变，累及神经（神经根、脊髓、交感神经）、血管（脊前动脉、椎动脉），产生相应的临床表现（症状与体征），称为颈椎病。颈椎病是因颈部椎间盘、骨、关节及韧带退行性改变或因劳损、感受风寒湿邪（包括咽喉部感染）诱发加重退变，导致肌肉、韧带、神经、脊髓、血管遭受刺激或损害而产生的一系列临床症状和体征的综合征。

1984 年 5 月，中华外科杂志编辑委员会和中华骨科杂志编辑委员会在桂林联合召开了“第一届颈椎病专题座谈会”，集中讨论了颈椎病的定义、解剖学基础、发病机理、患病率、分型、诊断标准、诊断检查法及其各种非手术和手术方法的适应证、治疗原则和评价。会上认为“颈椎病”名称并非十分准确，有的学者建议改为“颈椎病综合征”或“颈椎间盘退行性病”，但大多数学者仍主张使用“颈椎病”，其定义初步统一为：“因颈椎间盘退行性病变所致失稳和压迫邻近组织而引起一系列症状和体征者，称为颈椎病。”会上对颈椎病的发病机理进行探讨。对于颈椎病的分型，考虑到颈椎病的发病机理、症状及体征比较复杂，因此最后讨论的分型标准是：颈型、神经根型、脊髓型、椎动脉型、交感神经型和其他型（如食道压迫型等）。一致认为颈椎病的治疗应以非手术疗法为主，手法、牵引、理疗、封闭、颈托、穴位注射、中药内服等方法对颈型、神经根型、交感型和椎动脉型的疗效较好，对脊髓型颈椎病早期也可以采用非手术疗法。当然，施用颈部旋转手法的医生必须像外科手术一样训练，才能掌握好。会上提出手术的原则是在减压的基础上进行自体骨移植，以求得颈椎的稳定。手术治疗的优良率各家报道不同，这可能是各家对病例的选择和疗效评判的标准不一致。

1992 年 10 月，中华外科杂志编辑委员会和解放军医学杂志编辑委员会在青岛联合召开了“第二届颈椎病专题座谈会”，集中讨论了颈椎病的定义、诊断原则、分型、手术治疗和非手术治疗、病情和疗效评价标准。多数代表同意第一次座谈会确定的有关颈椎病的定义的基本内容，确切定义为“颈椎间盘组织退行性改变累及周围组织结构（神经根、脊髓、椎动脉、交感神经等），并出现相应临床表现者为颈椎病，其英文名称为 cervical spondylosis”。在确定颈椎病的诊断时，必须同时具备下列条件：① 具备颈椎病的临床表现；② 影像学检查显示颈椎间盘或椎间关节有退行性改变；③ 影像学征象与临床表现相应。与会代表一致认为第一次座谈会的分型方案仍然适用，仍分为颈型、神经根型、脊髓型、椎动脉型、交感神经型和其他型（主要指食道压迫型）。认为目前颈椎病的手术治疗主要是前路、后路两大类。前路手术的目的是彻底减压、稳定颈椎，手术指征是无椎管狭窄的脊髓型颈椎病，其他各型颈椎病经系统非手术治疗后疗效不巩固或无效者。后路手术的目的是扩大椎管，解除后方脊髓的压迫，同时尽可能减少颈椎后部结构的损伤，适应范围依据：① 椎管中央径与椎体中矢颈的比值小于 0.75 的节段；② 神经系统损害节段；③ 脊髓前、后方受压的节段；④ CT、MRI 所示脊髓受压的节段。在确定是否手术时，应考虑以下原则：① 颈椎手术比较复杂，有一定风险，因此，手术指征应从严掌握；② 手术是以减压与重建稳定性为目的，对于脊髓本身不可逆转的病损没有治疗意义；③ 选择手术时，要考虑患者的职业、年龄、耐受性以及患者及其家属对手术治疗的态度；④ 应根据不同的病情选择适当的手术方式。与会代表讨论了“颈椎病脊髓功能状态评定法（40 分法）”，提出脊髓功能改善率的计算方法为改善分/损失分×100%（其中改善分=术后分-术前分，损失分=40 分-术前分）。这是一次具有广泛代表性和富有成果的学术研讨会，对促进我国颈椎病临床与研究工作的发展具有积极作用。

2002 年 9 月，中国脊柱脊髓杂志、上海长征医院、北医三院、山东省立医院在泰安市联合召开了“第三届颈椎病专题座谈会”，集中讨论了颈椎病的定义、分型、手术治疗方案等方面。多数代表同意第二次座谈会确定的有关颈椎病的基本内容。认识到颈椎的生理退变过程，临床可分为三期：① 功能失常期，颈椎活动幅度增大或减少，易疲劳，影像学无特殊；② 退变失稳期，项肌痉挛、颈痛、头晕等神经症状，功能位照片有水平及角度位移；③ 增生稳定期，颈僵硬，可因增生压迫神经根、脊髓、血管等，出现相应症状，影像学有相应的增生、狭窄等表现。颈椎退变性改变，表现颈椎生理性退变与其他关节相似，也是发生在关节滑膜、软骨（椎间盘、小关节、钩椎关节）及韧带结构，表现为椎间盘收缩、椎间隙变薄、节段间失稳、椎体边缘增生、小关节肥大、颈椎曲度变直甚至后凸。其结果除退变本身产生的颈部僵硬、活动受限外，还可继发压迫神经根、脊髓、椎动脉等结构，产生相应症状。这些改变以承受应力较大的颈椎处最明显。与会学者建议将局限于颈椎退变的本身症状，即颈椎增生引起的颈关节僵硬，颈肌僵硬不适，以及颈、肩、臂的疼痛不适，称为单纯颈椎病；将因退变引起的周围结构改变和出现相应症状的疾病，称之为颈椎病性疾病，如：颈椎病性根痛症、颈椎病性脊髓病等，这些疾病是由颈椎病继发的。前路手术的目的是彻底减压、稳定颈椎，后路手术的目的是扩大椎管，解除后方脊髓的压迫。展望未来，认识到随着我国人口老龄化进程的加快，颈椎退变性疾患的发病率必将不断提高，颈椎外科学界的任务更加艰巨，如何进一步推进颈椎疾患的基础研究，积极预防颈椎疾患的发生；如何进一步探索各种行之有效的非手术治疗方法，如何进一步规范颈椎疾患的手术治疗，都是面临的新课题。

气血理论在延缓椎间盘退变过程的运用与发展

施　杞　王拥军　周重建　刘　梅　周　泉　李晨光　孙　鹏　石继祥　侯宝兴

一、理论渊源：颈椎病与气血的关系

中医药学虽无“颈椎病”病名，但中医药对本病的认识有悠久的历史，可上溯到秦汉时期，一般归属于“眩晕”“痹证”“痉证”“痿证”等范畴。本病所涉及的医学领域，历代医家有许多重要的创见和防治方法，为我们今天研究颈椎病并紧密结合基础科学进行中医药学的继承和创新研究奠定了基础。

唐代蔺道人的《仙授理伤续断秘方》是我国现存最早一部伤科专著，书中内服方以活血祛瘀为法，并有了“内伤”“外伤”的划分雏形，为伤科用药奠定了理论基础。明代薛己的《正体类要》对内治采用以补气血为主，活血行气为辅的法则。可以看到，骨伤与中国传统医学气血理论渊源深远，颈椎病也是如此。

1. 颈椎劳损后，瘀血阻脉，不通则痛

瘀血之不除，新血不可生，气虚无援，血运不畅，气虚血瘀，荣养失职，导致不荣则痛的表现。《素问·调经论》说：“人之所有者，血与气耳。”明代龚廷贤在《寿世保元》总结说“人生之初，具此阴阳，则亦具此气血；所以得全生命者，气与血也；血气者，人身之根本也”，血气不和，百病乃变化而生。“血之在身，随气而行，常无停积……”颈椎损伤后，“血行失度，随损伤之处而停积”，所以“时损痛也”；“积劳受损，经脉之气不及贯串”，引起气虚血瘀，是劳损内伤本虚标实证候的原因。瘀血阻脉，不通则痛；瘀血之不除，新血不可生，气虚无援，血运不畅，荣养失职，引起了不荣则痛和肢麻等症状。

2. 因过度劳损，年龄渐增，体质衰弱，元气损伤，血行无力

《灵枢·百病始生》：“风雨寒热，不得虚，邪不能独伤人”“此必因虚邪之风，与其身形，两虚相得，乃客其行”。清代叶天士《临症指南医案》：“平昔操持，有劳无逸，阳气大泄。”清代胡廷光《伤科汇纂》“无形之伤”，也指此类证患。《中藏经》：“劳者，劳于神气也，伤者，伤于形容也。”

3. 颈椎病与脏腑虚实的关系

《素问·调经论》指出：“百病之生，皆有虚实。”颈椎病主要为年老体弱而元阴元阳不足，筋骨之患迁延，或者外力致伤，精气不复，迁延劳损所致的退变性病症，主要发生年龄段在女子“六七”、男子“五八”前后，其时已“三阳脉衰于上”“肾气衰”，乃至“太冲脉衰少”“督脉衰损”，所以，从中医的病因病机上说，肾之精气不足也是颈椎病的一个重要原因。清代沈金鳌也总结“百疾之作，由于气血失常”。清代叶天士

基金项目： 国家自然科学基金重点项目(0330700)；国家自然科学基金项目(30371794、30572398、30171170、39970917)；国家中医药管理局基金项目(95B027)；中国博士后基金项目(2002031209)；上海市科技攻关重点项目(4119026)；上海市基础研究重点项目(03JC14067)；上海市科学技术委员会中药现代化重点项目(98437910)。

《临症指南医案》中有“平昔操持,有劳无逸,阳气大泄”之语,即属此类疾病。清代胡廷光在《伤科汇纂》中所说的“无形之伤”,也指此类证患。劳伤是劳损之渐。金代刘完素在《伤寒直格论方》指出,“不因一时所伤而病,乃久以渐积,脏腑变动,久衰而病者,是曰因气变动也”,多伤及人身之气。因过度的、长期的劳力,积渐而使体质衰弱,元气损伤,为虚证。元气虚损,可使经脉之气不及贯串,气血养筋之功,失其常度,故易见肩背酸痛、肢疲乏力,动作无力等症。《张氏医通》:“有肾气不循故道,气道挟脊而上,至肩背痛。或观书对弈久坐而致脊背痛者。”这里的观书对弈久坐者易致脊背痛与现代医学认为低头伏案工作者易于发生颈椎病而导致肩背痛的认识是一致的。说明此时已认识到职业、姿势等对颈椎病发病的影响。张仲景《金匮要略方论》中指出。“人年五六十,其病脉大者,痹挟背行……皆因劳得之。”痹挟背行是指肩腰背痹阻而引起的疼痛,是劳损所致肾气不足(脉大)的痹痛,多见于五六十岁的人。

4. 气血理论在椎间盘研究中的运用

薛己《正体类要》曰:“肢体损于外,则气血伤于内,荣卫有所不贯,脏腑由之不和。”他指出治疗局部劳损,要联系到气血、营卫、脏腑经络功能的病理变化,要注重整体辨证。颈椎病乃伤筋范畴,病程往往较长,早期风寒湿邪久留不去,流注经络、血脉、关节,导致“荣血泣,卫气去”的病理变化,临床多以气滞血瘀、着痹的表现为主;但是,颈椎病中、后期往往正不胜邪,缠绵不愈,所谓“积劳受损,经脉之气不及贯串”“血气不和,百病乃变化而生”,引起气虚血瘀。气虚则推动无力,血瘀滞不行;瘀血之不除,新血不可生;气虚无援,血行不畅,从而引起“不荣则痛”和“不通则痛”等症状体征,所以说颈椎病的根本病机是“气虚血瘀、本虚标实”。在治疗方面,施杞教授在“气血兼顾,以气为主,以血为先”理论的基础上,结合颈椎病临床观察和实验研究,不断发展,提出“益气化瘀,标本兼顾”治疗颈椎病之法则。“五脏皆有气”,“益气”指补益先天肾气和后天脾胃之气,强调脾气与肾气的有机联系;“化瘀”乃化为血瘀、痰瘀,从而更有利于“气之生化”。本课题组根据“以气为主,以血为先,痰瘀兼顾”的辨证论治理论,经 30 余年临床和实验研究,总结出“以气为主,以血为先,痰瘀兼顾,肝脾肾同治”的中医辨证论治理论,依照“扶正祛邪、防治结合”的法则,确立了“益气化瘀、标本兼顾”的治疗大法,通过大量临床实践和实验研究,组成十个具体治疗方法,形成独特的颈椎病系列方。

二、“复方芪麝片”治疗气虚血瘀型颈椎病随机、双盲、多中心试验研究

复方芪麝片由黄芪、川芎、人工麝香等组成,具有益气化瘀的作用。课题组从临床、基础和制备工艺方面对“复方芪麝片”的作用机制和剂型进行研究,开发出治疗颈椎病的中药制剂并获得国家发明专利(专利号: ZL01126559.0)。Ⅱ期临床试验采用安慰剂作对照药,随机、双盲、多中心临床试验,试验组总有效率 89.3%,对照组总有效率 32.1%;试验组显效率 45.5%,对照组显效率 9.8%。试验组总有效率、显效率与对照组比较都有非常显著性差异,$P<0.01$。Ⅲ期临床试验采用随机、双盲双模拟、阳性对照、多中心临床试验设计方法,进行了疗程 4 周的临床验证。中医证候疗效: 试验组总有效率 90.4%,对照组总有效率 83.8%;试验组显效率 46.9%,对照组显效率 36.2%。$P<0.05$。

三、“益气化瘀法”延缓椎间盘退变的研究

8 月龄清洁级 SD 大鼠 50 只,随机分为 5 月假手术组、5 月模型组、复方芪麝片、活血通络方、芬必得组,每组 10 只。

1. 血管芽数量、面积测量

番红(safranin)O 染色,Disector 自动计数法和体视学分析技术。退变椎间盘血管个数、面积较假手术组明显减少($P<0.01$)。复方芪麝片、活血通络方增加血管个数和面积的能力都较强,优于芬必得。

2. 血管 VEGF 表达

免疫组化 EnVision TM 两步法染色。假手术组见软骨终板内血管轻度染色,血管清晰可见,血管内皮生长因子(vascular endothelial growth factor,VEGF)轻度表达;模型组板血管内 VEGF 表达率减少;复方芪

麝片 VEGF 表达率增加明显，接近正常组；活血通络方 VEGF 表达量较模型组也有所降低、芬必得组与模型组之间差别不明显。

3. 复方芪麝片抑制大鼠颈椎间盘中炎症介质与免疫反应的研究

ELISA 法。复方芪麝片、芬必得都可以明显降低 PGE_2、6－K－$PGF_{1\alpha}$含量。退变椎间盘中由于肉芽组织的浸入，新生血管生长，使 6－K－$PGF_{1\alpha}$显著增加，而 TXB_2 相对减少，这可能是椎间盘退变早、中期代偿性反应的结果。

4. 复方芪麝片对大鼠颈椎间盘中Ⅱ型胶原表达的影响

免疫组化 ABC 法。假手术组椎间盘细胞内Ⅱ型胶原表达明显，模型组明显降低，复方芪麝片组表达较模型组增强，活血通络方与复方芪麝片接近，芬必得比模型组有所提高。

5. 复方芪麝片调控大鼠颈椎间盘基因表达谱的研究

复方芪麝片组与模型组比较，11.1%（441 条）基因表达发生明显变化，其中 260 条基因表达量上升（ratio>2.0），182 条下降（ratio<0.5）。复方芪麝片明显上调的 13 条（由 ratio<0.5 至 ratio>2.0）多为细胞信号和传递蛋白类基因，如 TGFβ、FAK、PTK、ERK3、Grb2 等，并通过 RT－PCR、Western Blot 进一步证明。

6. 复方芪麝片调控大鼠颈椎间盘 bFGF、IGF－Ⅰ mRNA 表达的研究

RT－PCR 法。模型组 bFGFmRNA 与假手术组比较有显著性差异（$P<0.01$）；复方芪麝片、活血通络方、芬必得组可以下调 bFGF mRNA，复方芪麝片下调最明显（$P<0.01$）。模型组 IGF－Ⅰ mRNA 表达与假手术组比较明显降低（$P<0.01$）；复方芪麝片可以上调 IGF－Ⅰ mRNA。

7. 益气化瘀方及拆方对软骨细胞内 FAK、Integrin 的作用

免疫组化法检测益气化瘀方组、益气方组、化瘀方组和 IGF－1 组 FAK 及 Integrin α1 平均光密度值变化如下。各组与细胞凋亡组比较，均有显著性差异（$P<0.01$）。FAK：0.230 0±0.008 0、0.103 3±0.005 1；0.185 0±0.008 4、0.163 3±0.008 2；Integrin α1：0.176 7±0.013 6、0.140 0±0.008 9；0.263 3±0.010 3、0.198 3±0.007 5。RT－PCR 法检测益气化瘀方、益气方、化瘀方和 IGF－1 组中 FAK、Integrin β1 的表达如下。各组与诱导凋亡组比较，均有显著性差异（$P<0.01$）。FAK mRNA：0.936 2±0.008 2、0.923 4±0.008 5、0.943 5±0.017 8、1.166 9±0.006 3。Integrin β1 mRNA：1.020 8±0.013 1、1.029 5±0.006 6、1.016 7±0.012 9、1.212 7±0.007 2。析因分析，益气方与化瘀方对 FAK 有协同上调作用；益气方与化瘀方对 Integin 有协同上调作用。

8. 益气化瘀方及拆方对软骨细胞内 FAK、Integrin 的作用

复方芪麝片调控胚胎干细胞分化的研究，利用上述技术平台，甲苯胺蓝染色以及免疫印迹（Western blot）方法，发现 2 种中药单体（川芎嗪、麝香酮）明显诱导胚胎干细胞分化为软骨类细胞。

四、学术发展：气血理论与椎间盘退变

1. 深化对颈椎病病机的认识

通过动、静力失衡性颈椎间盘退变动物模型的建立，证明颈椎间盘退变是一个渐进性的过程，颈部肌肉动力平衡失调可以导致静力平衡失调。从而提出了“动力失衡为先，静力失衡为主”的颈椎病病机学说，该学说为基础研究奠定了基础，也为非手术疗法（针灸、推拿、导引、牵引、理疗、中药内服、中药外敷）以及手术后康复医疗治疗颈椎病提供了理论依据。

2. 深化对椎间盘退变实质的认识

认识到椎间盘退变的实质是细胞外基质的降解及细胞内外信号转导降低导致的细胞凋亡。论文发表在脊柱病研究方面最高级别杂志 *Spine*（影响因子 3.017）。

3. 总结椎间盘退变的分期变化

退变早期软骨终板钙化，营养供应减少；中期细胞外基质降解，局部产生炎性和免疫反应，导致椎间盘退变加重的致病因素；后期细胞信号转导降低，椎间盘细胞凋亡。三期相互联系，各有轻重，不可机械

分割。

4. 益气化瘀方延缓椎间盘退变机理的认识

证明“益气化瘀法”总体延缓椎间盘退变。益气化瘀方可以增加椎间盘营养供应和细胞外基质，抑制炎性物质释放，降低局部免疫反应，延缓椎间盘细胞凋亡，调控椎间盘细胞内外信号转导过程，为非手术疗法治疗颈椎病开辟了新的思路。

从中医“气血理论”探索了延缓椎间盘退变、促进神经修复的具体含义。率先提出“气虚血瘀、本虚标实”是椎间盘退变的重要病理基础。认识到气血生化正常，推动有力，各种神经信号传导正常，可以维持椎间盘、神经的正常功能活动。如果气虚血瘀，气无以推动，血滞而不行，椎间盘不断退变、神经转导通路受阻，就会产生肢体麻木、行动不便、肌肉萎缩、肌力减退等表现。

认识到“益气化瘀”中的“益气”主要是补益先天肾气和后天脾胃之气，强调脾气与肾气的有机联系；“化瘀”乃化血瘀、痰瘀，“益气”促进化瘀，“化瘀”更能发挥“血之生化”“气之推动”作用，说明“益气化瘀方”可以“防治结合，标本兼顾”，为非手术疗法治疗颈椎病开辟了新思路。以椎间盘为观察主体，从组织功能、细胞活性、基因表达三个层次体现了“气血”的功能，初步认识到细胞内外信号转导过程与气血推动运行之间存在着内在联系。

“气虚血瘀、本虚标实”是颈椎间盘退变的根本原因。“血气不和，百病乃变化而生”“气虚为本，血瘀为标”，气虚则推动无力，血虚则滞而不行，瘀血之不除，新血则不生，引起“不荣则痛”和“不通则痛”。

益气化瘀方可以增加椎间盘营养供应，抑制炎性物质释放，降低局部免疫反应，延缓椎间盘细胞凋亡，总体正向调节细胞内外信号传导过程，使椎间盘的内环境处于相对稳定状态。“益气”促进化瘀，“化瘀”更能发挥“血之生化”“气之推动”作用，说明该方可以“防治结合，标本兼顾”，为非手术疗法治疗颈椎病开辟了新的思路。

发现调控胚胎干细胞分化为软骨细胞的新机制：发现川芎嗪、麝香酮明显诱导胚胎干细胞分化为软骨类细胞。确定了在软骨细胞代谢研究方面的国际学术地位，为深化中医药延缓椎间盘退变研究奠定更加坚实的基础。

从经筋气血理论指导针刀治疗神经根型颈椎病的认识

孟凡萍　胡志俊　钱雪华　唐占英　施　杞(指导)

颈椎病(cervical spondylosis)是因颈部椎间盘退行性改变并因劳损或感受风寒湿邪(包括咽喉部感染)加重退变,导致颈部动、静力平衡失调,产生椎间盘突出(或膨出)、韧带钙化、骨质增生,从而刺激或压迫颈部神经、脊髓、血管而出现的一系列临床症状和体征的综合征[1]。神经根型颈椎病是颈椎病中较常见的类型,治疗主要以保守治疗为主,大量的临床实践显示针刀疗法在神经根型颈椎病的治疗中疗效明显,以下我们结合近期文献对其治疗原理及疗效进行初步的分析论述。

一、颈椎病发病机理研究

1. 颈椎病与"经筋失衡"的理论来源

中医学对颈椎病症状论述主要见于"痹""痉""痿""项强""头痛""眩晕""颈筋急""颈肩痛"等条目之下。这些本质上都是经筋受损的表现。十二经筋是十二经脉之气输布于筋肉骨节的体系,是附属于十二经脉的筋肉系统。十二经筋的循行分布均起始于四肢末端,结聚于关节、骨骼部,走向躯干头面。其中跟颈椎病变关系密切的经筋有:足太阳经筋、足少阳经筋、足少阴经筋、手太阳经筋、手少阳经筋、手阳明经筋。《灵枢·经筋》:"足太阳之筋……上挟脊上项……其直者,结于枕骨,上头,下颜,结于鼻……其病……脊反折,项筋急,肩不举,腋支缺盆中纽痛,不可左右摇……名曰仲春痹也。足少阳之筋……出太阳之前,循耳后,上额角,交巅上……其病……上引缺盆、膺乳、颈维筋急……名曰孟春痹也。足少阴之筋……循脊内挟膂上至项,结于枕骨,与足太阳之筋合……名曰仲秋痹也。手太阳之筋……其病……绕肩胛引颈而痛,应耳中鸣痛引颔,目瞑良久乃得视,颈筋急,则为筋痿颈肿……名曰仲夏痹也。手少阳之筋……上绕臑外廉、上肩、走颈,合手太阳……其病当所过者,即支转筋,舌卷……名曰季夏痹也。手阳明之筋……其支者,绕肩胛,挟脊;直者,从肩髃上颈……其病当所过者,支痛及转筋,肩不举,颈不可左右视……名曰孟夏痹也。"可见颈椎病的部分病理表现与经筋病变相似相同,主要是手三阳和足太阳、少阳、少阴经筋的病变。治疗相应的经筋病变,即可缓解颈椎病的临床症状。

2. 颈椎病与筋结病灶点

《灵枢·经筋》:"治在燔针劫刺,以知为度,以痛为输。"明张介宾《类经·十二经筋痹刺》:"以痛为输,即其痛处是穴也。"《素问·五脏生成篇》"诸筋者皆属于节",即"筋结",或"结筋点"。从生物力学结合中医古典"十二经筋图形"标记的生理"筋结点"对人体动态活动过程经过认真的考察认定,机体的动态活动

基金项目: 上海市高校创新团队计划项目;国家重点基础研究发展计划(973计划)项目子课题(2007CB512700);上海市卫生局科研基金项目(2008L023A)。

具有犹似古典十二经筋图像的线力作用。当这些线力群牵拉力“超阈限”地作用于其两端的应力点时，便可导致应力点发生病理性的“筋结点”。而后由点到线、由线到面、再由面的一维向多维化演进，最终导致经筋病变点、线、面及多维性病变系列的形成。这便是人体经筋体系生理病理的基本点[2]。现代医学与经筋“筋结”病灶很相似的一个概念是“扳机点”（trigger point，TrP），其基本内涵是：在骨骼肌纤维中可触及的紧张性条索上高度局限和易激惹的点[3]。筋结病灶点对机体产生恶性刺激，使局部筋肉的收缩均衡失调，并引起牵张、牵涉反应异常，筋脉结聚使局部产生异常压迫，造成经络气血循环发生阻滞[4]。

现代医家在研读《黄帝内经》经筋理论的基础上，结合临床实践，对经筋理论又有进一步的论述，黄敬伟著《经筋疗法》，吕嘉戈著《气功医学之经筋学说》，韦坚等著《经筋疗法》，薛立功著《经筋理论与临床疼痛诊疗学》，黄国松著《经筋手疗法图解》[5]。这些都更充实了经筋理论的内涵。从现代医学解剖学的角度来认识，经筋的解剖学实质相当于四肢与躯干部位的软组织，及肌腱、筋膜、关节囊、韧带、腱鞘、滑液囊、椎间盘等软组织[6]。薛立功等[7]则倾向于从运动力学角度阐释十二经筋是身体的 12 条力线及其相关结构。王雨[8]认为经筋是肌肉（主要是肌腱和韧带）以及周围神经。

3. “经筋系统”是颈椎动静力平衡的基础

据生物力学研究发现，颈椎生物力学失衡是引起颈椎病的重要原因[9]。正常人的颈椎稳定性有两大部分组成[10]：① 内源性稳定，包括椎体、附件、椎间盘及相连的韧带结构，维持静力平衡；② 外源性稳定，主要为附着于颈椎的颈部肌肉，维持动力平衡。维持脊柱动力平衡的经筋系统是保持颈椎姿势、曲度的必需条件。外源性稳定在某种意义上比内源性稳定更重要。施杞建立了“动静力失衡性大鼠颈椎间盘退变模型”[11]和“去前肢诱导动静力失衡性大鼠腰椎间盘退变模型”[12]，证明了退变性脊柱病“动力失衡为先，静力失衡为主”的发病机理；建立了“风寒湿痹证大鼠模型”[13]，该模型的成功建立，进一步验证了“动力失衡为先，静力失衡为主”的退变性脊柱病病机学说，将中医“痹证”理论引入退变性脊柱病的实验研究中，提出“经筋、筋骨系统”是脊柱动静力平衡的基础。即风寒湿刺激导致颈椎肌肉痉挛，局部缺血缺氧，出现动力性平衡失调，并进而影响颈椎间盘，椎间隙变窄，韧带松弛，脊柱不稳，出现静力性平衡失调，加速了椎间盘的退变，经筋劳损。因此，颈椎动力性失衡往往先于静力性失衡，但静力性失衡是导致颈椎病发生与发展的主要原因。近年来，随着研究的深入，人们已注意到“恢复颈椎平衡”治疗颈椎病的重要性。

4. “经筋失衡，气血失和”是神经根型颈椎病发生的根本病理机制

《素问·痿论》曰：“宗筋主束骨而利关节也。”说明经筋系统通过对骨骼的约束，附在骨上收缩与弛张，产生屈伸和旋转运动。施杞等[14]发现“痹阻经筋，筋骨失衡，气血失和”是退变性脊柱病的中医学病理基础。退变性脊柱病病程往往较长，早期风寒湿邪久留经筋，并流注经络、血脉，导致“荣血泣，卫气去”，临床表现为“不通则痛”；该病中、后期，往往正不胜邪，缠绵不愈，所谓“积劳受损，经脉之气不及贯串”，“血气不和，百病乃变化而生”，引起气虚血瘀。气虚则推动无力，血瘀滞不行；瘀血之不除，新血不可生；气虚无援，血行不畅，不仅引起“不荣则痛”，而且加重“不通则痛”。所以说退变性脊柱病的根本病理机制是“痹阻经筋，气血失和”。

二、神经根型颈椎病的治疗现状

神经根型颈椎病根性痛的病理改变主要表现在颈椎间盘退变基础上诱发钩椎关节退变、关节突关节、关节囊及韧带等组织退变，使神经根受到挤压和刺激，神经根硬膜袖可继发炎症反应导致局部血管渗透性升高和循环障碍，根袖继发肥厚粘连及纤维化变，使神经根在炎症、水肿等诱因的刺激下产生根性症状，其治疗主要分为手术治疗和非手术治疗。

2008 年第三届全国颈椎病专题座谈会一致认为颈椎病非手术治疗的临床应用价值是值得肯定的，非手术治疗应视为颈椎病的首选和基本疗法[15]。西医非手术治疗包括牵引、颈托、消炎止痛、扩张血管、营养神经的药物及物理治疗。主要作用是在急性期脱水、消除炎症和改善血循，效果有限。对缓解期的病程进展和防止复发却无能为力。中医主要通过中药内服、外敷，推拿手法、牵引、功能锻炼（导引）等手段改善颈椎病的症状和体征。针刀疗法是中医针灸理论和现代医学的解剖学、生物力学的结合，对骨退行性变及慢性软组织损伤疾病疗效明显，具有见效快、方法简单、经济适用等特点。李树人[16]主编的《疼痛治疗手册》列专门章节进行介绍，并指出针刀疗法是现代疼痛治疗的常用方法之一。以下是对针刀治疗神经根型颈椎病的疗效评价。

三、针刀治疗神经根型颈椎病的疗效

自从已故的朱汉章先生创建针刀技术与理论以来，针刀方法就逐步被临床医生接受并发展，较好的临床疗效显示了针刀疗法的科学性和实用性，在神经根型颈椎病的治疗方面，疗效尤其明显。陈梅等[17]对120例神经根型颈椎病随机分组，分为针刀组40例，针刺组40例，牵引组40例，针刀组总有效率95%，针刺组总有效率72.5%，牵引组总有效率77.5%，针刀组疗效优于针刺组、牵引组（$P<0.01$）。陈卓伟[18]对52例神经根型颈椎病采用针刀配合牵引法作为治疗组，设65例采用西药配合牵引作为对照组，治疗组与对照组总有效率分别94.2%和81.5%，两组疗效有显著性差异（$P<0.01$）。林木南[19]对60例神经根型颈椎病随机分组，分为治疗组（针刀推拿）30例和对照组（推拿）30例，治疗组总有效率为96.7%，对照组总有效率为80%，两组比较$P<0.05$。治疗组与对照组治疗前后各自症状体征积分比较，治疗组治疗后颈部疼痛与不适、手指疼痛与麻木、颈椎活动度、颈棘压痛与治疗前比较有显著性差异（$P<0.05$）；而肩部疼痛与不适、上肢疼痛与麻木、椎间孔挤压试验、臂丛神经牵拉试验、感觉、腱反射与治疗前比较有显著性差异（$P<0.01$）。对照组治疗后颈部疼痛与不适、肩部疼痛与不适、上肢疼痛与麻木、颈椎活动度、颈棘压痛、椎间孔挤压试验、臂丛神经牵拉试验与治疗前相比较有显著性差异（$P<0.05$）；而感觉、腱反射与治疗前比较无显著性差异（$P>0.05$）。林木南[20]对10例神经根型颈椎病针刀结合推拿治疗前后电生理检测分析，正中神经（感觉/运动）、尺神经（感觉/运动）、桡神经（感觉/运动）的传导速度前后比较，差异明显（$P<0.05$），提示针刀治疗后受累神经的传导速度明显增快：检查10例患者的50块肌肉，均有神经元损伤，受损肌肉和受累神经的分布与受累颈神经根是一致的。肌电图显示：经过针刀治疗后2个月，受损肌肉有着不同程度的修复。因此，针刀治疗神经根型颈椎病是种可行的确实有效的方法。朱汉章[21]对221例神经根型和椎动脉型颈椎病患者随机分组，分为针刀组115例和针刺组106例，针刀组的近期有效率和治愈率均高于针刺组，两组间差异有非常显著性差异（$P<0.01$），针刀组的远期（治疗结束6个月后）有效率和治愈率均高于针刺组，两组间差异有非常显著性差异（$P<0.01$）。说明小针刀疗法明显优于针刺疗法，且针刀组远期疗效也高于针刺组。

朱少荣[22]80例神经根型颈椎病随机分组，分为针刀组45例，牵引推拿组35例，结果：针刀组的总有效率高于牵引推拿组，差异有显著差异（$P<0.05$），针刀组的远期（治疗结束3个月后）总有效率高于牵引推拿组，说明针刀疗法优于牵引推拿疗法。

综上所述，中医学认为“经筋失衡，气血失和”是颈椎病发生的根本病理机制，针刀能够松解了软组织、血管神经的粘连，瘢痕和挛缩，达到“舒经理筋，调和气血，恢复平衡”的作用。而且针刀治疗神经根型颈椎病疗效显著，深入研究可以开辟出全新的骨退行性变治疗理念。

转化医学在现代中医药中的应用与思考

王拥军　卞　琴　赵东峰　姚长风　施　杞

转化医学(translational medicine)是近年来国际医学健康领域出现的新思想,即从实验室到病床(bench to bedside),再从病床到实验室(bedside to bench),简称为“B-to-B”。这是医学研究的一个分支,它的核心是将基础研究的成果转化成为真正应用于临床的医学技术。这种转化模式又有两种形式:在早期,是双向转化模式,即“B-to-B”。具体说,就是将生物学问题与临床问题通过“假说”相联系,进入实验室研究的论证阶段,在证实假说的同时,也发展创新了技术与手段,而这种来源于实验室的技术手段再通过临床试验得到应用型成果,实现临床应用转化;另一方面通过技术推广得到商业性成果,实现生物产品更新换代。一旦这种双向转化模式从初期渐进成熟,它就会进入更高层次的模式,即循环转化模式“B-to-B-to-B-to-…”,这个过程蕴含并遵循认识论的哲学原理[1-2]。

目前,已经构建两种国际公认的转化医学模型。一种是“八阶段模型”:基础研究(basic research),发展假设(hypothesis development),应用研究指导(pilot-applied research),案例评价研究(prototype evaluation study),效应试验(efficacy trial),疗效试验(treatment effectiveness trial),效果运用试验(implementation effectiveness trial),示范评价(demonstration evaluation)[3]。另一种是“五阶段模型”:基础研究(basic research);方法改进(methods development),包括结局措施和预初实验的改进;效应试验(efficacy trial),即对健康状态或在科学模拟环境下行为改变的评估;有效性试验(effectiveness trial),即对真实的或正常情况下的效果评估;普及性试验(dissemination trial),即对促进或阻碍普及运用的条件的监测和评价。两种模型虽然构建元素有所不同,但均展示出了转化医学的关键问题——通过基础研究寻找和发现可真正运用于临床并能有效解决实际问题的医学技术与手段,并且使这种速度加快。

一、中医学与转化医学结合的模式

1. 转化医学模式蕴含于传统中医学

转化医学模式的提出,很大程度上源于现代医学模式的“瓶颈”——基础学科的发展与应用学科发展的分离。西医模式往往是从假设到实验室研究论证,逐步运用到临床。而传统中医模式是一种从临床经验积累,到理论抽提,再回归指导临床的过程。在中医学2 000多年的实践过程中,中医医生及广大民众既是研究者,也是运用者,他们直接在临床实践中对生命客观活动规律进行总结。中医学之所以能得以长期存在的原因,是因为它能够始终把理论研究和临床实践相结合,不像人们所熟知的古希腊医学,它也曾有过辉煌的历史,但它最终还是湮灭在历史的长河中,原因就是当时的研医者多为贵族,医学多注重于理论研究,也多为贵族服务,而一般平民则失去了被医、研医的机会,理论研究和临床实践严重脱节,失去广大

基金资助: 国家重点基础研究发展计划(973计划)项目(2010CB530400)。

的群众基础。古代的中医药学研究较少进行动物实验，而是直接进行人体用药，进行人体和周围环境的相互作用观察，同时也注意对药物筛选过程中的安全性检测，尤其善于运用“以药测证”的药物筛选方法。中医学所以能得以长期发展，并取得卓越成就，主要是因为历代的中医学家及为中医做贡献的人们，始终能够把时代科学技术、人文哲学思想和医生的临床经验相结合。这个过程虽然缺少专门的实验室研究，但它也有和实验室研究异曲同工之处。现代转化医学中的实验室研究是设想和科技相结合的地方，临床是验证设想的地方。实验室研究和临床验证是两个不同的过程，实验室中研究的对象多为细胞、动物，而临床研究多为人，这两者之间有着很大的距离。只不过是在中医学的研究发展过程中，医生把自己的设想结合时代的科技，直接应用于临床实践的对象——人，减少了现代西医学实验室研究和临床这两者之间的距离。这个过程的优点在于缺乏实验室研究论证，而使得它本身就处于“转化”的循环阶段。但它的缺点也在于缺乏实验室研究，不符合西方的伦理和法律体系，这种“转化”的成果上升速度显得缓慢、规律探寻不强。因此，中医学走向世界的模式需要扬长避短，把已经实现“转化”的技术手段，如中药方剂、针灸、推拿等进行推广性研究，并增强现代实验室基础性研究，技术改进和推广，使“转化”高效高速。

2. 中医学与转化医学对接于系统生物学、个体化医学

著名自然科学杂志 *Nature* 在 2007 年刊登的论文《一种文化的平衡》(*A Culture in the Balance*) 中提到：传统中医学和西方医学几乎面临不可协调的困难，系统生物学能否将两者拉拢呢[4]？由此，系统生物学为中医学研究打开了崭新的研究思路。系统生物学是通过整合各组成成分的信息，以图画或数学方法建立能描述系统结构和行为的模型，其发展是以基因组学、转录组学、蛋白质组学以及代谢组学等不同层次的组学为基础的。

转化医学与系统生物学又存在紧密相连的关系。它们与个性化医学、预测医学等一同构成系统医学(systems medicine)，该系统还包括系统病理学、系统药物学、系统诊断与综合治疗等。它们是建立在基因组水平的遗传学、组学、芯片技术等系统生物学与技术基础上的现代医学。系统生物学思想是转化医学主要的技术支持和理论来源，直接推动和指导转化医学，迅速缩短基础与临床之间的距离。

中医学与转化医学对接的平台之一即为系统生物学。中医学是借助于哲学、时代科技、临床经验发展起来的一门系统科学，具有整体观念和系统思想，这些思想和观念与系统生物学有显著的相似之处，众多学者认为系统生物学是阐述中医学的最有效工具之一。转化医学主要研究手段就是运用系统思想，借助于系统手段使科研成果更好、更快、更高效、低成本地转化为临床。因而，转化医学和中医学在理念上统一于系统生物学。中医学和转化医学对接平台之二，即为个体化医学。辨证论治是中医学的特点之一，也是个体化医学思想萌芽之一，实际上就是个体化医学，具备现代个体化医学的全部特征；而转化医学最终目的就是加快转化效率，借助“组学”等技术手段，确定病人独一无二的特征，使病人得到最适合于自己的医疗服务。比如，临床证据显示肥胖病人不易发生骨质疏松。已知骨组织可通过自分泌/旁分泌方式调节自身的骨形成。那么，是不是存在内分泌因子作为肥胖抑制骨质输送的中介？瘦素(leptin)作为肥胖相关的重要因子，是不是可以作为这个内分泌因子起作用[5]？从中医角度的认识是：肥胖属于中医体质学说，《黄帝内经》阴阳二十五人中一种，通过辨证论治先实现个体化治疗方案。这种方案的基础研究可能将指向 leptin 等调控内分泌的因子。而转化医学的最终目的是将科学研究成果应用于特定的临床病人，实行个体化医疗。

3. 中医学与转化医学同为多学科交叉

Science 总编辑布鲁斯·阿尔伯特指出，一旦人们意识到新知识是通过创造性的新方法将老知识整合起来而形成时，他们就能理解这种知识增长的加速度。比如，与 10 条知识相比，100 条知识能比前者多 100 倍的方式组合。最震撼人心的创新常常来自完全不同领域的知识的结合，但其中只有少部分的组合是有用的，因此，研究战略变得非常重要。多学科交叉又将是转化研究中的重要战略[6]。这种多学科交叉的方法也同样适用于中医学的转化。

在现代中医学的发展中，已基本完全摆脱了过去“个体作坊式的医学模式”，科室分工精细的综合性中医院大量出现,但常常出现医者不识药,药者不懂医的现象,中医药研究走过去西医研究的老路,临床和基础研究脱节,这已严重阻碍了中医学的发展。中医学要取得传承和发展,必须利用自身现有的优势,运用转化医学模式去研究、发展中医。

二、中医学与转化医学结合的实践

现代中医药的发展,可结合转化医学从如下几个方面来进行:在中医理论和系统医学的指导下,应用现代科技手段,寻找中医药理论、临床中的科学规律,进一步指导现代中医药的发展;在中医理论、经验的指导下,结合现代科技,发展系统医学,加速转化医学的发展;挖掘古今名家验方、验法的科学内涵,用实验室、临床数据来传扬中医。笔者在上海市龙华医院脊柱病研究所,运用转化医学开展了一系列有关中医慢性筋骨病理论、临床和推广的研究。

1. 慢性筋骨病转化研究

在实践中,首先提出慢性筋骨病的概念。其病理机制是由于痹阻经脉而导致气血失和、脏腑失调、筋骨失衡。因此,对应的防治措施为舒经理筋正骨、内调气血脏腑、外治筋骨失衡,以达到以和为治、以衡为期。同时结合西医学对脊柱解剖、生理、病理的认识,提出"恢复脊柱平衡"的导引与手法。该中医特色疗法通过基础研究不断提升对病理机制和作用机理的认识后,又得到了快速的临床优化。

基础研究也是立足于中医理论和西医知识的结合。就慢性筋骨病而言,《素问·痿论》曰:"宗筋主束骨而利关节也。"我们认识到"筋"系统类似动力系统,由脊柱各层肌群组成;"骨"系统相似于静力系统,由脊柱各椎体、椎间盘、韧带等组成。两种系统共同形成一个动态协调、平衡的整体,维持脊柱稳定性和功能活动。在此思想指导下,开展了颈椎病动物模型的实验研究,建立了 3 种颈椎病动物模型,包括:风寒湿刺激加低头位家兔颈部肌肉劳损和椎间盘退变模型[7];动静力失衡性大鼠颈椎间盘退变模型[8];去双前肢直立大鼠颈椎间盘退变模型[9]。从而证实筋骨失衡是颈椎病的发病机制,并且以筋伤为先(动力失衡为先),骨损为主(静力失衡为主)。

在模型基础上,深入椎间盘退变三期规律、药效物质基础和作用机理的研究。在病理早期(3~5 月),椎间盘退变以气血痹阻、气血失和为主证,应用益气化瘀方、益气化瘀通络方(有效组分:黄芪甲苷、川芎嗪等)发挥促进循环代谢,改善局部微环境的疗效;疾病中期(5~7 月),表现气虚血瘀、痰瘀互结之证,治以益气化瘀散结方、益气化瘀祛痰方(有效组分:麝香酮、青风藤碱等),可抗炎抗免疫,抑制细胞凋亡。退变后期(7~9 月),出现气血双亏、肝脾肾亏虚证候,以益气化瘀健脾方、益气化瘀补肾方(有效组分:补骨脂素、蛇床子素等)治疗,具有保护椎间盘细胞,抑制细胞外基质(extracellula matrix, ECM)降解的作用。三期变化规律除了指导处方用药外,还促进了临床"整颈三步九法"和"施氏十二字养生功"的形成与应用。其中,"三步"指:理筋,整骨,通络;"九法"指:揉、拿、滚、提、转、扳、抖、按、摩法。隔日 1 次,每次 20 min,3 次为 1 个疗程,共 3 个疗程进行治疗。"施氏十二字养生功"包括:洗(脸)、梳(头)、揉(耳)、搓(项)、松(颈)、按(腰)、转(腰)、磨(膝)、蹲(髋)、摩(三焦)、吐(故纳新)、调(理四肢:拍肩、甩肩、宽胸、健步),每次锻炼 30 min,每日 1 次,连续锻炼 3 个月可见成效。

通过对"整颈三步九法"规范化、数字化研究,为中医手法治疗实现高效"转换"和科学理解提供了基础。首先,通过对"经筋失衡"临床证候特征规律研究,开展"整颈三步九法"临床理论基础和临床作用机制两方面研究。前者包括症状体征评价量表、疼痛评估表、日常生活能力测定、血液流变学、氧自由基、免疫学、生物化学,后者涉及经颅多普勒、等速肌力测试、表面肌电图测试、步态系统分析、颈 CT 三维重建、颈椎生物力学等,这些数据构成临床信息为主体的中医多元动态信息,再通过病理、生化、形态学、代谢组学变化数据分析,多元信息还原分析、归纳、集成与提取,多元信息综合表达模式及生物学信息特征研究,科学阐明"整颈三步九法"治疗颈椎病的机理及"颈椎病从经筋论治"的理论内涵。

在中医药治疗方面,笔者也不断推进了中医药防治脊柱病的规范化研究。第一步辨病:颈椎病诊断和鉴别诊断。第二步辨型:颈型、神经根型、椎动脉型、脊髓型、交感神经型。第三步辨证:"益气化瘀方+

中医经典方"辨证论治方案,包括风寒痹阻加葛根汤,气血痹阻加身痛逐瘀汤,气虚血瘀加补阳还五汤,痰瘀互结加复元活血汤,肾虚湿阻加地黄饮子。进一步通过症状、体征观察、评价,影像学、血清学等检查,统计分析,进行临床疗效及安全性评价。

2. 慢性筋骨病转化推广方案

通过试点性研究,笔者初步构建了临床推广方案,具体见图 1。"转化"将实现服务半径辐射到海内外,突显中医手法"简便验廉"优势,防治结合,便于在基层推广,以期在一定程度上解决"看病贵、看病难"的矛盾。

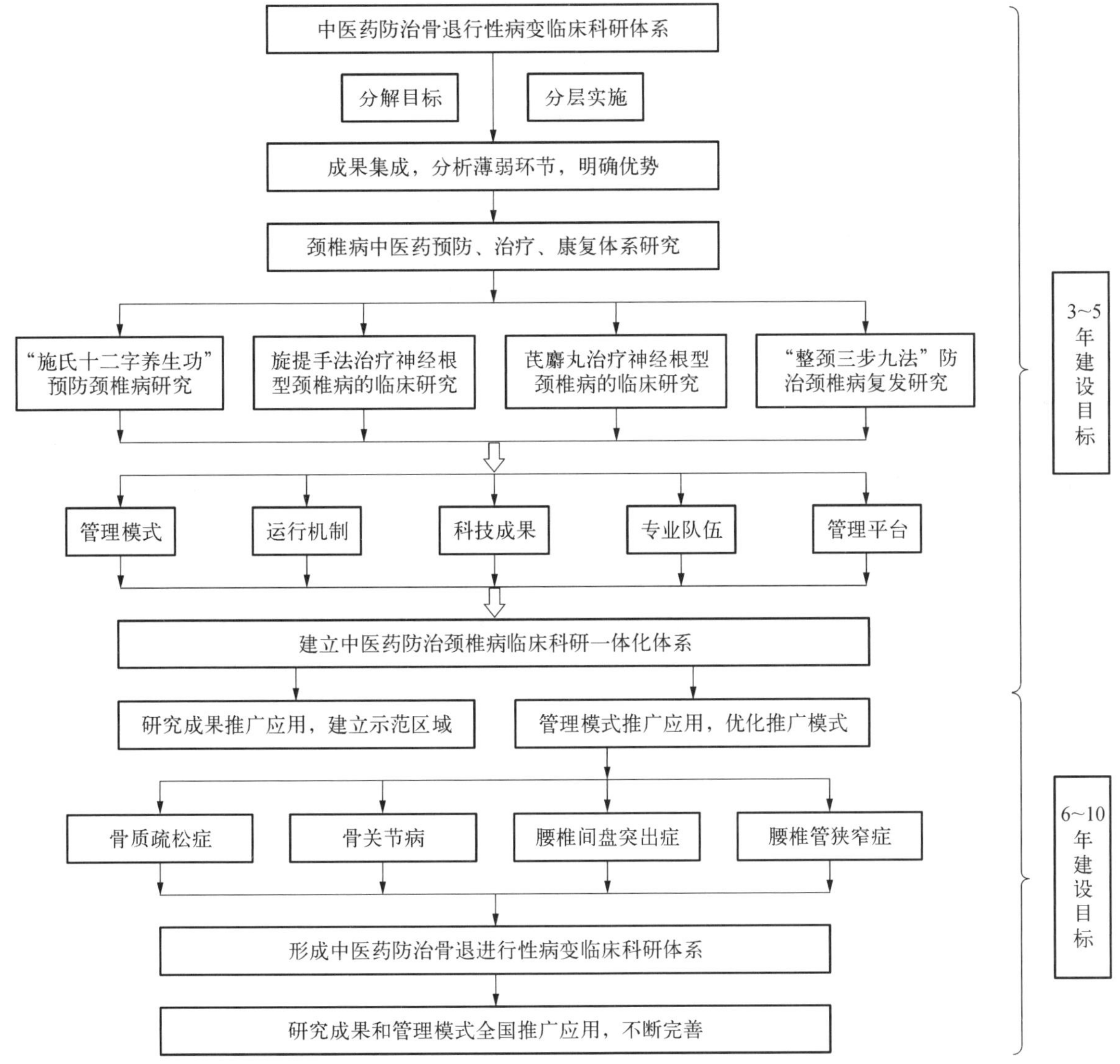

图 1　临床转化研究线路图

3. 干细胞和中医理论研究

中医学与干细胞结合研究的是整体观与个体化方案的充分体现。干细胞是生物学上又一次技术革命,成为主流的科学研究前沿,目前国际上对干细胞的研究和应用着眼于移植和克隆,既有整体治疗,又有个体化方案。按照中医理论的指导,运用中药激活成体干细胞来改善再生反应是一个新的思路,并可由此阐明中医药理论的科学内涵。我们的初期研究围绕中药通过作用干细胞周围微环境,调控骨髓间充质干细胞分化机制展开。在培养基中加入穿透性 Oct4 和 Sox2 蛋白,同时加入中药有效组分 CHIR99021、PD0325901 等,可得到高效安全的诱导型多能干细胞(induced pluripotent stem cell,iPS),中药在此过程中发挥了调节蛋白、影响细胞编程等作用。此外，笔者还开展了中药联合干细胞防治椎间盘衰老的研究，取得了初步成效。

在中医理论方面，笔者深化了从骨质疏松症探讨"肾主骨"理论的研究。研究内容包括补肾药介导BMP－7，Wnt/β－catenin调控骨代谢，临床复方"以效证因"等方面，揭示补肾法作用的物质基础，进一步阐述"肾主骨"理论现代生物学特性，阐述补肾法调控骨代谢机理。并根据《素问·上古天真论》关于肾中精气盛衰随年龄变化的描述，结合筋骨病多为退变性疾病的特点，深化了肾中精气盛衰与筋骨病的相关性研究[10-11]。

4. 中医临床与转化医学研究模式探索

近年来，笔者不断探索中医临床与转化医学研究模式。通过与国内外著名实验室和研究机构合作，与具有较强实力的医药企业合作，逐步进入良性发展的轨道。上海中医药大学附属龙华医院目前作为国家中医临床研究基地（CTCM－CRB），拥有多个国家重点学科、重点专科、重点研究室、重点实验室、专业学会等。在制定《药物临床试验质量管理规范》（*Good Clinical Practice*，GCP）研究目标、内容、技术与方案，创新的诊疗技术方法，高级别循证医学证据的过程中，建立了系列的基础研究、临床研究、药物研发、文献研究、诊疗设备、合作交流，构建伦理审查平台，数据管理与统计分析平台，并进一步完善医疗科研信息一体化共享平台、医疗质量管理平台、中医传承研究平台、继续教育基地，以进一步在论文、专利、成果、国内外学术影响、规范化、标准化与行业指南等方面获得标志性成就，使转化特色显著，基层推广见效，国际影响提高，最终提高临床防治水平，实现理论、技术和方法学创新。

三、中医学与转化医学结合的未来

21世纪医学的变革将体现在：医疗目的（核心价值）从治病转向"治未病"，医学模式（内涵）将从生物医学转向人的医学，总体思路（方法论）将从对抗医学转向整体医学。"治未病"的医学将成为21世纪医学的前沿，中国传统健康文化和中医学将发挥大于目前人们想象的作用。中医学和转化医学的最终目的都是服务于人类健康，中医学还有待用现代化的语言加以有效阐释和说明，东西方医学共同点都是建立在系统理念上的转化医学。因此，无论中医还是西医，我们有着提高人类健康水平的共同目标。只要努力，一切皆有可能。

“肾”藏象理论及其在骨代谢疾病中的应用

施　杞

中医“肾”的生理病理是中医藏象理论的核心内容之一，“肾主骨”理论对防治骨与脊柱关节退变性疾病、衰老性疾病具有重要临床指导价值，也是中医学具有战略性的重大基础研究课题之一。深化对“肾主骨”理论的认识，进一步发展中医藏象理论，也是实现中医理论研究现代化与国际化的重要途径[1]。

一、肾的生理功能

《医贯・内经十二官论》曰：“肾有二，精所舍也。生于脊膂十四椎下，两旁各一寸五分。形如豇豆，相并而曲附于脊。”古代肾的解剖与现代医学解剖描述的“肾”基本一致。肾的生理功能包括以下 9 个方面。

1. 肾主藏精

《素问・六节藏象论》曰：“肾者，主蛰，封藏之本，精之处也。”肾主封藏，是封藏的根本，是藏精的处所。肾中之精包括先天和后天两部分，先天之精禀受于父母，是构成人体胚胎的原始物质。《灵枢・决气》曰：“两神相搏，是谓精。”后天之精始于水谷精气及脏腑化生的精微物质，是维持生命的物质基础。正如《素问・上古天真论》中所说：“受五脏六腑之精而藏之。”

2. 肾主水

《素问・逆调论》曰：“肾者水藏，主津液。”清代何梦瑶注：“精、髓、血、乳、汗、津、泪、溺，皆水也，并属于肾。”《素问・水热穴论》曰：“肾者，至阴也，至阴者，盛水也。”唐代杨上善注：“至，极也。肾者，阴之极也。阴气舍水，故曰盛水。”

3. 肾主纳气

清代何梦瑶《医碥》曰：“气根于肾，亦归于肾，故曰肾纳气，其息深深。”林佩琴《类证治裁・喘证》曰：“肺为气之主，肾为气之根。肺主出气，肾主纳气，阴阳相交，呼吸乃和。”张锡纯《医学衷中参西录》曰：“人之元气，根基于肾，萌芽于肝，培养于脾，积贮于胸中为大气，以斡旋全身。”

4. 肾主骨

《素问・宣明五气》曰：“肾者，其充在骨。”清代唐宗海《中西汇通医经精义》曰：“骨者，肾之所合也。”说明骨骼的健壮与肾关系密切，肾气足，骨髓生化有源，则骨坚固有力。

5. 肾生髓

《素问・阴阳应象大论》曰：“肾生骨髓。”《素问・逆调论》曰：“肾不生，则髓不能满。”《素问・痿论》曰：“肾主身之骨髓。”这里的“髓”包括脑髓和骨髓。

基金项目： 国家重点基础研究发展计划（973 计划）项目（2010CB530400）；国家自然科学基金重点项目（30930111）；国家自然科学基金资助项目（81072831、81001526、30973760、30801523）。

6. 肾主生长发育和生殖

《素问 · 上古天真论》曰："三八，肾气平均，筋骨劲强；四八，筋骨隆盛，肌肉满壮；五八，肾气衰，发堕齿槁；六八，阳气衰竭于上，面焦，发鬓颁白；七八，肝气衰，筋不能动，天癸竭，精少，肾藏衰，形体皆极；八八，则齿发去。"

7. 肾开窍于耳和二阴

《素问 · 阴阳应象大论》曰："肾在窍为耳。"《灵枢 · 脉度》曰："肾气通于耳，肾和则耳能闻五音矣。"指若肾精充沛，上濡耳窍，则听觉聪慧，反应敏捷。《素问 · 金匮真言论》曰："肾，开窍于二阴，藏精于肾。"

8. 肾在志为恐

《素问 · 阴阳应象大论》曰："恐伤肾。"《素问 · 举痛论》曰："恐则精却，却则上焦闭，闭则气还，还则下焦胀，故气下矣。"由于肾居下焦，肾精化为肾气后，势必通过中上二焦，才能布散全身。恐使精气却而不上行，反而令气下走，使肾气不得正常布散。

9. 肾为作强之官

《素问 · 灵兰秘典论》曰："肾者作强之官，伎巧出焉。"意思是肾在人身是负责振奋、强壮的器官，能产生伎巧。

在上述诸多肾的生理功能中，以肾藏精为核心功能，因为肾主水和肾主纳气这两种功能都是从肾藏精这一功能中衍生出来的。由于肾藏精，为全身阴阳之根本，而肾阴和肾阳调节着全身的水液代谢，故曰肾主水；肾藏精，主封藏与摄纳，而肾主纳气正是肾主摄纳作用在呼吸活动中的具体表现。肾精与肾气关系密切，肾精散为肾气，肾气聚为肾精。

二、肾与五脏的生理关系

肾在五脏中的地位尤其重要，正如《景岳全书 · 论虚损病源》曰："肾为五脏之本。"明代医家已经认识到肾为水火之宅，内寓元阴元阳。元阴是人体阴液根本，有濡润、滋养作用；元阳是人体阳气根本，有温煦气化作用。

肾与五脏关系还体现在五行相生相克中。肾属水，肝属木，肾肝乃母子关系，肾藏精，肝藏血，肝肾同源即精血同源。心属火，水火相克，心肾乃水火既济的关系，水火不济则临床出现心肾不交，表现为失眠、尿频等症候。脾属土，肾脾乃先后天之本的关系，先天不足会影响后天脾胃功能，后天的调摄又能改善先天的不足，这对关系在中医"治未病"中的作用尤其显著。肾主水，肺为水之上源；肺为气之主，肾为气之根；肺主呼气，肾主纳气。肾与五脏的关系提示了疾病的传变，为"治未病"提供了参考依据。

三、肾的易发疾病

肾的病理包括：肾气不固、肾阳亏虚、肾虚水泛，以及肾阴亏虚、肾精不足。

肾气不固多见遗精、滑精、早泄，小便余沥不尽或失禁；肾阳亏虚多见阳痿、形寒、白带清冷，小便清长而频、五更泻；肾不纳气多见咳则遗尿，短气喘逆、声低气怯、咳逆汗出；肾虚水泛往往出现心悸气喘、咳嗽喘息不能平卧，全身浮肿、下肢尤甚，腰腹胀满等症候，且这些症候偏于阳虚，以舌淡（胖）苔白、脉沉多见；肾阴亏虚多见遗精、早泄，五心烦热、潮热盗汗，口燥咽干，腰膝酸软，眩晕耳鸣；肾精不足多见形体瘦弱、憔悴、早衰、阳痿、遗精、（小儿）生长发育迟缓，形寒、白带清冷，腰膝酸软、步履蹒跚、反应迟钝、健忘，发落齿摇、耳聋耳鸣等，症候偏于阴虚，以舌红（瘦）少苔，脉细多见。

综上所述，肾的病理表现以腰膝酸软、腰痛、耳鸣齿松、发脱、遗精、阳痿、喘促、浮肿、小便异常为辨证要点。其涉及疾病广泛，包括呼吸系统：哮喘，慢性支气管炎；心血管系统：心力衰竭，高血压；消化系统：急慢性肠炎；泌尿系统：肾炎，肾衰，尿路感染；生殖系统：不孕不育，月经不调，男性生殖疾病；神经精神系统：更年期综合征，失眠，神经衰弱，抑郁症；血液系统：再生障碍性贫血；运动系统：骨折不愈合，肌肉萎缩，骨退行性病变（颈椎病、腰椎病、骨关节炎），骨质疏松症，骨质疏松性骨折；儿科：小儿发育不良，佝偻病;五官科:梅尼埃病,慢性耳病;等等。

四、"肾藏精"理论在骨代谢中的应用

根据"肾藏精,精生髓,髓生骨"理论,我们利用以药测证法研究了补肾中药复方、中药有效组分对骨代谢的作用及其相关机制,研究结果初步揭示了肾藏精理论的物质基础。

临床实践证实,补肾填精法可防治绝经后骨质疏松症[2]。因此,我们对传统经典方及现代经验方进行了动物细胞水平疗效机制的深入研究。

补肾名方"左归丸"和"右归丸"源自明代张景岳的《景岳全书》,分别具有滋补肾阴和温补肾阳的功效。我们的研究初步显示,两方均能有效减少去卵巢3个月小鼠的骨量丢失,其中右归丸的疗效优于左归丸,尤其对骨髓间充质干细胞的促成骨分化作用占明显优势。全基因组芯片检测显示,左归丸逆转的差异表达基因(即模型组比正常组下/上调1.5倍以上,用药组比模型组上/下调1.5倍以上的基因)有100个,右归丸逆转的差异表达基因有320个,其中两方共同逆转的差异表达基因有90个,包括参与细胞附着的vonWillebrand出血因子,参与蛋白氨基酸去磷酸化的肌微管素-1等。细观两方,相同的药物是:熟地黄、山茱萸、山药、枸杞子、菟丝子、鹿角胶;不同的药物是:左归丸有龟板胶、女贞子、制首乌,右归丸有杜仲、肉桂、当归、附子、淫羊藿、补骨脂。这些逆转基因的交集为两方共同的基本方的作用靶点提供了深入研究的参考依据。

龟鹿二仙胶汤出自《兰台轨范》,具有填精益髓、助阳益气的作用。龟鹿二仙胶汤中药含药血清对兔骨髓间充质干细胞具有促进增殖的作用,以15倍药物浓度时效果最显著[3]。二仙汤源于《妇产科学》,具有温肾阳、补肾精、泻肾火、调理冲任的功效。我们的研究初步显示:二仙汤可有效增加去卵巢骨质疏松小鼠骨量,提高成骨标志性蛋白(骨钙素)的表达,促进骨髓间充质干细胞自我更新和成骨分化。基因芯片检测发现,二仙汤体内用药和二仙汤中药血清的体外干预,对骨髓间充质干细胞基因作用的交集主要体现在10条信号通路上,这10条信号通路可能是二仙汤作用于骨髓间充质干细胞的关键途径。

此外,我们前期实验初步揭示补肾经验方(健腰密骨片)可增加小鼠松质骨和皮质骨骨量,促进骨髓间充质干细胞向成骨分化。初步证实,在补肾、活血化瘀、祛风湿、解痉等中药中,补肾类中药有效组分促进骨髓间充质干细胞分化为成骨细胞效果最优。益气化瘀补肾方含药血清可增加退变椎间盘Ⅱ型胶原mRNA水平的表达,减弱Ⅰ型胶原基因表达,通过影响椎间盘组织胶原的代谢,防治脊髓型颈椎病椎间盘退变[4]。

除了补肾复方,我们对补肾中药有效组分也进行了深入研究。除采用去卵巢骨质疏松模型外,增加了皮质酮注射后肾阳虚动物模型[5]。研究结果显示:淫羊藿苷、补骨脂素和齐墩果酸均可有效促进皮质酮干预14 d大鼠骨髓间充质干细胞向成骨细胞分化,分别可逆转皮质酮干预14 d大鼠骨髓间充质干细胞11种、12种和15种基因。3个有效成分共同作用的基因有5种,涉及成骨分化、细胞周期调节、细胞代谢和Notch信号通路[6]。这3个有效组分对去卵巢3个月大鼠骨形态计量学参数有改善趋势,基因功能分类分析显示它们共同作用的基因涉及的功能包括:细胞成分中的初级内体、分子功能相关的磷酸跨膜转运蛋白活性、GDP结合、内肽酶活性、酶调节剂活性、谷氨酸受体结合、转移酶活性、5-羟色胺受体活性、血清素结合;细胞外基质、跨膜受体蛋白酪氨酸激酶活性、氨基酸结合、RNA甲基转移酶活性、磷蛋白磷酸激酶抑制剂活性等[7]。我们的这些研究为上述3种补肾中药小分子作用靶点的筛选提供了初步依据。

淫羊藿总黄酮是淫羊藿的主要有效成分,具有促进成骨细胞增殖的作用[8]。淫羊藿苷可能是总黄酮发挥成骨效应的活性成分。我们的深入研究发现,淫羊藿苷增加去卵巢3月大鼠骨小梁厚度,促进成骨相关物如骨钙素、Ⅰ型胶原、Runx2核转录因子的蛋白表达,促进皮质酮大鼠骨髓间充质干细胞的成骨分化;干细胞芯片显示,淫羊藿苷可明显逆转皮质酮大鼠异常改变的基因表达。淫羊藿苷对两模型干细胞作用通路集中到Notch通路上[9]。除该通路外,淫羊藿苷通过作用于β-catenin-BMP(骨形成蛋白,bone morphogenetic protein)信号途径而调动骨髓间充质干细胞功能和活性。补肾阳药补骨脂素通过作用于

BMP 信号途径而促进骨髓间充质干细胞向成骨细胞分化[10]；滋补肾阴中药女贞子有效组分齐墩果酸增加去卵巢大鼠骨小梁厚度，增加成骨细胞数目和活性，增加成骨特异性蛋白骨钙素和 Runx2 蛋白表达。体外实验显示，齐墩果酸可抑制骨髓间充质干细胞增殖、促进骨髓间充质干细胞成骨分化，其分子机制与 Notch 信号通路相关[11]。滋补肾阴中药制首乌有效组分大黄素可促进骨髓间充质干细胞向成骨细胞分化。

综上所述，我们前期的基础研究初步揭示了补肾复方及其有效组分治疗骨质疏松的分子机制，为补肾中药防治骨代谢疾病提供了初步的实验依据，也加强对肾藏精、精生髓、髓生骨理论的认识。

中医“治未病”思想在脊柱退变性疾病防治中的应用

程少丹　梁倩倩　施　杞

“治未病”思想是中医防治疾病观念的高度概括[1]，中医历来重视治“未病”。脊柱由颈椎、胸椎、腰椎、骶椎组成，具有运动、支撑人体、吸收震荡、保护脊髓、保护胸腔、腹腔内脏器官等作用。由于椎间盘退行性改变并因劳损或感受风寒湿邪，形成了颈椎病、腰椎间盘突出症等脊柱退变性疾病。本文就中医“治未病”思想在脊柱退变性疾病防治中的应用作一简单论述。

一、脊柱退变性疾病的现代医学防治现状

现代医学面对随着生活方式的改变、发病年龄越来越低的脊柱退行性疾病，主要是立足于治疗及治疗后的康复，往往忽视了预防。治疗手段有手术和非手术。而脊柱退变性疾病中，具有手术指征的患者仅占该类就诊患者的5%左右。非手术治疗脊柱退变性疾病方法很多，主要以消除炎症、缓解疼痛及麻木等症状为原则。这种注重治疗的医疗模式存在着明显的不足。

退变是自然规律，每个人都要发生脊柱退变，差异只是退变的早晚及退变的程度。由于现代生活节奏的加快及长期低头弯腰慢性劳损的增加，在只重视治疗而忽视预防的医疗模式下，脊柱退变性疾病的发病率变得越来越高。

脊柱退变性疾病是人体全身退变在脊柱的表现。手术治疗针对的是脊柱退变最为严重的节段，一般来说即时效果明显。由于其他节段的退变仍在继续，还会引起病理性改变，故手术治疗长期效果欠佳。

脊柱退变涉及了脊髓、神经、血管、韧带、骨骼、关节及肌肉等多种器官及组织。现代医学的治疗方式，不论是手术解除压迫，还是非手术的消炎止痛、改善血液循环及营养神经等药物治疗，多是单一目标的靶向治疗。而退变是全身性疾病，单一目标的靶向治疗不能解决全部问题，即使解决了某一问题，也容易复发。目前国外很多学者也已经意识到用作用于单一靶点的治疗方式不能有效地治疗复杂的疾病[2]。故近年来联合治疗的模式在西方已开始受到关注[3]，人们尝试用联合治疗的模式来治疗复杂的疾病[4]。但将针对脊柱退行性疾病的单一靶向治疗方式联合应用，由于副作用大，往往难以发挥理想的作用。

二、中医药防治脊柱退变性疾病的优势

在“治未病”思想指导下，传统中医药在脊柱退变性疾病的防治中体现出五大优势[5]：① 有效性：在

基金项目： 上海市科学技术委员会项目（11495804000）；上海市市级医院适宜技术联合开发推广应用项目（SHDC12010218）；上海市卫生局课题（2008YSZB0082010Y124）；上海市静安区卫生系统“十百千”人才建设工程资助项目（201006B010）。

过去的40余年中,中医药治疗该类疾病,有效率约在95%;② 多样性:中药内服、外敷、针灸、推拿、牵引、导引按摩等方法各具疗效和特点;③ 可补性:在选用手术治疗失败或疗效不全时,中医药往往可补效,部分病例可有显著效果;④ 无害性:除推拿时需要严格掌握正骨手法指证外,其他疗法均无损伤;⑤ 持续性:根据该类疾病进行性、反复性退变的特点,运用中医药长期治疗,可寓防于治,使预防、治疗和康复统一于一体[6]。

三、中医"治未病"思想的学术内涵

《黄帝内经》有曰:"是故圣人不治已病治未病,不治已乱治未乱,此之谓也。夫病已成而后药之,乱已成而后治之,譬犹渴而穿井,斗而铸锥,不亦晚乎!""上医治未病,中医治欲病,下医治已病。"即医术最高明的医生并不是擅长治病的人,而是能够预防疾病的人。可见,中医历来防重于治。朱震亨在《格致余论》中说:"与其求疗于有病之后,不若摄养于无疾之先;盖疾成而后药者,徒劳而已、是故已病而不治,所以为医家之怯;未病而先治,所以明摄生之理。"

中医的"未病"包括以下含义:①"未病"为"无病",即人体的健康状态;②"未病"为"解亦",指"指肢体困倦、消瘦,少气懒言,骨肉懈怠",相当于亚健康状态[7];③"未病"为"病而未发",即疾病处于潜伏状态;④"未病"为"已发而未传",即一脏已病,它脏未病;⑤"未病"为"新愈",即疾病暂愈,还有可能复发。

由以上含义可以看出,中医"治未病"思想基于中医理论的整体观念,涵盖了疾病的预防、保健、治疗、康复的整个过程。

四、中医"治未病"思想在脊柱退变性疾病防治中的应用

在对脊柱退变性疾病进行防治的同时,要从"整体观念"这一"治未病"思想的理论基础出发,根据辨证结果,积极进行治未病。

1. 健康状态积极预防

《黄帝内经》首重未病先防。上古天真论、四气调神大论、生气通天论、金匮真言论、阴阳应象大论等篇多有论述。《黄帝内经》中强调"治未病"必须从两个方面着手。一是"正气存内,邪不可干",二是"虚邪贼风,避之有时"。

(1) 增强正气:所谓"正气存内",即增强体质,是提高正气抗邪能力

《素问·四气调神大论篇》曰:"夫四时阴阳者,万物之根本也。所以圣人春夏养阳,秋冬养阴,以从其根,故与万物沉浮于生长之门。逆其根,则伐其本,坏其真矣。故阴阳四时者,万物之终始也,生死之本也。逆之则灾害生,从之则苛疾不起,是谓得道。道者圣人行之,愚者佩之。从阴阳则生,逆之则死:从之则治,逆之则乱。"强调天人合一。《黄帝内经》又提出"法于阴阳,和于术数,饮食有节,起居有常,不妄作劳,故能形与神俱,而尽终其天年,度百岁乃去",强调的是人自身的清心寡欲,饮食劳作有度方能增强体质,使"正气存内"而不耗损。

现在很多慢性脊柱退变性疾病是由于起居无常、作劳无度、饮食无节等日常生活点滴长期不注意所致。如青少年的脊柱畸形,有很多就是由于处于发育期,长期不注意端正坐姿造成的;又如久坐导致的腰椎间盘突出症;长期伏案写作或操作电脑使颈椎长时间处于屈曲位而导致的各型颈椎病。因此,为了预防疾病,就必须通过劳逸适度、饮食有节、起居有常、加强锻炼等手段来增强自己的体质,使"正气存内"。张仲景在《金匮要略》中指出:"若人能养慎,不令邪风干忤经络……四肢才觉重滞,即导引、吐纳、针灸、膏摩。勿令九窍闭塞;更能无犯王法、禽兽灾伤,房室勿令竭乏,服食节其冷、热、苦、酸、辛、甘,不遗形体有衰,病则无由入其腠理。"东汉名医华佗创五禽戏健身法来防治未病,晋代葛洪强调气功摄生治未病,他在《抱朴子·地真》中指出:"是以圣人消未起之患,治未病之疾,医之于无事之前,不追于既逝之后。"

(2) 预防外邪：所谓避邪，就是防止病邪侵袭

病邪是导致疾病发生的重要条件，因此，在增强体质，提高正气抗邪能力的同时，应注意防止病邪的侵袭。中医学在强调“正气存内，邪不可干”的同时，指出“五疫之至，皆相染易”，告诫人们“避其毒气”。

脊柱退变性疾病属于中医“痹证”范畴，《素问·痹论》云：“风寒湿三气杂至，合而为痹也。”故脊柱退变性疾病预防外邪主要指防止风寒湿刺激。在当下年轻人吊带装、低腰裤、露脐装、超短裙等着装习惯盛行的情况下，预防风寒湿的刺激显得尤为重要。从预防脊柱退变性疾病的角度出发，应该提倡穿高领、高腰衣裤及长裙，尤其是对工作于办公室的白领一族，在工作时应注意将空调温度不要开得太低，不要颈腰部直接对着空调、电扇吹风取凉。如果限于工作环境，不能改变颈腰部与空调吹风口的位置，则应在工作时披戴围巾或外套，注意保暖。

另外用药物等治疗手段预防疾病的发生和蔓延，也是避邪的应有之意。如长期处于寒凉之地工作或生活的人们，可以通过药物沐浴、温泉或服药的方法疏通血脉，防止寒凉入体而导致的脊柱退变疾病的发生；长期低头伏案工作者，可以通过推拿按摩等手段防止颈椎病的发生。

2. 亚健康状态尽早干预

亚健康状态的表现多种多样，千差万别，但共有的表现为[7]：① 功能(活力)降低；② 适应力下降；③ 感觉异常；④ 体检指标基本正常(可能有部分指标异常，但特异性指标均属正常)。据此可言，亚健康状态实际上是一种似病而非病的状态，或者说是一种低水平的生理状态。由于亚健康状态不具备西医的疾病诊断标准，所以西医学对其往往束手无策。而中医则侧重于对功能的考察，对于亚健康状态这种无器质性脏器病变的“病态”来说，具有明显的优势。

(1) 从脊柱动静平衡干预

现代医学认为：脊柱退变性疾病的发病往往由于脊柱失稳造成。正常人体脊柱稳定性由两大部分来维持：① 内源性稳定，包括椎体、附件、椎间盘和相连韧带结构，即静力性平衡；② 外源性稳定，主要为脊柱周围肌肉韧带的调控，它是脊柱运动的原始动力，为动力性平衡。如颈椎和腰椎活动度较胸椎大，容易发生失稳性劳损退变，颈椎病和腰椎间盘突出症等颈腰椎退变性疾病多发。当脊柱出现失稳但没有明显症状和影像学的特征时，可以认为是脊柱退变性疾病的病前状态，即脊柱亚健康[8]。此时要尽早干预，防止脊柱亚健康向脊柱退变性疾病传变[9]。此时我们主张通过施杞教授创立的恢复脊柱力学平衡的“三步九法”[10]和患者自我调节的“施氏十二字养生功”[11-12]来进行干预。“三步九法”即理筋、正骨、通络三步和“揉、拿、滚、提、松、扳、摩、抖、捏”九法，能矫正脊柱的动静力失衡。“施氏十二字养生功”动作包括“洗、梳、揉、搓、松、按、转、磨、蹲、摩、吐、调”等十二势，患者通过锻炼该功法，也可以纠正脊柱的动静力失衡，调整脊柱的亚健康。

(2) 从肝脾肾进行干预

脊柱退变性疾病和肝脾肾三脏关系密切[13]，肝主筋，肾主骨，脾主四肢肌肉，即肝脾肾和筋骨肉关系密切，肝所主之筋其功能如《素问·痿论》云：“宗筋主束骨而利关节也。”所以说筋是连缀骨节主司肢体活动的组织。筋的收缩弛张，保证着骨节的屈伸活动。对于一些白领或者长期不良坐姿的青少年而言，最容易出现的就是脊柱失稳，出现脊柱亚健康如疲劳、无力、酸痛等情况，这些都为以后的脊柱退变性疾病埋下伏笔。而这些发生往往和肝脾肾有着密切关系。肝脾亏虚患者往往存在能量物质不足的情况，从而使肌肉筋膜失去滋养，出现运动能力下降[14]。而动物实验研究也证实：脾气虚的大鼠存在能量产生和能量物质的不足，容易出现四肢无力萎软[15]。肾主骨，肾虚也往往引起骨失营养而出现萎软无力症状。而通过补脾肾可使骨骼肌获得营养而减少疲劳的出现[16]。

因此通过调补肝脾肾来加强脊柱稳定性，是阻断脊柱亚健康向脊柱退变性疾病发展的重要措施。

3. 感病未发及早处理

感病未发是病已降身但尚未发作，即疾病的潜伏状态。如果此时不做及时处理，病邪就可能逐步加深，由表传里，侵犯内脏，使病情愈来愈复杂，治疗也就愈来愈困难。《素问·阴阳应象大论》说：“邪风之

至,疾如风雨,故善治者治皮毛,其次治肌肤,其次治筋脉,其次治六腑,其次治五脏。"《伤寒论》54 条"病人脏无他病,时发热,自汗出而不愈者,此卫气不和也。先其时发汗则愈,宜桂枝汤主之。"精辟地说明感病未发,邪位浅表时治病的重要性。早治已成之病,不但容易痊愈,而且免生变化之弊。对此观点,徐春甫也有所发挥:"圣人治未病,不治已病,非谓已病而不治,亦非谓已病而不能治也。盖治未病,在谨厥始,防厥微以治之,则成功多而受害少也,始初微略,恣意无忌,酿成大患"。所以此时应当及早发现隐藏的疾病,及早救治,防患于未然、寓防于治,促进已病向愈,防止未病显露。如《素问 · 刺热篇》所述:"病虽未发,见赤色者刺之,名曰治未病"。《史记 · 扁鹊仓公列传》中扁鹊要求讳疾忌医的齐桓侯及早医治应视为未发先防的典型病例。而对于现今社会的人来说,就是要经常体检,早期发现已存在的退变,并尽早采取预防措施。

在对各类人群体检时发现[17]:单纯性颈椎退变,或称之为无症状的单纯性颈椎退行性变在临床并非少见,但却无任何主诉和体征。此时可通过科普教育形式,在宣传对全身骨关节疾患防治的同时,有目的地指出注意预防颈椎伤患,包括急刹车等特殊情况下对颈椎的保护(如不要在行驶的车上打瞌睡),以防发生意外时,有退变的阶段对脊髓的不利影响。要告诫此类人群要进行适度的脊柱功能锻炼,以维持脊柱的动力平衡;但要注意锻炼不能过度,因为过度的脊柱运动将增加脊柱的负荷,更容易老化。

4. 感病已发防止传变

治未病的另一层含义就是针对已病,应当防渐防传。对于已经患病的机体,是为已病,但对于不同的脏腑和经络而言,一脏有病,而他脏却无病;一经有病,而他经无病。所以有病与无病是相对而言,此时治未病,就应当积极有效的治疗有病之脏腑和经络,防止其病情加重,并预测出可能累及的其他脏腑和经络,对其进行及早治疗,防止其发生疾病。古时张仲景提出"治未病者,见肝之病,知肝传脾,当先实脾"。更有《金匮要略》第 8 条:"太阳病欲作再经者,针足阳明,使经不传则愈。"说明临证过程中,应仔细观察,摸索疾病发生发展的规律,采取合适的治疗措施,防止疾病的传变。

(1) 调治结合

在对脊柱退变性疾病的治疗过程中,施杞教授注重调治结合[18]。其中"治"为治病,治已受邪之脏、之经之病,"调"是调人之阴阳气血经络脏腑,调未受邪之脏、之经,调人之生活质量,如二便、胃纳、睡眠等,做到"先安未受邪之地",在提高疗效的同时,也体现出"上工治未病"的学术思想。

(2) 重视补肾

在防传变的过程中,尤其要重视补肾[19]。中医学认为,肾藏精,精生髓,髓养骨而通于脑。肾中精气所化生之元气,具有推动人体生长发育,温煦和激发人体各脏腑、经络等组织器官生理活动的作用,故为人体诸气之根本。肾气充沛,则人体活力旺盛,素质强健。人到中年是一生中精力最充沛的时候,也就在此时,机体的各项功能指标开始下降。缘其究竟,是为肾气不充之故,故当补肾气为先。脊柱退变性疾病是在正虚的基础上由于劳损或感受外邪导致气血不通,痰瘀内结,经脉闭阻而罹病,其特点是本虚标实,故预防传变的重点为扶正祛邪。《素问 · 痹论》云:"风寒湿三气杂至,合而为痹也。"风寒湿三邪要与人体正气虚相合才能成痹。而肾气亏虚是造成正气虚的重要原因。故对脊柱退变性疾病进行防治时尤其要注意补肾。

(3) 注意传变

颈椎病可从"痹"论治[20],痹证日久不愈,复感风寒湿邪,使痹证从皮、肉、筋、脉、骨等五体痹发展至与其相合的内脏,出现肝痹、心痹、脾痹、肺痹、肾痹等五脏痹[21]。在颈椎病的五型分类中,颈型、神经根型、椎动脉型多表现为五体痹的症状,而脊髓型及交感型多表现出脏腑痹的症状。五体痹属太阳病及其变证或兼证,是外邪侵犯人体的初期阶段,是外感病中的太阳表证。脏腑痹分属于太阳病变证、阳明病、少阳病、少阴病、太阴病、厥阴病,均归属于里证[22]。六经学说中的传变规律也体现在颈椎病的发展传变过程中。故应对颈型、神经根型及椎动脉型颈椎病等五体痹及早治疗,避免发展到脊髓型和交感型等五脏痹比较难治的阶段。

(4) 颈腰一体

中医整体观念认为,人是一个有机的、统一的整体。人体各部位之间紧密相关,具体体现在生理上相互协调、病理上相互影响。人体某一部分的病变可能缘于其他部位的病变或对其他部位产生影响。在脊柱退变性疾病中“颈腰综合征”非常常见[23]，当颈椎发生病变时，当考虑颈椎可能会影响到腰椎；同样，当腰椎发生病变时，也应考虑到腰椎可能影响到颈椎，提前预判，做到颈腰同治。

5. 新愈防复

疾病初愈，人体阴阳平衡还没有完全回复，机体功能还没有完全正常，此时不注意调摄，不但可使病情重发，甚者加重危及生命。张仲景对新愈的调摄非常重视，《伤寒论》398 条“以病新差，人强与谷，脾胃气尚弱，不能消谷”，393 条“大病差后，劳复者，枳实栀子汤主之”，均提示病后调摄的重要性，这也是治未病思想的一个重要组成部分。

（1）膏方调理

膏方调理对于脊柱退变性疾病初愈或手术后病人，施杞教授在要求病人采取导引等措施外，还要注意调养，主张病人服用膏方，防止疾病复发。通过膏方调胃健脾，平衡阴阳，使病人纳食佳，二便常，睡眠好，能够坚持服用，发挥膏方的长效调养作用。

在配制膏方时，施杞教授以明代龚延贤《万病回春》中延龄固本丹合独活寄生汤为基础方。延龄固本丹由六味地黄丸（易丹皮为地骨皮）合五子衍宗丸、三才汤，加肉苁蓉、巴戟天、杜仲、牛膝、菖蒲、远志、柏子仁、广木香等组成，在应用时，合以独活寄生汤，以起到益肝肾，补气血的作用。同时配合应用香附等有助消化的药物后，提前改善脾胃功能，以“先实（脾）胃”“安未受邪之地”，因而取得了较好的疗效。

（2）温针灸冬病夏治

冬病夏治上海伤科八大家之一——陆氏伤科擅长温针灸治疗骨伤科疾病[24]，常在每年夏季的三伏天对痊愈的脊柱退变性疾病进行温针灸“冬病夏治”。

“冬病夏治”是中国传统医学的一个重要特色疗法[25]，根据“天人合一”“春夏养阳，秋冬养阴”及“以夏之阳盛之时，助素体阳虚之体”的中医理论，针对好发于冬季，或在冬季加重的病变，利用夏季气温高、机体阳气充沛、疾病发作缓解这样的有利时机，选择“夏之阳盛之时”的三伏进行辨证施治，扶正培本治疗，从而调整人体阴阳平衡、增加机体抗病能力，以达到治疗、调养和预防冬季发病的目，这正是《素问·四气调神大论》中提出的“不治已病治未病”医学思想的临床应用。

温针灸不仅发挥了针的作用，而且发挥了灸的作用，使温热作用通过针柄沿针身传至穴位，温经散寒作用较强。三伏天温针灸，古代又称此为“逆针灸”，即“无病而先针灸曰逆。逆，未至而迎之也”，就是利用夏季气温高，机体阳气充沛的有利时机，通过温针灸的手段，激发经络之气，调整人体的阴阳平衡，增强机体的抵抗力，以起到防止疾病复发或减少疾病复发次数的作用。

综上所述，中医治未病思想贯穿于脊柱退变性疾病防治的始终，我们应当充分利用中医“治未病”的理论来指导临床。

中医“痰瘀”证的现代生物学基础

陈 岩 李金龙 梁倩倩 施 杞 王拥军

痰是因体内水液代谢失常而产生一系列证候的一类病变。瘀即瘀血,因血液运行不畅而阻滞于脉中,或溢于脉外,凝聚于某一局部而形成的病变。

水液代谢异常产生痰和饮,《赤水玄珠·痰饮门》:“胶固稠黏者痰也,清而稀薄者饮也,痰饮为病,所感不同。”即说稠浊者为痰,清稀者为饮。痰和饮的产生不同,水谷不化而停于局部成为饮,其病全和脾胃相关;而五脏之病,都能生痰,痰是源于脾,本于肾,根于肝,贮于肺,凌于心,以三焦为通道,以气化失常为主要形式。

痰瘀相关,痰瘀同源。“痰瘀同源”是基于“津血同源”,因生理上津血同源。如血行不及或失常,而致血瘀于络,脉络不利,津液运行受阻,或脉络之血津,渗出于脉外,聚而为痰,挟脉内之瘀,相互交阻,故《金匮要略》有云:“血不利则为水”;或痰浊停滞压抑脉络,致津血互渗交换之道被阻,又致血停为瘀,痰瘀交夹。因此,痰瘀互夹,是痰证或血证病理发展的必然结果。

痰瘀理论以研究痰瘀证的病因、病机、证型、治则及药物为主,对中医的病因病机学及治则理论的发展具有深远的影响。“怪病多痰”“怪病多瘀”,痰瘀证型不仅是临床各科的常见病、多发病,又是导致很多疑难杂症、怪病的发病原因,因此引起医药学家的高度重视。

一、中医痰瘀理论的形成和发展

痰瘀相关学说源远流长,内容丰富,它始于《黄帝内经》,经汉、隋、唐、宋、元、明、清两千多年,医家对其病因、病理、诊断、治疗以及立法、遣药等各个方面都有阐发。

早在2 000多年前,医家对祛痰之中加以治瘀,已有一定认识和经验。如湖南长沙马王堆三号汉墓出土的《五十二病方》记载着半夏、服零(茯苓)、皂荚、虻(贝母)等化痰祛瘀的药物。痰瘀相关学说在《黄帝内经》已初见端倪。如《灵枢·痈疽》中说:“津液和调,变化而赤为血。”虽然没有明确提出“痰瘀同病”,但从有关的论述中,也体现了痰饮与瘀血在病理上的相关性。如《灵枢·百病始生》说:“凝血蕴里而不散,津液涩渗,著而不去而积成矣。”说明了津液与血瘀相互影响的病变过程。东汉张仲景《伤寒杂病论》首先提出了“瘀血”“痰饮”病名,并对其临床症状及体征作了详细的描述,且率先将痰瘀兼化之治辨证地运用临床,仲景虽未明确提出“痰瘀同治”一词,然其意已蕴蓄于方中。如瓜蒌薤白白酒汤、瓜蒌薤白半夏汤和瓜蒌薤白桂枝汤等。宋金元时期,百家争鸣,对医学的发展起了很大的推动作用,对痰瘀相关学说的发展

基金项目: 国家重点基础研究发展计划(973计划)项目(2010CB530404);国家自然科学基金重点项目(81330085);国家自然科学基金面上项目(81173278);国家自然科学基金重大国际合作项目(81220108027);上海市科学技术委员会项目(11ZR1437100);上海市青年科技启明星计划项目(12QA1403200);全国优秀博士学位论文作者专项资助项目(201276)。

也是一个方面。如宋代陈无择在《三因极一病证方论》中说："津液流润，营血之常，失常则为痰涎，咳嗽吐痰，气血已乱矣。"论证了津液营血间的生理病理联系，说明痰水之化生，乃气血逆乱所致。提出痰饮瘀血调气为先的治疗大法。元代朱丹溪在其所著的《丹溪心法》一书中，对痰瘀相关问题进行了临床探讨，首次明确提出了"痰挟瘀血，遂成窠囊"这一科学论断，并极力倡导痰瘀同病，须痰瘀同治才能取效。清代名医叶桂对痰瘀相关学说卓有发挥，将众多疑难、幽深、久耽之疾称为"络病"，首先创立了"久病入络"学说，认为久病入络，须考虑痰瘀互阻之证，在治疗上，将痰瘀同治法广泛地应用于痛证、郁证、痹证、积聚及多种妇科病证。为后世痰瘀相关学说的发展开辟了广阔前景[1-2]。

二、痰瘀与气血津液的相关性

气、血、津液是构成人体和维持人体生命活动的基本物质。既是脏腑经络及组织器官生理活动的产物，又是脏腑生理活动的物质基础。生理上，三者之间相互渗透，互相依存，相互转化；病理上又相互影响。因此，明确气血津液之间的生理病理联系，对全面认识痰瘀相关非常重要。"痰瘀相关"学说源于中医学的"津血同源"理论。津液和血液同源于水谷精微，化生于后天脾胃。正如《灵枢·营卫》所云："此（指中焦）所受气者，泌其津液，化其精微，上注于肺脉，乃化而为血。"可见，津、血都是脾胃消化吸收饮食物中的精华部分，两者同出一源，异名同类。津、血不仅同源于水谷，在运行输布过程中还相辅相成，相互转化。血行脉内，津行脉外，脉外之津液不断渗入脉内，与营气相和，化生血液，成为血液组成部分，脉内的血液也可渗于脉外而化为津液，以濡润脏腑组织和官窍，也可弥补脉外津液的不足，有利于津液的正常输布代谢[3]。气、血、津液在生理上相互维系，在病理上也互相影响。津液代谢失常，则为痰、为饮、为水、为湿；血液循行迟缓和受阻，则为血瘀。痰浊源于津液，瘀血源于血液，是津血不归正化的结果，津液和血液在生理上的同源性，构成了痰瘀相关的必然性。

三、痰瘀形成的病因及机制

痰瘀的形成首先是气机升降紊乱的病理产物。气的病变是产生痰瘀相关的根本。津血运行输布全赖气的推动，古云"气能行津，气能化水"，若气机调畅，则津液输布正常，反之如气滞、气虚推动无力，温煦、固摄失职，则津液运行迟缓，易凝聚、停滞而为痰，气行则血行，气止则血止，故气行正常，则血液运行流畅，反之则血行瘀滞，留而为患。气病既可成痰，又可致瘀，痰瘀是气机升降紊乱的共同病理产物。痰瘀又可因气的病变互相转化。水液代谢障碍形成痰饮滞留体内，痰浊可随气流行，内而脏腑，外而经络，痰性黏滞，阻碍气机，壅塞血脉，气血不畅，由痰致瘀[3]。

痰瘀的形成和五脏六腑功能失调密切相关。脏腑功能失调是痰瘀形成的病理基础。肺主宣发和肃降，推动和调节水液的输布、运行和排泄。若肺宣降失司，则将失其主行水的功能，水道不调，水湿停聚成痰；脾位中焦，在人体水液代谢中起着重要的枢纽作用，脾在运化水谷精微的同时，还把人体所需要的水液吸收并上输给肺，通过肺的宣降布散到全身，同时把机体代谢后的水液转输给肾，经过肾的气化作用形成尿液排出体外。若脾失健运，气虚则气的固摄作用减弱，统摄无权则血逸脉外而成瘀血；肾为人身元阳之根，肾主水液，对津液输布起着主宰作用，肾中阳气的蒸腾气化作用是脾的散精、肺的通调水道、小肠的泌别清浊等作用的动力，推动着津液的输布，若肾阳不足，气化失职，开阖失度，水湿泛滥，痰浊内生；心主血脉，心气推动血液在脉中运行，心气不足，无力推动血液循行，心脉气血运行不畅，则心血瘀阻，处于黏、凝、聚的瘀态；肝主疏泄，是调畅气机，推动血和津液运行的一个重要环节。肝的疏泄功能正常，气机调畅，则气血调和，津液运行通利，痰瘀无所生；若肝失疏泄，肝气郁滞，气滞及血，形成血瘀[3]。

四、痰瘀理论的临床应用

中医把骨关节退行性疾病或类风湿关节炎归属于"痹症"等病证范畴，以内因肝脾肾气血亏虚，风寒湿邪气外袭，痰瘀互结，痹阻经络为主要病因病机。其病变过程中，无论是正虚还是外邪，最终必导致痰浊、瘀血。痰瘀同病，单祛其痰则瘀化，专攻其瘀则痰难消，唯痰瘀兼祛方可奏效，祛痰可助化瘀，化瘀有助于祛痰。痰瘀同病须痰瘀同治，化痰祛瘀。又有"若元气日衰，则水谷津液，无非痰耳，随去随生……故善治痰者，唯能使之不生，方是补天之手"。所以攻痰多配以补益元气，水谷得化，使痰不生。《诸病源候论》指出："血之在身，随气而行，常无停滞。若因坠落损伤，即血行失度，随伤损之处停积。"《血证论·阴阳水火气血篇》亦云："瘀血化水亦发水肿，是血病而兼水也。"痰、瘀、水是多种内外损伤的病理产物，而又会反过来成为骨伤科疾病发展过程中重要的病理基础。① 骨折疾患：骨折治疗的实践表明[4-8]，早期注重利水药的应用，可以缩短骨折肿胀期，有利于血肿的加快吸收及原始骨痂的形成；中后期的化痰瘀药有利于骨痂的形成与改造，明显缩短骨折损伤的修复时间，减少骨不连、骨坏死、骨质疏松、肌肉萎缩、关节粘连僵直等并发症的发生。② 伤筋疾患：《素问·五藏生成》云："诸筋者，皆属于节。"颈椎病、腰腿痛等属于伤筋范畴。颈椎病是颈脊柱劳损基础上的退行性改变，但与瘀浊阻滞局部关系密切，活血化痰浊是临床常用的治则之一。腰腿痛是腰部伤筋的主要症状之一。有名的筋伤外用药黑虎丹就是由消痰水、活血通络等药物组成[9]。③ 骨质疏松、骨质增生：肾虚血瘀是骨质疏松症的最基本病机，肥胖患者还常兼痰湿阻滞，故补肾活血治疗外，还常辅以苍术、地龙、茯苓、木瓜、牛膝等。骨质增生是劳损基础上的痰瘀阻滞，许多治疗药物如化骨丸、消骨丹等都以化痰浊瘀血药为主[8]。

五、痰瘀理论的现代研究

现代医学从不同的方面进行了痰瘀相关性的研究。

1. 痰瘀与脂质代谢

目前多项研究表明高脂血症、高黏血症是痰瘀病邪的生物化学基础。脂质代谢异常可作为"痰浊"的物质基础，而血液的高黏滞性、血液流变性及血小板功能异常与中医"血瘀"病理呈一致性变化[10-11]。宋剑南[12]曾报道：他们以高脂血症动物模型及高脂蛋白血清培养的内皮细胞为对象，比较了活血化瘀药和健脾化痰药对脂质代谢及主要血瘀指标的影响，结果发现：脂质过氧化作用可能是中医学"痰瘀相关"的中心环节，(内皮)细胞损伤是由痰致瘀的主要病理特征，脂质代谢紊乱的内外因素是痰瘀共同为病的病因所在。

2. 痰瘀与炎症反应

痰瘀与炎症的关系越来越受到关注。韩学杰[13]等从炎症因子C反应蛋白(C-reactive protein，CRF)、一氧化氮(NO)、肿瘤坏死因子(tumor necrosis factor，TNF)含量的动态变化揭示高血压病痰瘀互结证与炎症因子的相关性，结果表明高血压病痰瘀互结证患者炎症因子含量明显增高，经过中药干预，炎症因子浓度含量下降，趋于正常水平。洪永敦[14]等发现急性冠脉综合征(acute coronary syndrome，ACS)痰瘀证组的炎症因子水平高于血瘀证组，提示前者的炎症活动可能更为活跃[3]。

3. 痰瘀与细胞凋亡

细胞凋亡是细胞在基因控制下自我消亡的一种生物现象，它调节着机体细胞增殖与更新之间的平衡。研究发现血管平滑肌细胞凋亡紊乱和凋亡小体清除不足是动脉粥样硬化(atherosclerosis，AS)形成的重要因素，对于AS血管内皮损伤，粥样病灶形成，斑块脱落有较大影响[15]。实验用高脂血清24 h造成内皮细胞凋亡，运用痰瘀同治方保护损伤的内皮细胞，可减少凋亡发生，凋亡比例与高脂血清及中药量呈正相关[16]。以上研究表明痰瘀互结与细胞凋亡具有一定的内在联系[3]。

六、痰瘀理论与淋巴功能的相关性

淋巴系统的基本功能是维持组织间体液平衡，免疫监视和胃肠道脂肪酸吸收，淋巴循环在各种炎性疾病和癌症转移，淋巴水肿中发挥了重要作用。

最近淋巴系统研究进展为研究和理解淋巴调节作用与正常和疾病条件下淋巴系统功能改变提供了基础。近几年，淋巴内皮细胞特异生长因子和区分血管和淋巴管标志蛋白的发现以及对淋巴转运功能体内图像检测技术的进步等，促进了淋巴研究进展。炎性疾病中淋巴研究的进展，给我们治疗炎性疾病提供了新的观点和思路。

现代医学疾病中的急慢性关节炎症、淋巴水肿，肿瘤等，如表现有中医有形之痰或无形之痰的症状、特征及相关脉舌者，均可参考中医痰证理论和方药进行辨证论治。我们观察骨关节炎，类风湿关节炎等慢性关节炎症中，患者多有气血、痰湿瘀阻的病理变化，同时临床标本检测发现炎症局部淋巴组织的增生，局部淋巴结的增大或缩小，文献显示炎症关节的局部有淋巴功能的改变。这为我们将痰瘀和淋巴增生及功能联系起来，提供了联系的桥梁。

王拥军等以中医“痰瘀理论”为指导，利用痰瘀症炎性关节炎模式动物平台，研究了淋巴功能和炎症的相关性，首次设计并应用吲哚菁绿（indocyanine green，ICG）近红外（near infrared，NIR）体内淋巴图像技术检测炎性关节炎小鼠淋巴功能，国际上率先发现在炎症不同阶段淋巴系统具有不同的形态和功能改变，提出并初步证实炎性关节炎中炎症损伤程度与淋巴增生和功能改变有一定的相关性，发现调节淋巴增生和功能可能是治疗炎性关节炎的新靶点，从而使痰瘀的病理演变机制得以阐述，并初步证实了痰瘀与淋巴增生及功能之间的关系。利用痰瘀型转基因小鼠、基因敲除小鼠模型，采用医学图像和分析软件、系统细胞学，分子生物学技术继续研究调节淋巴功能对炎性关节炎的影响，及逐痰化瘀中药对 NF－κB 信号通路和 VEGF－C 表达的影响，从而调控淋巴增生和功能，探讨中医“痰瘀理论”与炎症反应和淋巴增生和功能之间的关系，寻找“痰瘀”的本质[17]。

七、展望

中医痰瘀相关理论的形成和发展，极大地丰富了中医药学理论体系的内容，痰浊瘀血致病广泛，且见症复杂，现代医学一些尚无病因治疗或疗效不佳的疾病，也多是临床的疑难杂病重症，多与此有关。但是痰瘀理论临床应用时还缺乏统一和明确的诊断疗效标准，对其研究应从多方面、多层次上阐明痰瘀证的科学本质及有效方药的现代药学作用机制，以期更完善地服务于临床。

中医表型组学的概念与相关研究体系的构建

原淳淳　王　晶　舒　冰　梁倩倩　杨燕萍　赵东峰　徐　浩　孙悦礼
张伟强　赵永见　施　杞　唐德志　王拥军

表型（phenotype）是指种系、生物体、器官、组织或细胞等有机体可被观察到的结构和功能方面的特性。"表型组（phenome）"概念于1997年首次被提出[1-2]，指的是在遗传和环境因素影响下，生物体所有表型特征的总和。21世纪初，该概念被广泛引用[3-4]。表型组学（phenomics）的提出与成熟则与组学技术的发展密切相关，人类基因组工程完成之后，兴起了由基因组学衍生的一系列"组学"研究，如转录组学、代谢组学、蛋白质组学等，表型组学亦萌芽于此时期[5-6]。2002年Niculescu和Kelsoe两位学者分别在精神病领域的实验研究中首先引用表型组学相关术语[7]。2006年，Niculescu等[8]提出用表型芯片（PhenoChipping）定量分析精神病表型，奠定了表型可测且能实现高通量的目标。此后，大型研究平台的建立促进了表型组学的应用，如南澳大利亚大学表型组学与生物信息学研究中心及澳大利亚昆士兰大学斑马鱼表型组学中心[9]。由此，逐渐确立了表型组学的研究范围，其主要聚焦于生物体在不同环境条件下所有表现型特征（表型组）的高通量测定和解析。近年来，随着中医学和表型组学交叉研究的发展和深入，中医表型组学作为新兴交叉学科亟待建立。

一、中医表型组学的提出

建立于中国古典哲学基础之上的中医学，以"取象比类"为认知世界的主要方法论。中医学论治疾病着眼点在"天、地、人"，提倡"天人相应""恒动观""整体观"，在漫长的发展过程中，中医学积累了大量的对人体外在表象的观察信息，仅风寒感冒一证，相关记载便浩如烟海。可以认为，传统中医学是最早系统地观察并记载人体心理、行为、生理、病理、药物反应等各种表型的医学。随着科学技术的发展，中医学认知人体的水平上升到分子层面，相应地，可观察的表型亦随之增多。近年来，以王永炎院士[10-11]、仝小林院士[12]为代表的一批中医药学家对中医学与表型交叉研究的思路进行了探索，为中医表型组学的建立奠定了基础。

本团队在长期理论探索和实践中逐渐确立了中医表型组学的概念：中医表型组学是指以中医核心理论为根本，以大型"证病结合"人群队列为基础，采用中医诊断学、中医体质学、环境科学、营养学、临床检验学、临床影像学、生物化学、细胞分子生物学、基因组学、蛋白质组学、转录组学、生物信息学和人工智能等手段，在宏观、中观、微观水平上系统地、定性与定量结合地测定中医证病发生发展全过程中的表型集合

基金项目：国家重点研发计划"中医药现代化研究"重点专项（2018YFC1704300）；国家自然科学基金重点项目（81730107、81973883）；教育部创新团队发展计划项目（IRT1270）；科技部重点领域创新团队计划项目（2015RA4002）；上海市市级科技重大专项（2017SHZDZX01）。

及中药干预下的转归机制，揭示中医现代科学内涵的一门学科。其主要针对老年慢性病、骨退行性疾病等重大病种，面向国家和地方重大战略需求，发挥中医特色优势，以中医核心理论为根本、以临床患者为基石、以多学科联合为方法、以中药干预为手段、以基础机制为证据、以临床疗效为导向，在全面获取各尺度表型基础上，着眼于基因（先天之本）和环境（后天影响），通过微观表型作用于中观、宏观表型的路径机制，从而将宏观表型、中观表型和微观表型跨尺度关联，最终系统绘制中国人群生理、病理的中医表型组学图谱，建立系统性、标准化中医临床规范，为疾病预防、早期诊断、精准治疗、预后康复和新药开发等提供重要支撑，提高重大疾病的应对能力。

二、中医表型组学的研究基础——大型“证病结合”人群队列

1. 建立中医大型队列的必要性

传统中医研究依靠典籍中的个体病案记录，缺乏同质的大规模人群研究。队列研究属于临床流行病学中的一种观察性研究方法，主要着眼于判定暴露因素与结局之间的因果关系及关联大小[13]。其在检验病因假设、评价预防和治疗效果、研究疾病自然史中有不可替代的优势，且队列揭示的科学规律可信度高、外推性好，是很多国家制定公共卫生政策的主要依据[13]。中医学发展史中，亦有类似的人群研究，如《伤寒杂病论》和《瘟疫论》的创作背景皆是基于疫病的大规模流行，但缺少长期的跟踪随访记录。国际上较早的、成功的大型队列为 1947 年的弗莱明翰队列（Framingham Study）及其遗产队列[14-15]，其持续观察了三代人（每代约 5 000 人）的心脑血管健康情况，判定了系列风险因素且制定了多项行业指南，现代心脑血管病的诸多认知亦来源于该队列。

对罕见病而言，队列研究能收集足够数量的阳性病例[16]；对慢性病而言，队列研究能长期观察慢性病的发生发展[17]；对复杂系统疾病而言，50 万级的大型队列是评估环境与基因交互影响、基因与基因交互的必备研究[18]。根据古籍记载，中医学中不乏对奇病、怪病的记载，如血箭、交肠、奔豚等，想要对此进行系统研究，必须要利用大型队列收集一定数量的阳性病例。中医学是基于“整体观”的复杂系统医学，以“天人合一”为指导的环境-心理-生理医学模式，在中医学诞生之初即关注多因素交互作用对人体的影响，大型队列则契合该特点。此外，“证病结合”规律的发现亦需要大规模的人群研究。因此，欲从现代科学角度揭示中医科学内涵，多维度的中医表型组学是未来趋势，而其研究基础则为大型队列。

2. 现有中医队列对中医表型组学的贡献

上海中医药大学主持的基于社区人群的全国多中心骨质疏松症队列（China Community-based Cohort of Osteoporosis，CCCO）[19]是最早一批具有中医特色的大型“证病结合”队列研究之一，在中医表型组学研究方面已取得一定成果。① 中医体质表型与骨质疏松症的生态学研究：通过全国多中心社区队列研究，在 18 180 例人群中调查发现阳虚质在不同偏颇体质中构成比最高（19.1%），阳虚质人群骨质疏松症患病率最高（39.59%），进而在前瞻性研究中发现阳虚质、高龄和女性是骨量丢失的主要危险因素[20]，并从中医角度提出了疾病防控观点。② 部分阳虚质的特异性指标和骨质疏松的危险因素：基于队列人群研究，通过以药测证、基因多态性（SNP）分析，发现阳虚质人群的肌酐水平低于非阳虚质人群，差异有统计学意义[21]；正常范围内相对较低的血清维生素 B_6 浓度，可能是妇女绝经后骨质疏松症的危险因素，且这种相关性取决于血清 25（OH）D 浓度和甲状旁腺激素的浓度[22]；进一步研究提示，在不同体质人群中，维生素 D 结合蛋白（DBP）基因多态性对血清 25（OH）D、钙离子、骨代谢和骨密度的作用有差异[23]。

此外，北京中医药大学建立的大型体质队列对中国人群的中医体质表型分布和危险因素进行了深入探讨，结果指出平和质约占人群的 1/3，剩余的 2/3 人群为偏颇体质，气虚质、湿热质、阳虚质较多见，地域、性别、年龄、婚姻状况、职业、文化程度等均为影响体质的常见因素[24]。中国中医科学院广安门医院建立的中医冠心病队列对痰瘀互结证分布及其规律进行了细致的表型测定与解析，发现痰瘀互结证是冠心病发生发展过程中的主要证候，且存在一定的地域差异[25]。以上队列的建立均是发现重大中医科学规律的有效方法，为中医表型组学的建立提供了良好基础。

三、中医表型组学的技术实现——多学科联合与人工智能

中医表型组学着眼于建立微观、中观和宏观的关联,多学科联合和人工智能必然成为研究中医表型组学的有力手段。机体各种生理过程或疾病的发生发展过程中,会涉及基因、蛋白质、表观遗传等多层面的变化;对疾病或生命现象的研究,要综合考虑各个层面的变化以及生理生化指标。因此,中医诊断学、中医体质学、环境科学、营养学、临床检验学、临床影像学、生物化学、细胞分子生物学以及多组学等多学科联合成为必然[26]。多学科联合和人工智能能够全面地掌握疾病或生命现象的变化过程,为精准医疗提供综合解决方案,已成为探索生命机制的新方向。

中医表型组学首先聚焦的是中医证候。中医证候是指一系列有相互关联的症状总称,即通过望、闻、问、切四诊所获知的疾病过程中表现在整体层次上的机体反应状态及其运动、变化,这实际是中医表型组概念的雏形。但要探究中医证候的内在调控机制或规律,则需要深入到基因、蛋白质等水平。此外,由于中医证候并非单一的变化,而是一组有相互关联的症状,其基因、蛋白质层面的变化也必定不是单一的。因此,多组学研究成为研究中医证候表型组学的有力工具。制备中医证候动物模型也是中医表型组学研究的重要手段之一。以病因病机理论为准则的动物模型制备,如根据“劳则气耗”的病机理论,使大鼠或小鼠游泳至力竭,造成“气虚”模型[27];以现代医学机制为依据的动物模型制备,如通过给大鼠注射皮质酮,导致下丘脑-垂体-肾上腺皮质轴抑制,建立“肾阳虚”动物模型[28]。这些模式动物研究与多组学研究结果,将更加深入地阐释中医证候在疾病发生发展中的作用规律和机制,并推动中医表型组学的进一步发展。

目前人工智能已运用在中医面诊[29]、舌诊[30]、问诊[31]、脉诊[32]、证候鉴别[33]及辅助诊断慢性病和多发病中[34],随着人工智能的发展,未来越来越多的便捷精准的产品将会被应用在医药健康领域。相关智能化设备的应用意味着临床数据(包括影像病理图像、实时监控数据和治疗用药疗效等)的增长和环境暴露数据(饮食习惯、空气状况和个性化生活方式等)的丰富,而数据流的处理和后期庞大数据的精准分析必然要依靠机器学习来完成。正如美国国立卫生研究院院长 Francis 对 2030 年精准医学进行的预测,在基因、表型组和暴露组等多尺度大数据的基础上,人工智能会通过优化的算法给出新的疾病分类图谱[35]。以往基于一个生理系统或器官病理变化的一个或多个临床表型来定义和分类疾病的时代终将过去,取而代之的是系统的全面获取表型组数据基础上的精准疾病诊疗体系。事实上,利用多组学、临床和环境暴露数据,深度学习已经开始在中医疾病早期预测中发挥作用,如对慢性胃炎典型寒证、热证患者代谢与免疫分子网络失衡的特征、相关生物标志物和舌苔差异菌群的研究[36-37];在糖尿病、心血管疾病等领域,全基因组关联分析(genome-wide association study,GWAS)和表型组关联分析(phenome-wide association study,PheWAS)通过机器学习实现联合运用[38-39]。

四、中医表型组学的研究内涵

中医表型组学的研究内涵在于中医经典理论科学内涵的阐释。中医经典理论是中医学术体系的核心,源于中国古典哲学和历代名医长期的临床经验。以《黄帝内经》《难经》《伤寒杂病论》《神农本草经》等为代表的典籍构建了中医理论的框架,这些中医经典理论在后世的传承发展中愈加完备,并指导提升了临床疾病的诊疗水平。同时,临床疗效对经典理论的反馈验证,进一步完善了经典理论的内涵并拓宽了其应用。可以认为,中医经典理论是中医学的根基与灵魂。然而随着现代科学技术的发展,传统中医理论不断受到质疑,因此,如何用现代化的方法阐明中医经典理论的科学内涵已成为中医界公认的重大前沿科学问题[40]。

目前已有诸多中医学者、团队对中医经典理论进行了科学内涵的探索,如通过比较神经-内分泌-免疫(neuro-endocrine-immune,NEI)网络相关指标在“生-长-壮-老”不同年龄段、不同性别、不同季节健康志愿者的变化规律,探讨“生长壮老取决于肾”理论的 NEI 网络层面的现代生物学基础[41],从一定程度上阐明

了中医经典理论对人体生长发育认识的现代科学内涵。再如，上海中医药大学骨健康团队长期聚焦于《素问·调经论篇》"人之所有者，血与气耳"、《素问·六节脏象论篇》"肾者主蛰，封藏之本，精之处也"等中医经典理论的科学内涵研究，利用中医表型组学手段认为"肾精亏虚"的本质是在"气血亏虚"基础上，各种内源性干细胞增殖与分化功能减低，组织修复与代偿能力降低[42-43]，提出"先调气血，后补肾精"临床指导原则，实现了老年慢性病临床治疗思路的转变和"肾藏精，主骨，生髓，通于脑"理论的发展。

中医经典理论科学内涵的阐明是中医临床疗效提高的重要基石，有利于中医学的精准化、标准化和国际化。中医表型组学以此为核心，旨在达到高维度的精准辨证论治和实现临床重大疑难疾病的突破，传承创新中医学术体系，助力健康中国战略。

五、展望

人类基因组之后，表型组迅速崛起，构建中医表型组学是中医学发展的趋势。中医学作为一门复杂系统的科学，采用跨尺度、多维度的中医表型组学进行关联并对其进行整体分析和精准解构是现代中医学发展的需求，也是沟通中医学与现代生命科学的桥梁。中医表型组学因其理念的先进性，在精准医学发展中具有引领地位，其出现可能改变疾病分类依靠单一表型的局面，并将中医诊疗水平提高到一个新的层面。但目前该学科还处于早期发展阶段，迫切需要进一步加深多学科的合作以及国内外优势互补的合作，才能让这一新兴学科更好地促进中医学的现代化、科学化发展。

中医“肾主骨”理论指导下“肾骨系统”的构建和价值

唐德志　赵东峰　原淳淳　舒　冰　王　晶　李晨光　赵永见　张伟强　王晓赟　程　韶
赵世天　金镇雄　杨骏杰　陶渝仁　孙康晖　王　乾　卢　盛　施　杞　王拥军

中医“肾主骨”理论诞生于距今约 2 000 年的秦汉时期，《黄帝内经·素问篇》曰：“五脏所主……肾主骨”，即提出“肾主骨”理论，随后经历代中医学家不断发展，逐渐形成了完整的理论体系。现代医学研究[1-2]也从一定程度上揭示了“肾主骨”理论的物质基础和功能依据。在生理上，肾脏重吸收钙、磷、微量元素等物质，调控骨稳态中成骨细胞和破骨细胞的活性，对骨骼具有重要的调控作用，影响骨骼生、长、壮、老过程中的动态平衡[3]；在病理上，肾病累及骨骼和肌肉，即“肾病及骨”，临床最为典型的表现就是肾功能损害导致的慢性肾脏病-矿物质和骨代谢异常（chronic kidney disease-mineral and bone disorder，CKD-MBD）。因此，对中医“肾主骨”理论进行系统科学的阐述，对于挖掘肾骨系统相关疾病的病机和丰富防治手段，尤为重要。

一、现代科学对肾的认识

目前对中医学肾的认识存在不同的看法，但随着系统论与系统生物学的兴起，许多学者认为肾不仅仅是现代医学解剖学的肾脏，还有其他系统、功能器官和组织的参与。因此，对中医肾内涵的认识包括两个不同的层面：解剖肾和功能肾（图 1）。解剖肾的主要认识是解剖学中的肾脏；而功能肾的物质基础比较复杂，目前比较有认可度的是下丘脑-垂体-肾上腺、性腺和甲状腺这三轴综合状态的体现[2-3]。因此，中医“肾主骨”理论内涵的变化也就涉及从单一层面到立体层面（图 2）：① 肾脏对骨骼的作用；② 骨骼对肾脏的作用；③ 肾脏-骨骼接受机体某些因素的共调控作用；④ 肾脏-骨骼共参与调节机体的某些生理功能的作用。这些内在联系和生理功能可以归纳总结为解剖学肾脏和基于神经-内分泌-免疫-循环（neuro-endocrine-immune-circulatory，NEIC）调解网络基础上的功能肾，并构成完整的结构与功能体系。本文将从以上四个层面解析“肾主骨”理论内涵和物质基础，并阐述“肾骨系统”构建的现代意义。

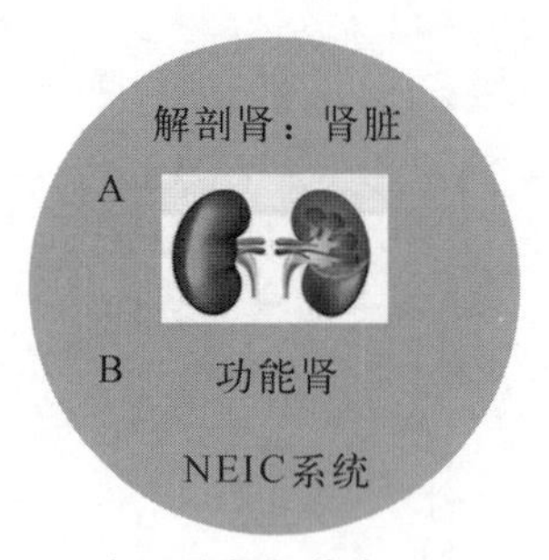

中医“肾”的内涵

图 1　中医肾的内涵

A. 解剖肾；B. 功能肾（NEIC 系统）

基金项目：国家重点研发计划“中医药现代化研究”重点专项（2018YFC1704300）；国家自然科学基金重点项目（81730107）；国家自然科学基金面上项目（81804116、81673991、81973883、81574001）；教育部创新团队发展计划项目（IRT1270）；科技部重点领域创新团队计划项目（2015RA4002）；上海市进一步加快中医药事业发展三年行动计划“中医药现代化研究”重点专项［ZY（2018－2020）－CCCX－3003］。

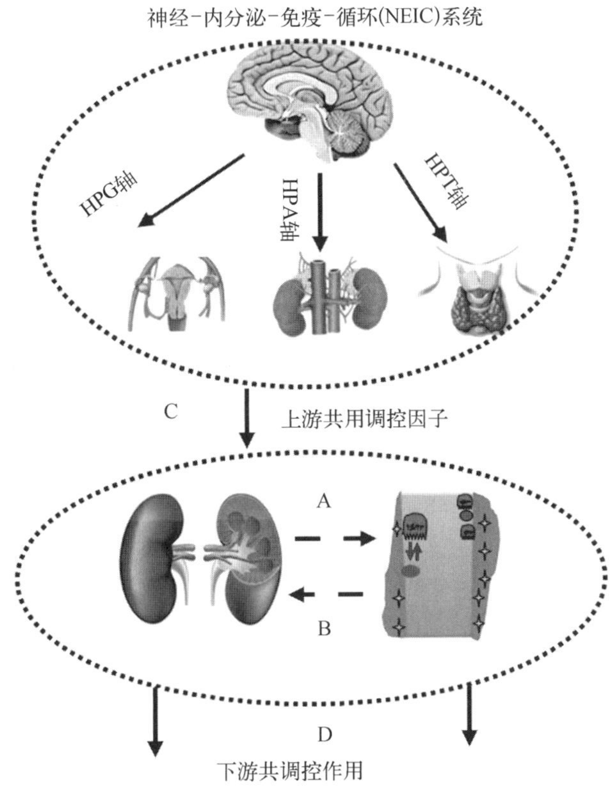

图 2　肾骨功能系统的生物学基础

A. 肾脏调控骨骼生理功能和活性;B. 骨骼反作用于肾脏的功能和活性;C. 肾骨共同接受相同上游调控因子的系统调控(NEIC);D. 肾骨系统下游共调控作用

二、生理状态下的肾骨调节机制

现代解剖学肾脏对骨组织的影响,首先体现在肾脏通过调控钙(Ca)、磷(P)代谢平衡,为骨骼的生理活动提供物质基础。其次,钠(Na)、镁(Mg)、钾(K)等基本元素主要在肾脏重吸收,对骨细胞、成骨细胞和破骨细胞的生理功能发挥着调控作用。此外,肾脏还可以通过分泌骨形态发生蛋白 7(BMP-7)等关键调控蛋白,对骨骼生理功能和活性发挥调控作用。

1. 钙稳态

肾脏通过调节钙的重吸收和储存,影响骨的结构、状态和功能。游离钙在细胞信号传导、激素调节和骨骼矿化中发挥多重生物活性作用[4]。当游离钙含量降低时,肾脏感受器接收信号并传达命令至骨,从而增加骨钙溶解,促进骨钙进入体循环,上调循环中游离钙的水平[5]。肾脏重吸收钙主要发生在肾小管,60%~70%的钙通过跨上皮电化学梯度驱动在近端小管(proximal tubule,PT)中被重吸收[6]。肾脏重吸收钙的能力主要受甲状旁腺素(parathyroid hormone,PTH)和 1,25-二羟基维生素 D[1,25(OH)$_2$D]的调节[7],降钙素也参与其中以确保钙稳态[8],满足机体生理活动的需求(图 3A)。

2. 磷稳态

成人体内约有 700 克磷,其中 85%的磷储存在骨骼中[9]。磷的转运为能量依赖型转运,需要位于肾近端小管中Ⅱ型和Ⅲ型磷酸钠共转运蛋白的协助[10]。血清磷的重吸收受多种代谢因子和激素的调节,旨在维持磷的动态平衡[11]。在分子水平上,PTH 可以刺激磷酸盐代谢物的分泌从而降低血清磷水平[12]。成纤维细胞生长因子 23(FGF-23)以 Klotho 依赖性方式抑制磷酸盐的重吸收减少肾脏对磷的重吸收[13-14],还可以降低 1,25(OH)$_2$D 的合成,减少肠道对磷的重吸收(图 3B)[15]。而 1,25(OH)$_2$D

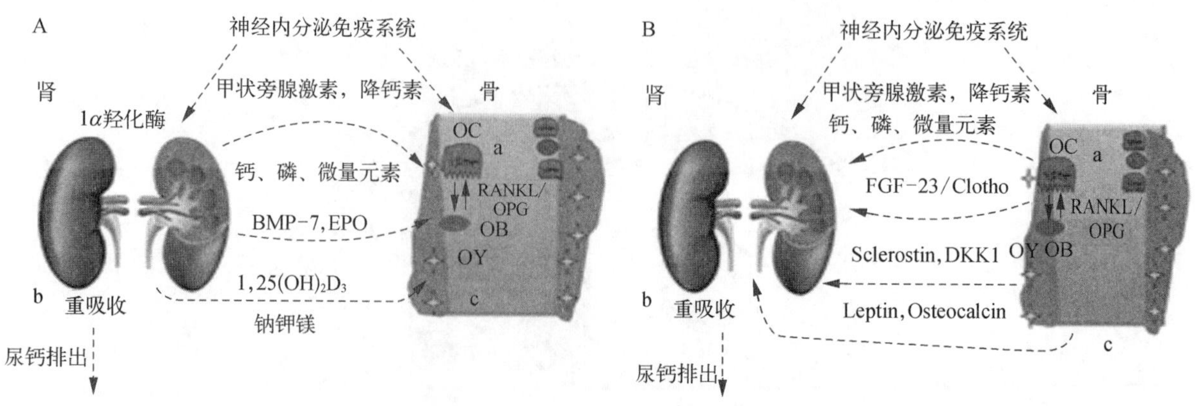

图 3　肾脏和骨骼之间调控因子

A. 肾对骨的调节；B. 骨对肾的调节；a. 破骨细胞骨吸收启动骨重建；b. 肾脏的重吸收；c. 骨重建所必需的物质；1,25(OH)$_2$ D$_3$：1,25－二羟基维生素 D$_3$；BMP－7：骨形态蛋白 7；DKK1：Dickkopf－1；EPO：促红细胞生成素；FGF－23：转化细胞生长因子 23；Leptin：瘦素；OB：成骨细胞；OC：破骨细胞；OPG：骨保护素受体；Osteocalcin：骨钙素；OY：骨细胞；RANKL：核因子－κB 受体活化因子配体；Sclerostin：骨硬化蛋白

则会直接降低甲状旁腺中 PTH 的合成和分泌[16]，以减轻 PTH 对血清磷酸盐水平的下调作用。它也可以刺激骨细胞合成和分泌 FGF－23。因此，有学者认为 1,25(OH)$_2$D 的整体调节结果会增加血清磷酸盐水平（图 3A）[17-18]。

3. BMP－7

骨形态发生蛋白 7（BMP－7）主要由肾脏分泌，参与调控了骨骼分化和发育的过程，包括胚胎骨骼发育过程和出生后骨的生长[19]。BMP－7 突变引起小鼠的部分软骨和骨矿化的延迟，肋骨和椎骨的畸形发育，肾单元的减少和多囊肾[20]。BMP－7 也参与了骨组织的修复和重建，BMP－7 的表达增强了骨髓间充质干细胞的分化能力，对骨折的愈合具有促进作用[21]。

4. 电解质平衡

镁与肾脏的关系十分复杂，镁的动态平衡受肾脏重吸收功能的调节，重吸收过程包括：① 激活位于 Henle 环路的运输系统；② 发生于远曲小管粗支的重吸收[22]。钾的重吸收 60%～70%发生在肾近端小管，25%发生在 Henle 袢粗升支，最终只有约 10%的过滤钾保存到肾小管液中，到达远端小管[23-24]，当钾摄入量低时，远端钾的重吸收会相应增强[25]。对于钠而言，只有小部分钠（25～500 mmoL）从肾小球中过滤，并从尿液中排出，约为过滤负荷的 0.4%。大多数的微量元素体内平衡是由肾脏的重吸收加以控制，其中多个微量元素与骨代谢和稳态密切相关[26]，如铁、锌、硒、铜、硅、氟和锶等，均能够对骨发挥重要的生理作用。见图 3A。

三、病理状态下的肾骨调节机制

肾功能降低可以诱发骨-肾-甲状腺轴的代谢异常，引起骨骼矿物质紊乱及一系列并发症[27]，统称为慢性肾脏病-矿物质和骨代谢异常（CKD－MBD）。

1. 肾功能不全导致骨的病理改变

CKD－MBD 患者骨骼的病理变化在该病的不同阶段均能发生[28-29]，在疾病发展中伴随骨吸收的增强和骨生成的不断下降[30]。CKD－MBD 患者的骨形态改变有四种[31-32]：① 高转换或甲状旁腺性骨病，也称为纤维性骨炎症；② 混合型尿毒素性骨营养不良；③ 软骨病；④ 非动力性骨病。高转化骨病的主要病理改变是骨转换速度明显加快，但骨骼的强度并未明显增加。混合型尿毒素性骨营养不良主要存在 PTH 异常引起骨矿化的缺失[33]。软骨病和非动力骨病统称为低转换性骨病，主要伴发骨状接缝，同时存在破骨细胞和成骨细胞数量的下降，非动力性骨病表现为减少的骨状接缝和低骨量[33]。

2. FGF－23、PTH 与 CKD－MBD

FGF－23 能降低钙、磷和 25(OH)D 以及常见的骨生化指标和X型胶原，并引起成骨细胞、破骨细胞、骨小梁和骨基质厚度等改变[34]。FGF－23 通过 Klotho/FGF－23(图 3B)信号轴调控非组织依赖性碱性磷酸酶的表达[35]，通过诱导 DKK1(Wnt 信号通路的抑制剂)的表达直接调控骨生成[36]。软骨病和非动力性骨病导致骨中铝的沉积，成骨细胞与破骨细胞活性降低以及 PTH 的分泌减少[37]。CKD－MBD 患者中，PTH 升高降低了肾钙的分泌，抑制了磷的重吸收和增加了 1,25(OH)$_2$D 的表达，并导致钙磷转运调控子的活性和骨吸收增加[38]。PTH 与表达在成骨细胞的受体结合发挥活性，导致骨矿化组织中可交换钙、磷输出的增加[39]，并通过核因子 κB 受体激活蛋白配体(receptor activator of NF－κB ligrand, RANKL)诱导的破骨细胞调控的骨矿化来实现，PTH 相关蛋白改变也可能是非动力性骨病的诱因[40]。

3. 血管钙化与 CKD－MBD

高磷血症是 CKD－MBD 典型并发症。高磷通过诱导其共转运体 PiT－1 和 PiT－2 间接促进血管平滑肌细胞外基质钙化，进一步直接导致血管内晶体沉淀的产生[41]。伴随着肾脏损伤的发展，尿钙排泄的减少，导致过量的钙质在软组织和血管中滞留[39]。过量的钙质改变血管平滑肌细胞功能并且影响细胞的信号传导[42]，可能诱发动脉硬化和动脉钙化的发生(图 3B)。当血管平滑肌细胞暴露在富含钙质的培养基中时，细胞会随着基质矿化而发生成骨分化[43]。

四、骨骼对肾脏的调节机制

越来越多的研究[44]表明，骨骼作为一种内分泌器官通过调控电解质代谢或分泌相关因子影响其他组织包括肾脏的功能。

1. FGF－23

FGF－23 受体 Klotho 蛋白主要分布于肾脏，肾脏是 FGF－23 发挥生理作用的主要靶器官[45]。通过激活成骨细胞和骨细胞相关的 FGF－23 基因转录可以促进 FGF－23 的表达。血清自发性 FGF－23 水平的升高疾病包括常染色体显性低磷血症性佝偻病、骨声门发育不良及 McCune－Albright 综合征和其他创伤性疾病[46]。而成骨细胞、破骨细胞发育不良性疾病则可导致血清 FGF－23 水平降低进而诱发肿瘤样钙质沉着症，该病以高磷血症、血清 1,25(OH)$_2$D$_3$水平升高及组织钙化为主要表现[47-48]。CKD 的临床治疗中，通过抗炎、抗血清高磷血症和抗 FGF－23 抗体表达维持肾脏功能相对平衡，继而增加 1,25(OH)$_2$D$_3$水平和抑制 PTH 分泌[49]。见图 3B。

2. 骨钙素

循环中的骨钙素(osteocalcin, OCN)主要包括羟化不全的 OCN 和羟化 OCN，作为骨骼中的活性形式，羟化的 OCN 与羟基磷灰石的亲和力更强(图 3B)[50]。在正常情况下，OCN 可以调控骨矿物质沉积，最终影响骨骼的体积和形状[51]。也有研究认为 OCN 可以通过维生素 K 独立的 γ 羧基酶羧化形成并进而调控成骨细胞、破骨细胞的活性[52]。在 CKD 病变中，羟化不全的 OCN 生成增加。与检测尿液中球蛋白/肌酐比例相似，临床中通过检测血清中羟化不全的 OCN/总 OCN 比例划分 CKD 的分期。因此，Gallieni M 等[53]认为血清低水平 OCN 是 CKD 发生发展的独立危险因素。

3. 瘦素

血循环瘦素(leptin)与体脂水平呈正相关，受到膳食因素的影响[54]。随着 CKD－MBD 病理过程的发展，leptin 水平逐渐升高，而其他肾脏疾病诱导的 leptin 缺乏则可能导致免疫反应减弱[55]。Leptin 在肾和骨组织中的具体生理、病理作用尚未完全明确，但其是目前已知的唯一通过降低 OCN 表达、分泌及其生物活性的 OCN 负调控因子[56]，且 OCN 水平与血糖、葡萄糖代谢和肥胖等因素呈现负相关[57]，因此 leptin 可能通过调控 OCN 表达，间接影响 CKD 的病理发展(图 3B)。此外，过量 leptin 还可以促进血管平滑肌细胞向成骨细胞分化，从而导致 CKD 时血管钙化[58]。

4. 骨硬化蛋白和 dickkopf - 1

骨硬化蛋白(sclerostin)和 dickkopf - 1(DKK1)两者均为 Wnt 抑制剂,主要由骨骼中的骨细胞分泌(图 3B),对骨量的维持发挥调控作用[59-60]。肾脏系统疾病能够引起血液中 sclerostin 和 DKK1 水平增加并引起肾功能的低下,两者是通常认为是 CKD - MBD 的重要诱导因子[61]。血循环中 sclerostin 和 DKK1 的表达水平在 CKD - MBD 患者中上升[62-63],而高表达的 sclerostin 能够显著降低 CKD - MBD 患者骨形成[64-66],因此 sclerostin 和 DKK1 可能参与 CKD - MBD 的病理过程[67]。除了对 Wnt/β - Catenin 信号通路的作用,sclerostin 还可以通过其他途径抑制骨形成,如抑制骨形态发生蛋白的表达[68],降低 PTH 诱导的骨生成[69]等。

五、肾骨系统及其与下丘脑-垂体-性腺、甲状腺和肾上腺三轴的联系

肾骨系统受多种神经、内分泌、免疫因子所调控,其中三种代表性神经内分泌轴,即:下丘脑-垂体-甲状腺轴系统(HPT)[70-71]、下丘脑-垂体-性腺轴(HPG)系统[72]、下丘脑-垂体-肾上腺轴(HPA)系统[73]。虽然 HPT、HPG、HPA 轴的生理功能可以部分解释传统医学中"肾主骨"的理论,但是其明确的分子机制尚不清楚。

一方面,肾骨系统都可以接受机体 HPT、HPG、HPA 因素的调控,产生本身生理病理的改变;另一方面,肾骨系统都可通过调控特异性因子的表达,参与调节机体的某些生理功能,能量代谢是其中最重要的方面之一,亦是肾骨系统的动力之源。人体能量代谢具有致密调控和稳定长久的特点,其平衡主要与两类调控系统相关[74]:① 短期系统,即胃肠道系统摄入和消化食物,而体力活动负责消耗营养物质;② 长期系统,即脑功能,内分泌系统是维持膳食、活动等能量吸收、消耗系统相对平衡的最重要器官[74]。其中,OC、leptin 和 BMP - 7 是调控肾、骨能量代谢平衡的重要代表性物质。

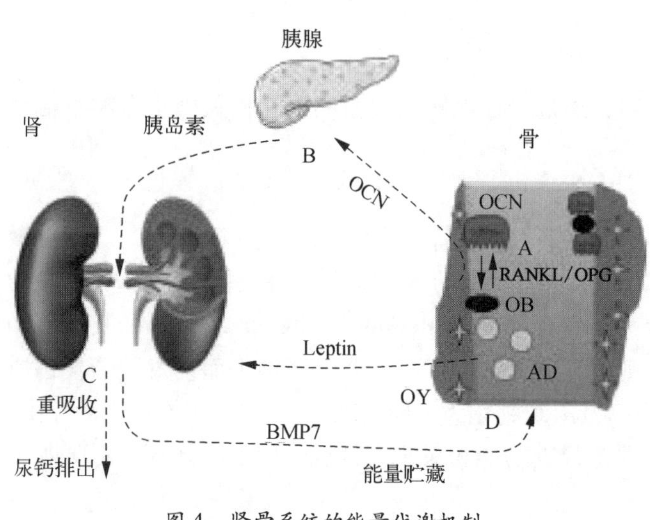

图 4 肾骨系统的能量代谢机制

A. 破骨细胞骨吸收启动骨重建周期;B. 胰岛素分泌和活性的增加;C. 重吸收的物质为骨能量代谢所利用;D. 脂肪细胞分化和能量的贮藏;AD:脂肪细胞;BMP-7:骨塑形态蛋白 7;OB:成骨细胞;OY:骨细胞;RANKL:核因子 κB 受体激活蛋白配体;OPG:骨保护素受体

临床治疗研究和基础动物实验证实 OC 可通过促进胰岛素生成和提高胰岛素敏感度,增加血糖和能量消耗[75]。Leptin 是调控能量消耗和食物摄入的关键激素,主要由骨骼内脂肪细胞生成,并通过激活大脑中分布的 leptin 受体发挥调控能量储备的生理作用,尤其在 CKD 病人肾脏损伤发挥作用。BMP7 主要在肾脏中分泌,主要调控骨骼和肾脏的生长发育。见图 4。

六、"肾骨系统"研究的临床意义

对临床而言,为取得更好的疗效,需要对涉及肾脏和骨骼的疾病采取系统的治疗手段。上海中医药大学"中医肾骨表型组学"团队通过前期国家 973 计划项目的研究,证明了中医"肾精"变化与神经-内分泌-免疫-循环调解网络、骨髓间充质干细胞改变的趋势一致,骨髓间充质干细胞上有 NEIC 网络作用的分子基础。自然衰老人群 NEIC 网络指标稳态下降,自然衰老小鼠骨髓间充质干细胞数量减少、分化能力降低。而通过补肾填精治疗,不仅可以改善患者倦怠乏力、骨骼疼痛、腰膝酸软、畏寒肢冷、齿摇发脱、下肢抽筋、腿软困重、夜尿频多等"肾精亏虚"的表现,还能够整体调节机体的 NEIC 网络稳态,改善肾功能,恢复骨髓间充质干细胞中信号传导通路的平衡,调节骨髓间充质干细胞的数量和状态,从而达到既调肾精,又治病

的综合作用，体现了中医“肾主骨”理论和整体观在肾骨系统相关疾病中的应用[2]。

近年来，随着系统论与系统生物学的兴起，器官与器官相互作用的研究逐渐深入，系统性地处理人体这个复杂巨系统成为主流医学思考的方法之一，将有助于发现继发性疾病的潜在机制、提高早期预防和治疗水平、延缓或减轻疾病，使今后的治疗措施更加系统有效。在中医“肾主骨”理论的指导下，以系统论的方法对肾骨两个器官进行探索，部分揭示了“肾主骨”理论的科学内涵，并从分子机制验证了肾骨系统的科学内涵，对临床治疗肾骨系统相关疾病具有重要的指导价值。理论上，用系统论的方法进行中医药研究更符合中医整体观、系统观的本质特点，为中医的现代化研究提供了参考，使东方的古老智慧迸发出现代光芒。

从淋巴管系统角度理解类风湿性关节炎及其并发症的病理机制

李雪菲　袁璐莹　杨　灿　王　怿　阮　铭　王佑华　施　杞　王拥军　梁倩倩

类风湿关节炎(rheumatoid arthritis,RA)是一种慢性、系统性、进行性的自身免疫性疾病,以广泛的持续存在的关节滑膜炎及对称性、破坏性的关节病变为特征。其患病率很高,占世界人口的0.5%~1.0%[1],是一种危害人类的疑难疾病。RA如果治疗不当,可导致不可逆的关节畸形,严重影响患者的工作能力和生活质量[2]。同时,一半以上的RA患者还会出现严重的并发症,严重影响肺脏、心脏、肝脏、肾脏和神经系统的功能,导致RA患者死亡危险提高3倍,平均寿命缩短10~15年[3]。

RA及其内脏并发症属于"痹证"理论中"五体痹"和"五脏痹"范畴,RA会出现关节炎、椎体骨质疏松症、肌肉萎缩、皮下结节或溃疡、血管炎等"五体痹"的表现,还会出现间质性肺病、心血管疾病、肝脏纤维化、肾间质肾炎、认知功能障碍等"五脏痹"表现[3]。因此RA是非常适合研究中医"五体痹"到"五脏痹"传变规律理论的疾病。

淋巴管系统由与淋巴组织相关的淋巴管网络组成,可以维持人体所有组织中每个细胞的局部生理环境。淋巴系统维持细胞外液稳态,有利于身体体液平衡,可去除因代谢或细胞死亡而产生的物质,并可减轻针对细菌、病毒、寄生虫和其他抗原产生的危害[4]。淋巴管包括毛细淋巴管和集合淋巴管,两者分别具有不同的形态、细胞结构和功能。毛细淋巴管由单层淋巴管内皮细胞(lymphatic endothelial cell,LEC)组成,其表面特异性表达淋巴管内皮细胞受体-1、平足蛋白(podoplanin,PDPN)或CD31[5]。集合淋巴管内有瓣膜来保证淋巴液单向流动,表面由表达α平滑肌肌动蛋白(α-smooth muscle actin,SMA)的淋巴管平滑肌细胞(lymphatic smooth muscle cell,LSMC)所覆盖[6-7]。与心血管系统不同的是,淋巴管系统没有中心泵。因此,淋巴液的流动依赖LSMC的收缩和舒张交替运动来推动淋巴液通过瓣膜到达上游回流淋巴结,最终到达静脉循环系统[8-9]。并且通过与毛细血管的相互渗透,进行抗原呈递、免疫细胞的传输。

目前临床上对RA及其并发症发生的机制并不明确,已有研究表明淋巴管系统在RA和内脏疾病过程中皆占有重要地位,但淋巴管系统是否参与RA并发症的发生、发展过程尚未有明确解释,并且缺乏有效的药物用于防治RA并发症。所以探索淋巴管系统在RA并发症中所发挥的作用,寻求有效的预防、治疗药物将成为亟待解决的问题。

基金项目: 国家重点研发计划"中医药现代化研究"重点专项(2018YFC1704300);国家自然科学基金优秀青年科学基金项目(81822050);国家自然科学基金重点国际(地区)合作与交流项目(81920108032);上海市医学领军人才项目(2019LJ02);上海市教育委员会"曙光学者"计划项目(19SG39);教育部创新团队发展计划项目(IRT1270);科技部重点领域创新团队计划项目(2015RA4002);上海市重中之重临床医学中心项目(2017ZZ01010)。

一、RA 与淋巴管系统的关系

1. RA 过程中淋巴管系统生成、功能的变化规律

研究发现,在膝关节周围、滑膜深层、脂肪垫、关节囊的纤维层、关节韧带和髌腱区域的软组织中有大量 PDPN 阳性表达的淋巴管,并且多数分布的是毛细淋巴管[10],证明关节旁组织内存在淋巴管系统。Zhou 等人[11]通过向小鼠足底皮下注射吲哚菁绿(ICG),利用近红外(NIR)淋巴成像技术拍摄检测发现,ICG 染料从脚掌向踝关节流注后进入腘窝淋巴结(popliteal lymph node,PLN),同时通过拍摄不同时间点 ICG 在足底的清除率可以评价淋巴管系统的回流功能。

Olszewski 等人[12]通过检测 20 名 RA 患者发病关节处的淋巴液,发现这些从炎症性关节回流的淋巴液中含有大量细胞因子和趋化因子。Huh 等人[13]临床研究显示 RA 患者的淋巴结增大、淋巴流量增加。Wauke 等人[14]和 Paavonen 等人[15]发现 RA 患者和炎症性关节炎小鼠模型的滑膜组织中淋巴管数目增多,淋巴结体积增大,淋巴流量增加,血管内皮生长因子 C(VEGF - C)表达增加,证明 RA 会导致关节旁淋巴管系统增生。

Zhou 等人[16]观察到 K/BxN 小鼠模型在关节炎急性期出现淋巴回流功能增加,淋巴管数目增加,但当进入慢性期时,淋巴功能回落到和 WT 小鼠水平相近。同时 Zhou 等人还用 5 月龄以上 TNF - Tg 小鼠慢性关节炎模型进行观察,发现淋巴回流功能降低减慢,同时有大量新生淋巴管出现。这些都表明淋巴管系统功能在 RA 急性期增加,在慢性期下降,与 RA 的进展有着密切关系。

2. 促进淋巴回流有助于减轻 RA 关节炎症

Zhou 等人[16]使用功能 TNF - Tg 转基因小鼠作为慢性关节炎的模型,在其关节局部过表达 VEGF - C,三个月后,发现淋巴管数量增加、发炎关节的淋巴回流增强,关节炎症损伤显著减轻。Guo 等人[17]向 TNF - Tg 小鼠腹腔注射 VEGFR - 3 中和性抗体特异性阻止淋巴管生成,减缓淋巴回流功能,发现 TNF - Tg 小鼠关节炎中膝关节的滑膜体积和炎症区域增加,加剧关节损伤程度。所以,可以看出促进淋巴系统回流功能可以改善 RA 的疾病进展情况。

3. RA 进展过程中淋巴管回流功能障碍的机制

当 RA 进展到慢性期时,淋巴管回流功能下降。Benaglio 等人[18]和 Bouta 等人[19]认为在 RA 进入慢性期后,淋巴管系统功能出现障碍,其原因是炎症细胞通过某种未知的机制引起回流淋巴管收缩能力下降,造成 LEC 和/或 LSMC 损伤、凋亡,从而进一步导致淋巴管破坏,使得淋巴回流功能障碍,造成受累关节内炎症性滑膜液聚集,而无法被清除。经过前期研究数据发现,TNF - Tg 小鼠淋巴管表面平滑肌细胞覆盖面积减少。一氧化氮(NO)具有调控 LSMC 舒张的功能,是调节淋巴管发挥收缩以及回流功能的重要因子[20-21]。急性炎症可以刺激 $CD11b^{+}Gr-1^{+}$细胞表达诱导型一氧化氮合酶(inducible nitric oxide synthase,iNOS),产生 NO,减弱 LSMC 的收缩[22]。RA 患者血清、尿液和滑膜液中 NO 含量增加[23-24],且滑膜组织 iNOS 水平高于骨性关节炎患者的滑膜组织[25-28]。在 TNF - Tg 小鼠炎症性足底皮下注射 iNOS 特异性抑制剂可以恢复老龄 TNF - Tg 小鼠淋巴回流功能。说明在 RA 的慢性炎症中,LEC 高表达 iNOS,产生 NO,损伤了 LSMC,使其失去正常的收缩功能,最终造成淋巴管回流障碍,使关节炎症加剧。

巨噬细胞在 RA 淋巴回流功能障碍过程中也起着关键作用。在发炎的滑膜组织和软骨/血管翳交界处大量存在巨噬细胞。研究发现,在 TNF - Tg 小鼠淋巴管内有 M1 型巨噬细胞停留。M1 极化的巨噬细胞产生高水平的 IL - 1β,TNF - α 和 CCL5,并且具有显著的促炎作用,会破坏淋巴管系统功能[29]。促凋亡 BCL - 2 家族蛋白 BAD 在线粒体依赖性细胞凋亡中起关键作用,并通过调节细胞死亡参与许多疾病的发展,磷酸化介导的 BAD 失活使小鼠和 RA 患者关节中的滑膜内巨噬细胞增加,巨噬细胞向 M1 型极化,分泌炎症因子破坏淋巴管系统功能,加重 CIA(Ⅱ型胶原诱导型关节炎 collagen Ⅱ - induced arthritis)小鼠模型和 TNF - Tg 小鼠模型的关节炎严重程度,所以减少巨噬细胞在淋巴管内的停留与极化可以改善 RA 炎症[30]。

淋巴管内 B 细胞的聚集、堵塞也会造成淋巴管功能受阻,加重关节疼痛、肿胀以及滑膜体积的变化[31]。RA 患者的腘窝淋巴结较普通人来说体积和数量都有所增长。在 TNF－Tg 小鼠踝关节炎症的初始阶段,淋巴管生成增加维持了关节的淋巴引流,而淋巴管收缩没有明显增加,关节炎进展的这个阶段被称为"扩张"阶段,TNF－Tg 转基因小鼠的腘窝淋巴结由于淋巴管生成增加、传入血管压力增加以及 Ig M^+ $CD23^+$ $CD21^{hi}$ CD1 d^{hi}B 细胞的浸润而增大[11,32-37]。这个 B 细胞亚群与淋巴结中边缘区和滤泡中的 B 细胞不同,它们是炎症阶段淋巴结中独特的 B 细胞群,因此命名为 Bin 细胞[35,38]。在 TNF－Tg 模型的扩张阶段之后,腘窝淋巴结体积减小,关节炎进展到"崩溃"阶段,淋巴管清除不良、淋巴管损伤以及随后出现渗漏增加和收缩丧失、淋巴管内的白细胞停滞、淋巴管中 Bin 细胞随着引流淋巴结体积减小,"堵塞"了淋巴管。虽然这些 B 细胞不表达任何激活或增殖标志物,但是淋巴管会被其堵塞,使淋巴回流功能障碍加重,造成更严重的关节肿胀和炎症、疼痛。使用 B 细胞清除疗法,尽管无法恢复淋巴管系统收缩功能,却可以促进淋巴回流和减轻关节损伤[39]。

二、RA 内脏并发症

1. RA 内脏并发症的临床研究

RA 是一种全身炎症性疾病,除了关节受累外 RA 患者还可能出现一些关节外的疾病特征。这使得一部分患者患有更严重的并发疾病,并伴有更高的死亡率和发病率。具有关节外疾病表现的患病率估计为所有 RA 患者的 17.8%～40.9%[40]。

心包炎是 RA 患者最常见的心脏受累形式,RA 患者发生心包积液的风险高于健康对照组。心脏磁共振成像(magnetic resonance imaging,MRI)研究表明,在 RA 患者中可能经常观察到亚临床心肌异常[41]。RA 患者冠心病的患病率则为 0～25%[42]。间质性肺炎(interstitial lung disease,ILD)是 RA 的一个常见特征,其患病率随 RA 持续时间的增加而增加。在早期疾病中,约 25%的患者在发病时就发现了与 ILD 相关的由高分辨率 CT(high resolution CT,HRCT)诊断出的肺弥漫性病变特征,近 30%的患者在 2 年内发展为 ILD[43-45]。通常性间质性肺炎(usually interstitial pneumonia,UIP)和非特异性间质性肺炎(nonspecific interstitial pneumonia,NSIP)是 RA 最常见的组织病理学模式,分别占患者的 40%～60%和 11%～30%[46]。自身免疫性肝病(autoimmune liver disease,ALD)常作为 RA 这类自身免疫性疾病的并发症出现[47]。RA 患者最常见的自身免疫性肝病是原发性胆汁性肝硬化(primary biliary cirrhosis,PBC),其次是自身免疫性肝炎(autoimmune hepatitis,AIH)和原发性硬化性胆管炎(primary sclerosing cholangitis,PSC)。RA 患者中非酒精性脂肪肝(nonalcoholic fatty liver disease,NAFLD)的患病率是不同的。大约 31%的 RA 患者有患 NAFLD 的风险。俄罗斯的一项临床研究中发现 180 例 RA 患者中慢性肾病(CKD)的患病率为 19.7%。淀粉样变性是最常见的组织学类型(50.0%),其次是慢性肾小球肾炎(30.4%)和肾小管间质性肾炎(19.6%)。在慢性肾小球肾炎中,系膜肾小球肾炎最为常见[48]。此外,RA 的炎症还会影响大脑,造成疲劳和认知功能下降,RA 患者出现神经精神障碍的概率较普通人更高[49]。此外,还会出现肌肉量减少,骨质疏松,硬皮病,纵隔、腋窝淋巴结的肿大。同时淋巴瘤、淋巴增生、肺癌、黑色素性和非黑色素性皮肤癌等恶性疾病合并出现的风险也随着炎症活动的加剧有所增加。现在普遍认为造成 RA 患者死亡的主要因素是并发心血管疾病和肺部疾病。

2. RA 并发症病理机制研究

TNF－Tg 小鼠 1 月龄到 3 月龄时发展为自发性炎症侵蚀性关节炎。作为一种经典的 RA 模型小鼠,研究发现,TNF－Tg 小鼠后期会出现炎症性 ILD[50]。TNF－Tg 小鼠的气体交换能力受损,呼吸阻力增加,肺顺应性、弹性和吸气能力降低,提示 TNF－Tg 小鼠肺组织僵硬和肺功能受损[51]。同时由于肺动脉高压伴有右心室肥厚,并随着 RA 的疾病严重程度增加而加重发病。在采用 anti－TNF 中和性抗体治疗后,TNF－Tg 小鼠的肺间质炎症得到改善,肺的流式显示 TNF－Tg 小鼠活化的单核细胞、树突状细胞(dendritic cell,DC)及 $CD21^+CD23^-$ B 细胞数目明显增加,在 RA－ILD 的发生过程中有极大关联[52]。

也有研究在胶原抗体诱导的关节炎 RA 小鼠模型中,向其腹腔注射脂多糖(lipopolysaccharide,LPS),通过对小鼠心脏进行实验室检测发现,普遍出现心肌肥厚、纤维化和左心室射血分数降低的情况,表明 RA 在活动期时的炎症因子对心脏分子重塑和收缩功能具有长期影响[53]。在 RA 慢性炎症中,大量的 iNOS 使内皮细胞的收缩功能受到影响,最终导致内皮细胞调节血管张力的功能出现障碍[54],同时白介素-6(interleukin-6,IL-6),肿瘤坏死因子(TNF-α)的高表达也加速了动脉粥样硬化和心肌纤维化的发展,使用生物制剂 anti-TNF 类药物后会对心功能有所改善[55]。但是现阶段对于其他脏器损伤的实验室研究观察报道匮乏。

三、淋巴管系统在内脏损伤及疾病中的作用

目前关于淋巴管系统是否参与 RA 内脏并发症尚不清楚,但是已有多篇报道显示淋巴管系统参与多种内脏疾病的发生和发展。

1. 淋巴管系统与心血管疾病

心脏有广泛的淋巴网络,在心肌液和免疫细胞内环境稳定中起着至关重要的作用,这两者对维持心脏健康至关重要。

心肌梗死(myocardial infarction,MI)会导致人类、猪、大鼠和小鼠梗死区和非梗死边界区的淋巴管重塑[21-26,56-61]。在对小鼠和大鼠 MI 后心脏的研究表明在梗死瘢痕中,MI 后第一个月心脏 VEGF-C 和 VEGFD 的表达增加,其特征表现为淋巴管扩张,但心肌梗死同时也会迅速导致心脏前集合淋巴管收缩和稀疏。大鼠心脏淋巴管造影显示,MI 后数月内,心脏淋巴管系统转运仍然严重受限。尽管 MI 后的急性心肌水肿是由急性缺血引起血液微血管通透性增高引起的,但在 MI 后的慢性期,梗死区和非梗死边界区的淋巴管重构,都会导致心脏淋巴转运能力的恶化,从而导致慢性心肌水肿。并且心脏 T 细胞的浸润,包括 $CD4^+$ 和 $CD8^+$ 亚群,对 MI 后的心脏淋巴管重构有负面作用。向心肌内靶向递送 VEGFR-3 选择性重组大鼠 VEGF-C C152S 蛋白,在大鼠 MI 后可以刺激心脏淋巴管生成,加速慢性心肌水肿和炎症的再吸收,减少有害的心脏重塑,改善心脏功能。故调节心脏淋巴管系统的新生重塑,可减少 T 细胞浸润有利于 MI 的恢复[56-57]。

在实验性心脏移植中,大鼠和患者中均观察到同种异体移植物淋巴管生成和心脏 VEGF-C 和 VEGFR-3 表达增加。移植前移植物的缺血再灌注损伤加剧了移植物的淋巴激活。除了刺激淋巴管生成外,VEGF-C 还导致免疫细胞更多地归巢到心脏,加重心脏炎症。使用 sVEGFR-3 治疗,减少了心脏移植物中淋巴 CCL21 的表达,限制了炎症,尤其减少 T 细胞浸润。因此,sVEGFR-3 治疗可提高移植物存活率。这些发现强调淋巴管系统在桥接先天性和适应性免疫反应中的动态作用[58]。

动脉粥样硬化小鼠模型中,颈动脉粥样硬化斑块周围外膜的淋巴管密度增加。在动脉粥样硬化期间,动脉粥样硬化斑块外膜周围的毛细淋巴管通过引流局部炎症细胞和细胞因子,在限制胆固醇积累和慢性斑块炎症方面发挥着有益的作用,防止动脉粥样硬化的发展。淋巴管系统对于在胆固醇反向转运(reverse cholesterol transport,RCT)过程中从巨噬细胞中去除胆固醇也是至关重要的,占胆固醇从装载胆固醇的巨噬细胞输送到血浆的 50%。小鼠的淋巴管系统功能不全会破坏脂蛋白代谢和血管稳态,加速动脉粥样硬化[59]。

2. 淋巴管系统与间质性肺炎

淋巴管在肺稳态中具有关键作用,包括肺泡液清除和免疫细胞运输。当淋巴管在器官损伤的情况下受伤时,新的淋巴管会在组织稳态恢复期间从预先存在的血管中产生。在这个过程中,淋巴管内皮细胞迁移到损伤部位并组织成有助于合成和形成胶原纤维的新血管。新的细胞外基质支持成纤维细胞和肌成纤维细胞,为瘢痕组织形成提供结构框架。在正常组织愈合过程中,一旦达到稳态,淋巴管就会退化并发生成纤维细胞凋亡[60]。

特发性间质性肺炎(idiopathic interstitial pneumonia,IIP)发病机制是特发性肺纤维化(idiopathic pulmonary fibrosis，IPF），在肺泡上皮损伤情况下，成纤维细胞和肌成纤维细胞大量增殖，成纤维细胞病灶（fibroblast focus，FF）出现，最终发展为进行性纤维化。当 FF 形成，它们就会合并形成成纤维细胞网，周围环绕着血管网络和淋巴管网络，同时参与纤维化过程的巨噬细胞与异常的淋巴管相互作用，使得致病性淋巴管生成[61-62]。此外，胸膜下和小叶间淋巴管的损伤也会对肺泡室间隙产生不利影响，从而导致 IPF[63]。淋巴管生成参与着纤维化肺病的发病过程，并可能是促成其发病的原因之一。

3. 淋巴管系统与肝脏疾病

由于 25%~50%通过胸导管的淋巴液起源于肝脏，肝脏被认为是产生淋巴液最重要的器官，肝脏淋巴流量与门静脉压力直接相关[64]。

肝硬化腹水大鼠的内脏和外周区域淋巴管系统引流功能受损。这是因为区域中内皮 NO 合酶的活性增加产生 NO。此外，这些区域淋巴管的平滑肌细胞覆盖率显著降低。用 NO 合酶抑制剂治疗这些肝硬化大鼠，发现可以改善淋巴引流功能，减少腹水量并增加平滑肌细胞覆盖率。因此，这项研究证明抑制 NO 改善肝脏和外周区域的淋巴管损伤后可以缓解腹水的发展。在人类患者的特发性门静脉高压症中也会发生淋巴管生成增多的现象。据推测，这是由于门静脉压力增加导致淋巴生成增加。在 2 个门静脉高压大鼠模型（门腔分流和门静脉结扎）中，观察到 VEGFR－3 表达上调，从而可推测淋巴管生成增加[65]。

自身免疫性肝病是慢性肝炎的常见原因，由于发病隐匿可导致肝硬化。ALD 包括 AIH、PBC、PSC 和重叠综合征。研究显示，临床 ALD 患者常出现腹部淋巴结肿大的现象。PBC（74%~100%）和 AIH（13%~73%）中淋巴结肿大的发生率较高。不同亚型 ALD 的淋巴结分布位置不同。AIH 患者腹部肿大淋巴结主要出现在胰腺外周和肝门；在 PBC 患者中，腹部肿大淋巴结更常见于腹主动脉[64]。

在慢性肝炎、肝纤维化、自身免疫性肝病和肝硬化这些疾病中，由于门静脉高压和肝静脉压力增加，肝内血流阻力增加的原因，肝脏中产生的淋巴滤液激增，导致肝淋巴管扩张，淋巴管系统回流功能下降。

4. 淋巴管系统与慢性肾病

在肾移植后，淋巴管生成与 CKD 相关。肾脏中扩张的淋巴管和相应的肾脏引流淋巴结（renal draining lymph node，RDLN）在促进肾损伤后的肾内炎症和纤维化方面发挥着关键作用。肾脏和 RDLN 中的淋巴管生成是由表达基本 CC 趋化因子配体 21（CCL21）的预先存在的淋巴管内皮细胞增殖驱动的。新损伤诱导的淋巴管也表达 CCL21，刺激更多的 $CCR7^+$ 树突细胞和淋巴细胞募集到 RDLN 和脾脏，导致全身淋巴细胞扩增。通过阻断 CCR7 的募集减轻损伤引起的肾内炎症和纤维化细胞进入 RDLN 和脾脏或抑制淋巴管生成可以减轻病情。使用 VEGF－C 诱导肾间质中 VEGFR－3 的表达促进淋巴管生成，可以抑制单侧输尿管梗阻（unilateral ureteral obstruction，UUO）模型肾脏中的间质纤维化。肾脏和肾脏引流淋巴结中的淋巴管生成在延缓慢性肾病病情过程中占有重要地位[66]。

5. 淋巴管系统与认知障碍

脑膜淋巴管可以将大分子脑脊液（cerebrospinal fluid，CSF）和来自脑实质的间质液（interstitial fluid，ISF）从中枢神经系统引流到颈部淋巴结。若脑膜淋巴功能受损会减缓脑脊液大分子的血管旁流入和 ISF 大分子的流出，并导致认知障碍。用 VEGF－C 治疗老年小鼠可增强脑脊液大分子的脑膜淋巴引流，改善大脑灌注和学习记忆能力。

阿尔茨海默病（Alzheimer disease，AD）是最常见的神经退行性疾病。AD 的病理蛋白主要包含 β 淀粉样蛋白（amyloid β，Aβ）和 tau 蛋白。它们的沉积会通过一系列途径导致神经元损伤，进而诱发记忆和认知障碍。在 AD 小鼠模型中诱导脑膜淋巴功能障碍会恶化脑膜和大脑中的淀粉样蛋白病理。年轻小鼠的脑膜淋巴功能障碍会导致脑脊液灌注受损以及学习和记忆缺陷，老年小鼠则直接表现出脑膜淋巴功能的显著破坏，老年小鼠脑膜淋巴引流的增强最终可以促进脑脊液/ISF 大分子从大脑中清除，从而改善认知功能。故调节老年人脑膜淋巴功能不仅可以延迟 AD 的发生和进展，还可以用于对抗因衰老而加剧的其他脑蛋白病[67-68]。

四、传统中医药靶向调控淋巴管系统治疗 RA

中医学理论认为 RA 属于“痹病”范畴。中医对于其病因病机的阐述最早见于《黄帝内经》,《素问·痹论》指出:“风、寒、湿三气杂至,合而为痹,其风气胜者为行痹,寒气胜者为痛痹,湿气胜者为著痹也。”《中藏经》曰:“痹者闭也。”即正虚感邪是痹证发生的根本病机,正气亏虚,筋骨失养,故肢节屈伸不利,风寒湿邪乘虚而入,使气血运行受阻,久而成经脉气血瘀滞,不通则痛。痹病“不通则痛”的特点与淋巴管系统回流功能障碍加重关节炎症的病理表现极为相似。

目前临床通过促进淋巴管系统生成和功能治疗 RA 的药物缺乏,基于传统中医药的安全性高、副作用小且有效性高,使得利用传统中药治疗 RA 具有越来越多的吸引力。传统中医药则成为全世界治疗 RA 的主要方法之一。中药在对实验性关节炎小鼠淋巴功能的直接影响上也确实展现了不俗的效果。使用独活寄生汤(DHJST),联合纯化的活性化合物阿魏酸治疗 RA 小鼠 3 个月,治疗后的 RA 小鼠关节炎症、骨和软骨侵蚀减少[69]。蠲痹汤、加味牛蒡子汤能够促进 TNF－Tg 小鼠的淋巴循环功能,减少关节炎症浸润、软骨和骨缺损[70]。中药有效成分单体对 RA 也有明显治疗效果。三七总皂苷可以通过促进淋巴管内皮细胞表达 VEGF－C,激活淋巴管生成,促进淋巴管修复[71];羌活醇是 JAK2 和 JAK3 的抑制剂,主要与 JAK2 和 JAK3 的激酶区域结合,直接抑制 JAK2/3 激酶活性,阻碍 JAK－STAT 相互作用,从而抑制巨噬细胞产生促炎因子和趋化因子,减少巨噬细胞向 M1 型极化[72];阿魏酸可以抑制 TNF－α 刺激淋巴管内皮细胞产生一氧化氮,减轻其对淋巴管平滑肌细胞标记基因表达的抑制作用,促进 TNF－Tg 小鼠淋巴回流,减少关节炎症损伤[73]。这些研究皆表明,传统中医药能通过影响淋巴管内皮细胞和平滑肌细胞调节淋巴管系统功能,改善 RA 疾病进展。

类风湿关节炎及其内脏并发症则属于“痹证”理论中“五体痹”和“五脏痹”范畴,《黄帝内经·素问》曰:“五脏皆有合,病久而不去者,内舍于其合也。”《黄帝内经》中所言:“五体皆合于五脏”,反映出五体与五脏之间具有对应关系。体痹不愈日久,复感外邪,疾病传变入里,导致五脏痹。五体痹可导致五脏痹,五脏痹之间亦可相互传变。在这一传变过程中淋巴管系统也可能发挥着重要作用,那么中医药是否可以通过调控淋巴管系统功能来治疗 RA 内脏并发症仍需要深入研究(图 1)。

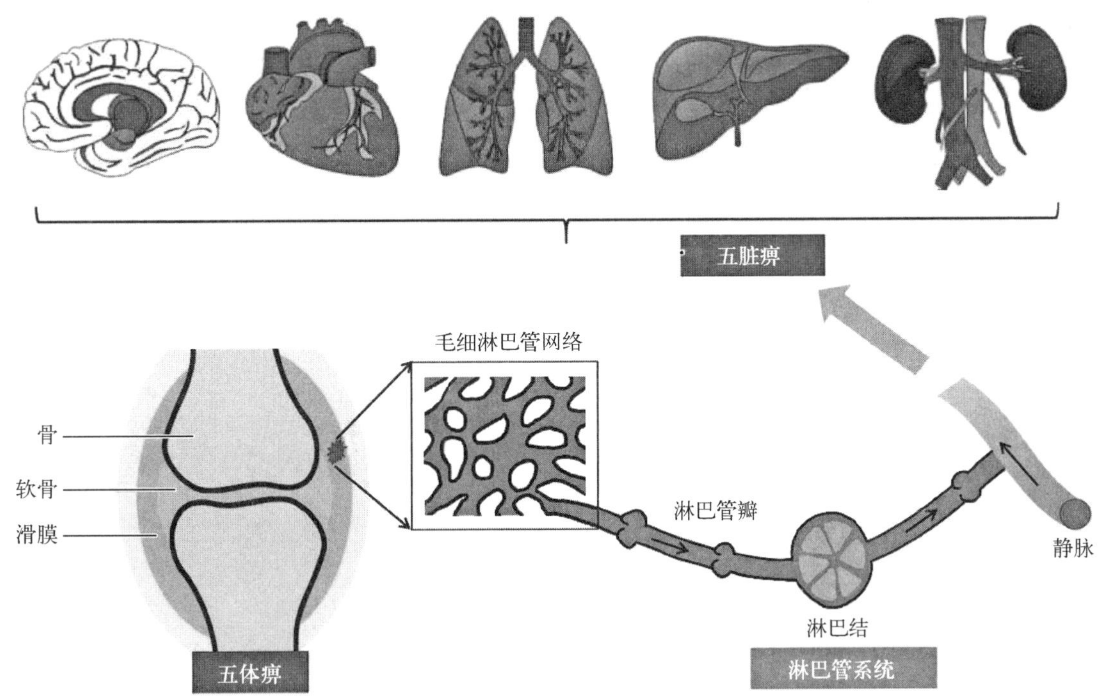

图 1　“五体痹”向“五脏痹”传变过程

五、展望

RA 内脏并发症是值得关注的重大科学问题。但是,国际上针对 RA 内脏并发症的病理机制研究仍然不清楚,依旧缺乏安全、有效的临床治疗药物和方法。已知淋巴管系统参与 RA 关节炎症及内脏疾病的发生发展过程,靶向促进淋巴管系统的治疗药物有助于改善关节炎症。淋巴管系统是人体重要的循环系统之一,能够维持正常组织间液含量并参与免疫反应,而且具有对温度敏感、单向向心性引流功能。我们认为淋巴管系统同时很可能是 RA 从"五体痹"到"五脏痹"传变过程的关键结构和重要功能系统,但其机制仍需深入探索。

本团队前期研究发现,传统的中医药可以通过促进淋巴管系统功能治疗 RA。基于淋巴管系统在内脏疾病中的作用,推测这些针对淋巴管系统结构和功能有促进作用的中药,还可以用于防治 RA 内脏并发症,但这些药物的疗效和机制仍需要更多模式动物与临床试验去验证和明确。这些研究工作将有助于明确 RA 内脏并发症的发生、发展机制,找到有效的治疗药物和方式,并进一步揭示从"五体痹"到"五脏痹"传变的内在规律,不断提高中医药防治"痹证"的临床疗效,进一步丰富中医"痹证"理论的科学内涵。

施杞诊治慢性筋骨病思路与方法

李晓锋　莫　文　胡志俊　唐德志　叶秀兰　叶　洁
薛纯纯　王拥军　施　杞(指导)

施杞教授在多年的临床实践中对慢性筋骨病的诊治积累了丰富的经验，形成了一套可供借鉴的诊疗方案[1]。施老师认为，慢性筋骨病大多是由于创伤、感受外邪、劳损、人体自然退变、七情内伤等加速其病变而形成的全身或局部部位的生理与病理相交杂的退行性病变[2]。该病归属于中医学"痹证"范畴，属于本虚标实之证，荣卫不和、气血虚弱是发病的内在原因，外邪侵袭是外在原因，肝、脾、肾亏虚为发病之本，经脉不畅、痰瘀闭阻贯穿疾病始终[3]。现将施老师诊治慢性筋骨病的具体思路及临证经验介绍于下。

一、三期论治，执简驭繁

慢性筋骨病包括颈椎病、腰椎间盘突出症、骨关节炎、骨质疏松症等众多骨与关节退变性疾病。施老师执简驭繁，提倡从三期论治慢性筋骨病，认为该病按病程发展可以分为初期、中期、晚期，如此则条分缕析，纲举目张。

1. 初期

慢性筋骨病初期，外感六淫之邪，正虚不显，病情轻浅，病势较缓，可从皮痹进行早期论治，以防外邪传变入里。《素问・痹论》云："痹在于皮则寒。""寒"在此处指凝滞、收引，又有泛指外感之义。所以慢性筋骨病初期的病机主要为外邪入络、经脉闭阻，以疼痛肿胀、关节屈伸活动障碍等为主要临床表现，并伴有外感表证如恶风畏寒、头痛，或发热、汗出或无汗、苔薄白或黄、脉浮或滑等。治疗方面根据外感病邪的不同而施治，主要以祛除病邪为主。如颈椎病风寒者用桂枝汤或葛根汤，风热者用银翘散或桑菊饮，暑湿者用羌活胜湿汤。解表祛邪为主要治疗大法，方如颈痹方、咽痹方等经验方。对于老年或肾虚患者，则主张祛除外感之邪的同时佐以补肾之品，如补骨脂、杜仲、山茱萸、淫羊藿等，可扶助正气，祛邪外出。

2. 中期

慢性筋骨病中期，外邪入里传变，正气逐渐耗损，由实转虚，病情较重，病势较急。《素问・皮部论》曰："皮者，脉之部也，邪客于皮，则腠理开，开则邪入客于络脉，络脉满，则注于经脉。"说明邪气入里首先传于经络，故皮痹不已则传为脉痹。《素问・痹论》云："痹在于脉则凝而不流。"提示血凝不流则为瘀，若累及骨则为骨痹，累及筋则为筋痹，累及肌肉则为肉痹。所以痹证中期主要表现以疼痛、麻木、酸楚、重着、屈伸不利、舌质紫、脉弦滑等为特点。

此阶段是以气血失和、痰湿内蕴、经脉不畅、脾肾亏虚为主，治疗主张治以益气活血、祛瘀通络、健脾补

基金项目： 国家自然科学基金重点项目(81330085、81503590)；上海中医药大学附属龙华医院龙医学者育苗计划项目(LYTD－38)；教育部筋骨理论与治法重点实验室项目。

肾为主法，方如筋痹方、调身通痹方、热痹方、寒痹方等经验方。施老师在诊治慢性筋骨病中期时常以《医宗金鉴》圣愈汤加味化裁，该方以四物汤加人参、黄芪大补元气，既能气血双补，又有固元摄血之功，柴胡更切理伤续断之要，其能司升降、通达上中下三部，疏解郁滞，化瘀散结。全方意在传承“以气为主，以血为先”的石氏伤科学术精髓[4]，临证常合用血府逐瘀汤、身痛逐瘀汤、通窍活血汤或补阳还五汤等。

慢性筋骨病气有虚实，当以气虚为主，治宜益气行气，寓补气养气之味中辅以行气导滞之品，使气益而不滞。中期属本虚标实阶段，气虚者可合用补中益气汤，偏于湿热者合用当归拈痛汤，偏于痰湿者合用半夏白术天麻汤，偏于胆热者合用温胆汤。邪盛者可“逆流扭转”，用猛药防变防传，常用温病营血方药如清瘟败毒饮、犀牛地黄汤等。此时适当选用补肾药，常用附桂八味丸或知柏地黄丸等进行加减，使肾气充足，一者可帮助化瘀通络，二者可以防止“骨痹内舍于肾”。正合张仲景“见肝之病，知其传脾，当先实脾”及叶天士“务先安未受邪之地”的防治原则，可有效地阻止疾病的进一步发展。

3. 晚期

慢性筋骨病晚期，正气不足，病情继续加重。《素问·痹论》曰：“五脏皆有合，病久而不去者，内舍于其合也。故骨痹不已，复感于邪，内舍于肾；筋痹不已，复感于邪，内舍于肝；脉痹不已，复感于邪，内舍于心；肌痹不已，复感于邪，内舍于脾；皮痹不已，复感于邪，内舍于肺。”可见五体痹日久不愈，耗伤正气，可继续传变为五脏痹。

慢性筋骨病晚期，五脏亏虚，精气不足，经脉失养，不荣则痛，症状常表现为隐痛、酸软乏力、休息后好转。施老师认为，五脏虚损多以肝、脾、肾三脏亏虚为主，但由于肾精为脏腑阴阳之根本，故治疗上以补肾填精、健脾养肝为主法，常用方如痿痹方、调心通痹方、温肾通痹方、益肾通痹方等经验方。临证心脾两虚可用归脾汤健脾养心；肝血不足以四物汤养肝活血；对于肾虚用药则须先审辨阴阳，肾阴虚见腰酸、盗汗、溲赤、夜寐欠安、虚烦不宁、口苦咽干、舌红少苔、脉细数等，可采用熟地黄、何首乌、黄柏、知母、鳖甲、女贞子、墨旱莲、龟甲胶或左归丸等以滋补肾阴，而肾阳虚见面色㿠白、大便溏薄、小便清长、夜尿频多、纳呆、形寒肢冷、舌胖苔白滑、脉沉细等，可采用巴戟天、肉苁蓉、淫羊藿、杜仲、菟丝子、补骨脂、鹿角胶或右归丸等以温补肾阳。在临床中慢性筋骨病晚期病已日久可出现阴阳两虚，故治疗当以阴阳双补。

二、临证三辨，衷中参西

辨病是根据不同疾病的各自特征做出相应的疾病诊断，并针对不同疾病进行相应的治疗。一种疾病往往具有特定的病因、病机和症状，即具有特异性。辨证是运用中医理论，通过望、闻、问、切四诊详尽地了解临床症状和体征，通过去粗取精、去伪存真，由表及里、由此及彼地综合分析，归纳总结而得出的结论。同病可以异证，异病可以同证。因此施老师认为，病证结合可以更好地把握疾病的基本矛盾变化，有利于从疾病的全局考虑其治疗方法。辨病是对局部病理状况的辨识，辨证是对全身状况的辨识，两者的结合使对疾病的认识和治疗更精确化。

施老师经常在辨证结合辨病的同时还结合辨该病的分型。如在颈项强痛症中辨出颈椎病后，再根据症状的不同表现，分清该病种的分型，如颈型、神经根型、交感型、椎动脉型、脊髓型等，在此基础上，将其症状按中医四诊八纲进行辨证，辨明中医的辨证分类，如椎动脉型颈椎病中有气血不足证、痰瘀阻滞证、肝肾亏虚证等。这样的辨识过程，可使疾病从病、型、证等方面逐个分辨清楚，对疾病的认识逐渐深化，治疗用药更有针对性，其疗效更加显著。

施老师主张在诊断慢性筋骨病过程中将四诊八纲作为辨证依据，全面把握患者虚实状态。遵循辨证与辨病、辨型相结合，辨证与基础实验、现代诊察手段相结合的原则，了解患者罹患疾病状况，这种方式会对疾病有一个综合而准确的诊断。证病结合，综合分析病因病机，从而确立证型[3]。施老师指出，辨证较之辨病更加精确，是因为辨证使得患病的机体由最适合于它的药物来治疗，使不良反应限制在最低限度，机体容易接受。辨型使得认识疾病更加明晰，思路更加清楚。施老师“临证三辨，衷中参西”的思想已成为其学术思想中具时代特色的标志性部分[5]。

三、诊疗三看，功在调治

骨伤科门诊就诊患者大多是老年人，往往症状较多、病情繁杂、病程较长，故施老师主张诊疗疾病过程中在八纲辨证的指导下，利用“三看”的诊疗思路，看清病人，洞悉病因；看懂病情，辨证入细；看出门道，功在调治[6]。

1. 看清病人，洞悉病因

施老师主张通过看清现象和看清本质两方面来看清病人、洞悉病因。看清现象需全面看，主要通过中医四诊十问收集患者的症状、体征以及精、气、神、舌脉等状况。看清本质需深入看，通过四诊现象的分析、总结、推演，认识清楚疾病的本质，从而做到广度与深度的结合。看清病人有利于全面收集信息资料、把握虚实状态，洞悉病因，从而做到心中有数，有的放矢。

2. 看懂病情，精准辨证

看懂病情，要在看清病人、洞悉病因的基础上将收集到的资料全面分析，进一步借助现代技术的辅助检查，通过“三点结合”的方法辨证，充分认识患者所生的病和患病的人，在八纲统领下，运用气血、脏腑、经络辨证加以明晰病机证候，强调辨证与辨病互参，结合患者的主要矛盾进行准确的辨证，使得对病情的认识更加精准。

3. 看出门道，功在调治

此阶段即中医的论治，在前期的辨证基础上确定相应的治则与治法。施老师以“急者治其标，缓者治其本”为指导方针，并结合石氏伤科的理念形成“八纲统领，气血为纲；脏腑为本，筋骨并重；病证结合，扶正祛邪；法宗调衡，少阳为枢”的慢性筋骨病论治思想[7]，分别从气血、脏腑论治，其中参合病因、六经、三焦等中医辨证方法调治。施老师特别强调，在这些辨证论治过程中既要谨守病机，充分发挥自身积累的临证经验，更要遵循古训，在实践中使经典回归临床。

四、三点辨证，辨明病变

施老师认为，在辨证论治的过程中应以八纲辨证为指导思想，在认识具体疾病的过程中应注重将病变的靶点、围靶点和整体证候特点相结合辨证，这样对疾病的认识会更加全面准确。所谓靶点病变即病变核心的生理和基本病理变化，围靶点是靶点周围组织的病理变化，体现为疼痛、肿胀、关节功能障碍等症状。靶点引起了围靶点的症状，围靶点促进了靶点的变化发展。这些症状的产生与患者整体证候特点有关，而证候特点是通过阴阳、寒热、表里、虚实的八纲辨证可以获得的证候群。施老师认为，三点辨证既要认清病，又要认清患病的人，明确病变所在，才能更好地施治。

具体到慢性筋骨病，如在腰椎间盘突出症的辨证过程中，施老师认为该病的靶点为椎间盘，要清楚疾病是由于椎间盘的突出、膨出，还是椎间盘退变引起；该病的围靶点要明确椎间盘周围组织的情况，如椎管狭窄的程度、物理或化学刺激（炎症因子、机械压迫）造成神经根水肿、微循环障碍等，引起腰腿疼痛、麻木、步履艰难等症状。三点结合辨证，既能具体地认识到疾病的情况，也能从中医辨证论治的整体观指导下认识患者，使得局部和整体很好地结合，对患者的治疗更加精准，充分彰显了中医药学的特色和优势[6]。

五、三法并施，动静结合

1. 内服外敷，内外兼治

中药内服与外敷相结合的治疗方法是中医药传统的具有独特优势的特色疗法，对于肢体损伤的治疗及康复较单一药物内服具有更为快捷良好的疗效。施老师在临床治疗慢性筋骨病中擅长用中药煎汤内服的同时配合药渣热炒后局部外敷，通过长期临床实践证明其具有良好的疗效。煎过的药渣炒后外敷并配合局部揉按，既具有局部温热治疗作用，也有着中药药力透入作用。与此同时，局部按摩也可以促进局部肌群血循环、激发肌肉及韧带间的协调性及促进各种炎症因子及坏死因子的排泄等作用。临证还常运用各种敷药、膏药、外洗方，诸如三色敷药、消瘀止痛膏、三黄膏、损伤风湿膏、四肢洗方、正骨烫药等，具有活血舒筋、祛风散寒之功。

2. 三步九法，筋骨平衡

脊柱与关节的稳定系由两部分组成，一是内源性稳定，包括骨骼及其附件，维持静力系统平衡；二是外源性稳定，主要是附着于骨骼的肌肉和韧带，维持动力系统平衡，这相当于中医学说的"经筋系统"。经筋是十二经脉之气结、聚、散、络于筋肉、关节的体系，又称"十二经筋"，受十二经脉气血的濡养和调节。当经筋损伤时，可引起筋骨内外动、静力平衡失调，此即经筋失衡学说。因此施老师强调，伤筋动骨需舒筋整骨、动静结合，筋骨内合肝肾，当调和气血、补益肝肾，促进筋骨的修复。

施老师融汇石氏伤科与王氏武术伤科的特长，结合临床经验和实验研究而创立施氏三部九法，具体分为理筋、整骨、通络三步，配以揉、拿、搽、提、松、扳、抖、捏、摩九法，故称"三步九法"。其功能调和气血，祛痰化瘀，疏风通络，解痉止痛，摄养脏腑，缓解、纠正肢体的动静力平衡失调[8]，是施老师治疗颈椎病、腰椎间盘突出症、骨关节炎的常用方法，具体又包括整颈三步九法、整腰三步九法、整肩三步九法、整膝三步九法等手法。

3. 养生功法，动静结合

"施氏十二字养生功"是由施老师积数十年临床经验和科研成果，继承伤科大家石筱山、石幼山治伤心得，武术伤科大师王子平的武术精华而创编的一套养生保健功法。此功法通过洗、梳、揉、搓、松、按、转、磨、蹲、摩、吐、调十二势（简称"十二字"）以内调气血脏腑，外强筋骨，扶正祛邪。在防治慢性筋骨病的同时进行整体调治，恢复筋骨的动静力平衡，从而达到养生保健的目的，具有动作设计科学合理、针对性强、易学易练、防治效果明显等特点[9-10]。具体包括立位、坐位、卧位三式，可作为防治慢性筋骨病的日常锻炼方法。

六、防、治、养并施

施老师认为对于慢性筋骨病应具有防、治、养一体化的防治理念，而对于防、治、养需从整体观念及治未病思想的理论基础出发，根据辨证结果，积极进行治未病。防、治、养一体，内外兼治，动静结合，终身护养为防治慢性筋骨病的重要原则。

1. 未病先防

慢性筋骨病是一种退行性疾病，其发生同人体的衰老有关，随着年龄增大，人体骨与关节开始退变。慢性筋骨病患者多半始发于中年，施老师根据张景岳"中兴论"的养生观点，认为人到中年就应调补，摄生防衰。施老师指出，积极预防慢性筋骨病对于缓解症状、提高生活质量至关重要，采取适当的功能锻炼、药物滋补预防骨与关节退变，要有未病先防的理念。

2. 已病防变

对于慢性筋骨病已病则要防变，应积极治疗。防治方法分为非药物、药物、手术三大方式。非药物方式主要指通过健康教育指导患者合理锻炼，通过导引、手法、针灸积极防范该病的发生，形成由必要性转变为我要性倾向。药物主要分为西药和中药，西医多是在急性期给予非甾体类消炎镇痛药控制症状以及口服保护软骨的药物，必要时手术治疗。中医药则根据患者整体的情况，通过四诊合参，进行个体化辨证论治，一人一方诊治该病，治疗过程中主张内外兼治、筋骨平衡、动静结合、医患合作的系统治疗。可以通过内服中药，理筋通络正骨手法，内服结合外敷、熏洗等方式做到整体调治。

3. 病愈防复

慢性筋骨病治愈后要巩固疗效，防止复发。患者要了解自我保养和导引锻炼的重要性，只有充分调动起患者的积极性，疾病才能较快缓解并维持较长时间不复发。施老师主张慢性筋骨病在日常生活中宜以施氏十二字养生功锻炼，在冬令进补之时运用膏方防治，可达扶正祛邪、寓防于治、持久有效的目的。

施老师倡导防治的策略为摄生防衰、未病先防、既病防变、病愈防复的预防、治疗、养护一体的理念；推行五结合原则，即预防与治疗、局部与整体、药物与非药物、中医与西医、医者与患者结合。慢性筋骨病发生、发展过程中，不同的"未病"治疗的思想和方法也各不相同。"无病"之时，当存正避邪，防止疾病侵袭；"病而未发"之时，当扶正祛邪防止疾病发生；"已病而未传"之时，当及早治疗，阻止病情加重，顾护他脏，防止其他脏腑发病；"新愈"之时，则当防止疾病再次发生。

施杞运用膏方治疗慢性筋骨病经验

李晓锋　王拥军　叶秀兰　周重建　施　杞(指导)

慢性筋骨病(骨退行性病变)主要包括脊柱、骨与关节退变性疾病及其继发性损伤。脊柱退变性疾病(脊柱筋骨病)包括颈椎病、腰椎间盘突出症、腰椎管狭窄症及其继发脊髓或神经损伤;骨退变性疾病(骨与关节筋骨病)包括骨质疏松症、椎体骨质疏松性骨折和骨关节病等。属于中医"骨痿""骨枯""骨极""骨痹""颈肩痛"或"腰背痛"范畴,统属"筋骨病"。由于人体自然退变或因创伤、劳损、感受外邪,加速其退变而形成的全身或局部脊柱、四肢关节等部位的生理与病理相交杂的退行性衰老性疾病。主要表现为人体局部关节疼痛、肿胀、麻木、活动受限、畏冷、乏力,甚者有炎性病变、骨质增生、关节变形等症状和体征。

膏方是中医药防病治病、养生保健的重要方法,具有深厚的中医药文化底蕴,在防治慢性筋骨病过程中发挥着重要的作用。施老师根据该病的发病原理及临床特点,结合中医养生学的观点,遵循《素问·至真要大论》"谨守病机,各司其属,有者求之,无者求之,盛者责之,虚者责之,必先五胜,疏其血气,令其调达,而致和平"及"阴平阳秘,精神乃治"的理念和原则,在冬令时节主张进补,运用膏方治疗慢性筋骨病,临床疗效显著。我们随师侍诊,颇多收益,现介绍如下。

一、证病结合,主兼相参

骨伤科就诊患者大多属老年人,往往症状较多、病情繁杂、病程较长,故施老师主张在诊断此类疾病过程中将四诊八纲作为辨证依据,全面把握患者虚实状态。将辨证与辨病、辨型相结合,辨证与基础实验、现代诊察手段相结合,了解患者已罹患疾病状况,对疾病有一个综合而准确的诊断。证病结合,综合分析病因病机,从而确立证型。辨证是对全身状况的辨识;辨病是对局部病理状况的辨识。两者的结合使对疾病的认识和治疗更精确化。施老师经常在辨证结合辨病的同时,还结合辨该病的分型,即与辨型相结合。这使疾病从证、病、型逐个分辨清楚,对疾病的认识逐渐深化,治疗用药更有针对性,其疗效也会更加显著[1]。

施老师在门诊诊查过程中,发现多数患者往往不是单纯患有慢性筋骨病,常合并心血管、内分泌、神经系统等疾病,因此,应辨析患者罹患的主病和兼病。而慢性筋骨病患者年龄常常偏大,症状较多,病情较杂,故还应辨析患者罹患的主证和兼证。施老师主张在运用膏方治疗时,应首先明确主病、主证,确定主方,其次应兼顾合并其他的病、证,在主证主方的基础上加减治疗,做到全面把握,证病结合、主兼相参。

基金项目: 国家重点基础研究发展计划(973计划)项目(2010CB530400);国家自然科学基金重点项目(30930111);国家自然科学基金面上项目(30973760、81072831);教育部高等学校博士点基金项目(20070268004);上海市高校创新团队计划项目。

二、气血为纲，标本兼顾

气血是维持人体正常生命活动的重要物质，气血失调是各种疾病发生的病理基础。施老师遵循《素问·调经论》所言"人之所有者，血与气耳""血气不和，百病乃变化而生"。《正体类要》有"肢体损于外，则气血伤于内，营卫有所不贯，脏腑由之不和"[2]之说，在弘扬上海石氏伤科"以气为主，以血为先"治疗筋骨病的特色和优势的过程中，认为慢性筋骨病皆因气血亏虚，外邪乘虚而入，痰瘀内生，致经脉闭阻，脏腑失调而作[3-4]。

"筋骨病"是人体运动系统中骨骼、脊柱、关节及筋肉、韧带等组织发生的疾病。施老师认为，该病属中医痹证范畴，指出痹即因经络不通，气血运行不畅致肌肉筋骨关节酸痛、麻木、重着、屈伸不利，甚或关节肿大灼热等为主要表现的病证。罹患此病者往往本身正气先虚，六淫外邪遂能乘虚而入，盘踞经络，痰瘀内生，导致气血闭阻，留滞于内而成疾[5-6]。因此，施老师提出正气亏虚为内因，风、寒、湿三气侵袭为外因，经络闭阻、气血失畅则为该病的主要病机，气虚血瘀、本虚标实是筋骨退变的主要病理环节。《黄帝内经》云："正气存内，邪不可干""邪之所凑，其气必虚"。因此，防治慢性筋骨病的关键应以扶正祛邪为大法，既要调和气血以固本（形成了益气化瘀治疗的基本法则，倡导应用《医宗金鉴》圣愈汤作为治疗的基础方，贯穿始终）；又要祛风除湿、化痰通络以治标，从而达到标本兼顾。

三、整体调摄，重在肝、脾、肾

人是复杂系统，具有多重层次结构，整体层次是人体的最高层次。《素问·五常政大论》云："人以天地之气生，四时之法成。"中医学非常重视人体本身的统一性、完整性及其与自然界的相互关系，它认为人体是一个有机整体，构成人体的各个组成部分之间，在结构上是不可分割的，在功能上是相互协调、相互为用的，在病理上是相互影响的。同时也认识到人体与自然环境有密切关系，人类在能动地适应自然和改造自然的斗争中，维持着机体的正常生命活动。由于慢性筋骨病病程较长，患者年龄偏大，症状较多，因此，施老师认为，在膏方治疗过程中尤其应从全局出发，全面细致分析患者的情况，做出准确的诊断，从整体调摄患者的病情。

五脏有化生气血和贮藏精气的功能，且与气血津液、五体都有密切的关系，施老师认为，五脏失和，则皮肉筋骨失却濡养，可出现一系列证候，而肝、脾、肾和慢性筋骨病的关系最为密切[7-8]。骨的生长、发育、修复皆依赖肾精的濡养，肾为水火之宅，内寓元阴元阳：元阴为人体阴液根本，有濡润、滋养作用；元阳为人体阳气根本，有温煦气化作用，因此，肾为五脏之本。施老师认为，腰为肾之外候，脊为肾之道路，肾精走失，骨髓空虚，脊痛腰酸，故在治疗慢性筋骨病过程中一定要注重补肾，常合用左归丸、右归丸等补肾中药加减治疗。肝有贮藏血液和调节血量的功能，人体的筋肉运动与肝有密切关系，肝血不足，则血不荣筋，出现筋挛、肢体麻木、屈伸不利等症。施老师常常使用养血柔肝之品，强筋壮骨。脾可运化水谷，输布营养精微，四肢百骸皆赖其濡养。《素问·痿论》"脾主身之肌肉"，《灵枢·本神》"脾气虚则四肢不用"，所以脾失健运，则化源不足，肌肉瘦削，四肢疲惫，活动无力，筋骨疾病亦难以恢复。故施老师在祛邪的同时常兼顾健脾益气，常常选用四君子汤、六君子汤及补中益气丸顾护后天之本。

四、心身同治，精、气、神共养

筋骨病大多病程较长，且因为疼痛、麻木影响到患者精神，往往致神情疲惫、夜寐不宁。而心身欠佳反过来可能会进一步加重病情，精神好转，则病已去半。故施老师认为，在运用膏方治疗此类疾病时，一定要调理患者的精神、睡眠。常常应用逍遥散、越鞠丸、归脾汤、交泰丸等疏肝解郁、行气散结、养血安神、交通心肾，且在问诊过程中注重心理疏导，强调医其身，并治其心，心身同治，从而达到整体治疗。

《灵枢·本脏》曰："人之血气精神者，所以奉生而周于性命者也。"《素问·金匮真言论》云："夫精者，身之本也。"故精、气、神者，人身之三宝，生命之根本也。论先天之生化，则精生气，气生神；论后天之运用，则神役气、气役精。人身五脏，各有所藏，心藏神，肾藏精，精藏于肾，而主于心，心君泰然，肾精不动，是为平人。故补精必安其神，安神必益其气[9]。精、气、神共养则体健神旺，病安从来？

施老师运用膏方治疗慢性筋骨病的立法处方用药体现了扶正祛邪、治疗结合、阴阳气血平和的精神。在调和气血阴阳时将先、后天的摄养结合其中，重点是肝、脾、肾三脏，健脾不忘运脾，补肾分阴阳。同时注重心身同治、精、气、神共养。

五、验案举例

沈某，女，58 岁，2008 年 12 月 8 日初诊。患者诉中年备受劳役之累，复感风寒，又失防护，近年体弱，精神不振，颈腰疼痛缠绵不已，每有头晕手麻，两膝酸楚略肿，口干便燥，脘腹作胀，入寐艰难，时有胸闷心烦，舌苔薄根腻质紫尖红，有齿纹，脉细弦两尺沉弱。MRI：颈腰椎退变、骨质增生、骨质疏松，C_4-C_5、C_5-C_6 及 L_4-L_5、L_5-S_1 椎间盘突出，黄韧带轻度增生。岁近花甲，天癸已竭、气阴两亏，坎离失济、心神易动，肾精先失、骨髓空虚，复加经脉痹阻，病证合参，扶正祛邪，以冀培元固本，而得冬令收藏之功。益元养身煎合天麻钩藤饮加味立方：(炙)黄芪 120 g，当归 90 g，川芎 100 g，生地黄 120 g，(炒)白芍 100 g，柴胡 90 g，(炒)白术 90 g，茯苓 120 g，炙甘草 90 g，(炒)防风 120 g，细辛 90 g，羌活、独活各 90 g，秦艽 90 g，杜仲 120 g，桑寄生 100 g，肉桂 60 g，牛膝 120 g，天麻 100 g，钩藤 100 g，石决明 200 g，(炒)黄芩 90 g，(炒)栀子 90 g，益母草 120 g，枸杞子 100 g，夜交藤 150 g，木香 90 g，陈皮 90 g，大腹皮 100 g，蜈蚣 30 g，(姜)半夏 90 g，瓜蒌 120 g，酸枣仁 90 g，灵芝 100 g，人参 150 g，西洋参 90 g，石斛 90 g，紫河车 90 g，鹿角胶 150 g，龟甲胶 150 g，胡桃肉 250 g，大枣 250 g，饴糖 250 g，冰糖 150 g，黄酒 500 g。上诸味如法制膏，冬至日始服，每晨晚各一浅匙，开水烊化送下。外感暂停数日，忌生冷辛辣。2009 年 12 月 7 日复诊：去岁冬令膏滋调摄，诸恙均瘥，全年颈腰酸楚偶现，亦无外感，精神渐振，唯入秋后时有晨起咯痰不爽，唾为白沫，胸闷心悸未见，舌苔薄质淡，脉细，再宗前法缓缓图治，以冀巩固。原方加(炙)麻黄 60 g，(炙)紫苏子 90 g，蛤蚧 1 对，川贝母(粉) 50 g。2010 年 12 月 10 日三诊：连续 2 年冬令进补，膏方调摄，全年颈腰疼痛少现，两膝肿胀已消、酸楚亦少，手麻已瘥，二便调和，夜寐已宁，胃脘尚有时胀、偶见泛酸，舌苔薄质略紫，脉细弦，气血虽和，肝气未疏，再予原方进益。2009 年方加(煅)瓦楞子 200 g。

按：本案为慢性筋骨病之常见颈腰腿膝疼痛之病例，已历 10 余年，日渐加重，立法用药时顾今虑昔，将其定位为本虚标实，以调和气血、补养肝肾为主，兼顾脾胃、宁心安神、祛风通络，融通内伤外损，连续服用 3 年，诸恙去之八九。

膏方由益元养身煎合天麻钩藤饮加味立方组成。益元养身煎方由圣愈汤合独活寄生汤组成，具有祛风湿、止痹痛、益肝肾、补气血，主治痹证日久，肝肾两虚、气血不足所致腰膝疼痛，痿软，肢节屈伸不利，或麻木不仁。天麻钩藤饮养阴通络、平肝潜阳，常用于椎动脉型颈椎病肝阳偏亢、肝风上扰所致颈项疼痛、头痛眩晕、血压增高、耳鸣目涩、多梦失寐、听力下降等。方中茯神、夜交藤安神定志，酸枣仁养肝血安心神，蜈蚣活血通络，灵芝、人参、西洋参、石斛、紫河车、鹿角胶、龟甲胶、胡桃肉固本培元、扶助正气，木香、陈皮、大腹皮行气畅中、运化脾胃，以防膏滋补品滋腻碍胃，(姜)半夏、瓜蒌涤痰散结，主治患者胸闷心烦。合而为用，心身同治，标本兼顾，使气血和调，阴阳平衡，脏腑安康，诸恙去矣。二诊经膏滋调摄，诸恙均瘥，精神渐振，唯入秋后时有晨起咯痰不爽，唾为白沫，原方加(炙)麻黄、(炙)紫苏子、蛤蚧、川贝母(粉)解表化痰、润肺定喘。三诊时全年颈腰疼痛少有再现，两膝肿胀已消、酸楚亦少、手麻已瘥，二便调和，夜寐已宁，胃脘尚有时胀、偶见泛酸，故在原方基础上加(煅)瓦楞子治酸，再予原方进益。再宗前法缓缓图治，以冀巩固。

施杞应用膏方防治慢性筋骨病的思路

李晓锋　叶　洁　薛纯纯　叶秀兰　莫　文　施　杞(指导)

施杞教授临证55年,对于慢性筋骨病诊治造诣颇深,擅治骨伤疑难疾病。施杞教授汇聚全国和沪上伤科名家之所长,结合石氏伤科理论与现代研究成果,对慢性筋骨病形成了一套系统的诊疗方案[1-2]。在冬令进补之时,施杞教授结合自己多年的临床体会倡导运用膏方治疗慢性筋骨病。作者有幸跟随先生侍诊,在诊疗之暇请先生释疑解惑,颇多收益,现将先生运用膏方诊治慢性筋骨病的思路与心得体会介绍如下,以飨同道。

一、膏方调治慢性筋骨病的特点

膏方具有整体调摄、攻补兼施的功能,且膏方服用方便,口味宜人,不伤胃气,往往一料膏方,服用2~3个月,适宜慢性疾病及亚健康患者的调治。施杞教授认为,慢性筋骨病的主要病机是气虚血瘀肾亏[3],膏方治疗该病具有扶正祛邪、寓防于治、持久有效的作用。可以达到预防或延缓退变与衰老的目的,减轻脊柱、骨与关节、脊髓与神经根的损害,发挥中医药的特色与优势[4]。

慢性筋骨病患者冬季服用膏滋又可与冬令进补相结合,具有整体调摄、攻补兼施的功能,可以做到攻可祛邪(活血化瘀、祛痹通络),补可养虚(调中保元、平衡阴阳、和顺脏腑)。不仅颈腰四肢关节病痛解除,功能复原,而且流畅气血,滋养肝脾肾,提高整体健康水平,精盈气足神清,令许多亚健康状态不治而愈,实现了“治未病”的目的,亦充分显示了运用膏方防治慢性筋骨病的优势。

施杞教授特别推崇张景岳“中兴论”的养生观点,认为人到中年当应调补。养生虽然是一个贯穿人生始终的过程,但是在这个过程中有许多节点,张景岳认为40岁就是这个节点上的重要一环,《景岳全书·中兴论》言:“故人于中年左右,当大为修理一番,则再振根基,尚余强半。”“国运皆有中兴,人道岂无再振?”春生、夏长、秋收、冬藏,根据中医理论,冬季是一年四季中进补的最好季节,更以膏方为最佳。慢性筋骨病患者年龄基本都在中年,而冬令进补膏方对于他们来讲无疑是善莫大焉。

二、开具膏方的思路与体会

施杞教授强调开具膏方事关重大,医生要有责任感、敬畏感,不能随便处方。开具膏方要体现中医药的特色和优势,关系到患者当前和以后的健康。患者满怀希望而来,我们医生要最大限度了解他们的需求,同修仁德,济世养生。

基金项目: 国家自然科学基金青年科学基金项目(81503590);上海中医药大学附属龙华医院龙医学者育苗计划项目(LYTD38);上海市浦东新区名中医及名中医工作室建设项目(PDZYXK-3-2014018);上海市长宁区“光华卓越PI工程”项目(2016-01)。

1. 一静(心)、二平(气)、三入(境)

医生要“静心”处方，开具膏方之前应调节好自己心平气和的心态，使得医者要有良好的健康状态。诊治时要求诊室安静，不能扰乱医生的思绪，医者需要凝神静心，心无旁骛，聚精会神，全神贯注，用自己的“静心”去感染患者，并引导患者重视此事。“平等”对待患者，不问出身贵贱、家境贫富，“平视”患者，不能与世浮沉。开具膏方时使得患者和医生共同进入这个“境界”，医生应尽其所能，凝神定气，简练揣摩，运筹帷幄，开好处方。

2. 四好(开好方、配好药、煎好膏、服好药)

膏方的处方应有一定的要求，医生应该具有一定的资历，具备治疗某一疾病的资质，具有很好的中医功底，力求做到“五求”。处方用药务必精练，切忌药多而杂。有些脾胃运化功能较差的人群正式服用膏方前，医生应因人而异开出一些能运脾健胃、理气化湿的“开路药”，以改善其脾胃功能，为膏方的消化吸收创造有利的条件。再者通过试探性的调补，观察服药后的反应，为最后调补对路的膏方做好准备。

药房饮片应遵从“采办务真、修制务精”的祖训，选取上乘道地药材；名贵细料断不能缺斤少两，货不二价；蜂胶酒类用量适宜，注重口感，切勿过度。药房要根据医生的处方配好药方，膏方为大型复方汤剂，处方药味较多，药方应反复核对，切勿有所增减或错误。

膏方制作应沿袭古法工艺定制加工，流程分为浸药、提取、浓缩、收膏、分装、凉膏等步骤，应严格按照“一人一方一锅”的规范煎制膏方，通过定制的模式，操作过程严格，真正做到无添加剂、无防腐剂、无明胶，保证膏方的安全、绿色和可靠。

服用膏方要取得好的效果，能充分消化吸收是关键。而在服用膏方的过程当中，不可以吃油腻、辛辣的食物，而且要少吃海鲜，不喝浓茶、咖啡等，以免影响膏方的吸收。

3. 五求

(1) 一谓处方须三辨

骨伤科膏方门诊就诊患者大多属老年人，往往症状较多、病情繁杂、病程较长，故施杞教授主张在诊断此类疾病过程中将四诊八纲为辨证依据[5]，依阴阳而辨质(阴阳平和质、偏阳质、偏阴质，如能再细辨如痰湿质、湿热质、气虚质、瘀血质，当然就更加精当)全面把握患者虚实状态。将辨证与辨病、辨体质相结合；辨证与基础实验、现代诊察手段相结合的原则，了解患者已罹患疾病状况，要将治病和治人结合在一起，这种方式会对疾病有一个综合而准确的诊断。证病结合，综合分析病因病机，从而确立证型。通过三辨形成基本依据、基本思路、基本处方。

(2) 二谓扶正兼祛邪

施杞教授提出慢性筋骨病正气亏虚为内因，风、寒、湿三气侵袭为外因，经络闭阻、气血失畅则为该病的主要病机，气虚血瘀、本虚标实是筋骨退变的主要病理环节。《黄帝内经》云：“正气存内，邪不可干”“邪之所凑，其气必虚”。因此处方应以扶正祛邪为大法，既要调和气血固本，补益脏腑以养人；又要祛风除湿、化痰通络以治病，从而达到标本兼顾，养人为主，兼以祛病[2]。

(3) 三谓调治贵和平

在膏方处方过程中尤其应从全局出发，全面细致分析患者的情况，做出准确的诊断，从整体调摄患者的病情。立法处方用药还要体现调治结合、阴阳气血平和的精神。因膏方服药时间较长，处方用药切忌攻伐峻猛之品，宜平和进补为主，药味剂量适度，全面综合平衡，讲究以平为期，补中有通，补而不滞，即做到“补而不堵，疏而不伐”。用药分清主辅，抓住主病为纲，辅病为目，使其主辅相参，纲举目张。用药还应气血互补，阴阳兼顾，动静相宜，升降结合，从而达到“阴平阳秘，精神乃治”的良好状态。

(4) 四谓摄养先后天

施杞教授指出调中不仅要调和血气阴阳，还应将先天、后天的摄养结合其中，肾为先天之本，脾为后天之本。肝脾肾和骨、筋、肌肉的关系最为密切，肝主筋，藏血；脾主身之肌肉；肾主骨生髓。肝血不足，则血不荣筋，脾失健运，则化源不足，肾精亏乏，骨髓空虚。因此，治疗应重在肝脾肾三脏，养血柔肝，健脾益气，健脾不忘运脾，补肾分阴阳，滋阴温阳填精。

(5) 五谓守护精气神

慢性筋骨病大多病程较长，且因为疼痛功能障碍使得患者往往夜寐不宁、神情疲惫，从而影响到患者心身，而心身欠佳反过来可能会进一步加重病变，因此，施杞教授强调在治疗慢性筋骨病时应医其身，并治其心。中医认为人是一个整体，强调“精、气、神”的协调和统一，但治“神”之法，即心理治疗，往往被临床医师忽略。精气神者，人身之三宝，生命之根本也。论先天之生化，则精生气，气生神；论后天之运用，则神役气、气役精。故补精必安其神，安神必益其气。精气神共养则体健神旺，病安从来？膏方的最终目的即无论治病或养生保健都以达到守护精气神为最高境界。

施杞教授运用膏方治疗慢性筋骨病过程倡导临证三辨、主兼相参，体现以气血为纲、标本兼顾，整体调摄、重在肝脾肾，心身同治、精气神共养的学术思想[4]。历经多年临证积累，形成了膏方治疗慢性筋骨病的常用益元系列经验方，在治疗颈椎病、腰椎间盘突出症、腰椎管狭窄症、腰肌劳损、强直性脊柱炎、骨质疏松症、膝骨关节炎、股骨头缺血性坏死等常见慢性筋骨病中具有丰富的临床经验和良好的疗效[6]。

三、临证感悟

1. 石氏伤科内伤学说发挥

中医骨伤科疾病无论急性筋骨损伤，还是慢性退行性筋骨病变，其发病机制均与气血失和、经脉痹阻、脏腑失调、筋骨失养有关。因而在发病后，急性损伤经急诊治疗后进入调养康复阶段，施杞教授认为此时应该从“内伤”的角度辨证，需要通过调和气血、畅通经脉、摄养脏腑，达到消肿止痛、接骨续筋之治疗及预防损伤后遗症之目的。民间有“伤筋动骨一百天”之说，故而调养时间较长。而慢性筋骨病之发生不仅有自然退变因素，往往还有外邪入侵，脏腑气血亏乏，导致本虚标实的特点，由于这类疾病病程长、病情复杂，往往有多种疾病并存，因而在防治的过程中往往用药时间长，处方涉及面广，需要进行整体调养，多靶点治疗。

施杞教授将石氏伤科的“内伤”学说应用到膏方的治疗之中，诊治患者数以万计，临床疗效显著，形成了膏方治疗慢性筋骨疾病的系统理论与特色。在冬令之时倡导慢性筋骨病患者服用膏滋，可一举多得，不仅颈腰四肢关节病痛解除，功能复原，而且气血流畅，肝脾肾滋养，整体健康水平得到提高，精盈气足神清，许多患者的亚健康状态亦有显著改善，实现了“治未病”的目的，亦充分显示了膏方防治慢性筋骨病的优势。

2. 起承转合思路

开具膏方的过程中具有“起承转合”的特点，“起”即以气血为本：圣愈汤为基本方，贯穿治疗的始终，调理气血肝肾。“承”即以理伤为要：针对体质、疾病调摄具体辨证处方。“转”即功在运化：顾护脾胃，让患者能够服得下，并能将膏滋药物充分吸收。“合”即用好精品：细料是体现膏方的重要角色，是整个处方的亮点，根据患者体质的差别用好细料，疏补得当，不可妄补，从而发挥整体调摄的功能。

3. 防治养原则

施杞教授在开具膏方时，务求体现“防、治、养”的原则[7]，“防”即膏方要能根据患者的体质等情况起到未病先防，诸如预防感冒、延缓骨质疏松的发生等情况，达到增强人体抵抗力的目的。“治”即针对四诊八纲得出的证进行治疗，解决患者最主要的矛盾所在。“养”即养生，延缓患者衰老的进展，使得永葆健康，活力常在。膏方在未病先防、既病防变、病愈防复、摄生防衰等方面有着很好的疗效，深受广大群众喜爱。

四、膏方的发展需要传统文化的弘扬

中医药学是中华民族优秀文化的重要组成部分，独具特色和优势，在这熠熠生辉的生命科学伟大宝库中，膏方既是中医药防病治病、养生保健的医疗技术，又具有深厚中医药的文化底蕴。膏方是在古代文化生活背景下先民与疾病做斗争的实践经验总结，是传统医药学之瑰宝。中医药理论体系中最具特色的整体观、恒动论、辨证论治源于古典哲学，膏方在其影响下不断丰富，逐渐成形。施杞教授认为膏方充分体现了中医的文化内涵，是一个伟大的宝库，值得深入挖掘整理与研究，作为我们继承发展中医药和创新思维的借鉴。

膏方的发展离不开中医药的理论体系和历代名著渗透出的丰富的儒道释乃至诸子百家的文化内涵，唯有较高的文化造诣才能更好地理解和精通其要义。弘扬中国传统文化的治学精神，在继承发展中知难而进、有所作为，充分认识和理解中医的文化本源，医文相渗，才能更好地发展膏方，使其融入民众生活。

上述种种，是笔者对施杞教授膏方思路及防治慢性筋骨病的一些见解和体会，于博大精深的膏方学探得一鳞半爪。膏方是拟方者综合素质的反映，不仅要有中医药理论和知识的基本功，还要有从医者的文化底蕴和中国古典哲学思维，当然最重要的是临床经验丰富，未有临证束手可拟就高水平膏方者。膏方作为中医治疗疾病的基本方法之一，中医师应该学会开膏方、开好膏方。

耕耘杏林　济世春秋
——施杞教授与石筱山伤科学术经验继承创新

李晓锋　王拥军　莫　文　胡志俊　邱德华　施　杞

石氏伤科是享誉上海的一大中医骨伤科流派。石筱山先生系石氏伤科第三代传人，在生前近半个世纪的岁月里，承先启后，开拓进取，积累了丰富的临证经验，建立了完整的石筱山伤科学术思想理论体系，将石氏伤科流派推向历史高峰，成为我国著名的伤科流派之一。施杞教授为石筱山先生的嫡传弟子，继承并系统整理了先生的学术经验，在学科建设中坚持继承创新，为石筱山伤科的传承作出了巨大贡献。

一、在系统整理中倡明学术

1. 继伤科家学，创新立说

石氏伤科迄今已有140多年历史。创始人石蓝田先生，字兰亭，原籍江苏无锡市前州镇石家岩，原系武林中人，清道光年间在故里开设镖局，兰亭公武艺高强，擅长医道，善将传统武术功夫与理筋整骨手法、内治调理方药熔于一炉，创立中医伤科独特的诊治方法。1880年悬壶沪上，弃武从医，设诊开业于黄浦江边的鸿升码头新新街，专事伤骨科，为石氏伤科的肇始者。石晓山先生为石氏伤科第二代传人，自幼随父兰亭公练武习医，着重研习医道，尽得家父所传，又取薛己“十三科一理贯之”之说衍化充实于伤科，并将伤科与针灸、外科相结合。临床擅长伤科内治，每起沉疴，疗效甚著，形成石氏伤科一大特色。石晓山育有三子：长子瑞清，次子筱山，季子幼山。

石筱山，清光绪三十年（1904年）十月十五日出生于上海。年少时曾就读于上海神州中医专门学校，后秉承家学，侍诊于父晓山先生案侧，深得家传医术。于1924年起独立行医，事伤科，兼针灸、外科，专治内外伤疑难杂症，尤善治疗骨折伤痛。20世纪20年代末，石晓山亡故。1929年起筱山先生与胞弟石幼山先生共设诊所，因疗效卓著而名声远播。筱山先生善于学习，宗前辈经验，取同辈之长，避各派之短，遵循前辈倡导之“十三科一理贯之”，进一步深化其理论内涵，提炼出“以气为主，以血为先；筋骨并重，内合肝肾；调治兼邪，独重痰湿；勘审虚实，施以补泻”等较系统的学术思想，总结治伤手法十二字诀。施杞教授认为，筱山先生进一步完善了石氏伤科理论体系，将其反哺临床，使疗效提高，特色彰显，成为石氏伤科流派发展过程中承前启后的开拓者，奠定了石筱山伤科在业内的深远影响。

2. 论伤从气血，勘审虚实

筱山先生宗《黄帝内经》之说，认为一切损伤的病理变化亦无不与气血相关，故主张论伤应从气血而言，提出理伤宜“气血兼顾”。并在此总纲下，确立“以气为主、以血为先”的指导思想，如此方能把握损伤

基金项目： 国家自然科学基金重点项目（81330085）；国家自然科学基金青年科学基金项目（81503590）；全国名中医施杞工作室项目（LH02.06.017）。

病理的内在规律。指出损伤之后,虽每有亡血或瘀血为患,但仍以气之病为主。伤后肿胀、疼痛往往是首见之症,此乃血凝所致,所谓“不通则痛”是也,故石氏认为理伤又当以血为先。因为瘀阻不去,气亦难行,络道不得宣通,且瘀血不去,新血亦难以化生。凡此以气为主、以血为先之说,在损伤初期,所言之气,属气滞者多,气虚者少;所言之血,则以血瘀为多,血虚者亦少。总之,“以气为主”是常法,“以血为先”是变法。

筱山先生临诊精于辨证,勘审虚实。常曰:凡初损之后,日渐由实转虚,或虚中夹实,此时纵有实候可言,亦多为宿瘀也;而气多呈虚象,即使损伤之初,气滞之时,亦已有耗气之趋向。故又认为此后之“以气为主”,必着眼于一个“虚”字。先生指出,伤损之后实证阶段较短,虚证阶段则为时甚长。故理伤取攻逐之法是其变,用补益之法方为常。至于补法的应用则是多样的,或先攻后补,或先补后攻,或攻中寓补,或攻前预补。临诊虽可灵活多变,但万变不离其宗,总以温补脾肾为主。因此,取益脾健运以促资化、滋补肾元以壮骨生髓的治法,可使耗损之气复原。所以,在伤损后期或慢性损伤时,筱山先生多用自拟验方“调中保元汤”,是综合补中益气汤、左归丸等诸方参合化裁而成的方剂,充分体现了温补脾肾的学术思想。

3. 久损必兼邪,独重痰湿

损伤日久,如患处残留疼痛、肿胀、关节拘挛与屈伸不利,或皮肤不仁、肌肉萎弱、筋结成块等症,筱山先生认为此皆气虚而为邪所凑也。或本虚标实,或虚实夹杂,故不可凡伤者均论之为血瘀,须知日久必有兼邪。石筱山指出:“凡非本病,其发生不论前后,而有一个时期与本病同时存在的,都叫兼邪。”损伤的人是生活在自然界和社会的具体的人,外受风寒暑湿,内有七情六欲,而且体质有虚羸壮实之异。一旦受伤,除了损伤局部见有肿胀瘀斑畸形等诸症候外,尚有身热、口渴、纳呆、便秘等症,石氏把这些凡因损伤而出现的一切症状都称兼症。这些情况,必须辨析而施治,否则,独以损伤为治,难以奏效。

陈伤或劳损之类,多有阳气虚衰不足、卫阳不固,故腠理空疏,易遭致风寒湿三气杂至,流走经络,凝滞血脉,遂成痹证,病情也往往较为复杂。关于风寒湿三者,先生尤重湿邪,认为伤损之后气血不和,痰湿每能凝滞经络。在痰湿的论治中,筱山先生结合损伤的特点,特别强调与脾肾的关系,治理痰湿亦每将化散之法与温补脾肾之阳相结合,以自拟化散痰湿之“牛蒡子汤”为主合补中益气汤、金匮肾气丸等相参运用,使痰湿阻滞渐消、气血失和日调。牛蒡子汤乃常用之方,筱山先生历来重视痰湿的化散,牛蒡子、白僵蚕等即为治痰湿之常用要药;若痰湿甚者,尚可加入制天南星,疗效更著。

4. 创内伤新说,分部论治

内伤乃与外伤相对而言。外伤因在皮肉筋骨,往往有青肿瘀紫等症显现;而内伤因在气血经络脏腑,多无外形异常可见。但人乃统一的整体,内外相连而不能决然分开。《正体类要》序曰:“肢体损于外,则气血伤于内,营卫有所不贯,脏腑由之不和。”明确提出了内伤的范畴,即气血、脏腑、经络受损。筱山先生继承前贤的学术思想,结合自己的临床实践,创立伤科“内伤”新说。施杞教授认为,先生全面发展并完善了中医伤科内伤学说,从病因病机、辨证施治、理法方药等方面作了系统的阐述。

筱山先生认为,内伤辨病应在整体观指导下分部位而论,有头部、胸部、腹部、腰部等内伤之称。对头胸腹之内伤,不论其新伤宿损,或虚实之证,总与肝经相系。施治时均主以肝经药物,尤善运用柴胡。胸肋与胁肋内伤,成因由强力屏气所致为多。然胸肋之伤乃属于太阴经,症现胸满而痛,难以呼气。治疗当调肝和营,偏于伤气者用柴胡疏肝散,偏于伤血者以复元活血汤出入。若胸肋伤者,当参以理气宣肺。治腰部内伤,先生指出要分清劳伤与劳损之不同。所谓劳伤者,多起因于伤力,往往由于操劳持久,积劳而损伤。若劳伤不愈,遂成劳损,引叶天士《临证指南医案》所曰:“劳伤久不复元为损。”以此明确劳伤与劳损的概念。在治疗上则着意于劳伤与劳损的调治,以温补肾经与脾胃为法,常选补中益气汤合金匮肾气丸加减变通。会阴为物所击所谓海底伤,尿道受损,小便带血,当通厥阴之气,分利清浊。睾丸致伤,每致瘀滞至结,当从化坚祛瘀为治,常采用柴胡桔梗汤加减。然则内伤证多,苟能触类旁通,可以应变无穷矣。

5. 善外治之法,三者兼通

筱山先生继承石氏理伤要旨,主张内外兼治,局部与整体统一。对外用药数十年来更是悉心研究,继承家传,博采众长,因而疗效卓著。“石氏膏药”“石氏敷药”盛誉上海、江浙一带,传遍海内外。石氏外治以药物、针灸、手法等为主。药物外治品种繁多,但以敷药、膏药最具特色。伤损之处,无论瘀凝气阻或有兼邪,取外用药局部治疗,使药性由外入内,有提而泄之,或消而散之,或温而化之之功效。

石氏三色敷药以化瘀生新、消肿止痛见长。损伤风湿膏偏于温运,既能理伤,又可兼治风湿,故名损伤风湿膏。多用于损伤后期或陈伤,如新伤肿胀不甚显著者,亦可酌情选用。针刺是石氏理伤常用之法,如闪腰岔气、劳损风湿等,每每针药并用。筱山先生指出:"手法是医者用双手诊断和治疗损伤的一种方法。"手法首先是用于诊断的,比摸患处以了解伤情。手法是伤科外治的一个重要手段。筱山先生提出12字"拔、伸、捺、正、拽、捏、端、提、按、揉、摇、抖(亦作'转')"为用,在骨折、脱臼、伤筋等病证的处理上特色明显,疗效显著。

二、在学科建设中坚持继承创新

1. 在临床实践中继承发展

石氏前辈汲取吴文化精髓,以吴门医学为底蕴,将武功修炼与理伤医术相参合,形成特色鲜明的石氏伤科流派。在长达140年的发展历史中,薪火相传、生生不息。近代石氏门人遵循先师筱山先生教导,始终弘扬先辈们开拓进取精神,读经典,做临床,以实践为基础,以疗效为根本,不断开创石氏伤科传承弘扬的新局面。早在20世纪50年代初,筱山先生即放弃私人诊所进入公立医院,并将全部家传秘方和技术无偿捐献给国家。1960年上海中医学院附属龙华医院建立,先生是当时上海仅有的三名一等一级中医师之一,受聘创建该院伤科,并任第一任主任。先生高瞻远瞩,不辞辛劳,终于在一所大学附属医院内建成由他领衔的石氏伤科临床基地,并以他的学术思想和临床经验为核心引领科室医疗、教学、科研等事业发展。龙华医院伤科也因此业务蒸蒸日上,患者近悦远来,名闻遐迩。

中医骨伤科是临床应用学科,施杞教授秉承先师海纳百川、与时俱进的精神,始终将事业的发展与社会的需求、时代的进步相对接,从而在为民众服务救死扶伤中持续突显流派的特色和优势。在施杞教授带领下,龙华医院骨伤科已成为部级重点专科和国家重点学科、国家临床研究基地。一方面以继承发扬石筱山伤科特色诊疗技术为己任,另一方面吸取国内骨科先进理念技术,开展脊柱、关节、创伤疾病的手术治疗。形成了中药内服与外敷调和气血,手法导引恢复筋骨平衡,防治养一体、内外兼治、动静结合、终身护养为防治筋骨疾病的重要原则。受到病家普遍欢迎,从而使石氏流派基因得到保存,并在临床实践中得到继承发展。

2. 在科学研究中探索创新

施杞教授在继承发展石氏伤科流派的奋进中,始终以临床为基础,以科学研究为引领,在探索中实现流派创新。筱山先生的学术思想和临证经验在防治伤科疾病中不仅有特色,而且疗效卓著。如果通过临床研究获得客观评价,通过基础研究阐明其客观规律及关键创新点,这样流派的优势就会由模糊的印象变得清晰、客观有据,其愈病机制就不仅是中医学的单一说道,还能从现代生命科学中找到客观证据,从"黑箱"走向"白箱",形成"普通话""世界语",让中西医对话、走出国门交流变得可能,并且道路畅通。毫无疑问,这将推动学科建设。

施杞教授坚持"一体两翼,三度引领,四抓不放,五大期待"的思路数十年锲而不舍。坚持以中医学理论体系及历代医家临证经验为继承主体,以引用现代科学技术及汲取传统文化为两翼,在大未来中实现腾飞的"一体两翼"大战略思路。"三度引领",即选题切入要有广度,定格在大病种、大人群、大服务;方案设计要有研究深度,揭示规律,有所发现、发明;追求目标要有高度,致力走向科技前沿,攀登学科高峰,为现代生命科学发展作出当代中医人的贡献。"四抓不放",即"守望源头",以先师原创思维为指引;"聚焦目标",以慢性损伤为重点;"形成系列",从石氏伤科及中医药优势的多层次、多方面布局,规划成长链、长态、长远;"阶段成果",要有拼搏精神,志在必得,为系列长链环环相扣。"五大期待",即"提高疗效",研究成果反哺临床,疗效提高,患者受益;"培养人才",在临床和基础科研过程中实现优秀人才的培养;"保存基因",通过优势技术形成和优秀人才的培养,使石氏伤科代代相传;"打造平台",努力创建全国一流、世界知名的中医学科平台；“持续发展”，生生不息，坚持在继承创新中实现石氏伤科流派的可持续发展。

改革开放以来，随着我国综合国力的增强，建设创新型国家的战略目标确立，我国科研事业发展迎来前所未有机遇期。施杞教授以石筱山伤科理论和经验以及自己的实践感悟为基础开展了多方面的临床和基础研究，尤其在椎间盘退变性疾病、骨关节退变性疾病、骨代谢性疾病等方面系统研究，如颈椎病、腰椎间盘突出症、腰椎管狭窄症、骨关节炎、骨质疏松症，以及促进骨折愈合、颅内血肿吸收、围手术期治疗等方面形成系列临床和基础研究，深入探讨石氏伤科气血理论、兼邪痰瘀理论、肝脾肾调补理论等的客观科学性及其与临床相关疾病病因病机的密切关系，研发了芪麝丸国家级新药以及数十项国家发明专利，2003年还建立了上海中医药大学脊柱病研究所，成立了石筱山伤科学术研究中心。

3. 在培育人才中薪火相传

石筱山先生是高等中医教育家，生前亲力亲为，耳提面命培育了包括其子石仰山、其女石凤珍、侄儿石纯农，学生梁劲予、杨锦章、诸方受、施杞、蒋立人、沈德骅、罗济平、诸福度等数十名弟子。1956年上海中医学院成立，先生应聘为伤科教研组第一任主任，运筹帷幄，全面设计了高等中医人才伤科学教学的理论纲要、知识体系及临床见习、实习要求，有序不紊。后又联合北京、南京、广州、成都等中医院校并亲自主持编写了第一版及第二版全国统编教材《中医伤科学讲义》。该书将“内伤”单列为独立篇章，内伤成为与骨折、脱位、伤筋、骨病等并列的伤科五大疾病之一，开历史之先河，为我国现代中医伤科学高等教育的发展奠定了新的基础。筱山先生亦成为新中国成立后我国高等中医教育由师带徒育才模式向学校教育模式转变的实践先行者。

随着我国高等中医教育事业的不断发展，特别是改革开放以来，逐步形成学校教育、师承教育、学位教育以及留学生教育等多种模式、多种层次并存或相结合的格局。石筱山伤科第四代传人及第五代传人在这种开放的育人氛围中，身体力行、承先启后、因材施教，培育着第六代、第七代传人茁壮成长。

“莫怨春归早，花余几点红。留得根蒂在，岁岁有东风。”（清代翁格《暮春》）历经三代人的奋斗，石筱山伤科学术体系实现了由民间走向国家平台、由流派走向学科建设、由传统走向现代化的历史跨越！积土成山，积水成渊。不积跬步，无以至千里，不积小流，无以成江海。石筱山伤科在中医流派中是一个较为突出的优秀群体，如今施杞教授带领弟子们担负起历史的责任感与时代的使命感，在中华民族伟大复兴的追梦中秉承先生遗志，为实现石氏伤科的传承创新、发扬光大而不懈奋斗。

石筱山临证经验与理论特色撷英

邱德华　施　杞　石仰山

石筱山1904年出生于中医世家，他天资聪慧，从小耳濡目染，为其伤科医学打下了良好的根基，1920年考入神州中医专门学校，l924年承袭祖业正式悬壶，事伤科，兼针、外科。他不仅忠于祖业，更在原有的基础上继续创新与发展。把“十三科一理贯之”的理论进一步深化，主张治病务求灵活，不拘泥墨守成规，认为：不能单凭几张家传秘方治一切跌打损伤，应根据不同病情，察其体质，审其阴阳，撮其要旨，明其原理，于是年纪轻轻便医名鹊起。石筱山的临证经验和理论特色基本框架可概括为“一个中心、两大观点、五项治略”。

一、一个中心

“一个中心”即始终以“十三科一理贯之”的思想为中心。“十三科”为元代的医学分科，包括大方脉科、杂医科、小方脉科、风科、产科、眼科、口齿科、咽喉科、正骨科、金疮肿科、针灸科、祝由科、禁科。明代亦有十三科之分，与元代略有不同。明代薛己是一代中医大家，其在《正体类要》序中这样论述：“世恒言，医有十三科，科自专门，各守师说，少能相通者，其大较然也。然诸科方论，作者相继，纂辑不遗，而正体科独无其书，岂非接复之功，妙在手法，而按揣之劳，率鄙为粗工而之讲欤……且肢体损于外，则气血伤于内，营卫有所不贯，脏腑由之不和，岂可纯任手法，而不求之脉理，审其虚实，以施补泻哉。太史公言，人之所病病疾多，医之所病病道少，吾以为患在不能贯而通之耳。”注重整体是中医论治疾病的纲要。石筱山理伤十分推崇薛己之内治理念，在继承家传的基础上不断发展与创新。故提出理伤应气血并重而以气为主以血为先和理伤之兼邪理论的两大观点。并通过临床不断的实践和升华，总结出五项治略。

二、两大观点

1. 气血须并重，而以气为主以血为先

在气血并重方面：石筱山强调《黄帝内经》论疾病发生之理，是基于阴阳而归结到气血。《素问·调经论》说：“血气不和，百病乃变化而生。”石氏认为：伤科疾病，不论在脏腑、经络（脉），或在皮肉、筋骨，都离不开气血。气血之于形体，无处不到。《素问·调经论》说：“人之所有者，血与气耳。”说明了气血的重要性。气属阳而血属阴，故气血是阴阳的物质基础，气血不和，即是阴阳不平而有偏胜；所以因损伤而致的疾病，亦关乎气血阴阳之变。对于因损伤而成的疾病，其辨证论治原则，虽然说内伤应注意经络（脉），外伤当着重筋骨，但约言之，总不离乎气血，故伤科的理论基础，主要是建立在“气血并重”之上，不能专主血或专主气而有所偏。巢氏《诸病源候论》说：“血之在身，随气而行，常无停积。”可知损伤而成之瘀血，是由于血行失度、不能随气而行之故。清代沈金鳌《杂病源流犀烛》卷三十指出：“跌扑闪挫，卒然身受，由外及内，气血俱伤病也。”清代胡廷光在《伤科汇纂》中更明白指出：“若专从血论，乃一偏之说也。”

石氏理伤的基本原则，亦是气血兼顾而不偏废的。然而形体之抗拒外力，百节的屈伸活动，气之充也；血的化液濡筋，成髓养骨，也是依靠气的作用；所以气血兼顾而宜“以气为主”。不过积瘀阻道，妨碍气行，又当祛瘀，则应“以血为先”。今以新伤来说，一般的内伤，有时发作较缓，受伤后，当时或不觉得什么，过后乃发作，对此类隐匿病情，治法多“以气为主”而予以通气、利气。倘为严重一些的外伤，如骨折、伤筋、脱臼等，其病态显现，其治就需“以血为先”而予以祛瘀、化瘀。临床所见，症情变化多端，必须随机应变。总之，“以气为主”是常法，“以血为先”是变法。这是石氏理伤对内治所掌握的原则。

2. 创设兼邪论，而注重临床审证辨因

在兼邪理论方面：石筱山指出“凡非本病，其发生不论前后，而有一个时期与本病同时存在的，都叫兼邪”。例如：“有因劳力辛苦而着寒，文献上称为‘劳力伤寒’，劳力辛苦内伤气血是本病，着寒则又兼外感寒邪是兼邪。又如腰痛这一病证，役用伤肾，风寒湿外侵，强力举重等都可引起，其中强力举重的腰痛是本病，倘与本病在某一时期同时存在，则役用伤肾、风寒湿外侵都是兼邪。”这类病例，“似伤非伤，似损非损，病者，果疑于似伤而来，医者，岂能混以为伤而治”。总之，“须审症辨因”，然后，施治才能得效。损伤的人是生活在自然界和社会的具体的人，外受风寒暑湿，内有七情六欲，而且体质有虚羸壮实之异。一旦受伤，“肢体损于外，则气血伤于内，营卫有所不贯，脏腑由之不和”，除了损伤局部见有肿胀瘀斑畸形等诸症候外，尚有身热、口渴、纳呆、便秘等症，石氏把这些凡因损伤而出现的一切症状都称兼症。此外，或损伤时有恼怒惊恐，或损伤后兼受风寒，则又有一番有关症候，更多见的是由于损伤后气血失和，易致风寒湿邪外袭，或因气血不和，内生痰湿留络。这些情况，必须辨析而施治疗，否则，独以损伤为治，难得功效。《医宗金鉴·正骨心法要旨》“内治杂证法”中也专论“挟表”，辨形气虚实而分立主方。

三、五项治略

1. 骨折脱臼治略

在骨折脱臼治略上，石筱山认为：骨折脱臼乃伤科门中两大目也。宋代《圣济总录》曰：“人之一身，血营卫气，循环无穷。或筋、肉、骨、节误致伤折，所折不得续，轻者肌肤焮肿，重者髀臼挫脱。”然则变见于筋骨之损折，骱臼之差脱，何以亦当从内治之法者。夫倾跌坠堕，重物压迮、强力拖拽，皆能使骨折、脱臼。明王肯堂曰：“伤折之轻重，轻者顿挫，气血凝滞作痛，皆当导气行血而已。重者伤筋折骨，此当续筋接骨，非调治三四月不得平复。”清代陈士铎曰：“已折之骨，凑合端正，用绳缚住，不可偏斜歪曲，收拾停当，然后用内服之药。”脱臼亦复如是。清代《医宗金鉴·正骨心法要旨》曰：“若跌伤肘尖，向上突出，疼痛不止，用手翻其臂骨，令其合缝，其斜弯之筋，以手推摩，令其平复，虽即时能举重，仍当休养为妙，若臃肿疼痛，宜内服……外贴……”因此，陈氏又曰：“内外夹攻，未尝不更佳耳。”其外治者，手法所以复其位，正其斜而理其筋，敷贴所以化其瘀，消其肿而止其痛，夹缚所以因其位而定其动；内治者，当主祛瘀和营，调气化滞，固筋壮骨，第人有勇怯，伤有轻重，积瘀而体盛者，宜先逐瘀而后调益，质弱形羸者，宜先调益而后祛瘀。留瘀不多，不宜妄施攻逐，气滞不结，何能乱投破耗。老弱者，刻刻顾其元气，质盛伤重者，骨续之后，终须调补肝肾，扶脾益胃收功。孙子曰：“兵无常势，水无常形。”予谓：“医法亦然，知此则外伤内治之道思过半矣。”

2. 伤筋治略

在伤筋治略上，石筱山阐述到，“筋也者，所以束节络骨，绊肉绷皮，为一身之关纽，利全身之运动者也。其主则属于肝，故曰：肝者，筋之合。按人身之筋，到处皆有，纵横无算”，一旦扭、捩、撕、挫、蹉、蹩，则伤筋之候成焉。初受之际，当按揉筋络，理其所紊，内调气血之循行，以安其络，则可完复。若耽延时日，则筋膜干而成萎缩者，此血液槁也。属此之时，风、寒、湿三气之邪，每易入凑，是故忽之于始，多成伤筋挟邪之患，故兼邪之证，十居其七八耳，其治云何？若创伤较深，胆破筋绝者，当先予化瘀清热，创口敛后，则继以调理气血，以续筋膜之气，若筋伤挟感，则先治其表，兼利其筋，表彻后，则专治其筋。若筋膜血络扭蹩，新伤则当以化瘀通络，并加以节制活动为要。若久延失治，络道阻碍，筋膜强硬，甚则增变，此血脉不荣于筋之故，当养血荣筋为主。若关节筋膜陈伤，不时反复，牵强酸楚，如留瘀未化者，仍以活血生新，舒筋通络，如病肢肉削形减，此气血大失所养故也，当以重补气血。若筋伤而风湿乘隙窃踞，则以祛邪和营利络为治。若伤筋而为寒邪痛痼者，当以温经通阳和络为主。若筋伤络阻，肢节麻木者，此气血失于流周也，则宜活血行气宣络治之。其次随症所须，可以针刺、膏贴、温熨等，相辅施治，以平为期。是故筋之有关人身岂浅鲜哉，而伤筋之为病，其可忽乎，其治之严，可不谨耶？

3. 内伤治略

在内伤治略中，石筱山分析为：内伤之候，本由外受跌扑、挫闪等，为所伤之因。或气，或血，或经络、脏腑，为受病之属。气之与血，为治则之准。清代沈金鳌曰："忽然闪挫，必气为之震，震则激，激则壅，壅则气之周流一身者，忽因所壅而聚一处，是气失其所以为气矣，气凝何处，则血亦凝何处，夫至气滞瘀血，则作痛作胀，诸变百出。虽受跌受挫者，为一身皮、肉、筋、骨，而气既滞、血既瘀，其损伤之患，必由外侵内。"是故内伤之治，当原于气血也。《难经·二十二难》曰："气留而不行者，为气先病，血壅而不濡者，为血后病也。"因之，血伤难濡，气损少煦，责是故也。至于偏属气伤，偏属血伤，在乎临病审察。凡头身四肢，非属骨折、脱臼、伤筋者，俱以内伤名之，掠其治案，略陈梗概。头部受震，脑海震荡，始则眩晕呕吐，乃肝经症也，因伤而败血归肝之故。《灵枢·经脉》谓："足厥阴之脉挟胃，属肝络胆，与督脉会于巅。"缘肝经受病，随其循行之脉，而妨于胃，胃气上逆，故为呕吐眩晕，是属厥阴而及于阳明者也。初期治则，闭者开之，可投苏合香丸，逆则降之，如呕吐加左金丸或玉枢丹，随症选用；汤剂则以柴胡细辛、天麻钩藤汤等，疏肝理气，祛瘀生新，调和升降为主。日久稽留，因病致虚，乃由上虚所致。《灵枢·经脉》曰："足少阴之脉，其直者，从肾上贯肝膈。"肝主血，肾主精，肝肾相通，当归一治，故久眩不瘥，当属肝而及肾，治则以补中益气或杞菊地黄及八珍汤等，随症加减。胸肋与胁肋内伤，成因皆由强力屏气所致为多。然胸肋之伤乃属于太阴经，症现胸满而痛，难于呼气。胁肋之伤，乃败血留于足厥阴经，胁肋痛胀，难于转侧，艰于吸气。故胁肋伤者，当调肝和营，以复元活血汤出入，若瘀结成形者，须加剔络之品，若胸肋伤者，当参以理气宣肺，若阳气沸腾，迫其阳络而溢者，须增入清降为宜。腰部内伤，当分新久，骤起者，多见于挫、闪、举重；久延者，总属积劳肾气亏损。故治法有别，一则以疏气和络，所谓脏病治腑，当开太阳之气化，一则以固肾育阴，培植下元之根蒂，至于会阴为物所触，尿道受损，小便带血，当通厥阴之气，分利清浊。睾丸致伤，每致瘀滞至结，当从化坚祛瘀为治，然则内伤正多，苟能触类旁通，可以应变无穷矣。

4. 陈伤劳损治略

在陈伤劳损治略方面，石筱山强调：陈伤劳损，非一病也。虽证有相似，而因出两端。陈伤之证，乃宿昔伤损，因治不如法，或耽搁失治，迁延积岁，逢阴雨劳累，气交之变，反复不已。证见：四肢疏慵，色萎不荣，伤处疼酸，此乃病根不拔，故虽愈必发也。其所谓病根者，不外瘀结气滞，而气之所凝，必由血之所瘀，血之所结，必由气之所滞，气血互根，相为因果。故治当疏运气化，和营通络。如夹邪者，当求其所感而治之。劳伤者，劳损之渐也。虽无伤损之因，由累积太过之劳，延久使然。清代叶桂曰："劳力动伤阳气"，又曰："劳伤久不复元为损。"伤气则气留不行，为气先病，气者，肺之主也。《中藏经》曰："肺属气，气为骨之基，肾应骨，骨为筋之本。"巢氏《诸病源候论》曰："肝主筋而藏血，肾主骨而生髓，虚劳损血耗髓，故伤筋骨也。"劳损见证：四肢少力，无气以动，筋骨关节酸疼、畏寒。兼邪者，类同痹证。《诸病源候论》又曰："虚劳损血，不能荣养于筋，致使筋气极虚，又为寒邪所侵"，故筋挛也，治同寒痹。是故劳损者，伤于气而应于肺，至于肾而及于肝，合于筋骨，此劳损之源委也。至于其治，劳伤者，始从补中调脾，所以益肺也。劳损则仿经意"劳者温之"之义，以温养肝肾，复归元气取法。明代张介宾曰："气不足便是寒。"劳损阳气，以致阳气不足，而阳虚之症，无所不至，故治宜温阳扶元，因阳能生阴，气能统血，以奉春生之令，图复已损之阳。然温当有分寸，非一味温燥之谓也，如阴分素亏者，当扶阳毓阴。虚羸甚者，须温中兼补，损及奇经者，宜通调督任。劳伤阳络，以泄肺中热气。夫陈伤劳损之与内伤，乃同类异因，且二证患者甚多，每易忽略，故特拈出，另立其目，使学者审变达权，不以证情沓杂而视为畏途，俾胸具灵机而证变法立，临证化裁，能无得心应手欤。

5. 杂病治略

在杂病治略中，石筱山引诸家之说总结为："医道最可怪而又可笑者，莫如内外分科，不知始于何时何人？试人身不外乎经络、躯壳、筋骨、脏腑以成人。凡病亦不外六淫、七情以为病。试问外科之症，何一非经络、脏腑所发，原无谓内外也。跌打损伤，可属外科似也，然跌打刀伤之顷，尚属外证，以后血溃气散，或血瘀气滞，仍属内科，盖人身只气血两端，终不能分内外也。唯望分业内外科者，仍合内外为一贯，而精深以求之。”鉴此，可知从事伤科者，焉得弃内科而不讲乎，唯“精深以求之”一语，当三复斯言。每多杂病来就，一种似伤非伤，似损非损，病者，果疑于似伤而来。医者，岂能混以为伤而治，审视之后，多痹证之属也。故略说如下：凡周身体痛、骨楚、畏寒，当于痹证中求诸。如体寒者，《素问・逆调论》曰：“阳气少阴气多，故体寒。”此阳气不通故耳，当扶阳通卫。骨痛者，《灵枢・五邪》曰：“邪在肾则骨痛阴痹。”此肾真虚寒也，宜固益肾气。若皮顽不知痛痒者，《素问・痹论》曰：“皮肤不荣，故不仁。”此气血失养也，宜益卫和营。若风与湿并，发为热痹者，《素问・痹论》曰：“真热者，阳气多阴气少，病气胜，阳遭阴，故为痹热。”当以清化为主。倘项、肩、胸、背、胁、腰、四肢等，筋骨疼楚，骨节欠强，须知肩背痛则兼肺经，腰背痛则兼肾经，胸背互换痛，须辨若气若痰，项连背而牵痛则兼督脉与膀胱之经。四肢之痛，先哲虽有以上肢痛，系手六经之病；下肢痛，系足六经之病。若不究病根所在，穿凿附会，反失之于泥。故有当别何经何络，亦有不必分经络而治，要在知其致病之因。《诸病源候论》曰：“由体虚受于风邪，风邪随气而行，气虚之时，邪气则胜，与正气交争相击，痛随虚而生。”而治法当辨虚实之异，内外之殊。气虚血亏乃其病本，挟风、挟寒、挟湿、挟痰是感邪之由。故或补，或通，或祛风，或散寒，或化湿，或消痰，或清络，孰先孰后，各随其所需而施治。

一体两翼　继承创新

——中医药高等学校教学名师施杞教授

李晓锋　莫　文　胡志俊　王腾腾　王拥军

一、立德树人，名师风范

施杞教授忠诚和热爱党的教育事业，认真贯彻党的教育方针。53年的教学生涯，时刻践行着“身体力行，甘为人梯；因材施教，善做园丁”的为师准则。长期探索研究生和师承教育的高层次中医人才培养模式和方法。提出“一体两翼”（坚持以继承中医药理论体系和丰富的临床经验为主体，以充分吸收中华民族优秀文化并引入现代科学技术为二翼，实现在继承中创新，推进中医药事业的腾飞）中医药创新人才培养理念，创建了以人格养成（自尊的品德、自强的精神、自为的能力）为基本，以“六情”（对党和祖国要有忠情，对人民要有热情、对事业要有感情、对集体要有爱情、对家庭要有温情、对生活要有激情）教育为导向，以“三路”（引路、铺路、养路）育人为途径，“六结合培养”为模式的人才培养经验，即中医与西医结合、理论与临床实践结合、医古文与外语结合、医药学与生物学结合、传统文化与现代科学技术结合、业务技术与组织管理能力结合，打造中医药复合型人才。

施杞教授弘扬学生因老师而成长、老师因学生而光荣的教育价值观。始终坚持教学相长，师生互补。“学生因老师而成长，老师因学生而光荣”成为团队师生共同的价值观。80岁高龄依然工作在临床、教学、科研的第一线，肩负时代使命、历史责任，继续为我国中医药事业的发展作出自己的贡献。

二、身体力行，甘为人梯

1. 对中医药事业充满着激情

80岁高龄依然活跃在临床、教学、科研的第一线，不墨守成规，不断学习新的知识，引领学科形成具有竞争力的科研思路，培育弟子们献身中医药事业的高尚情操。每周两个半天的特约门诊，每周一次的教学查房，总是结合每个病例，启发引导，循循善诱。每年承担着数十名硕士、博士、规培研究生、学术经验继承人的带教工作，学生从开题、中期汇报、毕业论文的撰写、文章发表无不全程参与。77岁时依然申报国家自然基金重点项目，成为获得自然基金年龄最长者，推动着中医药科研事业的发展。

2. 对学生富有感情

在众多弟子心目中，施杞教授既是严师，又是慈父。“于仁厚处用心，于术精处用功”是他赠送给每位弟子的人生格言。他的一位博士生，出国进修回来不久不幸患脑部肿瘤，倒在工作台边，施杞老师心急如

基金项目：国家自然科学基金重点项目（81330085）；国家自然科学基金青年科学基金项目（81503590）；全国名中医施杞工作室项目（LH02.06.017）。

焚，不仅组织抢救、联系手术，还亲自带头捐献2万多元。全校师生都为之感动，使这位博士安全度过手术关、化疗关，目前已经正常工作。所在党支部还在施杞教授倡议下，建立了“献爱心培育中医人才帮困计划”，成立了帮困基金，关心和爱护生活困难的党员和学生。2007年施杞教授和王拥军教授师徒2人同时荣获“上海市劳动模范”，他们将2万元奖金捐出，全部资助贫困的本科学生。

3. 对成就忘情

让学生更多感悟到自己的人生价值，激励奋发图强的意志。在论文署名、项目评奖时，施杞教授甘当“服务员”，尽可能让年轻人领衔，自己退居二线。他每年都“让财”，把个人所获得的奖金分配给青年研究人员和研究生们。施杞教授支持从日本留学归国的一位博士，自费为他购买出国做课题的机票。这位博士矢志不移，系统研究了中医药干预神经再生的机制并取得突破性进展。他深有感触地说：“跟着施老师，我心里就踏实。”施杞教授为了学科的未来，还毅然“让位”，三次向学校党委递交辞去脊柱病研究所所长的报告，大力推荐学生王拥军教授接任所长职务，以促进新一代学科带头人的培养。王拥军教授已成为新一代中医骨伤学科的带头人，成绩斐然。同时，施杞教授善于及时转换角色，一旦弟子在业务上达到一定境界，他就改做参谋和心理疏导员，鼓励弟子们用高起点、高水平、高境界锤炼自己，敢于接受挑战，发挥自己的优势。学生们赞誉施老师为团队的总参谋、弟子的定心丸。他也时时引导学生们懂得一名优秀的医生应该有他的社会担当，高超的医术固然重要，但能够应社会之需、感患者之痛的责任心才决定了他可以在这条路上走多远。

三、薪火相传，育人为本

施杞教授毕业后分配在上海中医药大学附属龙华医院骨伤科工作，参与中医伤科的临床教学，协助参与《中医伤科学》第二、三、四、五版教材编写，承担骨伤科本科生课堂和临床教学20年，注重理论联系实际，形象化教学，采用挂图、X片为实景，利用典型病案做到学用结合，操作示范体现学科特点，从而夯实“三基”，致力于本科教育质量的提高。

他在任上海市卫生局副局长期间，实现了全市20个区（县）建有中医医院的目标。原有的4家市级中医院都进行了大规模的改扩建，为上海中医药大学配置了更丰富的教学资源，也为中医学子创造了更多的就业机会。1985年经国家科委和上海市人民政府批准成立了全国首家省市正厅（局）级的中医药研究院，与上海中医学院合署办公，院校结合开创全国先河，为上海中医药大学创建科研教学型大学夯实了基础。

他在担任上海中医药大学校长期间，提出建设“全国一流，世界著名”中医药大学的奋斗目标，提出“一体两翼”教学理念，努力在办学体制、机制、模式上改革创新，大力推动学科建设，全面实行学分制，及主辅修、双学历教育制度教学改革，以本科教学为基础扩展研究生教学。后经教育部评审，上海中医药大学成为全国中医院校中最早获得“本科教育优秀学校”的高校，大力开展海外合作，先后与30余所著名院校合作，海外留学生居上海高校之首，提高了学校的国际知名度。1993年我校在全国首家更名为“上海中医药大学”，推动了全国高等中医院校新一轮高水平建设[1]。

2003年创建了上海中医药大学脊柱病研究所，经过多年的努力发展，现已建立了基于模式生物学和分子生物学的研究平台，逐步构筑起中医药防治慢性筋骨病的研究体系。长期探索以研究生和师承教育的高层次中医药人才培养模式和方法，注重学以致用，培养“三个面向”的能力，将教学内容与“社会需求、国家战略”紧密对接，始终围绕“临床难点、学科热点、中医药特点”，注重流派传承教育，引导师生拓宽视野的广度、追求科学的深度、攀登学科的高度，启迪学生梦想、点亮希望。在长期科教实践中形成稳定的研究方向，善于将研究成果反哺教学，培养学生站立学科前沿的创新精神，将上海中医药大学附属龙华医院骨伤学科建成富有活力的教学团队，引领我国中医骨伤学科创新发展。

1. 一体两翼，六项结合创新教学模式

创立“一体两翼”中医药创新人才培养教学理念，并由其学生在全国中医药教学领域中推广。在教学体系设立上，主张本科、研究生、规范化培养生要在整个教学过程中有所贯通，贯穿专业医师培养的一体化教学设计。教学注重骨伤学科的中医内涵，在教学过程中注重流派传承，建立石筱山伤科学术研究中心，整理出版《石筱山伤科学》。在中医骨伤教材中设立内伤章节，凸显出中医疗伤的整体理念。以高层次科学研究带动研究生教学水平，并将科研成果在五年制本科生教学中予以展示，启发学生对中医骨伤科的兴趣。倡导学生在学习中做到"六结合"，即中医与西医结合、理论与临床实践结合、医古文与外语结合、医药学与生物学结合、传统文化与现代科学技术结合、业务技术与组织管理能力结合，打造中医药复合型人才。

2. 学科发展注重人才培养

施杞教授培养建立起一支优秀的临床、教学、科研队伍，推动了全国首批中医骨伤科学硕士点（1986年）、博士点（1990年）及首批中医学博士后流动站（1992年）的建设和发展。先后获得教育部创新团队、科技部重点领域创新团队、上海高校首批创新团队、上海市科技创新优秀团队、上海市学习型团队，承担着国家重点学科、国家重点专科、国家中医临床研究基地、国家中医药管理局重点学科、省部共建教育部重点实验室等建设任务，并荣获上海市工人先锋号集体、上海市五一劳动奖状、上海市劳模创新工作室、全国首届先进名医工作室称号。

近15年来，以龙华医院骨伤科、康复科为基地全面加强中医骨伤学科建设，形成了以石氏伤科流派传承为特色，彰显中医药防治急慢性筋骨病为主的门急诊病房一体临床教学基地。形成了源于临床，结合现代科学开展临床和基础研究，将研究成果再转化到临床，开展了一系列临床基础研究，从而进一步提高中医药的特色和优势的研究思路。深化了"一体两翼六结合"的教学实践，为骨伤学科的发展提供了可借鉴的经验。

施杞教授既秉承中医传统理念，又熟稔现代教育方法，长期探索研究生和师承教育的高层次中医骨伤人才培养模式和方法。培养的学生中70余人已成为硕博士生导师，包括全国劳动模范3人，全国"百千万人才工程"3人，973首席、长江学者、国家杰青等一批教学、科研、临床的栋梁之才。同时，他还不失时机地和世界华人骨学研究会合作在中国成立首家"联合研究中心"，聘请了美、英、澳、加等国11位华裔科学家担任委员，构筑了我国中医骨伤科与国际著名的研究机构合作的桥梁，促进学科建设与人才培养。先后选派19名博士赴美国霍普金斯大学、罗切斯特大学、哈佛大学医学院、阿拉巴马大学、澳大利亚悉尼大学等国外著名院校进修学习，均以优异的成绩回国。从而向全国输送了众多的优秀学科骨干，中医药创新人才培养已在全国推广应用，成效显著。

3. 科研反哺教学

施杞教授重视科研成果的转化，长期以来致力于"中医药防治慢性筋骨病"的基础与临床研究，形成了稳定的研究方向。发现椎间盘退变存在"三期变化规律"[2]，形成"调和气血法"系列创新观点；创新"补肾填精法"临床与基础系列研究[3-4]，深刻揭示"肾藏精"与"肾主骨"的科学内涵和内在规律[5]；发现淋巴功能异常、淋巴管结构异常与关节炎症性、退变性疾病密切相关，并提出从淋巴回流功能角度理解中医"痹"证理论的观点[6]；以及中医药的干预作用，从而为新药的开发，及非手术中医疗法（推拿、针灸、导引等）的有效性提供了理论依据[7]。建立"筋骨调衡法"系列创新观点，形成"恢复筋骨平衡"的预防和治疗学思想。

率领的团队先后承担国家973计划项目、国家自然科学基金重点项目等国家和部市级课题188项。共发表论文600多篇，其中SCI论文92篇；主编、主审全国统编教材7部，其他专著20余部。申请国家发明专利15项并授权12项；研发11个医院自制制剂，包括芪麝丸、芪珍胶囊、复方芪灵片、颈痛消滴丸、参芪麝蓉丸、健腰密骨片等，开发中药新药2项，技术申请14项，国家发明专利并获得授权7项，拥有自主知识产权，实现8项专利和中药新药成果转让，获得国家科技进步奖二等奖2项，部市级科技成果一等奖12项，二等奖14项，三等奖6项，取得了明显的社会和经济效益。

施杞教授提出创新应由临床转化实验，又从实验转化临床及社区的"双向转化"。结合国家中医临床研究基地建设，已建立慢性筋骨病临床科研信息共享系统，研究成果纳入行业指南，临床规范化方案在海内外推广应用。“调和气血”“补肾填精”“恢复筋骨平衡”防治慢性筋骨病的思想已经纳入本科生、研究生规范化教材中，反哺教学，培养学生的创新精神，发展中医骨伤科学和中医药方法学体系。建成富有活力的教学团队，引领我国中医骨伤学科创新发展。

施杞教授曾担任中华中医药学会副会长、上海中医药学会会长，并于 1986 年领衔创立中华中医药学会骨伤科分会，担任会长 20 年，为中医药事业的发展作出了自己的贡献。50 多年的奋斗历程，孜孜不倦的努力，使施杞教授成为我国中医骨伤学科的领军人物。施杞教授率领的团队体现了“大道岐黄，薪火相传；仁者情怀，敬业乐群”的精神。施杞教授也先后荣获全国首届中医药传承特别贡献奖、国家级首批非物质文化遗产“中医正骨”项目代表性传承人、全国首批中医骨伤名师、国务院政府特殊津贴获得者、上海市劳动模范、上海市“教书育人楷模”、全国“党和人民满意的好老师”、全国“中医药高等学校教学名师”等荣誉称号。

“历史永远不会忘却曾经作出贡献的人。我由衷地希望弟子们青出于蓝胜于蓝，能为他们增加一份成长的动力，我也就很满足了。”这，正是年逾古稀之年中医大家施杞教授的肺腑之言。施杞教授始终以柔和敦厚的处世之道、虚怀若谷的治学之道、殚精竭虑的行医之道、春风化雨的为师之道，在中医学这一领域坚守、传承与发扬着那千载不变的执着信念。

论慢性筋骨病从痹辨治

李晓锋　吴　弢　莫　文　王拥军　胡志俊　施　杞

施杞教授先后师从我国著名中医伤科大家石筱山、石幼山先生，游学我国各大伤科流派及沪上中医各家名医，并赴瑞金医院骨科、华山医院神经外科各进修一年，衷中参西，博采众长，融会新知，回归中医。率领团队开展中医药防治骨伤科常见病、疑难病的临床与基础研究，2006 年施杞教授提出“颈椎病从痹论治”的学术观点[1]。近十年来，施杞教授根据国家战略需求，聚焦颈腰椎病、骨关节病及骨质疏松症等慢性筋骨病的防治研究，系统总结慢性筋骨病的病因病机、临床特点和发病规律，率先提出慢性筋骨病“从痹论治”的学术思路。

一、慢性筋骨病的中医认识

随着社会人口老龄化及慢性劳损的增加，慢性筋骨病已成为影响人类健康和生活质量的重要因素，成为严重危害人类健康的重大疑难疾病。50 岁以后大多数人群有脊柱与骨关节退变的形态学改变，并可刺激或压迫邻近的血管、神经、脊髓等结构，症状体征可累及头、颈、胸、腹及四肢，轻则疼痛、眩晕、麻木、肌肉萎缩、上肢持物不稳、下肢僵硬无力，严重者四肢瘫痪。这些疾病已严重影响中老年人的健康及生活质量，是我国“人口与健康”研究领域中迫切需要解决的问题之一。

在中医骨伤科领域里，“筋”的含义相当广。它概括了除骨以外的皮、肉、筋（筋膜、筋络、筋腱）、脉等组织，相当于现代医学中的肌肉、筋膜、韧带、肌腱、关节囊、软骨、神经、血管的统称，同时包括了《灵枢・经脉》所言的十二经筋。筋具有连属关节、络缀形体、主司关节运动的功能。骨性坚刚，为人身的支架。故《灵枢・经脉》曰：“骨为干……筋为刚。”筋的功能坚劲刚强，能约束骨骼。《杂病源流犀烛・筋骨皮肉毛发病源流》云：“所以屈伸行动，皆筋为之。”因此，筋能调节躯体和四肢的活动。

骨不仅可支持形体，保卫内脏，是人体之支架，为筋起止之所；还内藏精髓，与肾气有密切关系。故《素问・脉要精微论》曰：“骨者，髓之府，不能久立，行则振掉，骨将惫矣。”骨居筋内，筋位骨外。筋为机体活动的动力、联络之纽带；骨为全身之支架。筋络骨，骨连筋。筋病影响肢体活动，骨病则引起负重及支架功能障碍。伤筋可影响到骨，伤骨必伴有不同程度的伤筋。故筋骨病基本上涵盖了大多数中医骨伤科疾病。

施杞教授认为慢性筋骨病（骨退行性病变）主要包括脊柱、骨与关节退变性疾病及其继发性损伤，属于中医“骨痿”“骨枯”“骨极”“骨痹”“颈肩痛”或“腰背痛”范畴。本病多由于人体自然退变，或因创伤、劳损、感受外邪加速其退变，进而形成全身或局部脊柱、四肢关节等部位的生理与病理相交杂的一种退行性变化的衰老性疾病。主要表现为人体局部关节疼痛、肿胀、麻木、活动受限、畏冷、乏力，甚者有炎性病变、

基金项目：国家自然科学基金重点项目（81330085）；国家自然科学基金青年科学基金项目（81503590）；全国名中医施杞工作室项目（LH02.06.017）；教育部筋骨理论与治法重点实验室项目。

骨质增生、关节变形等症状和体征[2]。

二、痹证理论渊源

“痹”首见于《黄帝内经》,《素问·痹论》谓“风寒湿三气杂至,合而为痹也”。《说文解字》曰:“痹,湿病也。”《汉书·艺文志》注:“痹,风湿之病。”汉代刘熙《释名·疾病第二十六》曰:“疼,痹也。”故一般认为痹证是指由风、寒、湿等侵袭肌体导致肢节疼痛、麻木、屈伸不利的病证,是指关节疼痛一类疾病。因此《黄帝内经》奠定了痹证理论的基础。

东汉时期华佗在《中藏经·论痹》中曰:“痹者,风寒暑湿之气,中于人脏腑之为也。入腑则病浅易治,入脏则病深难治。而有风痹,有寒痹,有湿痹,有热痹,有气痹,而又有筋肉血脉气之五痹也。大凡风寒暑湿之邪,入于肝则名筋痹,入于肾则名骨痹,入于心则名血痹,入于脾则名肉痹,入于肺则名气痹。感病则同,其治乃异。”进而提出“五体痹”。

《诸病源候论·风痹候》云:“痹者,风寒湿三气杂至,合而成痹,其状肌肉顽厚,或疼痛,由人体虚,腠理开,故受风邪也。”提出人体正气亏虚是致病的主要原因。《杂病源流犀烛·诸痹源流》云:“痹者,闭也。三气杂至,壅蔽经络,气血不行,不能随时祛散,故久而为痹。”《济生方·痹》云:“皆因体虚,腠理空疏,受风寒湿气而成痹也。”宋代窦材《扁鹊心书·痹病》云:“风寒湿气合而为痹,走注疼痛,或臂腰足膝拘挛,两肘牵急,乃寒邪凑于分肉之间也。”《症因脉治·痹证论》曰:“痹者,闭也,经络闭塞,麻痹不仁,或攻注作疼,或凝结关节,或重着难移,手足偏废,故名曰痹。”《三因极一病证方论·叙痹论》曰:“夫风寒湿三气杂至,合而为痹。三气袭人经络,入于筋脉、皮肉、肌肤,久而不已,则入五脏。大抵痹之为病,寒多则痛,风多则行,湿多则着。在骨则重而不举,在脉则血凝不流,在筋则屈而不伸,在肉则不仁,在皮则寒。”

张景岳在《景岳全书》中言:“盖风者善行数变,故其为痹则走注历节,无有定所,是为行痹,此阳邪也。以血气受寒则凝而留聚,聚而为痛,是为痛痹,此阴邪也。以血气受湿而濡滞,濡滞则肢体沉重而疼痛顽木,留着不移,是为着痹,亦阴邪也。”《医林改错》“痹症有瘀血说”对痹证有精辟的论述:“凡肩痛、臂痛、腰疼、腿疼,或周身疼痛,总名曰痹症……总滋阴,外受之邪,归于何处?总逐风寒、去湿热,已凝之血,更不能活。如水遇风寒,凝结成冰,冰成风寒已散。明此义,治痹症何难?古方颇多,如古方治之不效,用身痛逐瘀汤。”清代林珮琴《类证治裁》曰:“诸痹,良由阳气先虚,腠理不密,风寒湿乘虚内袭,正气为邪所阻,不能宣行,因而留滞,气血凝滞,久而为痹。”《医学入门》云:“痹者,气闭塞不流通也,或痛痒,或麻痹,或手足缓弱,与痿相类。但痿属内因,血虚火盛,肺焦而成;痹属风寒湿三气侵入而成,然外邪非气血虚则不入,此所以痹久亦能成痿。”

综上所述,施杞教授认为,痹证的发生是内因与外因互相作用的结果,外邪侵袭、六淫外感是外在的致病因素,而正气虚弱、营卫气血失调和脏腑功能紊乱是痹证形成的内在基础。历代医家对痹证病因论述丰富,认识深刻,以《黄帝内经》为纲要,并在此基础上不断补充完善,形成了痹证理论体系。

三、慢性筋骨病从痹论治

《黄帝内经》中专论痹证篇章有《素问·痹论》和《灵枢·周痹》,较详尽地论述了痹的含义、病因病机、分类证候、治疗预后,奠定了中医对痹证认识的基础,对中医伤科的临床具有指导意义。痹证理论是中医基本理论的一个重要组成部分,对中医骨伤科的临床实践(特别是慢性筋骨病的诊治)具有重要的指导意义。慢性筋骨病主要包括的几大类疾病:风寒湿热所导致的关节肌肉痹证,退行性脊柱病和骨关节病,代谢障碍所致疾病(如骨质疏松症)等。

施师秉承传统中医痹证理论的精髓,积多年临床实践经验,认为慢性筋骨病可属中医学“痹证”范畴,是由于人体正气不足,风寒湿热等外邪侵袭,使机体经络、肌肤、血脉、筋骨(甚则脏腑)气血痹阻,以致出现以肢体关节肌肉疼痛、酸楚、重着、麻木、肿胀、灼热、屈伸不利、僵硬及活动受限,甚则关节肿大变形,或累及脏腑为特征的一类病证。常累及多个脏器或系统,缠绵难愈,严重危害人类健康。因此分析该病的病因病机，应本着中医学"整体观念"和"辨证论治"的原则，客观辨证分析。

慢性筋骨病不同发展阶段、不同症状，除表现为肌肉关节一类病症外，也可兼有各脏腑气机闭塞不通的病症。通过对慢性筋骨病病因病机的观察，结合《黄帝内经》痹证理论，在慢性筋骨病的治疗中，施师提出"五体痹"和"五脏痹"的观点，指出风寒湿邪入袭，初期可表现为皮痹、肉痹、筋痹、骨痹、脉痹等"五体痹"；若邪留筋骨，病深日久，营卫行涩，经脉不遂，内传五脏，可以导致肝痹、心痹、脾痹、肺痹、肾痹等"五脏痹"[1]。脏腑失调是痹证形成的内在基础。五脏痹是由肢体痹发展而来的，一般是病久不愈、复感于邪所成。但此时"痹"的范围已扩大至"痹者，闭也"的概念。五脏痹由肢体痹重复感邪发展而成，影响各个脏腑的某些机能，导致脏气闭塞不通。五脏痹的形成，除了重感于邪以外，以内在因素为其病本，由于脏腑先有所伤而使邪气趁机而入，成为五脏痹[3]。

四、慢性筋骨病的本虚与标实

1. 荣卫不和、气血虚弱是发病内在原因

《类证治裁·痹证》曰："诸痹，良由营卫先虚，腠理不密，风寒湿乘虚内袭，正气为邪气所阻，不能宣行，因而留滞、气血凝涩，久而成痹。"在正常情况下，营卫之气是固护机体的首要屏障，营行脉中，卫行脉外，阴阳相贯，气调血畅，乃濡养四肢百骸、脏腑经络，营卫和调，卫外御邪。《素问·逆调论》云："荣气虚则不仁，卫气虚则不用，荣卫俱虚，则不仁不用。"临床上既要辨风寒湿邪，也要辨正气虚实；治疗除了祛风、散寒、化湿，还要从气血营卫着手。

人体内的气血只有运行畅通、周流不息，才能营养经络、温煦四肢及皮肉筋骨。急性外伤或慢性劳损导致局部气血功能失调，运行不畅，不能循经运行，瘀血凝滞，瘀积日久不散，凝聚于关节，局部骨骼筋肉失于濡养，发生疼痛、变形、功能障碍。明代薛己在《正体类要·序》中指出："肢体损于外，则气血伤于内，荣卫有所不贯，脏腑由之不和。"筋骨损伤可引起气血瘀滞，经络阻塞，津液亏损，或瘀血邪毒由表入里而致脏腑不和；亦可由于脏腑不和由里达表引起经络、气血、津液病变，导致筋骨损伤。因此，气血虚弱是慢性筋骨病中医病机的重要环节[4-5]。

2. 外邪侵袭是痹证发病外在原因

正气亏虚，腠理疏松，卫外不固，风寒湿邪乘虚而入，直入肌肉关节，使经脉痹阻而发病。《素问·痹论》曰："风寒湿三气杂至，合而为痹也。其风气胜者为行痹，寒气胜者为痛痹，湿气胜者为着痹也。"痹证的成因主要是感受风寒湿邪，三者各有偏盛，症状可有不同。痹证的成因是临床采用祛风、除寒、化湿等治法的重要依据。《素问·痹论》曰："痹在骨则重，在脉则血凝而不流，在筋则屈不伸，在肉则不仁，在皮则寒。"从发病部位而言，病在皮肤间者，易愈；病在筋骨间者，缠绵不愈；病邪入脏者，预后差。从病程论，初起易愈；疼久难愈[6]。

尚有感受风热之邪，与湿相并，而致风湿热合邪为患。素体阳盛或阴虚有热，感受外邪之后易从热化，或因风寒湿痹日久不愈，邪留经络关节，郁而化热，以致出现关节红肿疼痛、发热等症而形成热痹。风寒湿邪外袭，肺失宣降，脾失运化，肾气化无力，津液停聚，变生痰饮，闭阻经络，致气血运行失畅，内外合邪而致痹。

另外，本病的发生与所处的气候和环境有关。久居潮湿之地，冒雨涉水，气候骤变，冷热交错等原因，邪气注于经络、留于关节，使气血痹阻，致使关节疼痛重着、屈伸不利，甚则肿大。寒湿痹阻，凝滞经络，阻滞气血运行，致筋骨失养，是导致痹证发生发展的重要环节。由于感邪偏盛不同，临床表现亦有差异。

3. 肝脾肾亏虚为发病之本

五脏有化生气血和贮藏精气的功能，且与气血津液、五体都有密切关系。施师认为五脏失和，则皮肉筋骨失却濡养，出现一系列证候，而肝脾肾和慢性筋骨病的关系最为密切[7-8]。

肝藏血主筋，肝血充盈，筋得所养；肝血不足，血不养筋，则出现手足拘挛、肢体麻木、屈伸不利等症。同时，凡跌打损伤之属，有恶血留内时，则不分何经，皆以肝为主，因肝主藏血，故败血凝滞体内，从其所属，

必归于肝。

肾藏精，主骨生髓。骨的生长、发育、修复均依赖肾脏精气的濡养。肝藏血，主筋束骨而利机关也，肝血足则筋脉劲强。随着年龄的增长，人至中年以后，肝肾亏虚，肾虚不能主骨，骨髓失其充养，则脆弱或异常增生；肝虚无以养筋，筋脉濡养不足，筋纵弛缓，或筋挛拘急，稍有劳累或外伤，便致气血壅滞，疼痛大作；筋肉不坚，荣养乏源，既无力保护骨骼、充养骨髓，又不能约束诸骨，稍有不慎，便磨损严重，导致关节过早过快出现退变。故在治疗慢性筋骨病过程中务必注重补肾，常合用左归丸、右归丸等补肾中药；使用养血柔肝、舒筋通络之品，如白芍、川牛膝、鸡血藤、伸筋草、当归尾等。

脾主运化水谷，输布营养精微，濡养四肢百骸。若脾失健运，内湿自生，或因寒湿入内困脾，脾之运化失司，先天之精补充无源；水湿内停，久则聚而成痰，流窜经络，阻滞气机，促进膝骨关节病发生发展且引发恶性循环。故脾虚则化源不足，肌肉瘦削，四肢疲惫，活动无力，筋骨疾病亦难以恢复。故施杞教授在调摄的同时兼顾健脾化源，常常选用四君子汤、六君子汤及补中益气丸等健脾之品顾护后天之本。

五、扶正祛邪乃治疗大法

综上所述，施杞教授认为慢性筋骨病的发病往往本身正气先虚，然后六淫外邪遂能乘虚而入，盘踞经络，导致气血闭阻，留滞于内而成疾。因此，慢性筋骨病是在正虚的基础上，由劳损或感受外邪导致气血不通，痰瘀内结，经脉闭阻而患病。其中气虚血瘀、本虚标实是筋骨退变的主要病理环节。筋骨相连，骨伤筋损。损骨能伤筋，伤筋亦能损骨。筋骨的损伤必然累及气血，导致气滞血瘀或气虚血瘀，久病则危及肝肾精气。

《黄帝内经》云："正气存内，邪不可干""邪之所凑，其气必虚"。因此处方应以扶正祛邪为大法，既要调和气血固本（形成益气化瘀法治疗的基本法则，倡导应用吴谦《医宗金鉴》圣愈汤作为治疗的基础方，贯穿始终），补益脏腑以养人；又要祛风除湿、化痰通络以治病，从而达到标本兼顾，养人为主，兼以祛病[1,9]。慢性筋骨病的局部损伤及其引起气血、津精、脏腑、经络功能紊乱的整体病理变化必须进行整体辨证论治。因此，筋骨损伤应注意调和气血、补益肝肾，促进筋骨的修复。

施杞教授对慢性筋骨病的研究达到国内外领先水平，提出慢性筋骨病的中医治疗应贯彻"从痹论治"的学术思想，开创"内调气血，外衡筋骨"的防治理念，创立了"调和法"和"调衡法"系列经验方药。形成内服调治"痹证十三方"和膏方调养"益元十三方"，创立"整筋三步九法""施氏十二字养生功"等。在此基础上开展了慢性筋骨病的临床及基础研究，并将研究成果反哺临床，发明国家准字号新药"芪麝丸"，为骨伤科疾病防治养一体化奠定了理论和临证基础。

施杞防治慢性筋骨病学术思想与研究

王拥军　梁倩倩　唐德志　舒　冰　崔学军　莫　文　胡志俊　李晨光　李晓锋
赵东峰　徐　浩　王　晶　王腾腾　叶秀兰　叶　洁　卢　盛　施　杞

随着社会人口老龄化以及慢性劳损的增加，慢性筋骨病已成为影响中老年人群健康及生活质量的重要因素。目前，全世界约有2亿人患骨质疏松症，其发病率已跃居世界各种常见病的第7位[1]。颈腰痛更是常见病、多发病，发病率高，严重者可致残[2]。

施杞教授带领团队开展长期的临床研究，不断探索"气血兼顾、脏腑同治、筋骨并重"理论的科学内涵，总结慢性筋骨病从气血、脏腑、筋骨论治的内在规律和临床指导意义[3]，认为"气虚血瘀、肾亏精衰、髓空骨损"是筋骨退变的重要病理基础。在深入系列研究的基础上，逐渐形成了"以气为主，以血为先，痰瘀并祛，内外兼治，筋骨并重，脏腑调摄，动静结合，身心同治"的防治法则，创立了"调和法"和"调衡法"系列防治技术和方案，提高了临床治疗效果和康复水平，建立了中医药防治慢性筋骨病转化医学模式，形成了中医药防治慢性筋骨病的学术思想体系[4]。

一、慢性筋骨病的概念与临床表现

慢性筋骨病是由于人体自然退变，并因创伤、劳损、感受外邪、代谢障碍等因素加速其退变，造成脊柱、骨与关节、骨骼肌等部位筋骨动、静力平衡失调，出现全身和局部的疼痛、肿胀、麻木、肌肉萎缩、活动受限等症状的综合征[5]。

二、施杞教授防治慢性筋骨病的学术思想

1）形成"调和气血法"系列创新观点，提出筋骨退变新观点和防治新技术，发展了"益气化瘀补肾法"防治慢性筋骨病的学术思想、治疗法则及系列方药，形成了中医药防治慢性筋骨病新的理论体系。

以"调和气血法"为防治椎间盘退变性疾病的临床指导原则，进一步阐述了益气化瘀补肾法延缓脊柱、骨与关节退变性疾病的疗效机理，明显提高了临床疗效，体现了中医药防治的优势与科学价值，完善了"益气化瘀、补肾填精法"防治慢性筋骨病临床规范化方案以及辨证施治的规律。

开展芪麝丸（国家新药证书号：Z20090067）治疗神经根型颈椎病的随机、双盲、安慰剂对照研究及其开放性、多中心再评价研究。在上海市8家医院共计纳入2 023例受试者（平均年龄54.5岁）。根据安全性与剂量关系结果，证明临床常规用量（3.75 g/次，每日2次）为安全服用剂量；观察到受试者服用芪麝丸

基金项目： 科技部重点领域创新团队计划项目（2015RA4002）；国家重点基础研究发展计划（973计划）项目（2010CB530400）；国家自然科学基金重点项目（81330085）；教育部创新团队计划项目（IRT16R50）；教育部重点实验室项目；国家中医药管理局全国名老中医传承工作室建设项目；上海市施杞名中医工作室项目。

具有良好的耐受性，用药安全；芪麝丸在1个月治疗期内可显著缓解神经根型颈椎病患者的颈部疼痛，并改善其颈部功能障碍，具有较好的疗效；在更广泛的适应证患者中，观察到受试者基线分层的差异可影响疼痛缓解及功能改善的疗效，芪麝丸治疗神经根型颈椎病在治疗期内 VAS 评分实测值历时性变化具有统计学意义[4]。

实验证明，益气化瘀代表方剂芪麝丸具有抑制椎间盘内炎症因子表达、平衡细胞外基质合成与分解代谢，以及延缓椎间盘退变的作用[6]。有效组分麝香酮可通过抑制 IL－1β 信号转导通路中 ERK1/2 和 JNK 信号分子的磷酸化，降低椎间盘炎症因子和降解酶表达[7]。该系列研究证实了益气化瘀法治疗椎间盘和关节退变的有效性和作用机理，为气血理论在防治慢性筋骨病中的应用提供了理论依据。

上述研究成果于2011年荣获国家科技进步奖二等奖。

2）创新了“补肾填精法”临床与基础系列研究，深刻揭示了“肾藏精”与“肾主骨”理论的科学内涵和内在规律，从基因、蛋白质、细胞、组织器官和整体角度，多层次、多角度、全面系统地阐述了“肾”对“骨”的生理和病理调控作用，丰富了“肾主骨”理论的现代生物学内涵，构建了“肾骨系统”。

在中医“肾主骨”理论指导下，运用现代科学研究方法发现了“肾”与“骨”的相互作用规律，揭示了补肾中药防治慢性筋骨病的作用机制，丰富了“肾主骨”理论的现代生物学内涵，构建了“肾骨系统”，提高了“肾主骨”理论的临床指导价值，从而进一步发展“肾主骨”理论。

在中医药防治骨代谢性疾病的应用与基础研究方面，完成了温肾阳、滋肾阴颗粒治疗原发性骨质疏松症的多中心、随机、双盲、安慰剂对照临床研究方案，在 Clinical Trails 注册并发表，并完成了6个月的治疗和6个月的随访[8]。治疗6个月后，温肾阳、滋肾阴颗粒治疗组总有效率91%，显著优于安慰剂对照组（26%），并能够显著提高患者的骨密度。采用“肾精状态评估系统”评价分析，证明治疗后原发性骨质疏松症患者“肾阳虚”或“肾阴虚”状态都得到明显改善。治疗6个月后，温肾阳颗粒提高腰椎骨密度2.13%，随访6个月后还能够维持；滋肾阴颗粒提高腰椎骨密度4.1%，随访6个月后还能提高到4.7%[4]。

证明“肾精”调控了“骨系统”的状态，不论是生理性或病理性肾精亏虚，都会导致骨的生物学功能和状态降低，发生骨质疏松、骨质疏松性骨折、骨髓抑制综合征、肾性骨病等慢性筋骨病[4]。临床试验和动物实验结果均证明，补肾中药及其有效组分防治骨质疏松症、骨质疏松性骨折、骨髓抑制综合征、肾性骨病等慢性筋骨病，疗效显著，正是通过调控以 Wnt/β－catenin、BMP 信号通路为主的“肾主骨”物质基础的基因调控网络的动态平衡，实现“补肾填精”治疗骨退变性疾病[9-10]。

发现与“肾骨系统”密切关联的关键信号分子是 BMP2/4/7、β－catenin，并发现了“双重调节骨代谢平衡”以及“动态调节肾骨系统”的规律。采用各种肾精亏虚型模式动物，证明了“肾精亏虚”模式动物骨组织内 BMP2/4/7、β－catenin 表达降低，导致骨代谢失平衡[10-11]。证明了 BMP、β－catenin 等作为“肾骨系统”之间的物质基础，共同发挥着“双重调节骨代谢平衡”的作用。进一步证明了 β－catenin 和 BMP 共同作用促进骨形成，β－catenin 调节 OPG/RANKL 通路，抑制骨吸收，实现了“动态调节肾骨系统”的作用[10]。发现了滋肾阴、温肾阳颗粒介导关键信号分子“双重调节骨代谢平衡”以及“动态调节肾骨系统平衡”的作用机制，形成了“调和肾阴肾阳”防治原发性骨质疏松症的整体观思想。证明滋肾阴、温肾阳颗粒及其有效组分能够增加骨密度，提高生物力学性能，改善骨结构，调控 β－catenin、BMP、RUNX、Notch 和 OPG/RNAKL 等信号通路，动态调节“肾骨系统”平衡[4]。建立了“证病结合、分型论治、调和肾阴肾阳”防治原发性骨质疏松症的整体性技术与方法体系。不仅在中医证候学角度关注到患者的整体状态，而且在病理学角度关注骨代谢变化规律，发展了“肾主骨”理论。

上述研究成果于2015年荣获国家科技进步奖二等奖。

3）证明了“肾藏精”本质是在神经-内分泌-免疫-循环-微环境（NEIC－Me）网络和细胞信号转导通路系统调控下，各种干细胞及其微环境生物功能与信息的综合体现。

根据“肾主骨、生髓、通于脑”的功能，围绕“肾藏精”“肾主骨”基本规律研究，开展了骨质疏松症[8]、地中海贫血[12]和老年性痴呆[13]的“异病同治”规律研究。

证明“肾精亏虚”是慢性病的主要共同病机，“肾精亏虚型慢性病”表现为共同关键蛋白 NF－κB、APP 等表达异常；补肾填精中药可纠正慢性炎症刺激为主的 NEIC－Me 网络紊乱，恢复干细胞内 Wnt/β－catenin[10-11]、Notch[14]、Jak/Stat[15]等共同信号通路平衡，促进干细胞增殖和定向分化，改善相应组织功能与定向修复。系统阐释了“肾精”的现代科学内涵，揭示中医理论中的“肾藏精”“补肾填精”与干细胞的状态与调控（“沉默”与“唤醒”）存在密切的相关性，形成了新的具有系统性的理论认识，产生了广泛而深远的影响。

证明慢性炎症刺激导致的“肾精亏虚”是慢性病的主要共同病机，首次提出“肾精亏虚型慢性病”包含以“肾精亏虚”为主要病因病机的一系列慢性病。利用基因表达芯片数据库关联分析，证明骨质疏松症、地中海贫血和老年性痴呆等慢性病均存在慢性炎症（IL－1β、IL－6 和 PGE_2 等）、免疫因子调节 NEIC－Me 网络紊乱，共同导致各种干细胞内 BMP、Notch、AKT、Jak/Stat 等信号通路中共同关键蛋白 NF－κB、APP 等表达异常，导致干细胞功能和状态紊乱。

通过“补肾填精法”治疗上述疾病，均可以有效改善临床“肾精亏虚”表现，发挥“异病同治”的共性规律。“补肾填精”可以纠正慢性炎症、免疫因子为主的 NEIC－Me 网络紊乱，恢复干细胞内 Wnt/β－catenin、Notch、Jak/Stat 等共同信号通路平衡，促进各种干细胞增殖和定向分化，改善相应组织功能与定向修复作用[16-18]。中医“补肾填精”激活内源性干细胞的独特策略，推动了相关疾病中医诊疗实践的创新和提升，也为优化、改进中医药防治“肾精亏虚型慢性疾病”提供了新的指标体系。

提出中医“肾藏精”的现代生物学基础是各种干细胞及其微环境生物功能（沉默与唤醒、增殖与分化）与信息（细胞信号转导）的综合体现，探讨了“肾精”变化与 NEIC－Me、干细胞生物学功能改变的相关性[19-20]。进一步研究显示，补肾填精中药可能调控干细胞相关基因的表达变化，从而影响干细胞的生物学作用。展示了从肾论治“肾精亏虚型慢性病”具有共性调节规律，在“肾藏精”理论创新方面取得了实质性进展。

“肾精亏虚”的诸因素（如久病、应激等）和干细胞关系研究已经成为重要的创新研究领域，肾精和干细胞相关性新理念的建立，促进和激发了生命科学和现代医学一系列创新研究，为满足国家重要需求作出了重要贡献。

4）发现淋巴功能异常、淋巴管结构异常与关节炎症性、退变性疾病密切相关，淋巴结构和功能异常是参与痰瘀型慢性筋骨病病理变化的关键环节，并提出从淋巴回流功能角度理解中医痹证理论的观点。

研究“痰瘀”和淋巴系统的相关性，是探讨中医“痰瘀”理论的新思路。认为淋巴结构和功能异常是中医“痰瘀”理论的生物学基础之一，初步建立了痰瘀证临床评价和基础研究的技术平台，“从痰瘀论治”研究独活寄生汤、蠲痹汤、防己黄芪汤、牛蒡子汤及其有效组分对淋巴结构和功能的影响，寻找治疗类风湿关节炎和骨关节炎的新靶点。

建立并应用对比增强磁共振（MRI）和实时吲哚菁绿（ICG）、近红外（NIR）淋巴成像技术，发现在关节炎模型小鼠关节局部的淋巴管形成和淋巴回流与关节病变呈正相关[21]。

发现 K/BxN 小鼠（一种诱导型类风湿关节炎模型）在关节炎急性期（诱导 1 个月以内）淋巴回流功能增强，在慢性期（诱导 3 个月后）淋巴回流功能则降低。之后给予 TNF－Tg 小鼠（一种慢性炎症性关节炎模型）腹腔注射 VEGFR－3 中和性抗体来抑制淋巴回流功能。结果发现，阻断 VEGFR－3 会加重关节炎症和局部骨与软骨缺损。之后将重组过表达 VEGF－C 腺病毒注射到 TNF－Tg 小鼠的踝关节内，3 个月后，发现 TNF－Tg 小鼠踝关节旁淋巴回流功能增强，踝关节内滑膜炎症减少，骨和软骨损伤减少。结果表明，淋巴回流功能和淋巴管生成在慢性关节炎中起到重要的补偿作用，促进淋巴回流功能是治疗炎症性关节炎潜在的手段[22]。此外，还发现 TNF－Tg 小鼠淋巴回流和淋巴波动的频率降低，伴随集合淋巴管上的淋巴管平滑肌细胞（LSMC）覆盖面积减少，淋巴管内皮细胞发生退变，LSMC 形态明显变小；炎症因子可刺激 LEC 产生 NO，损伤 LSMC，最终阻碍淋巴回流。提示淋巴管平滑肌细胞和淋巴管内皮细胞共同参与了炎症性关节炎淋巴回流障碍[23]。

在手术诱导骨性关节炎模型中，发现骨性关节炎也伴随淋巴回流障碍。在骨性关节炎初期，关节周围毛细淋巴管分布和数量增多，而集合淋巴管无明显变化；在骨性关节炎晚期，关节周围毛细淋巴管和集合淋巴管的分布均减少[24]，从而明确了骨性关节炎与淋巴功能的关系。

发现慢性炎症下淋巴回流功能下降，关节炎加重，这与中医痹证中"不通则痛"的观点一致。促进关节局部 VEGF－C 表达，或抑制 NO 产生，改善淋巴回流功能，可以减轻关节炎症，与中医治疗痹证中"通则不痛"的观念相符。

进一步系统筛选了具有祛痹作用的中药复方和有效组分，发现独活寄生汤、防己黄芪汤、加味牛蒡子汤和中药有效组分阿魏酸和三七总皂苷等可以促进淋巴回流功能和改善关节炎症。三七总皂苷可通过调控 VEGF－C 的表达起到促进淋巴管生成的作用；阿魏酸可以抑制 TNF－α 诱导的淋巴管内皮细胞表达 iNOS，减少 NO 对 LSMC 的损伤，改善淋巴回流功能[25-26]。研究结果提示，具有祛痹作用的中药可通过促进淋巴回流功能发挥治疗类风湿关节炎的作用，提出了淋巴回流功能障碍参与中医痹证形成的关键环节的学术观点[27]。

5）发展了"调和气血，疏经理筋正骨"手法治疗学思想，提出了"恢复筋骨平衡"预防与治疗学观点。延伸了伤科关于手法和导引的学术理念，发展为"调和气血、动静结合、筋骨并重"防治"慢性筋骨病"的技术，体现了"治未病"的思想。

证明了"脊柱动、静力失衡"启动椎间盘、脊柱小关节退变，提出"恢复筋骨平衡"的预防和治疗学思想，为非手术疗法防治"慢性筋骨病"奠定了理论基础。证明了中药、针灸、推拿、导引等疗法恢复筋骨平衡的疗效机制：或调控动力性失衡（肌肉、韧带），或调控静力性失衡（骨关节、椎体、椎间盘），或两者兼顾。

结合"动力失衡为先，静力失衡为主"的脊柱力学失衡学说，围绕"恢复脊柱平衡"的预防与治疗学思想，先后形成了"施氏十二字养生功""颈椎保健操""整颈三步九法""整腰三步九法""整膝三步九法""脊柱平衡手法""脊柱平衡导引术"等特色技术方法。"整颈三步九法"治疗脊柱退变性疾病的研究纳入国家 973 计划中医理论专项研究中，在上海市浦东新区 10 家基层医疗单位推广"整颈三步九法"治疗颈椎病；"施氏十二字养生功"成为国家中医药管理局第四批中医临床适宜技术推广项目，已经在上海及全国推广应用。

通过"施氏十二字养生功"治疗 250 例颈椎病的多中心、随机对照临床观察，证明养生功可显著改善轻、中度颈椎病患者颈项疼痛、颈项功能障碍等临床症状，并可提高轻度和中度的颈椎病患者的生活质量[28]。证明"整颈三步九法"可显著减轻颈肩背痛及上肢放射痛，效果优于牵引疗法；并能改善头晕症状，提高生活质量[29]。

"调衡筋骨法"有目的性、针对性训练核心肌群和骨骼肌；刺激骨膜、增加骨量，达到防治骨丢失、改善骨重塑和骨结构的目的；恢复"四肢关节""脊柱关节"等运动装置、负重装置的"自我恢复稳态""自我恢复平衡"功能状态，类似骨关节手术的"固定"作用。

形成了慢性筋骨病"治未病"防治体系。"未病先防"阶段降低慢性筋骨病患病率，达到未病先防的目的；"已病防渐"阶段创新慢性筋骨病诊疗技术方法，提供相应循证医学证据，治愈疾病、既病防变；"病愈防复"阶段进一步巩固临床疗效，降低复发率、再手术率，达到瘥后防复的目的。

三、结语

施杞教授研究团队在中医药防治"慢性筋骨病"方面取得的系列成果，实现了"临床发现—基础阐明—转化应用—理论创新"的研究范式，并纳入国家级规划教材。进一步揭示了中医药治疗慢性筋骨病的疗效机制，减轻了患者疼痛程度，提高了生活及工作质量，降低了复发率，减少了手术率及再手术率；进一步完善了慢性筋骨病基础与临床规范化方案，形成了精准队列及高级别循证医学证据，建立了慢性筋骨病重点实验室和"基地"示范区，从而发展创新了慢性筋骨病理论体系。

施杞运用八纲辨证论治慢性筋骨病的经验

李晓锋　莫　文　薛纯纯　叶　洁　王腾腾　施　杞

施杞教授在坚持继承中医药的理论体系和石氏伤科的学术思想中，临床凸显“十三科一理贯之”的思路[1]，提出慢性筋骨病从痹论治[2]，辨证论治注重整体观、恒动论，并在临床中强调辨病和辨证结合，把疾病预防和病人的治疗统一起来，在充分认识到病人整体的情况下，坚持以八纲辨证。他认为八纲辨证是各种辨证方法的总纲，是辨证辨病、分析病人状态的纲领。

一、八纲学源

中医辨证是在长期临床实践中形成的，方法有多种，主要有八纲辨证、病因辨证、气血精津辨证、脏腑辨证、卫气营血辨证、三焦辨证、六经辨证等。八纲，即阴、阳、表、里、寒、热、虚、实，是辨证论治的理论基础之一。八纲辨证是中医学基本辨证纲领之一，是历代医家在实践中不断发展和完善起来的，起源于《黄帝内经》，繁衍于汉宋，后经过明清的完善和充实，由近代著名医家祝味菊在《伤寒质难》中明确提出[3]。自新中国成立后引入全国统编教材沿用至今，已经成为中医界公认的传统概念。长期以来，在教学、临床、科研等各个方面均发挥了重要作用[4]。

八纲的内容，《黄帝内经》只有散在论述，而无“八纲”之名，但其奠定了八纲辨证的基础。东汉张仲景的《伤寒论》将人体外感发热性疾病的演变过程用六经所代表的生理层次划分为不同的病理阶段，成为外感病的六经辨证。而六经病的辨证，无不贯穿着阴、阳、表、里、寒、热、虚、实的八纲辨证思想。明代正式提出八纲辨证的概念和内容，仍未确定八纲的名称。方隅《医林绳墨》说：“虽后世千方万论，终难违越矩度，然究其大要，无出乎表、里，虚、实，阴、阳，寒、热八者而已。”张三锡《医家六要》序：“古人治病大法有八：曰阴、曰阳、曰表、曰里、曰寒、曰热、曰虚、曰实。而气血痰火尽赅其中。”方、张二人的论述，可能是“八纲”最早的明确概括。张介宾《景岳全书・传忠录》：“凡诊病施治，必须先审阴阳，乃为医道之纲领。”又：“六变者，表里寒热虚实也，是即医中之关键，明此六者，万病皆指诸掌矣。”《景岳全书》中有“阴阳”“六变辨”等篇，对八纲更有进一步的阐发。至清代，八个纲领更为明确，得到医家的普遍应用。程钟龄《医学心悟》：“病有总要，寒、热、虚、实、表、里、阴、阳八字而已。”近代祝味菊《伤寒质疑》正式提出八纲之名。“所谓八纲者，阴、阳、表、里、寒、热、虚、实是也。古昔医工观察各种疾病之证候，就其性能不同，归纳于八种纲要，执简驭繁，以应无穷之变。”20世纪60年代第2版《中医诊断学》教材中，正式将“八纲”列为专章进行讨论，于是八纲辨证的内容得以在全国普及[5]。

基金项目：国家自然科学基金重点项目（81330085）；国家自然科学基金青年科学基金项目（81503590）；上海中医药大学附属龙华医院龙医学者育苗计划项目（LYTD38）。

二、八纲辨证

表里是辨别疾病病位内外和病势深浅的两个纲领，是一对相对的概念。狭义的表里，是指身体的皮毛、肤腠、经络为外；脏腑、骨髓为内。外有病属表，内有病属里。从病势深浅上讲，表证病浅而轻，里证病深而重；表邪入里为病进，里邪出表为病退。表里辨证常适用于外感病，可察知病情的轻重深浅及病势趋向。寒热是辨别疾病性质的两个纲领。寒证与热证反映机体阴阳的偏盛与偏衰，阴盛或阳虚的表现为寒证；阳盛或阴虚的表现为热证。寒热辨证在治疗上有重要意义。虚实是辨别邪正盛衰的两个纲领。虚指正气不足，实指邪气盛实。虚实辨证可为治疗提供依据，补虚泻实。阴阳辨证将一切疾病分为阴阳两大类，是八纲辨证的总纲。

骨伤科就诊患者大多为老年人，往往症状较多、病情繁杂、病程较长，故施杞教授主张在诊断此类疾病过程中将四诊八纲作为辨证依据，全面把握患者虚实状态[6]。他认为阴阳两纲可以概括其他六纲，即表、热、实证为阳；里、寒、虚证属阴。八纲辨证之间是互相联系的，在一定的条件下，疾病的表里病位和虚实寒热性质往往可以发生不同程度的转化，如表邪入里、里邪出表、寒证化热、热证转寒、由实转虚、因虚致实等。当疾病发展到一定阶段时，还可以出现一些与病变性质相反的假象。如真寒假热、真热假寒、真虚假实、真实假虚等。所以，进行八纲辨证时不仅要熟悉八纲证候的各自特点，同时还应注意它们之间的相互联系。

三、八纲辨证为总纲

疾病的临床表现是千变万化、纷繁错综，各种证候也不是相互独立，而是彼此错杂，互为交叉。面对一个个活生生被病痛折磨的病例，往往让医生感觉到雾霾当空、一头雾水，落笔下方绞尽脑汁亦常顾此失彼、疗效平平。而如何能做到拨云见日、有的放矢，是每位临床医生毕生追求的境界。

施杞教授认为八纲辨证是分析疾病共性的重要辨证方法，是各种辨证的总纲，是对四诊所获的临床资料进行综合的分析。适用于各科疾病的辨证，其他辨证方法则是八纲辨证的具体深化。“八纲辨证”的主旨是为不同的证候予以定性，可以说是一种定性辨证。同时，它又是各种辨证的基础。尤其在诊断慢性筋骨疾病的过程中，运用八纲对病情进行辨别归类，有执简驭繁，提纲挈领的作用，是辨证的准绳。八纲辨证首先辨别表里，确定病变的部位、病位的深浅。然后运用寒热辨别分清病症性质，虚实说明正邪盛衰的强弱，阴阳作为统摄其他六纲的纲领，最后加以总的概括。纵观病情繁杂，亦不逾八纲辨证的藩篱，泾渭分明，则辨证论治必然放矢有的，疗效显著。

四、八纲辨证整体观

由于骨伤科疾病大多病程较长，患者年龄偏大，症状较多，因此施杞教授认为在治疗过程中尤其应从全局出发，全面细致分析患者的情况，做出准确的诊断，从整体调摄患者的病情。施杞教授认为在观察分析和研究处理疾病时，须注重事物本身所存在的统一性、完整性和联系性。人是复杂系统，具有多重层次结构，整体层次是人体的最高层次。中医学非常重视人体本身的统一性、完整性及其与自然界的相互关系，它认为人体是一个有机整体，构成人体的各个组成部分之间，在结构上是不可分割的，在功能上是相互协调、相互为用的，在病理上是相互影响着的。

人是一个统一整体，以五脏为中心，配以六腑，通过经络系统“内属于脏腑，外络于肢节”的作用实现的。在论治过程中，既不能完全拘守于气血，也不能孤立于一脏一腑，在许多情况下往往是气血同时受伤，几个脏腑均见受累。如败血归肝，肝火既炽，肝血必伤，乃生火侮土，脾气亦虚。可见伤血之症，累及肝脏，当知由肝传脾。

人与外界环境也是统一的，人体与自然环境有密切关系，人类在能动地适应自然和改造自然的斗争中，维持着机体的正常生命活动。《黄帝内经》就有“人与天地相参也，与日月相应也”的论述，在辨证的同时还要三因制宜，与环境、四时紧密联系。因此必须在整体观的指导下，进行确切的辨证和灵活的立法用药。

五、八纲辨证恒动论

施杞教授特别强调在八纲统领的指导下必须以恒动论来把握疾病过程及病理变化。分析研究生命、健康和疾病等医学问题时，应持有运动的、变化的、发展的观点分析问题，而不可拘泥一成不变的、静止的、僵化的观点，紧跟中西医学科发展前沿进展，掌握最新的疾病过程及病理变化的知识，更好地为病患服务，这也是中医理论体系的一大特点。

八纲辨证应该具有运动不息的基本思想，如阴阳之间存在着对立、转化、资生和制约关系，这些关系体现了阴阳双方始终处于彼此消长的不断运动状态。五行学说通过五个要素之间的相互生克，各系统之间表现出协调和统一，在运动中取得稳定。气的运动归纳成升、降、出、入四种基本形式。生命活动，可以说就是气的运动变化过程。气的运行失常，人便处于病理状态。血的主要功能是营养和滋润全身脏腑组织，它的这些作用，只有在循行过程中才得以发挥。

六、诊疗三看，看出门道

施杞教授主张在诊疗疾病过程中在八纲辨证的指导下，利用“三看”的诊疗思路，洞悉病因，精准辨证，看出门道。

1. 看清病人，洞悉病因

施杞教授认为通过看清现象和看清本质两方面来看清病人、洞悉病因。看清现象需全面看，主要通过中医四诊十问收集患者的症状、体征、精、气、神、舌脉等。看清本质需深入看，通过四诊现象的分析、总结、推演，认识清楚疾病的本质，从而做到广度与深度的结合。看清病人有利于全面收集患者的信息资料、把握虚实状态，洞悉患者的病因，从而做到心中有数，有的放矢。

2. 看懂病情，精准辨证

看懂病情，要在“一看”的基础上将收集到的资料全面分析，进一步借助现代科技的辅助检查，通过“三点结合”的方法辨证，充分认识患者所生的病和患病的人，在八纲统领下，运用气血、脏腑、经络辨证加以明晰病机证候，强调辨证与辨病互参，结合患者的主要矛盾做出准确的辨证，使其对病人的病情认识更加精准。

3. 功在调治，看出门道

此阶段即中医的论治，在前期的辨证基础上确定相应的治则与治法，施师以“急者治其标，缓者治其本”为指导方针，并结合石氏伤科的理念形成自己“八纲统领，气血为纲；脏腑为本，筋骨并重；病证结合，扶正祛邪；法宗调衡，少阳为枢”的学术思想[7]，分别从气血、脏腑论治，其中参合病因、六经辨证、三焦、三因这些中医的辨证方法调治。施杞教授特别强调在这些辨证论治过程中既要谨守病机，充分发挥自身积累的临证经验，更要遵循古训，在实践中使经典回归临床。

七、三点辨证，辨明病变

施杞教授认为在辨证论治的过程中应以八纲辨证为指导思想，在认识具体疾病的过程中应注重将病变的靶点、围靶点和整体证候特点相结合辨证，这样对疾病的认识会更加全面准确。所谓靶点病变，即病变核心的生理和基本病理变化，围靶点是靶点周围组织的病理变化，反应出来的疼痛、肿胀、关节功能障碍等症状。靶点引起了围靶点的症状，围靶点促进了靶点的变化发展。这些症状的产生与患者整体证候特点有关，证候特点是通过阴阳、寒热、表里、虚实的八纲辨证可以获得的证候群。施师认为三点辨证，既要认清病情，又要认识清楚生病的人，明确病变所在，才能更好地施治。

如在腰椎间盘突出症的辨证过程中，施师认为该病的靶点为椎间盘，要清楚疾病是由于椎间盘的突出、膨出，还是椎间盘退变引起。要明确椎间盘周围组织的情况为该病的围靶点，如椎管狭窄的程度、物理或化学刺激（炎症因子、机械压迫）造成神经根水肿、微循环障碍等等，引起腰腿疼痛、麻木、步履艰难等症状。整体证候特点是通过八纲辨证获得，使得对患病的人有个整体的认识。三点结合的辨证，既能具体地认识到疾病的情况，也能从中医辨证论治的整体观指导下认识病人，使得具体和整体很好地结合，使得对病人的治疗更加精准，疗效更加突出。施师倡导的三点结合辨证施治充分彰显了中医药学的特色和优势。

调和气血法防治慢性筋骨病的应用与发展

王拥军　梁倩倩　崔学军　李晨光　莫　文　胡志俊　唐德志　舒　冰
卞　琴　叶秀兰　叶　洁　李晓锋　王　晶　王腾腾　赵东峰
徐　浩　唐占英　杨燕萍　张　岩　卢　盛　赵永见　施　杞

《素问·调经论》曰："血气不和，百病乃变化而生。"慢性筋骨病与气血的关系十分密切，在筋骨病长期的发展过程中，常导致气血虚弱、血脉不行，从而产生一系列的病理改变。人体一切筋骨病的发生与发展无不与气血有关。

气血理论是辨证施治的重要理论基础之一。施杞教授认为慢性筋骨病辨证论治总不离乎气血，理论基础主要是建立在"气血并重"基础之上，既不能专主血，也不能专主气。通过多年实践，形成了"调和气血法"防治慢性筋骨病的原则，用于指导临床辨证施治，疗效显著[1]。

一、慢性筋骨病与气血损伤的关系

慢性筋骨病主要包括脊柱、骨与关节退行性疾病及其继发性损伤，属于中医"骨痿""骨枯""骨极""骨痹""颈肩痛"或"腰背痛"范畴，是由于人体自然退变或因创伤、劳损、感受外邪，加速其退变而形成的退行性、衰老性疾病，主要表现为人体局部关节疼痛肿胀、活动受限、肢体麻木、畏寒肢冷、行走乏力、骨质增生、关节变形等症状和体征。

慢性筋骨病与气血的关系十分密切。一方面，随着人体的衰老，出现气血不足、肝肾亏虚，导致筋纵弛缓、筋肉不坚、荣养乏源、筋骨失养；另一方面，当人体受到外邪的侵袭后，邪气注于经络，留于关节，致气血运行紊乱或运行阻滞，从而产生一系列的病理改变。故慢性筋骨病与气血关系密切，其病机多为气血失和、经脉失养，调和气血法为治疗该病的基本法则[1]。

二、临床常见慢性筋骨病的气血失和表现

唐代蔺道人《仙授理伤续断秘方》是我国现存最早的一部伤科专著，书中内服方以活血祛瘀止痛为法，为伤科用药奠定了理论基础。明代薛己《正体类要》有所发展，内治采用补气血为主、活血行气为辅的法则。石筱山先生也认为，伤科疾病，不论在脏腑、经络或皮肉、筋骨，都离不开气血[2]。然而形体之抗拒外力、百节的屈伸活动，乃气之充也；血的化液濡筋、成髓养骨，也是依靠气的作用。所以，气血兼顾宜以气为主。然积瘀阻道、妨碍气行，又当祛瘀，则应以血为先。

1. 椎间盘退行性疾病与气血失和

椎间盘退行性疾病主要包括颈椎病、腰椎病等。该类疾病属于"伤筋"范畴，中后期往往正不胜邪，缠绵不愈，所谓"积劳受损，经脉之气不及贯串""血气不和，百病乃变化而生"，引起气虚血瘀，从而导致"不荣则痛"和"不通则痛"等症状体征，所以颈腰椎疾病的根本病机是"气虚血瘀，本虚标实"。施杞教授提出

“益气化瘀，标本兼顾”治疗颈腰椎疾病的原则[3]。“益气”指补益先天肾气和后天脾胃之气；“化瘀”乃化血瘀、痰瘀，从而更有利于“气之生化”。

益气化瘀法作用机制如下：

(1) 对血管的影响。在大鼠椎间盘退变模型中，椎体与软骨终板交界面血管芽数量、面积减少，软骨终板内血管内皮生长因子表达率减少。益气化瘀方可以通过扩张血管、增加血管芽密度来增加椎间盘有氧血液供应和营养物质的传输[4]。

(2) 对细胞外基质的影响。退变椎间盘Ⅱ型胶原 mRNA 表达降低，益气化瘀药对其有增强作用，其机制可能是对Ⅱ型胶原基因转录过程中的酶促反应，导致分泌合成Ⅱ型胶原的基因表达开关正常开启[5]。

(3) 对炎性介质的影响。人工麝香对退变椎间盘中组胺、5 -羟色胺、前列腺素 E_2、6 -酮- $PGF_{1\alpha}$、碱性磷酸酶有明显降低作用[6]。

(4) 对细胞因子的影响。复方芪麝片、芪麝颈康丸可降低退变椎间盘中升高的 IL - 1α、IL - 6、TNF - α 含量，下调退变早期阶段 bFGF，上调 IGF - I mRNA 表达，使之处于平衡状态[7-8]。

(5) 对椎间盘细胞作用。益气化瘀方可加速体外培养的软骨细胞 DNA 的合成，促进细胞增殖，降低体外培养的纤维环细胞凋亡率[9]。

(6) 对信号转导的影响。益气化瘀药可下调凋亡软骨细胞 STAT - 1，上调 MAPK - 6。其机制可能是分别对这两种通路的作用，也可能是对二者“串话”起作用。益气化瘀药还可以上调大鼠退变椎间盘组织中的酪氨酸蛋白激酶和酪氨酸磷酸酯酶，从细胞分子水平解释，椎间盘退变实质可能是椎间盘细胞外基质的降解及基质与细胞黏附功能减退，导致输入细胞的各种“存活信号”转导中断，细胞失去赖以生存的信号环境刺激而凋亡，也说明益气化瘀药在调节细胞增殖、黏附和迁移的过程中起重要作用[10-12]。

2. 骨质疏松症与气血失和

骨的单位体积内骨组织数量的减少称为骨质疏松。以全身性骨痛为主要症状的原发性骨质疏松症，临床上一般称为骨质疏松症[13]。

绝经后骨质疏松症属于“骨痿”“骨痹”范畴，是中老年女性的常见病之一。《素问・痹论》云：“肾痹者，善胀，尻以代踵，脊以代头。”此病与气血不足和气虚血瘀有关。脾胃为后天之本，受纳五谷为仓廪。高龄之人，脾胃衰惫，化源不足，精微失源，气血两亏，骨濡养无源，渐渐骨髓由之而空虚，发为本病，出现腰膝酸软、骨骼疼痛等症[14]。

李东垣认为，脾虚肾亏是骨痿发生的根本。其在《脾胃论・脾胃胜衰论》中指出：“形体劳疲则脾病……脾病则下流乘肾……则骨乏无力，是以骨痿。令人骨髓空虚，足不能履地。是阴气重叠(太阴、少阴)，此阴盛阳虚之证。”并提出了脾胃并重、培元固肾的治疗大法，为后世脾胃并重、调和气血治疗骨质疏松症提供了理论依据。

王清任《医林改错》指出：“元气既虚，必不能达于血管，血管无气，必停留而瘀。”元气为肾精所化，肾精不足，无源化气，必致血瘀。脾虚则气的生化乏源而致气虚，气虚不足以推动血行，则血必有瘀。血瘀又可阻滞气行。《灵枢・本脏》曰：“经脉者，所以行血气而营阴阳、濡筋骨、利关节者也。”气血不行，诸脏筋骨失养，渐致虚损，从而促进骨质疏松症的发展。

骨质疏松症出现微循环障碍，表现以“虚”“瘀”为特点[14]。药理研究结果显示，有关活血化瘀中药的作用机制如下：① 类雌激素作用，通过调节体内激素水平及其受体表达改善骨代谢，减少骨质丢失；② 促成骨细胞增殖，对钙和血碱性磷酸酶具有调节作用[15-17]。临床和实验研究结果显示，骨质疏松症患者均存在明显的血瘀现象[18]。血瘀造成的骨小梁内微循环障碍，不利于细胞进行物质交换，导致血液中的钙及营养物质不能正常地通过哈佛氏系统进入骨骼，进而使骨骼失养、脆性增加，发生骨质疏松症。骨质疏松症性骨痛主要是骨内压升高所致，病理改变为骨小梁变细，数目减少，造成残存骨小梁负荷加重，降低了骨小梁的强度。一旦超过了其强度低限，就会使单个小梁骨折断，出现微骨折。骨质疏松症越严重，微骨折就越多，不可避免会损伤血窦，致骨内瘀血，由于容积增加而使骨内压升高，导致骨痛。

3. 骨性关节炎与气血失和

骨性关节炎分为原发性和继发性两种。前者是由于关节软骨变性和关节遭受慢性损伤所致,遗传和体质因素也有一定程度影响,多发生于中年以后,发病部位多在负重大、活动多的关节,如脊柱、膝、髋、手指等处。后者可继发于先天或后天关节畸形、损伤和炎症之后,可发生于青壮年。

《素问·长刺节论》指出:"病在骨,骨重不可举,骨髓酸痛,寒气至,名曰骨痹。"骨性关节炎属中医"骨痹"范畴,气滞血瘀是发病机制之一。由于负重过度、用力失当,导致骨节受损、脉络瘀阻,出现关节疼痛固定不移、局部压痛明显及关节肿胀、活动不利。临床应用补肾活血、化痰利水药物可起到标本兼顾的作用,疗效较为满意[19]。

"痹"临床上表现为因炎症而导致的关节疼痛和肿胀。实验研究发现,前列腺素 E_2可促进骨吸收作用增强,激活破骨细胞,破坏骨与软骨,且可激惹血管新生,在关节炎病理及关节破坏中起重要作用。血栓素 A_2具有强烈的缩血管作用,可增加血管阻力和通透性。疼痛是膝骨性关节炎的主要临床症状,长期骨内静脉瘀滞、膝部骨内压升高是主要原因。骨内压升高继而动脉血供减少,组织缺血缺氧,酸性代谢产物堆积,血浆渗出增多,可造成血液浓缩、黏度增加,进一步加重骨内微循环瘀滞,导致恶性循环。

现代医学认为,骨性关节炎是多种原因造成的软骨慢性损伤,主要病理过程为软骨细胞功能减退、基质蛋白多糖合成和分解异常,导致关节软骨组织的磨损及结构性破坏[20]。益气活血、化痰利水中药可抑制骨关节炎局部组织中前列腺素 E_2含量,降低血栓素 A_2代谢产物血栓素 B_2水平,从而调节缺血区血管紧张度,维持软骨细胞形态,延缓软骨退变[21-22]。益气化瘀方可上调膝骨关节炎大鼠关节软骨 Col 2 - 1、Agc1、TIMP - 1 表达,下调 MMP - 13 表达[23];降低外周血管阻力,增进微循环,从而改善骨内血液动力学和血液流变学,降低骨内高压[24]。利水渗湿药可消除关节间隙及其周围组织中多余的水分,使关节肿胀消退[25]。

4. 股骨头坏死与气血失和

该病的发生与外伤、激素使用有一定关系,髋关节由于过度跑跳劳累而反复多次地造成损伤,局部气血瘀阻,经脉不通,使股骨头部失去正常的气血温煦和濡养而致本病。

股骨头坏死属中医学"痹证"范畴,与"血瘀"关系密切。《诸病源候论》指出:"血之在身,随气而行,常无停积,若因坠落损伤,即血行失度,随伤损之处,即停积。"现代医学认为创伤性股骨头坏死是外伤导致股骨头的营养血管受到损伤,局部缺血缺氧,骨细胞坏死,最终导致股骨头坏死、塌陷,符合中医血瘀的病机。《素问·宣明五气》曰:"五劳所伤,久视伤血,久卧伤气,久坐伤肉,久立伤骨,久行伤筋。"其指出过劳可引起气血筋骨损伤,与现代医学认为髋关节积累性轻度外伤、健侧股骨头因负重过度而继发性坏死的观点一致。《叙痹论》提出"因痰致痹"论,认为血中痰浊也可致血瘀。激素、酒精可致血管内皮损伤、血浆 NO 含量减少,产生高黏血症。血脂水平升高,血液中脂肪滴在股骨头内形成栓塞、变性[26-27]。

创伤性股骨头坏死是因为"瘀",非创伤性股骨头坏死不但有"瘀",还有"痰"。在此基础上,我们提出"三期四型"辨证。早期二型,气滞血瘀型以创伤多见,痰瘀阻络型以应用皮质激素和饮酒多见;中期为经脉痹阻型,气血痰瘀不但郁阻局部,且向外瘀阻于经过髋部的经脉;后期为肝肾亏虚型,气血不足[28]。

除创伤、脂肪代谢紊乱外,骨内高压、骨质疏松、血管内凝血等因素均可导致股骨头坏死。骨内高压的持续存在,可使骨组织缺血缺氧持续加重,最终发生缺血性坏死。骨质疏松可造成骨小梁细微骨折、软骨下骨损害,引起股骨头塌陷。后者又可压迫骨内微血管而引起或加重缺血坏死。股骨头内血栓形成后,一方面损伤动脉灌注,影响静脉回流,加重缺血;另一方面继发性纤溶可使部分血栓溶解,尤其是动脉内皮细胞膜脂质过氧化致使骨髓内出血,加重股骨头损害。这些都与中医学"血瘀"观点相符[29-30]。

5. 外伤性骨折与气血失和

《杂病源流犀烛·跌仆闪挫源流》曰:"跌仆闪挫,卒然身受,由外及内,气血俱伤病也。"创伤性骨折的主要病机是血瘀气滞,又以伤血为主,其症状为肿胀、疼痛、瘀斑、水泡、功能障碍等。肿胀为血脉损伤,离经之血瘀于局部,血为有形之物,故"形伤作肿"。肿胀又致气滞,气为无形之物,故"气伤作痛"。瘀血溢于皮下而引起瘀斑，肿胀严重而张力过大则形成水泡。陈士铎《辨证录》载："内治之法，必须以活血化瘀为先，血不活则瘀不能去，瘀不去则骨不能接。"《平乐正骨》亦云："肿不消则骨不长，瘀不去则新血不能生。"[31]

骨折早期患者血浆黏度、纤维蛋白原水平多显著升高。创伤后出血继发组织严重缺氧，促使纤溶酶增多、纤维蛋白原合成加快以补偿其消耗量，但其降解有一定的局限。在凝血启动的同时，纤维蛋白原在血浆中含量增加，使血浆黏度增大，但血液流变学障碍并不严重，微循环只是轻度异常。外伤血瘀存在时相性变化问题，血液流变性严重障碍可能在极短的时间内完成。骨折早期血瘀是局部的"瘀"，而不是全身的"瘀"，故临床局部用药疗效更显著[32]。

三、"调和气血"的现代生物学基础

"以气为主"是通过益气来恢复气的推动、防御、营养等功能。一方面是调节激素水平、改善骨代谢，促进骨细胞增殖、延缓细胞凋亡，促进基质蛋白多糖和胶原合成、提高细胞黏附功能，从而维持骨结构与功能；另一方面是抑制炎症介质，调节细胞因子，提高免疫功能。虽然"血非气不运"（《医学正传·气血》），然而病理"瘀"已经存在，单独益气难以发挥较大效果，故而此时宜先祛瘀，且气血同治是上策。"以血为先"是通过祛瘀来达到行气的目的，有利于改善骨营养。一是改善骨的血液动力学和血液流变学，以利于营养物质进入骨骼；二是调节血钙、碱性磷酸酶水平。

施杞教授根据慢性筋骨病"正气亏虚，外邪侵袭，经络闭阻"的病机特点[33]，遵循"以气为主，以血为先"理论，明确指出伤损及气有虚实，当以气虚为主，治宜益气行气，寓补气养气之味中辅以行气导滞之品，临床以圣愈汤作为基础方。该方源自李杲《兰室秘藏》，以四物汤加入人参、黄芪大补元气，既能气血双补，又有固元摄血之功。

施杞教授临证治疗慢性筋骨病，每以圣愈汤加味化裁，意在传承"以气为主，以血为先"的伤科学术精髓，形成了"调和气血法"防治慢性筋骨病的学术观点和治疗法则[34-35]，并研制出 13 个以益气化瘀为核心益气化瘀补肾、益气化瘀健脾、益气化瘀疏肝、益气化瘀宣肺、益气化瘀和胃、益气化瘀安神、益气化瘀利水、益气化瘀软坚、益气化瘀涤痰、益气化瘀祛湿、益气化瘀通络、益气化瘀解表、益气化瘀清热的协定方。通过临床与现代生物学研究，证明了"调和气血法"包括"以气为主"和"以血为先"的基本治疗规律，临床疗效明显提高[1-2]。

施杞防治骨代谢疾病的学术思想研究

王拥军　赵东峰　舒　冰　唐德志　王　晶　梁倩倩　崔学军　李晨光
卞　琴　徐　浩　莫　文　胡志俊　张　岩　杨燕萍
李晓锋　贾友冀　赵永见　王腾腾　卢　盛　施　杞

骨代谢疾病(bone metabolic disease)涵盖以骨吸收和骨生成失衡为病理改变的一系列骨骼疾病,包括骨质疏松症、肾性骨病、变形性骨炎及遗传性骨病等[1]。其中骨质疏松症是最常见的代谢性骨病,表现为骨痛、腰背痛、驼背,且骨的脆性增加,在轻微外力作用下即可发生骨折。目前全世界约有2亿人患骨质疏松症,在美国、欧洲和日本大约有7 500万人罹患此病[2]。我国骨质疏松症的发病率逐渐上升,其中在60~64岁妇女中的发病率为53.8%,65~69岁达70%[3]。因此,以骨质疏松症为代表的骨代谢疾病是全球广泛关注的问题。

《素问》载:"肾主骨,生髓……肾,其充在骨。"《医精经义·中卷》载:"骨内有髓,骨者髓所生……肾藏精,精生髓。故骨者,肾之所合也。"施杞教授基于中医经典理论,开展了补肾益精法治疗骨质疏松症的临床实践和基础研究[4]。强调肾主导人体骨的生长、发育,尤其是骨与人体肾精盛衰的关系密切,肾精决定人体骨骼的状态。认为肾精亏虚可导致骨骼失养,进而诱发骨质疏松症。临床上倡导从肾论治骨质疏松症,确立了补肾益精法和调和肾阴肾阳法等临床治疗法则[5-7],并进一步揭示了临床疗效的内在规律和分子机制。结合临床流行病学研究,率先揭示了骨代谢疾病的病理基础是肾精亏虚,并且临床以补肾益精和调和肾阴肾阳为防治法则,通过中医药的系统、整体调控特征治疗骨代谢疾病,达到"以平为期"和"以和为期"的健康状态。建立了中医药防治以骨质疏松症为代表的骨代谢疾病基础和临床相结合的医学模式,构建了中医药防治骨代谢疾病的学术思想体系。

一、骨代谢疾病的病理基础和临床表现

骨代谢疾病可导致骨重塑(bone remodeling)过程中骨吸收和骨生成失衡,临床最常见的是骨吸收(bone resorption)超过骨生成(bone formation)[8],其中骨质疏松症是最典型的疾病类型,临床表现为骨骼功能下降导致的骨折频发、疼痛、骨量减少、运动障碍等系列症状体征。中医学辨证论治骨代谢疾病的重点是患者伴有的倦怠乏力、骨骼疼痛、腰膝酸软、畏寒肢冷、下肢抽筋、齿摇发脱等肾精亏虚证表现。

基金项目: 国家自然科学基金重点项目(81330085);科技部重点领域创新团队计划项目(2015RA4002);教育部创新团队发展计划项目(IRT16R50);教育部重点实验室项目;国家重点基础研究发展计划(973计划)项目(2010CB530400);国家中医药管理局全国名老中医传承工作室建设项目。

二、施杞教授防治骨代谢疾病的学术思想

1. 辨证及治法

施杞教授结合临床实践，认为骨代谢疾病的病理改变主要为肾精亏虚，主要证型为肾阳虚和肾阴虚，治疗大法为补肾益精。

施杞教授团队在国家973计划项目、教育部创新团队发展计划项目、科技部重点领域创新团队计划项目等大力支持下，完成了包括华东、华北、东南、东北、西北等地区的6 447例原发性骨质疏松症证病结合的临床流行病学调查，证明骨质疏松症多出现倦怠乏力、骨骼疼痛、腰膝酸软、畏寒肢冷、下肢抽筋、齿摇发脱等肾精亏虚症状，且频次较高(占83%)。其中肾阳虚证占比34%，肾阴虚证占比49%[9]。在上海市、北京市完成了骨质疏松症高危人群的临床流行病学调查(共4 250例)，发现骨质疏松症早期即产生肾虚的中医证候，下肢抽筋是骨质疏松症早期症状，骨骼疼痛是骨质疏松症的主要症状。

早期干预和预防是骨质疏松症最为重要的防治策略，目的在于降低骨质疏松症造成的损害。施杞教授团队为预防骨质疏松症的发生提供了技术平台，体现出了“治未病”的学术思想。

2. 治疗方案和评价体系

施杞教授团队建立了证病结合、分型论治骨质疏松症的临床规范化方案，完善了骨质疏松症临床疗效的综合评价体系。

1）完成了多中心、随机、双盲、安慰剂对照临床试验研究，证明了温肾阳颗粒、滋肾阴颗粒治疗骨质疏松症疗效确切。

施杞教授团队结合临床经验，制定了补肾益精法治疗骨质疏松症的随机双盲、双模拟、安慰剂对照、多中心临床研究方案。200例受试者来源于4个临床研究中心，分为温肾阳颗粒(淫羊藿、骨碎补、女贞子、川牛膝、独活等)组及其安慰剂组，滋肾阴颗粒(女贞子、旱莲草、淫羊藿、桑寄生、独活等)组及其安慰剂组，每组50例，均经过6个月的治疗和6个月的随访。研究结果表明：温肾阳颗粒总有效率为92%，滋肾阴颗粒总有效率为90%；两者均能够提高患者的骨密度，并同时缓解患者骨骼疼痛、腰膝酸软、畏寒肢冷、下肢抽筋、腿软困重、夜尿频多等临床症状和体征。通过“肾精状态评估系统”模型分析，证明温肾阳颗粒和滋肾阴颗粒可以明显改善骨质疏松症患者肾精亏虚的状态。有关临床疗效机制的研究结果证实，与安慰剂比较，滋肾阴颗粒可上调骨代谢合成指标Ⅰ型前胶原氨基端延长肽(PINP)；温肾阳方可提高骨生成指标骨钙素(BGP)，降低骨吸收指标Ⅰ型胶原交联羧基端肽(CTX)、Ⅰ型胶原交联羧基末端肽(ICTP)。提示：滋肾阴颗粒主要通过增加骨生成发挥临床疗效；温肾阳颗粒不仅能增加骨生成，还能抑制骨吸收[10]。

2）制定了证病结合、分型论治骨质疏松症的临床规范化方案，并建立了综合评价骨质疏松症疗效的指标体系。

施杞教授团队通过证病结合临床流行病学调查以及临床试验研究，证明防治骨质疏松症需辨别肾阳虚、肾阴虚及其兼夹证，证病结合、分型论治方案可以进一步提高并维持临床疗效，明确防治机制[5-6]。同时，建立了综合评价指标体系，主要包括总体疗效评价以及骨质疏松症骨密度和骨代谢指标、中医证候学指标(主要是肾阴虚和肾阳虚证)评价，同时构建了安全性指标评价体系，并制定了《原发性骨质疏松症中医循证临床实践指南》。

3. “肾主骨”理论相关的现代机制研究

施杞教授团队率先建立了“肾骨系统基因调控网络”，揭示了“肾主骨”理论指导下“骨代谢动态调控规律”的新机制，发现了中医“肾主骨”理论内在联系的物质基础与调节规律。

1）发现肾精亏虚可导致模型动物骨代谢失衡、骨量丢失，率先证明了肾精亏虚模型动物骨组织中Wnt/β－catenin、骨形态发生蛋白(BMP)等表达降低。

施杞教授团队通过开展系列分子机制研究，明确了骨代谢的病理基础和补肾益精法的疗效机制。观察到自然衰老小鼠(衰老性肾精亏虚型)、5/6肾切除小鼠和卵巢切除大鼠(诱导性肾精亏虚型)、可的松诱

导肾阳虚型大鼠、环磷酰胺诱导肾阴虚型小鼠，均有皮毛暗淡无华、活动减少、生殖能力低下等肾精亏虚的表现，同时骨量丢失明显、骨折愈合迟缓。肾精亏虚型模型动物骨髓间充质干细胞数量降低，成骨分化功能降低，破骨细胞功能活跃，导致骨量减少、骨小梁稀疏[11]；自然衰老小鼠骨组织 BMP2 的表达水平随着衰老逐渐降低；5/6 肾切除小鼠和卵巢切除大鼠骨组织 BMP7 表达显著低；环磷酰胺诱导小鼠骨组织 Wnt/β－catenin 信号通路受抑制[12]。

2）证明了 BMP2/4/7、Wnt/β－catenin 等作为"肾骨系统"之间的物质基础，实现"肾"对"骨"的调节作用。率先揭示了 BMP2/4/7、Wnt/β－catenin 等调节骨代谢的机制与规律，首次建立了"肾骨系统基因调控网络"，揭示了"骨代谢动态调控规律"的新机制。

施杞教授团队通过研究，率先明确了 BMP 在骨代谢过程中的正向多环节调节作用。利用条件性基因敲除技术，首次发现 BMP2 在软骨内成骨过程中具有主导作用，可以调节 BMP4 的表达，共同调控软骨细胞增殖和分化[13]；BMP2 还能够诱导 Runx1/2/3 的表达，参与调控骨与软骨早期分化，进而调控骨代谢[14]。揭示了以 Wnt/β－catenin 为核心的骨重建调控新机制，并率先发现 β－catenin 过度激活，诱导骨质增生，从而奠定了防治骨代谢疾病机制研究的生物学基础。利用基因敲除小鼠，发现激活 Wnt/β－catenin 信号通路可以与 BMP2/4/7 信号通路相互影响，共同上调成骨细胞和软骨细胞的功能，共同促进骨生成[15]。并通过增加 OPG 表达，下调 RANKL 信号通路，抑制破骨细胞的形成和骨吸收[16]。同时，Wnt/β－catenin 异常过度激活也诱导骨质增生和异位骨化[15]。相关的研究结果还提示，过度使用钙制剂等治疗骨质疏松症，不仅可导致高血钙，还可能导致脊柱、关节等处新骨异常增多，出现新的骨质增生。

4. 补肾益精法作用机制研究

施杞教授团队通过研究，明确了补肾益精法治疗骨代谢疾病的系统作用特征，并通过临床和基础研究，分别从患者、骨骼、干细胞、骨细胞、分子机制以及钙磷代谢等不同层面，阐明补肾益精法具有系统调节骨代谢平衡的作用规律，形成了调和肾阴、肾阳防治骨质疏松症的整体观思想。

施杞教授团队通过研究，建立了"补肾益精中药防治骨质疏松症体内外筛选系统"和"补肾益精中药有效组分库"，并从中筛选出疗效确切的补肾益精中药有效组分。以去卵巢骨质疏松症大鼠模型为研究对象，发现补肾益精方及温肾阳、滋肾阴颗粒可通过增加骨密度、提高生物力学载荷、改善骨结构，发挥防治骨质疏松症的作用。利用 12×SBE－OC－Luc 报导基因，转染至成骨细胞，获得单克隆细胞株，建立了"中药防治骨质疏松症体外筛选系统"以及"补肾益精中药有效组分库"，从中筛选出补肾益精中药及有效组分，并发现骨碎补总黄酮、淫羊藿苷、补骨脂素、蛇床子素能够显著增加成骨细胞中骨形态发生蛋白的表达[11-12]。利用 Wnt/β－catenin、BMP2/4/7、OPG 基因敲除小鼠和去卵巢大鼠模型，建立了"补肾益精中药防治骨质疏松症体内筛选系统"；发现温肾阳、滋肾阴颗粒及其有效组分，如骨碎补总黄酮、淫羊藿苷、补骨脂素、蛇床子素、齐墩果酸等，能够促进骨生成、抑制骨吸收，从而抑制骨丢失[17-22]。

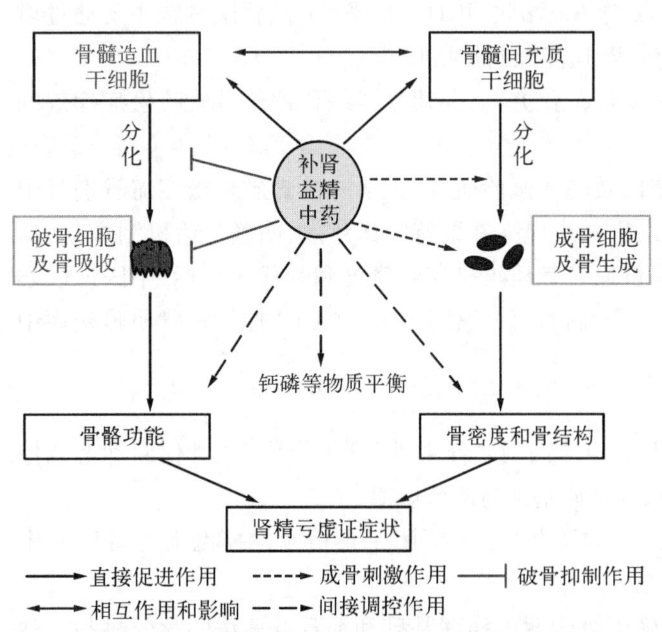

图 1　补肾益精法防治骨代谢疾病的系统调控机制示意图

施杞教授团队以典型的信号途径为研究切入点，阐明了补肾益精法系统调控骨代谢的分子机制。补肾益精中药及有效组分可通过系统调控钙磷代谢平衡、BMP2/4/7、Wnt/β－catenin 和 RANKL/RANKL/OPG 信号通路的表达，调控骨生成和骨吸收的平衡，从而共同发挥系统调节骨代谢平衡的作用（图 1）。

进一步的研究发现：温肾阳颗粒和滋肾阴颗粒可通过上调 Wnt/β－catenin 信号通路，促进骨髓间充质干细胞（bone marrow stem cell，BMS）成骨分化以及骨生成；同时还可以通过间接调节 RANKL/RANKL/OPG 信号轴影响造血干细胞（hemopoietic stem cell，HSC）向破骨细胞分化，抑制骨吸收。其中：淫羊藿苷、骨碎补总黄酮上调 β－catenin 信号通路[12]，从而增加骨生成；补骨脂素能增强成骨细胞分化过程中 BMP 信号通路的表达，增强骨生成[11]；蛇床子素可通过上调成骨细胞中 β－catenin 信号转导通路，抑制 RANKL 信号，分别促进骨生成和抑制骨吸收[22]。

综合补肾益精法防治骨代谢疾病的作用如下：① 系统改善患者的肾精亏虚症状，如倦怠乏力、骨骼疼痛、腰膝酸软、畏寒肢冷、下肢抽筋、齿摇发脱等；② 系统改善患者骨骼的结构及功能，维持钙磷代谢平衡；③ 系统调控间充质干细胞和造血干细胞的平衡，恢复骨稳态；④ 系统调控成骨细胞主导的骨生成和破骨细胞主导的骨吸收，恢复骨重建的平衡；⑤ 系统调控骨重建过程中 BMP2/4/7、Wnt/β－catenin 和 RANKL/RANKL/OPG 信号途径的表达，恢复骨重建的平衡。

5. 补肾益精法的拓展应用

施杞教授团队将补肾益精法应用于骨关节炎症、骨肿瘤、骨髓抑制综合征等疾病的治疗，从而拓展了补肾益精法防治骨代谢疾病的应用范围。

施杞教授认为，骨代谢疾病总体是骨生成和骨吸收的失衡，因此，其他疾病伴有骨代谢异常者（如骨关节炎、骨髓抑制综合征、肿瘤骨转移等），也可以应用补肾益精法治疗。

施杞教授认为：本虚标实是类风湿关节炎的根本，其中以肾虚为本、痹痛为标；疾病发展到一定阶段会出现严重的骨吸收病理性增加，导致骨丢失。对此，采用补肾益精法治疗，临床取得很好的效果[23]。

对于肿瘤患者因放疗、化疗导致的骨髓抑制综合征，施杞教授临证辨为肾精亏虚，应用补肾益精法治疗后，可减轻骨髓抑制综合征引起的系列症状和骨破坏[24]。

综上所述，施杞教授将补肾益精法治疗范围拓展到骨关节炎、骨髓抑制综合征、骨肿瘤等疾病伴有骨代谢异常者，并制定了系列方案和有效方剂，极大地拓展了补肾益精法治疗骨代谢疾病的应用范围[25]。

三、结语

总结施杞教授团队采用补肾益精法治疗以骨质疏松症为代表的骨代谢疾病的临床方案和研究模式：首先，阐明了骨代谢疾病以肾精亏虚为病理基础；其次，形成了补肾益精法证病结合、分型论治防治骨代谢疾病的方药、方案和预防体系；再次，从骨骼结构、干细胞、骨细胞和信号途径等方面明确了补肾益精法防治骨代谢疾病的作用机制，形成了从临床到基础和从基础到临床的全新“双向转化”模式；最后，将补肾益精法应用到其他相关疾病伴有骨代谢异常症状的临床治疗中，拓展了该法的应用范围。

补肾益精法防治骨代谢疾病是对“肾主骨”“肾藏精”等理论的拓展，进一步发挥了中医药理论在临床实践和基础研究中的指导作用。

调衡筋骨法在骨伤康复中的应用与研究

胡志俊　唐占英　叶秀兰　卞　琴　梁倩倩　钱雪华　赵光复　李晓锋
李晨光　王拥军　施　杞

骨退行性病变主要包括脊柱、骨与关节退变性疾病及其继发性损伤，是一组病因病机复杂、病理表现多样、临床症状复杂的骨关节及周围软组织和脊髓或神经慢性损伤的难治性、复杂性疾病，属于中医筋骨病之“骨痿”“骨枯”“骨极”“骨痹”“颈肩痛”“腰背痛”等范畴。

施杞教授认为，“脏腑气血失和，筋骨失衡”是筋骨病发病的主要病机，治疗中应时刻“法宗调衡”，通过调衡筋骨达到“骨正筋柔，气血以流”。通过几十年的基础与临床研究，形成了系列调衡筋骨的手法和功法，并在骨伤的临床康复中广泛应用。

一、“经筋、筋骨系统”是脊柱动静力平衡的基础

施杞教授认为，人体脊柱稳定性由两大部分组成：一是内源性稳定，包括椎体、附件、椎间盘，维持静力平衡；二是外源性稳定，主要是附着于脊柱的肌肉和韧带，维持动力平衡，即“经筋系统”。经筋是十二经脉之气结、聚、散、络于筋肉、关节的体系，受十二经脉气血的濡养和调节。

维持脊柱动力平衡的经筋系统是保持脊柱姿势、曲度的必需条件，所以外源性稳定在某种意义上比内源性稳定更为重要。退变性脊柱筋骨病的发生主要源于外感风寒、外力损伤、长期慢性劳损。例如，在风寒湿刺激下的长期低头工作者，因头颈屈曲时间过长，易致颈肌强直、韧带痉挛，造成慢性劳损，加重外源性平衡的失调，并形成恶性循环。不仅进一步加重了动力性失衡，而且诱导静力性失衡，导致退变性脊柱筋骨病的发生。

二、“筋骨失衡”的模式动物学研究

1. 颈椎动静力失衡大鼠模型的设计与建立

为了进一步证实颈椎动静力失衡在颈椎病发病中的机制，施杞教授带领研究团队，根据脊柱“三柱”理论，通过切除大鼠颈后部肌肉和棘上、棘间韧带，导致颈椎不稳，建立了“动静力失衡性大鼠退变性脊柱病模型”。在此基础上，证明了颈部外源性（头、颈、项部肌肉）不稳，颈椎动力性平衡系统首先受到破坏，并进一步导致内源性不稳（椎间盘突出、椎体小关节紊乱、椎体不稳等），出现静力性平衡系统的破坏，并进一步加重了动力性失衡，进而提出“动力失衡为先，静力失衡为主”的退变性脊柱病“动静力失衡理论”[1-2]。

2. 大鼠去双前肢诱导直立模型的设计与建立

《素问·宣明五气》有“久立伤骨”的论述，认为站立过久可以引起骨的损伤。嵇康《养生论》也有“久

基金项目：国家自然科学基金面上项目（81574041）；国家自然科学基金青年科学基金项目（81503590）。

立伤骨，损于肾”的记载。骨为肾之充，又形体受损可内舍于脏，所以久立所引起骨的损伤可内舍于肾而导致肾的损伤。《素问·脉要精微论》载：“腰者肾之府，转摇不能，肾将惫矣。”提示腰的活动受限与肾的功能下降有关。所以久立可以引起骨的损伤、肾的损伤及腰的损伤。

直立是正常人最基本的体位之一，但是站立过久，会导致腿与腰的疲劳和疼痛，这种现象与古人提出的久立伤骨、损肾、损腰的观点一致。现代研究表明，腰痛和膝关节炎等疾病与直立姿势有关，认为直立姿势会加重脊柱退变，然而目前仍没有可以模拟和检测直立姿势引发相关疾病的合适的动物模型。有研究发现，利用磁共振成像（MRI）检查技术，平卧位轴向压缩50%人体体质量会导致脊柱椎间盘高度下降。然而导致这一改变的病理机制仍不清楚，直立姿势导致慢性腰椎间盘退变的直接证据仍然缺乏。

在大鼠颈椎动静力失衡研究基础上，施杞教授带领学科团队通过去除大鼠双前肢，利用可升降饲料槽和饮水瓶饲养笼诱导大鼠直立，加速椎间盘退变，建立了“去前肢诱导直立大鼠腰椎间盘退变模型”，并系统观察了在不同时间内，直立大鼠腰椎间盘纤维环、软骨终板的形态学变化，Ⅱ型胶原、X型胶原表达变化，以及 Col2α1 mRNA、MMP－13 mRNA、Col10α1 mRNA 等表达变化。研究结果表明，空白对照组腰椎间盘显示纤维环排列整齐而紧密，髓核完整而饱满，软骨终板厚度匀称（被粗略分成非钙化层和钙化层，随月龄增加退变不明显）。5 月龄模型组出现退行性改变，髓核明显皱缩，椎间盘出现纤维环撕裂、排列松散；7 月龄和 9 月龄模型组纤维环排列更加松散，撕裂更加明显，终板明显变薄。HE 染色可见各时间点空白对照组软骨终板钙化层软骨细胞呈柱形排列，并随月龄增加，软骨细胞数目减少。在不同时间点内，各模型组Ⅱ型胶原表达显著减少，X型胶原表达则显著增多，在钙化层和非钙化层均有明显表达。随月龄增加，空白对照组腰椎间盘组织 Col2α1 mRNA 和 aggrecan mRNA 表达下降；与同月龄空白对照组相比，模型组 Col2α1 mRNA 和 aggrecan mRNA 表达显著降低。随月龄增加，空白对照组 Col10α1 mRNA 和 MMP－13 mRNA 表达逐渐增加；与同月龄空白对照组相比，模型组 Col10α1 mRNA 和 MMP－13 mRNA 表达均显著增加。与同月龄空白对照组相比，各时间点模型组 MMP－3 mRNA、ADAMTS－5 mRNA 表达也均显著增加[3-5]。

该模式动物学的建立为通过手法、导引恢复脊柱的动力平衡，纠正或补偿静力平衡，延缓椎间盘退变，重建脊柱力学平衡系统，从而为防治退变性脊柱病的发生与发展提供了实验依据。“动静力失衡理论”为传统的非手术疗法治疗退变性脊柱筋骨病奠定了理论基础。

3. 大鼠风寒湿痹证模型的设计与建立

施杞教授根据《素问·痹论》“风寒湿三气杂至，合而为痹”理论，模拟自然界风寒湿邪导致颈椎病的过程，利用 SHH－250GS 人工气候造模箱（风力 6 级，温度 5±0.5℃，湿度 100%），观察风寒湿刺激对家兔颈椎间盘生物代谢的影响，建立了轻、中、重度大鼠痹证型颈椎病动物模型。通过研究观察到：① 轻度刺激（每天连续刺激 4 h，共 8 d）后，椎间盘髓核轻度收缩，横纹肌肌纤维增粗、挛缩，PGE_2 等炎症介质水平有所升高，MMP－1 mRNA/TIMP－1 mRNA 比值降低，IL－1 mRNA 表达增强；② 中度刺激（每天连续刺激 4 h，共 16 d）后，椎间盘髓核明显收缩，横纹肌肌纤维增粗、挛缩明显，炎症介质水平有所升高，MMP－1 mRNA/TIMP－1 mRNA 进一步降低，IL－1 mRNA、TNF－α mRNA 表达明显增强，TGF－β mRNA 表达明显降低，出现凋亡相关蛋白 Fas、Bcl－2 异常；③ 重度刺激（每天连续刺激 4 h，共 32 d）后，纤维疏松断裂，软骨终板不规则增生、钙化，软骨终板交界处血管芽减少，炎症介质水平明显升高，金属蛋白酶活性明显增强，TIMP－1 mRNA、TGF－βmRNA 表达明显下调，IL－1 mRNA、TNF－αmRNA 表达明显上调，凋亡相关蛋白表达变化明显[6-7]。

该模型的成功建立，进一步验证了“动力失衡为先，静力失衡为主”的退变性脊柱病病机学说，将中医痹证理论引入退变性脊柱病的实验研究中，提出了“痹证型退变性脊柱病”的概念。即风寒湿刺激导致颈椎肌肉痉挛、局部缺血缺氧，出现动力性平衡失调，并进而导致颈椎间盘椎间隙变窄、韧带松弛、脊柱不稳，出现静力性平衡失调，加速了椎间盘的退变和经筋劳损。

三、“脊柱平衡系列技术”在骨伤科疾病康复中的规范化临床研究

在前期实验研究基础上，施杞教授继承石氏伤科内治经验以及王氏（王子平）武术伤科临床经验，不断发展与创新。结合现代生物力学、模式生物学、生物化学和分子生物学等研究，形成了“气血为纲，脏腑为本，筋骨并重”的临床指导原则，建立了“筋骨病理论与治法研究体系”，创立了退变性筋骨病系列防治方法，形成了“施氏十二字养生功”“颈椎保健操”“整颈三步九法”“整腰三步九法”“整膝三步九法”“脊柱平衡手法”“脊柱平衡导引术”等特色技术。

1. 导引手法治疗青少年特发性脊柱侧凸症规范化方案研究

施杞教授所领衔的科研团队，从 20 世纪 80 年代就开始对青少年特发性脊柱侧凸症开展了大量的临床研究工作，并由吴诚德（武术伤科专家王子平先生的传人）教授创立了用于防治脊柱侧弯的“脊柱侧弯体疗操”。1999 年完成对上海市 10 个区县的 32 861 名中小学生脊柱侧弯的普查工作，指导脊柱侧弯学生进行体疗操训练[8-9]。同期，施杞教授在吴诚德教授“脊柱侧弯体疗操”基础上，根据“经筋痹阻，筋骨失衡，气血失和，脏腑失调”的脊柱筋骨病发病理论，并结合古代导引术，将手法纳入青少年特发性脊柱侧凸症的康复治疗，从而形成了“脊柱平衡手法”结合“脊柱平衡导引术”的综合治疗方案，并形成了规范化文本。

脊柱平衡导引术通过进行脊柱 6 个方向的锻炼，可提高和改善整个脊柱的活动度和力量；通过腰部的锻炼疏通督脉，有利于气血的运行和脊柱功能的恢复。

脊柱平衡手法分为：第一步，循经理筋，包括按揉、捏脊、点法；第二步，整骨扳拿，包括推扳法、正扳腰法、斜扳腰法、抖拉松腰法；第三步，通络放松法，包括搽法、指压华佗夹脊穴、摩法。通过手法缓解脊柱侧弯引起的弓弦效应，松解肌肉挛缩和僵直，纠正椎体的位移，从而恢复关节的解剖位置，调节脊柱力学失衡。

钱雪华等[10-11]联合上海、江苏等地的多家医疗机构，开展导引手法治疗青少年特发性脊柱侧凸症的多中心、分层区组、随机对照临床研究，结果显示：导引手法组痊愈率 24.44%、总有效率 85.56%，对照组痊愈率 6.67%、总有效率 23.33%，导引手法组痊愈率和总有效率均显著优于对照组（$P<0.01$）；治疗组在减少脊柱侧凸 Cobb 角度、改善患者肺功能等方面显著优于对照组（$P<0.01$）。

“脊柱平衡导引与手法”综合方案不仅提高了治疗脊柱侧凸的临床疗效，还创新了中医导引防治脊柱侧凸临床研究的新模式，发挥了中医导引在脊柱侧凸防治中的作用，丰富了中医脊柱病学的内容。

2. “施氏十二字养生功”防治脊柱筋骨病规范化研究

随着我国人口老龄化进程的加快，退变性脊柱筋骨病的发病率越来越高，且发病年龄不断提前。《“十五”期间中国青年发展状况与“十一五”期间中国青年发展趋势研究报告》显示，我国 80%以上的青少年脊柱处于亚健康状态。中医学早在两千多年前就提出了“预防”的概念，而《黄帝内经》更提出了“治未病”学术思想，认为疾病应以预防为主，并建立了完善的预防保健理论，创立了五禽戏等独具特色的保健功法，在疾病的预防保健方面具有独特的优势和特色。

王氏武术伤科创始人王子平先生在继承古代五禽戏、易筋经、八段锦等保健体操基础上，吸取太极拳等的优点，在 1958 年编制了用于脊柱筋骨病预防与治疗的“祛病延年二十势”。施杞教授在传承王氏武术伤科“祛病延年二十势”的基础上，结合现代生物力学研究成果，创编了“施氏十二字养生功”，包括准备动作、洗脸、梳头、搓颈、松颈、按腰、转腰、磨膝、蹲髋、摩三焦、吐故纳新、调理四肢十二个动作。

Hu 等[12]开展了“施氏十二字养生功”治疗颈椎病的多中心随机对照临床研究，将 250 例颈椎病患者随机分为治疗组和对照组。治疗组采用“施氏十二字养生功”干预治疗，对照组予健康教育。结果显示，治疗组在第 12 周和第 24 周，颈椎功能障碍（NDI 评分）和疼痛（VAS 评分）的改善效果均显著优于对照组（$P<0.01$）。贾宽[13]、朱巨锦[14]、胡志俊等[15]也通过相关的研究发现，“施氏十二字养生功”可显著改善颈椎病患者的临床症状，提高生活质量及健康状况。

3. “整颈三步九法”治疗颈椎病规范化研究

“整颈三步九法”是施杞教授融会上海石氏伤科与王氏武术伤科的特长，结合自己数十年临床经验和实验研究而创立。此手法以恢复脊柱力学平衡为指导思想，注重动静力平衡，调和气血，祛痹通络。通过舒筋解结来疏通经脉的阻滞，使其运行流畅，进而气机畅达、营卫和调、脏腑居安，最后达到舒经理筋、调和气血、恢复平衡的目的。

叶秀兰等[16]通过多中心随机对照临床研究评价“整颈三步九法”治疗颈椎病的有效性和安全性，共纳入 180 例病例，随机分为治疗组和对照组，分别采用“整颈三步九法”治疗和牵引、低周波综合治疗。结果显示，治疗组、对照组总有效率分别为 91.11%和 72.22%，组间临床疗效差异有统计学意义（$P<0.01$）。两组疼痛和中医证候（主证、次证）积分治疗前后组内比较，差异均有统计学意义（$P<0.05$，$P<0.01$）；组间治疗后比较，各指标差异均有统计学意义（$P<0.05$，$P<0.01$），治疗组显著优于对照组。研究过程中，治疗组没有出现不良事件，证明该手法具有较高的安全性。

赵海恩等[17]运用 Meta 分析方法，纳入 8 篇（共 905 例病例）“整颈三步九法”治疗颈椎病的临床研究报告，对比分析发现，“整颈三步九法”和传统治疗方法相比，可更好地缓解颈椎病患者的疼痛症状，总体治疗效果好，临床操作安全可靠。

施杞论中医骨内科学的建设与发展

唐德志　李晓锋　谢可永　王拥军　施　杞

中医骨伤科经历代医家的充实和提高，至今已发展为一门具有经典理论和丰富临床内容的完整学科，是中医学的重要组成部分，千百年来为人类的健康作出了巨大的贡献。随着时代的发展，人类的寿命得以延长，骨伤科疾病谱随之也发生了相应的变化，各种慢性筋骨病逐渐成为主要病种。施杞教授根据五十余年从事慢性筋骨病临床、教学、科研工作的经验，认为建立具有时代特征的中医骨内科学，不仅有其可行性和必要性，更有其迫切性，以便使中医骨伤科的内容在原有基础上更为丰富和完整，并能更好地指导中医骨伤科的临床实践。

一、中医骨内科学的涵义

中医骨内科学是在中医药理论体系的指导下，研究、总结内损性和外伤性骨与骨相关系统疾病预防、治疗、康复、养生的一门应用学科。

1. 西医对骨内科的认识

西医有关骨内科的概念最早可追溯到20世纪20年代的欧洲。在当时的历史和社会环境下，英国骨科医师James Cyriax提出了骨内科的概念，旨在推广骨科疾病的非手术诊疗方案。随着时代的发展，目前西医认为骨内科是指检查、诊断和非手术治疗肌肉骨骼系统损伤的一门学科[1]。

近半个世纪以来，科学技术的发展日新月异，医疗诊断技术也取得了显著进步，尤其是医学影像和生物技术迅猛发展，进一步推进了骨外科学和骨内科学的同步发展。现代细胞生物学和分子生物学技术的发展，也为一些不能或不适宜于手术的骨科疾病提供了新的治疗靶点和方法。因此，现代骨内科的理念更加强调在骨科疾病的诊断和治疗上采纳现代科学技术的最新研究成果，其内容涵盖对疾病病因和病理生理的最新认识、新的实验室和影像学检查手段，以及各种药物、运动、物理和康复的处理方式等[2]。

2. 中医的相关认识

中医虽没有中医骨内科的概念，但从中医骨伤科的发展历史来看，一直都贯穿着中医骨内科的理念。

早在《黄帝内经》中形成和确立的整体观思想，不仅是整个中医学的指导原则，也指导了骨伤科的实践，使中医骨伤科表现出独到的特色和优势。《黄帝内经》对内损性疾病的病因病机有相关的叙述，其中对痹证的论述比较集中，具有重要的理论意义和实践价值。《素问·痹论》云："风寒湿三气杂至，合而为痹也。其风气胜者为行痹，寒气胜者为痛痹，湿气胜者为着痹也。"其论述了不同病因产生不同的痹证，不同痹证具有不同的病机和表现。《素问·长刺节论》又云："病在筋，筋挛节痛，不可以行，名曰筋痹……病

基金项目：国家自然科学基金重点项目(81330085)；国家自然科学基金面上项目(81473701)；国家自然科学基金青年科学基金项目(81503590)；科技部重点领域创新团队计划项目(2015RA4002)；教育部创新团队滚动资助项目(IRT1270)。

在肌肤,肌肤尽痛,名曰肌痹……病在骨,骨重不可举,骨髓酸痛,寒气至,名曰骨痹。”其论述了不同部位的痹证及其病机表现。《黄帝内经》对外伤性疾病的病因病机也有相关的叙述。《灵枢·邪气脏腑病形》云:“有所堕坠,恶血留内……积于胁下,则伤肝。有所击仆……则伤脾。有所用力举重……则伤肾。”其论述了创伤后造成瘀血留滞于内,脏腑功能失调,可见“外有所伤,则内有所损”[3]。

《仙授理伤续断秘方》是我国现存最早的一部骨伤科专著,书中详细介绍了治疗骨关节损伤的内外用药经验,记载有四物汤、大承气汤、小承气汤、大活血丹等至今仍为临床所常用的内服药。其中“凡损药必热,便生血气,以接骨耳”的论述,也对后世运用活血化瘀中药治疗骨折奠定了基础。

巢元方在《诸病源候论》中指出:“血之在身,随气而行,常无停积。若因坠落损伤,即血行失度,随伤损之处,即停积;若流入腹内,亦积聚不散,皆成瘀血。”其论述了跌坠引起内伤的机理。李杲也在《医学发明》一书中说:“夫从高坠下,恶血留于内,不分十二经络……血者皆肝之所主,恶血必归于肝。不问何经之伤,必留于胁下,盖肝主血故也。”这是李杲对于跌打坠损从肝求治的主导思想,对伤科内治法有很大贡献。其还创立了补土学派,认为“内伤脾胃,百病由生”,临证强调调理脾胃,并自制补中益气汤等新方剂,对后世影响很大。

薛己《正体类要》明确提出“肢体损于外,则气血伤于内,荣卫有所不贯,脏腑由之不和”的学术观点,推崇骨伤科内治的理念,强调应以整体观念和八纲辨证为指导原则,由此形成的气血学说和平补法治伤理念至今仍具有重要的指导意义和临床应用价值。

王清任《医林改错》在骨伤内治方面的特点是强调和重视气血。关于“血瘀”,则认为与气虚密切相关,所谓“元气既虚,必不能达于血管,血管无气,必停留而瘀”。其擅长运用活血化瘀的方法治疗骨伤科跌仆坠堕及折骨伤筋,创立的著名方剂有通窍活血汤、血府逐瘀汤、膈下逐瘀汤、少腹逐瘀汤、身痛逐瘀汤和补阳还五汤等,至今仍广为运用[3]。

3. 疾病范畴

西医骨内科学研究的疾病是软组织病变,包括脊柱、关节和手、足的炎症及疼痛,如关节炎、纤维组织炎、腰背痛、肩周炎、网球肘等[4]。

中医骨内科学研究的疾病,是以内因(内生六邪或七情内伤)和外因(外感六淫或暴力劳损)导致气血、脏腑、经络整体失调,进而形成的骨与骨相关系统局部失衡的内损性和外伤性疾病。其中,内损性骨与骨相关系统疾病的范畴,包括现代医学的退变性疾病(如颈椎病、腰椎间盘突出症、腰椎管狭窄症、骨关节炎、肩周炎等)、代谢性疾病(如骨质疏松症、佝偻病、骨软化症、肾性骨病等)、炎症性疾病(如类风湿关节炎、强直性脊柱炎、慢性骨髓炎、骨关节结核等)和非炎症性疾病(如无菌性股骨头坏死、周围神经炎、腱鞘炎、脂肪垫炎等)、肿瘤性疾病(如骨巨细胞瘤、骨肉瘤、尤文氏肉瘤、软骨肉瘤等)、发育性疾病(如青少年特发性脊柱侧弯、先天性髋关节发育不良、先天性肌性斜颈、重症肌无力等)。此类疾病以本虚标实为病机特点,临证应以非手术治疗为主。

外伤性骨与骨相关系统疾病的范畴,包括现代医学的骨折和关节脱位。此类疾病以因实致虚为病机特点,虽治疗上主要还是采取外科手段,但围手术期的内科治疗可以更好地治愈疾病。施杞教授带领的学科团队很早就进行了益气化瘀法治疗骨折的研究,发现益气化瘀方可以增加成纤维细胞、骨内膜成骨细胞的活力,促进断端修复组织中胶原合成的质量,加速骨折的愈合[5]。国内也有其他学者研究发现,丹参注射液能通过增加骨折愈合过程中 BMP-7、TGF-β1 及 bFGF 生长因子的表达,从而促进骨折的愈合[6]。

二、中医骨内科学理论体系

1. 八纲统领

骨内科疾病的辨证应坚持继承中医药的理论体系和历代医家的学术思想,在临床上凸显“十三科一理贯之”的思路,注重辨证论治、整体观、恒动论,并在临床中强调辨病和辨证结合,把疾病的防治和患者的治疗统一起来。在充分认识到患者整体的情况下,坚持八纲辨证。施杞教授认为,八纲辨证是各种辨证方法的总纲，是辨证、辨病、分析患者状态的纲领，需要在整体观和恒动论的理论指导下，运用“三看”（看清患者、看懂病情、看出门道）诊疗、“三点”（靶点、围靶点、整体证候特点）辨证方法，在临床上把理论和实践结合起来。

八纲辨证是分析疾病共性的重要辨证方法，是各种辨证方法的总纲。在诊治骨内科疾病时，需要在八纲辨证的指导下，以整体观和恒动论的观点，运用“三看”的诊疗思路，洞悉病因，精准辨证。在认识具体疾病的过程中应注重将病变的靶点、围靶点和整体证候特点相结合，这样对疾病的认识才会全面、准确，治疗更加精准，疗效更加突出。这些思路充分彰显了中医药学的特色和优势。

2. 气血为纲

《黄帝内经》论疾病发生之理是基于阴阳而归结到气血的骨伤科疾病亦关乎气血阴阳之变。对于因损伤而成的疾病，其辨证论治原则，虽然说内伤应注意经络（脉）、外伤当着重筋骨，然施杞教授认为其总不离乎气血。伤科的理论基础，主要建立在气血并重之上，不能专主血或专主气而有所偏颇。施杞教授认为，气血理论是中医学的基本理论，是辨证施治的重要理论基础之一，也是石氏伤科的精髓。施杞教授在发扬石氏伤科“以气为主，以血为先”学术思想的基础上，通过多年实践，形成了以气血为纲，以及在此基础上调和气血法治疗骨伤科疾病的重要原则。

3. 脏腑为本

脏腑是人体构成和生命活动的物质基础，气血源于脏腑，生命活动亦离不开脏腑。脏腑理论是中医学的一大特点，藏象理论是建立在脏腑基础之上，通过八纲辨证认识的人体疾病最终要落实在脏腑。

4. 筋骨并重

骨内科疾病的防治和筋、骨的生理病理密切相关，既有筋、骨本身的疾病，又有两者之间的互相联系。施杞教授认为，在治疗筋骨疾病的过程中，要注意筋骨的关系。筋络骨，骨连筋。筋病影响肢体活动，骨病则引起负重及支架功能障碍。筋骨相连，骨伤则筋损，伤筋易损骨。

肝主筋，人体之活动虽是筋之用，却关系于肝血的盛衰，只有肝血充盈，才能“淫气于筋”，使筋有所养，筋壮才能“束骨而利机关也”。肾主骨生髓。肾藏精，精生髓，髓养骨。肾精的充盈与否影响到骨的生长、发育、壮健及损伤的修复再生。筋骨的损伤必然累及气血，导致气滞血瘀或气虚血瘀，久病则危及肝肾精气。因此，筋骨损伤的治疗应筋骨并重，注意调和气血，补益肝肾，促进筋骨的修复。

5. 病证结合

施杞教授认为，辨治骨内科疾病可以用西医的理论明确疾病的病理基础，了解精准医学的临床表现，然后通过辨证来认识该病中医的发病规律，在此基础上运用中医药治疗。通过病证结合的辨证思路，可以探索规律，提高对疾病的认识和治疗效果。通过临床诊治的继承与创新，可以实现两次回归和双向转化。病证结合可以更好地把握疾病的基本矛盾变化，有利于从疾病的全局考虑其治疗方法。辨病，是对局部病理状况的辨识；辨证，是对全身状况与局部病况相参合的辨识。两者的结合，有利于对疾病的认识和治疗更加精确化，有利于更好地、有效地、个性化地治愈疾病。

骨内科疾病患者大多为老年人，往往症状较多、病情繁杂、病程较长。故在诊断此类疾病过程中，宜以四诊八纲为辨证依据，全面把握患者的虚实状态。通过辨证与辨病、辨型相结合，辨证与基础实验、现代诊查手段相结合，了解患者罹患疾病的状况，进行综合而准确的诊断。通过证病结合综合分析病因病机，进而确立施治理法。

6. 扶正祛邪

施杞教授认为，目前骨伤科疾病大多是由于创伤、感受外邪、劳损，并由人体自然退变、七情内伤等加速其病变而形成的全身或局部的生理与病理相交杂的一种退行性变化。究其病机，大多属于本虚标实之证。气血脏腑亏虚、筋骨失衡为本，经脉损伤闭阻、痰瘀互结为标。

扶正祛邪是治疗骨伤科疾病的大法，也是中医治疗疾病的特点，是基于整体观、辨证论治而形成的。多数骨内科疾病属本虚标实之证，荣卫不和、气血虚弱是内在原因，外邪侵袭是外在原因。治疗既要调和气血固本、补益脏腑以养人，又要祛风除湿、化痰通络以治病。从而标本兼顾，养人为主，兼以祛病。

7. 法宗调衡

脏腑气血失和、筋骨失衡是中医骨内科疾病发病的主要病机，临证时宜采用内调气血脏腑、恢复筋骨平衡的治疗原则。在这一总的原则指导下，可根据具体情况，采取中医药内治和手法、针灸、导引等外治方法，疏通经络、恢复筋骨平衡。

中医治疗模式主要是使用各种方法因势利导，将机体的各部调整修复到平衡、稳定、正常的生理状态，而非现代医学单纯祛除病因、完全恢复正常生理解剖的对抗性治疗。掌握生命活动的规律，围绕燮理阴阳进行内治以及针灸、手法和导引等外治，使阴阳平衡，乃是中医治病的关键所在。

8. 少阳为枢

《黄帝内经》中首先提出了"少阳主骨"的概念，但相较于"肾主骨"，该理论历来备受争议。施杞教授认为，"少阳主骨"理论对临证有一定的借鉴及指导意义，对中医内伤的整体辨证施治有推动作用，具体体现在治疗理念、治疗原则及治疗方法上，如"和法"和"衡法"等。但其背后隐含的中医辨证体系的丰厚理论和实践仍值得深入探究。

三、中医骨内科学的疾病治疗方法

骨内科疾病的治疗有别于骨外科疾病，是在中医理论指导下，依据八纲辨证、六经辨证、三焦辨证、卫气营血辨证、脏腑辨证等辨证方法确定证型，在整体论治、治病求本、医护结合等原则的指导下，采用内外兼治、针药并施、手法导引等方法，使得气血经络脏腑调和、筋骨平衡协调。

中药内服与外用相结合的治疗方法，是中医药具有优势的特色疗法，对于肢体损伤的治疗及康复较单一药物内服具有更为快捷、良好的疗效。"动静力失衡"及"经筋失衡"是筋骨失衡的重要原因，通过手法舒筋正骨，恢复脊柱、关节平衡，可疏通经络阻滞，最后达到舒筋理筋、调和气血、恢复平衡的目的。

导引在骨内科疾病的防治中发挥着积极的作用，其中的功法局部锻炼与全身锻炼可推动气血的流通、促进血液循环，具有活血化瘀、消肿止痛的效果。练功后机体血液运行通畅，筋骨得以濡养，则关节滑利、屈伸自如，还可以防止损伤后由于肌肉活动减少导致的废用性萎缩，防止关节粘连和减轻骨质疏松。伤病后全身气血虚损，脏腑不和，练功后可调整脏腑功能、促进气血充盈，进而有利于机体的康复。施杞教授长期倡导的预防、治疗、康复、养生、治未病"五位一体"的学术思想，正是中医骨内科疾病防治体系的具体体现。

四、建设和发展中医骨内科学的意义

1. 是学科发展的必然

骨科虽为外科体系中的重要专科，但还不够完善。一个完善的医学学科，总是随着社会的发展而演化，需要"内外并举、内外结合、协调发展"，这样才有利于对疾病的全面认识和综合防治。例如，神经科有神经内科和神经外科之分，心血管科有心血管内科和心血管外科之分，泌尿科有泌尿内科和泌尿外科之分。骨科应当也不例外，也应有骨外科和骨内科之分[7]。

目前，许多骨科医师习惯于单纯依赖手术治疗疾病，而对大多数不能或不适宜于手术的骨科伤病，尤其是社会老龄化带来的骨退变性疾病，则不够重视，也不甚了解。当今所谓的"骨科"，实际上只是"骨外科"。因此，作为一个完整的学科，有必要建立与"骨外科"相对应的"骨内科"。如今，临床医学分化和综合双向发展的趋势日益显著，为了提高骨科疾病的诊治水平，建立和发展骨内科学是非常必要的[8]。中医骨内科学的建设和发展，是中医骨伤学科发展的必然，不仅可提高骨伤疾病的内科治疗水平，也能促进其外科治疗水平的提高，从而提高疾病的整体防治水平。

2. 是克服骨科疾病唯手术治疗倾向的需要

目前的骨科医学实质上是骨外科学，最主要的治疗手段是手术。然而，属骨科领域的疾病达 200 余种，其中的70%属骨内科疾病范畴[2]。此类骨内科疾病绝大多数不需要或不适宜手术治疗。例如中老年人常患的骨质疏松症，仅靠手术并不能解决所有问题。另外，非手术治疗往往在许多方面优于手术治疗，像腰椎间盘突出症，骨外科一般认为其是腰椎间盘压迫神经所致，但手术治疗效果并不理想。大多研究表明，该病病因除神经受到压迫外，还有化学炎症刺激、免疫学和心理因素等病因，通过非手术治疗往往可以获得较理想的效果[7]。

3. 是适应新时期疾病谱变化和构建"五位一体"健康服务体系的需要

随着社会人口老龄化的加剧以及慢性劳损的增加，我国的疾病谱发生了根本性变化，慢性非传染性疾病已占据主导地位，慢性筋骨病也已成为影响人类健康及生活质量的重要因素，成为严重危害人类健康的重大、疑难疾病。这些疾病谱的变化，导致医学模式已由生物医学模式转变为生物—心理—社会医学模式。面对这些问题，以还原论为基础的现代医学逐渐在许多方面显得无能为力，而以整体观为基础的中医学越来越显示出其独特优势。

中医骨内科学建立的指导思想，是运用整体观和平衡观以及辨证论治等基本理论，采用以内科为主的综合治疗方案。因此，建设和发展中医骨内科学，可以更好地适应新时期疾病谱变化的需求，进一步推进预防、治疗、康复、养生、治未病"五位一体"的健康服务体系的建设。

4. 是社会人口老龄化的需求

随着社会进步和科学技术的发展，人类平均寿命不断提高，社会人口老龄化已成为世界性趋势。老年骨内科疾病是骨内科研究和治疗的重点。随着我国老龄化趋势日益明显，老年骨内科疾病逐渐增多，尤其是骨退行性疾病的增多，加上此类疾病发病机理复杂，所以靠外科手段不能解决所有问题，需要依靠内科手段进行有效防治[9]。传统中医治疗手段，包括中药内治、外治以及手法、针灸、针刀、功法习练等，对防治此类骨内科疾病具有独特的优势。因此，建设和发展中医骨内科学，是当今社会老龄化趋势日益加剧的需要。

5. 是针对非传染性慢性病防治体系建设的需求

现代医学攻克重大慢性、复杂性、非传染性疾病的进展迄今仍很缓慢，凸显以还原论为基本思想的研究思路存在严重的不适应。其单纯从某一种疾病入手的治疗方法，忽视了人体的整体性。对于肿瘤等因素导致的慢性复杂疾病，体内存在着错综复杂的调控网络，现代医学针对单一靶点的思路已难以适应。在此情况下，中医的整体性、多靶点、多层次的作用和调节，对慢性复杂疾病的认识与研究越来越显示出重要而独特的价值。针对慢性筋骨病，找寻内在致病规律，运用传统中医内治的方法和手段整体调治，可以起到更好的预防、治疗及康复的作用。因此，建设和发展中医骨内科学，可以更好地促进我国非传染性慢性病防治体系的建设。

6. 是中医药特色和优势充分发挥的基石

中医药学历史悠久，源远流长，具有丰富的学术内容和卓著的医疗成就，对中华民族的繁衍昌盛和世界医学的发展产生了深远影响。在骨伤疾病的治疗中，中医药极具特色的中药内服和外治等治疗方法占有重要的地位，目前在临床上也广泛应用。通过创立中医骨内科学，可以更好地发挥中医药的特色和优势，更好地体现中医理论体系，是实现中医梦的必然。

施杞论治腰椎间盘突出症的经验

莫　文　李晓锋　叶　洁　笪巍伟　施　杞

腰椎间盘突出症(lumbar intervertebral disc herniation，LDH)系指腰椎间盘的纤维环退变或外伤发生裂隙，在外力的作用下，髓核组织向后方或后外方突出，刺激或压迫神经根或马尾神经，引起的以腰痛及下肢坐骨神经放射痛为特征的腰腿痛疾患[1]。目前该病的发病率和致残率高、危害性大，广泛影响着人们的生活。施杞教授临证50余年，对于慢性筋骨病的诊治形成了独特的学术思想体系[2-4]，尤其对腰椎间盘突出症的治疗积累了丰富的经验，临床疗效显著，现介绍如下。

一、病因病机

腰椎间盘突出症是现代医学诊断病名，在中医学中并无此病名。中医根据其主要的临床表现，将其归属于“腰背痛”“腰痛”“痹证”等范畴。中医学认为，气血、经络与脏腑功能的失调和腰痛的发生有着密切的关系。腰为肾之府，故本病与肾的关系最为密切。施杞教授指出其发病机制多虚实相兼，风寒湿热及闪挫劳损为外因，肝肾亏虚为内因。内外因素综合影响，致腰部经脉气血阻滞、筋脉失养而致腰痛。

1. 气滞血瘀

《素问·宣明五气》曰：“五劳所伤，久视伤血、久卧伤气、久坐伤肉、久立伤骨、久行伤筋。”长期劳损或外伤直接损伤筋骨，血瘀气滞不通，经脉痹阻，不通则痛，形成本病。另外，气为血之帅，气行则血行，老年人年老体弱，筋骨懈惰，气血不足，无力推动血液于脉管内正常运行，气滞则血瘀，瘀血内生，痹阻经脉，亦可形成此病。

2. 外邪六淫侵袭

久居湿冷之地，或冒雨涉水，或身劳汗出当风，致风寒湿邪侵入。《素问·痹论》曰：“风寒湿三气杂至，合而为痹。”寒性凝滞，湿性重着，致经脉痹阻，气血运行不畅，使腰部肌肉、筋骨发生酸痛、麻木、重着、活动不利而引发腰痛。此外，寒湿之邪滞留于经络关节，久则郁而化热，而成湿热。

3. 跌扑闪挫及劳损、强力负重或体位不正

腰部用力不当或者反复多次的腰部慢性劳损，损伤筋骨及经脉气血，致气血阻滞不通、瘀血内停于腰部而发病。

4. 肝肾亏虚

肝藏血主筋，储藏和调节血液运行，濡润筋脉；肾藏精主骨，肾精充实则骨骼强健。中老年人，肝肾亏虚，肝血不足，筋失濡养，不能维持骨节之张弛，关节失滑利；肾精不足，不能充实骨髓，则髓减骨枯。素体

基金项目：上海市中医药事业发展三年行动计划项目(ZY3－LCPT－1－1003)；上海市促进市级医院临床技能与临床创新能力三年行动计划项目(16CR3074B)；上海市浦东新区名中医及名中医工作室建设项目(PDZYXK－3－2014018)。

禀赋虚弱，加之劳累太过，或年老体弱，致肾气虚损，肾精亏耗，久之肝血不足、筋骨无以濡养而发为腰痛。

施杞教授认为腰椎间盘突出症其病变核心为盘源性退变，同时总结分析出椎间盘退变初、中、晚三期的变化规律。初期（3~5个月）气血失和，气血痹阻，以软骨终板钙化、微循环障碍为病理改变；中期（5~7个月）气虚血瘀，络脉瘀阻，以炎症因子释放、细胞外基质降解为病理改变；晚期（7~9个月）气虚血瘀，肾精亏虚，以细胞信号紊乱、细胞凋亡为病理改变。除了椎间盘退变、突出，还存在着炎症因素[5-7]。

二、辨证施治

施杞教授指出，腰椎间盘突出症的临床症状多以腰痛及下肢疼痛、麻木、牵掣为主；体征以直腿抬高试验及加强试验阳性，足趾背伸、跖屈肌力减弱，小腿足背外侧皮肤感觉异常等为主。施杞教授认为该病按病程发展可以分为初期、中期、晚期，提倡分三期论治。初期以疼痛、麻木为主；中期疼痛、麻木缓解未尽；后期疼痛缓解，仍感局部酸胀不适，病情多虚实夹杂。

1. 初期

（1）血瘀型

腰腿疼痛如针刺，疼痛麻木有明确的定位，白天较轻，夜晚加重；腰部板硬，下肢牵掣，腰部活动受限；舌质紫黯或有瘀斑，脉多弦紧。

辨证：气滞血瘀，不通则痛。

治法：行气活血，疏通经络。

处方：疼痛明显者，以筋痹方（生黄芪15 g，当归9 g，生白芍15 g，川芎12 g，生地黄9 g，柴胡9 g，乳香9 g，羌活12 g，秦艽12 g，制香附12 g，川牛膝12 g，广地龙9 g，炙甘草6 g）合三藤饮（青风藤、络石藤、鸡血藤）加减；麻木为主者，以筋痹方合三虫饮（全蝎、蜈蚣、土鳖虫）加减。

（2）湿热型

腰部疼痛、作胀，下肢无力；疼痛处伴有热感，遇热天或雨天加重，口渴；小便色黄，量少而频；舌苔黄腻，舌质偏红，脉弦数。

辨证：湿热下注，经脉失畅。

治法：清热利湿，疏经通络。

处方：热痹方（黄芪15 g，柴胡9 g，当归9 g，苦参9 g，党参12 g，苍术9 g，防风12 g，羌活12 g，知母9 g，茵陈12 g，黄芩9 g，秦艽9 g，露蜂房9 g，大枣12 g，炙甘草6 g）合牛膝、生薏苡仁加减。其中牛膝可以引经下行，生薏苡仁不仅具有祛湿功效，还有抑制炎症因子的作用。

2. 中期

中期多见气虚血瘀证。腰膝疼痛，痿软，肢节屈伸不利，或麻木不仁；舌质淡黯、苔薄白腻，脉沉细。

辨证：痹证日久，肝肾两虚，气虚血瘀。

治法：益气化瘀，祛湿通痹。

处方：以疼痛为主者，予调身通痹方（炙黄芪15 g，党参12 g，当归9 g，白芍12 g，川芎12 g，熟地黄12 g，柴胡9 g，独活12 g，桑寄生12 g，秦艽12 g，防风12 g，桂枝12 g，茯苓12 g，杜仲12 g，川牛膝12 g，炙甘草6 g）合三藤饮加减；以麻木为主者，予调身通痹汤合三虫饮加减。

3. 晚期

（1）肝肾亏虚型

腰部酸痛，腿膝乏力，劳累后明显，平躺休息后则减轻。偏阳虚者，面色苍白，手足不温，精神疲惫，腰腿发凉，或有阳痿、早泄，妇女带下清稀；舌质淡，脉细。偏阴虚者，咽干口渴，面色潮红，倦怠乏力，心烦失眠，多梦或有遗精，妇女带下色黄味臭；舌红、少苔，脉弦细数。

辨证：肝肾不足，经脉失养。

治法：补益肝肾。偏阳虚者，宜温补肝肾、充养精髓；偏阴虚者，宜滋阴补肾、柔肝益精。

处方：偏阳虚者，可用温肾通痹方（炙黄芪 12 g，党参 12 g，当归 9 g，白芍 12 g，川芎 12 g，熟地黄 12 g，柴胡 9 g，山茱萸 12 g，怀山药 18 g，枸杞子 12 g，鹿角片 9 g，菟丝子 12 g，熟附片 9 g，肉桂 6 g，杜仲 12 g）加减；偏阴虚者，可用益肾通痹汤（炙黄芪 12 g，党参 12 g，当归 9 g，白芍 12 g，川芎 12 g，熟地黄 12 g，柴胡 9 g，山茱萸 12 g，怀山药 18 g，枸杞子 12 g，川牛膝 12 g，炙龟甲 9 g，鹿角片 12 g，菟丝子 12 g）加减。

（2）气血不足型

腰腿酸软无力，劳累后加重，休息后减轻；面色萎黄，头晕目眩，神疲乏力，食欲不振，睡眠不佳；舌质淡、苔薄白，脉沉细无力。

辨证：气血亏虚，经脉失养。

治法：益气和营，活血通痹。

处方：人参养荣汤加减。

（3）寒湿痹阻型

腰腿冷痛，寒凝酸楚，下肢发凉，腰部沉重，转侧不利，受寒及阴雨天加重；舌苔薄白或腻，舌质淡，脉沉紧或濡缓。

辨证：寒湿痹阻，经脉不畅。

治法：温经散寒，祛湿通络。

处方：寒痹方（生黄芪 15 g，党参 12 g，当归 9 g，白芍 12 g，川芎 12 g，柴胡 9 g，熟地黄 30 g，鹿角片 9 g，肉桂 3 g，炮姜 6 g，生麻黄 6 g，白芥子 9 g，砂仁 3 g，炙甘草 6 g，牛蒡子 9 g，白僵蚕 6 g）加减。

对腰椎间盘突出症的治疗主要是综合治疗，除中药内服外，还可外敷中药，配合针灸、推拿、牵引、理疗、静脉用药、骶封等方法。应注意急性期患者应严格卧床 3 周。按摩推拿前后亦应卧床休息，推拿后一般绝对卧床，使损伤组织修复。症状基本消失后，可在腰托保护下起床活动。疼痛减轻后，应开始锻炼腰背肌，以巩固疗效。一般经严格正规的非手术综合治疗 3~6 个月无效者，可考虑手术治疗。对于临床症状较重，处于急性炎症期的患者，可在正规的非手术疗法基础上，配合黄芪、红花注射液等静脉用药以活血化瘀，或甘露醇、地塞米松等脱水肿、消除炎症刺激，以尽快缓解疼痛症状。

三、临证经验

1. 运用立体思维分析

腰椎间盘突出症是物理性压迫、化学炎症刺激、免疫反应的综合病理表现，因此，其临床症状程度往往与髓核突出大小不成正比，有些患者影像学提示髓核突出巨大，而临床症状轻微；有些患者影像学提示髓核轻微膨出，但临床症状明显。

施杞教授指出，对于此病的诊断、治疗，应运用立体思维分析，辨病与辨证相结合，掌握椎间盘退变的三期变化规律，抓住腰椎间盘突出症的核心病理机制，不能孤立地只看影像学表现。如此，才能在处方用药时得心应手。

2. 需重视与腰椎结核、强直性脊柱炎的鉴别诊断

腰椎结核不仅表现为腰痛或坐骨神经痛，通常还伴有全身症状及午后低热、乏力盗汗、腰部强直，下腹部可触及冷脓肿，血沉增快。X 线片或 CT 检查显示椎间隙模糊、变窄，椎体有不同程度的骨质破坏。

强直性脊柱炎多始于青少年，男性多见，起病缓慢。病变多始发于骶髂关节，除腰痛外，可伴有背胸部、颈部僵硬痛，病变部位长时间休息后僵硬感，活动后减轻或消失。X 线片早期可见骶髂关节及腰椎小关节模糊，后期脊柱呈竹节样改变。可通过检测血沉、C 反应蛋白、类风湿三项、抗 O、HLA－B27 明确诊断。

3. 全程治疗与阶梯治疗

椎间盘退变是造成腰突症的病理因素，化学炎症性刺激与机械性压迫是引起病理性疼痛的主要原因。由于腰椎间盘突出症是椎间盘退变逐步进展、症状逐步加重的过程，不同阶段主导症状的因素不同，因此全程治疗与阶梯治疗是椎间盘退变性疾患的治疗策略。应根据病情所处的阶段,采取相应的最合适的治疗方案。不仅要考虑技术的先进性,更要根据患者个体情况采取适当治疗。越是高级阶梯的治疗创伤越大,对机体自然解剖状态的干预越大;每一高级阶梯的治疗可作为相对低级阶梯治疗的补救措施。

尽管施杞教授治疗腰椎间盘突出症时推崇系统正规的非手术方法,但并不排斥现代医学的手术治疗。认为应严格按照手术指征,能保守治疗尽量保守治疗。而且推崇阶梯疗法,即从保守治疗依次到微创、常规减压手术、非融合固定,最后到融合固定的治疗阶梯。对个例而言,必须考虑愈后、创伤、风险、花费及患者意愿的平衡。

4. 耳穴治疗

门诊中常有患者在就诊时腰部疼痛明显,转侧活动受限,两侧骶棘肌痉挛。施杞教授首先予耳穴治疗,用食指及拇指指腹按压、牵拉双侧对耳轮的上部,可适当进行捻按,每次按压 30 s,以患者感觉疼痛但能忍受且耳轮出现胀热感为宜。该法具有疏通经气、缓解腰骶部疼痛及肌肉痉挛,改善腰骶部活动等功能[8]。

5. 整腰三步九法

施杞教授在“痹证学说”和“经筋失衡学说”的理论指导下,融汇石氏伤科与王氏武术伤科的特长,结合临床经验和实验研究,创立了“整腰三步九法”。第一步理筋手法,以点法、揉法和法为主;第二步整骨平衡法,以拔伸法、屈腰法及斜扳法为主;第三步通络平衡法,以点法、抖法和拍法为主。

“整腰三步九法”可改善局部组织血液循环,提高局部组织痛阈,放松紧张和痉挛的肌肉,促进损伤组织修复和血肿、水肿吸收,消除创伤性无菌炎症而松解粘连。所以,手法能直接放松肌肉而解除肌肉紧张、痉挛,进而起到舒筋活血、化瘀通络的作用[9]。

6. 施氏十二字养生功

施杞教授在诸法治疗的同时,尤重配合患者的自主功能锻炼。“施氏十二字养生功”是由施杞教授积数十年临床经验和科研成果,继承伤科大家石筱山、石幼山治伤心得,以及武术伤科大师王子平的武术精华而创编的一套养生保健功法。此功法通过“洗、梳、揉、搓、松、按、转、磨、蹲、摩、吐、调”等十二势(简称“十二字”),以内调气血脏腑、外强筋骨,扶正祛邪。

十二字养生功能起调节局部及全身肌力平衡、改善血液循环、消除小关节炎症,以及增进食欲、调节患者心情等作用。可作为防治腰椎间盘突出症的日常锻炼方法,以益于祛除疾病、延年益寿[10]。

7. 骶管封闭治疗

骶管封闭是一种快速、有效的治疗方法。对于症状明显的患者,可配合此法治疗。施杞教授指出,为保证安全性,应常规手术室完成骶封疗法。患者取俯卧位,下腹部稍垫高,先摸清骶裂孔的位置,然后消毒、铺手术巾。以 1%利多卡因行局部浸润麻醉,用硬膜外穿刺针穿刺,在穿破骶裂孔的韧带进入骶管时有阻力消失的感觉,然后将硬膜外导管通过针管内腔缓缓插入,送入腰骶部硬膜外腔。一般插入 10~15 cm 已足够,回抽无血性液体并可观察到导管尾端有搏动证实插管到位,即可缓慢注入配置好的合剂(2%利多卡因 5 mL+0.9% NaCl 溶液 35~45 mL+确炎舒松 20 mg 或复方倍他米松注射液 1 mL,共 35~50 mL)。要求分 3~4 次间隔缓慢注入,并密切注意患者的反应;注射完观察 5 min,无特殊不适后即可进行手法治疗[11]。

在骶封结束后再配合四步松解手法,即拔伸下压法、侧卧斜扳法、直腿抬高和髋膝屈伸法、悬空抖腰法。

施杞教授认为,对于腰椎间盘突出症的防治应具有防、治、养一体化的理念。须从整体观念这一“治未病”思想的理论基础出发,根据辨证结果,积极进行治未病。防、治、养一体,以及内外兼治、动静结合、终身护养为防治该病的重要原则。

四、验案举隅

陈某,男,66 岁。初诊日期:2014 年 3 月 27 日。

主诉：反复腰腿痛 5 年，加重 1 个月。

现病史：5 年前无明显外伤下出现腰部疼痛，后逐渐放射至双下肢。近 1 个月症状加重，行走困难。寐纳可，二便调。体检：L_4、L_5棘突及棘旁 1.5 cm 压痛，放射痛（+）。左直腿抬高 60°，加强试验（+），右>80°。左下肢萎缩。舌质淡、苔腻，脉弦滑。检查：腰椎 MRI 示：L_4、L_5椎间盘突出。

西医诊断：腰椎间盘突出症；中医诊断：腰痹病（气虚血瘀）；治法：益气化瘀，利湿通络。予筋痹方加减。

处方：炙黄芪 9 g，潞党参 12 g，全当归 9 g，炒白芍 12 g，大川芎 12 g，生地黄 9 g，软柴胡 9 g，京三棱 12 g，杜红花 9 g，炙乳香 9 g，五灵脂 12 g，左秦艽 9 g，制香附 12 g，川牛膝 12 g，广地龙 9 g，青风藤 12 g，藿香 12 g，佩兰 12 g，姜半夏 9 g，野菊花 12 g，炙甘草 6 g。14 剂。每日 1 剂，水煎，分两次服用。嘱药渣热敷患部。同时予麝香保心丸口服。

二诊（4 月 10 日）：下肢行走情况较前好转，遇天气异常症状变化不明显。舌淡、苔厚腻，脉涩。治予益气化瘀、化痰通络。原方去京三棱，加广陈皮 12 g、厚朴 9 g、枳实 9 g、黄芩 6 g。14 剂。

三诊（4 月 24 日）：双下肢有力，行走较前稳。舌淡、苔薄，脉弦。原方 14 剂。并予蝎蜈胶囊口服。

按：本案患者病程长，已出现下肢肌肉萎缩，理当手术。但患者因各种因素影响，坚决要求非手术治疗。

施师认为，从中医学角度分析，其为久病耗气，久病成瘀。气虚则推动无力。一则血行不畅，瘀阻经络，血不能荣，筋失所养，故见疼痛、肌肉萎缩；二则气机不化，痰湿内生，痹阻经络，加重病情。苔腻、脉弦滑乃痰湿阻滞之象。施师以局部外敷配合中药内服整体调治，并结合练功方法促进其肢体功能康复及气血畅行。内服方以施氏筋痹方为基本方益气活血通络，减活血化瘀之桃仁，改用三棱增强破血行气以止痛；加青风藤增强祛风通络之力；姜半夏、藿香、佩兰燥湿清热；因久瘀易化火，故以野菊花清热解毒。二诊时症状改善，故去京三棱。但苔厚腻未化，考虑到暑湿之邪内侵，气机不化，故加陈皮、枳实、厚朴加强理气化痰功效，黄芩清肺热助化痰。三诊时诸症得减，原方再进以维持疗效。虑久痹难愈，予中成药蝎蜈胶囊加强搜风通络。全程治疗以通为用，益气扶正，活血化瘀，清除兼邪。

施杞运用中医药治疗颈椎病的经验

莫　文　王拥军　吴　弢　李晓锋　叶　洁　施　杞

颈椎病是指始于单个或多个颈椎间盘退行性变及其继发性椎间结构退变，刺激或压迫脊髓、神经、血管等，而表现出一系列相应症状和体征的综合征。我国颈椎病的平均患病率约为7.3%～13.7%[1]。50岁以上人群颈椎病的发病率为25%，60～70岁时发病率升高至50%，而70岁以上的发病率几乎升至100%[2]。

施杞教授认为，"动力失衡为先，静力失衡为主"是颈椎病发病的力学基础，倡导"从痹论治""恢复筋骨平衡"等治疗原则，创立了"三步九法整脊平衡手法"及"调和气血十二字导引养生功"。提出咽喉部急慢性感染是颈椎病的致病因素，创建了颈椎病研究的系列动物模型，开发了临床中广泛应用的治疗神经根型颈椎病的新药芪麝丸。施杞教授对于颈椎病的临床与基础研究成果丰硕，现将其诊治颈椎病的临床经验介绍如下，以飨同道。

一、病因病机

施杞教授认为，颈椎病属于慢性筋骨疾病，属于中医"痹证"范畴[3-4]。《素问・痹论》曰："风寒湿三气杂至，合而为痹也。其风气盛者为行痹，寒气盛者为痛痹，湿气盛者为著痹。"施杞教授临证尤重脏腑气血在颈椎病发生、发展中的变化，强调内伤与外损并重，认为颈椎病总属本虚标实，其中肝脾肾亏虚为本，风寒湿邪外袭、痰湿内蕴、痹阻气血为标。他指出"肝主筋""肾主骨""脾主气血"，不论内因、外因或不内外因，均可导致脏腑气血亏虚，使"筋骨失其所养"，六淫外邪乘虚而入，盘踞经隧，进而闭阻气血，留滞于内而发病[5]。

施杞教授认为，脊柱与关节的稳定性由两部分维系。一是内源性稳定，包括骨、椎体及附件、椎间盘，维持静力系统平衡；二是外源性稳定，主要是附着于骨骼的肌肉和韧带，维持动力系统平衡[6]。自然退变、急慢性损伤、感受风寒、咽部及颈部炎症等因素引起的内外动静力平衡失调，可导致椎间盘变性（髓核脱水、纤维环变性、软骨板变性变薄）、椎体骨刺形成、关节突及其他附件的改变、血液循环改变等。根据不同的临床症状和体征，颈椎病可分为颈型、神经根型、椎动脉型、脊髓型、交感神经型，其中神经根型占65%～70%、脊髓型颈椎病约占5%[7]。

二、辨证施治

施杞教授临证辨治颈椎病，提倡按病分型，辨病、辨证、辨型相结合，治疗时以缓解筋肉痉挛、消除局部

基金项目： 上海市中医药事业发展三年行动计划项目（ZY3－LCPT－1－1003）；上海市促进市级医院临床技能与临床创新能力三年行动计划项目（16CR3074B）；上海市浦东新区名中医及名中医工作室建设项目（PDZYXK－3－2014018）。

炎症因素、改善组织微循环、增加营养供应及恢复动静力平衡为目的,以看清病人、看懂病情、看出门道为指导,以扶正祛邪、补益肝脾肾、调和气血为治法[8]。

1. 颈型颈椎病

颈型颈椎病以颈枕部肌肉痉挛疼痛、活动受限为主要表现,多因姿势不当、感受风寒所致,有反复发作的落枕史,预后良好,症状消失快。

(1) 风寒痹阻型

颈项部疼痛、板滞,肌肉痉挛甚至僵硬,转颈困难,或伴有颈椎病的其他表现。

辨证:风寒阻络,营卫失和。

治法:解肌发表,生津舒经。

处方:以颈痹方(生黄芪 15 g,川芎 12 g,柴胡 9 g,桂枝 12 g,生白芍 15 g,粉葛根 15 g,生地黄 9 g,大枣 9 g,生姜 6 g,炙甘草 6 g)加减。

(2) 湿热蕴结型

颈项酸楚疼痛,头身困重,咽喉肿痛,口干黏腻,痰多,小便短赤;舌苔黄腻,脉滑数。

辨证:湿热内蕴,痰瘀化火。

治法:益气和营,养阴清咽。

处方:以和营清咽汤(生黄芪 15 g,桂枝 9 g,赤芍 12 g,白芍 12 g,川芎 12 g,当归 9 g,玄参 12 g,板蓝根 15 g,葛根 15 g,羌活 12 g,生甘草 6 g)加减。

2. 神经根型颈椎病

神经根型颈椎病除颈肩部疼痛外,多伴有上肢或手指的酸胀、麻木、疼痛感,因椎间盘的退变压迫神经根所致。

(1) 早期

以疼痛麻木为主,多见血瘀型和湿热型。

1) 瘀血痹阻型。颈项肩臂疼痛麻木,以痛为主,多有受风寒史,往往久治不愈,疼痛难忍,夜间尤甚;舌紫、苔白腻,脉弦紧。

辨证:气血痹阻,经络不遂。

治法:祛瘀通络,蠲痹止痛。

处方:疼痛为主者,以筋痹方(生黄芪 15 g,当归 9 g,生白芍 15 g,川芎 12 g,生地黄 9 g,柴胡 9 g,乳香 9 g,羌活 12 g,秦艽 12 g,制香附 12 g,川牛膝 12 g,广地龙 9 g,炙甘草 6 g)合三藤饮(青风藤、络石藤、鸡血藤)加减;麻木为主者,以筋痹方合三虫饮(全蝎、蜈蚣、土鳖虫)加减。

2) 湿热内蕴型。颈肩疼痛,上肢麻木,咽喉肿痛,口干黏腻,痰多,小便短赤;舌苔黄腻,脉滑数。

辨证:湿热内蕴,痰瘀化火。

治法:以咽喉肿痛为主者,治以益气和营、养阴清咽;以湿热为主者,治以清热利湿、活血通络。

处方:前者以和营清咽汤加减;后者以热痹方(黄芪 15 g,柴胡 9 g,当归 9 g,苦参 9 g,党参 12 g,苍术 9 g,防风 12 g,羌活 12 g,知母 9 g,茵陈 12 g,黄芩 9 g,秦艽 9 g,露蜂房 9 g,大枣 12 g,炙甘草 6 g)加减。

(2) 缓解期

颈肩部疼痛、麻木症状缓解,但病程持续较长,多见痰湿僵凝,辨证为痰湿凝结型。颈肩疼痛、四肢重着麻木,甚则拘挛刺痛;舌紫、苔腻,脉细弦。

辨证:气滞血瘀,痰瘀互结。

治法:理气活血,逐瘀化痰。

处方:偏热者,以牛蒡子汤合三虫饮加减;偏寒者,以麻桂温经汤合圣愈汤加减。

(3) 后期

病势缠绵未愈,多见气血、肝肾不足,辨证为虚实夹杂型。颈痛麻木,掣引肢臂,患肢乏力,上肢或手掌部肌肉萎缩;舌暗、苔薄白,脉沉细。

辨证: 肝(脾)肾亏虚,气血不和。

治法: 调和气血,补益肝(脾)肾。

处方: 以调身通痹汤(炙黄芪 15 g,党参 12 g,当归 9 g,白芍 12 g,川芎 12 g,熟地黄 12 g,柴胡 9 g,独活 12 g,桑寄生 12 g,秦艽 12 g,防风 12 g,桂枝 12 g,茯苓 12 g,杜仲 12 g,川牛膝 12 g,炙甘草 6 g)加减;若出现肌肉萎缩,则予地黄饮子合黄芪、当归、柴胡、生薏苡仁等,阴阳双补。

3. 脊髓型颈椎病

以慢性、进行性的四肢感觉及运动功能障碍为主要表现,多先出现下肢症状,如脚踩棉花感、行走不利、步履不稳等。上肢可出现精细运动功能障碍及麻木、疼痛、烧灼感等,严重者可出现高位截瘫。多由椎体后缘骨赘、韧带肥厚或钙化、椎间盘压迫等,导致颈椎管狭窄压迫脊髓引起。施杞教授认为脊髓型颈椎病可从痉、痿论治[9],对于轻中度的脊髓型颈椎病患者,可以进行以内服中药为主的非手术治疗,有一定的远期疗效[10]。

(1) 痉证期

可见下肢筋脉拘急,肌张力增高,行动不利,步履不稳,脚踩棉花感,容易摔跌,颈项僵硬,转侧不利,四肢麻木,胸胁裹束感。查体可见病理征,如霍夫曼征、巴宾斯基征、查多克征、奥本海姆征、戈登征阳性。

气滞瘀阻型除上述症状外,还伴有局部刺痛;舌紫黯、苔薄白,脉弦细。

辨证: 气滞血瘀,经脉痹阻。

治法: 理气活血,化瘀通络。

处方: 以筋痹方加减。若症状较重,伴有大便秘结等腑气不通见症者,可以大承气汤加减,以疏通腑气;病情较轻者,可用痉痹方(生黄芪 15 g,当归 9 g,白芍 15 g,川芎 12 g,生地黄 12 g,制大黄 12 g,柴胡 9 g,红花 9 g,桃仁 9 g,天花粉 12 g,土鳖虫 9 g,炙甘草 6 g)加减。胸胁裹束感及刺痛明显者,可用葶苈大枣泻肺汤或甘遂饮或膈下逐瘀汤;伴腹部裹束感者,用少腹逐瘀汤。

(2) 痿证期

颈项腰膝酸软,四肢不举,筋脉弛缓,肌肉萎缩,下肢萎废,肌力、肌张力下降明显,部分患者阳痿遗精,小便滴沥不尽,头重欲睡或泛恶胸闷;舌淡体胖、苔薄腻或腻,脉细滑。

辨证: 肾精亏虚,痰滞于内。

治法: 补益肾精,化痰清上。

处方: 以痿痹方(炙黄芪 15 g,党参 12 g,当归 9 g,白术 12 g,川芎 12 g,柴胡 9 g,熟地黄 12 g,山茱萸 12 g,巴戟天 12 g,肉苁蓉 12 g,附子 9 g,鹿茸 6 g,五味子 9 g,麦冬 12 g,石菖蒲 12 g,茯苓 15 g,鸡血藤 15 g)加减。伴有骨质疏松,或肾阴虚症状明显者,配合左归丸,加淫羊藿、肥知母。

4. 椎动脉型(脑型)颈椎病

以眩晕、头痛、恶心等为主要表现,多由于颈钩椎关节增生、椎间盘病变等刺激、压迫椎动脉,导致椎动脉的畸形、迂曲或痉挛,阻碍脑部血液供应,当体位改变时,可诱发或加重症状[11]。

(1) 气血瘀阻型

眩晕、头痛,颈部血管 B 超检查可见斑块存在,或伴有颈肩部疼痛不适;舌紫、苔薄白,脉细弦。

辨证: 气滞血瘀,经脉痹阻。

治法: 活血化瘀,理气通络。

处方: 以血府逐瘀汤合圣愈汤加减。

(2) 肝阳上亢型

眩晕耳鸣、头目胀痛、口苦、失眠多梦,遇烦劳郁怒而加重,甚则仆倒;颜面潮红,急躁易怒,肢麻震颤;舌红、苔黄,脉弦或数。

辨证: 阴不制阳,肝风内动。

治法：平肝潜阳，活血通络。

处方：以脉痹方(炙黄芪 12 g，川芎 12 g，柴胡 9 g，天麻 12 g，钩藤 12 g，石决明 30 g，山栀 9 g，黄芩 9 g，益母草 15 g，夜交藤 18 g，川牛膝 12 g，秦艽 12 g，羌活 12 g)合三藤饮加减，加秦艽、羌活祛风除湿。

(3) 痰湿中阻型

眩晕、恶心，泛泛欲呕，胸脘痞闷，头重如蒙，四肢乏力，胃纳不佳；舌苔白厚腻，脉濡滑。

辨证：脾失健运，痰浊中阻。

治法：健脾燥湿，熄风化痰。

处方：以半夏白术天麻汤合圣愈汤加减，加青风藤、秦艽、羌活祛风通络除湿，黄芪、当归、柴胡行气活血。

(4) 胆热内扰型

眩晕心悸，虚烦不眠，痰多泛恶呃逆，颈项酸楚不舒；舌苔薄黄腻，脉细滑。

辨证：胆虚痰热，湿热内扰。

治法：清胆化痰，理气和胃。

处方：以温胆汤合圣愈汤加减。

(5) 气血亏虚型

颈项疼痛，酸楚缠绵，头晕目眩，面色白或不华，心悸气短，倦怠神疲，纳呆食少便溏，肌肤蠕动，肢体麻木；舌淡红，脉沉细。常伴有血压偏低。

辨证：气血亏虚，中气不固。

治法：益气养血，升提清阳。

处方：以益气聪明汤合圣愈汤加减。

5. 交感神经型颈椎病

不同患者症状差异较大，可表现为头晕头痛、五官症状(眼胀、流泪、眼干涩等)、周围血管症状(肢体发凉、心律异常等)、血压异常及出汗障碍(少汗、多汗或局部出汗等)。施杞教授提出从六经辨治颈椎病的观点[12]，而在交感型颈椎病的辨证中多从少阳经及三阴经进行论治。

(1) 少阳经证

口苦咽干，目眩，胸胁苦满，默默不欲饮食，心烦喜呕。

治法：和解少阳。

处方：以小柴胡汤合圣愈汤加减。

(2) 太阴经证

头晕耳鸣、肢体麻木、手足皮温下降、畏寒、自汗、泄泻，甚者耳底疼痛、失聪、视物模糊，重者近似于失明；或血压偏低，神疲乏力，少言懒动，颈项疼痛；舌红、苔薄，脉沉缓而弱。

治法：温阳散寒，补气健脾。

处方：以补中益气汤加减。

(3) 少阴经证

太阴经证进一步传变，可以发展为少阴经证，病位在心肾，临床分为从阴寒化、从阳热化两类证候。

1) 少阴寒化证。颈项板滞、疼痛，牵掣胸背疼痛，胸闷气短，肢体沉重，四肢发冷，下利清谷，心率变慢或心律不齐；舌紫、苔白或白腻，脉沉弦或紧。

治法：温阳散结。

处方：以附子汤合瓜蒌薤白白酒汤加减。

2) 少阴热化证。颈项头痛，眩晕，耳鸣目涩，心烦不得眠，口燥咽干，胸满，小便不利；舌尖红、少苔，脉细数。

治法：滋阴清热，理气化痰，清胆和胃。

处方：以猪苓汤合温胆汤加减。

(4) 厥阴经证

口干欲饮，气上撞心，心中疼热，下肢厥寒；或半侧颜面有发热感，伴汗出异常。

治法：温经散寒，养血通脉。

处方：以当归四逆汤加减。

三、临诊经验

施杞教授认为，颈椎病的治疗应以非手术疗法为主，手法、牵引、理疗、封闭、颈托、穴位注射、中药内服等方法对颈型、神经根型、交感型和椎动脉型的疗效较好，对脊髓型颈椎病早期也可以采用非手术疗法，保守治疗无效时可考虑手术治疗。施杞教授在颈椎病的临证时，主张病证结合，看人与看病相结合，内损与外伤俱治，治法上则推崇调摄气血、重视肝脾肾、心身同治。

1. 神经根型颈椎病临诊经验

早期多为痹证，表现为颈部僵硬，颈肩部及上肢疼痛、麻木等；后期多为痿证，表现为颈项酸楚，手指发木，上肢或手掌部肌肉萎缩，精细动作变差。其特点多由早期痹证转化为后期痿证。

2. 椎动脉型颈椎病临证经验

此类患者一侧椎动脉多发育不良或代偿性失调，同时，老年人椎动脉、颈总动脉多硬化、脑供血不足。若突然体位改变或颈部肌肉痉挛，易造成椎动脉的痉挛，同时，还可刺激交感神经，导致头晕头胀。治疗上采用中医药内治法，配合“整颈三步九法”以调节椎体动静力平衡[13]。临证需与梅尼埃病相鉴别，后者表现为反复发作的旋转性眩晕、波动性听力下降、耳鸣和耳闷胀感。另外，还需注重颅内压升高所致的眩晕，若表现为晨起头晕、剧烈头痛、喷射状呕吐等，则需怀疑颅内压升高及相关疾病。

3. 脊髓型颈椎病临证经验

尽管此类患者椎间盘突出、椎管狭窄、脊髓受压等情况长期存在，但临床表现较轻，往往在感受风寒、颈部外伤等诱因下，致椎间盘及炎症等引起症状加重。施杞教授认为临证不应完全以影像学检查结果作为手术指征，而是应当根据患者的临床症状、体征、病理征综合分析。如无明显的病理征或马尾综合征等，即使影像学检查提示脊髓压迫较重，也可先考虑非手术治疗，消除脊髓水肿、炎症，改善脊髓血液循环。治疗时可配合静脉用药，如黄芪、红花等益气活血成药，以及轻度牵引(控制在4 kg以下，前倾15°~30°)。由于脊髓受到椎管狭窄的一个横向压力，运用轻度牵引，可减轻头部对脊髓的纵向压迫，缓解颈部肌肉痉挛，改善局部微循环，恢复动静力平衡。

4. 交感型颈椎病临证经验

此类患者临床症状繁多，无明显主症，一般多在排除神经根型、椎动脉型及脊髓型颈椎病后，才考虑交感型颈椎病。

5. 颈部肌肉痉挛、头晕目糊临证经验

对于具有此类症状的患者，施杞教授多通过按压耳部反应点(用食指及拇指指腹按压、牵拉双侧对耳轮的中、下部，可适当进行捻按，每次按压30 s，以患者感觉疼痛但能忍受且耳轮出现胀热感为宜)，以疏通经气、缓解颈部疼痛及肌肉痉挛、改善颈部活动功能[14]。施杞教授认为耳穴的刺激冲动传至相应中枢神经部位后，与疼痛部位传来的冲动相互作用，可抵消或减轻疼痛。同时，配合颈项部的摩法可刺激体表肌肉神经末梢引起神经冲动，并与外周痛传导在脊髓和脊髓以上中枢水平产生整合效应，激活脊髓后角板层的本体觉，通过“阀门”效应达到止痛的目的。

6. 颈椎病急性期临证经验

症状明显者，必要时亦可配合甘露醇、地塞米松静脉用药以脱水肿、消炎症，一般3~5天即止。在相关辨证用药的同时，可口服麝香保心丸、芪麝丸，辅以牵引、“整颈三步九法”“施氏十二字养生功”[15]等理疗功法。

7. 注重脊髓型颈椎病围手术期的中医药治疗

脊髓型颈椎病围手术期是指手术前的准备期到手术后的康复治疗期全过程，包括手术前期（手术前30天至手术前3天）、手术期（手术前3天至手术后7天）、手术后期（手术后7天至手术后30天）和手术后远期（手术30天以后的3年）。一些手术前体质条件较差，但必须手术的颈椎病患者，手术后可出现一些并发症，如脊髓缺血再灌注、瘀血、变性、坏死等。对于此类患者，可于术前、术后进行中医药辨证治疗，一方面为手术创造更好的条件，另一方面可以提高手术疗效、减缓手术并发症的发生率。积极开展颈椎病围手术期中医药治疗，有利于巩固手术疗效，弥补手术之不足，同时可缓解手术所带来的局部和全身创伤，从而达到恢复患者心身健康的目的。

四、结语

随着生活方式的改变，颈椎病已成为临床常见病、多发病，加强对其防治已成为骨伤科临床的重要任务[16]。中医药治疗本病有其有效性、多样性、可补性、无害性、持续性等特点，可以集预防、治疗、康复、养生、治未病为一体[7]。我们应坚持在继承中创新，寻求疗效好、副作用小的非手术疗法，规范临床证型，统一诊疗标准，博采众长，进一步丰富和完善现有的各种技术。

施杞从热毒痹论治急性期类风湿关节炎

肖涟波　席智杰　程少丹　马迎辉　施　杞

类风湿关节炎（rheumatoid arthritis，RA）是一种慢性、系统性、进行性、自身免疫性疾病，患病人数占世界人口的0.5%~1.0%[1]。本病在我国的发病率为0.32%~0.36%，多见于中年女性[2]。本病如果治疗不当，可导致不可逆的关节畸形，严重影响患者的工作能力、生活质量甚至寿命[3]。中医学在治疗类风湿关节炎方面经过长期的临床实践，积累了大量的临床经验，在缓解和改善临床症状方面有独特的疗效。上海中医药大学终身教授施杞在传承石氏伤科治伤经验的基础上，兼收并蓄，不断创新，提出从热毒痹论治急性期类风湿关节炎的学术观点，应用于临床，取得了良好疗效。

一、毒的病因学特性

中医学认为毒是一种致病邪气。《素问·五常政大论》载："太阴在泉，热毒不生，太阳在泉，燥毒不生。"强调毒之所生，与五运六气相关联。而五运六气强调的是物候规律与病候之间的关系，可见毒之所生有规律可循，也为按运气推演治疗毒邪所致的病证奠定了理论基础。清代尤在泾云："毒者，邪气蕴蓄不解之谓。"（《金匮要略心典》）王冰注《素问·五常政大论》云："夫毒者，皆五行标盛暴烈之气所为也。"可见毒是诸多病邪的进一步发展所生，邪盛生毒，毒必兼邪，其性质与病邪本身的性质相同，只是在程度方面明显加剧。

毒邪既可以从外感受，也可由内而生。外感之毒多与六淫、疠气为伍，毒寓于邪、毒随邪入，致病具有发病急暴、来势凶猛、传变迅速、极易内陷、病情顽固、周期长、破坏性大、易于反复、难以根治的特点。内生之毒是在疾病发展演变过程中，由脏腑功能失调，风、火、痰、瘀等多种病理因素所酿生，发病相对缓慢，但病情复杂，病势缠绵。现代医学以"毒"泛指对机体生理功能有不良影响的物质，有外来之毒和内生之毒之分。外来之毒如细菌、病毒、各种污染等；内生之毒系机体新陈代谢产生的废物堆积、停滞所滋生之物[4]。

施杞教授认为，外邪入侵与脏腑功能失调产生的病理产物相蕴结（兼毒），伏而后发是毒邪发病的另外一种重要形式。兼毒性质多变，且可转化、交错为患。兼毒致病往往病情更为复杂、常常反复发作，治疗也极为困难，很多自身免疫性疾病如类风湿关节炎、强直性脊柱炎及系统性红斑狼疮多属兼毒为患。

二、毒邪致痹学说

《素问·评热病论》载："邪之所凑，其气必虚。"《素问·痹论》又曰："风寒湿三气杂至，合而为痹。"其认为痹证的内因为正气亏虚，外因为风寒湿等邪气入侵。此观点被历代医家所沿用，在痹证的病因、病机

基金项目：上海市长宁区"光华卓越PI工程"项目（2016-01）。

研究中，一直占据主导地位，在临床实践中也极具指导意义。

隋代巢元方《诸病源候论·毒疮候》有毒疮“由风气相搏，变成热毒”的论述，强调人体感受六淫之邪而成毒。《诸病源候论·风病诸候上》曰：“热毒气从脏腑出，攻于手足，手足热赤肿疼痛也。”认为脏腑蕴热可成毒，从而提出了热毒的概念。

唐代孙思邈的《千金方》论述历节病的病因时提出了“风毒”的概念，认为“着人久不治者，令人骨节磋跌，此是风之毒害者也”。首次提出热毒流于四肢致历节肿痛这一病理机制，确立了清热解毒的治疗原则，并以犀角汤施治。

唐代王焘所著的《外台秘要》曰：“白虎病者，大都是风寒暑湿之毒，因虚所致。”提出了毒邪致痹的概念。

李用粹的《证治汇补》曰：“风流走不定，久则变成风毒，痛入骨髓，不移其处。或痛处肿热，或浑身壮热。”提出了风毒的证候特征。

沈金鳌《杂病源流犀烛》提出：“风毒攻注皮肤骨髓之间，痛无定所，午静夜剧，筋脉拘挛，屈伸不得，则必解毒疏坚，宜定痛散。”

综上可见，古代医家虽提出毒邪致痹学说，但尚未形成完备的理论体系。施杞教授认为毒是致痹的主要原因，也是痹证缠绵难治的根本原因。毒邪一旦形成，即为有形病邪，外居五体，内侵脏腑，可阻碍气血生成及运行，使经络闭塞不通、脏腑功能失常，进而导致机体局部失荣而发为痹证、痿证。故痹证初起往往为五体痹，继则出现五脏痹，久痹可成痿，出现痹痿同存，最终导致残疾。

三、热毒痹证的特点

热毒具有“火”“炎”之特性，故热毒痹证的表现以热象为偏重。

热毒痹可出现关节红、肿、热、痛、重着、酸楚、麻木，日久正气更虚，湿浊瘀血相互搏结，蕴结成毒。浊毒流注筋骨，可见筋脉拘挛、血脉滞涩、骨节疼痛；毒邪深重则侵蚀真骨，致关节僵硬、屈伸不利、活动受限。毒入血脉，凝结而成痰核、结节、痈疽等。

热毒易伤正败体，导致身热、骨节蹉跌；血脉受累或毒伤脏腑，则形成五脏痹。

热毒偏胜还可见高热、汗出、口渴、舌干等火热伤阴的表现。

热毒易伤津耗气，可见少气、乏力、小便短赤、大便秘结。

火热毒邪，好入血分，可使血液瘀滞、津液成痰，故常有夹痰夹瘀的特点。

热毒生风动血，可致四肢抽搐、角弓反张、吐血、咯血、便血等。甚则热扰心神，可出现神昏、神乱、谵语等变证。

综上，热毒痹虽然以局部痹痛、麻木等症状为主，但热毒性多暴戾，变证较多，常常兼夹他证，且病性急笃，病程迁延反复，诊治困难。

四、从热毒痹论治急性期类风湿关节炎的依据

类风湿关节炎急性期多表现为热毒证，症见多个关节肿痛、病变关节触之发热、晨僵、活动受限，可伴有低热、恶心、口渴、咽痛、舌红苔黄、脉滑数，实验室检查见血沉增快、类风湿因子滴度升高等，且发病迅速而剧烈。这种临床特征与中医热势急迫、热极生毒、热蕴为毒的热毒致病理论相符合。

类风湿关节炎正是由热毒蕴结，流注筋骨、关节，导致气血壅滞不通而引起。热毒之邪过甚，伤及正气，还会出现神疲乏力，即壮火食气的表现。另外，类风湿关节炎以全身性骨丢失、受累关节周围骨丢失和关节骨质破坏为特征，骨侵蚀伴随整个病程，并且在早期即已发生，往往是病程前两年病情处于活动期时，骨侵蚀发生的速度最快。故施杞教授认为，热毒是引起类风湿关节炎早期骨损伤的关键因素，后期骨损伤则以热毒与痰、瘀等病邪相蕴结，同时与肾虚主骨生髓功能下降相关联。故清热解毒法应贯穿于类风湿关节炎治疗的全程，也是急性期治疗的关键所在。此时应采用截断法，着力于解毒泻毒，挫其锋芒，阻断热毒

发展趋势，促使病情尽快缓解。

五、从热毒痹论治急性期类风湿关节炎的方法

1. 治疗原则

清热解毒法是中医学重要治法之一，属治疗八法中的"清"法，在温热病的治疗中运用十分广泛。施杞教授非常重视清热解毒法在急性期类风湿关节炎治疗中的作用。清热解毒法是针对活动期类风湿关节炎热毒内蕴、痹阻经络的基本病机而确立的。类风湿关节炎宏观表现为关节红、肿、热、痛，微观表现为体内出现类风湿因子（rheumatoid factor，RF），以及 IgA、IgG、循环免疫复合物（circulating immune complex，CIC）、C 反应蛋白（CRP）、脂质过氧化物（lipid peroxide，LPO）水平升高，炎性细胞因子白细胞介素 1（IL－1）、IL－6、IL－8、肿瘤坏死因子（TNF）等水平升高，红细胞沉降率（erythrocyte sedimentation rate，ESR）增快，表现为中医热毒蕴结之象。这就为应用清热解毒法提供了客观依据。施杞教授通常辨其虚实以及所兼病邪，以清热解毒和祛风湿、通经络为治疗原则，或兼疏风清热、清热利湿、滋阴清热、祛瘀化痰等，使气机调畅，热毒自除。

2. 常用方剂

对于热毒痹证的选方，施杞教授常随证遣方，多用清瘟败毒饮、仙方活命饮、四妙勇安汤、五味消毒饮等古方，但不拘于一方。清瘟败毒饮是施杞教授治疗热毒痹证选用较多的方剂，也是其较为推崇的方剂之一。清瘟败毒饮是清代著名温病学家余师愚创制，载于《疫疹一得》。原著谓："此十二经泄火之药也，斑疹虽出于胃，亦诸经之火有以助之，重用石膏直入胃经，使其敷布于十二经，退其淫热；佐以黄连、犀角、黄芩泄心肺火于上焦，丹皮、栀子、赤芍泄肝经之火，连翘、玄参解散浮游之火，生地、知母抑阳扶阴，泄其亢甚之火，而救欲绝之水，桔梗、竹叶载药上行；使以甘草和胃也。此皆大寒解毒之剂，故重用石膏，先平甚者，而诸经之火自无不安矣。"该方由白虎汤、犀角地黄汤、黄连解毒汤、凉膈散四方加减而成，其清热泻火、凉血解毒的作用颇强，擅治各种热疫。方中白虎汤（石膏、知母、甘草）功擅清热保津，合连翘、竹叶清宣气分之热；黄连解毒汤（黄芩、黄连、栀子）通泄三焦之火热；犀角地黄汤（生地黄、犀角、赤芍、牡丹皮）凉血解毒，养阴清血分之热；凉膈散（连翘、竹叶、甘草、黄芩、栀子）泻火通便，清上泻下。

3. 用药心验

（1）以顾护胃气为本

施杞教授临证治疗急性期类风湿关节炎，在处方用药时不忘顾护脾胃，究其原因主要有三。其一，清热解毒药物往往苦寒伤胃。另外，虫类药多损伤脾胃，久服则脘腹不适、纳呆、胃脘疼痛等，故方中常加用白术、黄芪、党参、八月札、六神曲、甘草、谷芽等顾护脾胃。其二，脾胃功能强弱与痹病的发生、发展及预后有密切的关系。其三，胃气是药物发挥疗效的关键。

因此，对于热毒痹型急性期类风湿关节炎，施杞教授初投清热解毒、祛风湿、通经络之品直折病势，继则顾护脾胃、补益气血、养阴，稳中求进。

（2）重用石膏、生地黄

施杞教授临证清胃经热毒，必重用石膏、生地黄（30～60 g），取其清热、凉血、养阴之功。而且生地黄有激素样作用，但无激素样副作用，更适用于急性期类风湿关节炎的治疗。

（3）适当配伍热性药物

热毒痹虽然以热象为主要表现，但《黄帝内经》有云："痹者，闭也。"施杞教授通常根据热象的轻重，适当配伍热性药物（川乌、草乌或细辛），以宣痹通络，疗效较好，且未见明显弊端。

（4）善用虫类、藤类药物

1）虫类药。虫类药擅搜剔，具有灵动迅速、追拔沉混气血之邪的特性[5]。叶天士在《临证指南医案》中认为"风湿客于经络，且数十年之久，岂区区汤散可效"，用药主张"邪留经络，须以搜剔动药""借虫蚁搜剔以攻通邪结"。朱良春[6]认为："痹证迁延日久，邪气久羁，深入骨骱经隧，气血凝滞不行，变生痰湿瘀

浊，经络闭塞不通，非草木之品所能宣达，必借虫蚁之类搜剔窜透，方能使浊去凝开，血气通和，经行络通，邪除正复。”

对于病程较久、急性发作的热毒痹型类风湿关节炎，施杞教授常用虫类药搜剔痰瘀，畅通血脉。常用药物有全蝎、蜈蚣、炙土鳖虫、地龙、乌梢蛇、露蜂房等，以破血逐瘀、化痰通络。其中全蝎走窜之力迅速，能走窜四肢、搜尽一身之风邪，并能引诸药达病所，亦可逐瘀通络，为治疗顽痹要药。蜈蚣通络散结效佳，走窜之力最速。两者常相须配伍，既外达经络，又内走筋骨，能祛风除湿、逐瘀定痛，该药对是施杞教授应用最为广泛的祛痰化瘀通络虫类药。土鳖虫具有破血逐瘀、续筋接骨之功，地龙有清热定惊、通络之效。两药合用，破血逐瘀、消积通络之效增强，适用于伴有关节屈伸不利及关节畸形的急性发作的热毒痹型类风湿关节炎。乌梢蛇有祛风、通络、止痉之效，露蜂房能攻毒杀虫、祛风止痛。两药合用，对顽痹效佳。

2）藤类药。施杞教授治疗急性期类风湿关节炎亦常用藤类药和其他通络药，如络石藤、忍冬藤、丝瓜络、橘络、桑枝、桂枝等，以疏经通络。《本草便读》云：“凡藤蔓之属，皆可通经入络，盖藤者缠绕蔓延，犹如网络，纵横交错，无所不至，其形如络脉。”《本草纲目》云：“藤类药物以其轻灵，易通利关节而达四肢。”

藤类药有舒展、蔓延的特性，故其擅走经络、通瘀滞。对于毒邪入络者，施杞教授多以藤类药通络散结。同时，不同的藤类药亦有各自的擅长功效，临证可据证择药。如鸡血藤常作为补血活血通络之佳品，是应用最为广泛的藤类药，常配伍当归增强补血功效，配伍丹参、炙土鳖虫增强活血通络之功效。忍冬藤可清热解毒、疏风通络，多用于治疗风湿热痹、关节肿痛。亦常加用雷公藤及忍冬藤，必要时还可加用土茯苓，对于关节肿胀有较好疗效。同时，该药对对血沉较高者有明显降低血沉的作用。络石藤气味平和，专于舒筋活络，凡筋脉拘挛、伸屈不易者，皆可服用，无不获效。钩藤性味轻浮，偏走于上，功能平肝熄风，临证多用于治疗急性期热毒痹之类风湿关节炎出现项背僵直、角弓反张等热极化风征象者。

另外，丝瓜络和橘络虽非藤类，但以其象形，亦有较好的通络作用。丝瓜络通经络，和血脉，化痰顺气。橘络可通经络滞气、脉胀，驱皮里膜外积痰，活血。两者同用，可治疗痰阻络脉证。对于痰瘀胶着更甚的热毒痹之急性期类风湿关节炎，常加用半夏、制南星、石菖蒲、白芥子、泽泻、牛蒡子等药物祛痰化湿。

（5）重视引经药的作用

施杞教授常根据类风湿关节炎临床症状所在部位，选择相应的引经药。上肢通常选用桑枝、桂枝，必要时配伍防风、羌活、威灵仙、透骨草；下肢通常选用木瓜、牛膝为引经药，必要时配伍独活、千年健、老鹳草。

（6）兼顾兼证的治疗

急性期类风湿关节炎最常见的兼证是湿证，施杞教授通常选用苍术、白术、薏苡仁、茯苓、泽泻、泽漆等药物祛湿。

六、典型病例

曾某，女，73 岁。初诊日期：2017 年 5 月 30 日。

患者有类风湿关节炎病史 30 余年，间歇发作；长期服用甲氨蝶呤、来氟米特、戴芬等药物。3 日前出现腰脊疼痛，上肢、胸背亦疼痛不适，两膝及踝部红、肿、热、疼，活动乏力；大便干结，小便短赤，口渴；舌红、苔薄黄，脉弦滑。

查体：脊柱未见明显畸形，生理弧度存在；腰背部广泛压痛，叩击痛（-），胸胁部未见明显压痛，胸廓挤压试验（-）；双膝、双踝部明显肿胀、压痛，局部肤温明显升高；双膝浮髌试验（+），双膝活动度 0～140°；双下肢直腿抬高试验（-）；四肢肢端感觉、运动正常。

辅助检查：ESR 59 mm/h；CRP 71.0 mg/L。

西医诊断：类风湿关节炎；中医诊断：热毒痹；辨证分型：热毒内蕴，经脉痹阻；治法：清热解毒，祛风通络；方以清瘟败毒饮加减。

处方：生石膏（先煎）30 g，生地黄 15 g，水牛角（先煎）30 g，生山栀 9 g，炒黄芩 12 g，肥知母 9 g，赤芍

12 g，大玄参 15 g，连翘壳 12 g，青竹叶 12 g，生甘草 9 g，牡丹皮 12 g，川黄连 6 g，香谷芽 12 g，羌活 12 g，独活 12 g，威灵仙 15 g。14 剂。每日 1 剂，水煎，早晚分服。

二诊（6 月 13 日）：腰脊疼痛、上肢胸背疼痛不适明显减轻，两膝及踝部红肿消失。大便溏薄；舌紫暗、苔薄白，脉细。ESR 35 mm/h；CRP 26.1 mg/L。治以活血祛瘀、祛风通络，方以身痛逐瘀汤加减。

处方：左秦艽 9 g，大川芎 9 g，光桃仁 9 g，杜红花 9 g，炙甘草 10 g，炒羌活 12 g，制没药 6 g，全当归 12 g，炙黄芪 12 g，潞党参 12 g，杭白芍 9 g，生地黄 9 g，软柴胡 9 g，制香附 12 g，川牛膝 9 g，青风藤 15 g，炙川乌 10 g，乌梢蛇 12 g，大蜈蚣 3 g，六神曲 12 g，大红枣 10 g。14 剂。每日 1 剂，水煎，早晚分服。

三诊（7 月 24 日）：腰脊疼痛、上肢胸背疼痛不适消失，两膝及踝部轻度疼痛、无红肿。大便溏薄；舌淡、苔薄白，脉细。ESR 32 mm/h；CRP 25 mg/L。原方续服。

随访：上方服用 28 剂后，实验室指标均正常，临床症状轻微。予中成药芪麝丸口服（每次 25 丸，每日 2 次）以善后。

按本案为从热毒痹论治急性期类风湿关节炎案例。急则治其标，缓则治其本。急性期类风湿关节炎通常有明显的热毒特点，如关节红、肿、热、痛及大便秘结等，治法可采用清热解毒、祛风湿、通经络。本案初诊方用清瘟败毒饮直折热势，继则顾护脾胃，并选用虫类药、藤类药通经络、克顽痹。二诊时患者热势已退，至三诊诸恙已平，两膝及踝部轻微疼痛。予施师研发的中成药芪麝丸（黄芪、川芎、青风藤、防己、人工麝香、人工牛黄）口服，继续以活血化瘀、祛风湿、通经络收功。

七、结语

施杞教授基于急性期类风湿关节炎多有火热之性，且病势急笃缠绵、容易复发等特点，提出从热毒痹论治的学术观点，确立了清热解毒的治疗大法，并形成了较为系统的理、法、方、药，应用于临床，取得了显著疗效。

益气化瘀法治疗慢性硬脑膜下血肿 12 例

施　杞

慢性硬脑膜下血肿是常见的颅脑损伤之一。既往我科用手术钻颅冲洗清除血肿，辅以中药治疗，近两年来我们应用益气化瘀法，以单纯中药连续治疗本病 12 例，均取得满意效果，现报告如下。

一、一般资料

1. 基本分析

12 例均为男性，年最小者 9 岁，最大者 69 岁，平均 45.6 岁。其中干部 4 人，工人 3 人，教师、医生、技术员、农民、学生各 1 人。全部有明确外伤史，病程大多为 2~3 个月。有 2 例伤后立即出现症状，一直延续到明确诊断，接受治疗时才缓解；另有 2 例程较长，分别在伤后 5 年及 6 年才发病。

2. 临床表现

12 例均有不同程度的高颅压症状（以头痛为主，部分患者伴恶心或有呕吐）有视乳头水肿者 9 例（属病侧 7 例，双侧 2 例）有神经系统阳性体征者 7 例，表现为肌张力高，肌力差，腱反射亢进，其中有 4 例病理征阳性。舌象均呈典型的气虚血瘀表现，即舌苔薄白，舌质胖，边有齿纹伴瘀紫。

3. 诊断依据

应用电子计算机断扫描（CT）确诊者 8 例，应用脑血管造影（CAG）确诊者 4 例。血肿在右侧半球者 7 例，左侧半球者 5 例，位于额顶部共 10 例，位于额颞顶部仅 2 例。治疗前均行颅脑超声检查，中线波无移位者 1 例，有移位（厘米）为 0.4 者 3 例，0.5 者 2 例，0.6 者 2 例，0.8 者 1 例，1.0 者 2 例，1.2 者 1 例。

二、方法与结果

1. 方法

12 例均住院治疗，均单纯用中药，以益气化瘀为治则。处方：生黄芪 120 克、当归 9 克、赤芍 9 克、红花 9 克、地鳖虫 9 克、川芎 9 克、丹参 40 克，每天服 1 剂。其中丹参一味改为注射液 10 支，加入 10% 葡萄糖溶液 500 毫升中，每天静脉注一次。丹参注射液为每安瓿 2 毫升中含生药 4 克。根据血肿大小，临床表现轻重确定疗程的长短，一般为 4~8 周，本组分别为 4 周 3 例，5 周 4 例，6 周 2 例，8 周 3 例，平均 5.7 周。

2. 结果

分优和良两种。优者其临床症状、神经系统阳性体征及视乳头水肿等全部消失，CT 或 CAG 复查提示血肿已全部或大部分消失，颅超复查中线波无移位或仅在 0.2 厘米左右。良者临床症状、视乳头水肿全部消失，神经系统阳性体征基本消失，但 CT 或 CAG 复查提示尚有血肿残留，颅超复查中线移位不超过 0.4 厘米。本组治疗结果属优者 10 例，良者 2 例。

3. 病例介绍

陈某,男,46岁,已婚,干部,上海人,住院号:53852。CT号:3615。患者于1981年1月下旬因被人推倒,半个月后又因骑车不慎跌扑,头部两次震伤,以后即出现头晕头胀、目糊、耳鸣等症状,在外院服中西药无效。同年5月2日作CT检查诊断为"左额颞顶部慢性硬脑膜下血肿"。5月26日来我院就诊收入病房,主诉头晕耳鸣视物不清。眼底检查示双侧视神经乳头高度水肿,边界不清,生理凹陷消失,静脉扩张,伴出血。颅超中线波左向右移0.4厘米。共常规治疗4周。在用药1周后,症状即逐渐减轻,视乳头水肿开始消退,颅超中线波移位亦减少。至疗程结束时,症状全部消失,颅超及眼底检查均正常,7月5日行CT复查,证实左额颞顶部慢性硬脑膜下血肿已全部消失,获得痊愈(见图1、图2)。

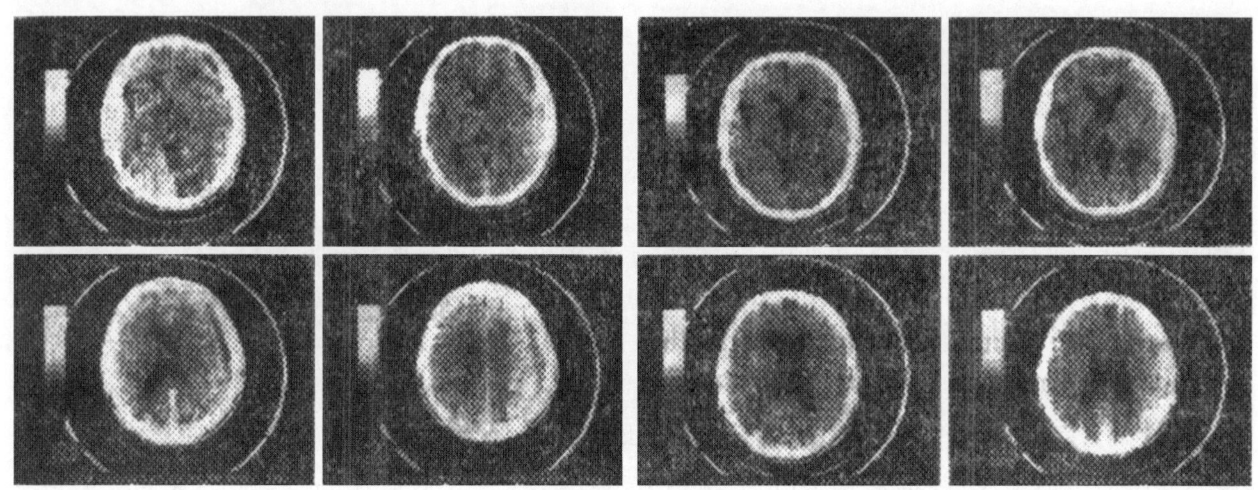

图1 治疗前

左额颞皮层表面,骨板下新月形低密度影,左侧脑室受压,向右侧移位,约1.5 cm×7 cm。造影剂增强后,脑实质与左额颞低密度影间出现薄薄的强化条

图2 治疗后

两侧脑室对称,第Ⅱ脑室居中,无移位。与治疗前比较,左额颞顶慢性硬脑膜下血肿之低密度影已消退,左侧室受压及中线移位已消失

三、讨论

1)关于慢性硬脑膜下血肿的发病原理,即其出血源问题,目前尚有不同见解。有人认为是由于慢性出血性硬脑膜内层炎,使血管通透性改变而致血液渗出积聚于硬脑膜下腔;也有人认为系外伤使连接脑和静脉窦的桥静脉或脑表面的小血管破裂而发生出血[1-2]。一般多赞成后一种意见。桥静脉及皮层小血管破裂出血后,血液逐渐积聚并凝固成为血肿,其外有纤维包膜囊,呈乳白色,不断增厚。囊之外侧附于硬脑膜上,并有新生血管形成,内侧则与蛛网膜粘连,约于损伤后3周,血肿不断液化,蛋白质成分分解成较小的分子,使囊内渗透压增高,脑脊液经蛛网膜下腔渗入囊内,囊亦随之增大,内容物为棕色液体,伴小量凝血块[3-4]本病早期多无症状,一般在后3周至数月,个别乃至数年方出现高颅压症状,如头痛、眩晕、视力减退、恶心呕吐等,进一步发展可有意识障碍,如淡漠,嗜睡,甚至昏迷。体检时部分病例可有阳性体征发现,如视乳头水肿、偏瘫、腱反射亢进、病理征阳性、脑脊液压力增高等,临床常误诊为颅内肿瘤。由于我国神经外科的发展与逐渐普及,不少病例已能获得早期诊断,因而本病的发病率较前增加。

2)关于本病的治疗,Dandy认为必须手术切除血肿包膜;Fleming报告了钻孔冲洗的方法,后经Sviem总结,认为钻孔冲洗比去骨瓣开颅术有更多的优点,于是这一方法得到广泛的应用[5];也有作者报告用非手术治疗本病的,如铃木用甘露醇、田中用肾上腺皮质激素[6],但也有人认为渗透疗法无效。总之,目前绝大多数学者仍认为本病一旦确诊均应及时进行手术治疗[7-8]。但由于手术治疗尚不易普遍推广,同时也有一定的缺点,如部分患者有复发的机会,或血肿清除不尽,或出现感染等并发症,因此我们认为应用中医中药医治本病有一定价值。

中医伤科学认为，外伤必然导致内损，使气血失和，运行不畅。《灵枢・贼风篇》曰："若有所堕坠，恶血在内而不去……则血气凝结。"《杂病源流犀烛》亦云："跌扑闪挫，卒然身受，由外及内，气血俱伤病也。"慢硬膜下血肿，属于伤科头部内伤的范畴，见证多系气虚血瘀，神萎肢软，头目晕眩而痛，胸闷纳呆，便秘或溏，舌象多为苔薄白质紫而胖，舌边有齿纹，脉弦细或滑。既往治疗本病，我们采用手术清除血肿，加中药益气化瘀汤内服，这种综合治疗有症状消失快，能避免复发等优点。后来在医治一例 9 岁患儿时，由于家属坚决拒绝手术治疗，并要求服用中药，我们遂开始单纯用益气化瘀汤试治本病，结果获得痊愈。近两年来我们用同样方法连续观察 12 例，均取得满意效果，这说明益气化瘀法是符合慢性硬脑膜下血肿的治疗规律的。我们拟定的益气化瘀汤是根据清代王清任的"补阳还五汤"加减化裁而成的，并遵王氏原旨，重用黄 120 克。在王氏原方中，黄芪用盘为其他活血药的 20~40 倍。我们在动物实验中发现，运用足量黄芪可使鼠的巨噬细胞吞噬率明显提高，而用黄芪加活血药后，仅使吞噬率比单用黄芪的吞噬率略有提高。用益气化瘀汤治疗本病，一般在 2 周内症状和体征可全部或大部消失，即使严重的视乳头水肿也能恢复正常，但此时颅内血肿并不一定消失，如用 CT 或 CAG 复查，尚能显示残余血肿。因此我们认为，在临床观察中仅以症状和体征的改变来作为是否痊愈的标准，显然是不够全面的，本组病例一般在用药 4 周后血肿方能完全消失，或大部消失。

3）关于益气化瘀法医治本病的机制，我们曾通过有关实验进行了初步探讨。实验取健康成年雄性大鼠，以其自体血注入皮下，使之呈半球形积聚，制成拟似慢性硬脑膜下血肿模型（仿 Hover 氏）。治疗组则在皮下注血前 4 天，预先喂服益气化瘀汤，及腹腔内注入丹参注射液。注入血后继续每天喂服定量的益气化瘀汤，及腹腔内注入丹参注射液；对照组则在皮下注入血后，再开始每天喂服同量的生理盐水，同时在腹腔内亦注入生理盐水。两组均在连续 8 天对照后将鼠处死，分离皮下血肿测重并切片镜检。所见血肿为圆形或椭圆形结节、有包膜，体积小者偏实性，大者则多呈囊性，囊腔内含棕黄色液体。治疗组体积普遍较小，平均重量为 2.86±0.48 克（均数±标准误），对照组为 4.67±0.01 克，两组存在显著差异（$P<0.05$）。组织切片亦显示两者不同，对照组鼠之血肿壁纤维包膜较厚，胶原形成量多；治疗组包膜之纤维组织疏松，血管丰富，并见结缔组织及血管周围有大量巨噬细胞浸润，且吞噬现象积极（见图 3、图 4），铁反应切片示吞有较多含铁血黄素。上述实验说明、益气化瘀法具有改善病灶局部血液微循环，促进巨噬细胞增多以及活跃其功能的作用，因而能有效地使血肿得到清除。此外，治疗组血肿包膜呈纤维组织疏松现象，这可能是中药治疗本病不易复发的原理 Dandy 等认为切除包膜是治疗本病的唯一方法，其理由也在于如果不将较厚的包膜切除，将带来复发的机会。应用益气化瘀法还可对全身产生积极影响，我们在免疫机能试验中，发现同一患者用药前后，其巨噬细胞吞噬率及吞噬系数，分别提高一倍以上。因此我们认为，本病选用益气化瘀的中药治疗是具有一定科学依据的较为理想的方法。

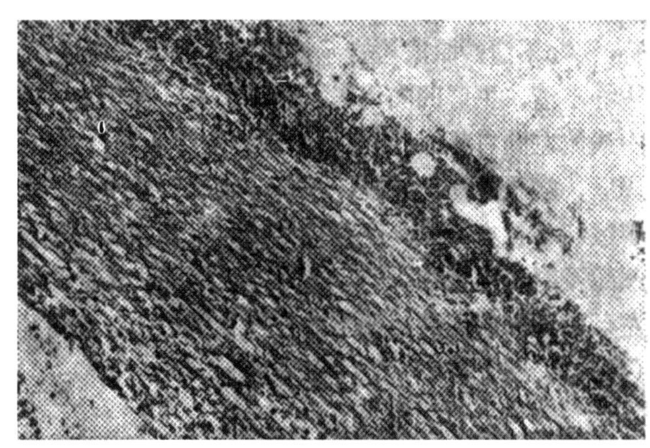

图 3　对照组血肿壁结构

成纤维细胞增生，胶原大量形成，细胞反应轻

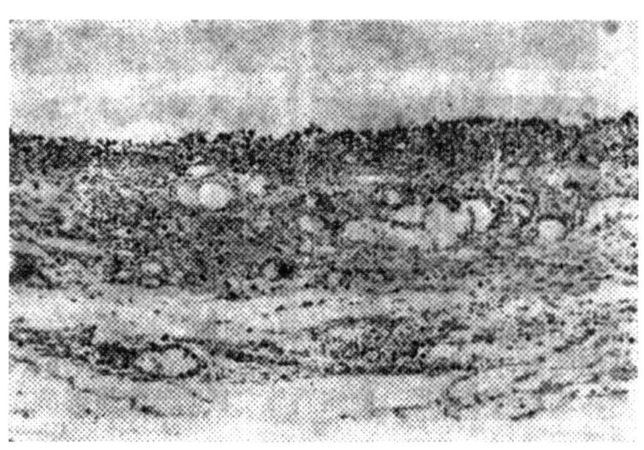

图 4　治疗组血肿壁结构

成纤维细胞增生较轻，疏松结缔组织内血管充血，有较多巨噬细胞浸润

略论脑现代研究及中医之参与

施 杞

脑是人体最重要的结构之一，对于脑的结构和功能的认识与研究已有悠久的历史。在现代科学领域里，鉴于人们的感觉、思维、情感和行为都是以神经系统的活动为基础，通过长期的相关研究建立了神经科学这门独具特色和内涵的专业学科。它的基本内容是分析神经系统的结构和功能，揭示各种神经活动的基本规律，并在各个水平上阐明其机制，积极开展预防和诊治各种神经、精神和心身疾病的研究。应当肯定现代神经科学的成就是显著的，并且仍处在自身发展的新阶段，大量实验数据呈爆炸性增长，许多新的理论概括和更高层次的生物学法则被揭示。但是，人们依然清醒地认识到揭示脑的奥秘是当代科学所面临的最重要课题之一。尤其许多临床医学方面的棘手问题还远未解决。例如，有报告估计美国有五千万人因脑受侵袭而患病或致残，治疗和康复费用高达 3 050 亿美元，倘若从全球考虑，其代价将更为惊人。显然，学科的发展和临床的需要，都期待着神经科学必须有更大的发展。因此，美国于 1989 年第 101 届国会第一次会议通过决议，命名自 1990 年 1 月 1 日开始的十年为“脑的十年”，此决议已经当时的美国总统布什批准，并拨款 140 亿美元用于制订一系列计划和措施，以及培养人才等。日本也宣布了一项称为“人类前沿研究领域科学”的计划，加强脑的研究。这说明一些国家的公众和政府已十分重的研究。

过去的研究，长期来是在神经解剖学和神经生理学的范畴内进行的。自 20 世纪 60 年代初起，由于各学科的交叉、综合，因而在研究中引入不同学科的知识和技术，尤其在过去的十年中，神经科学的发展已为理解脑的高级功能，研究认知功能的神经机理做了大量工作，取得了许多新的重大成就。其中比较突出的可概括为如下两个方面：一方面是由于分子生物学的介入，从而形成了现代分子神经科学，可在各个简化的水平上对脑进行分析研究。免疫学、分子遗传学、细胞生物化学和受体生物化学等领域的许多概念和研究方式及工具也扩充到神经科学范畴内并成为重要组成部分。这些发展的结果，使活动的基本过程（如信号发生、传递、处理等）的研究多对神经系统高级功能（如学习、记忆等的基本原理）的研究，以及对神经科学的某些重大问题（如视察信息加工的平行通路、视色素基因的克隆等）的研究，不仅推进到细胞和分子或基因水平，而且获得了新的认识。更值得指出的是由于基础神经科学和临床神经科学之间加强了合作，从而使脑的遗传性疾病、精神病、与神经递质有关的疾病，以及脑传染病等在诊断和治疗方面都取得了新的进展。另一方面较为突出的成就是在神经科学研究中引入新的思维，如探索复杂性、研究非线性思潮的深入，从而取得了新的研究成果。如神经网络的“吸引子计算”概念，计算神经科学的“层次”概念、脑神经动力学中的“混沌”概念，神经达尔文主义的“选择”概念等的提出和应用，使高级脑神经功能如关于感觉信息加工、学习记忆机理、感觉运动控制等的研究都有较好的成绩。这些重要的研究成果为今后的神经科学深入发展奠定了良好的基础。美国国家精神卫生顾问委员会已就未来十年脑研究提出了要回答的 50 个重要问题。今后研究的总趋势将是计算模型与生物实验的联姻。研究的重点和前景将围绕以下内容开展：更完整地认识精神活动的基本过程；通过对神经回路研究和行为研究，对脑高级功能的神经机理认识取得新的突破;对神经递质有更深入的了解,对某些神经疾患提供有效的治疗手段;通过对某些遗传性神经、精神疾患基因的深入研究分析,建立新的基因疗法;深入认识神经系统发育与功能间的关系;运用神经移植等新方法治疗中枢神经系统损伤等。可以预见,随着“脑的十年”计划的实施,将带动世界性脑研究的深入,并将在一些重大的理论问题上有可能取得新的研究成果乃至突破。然而困难也是巨大的,如此庞大的脑十年研究计划能否更快地给全世界被神经精神疾病折磨的亿万患者带来福音,只是人们的憧憬和期待,临床的许多棘手问题要求能更实际地解决困扰着我们的种种灾难。因此,应当多途径寻找出路,许多学者已瞩目有着悠久历史的中国传统医药学,实践证明这是一条希望之路。

中医学对脑的结构和功能的认识,内容也是十分丰富的,虽然从现代解剖学的角度去看,这些内容比较抽象。如《灵枢·经脉篇》曰:“人始生、先成精,精成而脑髓生。”《医学入门》曰:“严脑者髓之海,诸髓皆属于脑。”《指玄篇·修仙辨感论》曰:“是以头有九宫,上应九天,中间一宫谓之泥丸,又曰黄庭,又名昆仑,又名天谷,其名颇多,乃元神所柱之官,其空如谷,而神居之,故谓之谷神,神存则生,神去则死,日则接于物,夜则接于梦,神不能安其居也。”中医学特有的理论体系,使之在整体观和辨证施治的指导下能更好地为临床实践服务,因而能取得较好的疗效。中医学关于脑的生理认识中非常重视“神”的概念。认为脑主神明,脑为元神之府,强调神是思维意识,精神活动的全部体现。在脑的功能方面认为它是清阳之府,主升、喜清恶浊、喜盈恶亏,喜静恶扰。明代张介宾《类经》曰:“五脏六府之精气,皆上升于头,成七窍之用,故为精明之府。”脑与五脏的关系密切,尤其是心、肝、肾,故心被认为是“五脏六腑之大主,精神之所舍也”。在中医学中,心具有主血脉和主神明的两大功能。肝主疏泄,喜条达恶抑郁。肝主怒、主筋,与神经和精神之关系都十分密切。肾藏精,肾精亏损则也可发生一系列精神症状。对脑的病理,中医认为可由内伤和外感及痰瘀所致。所谓内伤,主要指七情不协调而引起多种神经精神疾病。外伤主要指六淫,认为风寒暑湿燥火均可引起脑的疾病。痰和瘀也是脑致病常见因素。随着中医学的发展,脑的研究主要还是围绕着脑的功能和病理及其在辨证论治中的应用,以不断提高临床疗效为目标开展临床和实验研究,以图取得可重复性的稳定疗效,及尽可能地阐明机制。鉴于医学模式的改变,中医脑病学在生物、心理、社会、医学模式中具有更大的能动作用。今后中医学应当更积极地参与脑的研究。首先要系统全面整理研究在整体观指导下运用辨证施治的传统临床经验,并从病因、病机、辨证、治则、方药、针灸、气功、推拿等方面探索有关规律,运用科学观察方法评价疗效,筛选显效方药及各种传统治疗技术,使之客观化、规范化、科学化。同时也要加强脑的中医基础理论研究,一方面要系统整理发掘中医生理、病理理论与脑相关内容,另一方面也要运用现代科学方法,包括实验研究方法,积极深入探索中医脑理论的科学内涵,及其与现代医学之关系,尽可能运用现代神经科学所获得的最新研究成果,逐步实现对传统理论的科学阐明,争取有所发现,有所发明,从而补充现代脑研究之不足。鉴于中医临床经验十分丰富,而中医理论又十分奥秘,要在理论和实践的结合上下功夫,不断探索,从而逐步形成中医脑病学的科学体系,并充分显示中医在防治脑疾病中的优势和特色,使更多的患者获得治愈或缓解病情,这些都应该被看作中医对脑的十年研究的积极参与和贡献,显然任务是繁重的,我们应当为此努力。

施杞治疗慢性硬脑膜下血肿经验

宋直昇　王拥军　施　杞(指导)

慢性硬脑膜下血肿(chronic subdural hematoma,CSDH)是多见的颅脑损伤,系颅内血肿,血肿位于硬脑膜与蛛网膜之间、具有包膜。

CSDH 系头部外伤超过 3 周以上始出现的症状,主要表现为慢性颅内压增高,伴有神经功能障碍和精神症状,多数患者有头痛、乏力、智力下降、轻度偏瘫及眼底水肿,偶有癫痫或卒中样发作。本病好发于老年人及小儿。具有起病隐匿的特点,从受伤到发病的时间一般为 1~3 个月,临床表现一开始可以无明显特征,极易误诊和漏诊[1]。目前 CSDH 的治疗现代医学首选钻孔引流,但治疗难度较大,且存在复发率与术后并发症高的问题[2-3]。施杞教授继承石氏伤科学术思想和临床经验,选择以单纯中药治疗本病,效果显著,现总结介绍如下。

一、病因病机

CSDH 形成的原因,目前研究认为是血肿包膜与硬脑膜粘连部分含有丰富的窦状毛细血管,血管内皮细胞过度产生和分泌纤维蛋白溶酶激活因子,使纤维酶原转化为纤维酶,溶解纤维蛋白,导致血管壁减弱而易于出血。血肿腔不断有新鲜血液又释放出更多的纤维酶原,造成局部高纤溶状态,形成恶性循环[4]。

CSDH 属于中医伤科范畴,为头脑部的损伤。《医宗金鉴》指出,“头为诸阳之首,位居最高”。《素问集注》亦曰:“诸阳之神气上会于头;诸髓之精,上聚于脑,故头为精髓神明之府。”可见头部是精气神明聚集之处。同时中医学也非常重视“脑”的概念,认为脑主神明,脑为元神之府,强调神是思维意识、精神活动的全部体现;又认为它是清阳之府,主升,喜清恶浊、喜盈恶亏、喜静恶扰。因清阳受扰,故 CSDH 患者往往会有神志不清的症状。另外张介宾《类经》有曰:“五脏六腑之精气,皆上升于头,以成七窍之用,故为精明之府。”脑与五脏的关系密切,尤其是心、肝、肾,故被认为是“五脏六腑之大主,精神之所舍也”。因此施老师宗“头为诸阳之会”“脑为元神之府”认为 CSDH 为头脑所伤内扰神明而精气损耗,并认为其临床表现不仅局限于头部症状,如头痛、慢性颅内压增高、视乳头水肿等等,而是往往累及整体,尤以神经功能精神障碍与精神状态为甚[5],包括智力下降、轻度偏瘫、抽搐、痉挛、痴呆等。

总之,施老师认为,外伤必然导致内损,外伤后,脑部经脉受损,气血固摄失司,血溢脉外,久病则气血失和,气虚则血瘀,血瘀亦可导致气虚,两者互为因果,纠结为患,最终形成血肿包囊。血肿虽属于实证,其形成过程却建立在虚证的基础上,所以施老师总括其发机的纲领,认识到 CSDH 的实质为本虚标实,气虚血瘀之证,病机为气血失和,脑络失养,临床见症多为神疲肢软,头目晕眩而痛,胸闷纳呆,便秘或便溏,舌

基金项目: 国家重点基础研究发展计划(973 计划)项目(2010CB530400);国家自然科学基金面上项目(81072831);“085 工程”中医药学一流学科建设项目“引导创新计划”(085ZY1204);教育部创新团队发展计划项目(IRT1270)。

苔薄白质紫而胖，舌边有齿痕，脉弦细或滑。

二、治病必先求本

我们在实践中体会到，“治病必先求本原则”是中医伤科的特点，也是一大优势。因此施老师对慢性硬脑膜下血肿的诊断历来强调辨病与辨证相结合，并且应遵循病史、体征、辅助检查三结合的原则。施老师认为，CSDH 辨病非常重要，特别指出并不是所有头部外伤的患者最后都会发展成硬脑膜下血肿，所以辨别此病不仅要通过临床诊断技术来辨明其病因、性质，而且要联系病理诊断如 CT、MRI 等，把握疾病不同阶段的病理基础，才能指导临床治疗。CSDH 的发病机制主要在于出血形成的血肿，并不是初伤以后即出现症状，而是等出血量积累到一定量的程度，一般为 1~3 个月，血肿增大后产生占位效应压迫颅脑引起颅内高压，局部脑内压、脑循环受阻，静脉张力增高，凝血机制障碍，从而引起颅内压降低、脑萎缩及变性；较久的血肿，其包膜可因血管栓塞、坏死及结缔组织变性而发生钙化，长期压迫脑组织，以致引发精神障碍或癫痫，加重神经功能的缺失；如果刺激到脑干结构，由于脑干为意识的中心，则会引起昏迷[6]。因此在治疗上施老师认为，应该根据其发病的根本所在，采用以改善脑循环、减轻血肿为主的治疗方法。

由于 CSDH 都有不同程度的头部外伤史，且多为轻度损伤，因此往往被患者或家属忽略，而这些轻度损伤往往易形成血肿压迫颅脑引起各种 CSDH 症状。尤其是小儿慢性硬脑膜下血肿，由于其颅缝未闭，对慢性增高的颅压有缓解的能力，易被误诊为脑炎[7]；随着病程延长，患儿脑发育受到影响，表现为智能障碍，再因抵抗力低下易患呼吸道感染、肠炎、脑炎等疾病，掩盖了颅内血肿的症状和体征，极易造成误诊[8]。临床上对老年和小儿因 CSDH 引起的精神症状、痴呆或言语能力的下降，往往不能提供完整的病史而容易漏诊误诊，所以施老师认为，临床医生应仔细询问，帮助患者和其家属追忆发病经过，以获得准确的信息，找到发病的根本从而明确诊断后治疗。

三、治疗经验

根据 CSDH“本虚标实，气虚血瘀”的病理基础，施老师秉承石氏伤科“以气为主，以血为先”理论，认为治疗 CSDH 必须气血兼顾，在治疗内伤时，并不单纯予以活血化瘀，而是重用补气之药如黄芪等，寓“气为血之帅，气行则血行”之义也。临床上运用较多的是施老师自拟经验方益气化瘀汤，该方是根据补阳还五汤加减化裁而成，全方具有补气活血通络的作用，主治气虚血瘀之中风后遗症之半身不遂、口眼歪斜、言语謇涩、口角流涎、肢体痿废等症。现代药理实验证明，补阳还五汤能抑制血小板聚集和释放反应，具有抗凝、溶血栓、促进瘀血的吸收及减轻脑水肿时氧自由基的损伤、促进神经功能的恢复、提高机体免疫力的作用，有利于萎缩或受压塌陷脑组织的复张[9]。益气化瘀汤：黄芪 60 g，当归 9 g，赤芍 9 g，红花 9 g，土鳖虫 9 g，川芎 9 g，丹参 40 g。方中黄芪、当归益气生血；赤芍、川芎、丹参活血化瘀，行气通络；土鳖虫祛瘀消癥，共奏益气化瘀、行气通络之功。

施老师认为，补阳还五汤中加入地龙原意是治中风痿证，用于通络，但 CSDH 病机为本虚标实，气虚血瘀，其治则为益气化瘀，除了益气亦重在化瘀，地龙化瘀之力则略显不足，故在自拟方中用地鳖虫取代了地龙。土鳖虫始载于《神农本草经》，具有破瘀血之功效，治疗跌打损伤、癥瘕、痞块、血瘀闭经等，相关研究也发现其具有改善瘀血动物血液流变学指标的作用即降低红细胞压积、全血高切黏度、红细胞聚集指数及红细胞刚性指数，从而增强红细胞变形能力，促进血液循环，改善组织血液供应，以加速损伤组织的修复[10-11]。因此选用既有补益作用，化瘀力更强，又有破而不峻、能行气和血的地鳖虫[12]，可谓此方的一大特色。

益气化瘀汤另一大特色为重用黄芪 60 g，用量为其他活血药的几十倍。在过往的动物实验中，我们运用益气化瘀疗法对动物皮下血肿和脑内血肿进行了实验性研究，发现运用益气化瘀法治疗组的动物其血肿重量有明显减轻，包膜血供丰富，巨噬细胞功能活跃，这些都有利于血肿的吸收和消散，对模拟的硬脑膜下血肿和脑内血肿的吸收和消退起了促进作用，其机理就是通过“益气”药物黄芪增强机体免疫功能，改善局部微循环和增强巨噬细胞吞噬能力而实现的，而再加上当归、赤芍、红花、川芎、丹参、土鳖虫等活血药后，即益气化瘀汤全方，其吞噬率再有提高[13-14]。因此施老师应用大剂量黄芪来益气，作为化瘀的基础，与少量活血药相配伍，使气旺则血行，活血而又不伤正，共奏补气活血通络之功。

我们还观察到，CSDH 患者绝大多数因为损伤致脑络失养，神明内扰而出现心烦不眠的症状，因此我们在方中再加入丹参，除了加强行血活血之力外，亦取其可以清心除烦的功效。药理研究发现，丹参有抗血栓形成、改善外周循环的作用，对脑部神经细胞亦有保护作用[15]。

四、典型病例

患者，男，52 岁，2010 年 11 月 18 日初诊。主诉：头晕耳鸣，目糊、视物不清 45 天。患者 2 个月前曾跌倒，左侧头部撞击地面，当时无殊，未加重视。半个月后出现头晕耳鸣，目糊、视物不清等症状，在外院服中西药无效，来施老师处诊治。CT 检查诊断为“左额颞顶部 CSDH”。眼底检查示双侧视神经乳头高度水肿，边界不清，生理凹陷消失，静脉扩张，伴出血。经颅超声多普勒检查中线波左向右移 0. 4 cm。舌苔薄、质紫体胖，脉弦细。辨证：颅脑震挫，由外及内，气血凝滞，恶血瘀内，久瘀伤气而致气虚血瘀。治则：益气化瘀。处方：黄芪 60 g，当归 9 g，赤芍 9 g，红花 9 g，土鳖虫 9 g，川芎 9 g，丹参 40 g。每日 1 剂。用药 1 周后，患者症状即逐渐减轻，视乳头水肿开始消退，经颅超声多普勒检查中线波移位减少；原方继续用药 4 周后，症状全部消失，经颅超声多普勒检查及眼底检查均正常。2010 年 12 月 27 日 CT 复查，证实左额颞顶部 CSDH 已全部消失，疾病痊愈。

按：施老师认为外伤必然导致内损，使气血失和，运行不畅。《灵枢 · 贼风篇》曰：“若有所堕坠，恶血在内而不去……则血气凝结。”《杂病源流犀烛》亦云：“跌扑闪挫，卒然身受，由外及内，气血俱伤病也。”故治疗采用根据清代王清任的“补阳还五汤”加减化裁而成的益气化瘀汤，重用黄芪 60 g，以当归、赤芍、红花、川芎、丹参、土鳖虫活血化瘀，配之黄芪，可补活血药“走散有余，补益不足”的特点，共奏益气化瘀之功。

骶管注射在腰腿痛中的应用研究

田纪伟　李作祥　王艳君　徐安山　赵平厚　赵光复　施　杞

我们在试用骶管注射试验辅助诊断腰椎间盘突出症的过程中，发现不仅腰椎间盘突出症的患者有较高阳性率，而且其他一些椎管内疾患病人亦有较高的阳性率。为了解其在腰腿痛病人诊断中的意义和价值，我们对 648 例不同原因的腰腿痛患者进行骶管注射试验的临床研究报告如下。

一、病例选择及试验方法

1. 病例选择及分组

对门诊的各类腰腿痛患者，首先拍腰椎正侧位光片，排除肿瘤、结节及骨骼畸形所致的腰腿痛外，一律不选择地进行临床试验检查。然后将其中经其他诊断方法和手术证实明确诊断的疾病（物理检查及 CT 检查）共计 648 例提出，并分为椎管内、椎管外疾患组进行统计分析。

2. 试验方法

按正规骶麻方法进行骶管穿刺，成功后一次性不间断向骶管内推进生理盐水 40～60 mL，注射速度不宜太慢，以免液体扩散达不到增压的目的，一般要求在 3 分钟内注射完毕。注射过程中注意观察患者腰臀、下肢的反应，并做好记录。

3. 基本治疗

对急、慢性腰椎间盘突出症的病人，进行骶管注射，每周两次，六次为一个疗程，并配合牵引等辅助方法。其骶管治疗药物基本组成为：2%利多卡因、维生素 B_{12}、维生素 B_1、地塞米松、生理盐水。每次注射后记录直腿抬高试验度数并进行统计学处理。

4. 结果判定

（1）参考陆裕朴[1]判定腰椎间盘突出症的方法拟定以下观察指标

注射加压过程中出现患肢患臀放射痛或麻胀不适，停止推药后上述症状随即消失者为阳性，表示神经根硬膜囊或马尾受累，无此症状者为阴性。注射过程中出现的以穿刺部位为中心的骶尾部局限性胀痛为骶管注射正反应，不应视为阳性。

（2）腰椎间盘突出症治疗的疗效评价标准

参照国家中医药管理局发布的《中医病证疗效标准》[2]腰椎间盘突出症的疗效标准：

治愈：腰腿痛消失，直腿抬高 70°以上，能恢复原工作。

好转：腰腿痛减轻，腰部活动功能改善。

未愈：症状体征无改善。

结果见表 1、表 2。

表 1　648 例骶管注射试验结果

椎管内疾患	总数	阳性	阴性	椎管外疾患	总数	阳性	阴性
腰椎间盘突出	334	330	4	腰肌劳损	30	0	30
腰椎管狭窄	56	51	5	退行性骨质增生	80	20	60
腰椎间孔狭窄	47	39	8	强直性脊柱炎	60	0	60
				骶髂关节炎	41	6	35
合计	437	420	17		211	26	185

本组 648 例,7 种疾患,其中椎管内 3 种,计 437 例,出现阳性反应为 420 例,阴性 17 例,阳性率为 96.1%;椎管外疾患 211 例,阳性反应者 26 例,阴性者 185 例,阳性率为 12.3‰,两组差异有显著性($P<0.01$,t 检验)。

表 2 中,急性期腰椎间盘突出症的临床治愈率为 83.3%,有效率为 98.3%;缓解期腰椎间盘突出症的临床治愈率为 38.3%,有效率为 82.4%。总有效率为 89.2%。急性期与缓解期腰椎间盘突出症治愈率经 t 检验有显著性差异($P<0.01$),急性期的骶疗效果优于缓解期。

表 2　334 例骶疗椎间盘突出症疗效结果

腰椎间盘突出症	治愈	好转	未愈	合计
急性期	150	21	9	180
缓解期	60	67	27	154
合　计	210	88	36	334

二、讨论

骶管为硬膜外腔的延续,容积约为 25 mL,硬膜外疏松结缔组织对硬膜、神经根有良好的保护作用[3]。正常情况下硬膜、神经根在其内有少量的活动度。当硬膜、神经根因粘连占位等因素受压时,活动度则受到限制,张力增加,此时如再给予骶管注射,经液体加压、牵拉等可加重其症状,出现明显的根性神经痛。向骶管腔内注射超过其容积的液体时,可造成骶管及下腰部椎管内压力升高。正常状态下,因神经根有一定的自由活动度,并不会引起临床症状,而当神经根、硬膜囊有破损时,其自由活动度减少,呈高张力情况下一定的液压就会激发根性神经痛的发生。本组试验的结果表明椎管内疾患病例阳性率显著高于椎管外疾患病例,两组比较差异有非常显著的意义($P<0.01$)。因此,通过骶管注射可以了解椎管、神经根、硬膜的环境状况,它对判定腰腿痛原因存在于椎管内还是椎管外有很大的临床意义,进而对腰腿痛的病因诊断很有帮助。

骶管注射是一种简便安全的诊断治疗腰腿痛的方法,在门诊即可进行。由于该试验是利用液体加压,增压时效及数值较小,一般不会引起椎管内组织损害,相反由于液流的冲击,还可以松解部分粘连,对神经根的无菌性炎症起到一定的治疗作用。注入液体为生理盐水,一般无副作用,只要严格无菌操作是相当安全的,本组 648 例无一例发生不良反应。我们认为该项试验在腰腿痛诊断中有较高的临床使用价值,目前,我们把骶管注射试验作为一种腰腿痛的诊断方法。但有些问题还不十分清楚,如骶管注射的压力多大？应如何测量等,有待进一步探讨。

关于骶疗注射液的作用机理有两个方面：利用骶管注射的加压原理,松解神经粘连,淡化椎间盘突出物的化学浓度,Cyriax Dalay 认为药液在硬膜外间隙易向头部扩散,向尾部扩散力较弱,其次利用低浓度下利多长因对神经鞘膜的轻度麻醉作用和对血管的收缩作用,减少突出物内各种酶的化学腐蚀作用,阻断恶性循环,再就是地塞米松的抗炎作用:它的作用机理与下列因素有关[4]:① 稳定溶酶体酶,减少溶酶体内水解酶的释放,还能抵制致炎物质缓激肽、5-羟色胺和前列腺素的产生。② 增加肥大细胞颗粒的稳定性,减少组胺的释放,从而减轻血管扩张并降低毛细血管通透性。③ 收缩血管,可使局部充血减轻并减少细胞逸出及液体外渗。④ 抑制白细胞和巨噬细胞移行血管外,减少炎症浸润性组织反应。⑤ 抑制肉芽组织形成,对纤维母细胞 DNA 合成有直接抑制作用,阻碍细胞分裂和增生,减少胶原的沉积,抑制肉芽组织的形成。由于其半衰期大于 300 分,半效期为 36~54 小时,我们应用 3~5 mg 剂量,每周两次应用,发挥其有效的抗炎作用,并避免其他副作用,由于应用时间短且间隔长,不易形成耐药性,且无停药反应。加以维生素 B_1 及 B_{12} 的营养神经作用,在临床上发现这种配伍优于文献中所用和其他配伍方法[4]。其中对缓解期椎间盘突出症病人的作用主要是以抗肉芽组织形成为主,防止突出物肉芽化、纤维化,然后钙化成骨赘,故此在临床研究中将做 MRI 的检测,证实骶疗不失为治疗急、慢性椎间盘突出症的一种简便、良好的方法。

补肾填精法防治绝经后骨质疏松症的临床研究

施　杞　谢可永

由于绝经后妇女雌激素水平急剧下降，使骨吸收大于骨形成，导致骨质疏松症的发生。因此，应用有效的方法防治绝经后的骨质丢失，是骨质疏松症临床正在努力探索的一大课题[1-3]。我们根据中医“肾主骨”的理论和临诊实践，发现肾精盛衰与骨质疏松症密切相关，肾虚是骨质疏松症的一个重要因素。为此，我们采用补肾填精之剂治疗绝经后骨质疏松症，并做了详细的临床观察，初步证实其有改善症状和延缓骨质丢失之效果。

一、资料和方法

1. 病例选择

按照国内骨质疏松症课题合作组的生理年龄诊断法，选择 50 岁以上的绝经后妇女，其前臂尺、桡骨密度分别低于 0.693 g/cm^2 和 0.66 g/cm^2[4]（低于单光子测定仪测出的上海地区的骨密度峰值量的 12%），又根据中医辨证属肾精亏虚者 80 例，随机分为三组：

中药组 30 例，年龄 50~75 岁，平均 63.2 岁。其中绝经 1~5 年 14 例，6~10 年 11 例，10 年以上 5 例。

雌激素组 20 例，年龄 50~75 岁，平均 62.8 岁，其中绝经 1~5 年 12 例，6~10 年 5 例，10 年以上 3 例。

对症治疗组 30 例，年龄 50~75 岁，平均 61.8 岁，其中绝经 1~5 年 12 例，6~10 年 12 例，10 年以上 6 例。

所有患者均通过检查排除由甲状旁腺机能亢进、多发性骨髓瘤等引起的继发性骨质疏松症。

2. 肾虚诊断标准

参阅《中医诊断学》。症见腰背酸痛，腰膝酸楚，耳鸣耳聋，夜尿频数，足跟疼痛，面白虚浮，神疲乏力，动则气喘，头目眩晕，失眠多梦，语声低微，健忘，舌淡白，脉沉细。

3. 治疗方法

中药组均采用补肾填精冲剂内服，每日 9 次，每次 1 包，每周连服 5 天，停服 2 天。补肾填精冲剂的药物由肉苁蓉、何首乌、白术、紫河车、补骨脂、怀牛膝、菟丝子、煅龙骨、煅牡蛎、白菊花等组成。

雌激素组用已烯此酚，每晚 0.25 mg，用药天，停药 6 天。

对症治疗组仅采用间断性的补充钙剂或镇痛之剂。

为了全面评价治疗效果，上述三组经药物治疗 6 个月后，分别统计肾虚症状变化、腰背酸痛的缓解程度、前臂尺桡骨的骨密度值、甲状旁腺激素、骨钙素、降钙素、碱性磷酸酶的测定，然后进行统计学比较。

二、观察内容和结果

1. 肾虚症候的改变

表 1 系三组患者肾虚主要症候的分析，经统计学比较，三组各症候无显著差异（$P>0.05$），有可比性。

表 1　三组肾虚症候疗效分析

组别	例数	腰背酸楚	两膝酸软	耳鸣耳聋	夜尿频数	足跟疼痛	面白虚浮	神疲乏力	动则气喘	头目眩晕	失眠多梦	语声低微	健忘	舌淡白	脉沉细
雌激素组	总例数	19	17	14	9	15	8	15	4	12	8	8	7	13	12
	显效	10	9	2	2	2	1	2	1	3	3	3	2	3	3
	有效	8	5	6	3	6	3	6	1	4	2	3	2	6	5
	无效	1	3	6	4	7	4	7	2	5	3	2	3	4	4
	总有效率(%)	94.7	82.3	57.1	55.6	53.3	50	53.3	50	58.3	62.5	75	57.1	69.2	66.7
中药组	总例数	30	27	24	16	25	14	26	9	18	13	14	13	22	19
	显效	19	15	17	7	12	8	15	5	12	8	10	7	12	11
	有效	10	8	5	5	8	4	8	2	4	4	3	4	7	6
	无效	1	4	2	4	5	2	3	2	2	1	1	2	3	2
	总有效率(%)	△ 96.7	△ 85.2	△△ 91.7	△△ 75	△△ 80	△△ 85.7	△△ 88.5	△△ 77.8	△△ 88.9	△△ 92.3	△△ 92.9	△△ 84.6	△△ 86.3	△△ 89.3
对症组	总例数	30	25	22	15	23	12	24	9	17	14	12	12	21	19
	显效	4	2	2	1	2	1	3	1	3	2	2	1	4	3
	有效	6	5	5	3	6	3	6	2	3	3	4	3	6	3
	无效	20	18	15	11	15	8	15	6	11	9	6	8	11	13
	总有效率(%)	※ 33.3	※ 28	※ ※※ 31.8	※ ※※ 26.7	※ ※※ 34.8	※ ※※ 33.3	※ ※※ 37.9	※ ※※ 33.3	※ ※※ 35.3	※ ※※ 35.7	※ ※※ 50	※ ※※ 33.3	※ ※※ 47.6	※ ※※ 31.6

注：与雌激素组比较，△ $P>0.05$；与雌激素组比较，△△ $P<0.05$；与雌激素组、中药组比较，※ $P<0.01$；与雌激素组比较，※※ $P<0.05$。

表 1 还反映出三组治疗后的肾虚症候改善情况。它表明，治疗后中药组腰背酸楚、两膝酸软与雌激素组比较，无显著差异($P>0.05$)；耳鸣耳聋、夜尿频数、足跟疼痛、面白虚浮、神疲乏力、动则气喘、头目眩晕、失眠多梦、语声低微、舌淡白、脉沉细的改善率均明显优于雌激素组($P<0.05$)；治疗后对症治疗组的各症候改善率均显著低于中药组($P<0.01$)，其腰背酸楚、两膝酸软的改善率亦显著低于雌激素治疗组($P<0.01$)，其他各症改善率明显低于雌激素治疗组($P<0.05$)。说明中药和雌激素均能显著改善患者肾虚症候，尤以中药疗效更为显著。

2. 腰背疼痛的改善

1) 三组患者腰背疼痛程度的情况：雌激素组严重疼痛 7 例，中度疼痛 8 例，轻度疼痛 5 例；中药组严重疼痛 11 例，中度疼痛 12 例，轻度疼痛 7 例；对症治疗组严重疼痛 10 例，中度疼痛 12 例，轻度疼痛 8 例。统计学表明三组腰背疼痛情况无显著差异($P>0.05$)，有可比性。

2) 表 2 表明，雌激素治疗组在治疗第 2 周时，其疼痛消失率明显优于中药组和对症治疗组($P<0.05$，$P<0.01$)，在治疗第 4 周时，雌激素组和中药组的疼痛消失率已无显著差异($P>0.05$)，但均高于对症治疗组 $P<0.05$)。

表 2　三组不同时期的疼痛累计消失率

组　别	2 周	4 周	8 周	12 周	16 周	20 周	24 周
雌激素组	20%（4 例）	40%（8 例）	45%（9 例）	55%（11 例）	60%（12 例）	65%（13 例）	70%（14 例）
中药组	10% ※（3 例）	26.6% ※※（8 例）	46.6% ※※（14 例）	53.3% ※※（16 例）	56.6% ※※（17 例）	63.3% ※※（19 例）	73.3% ※※（22 例）
对症组	3% △（1 例）	10% △（3 例）	16.6% △（5 例）	23.3% △（7 例）	26.6% △（8 例）	26.6% △（8 例）	30% △（9 例）

注：与雌激素组比较，※ $P<0.05$；与雌激素组比较，※※ $P>0.05$；与中药组、雌激素组比较，△ $P<0.01$。

3）表3表明，雌激素组和对症治疗组在治疗后2周时，疼痛改善率无明显不同（$P>0.05$）。在第4周时，雌激素组和中药组的疼痛改善率已无明显区别（$P<0.05$），但均明显优于对症治疗组（$P<0.05$）。

表3　三组不同时期的疼痛累计改善率

组　别	2周	4周	8周	12周	16周	20周	24周
雌激素组	31.2%（5例）	50%（6例）	54.5%（6例）	55.6%（5例）	62.5%（5例）	57.1%（4例）	66.7%（4例）
中药组	14.8%△△（4例）	36.4%△（8例）	50%△（8例）	50%△（7例）	53.8%△（7例）	63.6%△（7例）	75%△（7例）
对症组	31%※（9例）	18.5%※※（5例）	28%※※（7例）	34.8%※※（9例）	27.3%※※（6例）	31.8%※※（7例）	38.1%※※（8例）

注：疼痛改善不包括疼痛消失，疼痛改善率指疼痛改善例数与总人数减去疼痛消失例数差值的比例。与雌激素组比较，※ $P>0.05$；与中药组、雌激素组比较，※※ $P<0.05$；与雌激素组比较，△ $P>0.05$；与雌激素组比较，△△ $P<0.05$。

表4表明，雌激素组和中药组的最终疼痛消失率，明显改善以上比率（包括疼痛消失率）和轻度改善率以上比率（包括疼痛消失率和明显改善率）均无明显差别（$P>0.05$），但均明显高于对症治疗组（$P<0.05$）。

表4　三组的最终疼痛改善率

分组	疼痛消失	疼痛明显改善	疼痛轻度改善	疼痛无改善	合计	累计改善率（%）			无效率（%）
						疼痛消失	疼痛明显改善以上	疼痛轻度改善以上	
雌激素组	14例	3例	1例	2例	20例	70	85	90	10
中药组	22例	3例	3例	2例	30例	73.3△	83.3△	93.3△	6.7
对症组	9例	4例	4例	13例	30例	30※	43.3※	56.6※	43.4

注：与雌激素组比较，△ $P>0.05$；与中药组、雌激素组比较，※ $P<0.05$。

上述结果说明，对症治疗组虽也能对某些病例有缓解疼痛之效，但其疗效明显低于雌激素组和中药组，并且起伏较大，不甚稳定。雌激素组与中药组相比，对于缓解严重疼痛能较迅速取效，但在经2~4周治疗后，中药组与雌激素组在镇痛疗效上已无明显不同。可见雌激素较适合于严重疼痛的急性病例，中药则较适用于中度以下疼痛者，对于严重疼痛者，其取效可能迟于雌激素。

3. 骨矿物含量的测定

所有患者均于治疗前后用核工业部北京第三研究所等单位研制的GMY－I骨矿测定仪测定尺、桡骨的骨矿含量。测定方法：以右手桡骨茎突至尺骨鹰嘴伸面长度的中、下1/3交界处为测量点，前臂曲面向上，固定位置，以测量点为中心围以定量水袋，窄束γ射线由桡骨外缘向尺骨外缘作横越扫描。然后做治疗前后的统计学比较。

表5显示了治疗后的雌激素组的尺骨密度和桡骨密度分别上升了1.93%和1.87%，中药组的尺骨密度和桡骨密度上升了1.77‰和1.86‰。统计学比较后，两组的尺、桡骨密度上升幅度无明显不同，$P>0.05$），说明雌激素和中药有类同的阻止骨质丢失之效。对症治疗组治疗后的尺、桡骨密度分别下降了1.28%和1.52%，说明骨质继续在丢失。

表 5　三组治疗前后骨密度变化情况

组　别	治　疗　前		治　疗　后	
	尺骨密度($\bar{x}\pm s$)	桡骨密度($\bar{x}\pm s$)	尺骨密度($\bar{x}\pm s$)	桡骨密度($\bar{x}\pm s$)
雌激素组	0. 621±0. 053	0. 587±0. 056	0. 633±0. 062	0. 598±0. 059
中药组	0. 623±0. 061	0. 591±0. 071	0. 634±0. 076	0. 602±0. 068
对症组	0. 626±0. 059	0. 592±0. 076	0. 618±0. 079	0. 583±0. 077

4. 血清甲状旁腺素(PTH)、降钙素(CT)、骨钙素(BGP)、碱性磷酸酶(AKP)的测定

分别在三组中各随机选取 10 例。其中,中药组的年龄 50～75 岁,平均 57. 2 岁,绝经 1～10 年,平均 5. 22 年。雌激素组的年龄 50～75 岁,平均 57. 8 岁,绝经 1～10 年,平均 5. 12 年。对症治疗组的年龄 50～75 岁,平均 58. 1 岁,绝经 1～10 年,平均 5. 23 年。

患者血清作甲状旁腺素、降钙素、骨钙素、碱性磷酸酶的测定,然后做治疗前后的比较。测定方法:常规取静脉血,分离血清备用。用日本“荣研”化学公司生产 CT 和 PTH 的 RIA 药盒,用放射免疫分析法分别测定血清 CT. PTH 含量;AKP 采用生化测定方法;BGP 用放射免疫分析法,由美国 BelmentCA 提供的骨钙素标准品。

表 6 表明,治疗后雌激素组、中药组的 PTH 与治疗前比较有显著下降(P<0. 05)。BGP 有轻度下降(P>0. 05),CT 有明显增高(P<0. 05),AKP 仅有轻度下降,无显著差异(P>0. 05)。对症组治疗前后的 PTH、CT、BGP、AKP 均仅有轻度变化,无显著差异(P>0. 05)。治疗后的对症组 PTH. CT、BGP 与治疗后雌激素组、中药组比较均有显著不同(P<0. 05,P<0. 01),说明雌激素和中药能改善骨代谢,增加骨形成,减少骨吸收。

表 6　血清 PTH、CT、BGP、AKP 的变化

组　别	疗　程	甲状旁腺素(ng/dl)($\bar{x}\pm s$)	降钙素(ng/dl)($\bar{x}\pm s$)	骨钙素(ng/dl)($\bar{x}\pm s$)	碱性磷酸酶(ng/dl)($\bar{x}\pm s$)
雌激素组	治疗前	45.75±4.62	54.35±7.12	3.88±0.28	49.45±3.88
	治疗后	37.12±3.81	65.52±6.98	3.79±0.36	47.67±3.72
	P	<0.05	<0.05	>0.05	>0.05
中药组	治疗前	44.62±5.11	55.11±7.32	3.92±0.31	50.14±4.78
	治疗后	37.48±4.22※	63.17±7.86※	3.89±0.39※	49.68±4.11※
	P	<0.05	<0.05	>0.05	>0.05
对症组	治疗前	44.11±5.21	55.89±7.82	3.31±0.32	48.25±5.07
	治疗后	44.21±5.02△	55.42±7.43△	3.39±0.33△	48.76±5.12△△
	P	>0.05	>0.05	>0.05	

注:与治疗后雌激素组比较,※ P>0.05;与治疗后雌激素组、中药组比较,△ P<0.05;与治疗后雌激素组、中药组比较,△△ P>0.05。

三、讨论

上述结果表明,本方能有效地改善肾虚症候,缓解腰背疼痛,增加前皆尺、桡骨的骨密度,PTH、CT、BGP、AKP 及血中各元素的变化也在一定程度上显示了本方具有抑制骨丧失作用,对骨质疏松症有防治意义[5-6]。

本方由《圣济总录》卷九十二的苁蓉丸加减而成。方中肉苁蓉甘咸而温,能入肾经,滋腻柔润,补而不峻。既补肾阳,又益精血,乃补阳益阴之药。补骨脂辛苦大温,能入脾、肾两经,功能益肾固精,对肾虚不

足，腰膝酸痛更为适宜。菟丝子辛甘而平，入脾、肾经性柔润多液，不温不燥，补而不腻，能补肾固精，为平补阴阳之品。怀牛膝入肝、肾经，性善下行，功能补益肝肾，疗腰膝酸软，且能活血通经。白术甘苦而温，专入脾胃。功能健脾助运，帮助消化吸收。何首乌甘而微温，入肝、肾经，功能补血益精，补益肝肾，善治腰膝酸软。紫河车性味甘温，入肝、肾经，为血肉有情之品，功能补肾益精，补气养血，补益力强，故对精血衰少、羸弱无力者有奇效。白菊花味甘性寒，入肺、肝经，功能养肝明目。《本草便读》曰："甘菊之用，可一言以蔽之，曰疏风而已。然虽系疏风之品，而性味甘寒，与羌、麻等辛燥者不同，故补肝肾药中可相需而用也。"龙骨、牡蛎入肝、肾经，相须为用，功能平肝熄风，收敛元气，镇安精神。所以方中肉苁蓉、菟丝子、何首乌、紫河车、补骨脂补益肝肾，强健筋骨；牛膝通血脉健腰膝；白术健脾助运；龙骨、牡蛎敛元气，平肝风；白菊花祛风平肝。诸药合用，温而不燥，补而不滞，为平补肾精之剂，功能秘精髓强筋骨，治疗老年肾虚腰膝酸软，行走无力之症[7-8]。因此，补肾填精法及其组方对防治绝经后骨质疏松症有其临床应用和推广价值。

腰椎间盘突出的自然吸收与症状转归研究

姜　宏　崔全起　施　杞

近年来,随着 CT 和 MRI 的普及应用,国外有关腰椎间盘突出后未经手术治疗而自然吸收的临床报告日益增多。本文兹对腰椎间盘突出后自然吸收与临床症状转归等问题作一简述,以飨读者。

一、腰椎间盘突出后自然吸收的发生概率

Saal[1]运用 MRI 和 CT 观察随访了经保守治疗后症状减轻的 12 例腰椎间盘突出症患者,8~77 个月(平均 25 个月)复查时发现,有 11 例患者可见突出物呈现出不同程度的缩小。其中,缩小 50%以内的有 2 例,占 11%;缩小 50. 75%的有 4 例,占 36%;缩小 75%~100%的有 5 例,占 46%;最大的突出物可见完全吸收。中村[2]报道 9 例病人,2~12 个月中经 2~4 次 MRI 观察发现,3 例在发病后 3 个月内消失,4 例在 12 个月内消失,其余 2 例分别缩小至原来的 39%(3 个月后)和 73%(5 个月后)。Delauche[3]运用 CT 观察 21 例病人,结果发现其中有 5 例消失,14 例缩小。Bush[4]运用 CT 对比观察了 111 例病人发病初期和一年后的变化情况,结果发现,突出物平均缩小约 76%。

二、腰椎间盘突出的病理分类与自然吸收的关系

目前研究进展表明[2,5],根据腰椎间盘突出的组织与后纵韧带的位置关系可将其分成以下几个类型。P 型(protrusion):膨出型。SE 型(subligamentous extrusion):后纵韧带下型。TE 型(transligamentou extrusion):后纵韧带后型。SQ 型(sequestration):游离型。小森[6-7]根据 MRI 的表现,将椎间盘突出分成三型,Ⅰ型相当于 P 型,Ⅲ型相当于 SQ 型,Ⅱ型相当于 SE 型或 TE 型。其中,Ⅰ型和Ⅱ型的区别在于判别突出的椎间盘组织后方的低信号域——黑线(b1ack-line)是否完整,中断或消失说明突出已越过后纵韧带。Ⅱ型和Ⅲ型的区别在于判别突出后的椎间盘组织的主要部分是否有上下潜行移位,若移位越大就越有可能吸收。

腰椎间盘突出后的自然吸收主要多见于 SQ 型、TE 型或Ⅲ型。腰椎间盘突出后能否自然吸收与上述突出的类型密切相关。安达公[8]运用 MRI 对比复查了 37 例患者突出后的变化情况,复查次数 2~5 次,平均 3. 8 次,结果发现,有 51. 4%的病人在 4~40 个月(平均 15. 4 个月)出现不同程度的自然吸收。其中,以 SQ 型的吸收出现率为最高。见表 1。

表 1　突出类型与吸收缩小的关系

分　型	消　失	显著缩小	稍缩小	不变
P 型	0	0	4	10
SE 型	4	1	3	1

续 表

分 型	消 失	显著缩小	稍缩小	不变
TE 型	3	2	0	0
SQ 型	7	2	0	0

小森[6]通过 MRI 前后对比观察 53 例患者发现,突出后显著缩小的患者的类型分布如下:Ⅱ型突出,为 6/26(23%);Ⅲ型突出,如突出物上下游离距离不超过椎体的 1/2 高度时,为 8/12(66%),如超过 1/2 时,为 14/15(93%)。Komori[9]运用 MRI 观察了 77 例患者,MRI 随访 2~3 次,随访时间平均为 150 天,其中,54 例病人检查 2 次,24 例病人检查超过 3 次,发现椎间盘突出后自然吸收或显著缩小的分布类型为,Ⅱ型突出,为 7/27(26%),Ⅲ型突出,如突出物游离距离超过椎体的 1/3 高度时,为 1/4(25%),超过 2/3 时,为 17/22(77%),超过 3/3 时,为 10/10(100%)。由此可见,破裂型突出后,其游离距离越远,就越有自然吸收的可能。

一般来说,腰椎间盘突出后自然吸收多见于椎间盘变性程度高的成年人。但吉田[10]调查 99 例青少年患者,平均年龄 17.8 岁,平均随访时间 2.8 年(6 个月至 5 年 8 个月),其中,bulging 型 42 例,protrusion 型 45 例,extrusion 型 12 例。结果发现,67%的 extrusion 型可见到椎间盘的吸收或缩小,大多数的 protrusion 型无变化,而 33%的 bulging 型则见有增大。

三、临床症状转归与吸收缩小的关系

东村隆[11-12]报道经 MRI 扫描增强诊断的 13 例腰椎间盘突出症患者,在 12~28 周之间疼痛消失,神经根受压症状恢复,MRI 复查显示突出物消失。此外该作者还进一步报道 7 例突入硬膜外腔的急性腰椎间盘突出症患者,初诊时腰腿痛剧烈、运动障碍、直腿抬高在 30°~50°之间,受累神经根支配的肌力下降,至 12~16 周后,疼痛消失,神经根的异常体征恢复,MRI 复查也显示突出物已完全消失。原田[13]观察 14 例急性腰椎间盘突出症患者,其中 SE 型和 TE 型 6 例,SQ 型 8 例,经过 6 周至 7 个月,平均 11 周后,症状全部缓解,MRI 2~3 次复查可见其中 8 例游离型突出已完全吸收。Komori[9]运用 MRI 观察了 77 例患者的形态变化,MRI 的变化与症状改善呈一定的相关性。见表 2。

表 2 临床症状转归与 MRI 变化的关系

MRI 复查	优	良	差	合 计
消失	9(4)	1(0)	0	10(13%)
显著缩小	11(4)	14(7)	0	25(32%)
稍缩小	3(2)	11(2)	0	14(18%)
无变化	1(10)	12(1)	15(4)	28(36%)
合计	24(31%)	38(49%)	15(19%)	77(100%)

注:无%的括号表示所经过的月数。

小森[7]观察 110 例患者,平均随访时间 529 天,MRI 复查 2~3 次,结果发现,有 12 例消失,30 例显著缩小,突出物的吸收与症状的改善呈平行关系,见表 3、表 4。

表 3 症状转归与 MRI 的变化

MRI 变化	优	良	差	合 计
消失	11	1	0	12
显著缩小	14	16	0	30

续　表

MRI 变化	优	良	差	合　计
稍缩小	2	15	0	17
无变化	1	17	23	51

表 4　腰腿痛持续时间与 MRI 变化的关系

MRI 复查	n	腰腿痛持续时间(月)
消失	8	1.70±0.34
显著缩小	20	2.44±2.39
稍缩小	10	3.23±1.75
无变化	12	3.55±1.97

总之,部分腰椎间盘突出症患者所出现的自然吸收现象[14],至少在临床诊治中会给我们带来一些新的思索和启迪。迄今为止,众多解除椎间盘病变的外科手术干预,如椎间盘摘除术、椎间融合术、人工椎间盘重建术等,均以破坏已经发生病变的椎间盘为基础,其尚未解决病变椎间盘自身结构及其功能重建的问题,因而致使仍有相当数量的患者临床症状未能完全缓解,或因椎间盘结构破坏而引起一系列的继发性症状,对此如何从生物学、生理学、解剖学、生物力学等角度探讨椎间盘病变的理想治疗方法,仍将是今后临床和基础研究中的重要领域。

施杞教授运用药对治疗颈椎病经验

孙 鹏 施 杞

施杞是上海中医药大学教授，主任医师，博士生导师，从医已40年余。临床上善于治疗各种骨伤科疾病，特别是对颈椎病的治疗，颇多心得[1]。颈椎病是中、老年人群中的常见病和多发病。现代医学认为，颈椎病是在颈椎椎间盘退行性变的基础上，累及相应的神经和(或)血管，而引发的有着多种临床表现的疾病[2]。

目前颈椎病的发病原因及发生机理仍不十分清楚。施师结合中医临床诊疗经验和现代医学理论，提出颈椎病的根本病机是“气虚血瘀、本虚标实”，在治疗上，以益气化瘀补肾为主线[3]。临证上根据西医的辨病治疗，结合中医的辨证论治，遣方用药，创立颈康系列方剂，分别应用于颈椎病的各型各期，例如：使用玉屏风散和葛根汤加减，治疗颈椎病初期，或颈型颈椎病；师法王清任的活血化瘀诸方，使用大剂活血化瘀药物，治疗颈椎病病势沉重者；而对于颈椎病缠绵难愈，或颈椎病后期的患者，则重用补肾中药，如：山萸肉，肉苁蓉，巴戟天等。在此基础上，尤善使用对药，每能取得良好疗效。药对又称对药，是临床上经常使用且相对固定的两味药物的配伍形式。其组成虽然简单，但具备中药配伍的基本特点，使用得当，多能取得显著的效果。本文拟按功效分类，总结施师使用药对经验。

一、解表清咽药对

临床上，常见有外感导致的颈椎病，具体表现为颈项僵直，转侧不利，为颈型颈椎病；而颈椎病病人也有因外感而出现病情加重的情况。《素问・痹论篇》已提到“风寒湿三气杂至，合而为痹也”。施师[4]通过现代实验研究发现，不同强度风寒湿邪导致的痹证型颈椎病模型，其颈椎间盘组织中胶原酶(MMP－1)、中性蛋白多糖酶(MMP－3)活性升高，导致椎间盘细胞外基质降解加速，颈椎间盘出现退变。针对于此，施师常使用荆芥防风、桂枝葛根和羌活独活等药对，借其祛风、散寒、解表之功而起到缓解颈椎病症状，改善其病理改变的作用。其中，荆芥防风皆具辛温之性，可以宣散风寒邪气。荆芥擅长发汗散寒，防风长于祛风，古称“祛风圣药”《本经》称该药可治疗“风行周身骨节疼痛”。临床上，对颈椎病伴有风寒表证的病人，合用荆芥防风可以祛风散寒，使邪从外解，疾病向愈。而羌活独活散寒解表之外，更可以通经络，止痹痛，如《用药法象》：“(羌活)治风寒湿痹，酸痛不仁，诸风掉眩，颈项难伸。”而《别录》：“(独活)治诸风，百节痛风无(问)久新者。”相对而言，羌活偏于走上，对于项背上肢痉挛疼痛效果显著；而独活偏于走下，善于祛除在下在里之风寒湿邪。因此，羌活独活合用，可止一身之疼痛。桂枝葛根是一组经典的药对，最早的记载见于《伤寒论》的葛根汤：“项背强几几，葛根汤主之。”桂枝辛温祛风，又擅温经通脉；葛根辛凉解肌而尤擅舒解项背强痛。二药合用，对颈项活动不利效果显著。现代研究认为，颈椎病的发生发展不仅因颈椎局部解剖和生物力学的改变，同时还伴有局部炎性介质的释放。磷脂酶 A_2(PLA_2)是水解膜磷脂产生花生四烯酸及其代谢产物前列腺素和白三烯等介质的重要限速酶，对神经根可产生直接刺激。Saal 等[5]研究发现椎间盘突出症有明显神经根性疼痛的患者，手术取出的椎间盘组织中 PLA_2 的活性明显高出其他组织。研究发现[6-7]，颈椎病动物模型组的颈椎间盘 PLA_2 活性明显升高，与正常组比较有显著差异。通过葛根汤干预退变颈椎病模型动物，证明葛根汤有下调 PLA_2 的作用，与芬必得下调 PLA_2 活性的作用无显著差异。现代研究支持了中医传统理论对桂枝、葛根配伍作用的认识，这一药对的组合，可通过降低病变组织炎性介质的活性，减轻局部炎症反应而对以"项背强几几"为典型表现之颈椎病患者起到调和营卫、祛风通络，并进一步缓解颈项部拘挛不适的作用。

施师于临床实践中发现，颈椎病病人常伴有咽喉部的不适，或有慢性咽炎病史。病人具体表现为咽部不适，咽喉部红肿充血等症状。通过流行病学调查，显示急慢性咽喉炎是颈椎病发病的危险因素之一[8]。在局部解剖上也发现咽喉部和颈椎周围组织存在联系[9]。因此，施师认为治疗病人咽喉部感染，可以缓解颈椎病的病情和发作。板蓝根和玄参是施师常用的一组清咽药对。现代药理研究证实，板蓝根和玄参均有抗病毒的作用。其中，板蓝根性味苦寒，功能清热解毒、利咽消肿；玄参甘咸苦寒，《本草纲目》认为该药可"滋阴降火，解斑毒，利咽喉"。二药并用，既能清利咽喉，又能滋阴降火。颈椎病为慢性疾患，发病人群中老龄居多，施师根据《素问・阴阳应象大论》"年四十而阴气自半也，起居衰矣"，认为颈椎病伴有的咽部不适，一部分是由于阴虚火旺而导致的上实下虚。因此颈椎病伴有的咽喉不适多表现为疼痛较轻，但缠绵难愈。施师使用板蓝根玄参药对，不仅能够清咽利喉解毒，而且玄参的养阴解毒之功，更能切中颈椎病伴有咽喉不适的病机。

二、健脾化湿药对

颈椎病病人有见颈项不舒、头晕重胀、四肢沉重、转侧不利诸症状，询问病史，病人多有冒雨被风的经历。施师临证于此，常使用藿香佩兰药对，以化湿解表，疏通经络。两者均为芳香馥郁化湿之品，是暑湿时令解暑醒脾要药。此外，施师临床治疗中，常车前子车前草、生熟米仁、滑石甘草等合用，加强利水渗湿的作用。《素问・至真要大论》病机十九条中"诸痉项强，皆属于湿"。湿邪留连于内，造成脾失健运，可以出现痰湿阻滞，更兼气滞血瘀，每每致使颈椎病病情缠绵反复。施师根据病情辨为脾虚湿阻，使用健脾祛湿药对治疗，如茯苓、茯神和苍术、白术等。茯苓甘平淡渗，既能健脾又能渗湿；茯苓神是茯苓菌核中抱有松根的白色部分。入心脾两经，可去心经痰湿。二药同用，不仅能淡渗利湿，利水消肿而且能补益心脾，安神益智。白术健脾燥湿，善于补脾；苍术平胃燥湿，善于运脾；关于苍术白术配伍，《本草崇原》中"凡欲补脾，则用白术，凡欲运脾，则用苍术；欲补运相兼，则相兼为用"。故二物相须为用，一运一补，既可化痰燥湿、又能健运脾胃。

三、扶正祛邪药对

中医认为，颈椎病发生发展的基础是在正气亏虚的基础上，感受外邪而引起。故颈椎病在中后期，常出现虚实夹杂的证候。施师在临证用药时，特别强调扶正祛邪。典型的两个药对是赤芍白芍和党参丹参。其中，赤芍白芍以活血化瘀为主，同时兼有养血的作用。有研究发现[10-11]，活血化瘀法可能通过增加椎间盘软骨终板血管芽数量，促进血管的修复、再生，进而增加椎间盘的营养供应，从而缓解椎间盘的退变。白芍苦酸微寒，入肝经。可柔肝止痛和养血敛阴，以补为功；赤芍功能凉血散瘀清热，以泻为用。《本草正义》提道："益阴养血，滋润肝脾，皆用白芍；活血行滞，宣化疡毒，皆用赤芍。"因此二药合用，寓意一散一补，既散瘀止痛，又补血养筋。而党参丹参则是施师常用的益气化瘀药对。益气化瘀法是施师多年的临床治疗颈椎病经验[3]，在施师的指导下，相关的实验研究发现益气化瘀法对退变椎间盘具有多种作用，如可以改善局部血液循环，增加组织有氧血液供应，从而改善椎间盘的营养[11]；能够增强椎间盘髓核组织中Ⅱ型胶原 mRNA 的表达[12]；对退变椎间盘内的炎性细胞因子含量具有明显的抑制作用[13]；可以调控椎间盘内生长因子的不同变化[14]等。党参味甘性平，能补益正气，兼能养血。现代药理研究发现，党参有强壮作用，能抗疲劳，提高耐高温能力和对多种原因所致缺氧的耐受性。党参还可使实验动物红细胞数增加，血红蛋白量增加。施师认为人参可大补元气，生津止渴，补气力量大于党参；但党参具人参养气之功而较之性味平和，且价廉，适宜颈椎病病人长期服用。丹参味苦微寒，主要功能是活血化瘀，兼以养血凉血。相关药理研究表明，丹参能改善微循环血流速度，扩张血管，降低血液黏稠度，促进细胞有氧代谢及能量供应。丹参化瘀作用显著，《妇人明理论》中称："一味丹参，功同四物。"虽有过誉之虞，但也反映出其活血功能强劲。故二药合用，既可治病以求本，又能补气活血，加强活血祛瘀的作用。

四、体会

有关药对的确切起源，尚无定论。较早的相关论述可见于《黄帝内经》和《伤寒论》，专著则有《雷公药对》《徐之才雷公药对》《新广药对》等，近代医家中，施今墨先生对药对应用极为推崇，"常常双药并书，寓意两药之配伍应用"[10]。施师在多年的临证实践中，深研中药传统配伍精髓，紧密结合现代研究成果，灵活地将各种药对应用于颈椎病的治疗中，获得了良好的效果。颈椎病邪正交错，虚实夹杂，临床治疗需据此用药，兼顾正邪虚实，方能取效。施师在使用药对时，颇多巧思，如：赤芍白芍，一散一收；苍术白术，一运一补；党参丹参，补气活血；而玄参板蓝根合用，则滋阴清热并举。药对的应用，从一个侧面反映了施师的学术理念，即要发展中医药，要在临床上取得更好的疗效，不仅需要理解中医传统理论，而且还需要融入现代医学研究，使之服务于中医，从而充实并发展中医的理论和临床实践。

辨证治疗椎动脉型颈椎病

吴 弢 高 翔 施 杞 叶秀兰 莫 文

椎动脉型颈椎病多是由椎节不稳所致。各种机械性与动力性因素致使椎动脉遭受刺激或压迫,以致血管狭窄、折曲而造成椎-基底动脉供血不足为主要症状的综合征。其临床表现的主要特征为:头痛,头晕,颈痛。中医临床多将其纳入"头痛"或"眩晕"范畴。笔者根据多年来的临床心得和前人的经验,将其辨证分为痰湿中阻、痰瘀互结、湿热内扰、气血亏虚四类,并以名方加减施治,疗效显著,现报道如下。

一、临床资料

1. 观察组

1996 年 3 月至 2003 年 7 月,上海市名老中医诊疗所、上海中医药大学附属龙华医院脊柱病(名专)门诊及华东医院伤外科门诊记录的椎动脉型颈椎病 120 例(痰湿中阻、痰瘀互结、湿热内扰、气血亏虚类各 30 例)。其中男 49 例,女 71 例。年龄 29 岁至 69 岁。

2. 对照组

1996 年 3 月至 2003 年 7 月,上海市名老中医诊疗所、上海中医药大学附属龙华医院脊柱病(名专)门诊及华东医院伤外科门诊记录的椎动脉型颈椎病 120 例(痰湿中阻、痰瘀互结、湿热内扰、气血亏虚类各 30 例)。其中男 64 例,女 56 例。年龄 24 岁至 65 岁。

二、治疗方法

1. 观察组辨证施治

痰湿中阻:眩晕恶心,泛泛欲吐,胸脘痞闷,头重如蒙,四肢乏力,胃纳不佳。严重者有昏厥猝倒病史。苔白厚腻,脉濡滑。方用半夏白术天麻汤加减:半夏、当归、南星各 9 g,白术、天麻、山药、菖蒲、茯苓、赤芍、白芍、川芎各 12 g,防己 15 g,甘草、陈皮各 6 g,大枣 10 枚。

痰瘀互结:眩晕头痛,颈项肩臂四肢重着麻木,甚则挛缩刺痛。发作时伴恶心呕吐,胃纳欠佳;或心悸,肢体乏力;或兼有肌肉萎缩。舌质偏暗或有紫斑,苔腻,脉细弦。方用血府逐瘀汤加减:当归、桃仁、红花、柴胡、枳壳、桔梗、南星各 9 g,生地、赤芍、白芍、川芎、牛膝各 12 g,砂蔻仁各 3 g,甘草 5 g。

湿热内扰:虚烦不眠,眩晕心悸,痰多泛恶呃逆,颈项酸楚不舒。苔薄黄腻,脉细滑。方用温胆汤加减:半夏、黄芩、当归各 9 g,竹茹、茯苓、赤芍、白芍、川芎各 12 g,枳壳、陈皮、甘草各 6 g,大枣 7 枚。

气血亏虚:颈项疼痛、酸楚缠绵,头晕目眩,面色㿠白或不华,心悸气短,倦怠神疲,纳呆便溏,肌肤蠕动,肢体麻木,常伴有血压偏低。舌质淡红,脉沉细。方用益气聪明汤加减:黄芪 30 g,党参 18 g,升麻、桂枝、当归、细辛各 9 g,葛根、蔓荆子、赤芍、白芍、防己、鸡血藤各 12 g,甘草 5 g,大枣 7 枚。

用药方法:每日 1 剂,早晚 2 次分服,14 剂为 1 个疗程。

2. 对照组用药

颈痛灵、太极通天液,每次各 10 mL,一日 3 次,2 周为 1 个疗程。

三、治疗结果

1. 疗效标准

采用王楚怀、卓大宏制定的颈性眩晕症状与功能评估量表(记分式,满分 30)[1]。

2. 疗效统计结果(见表 1)

表 1　疗程(28 天)治疗结束后疗效统计

辨证分类	例数(n)	组　别	效价评估($\bar{x}±s$)	P值
痰湿中阻	30	观察组	26±1.08	<0.001
	30	对照组	18±0.71	
痰瘀互阻	30	观察组	22±0.79	<0.001
	30	对照组	12±0.44	
湿热内扰	30	观察组	25±1.02	<0.001
	30	对照组	14±0.56	
气血亏虚	30	观察组	20±0.68	<0.001
	30	对照组	7±0.35	

四、典型病例

鲁某,女,55 岁。1998 年 7 月 16 日初诊。主述:颈项板滞不舒,头晕头痛头重已 7 年余,症状加重 2 周。颈项板滞不舒,始于 7 年前,并有肩背牵掣不适感。2 周来,眩晕加重,泛恶,头重如蒙裹一般,四肢乏力,纳呆失寐。检查:颈椎压痛(+1),颈活动受限(±),弹指征(±)。1997 年磁共振检查提示:颈椎 2~3、颈椎 3~4、颈椎 4~5 椎间盘突出、颈椎骨质增生。苔白腻,脉滑。辨证;脾失健运,痰湿中阻。治则:健脾燥湿,熄风化痰。处方:半夏白术天麻汤加减。姜半夏 9 g,炒白术 12 g,明天麻 12 g,广陈皮 6 g,淮山药 12 g,石菖蒲 12 g,云茯苓 12 g,全当归 9 g,大川芎 12 g,赤白芍(各)12 g,制南星 9 g,汉防己 15 g,炙甘草 5 g,大枣 10 枚,生姜 4 片。14 剂。7 月 30 日二诊。药后诸恙减轻,泛恶呕吐已除,头痛头重已解,唯有轻度头晕,患者精神较前有明显改善。苔薄腻,脉细滑。再守前法。原方石菖蒲改 30 g,去炙甘草,加六一散(包煎)30 g。14 剂。2 周后随访,症状控制。

五、讨论

半夏白术天麻汤加减方中半夏燥湿化痰,天麻熄风平肝,并以白术、茯苓健脾祛湿,陈皮理气化痰,山药助脾肾祛湿邪,四物汤活血化瘀通络,南星、防已祛风化瘀通络,甘草、红枣调和脾胃和诸药,合用治疗风痰眩晕。血府逐瘀汤加减方,以桃红四物汤活血祛瘀,四逆散疏肝利气,桔梗行气宽胸,牛膝引血下行,配以砂蔻仁、南星和胃化痰祛风,合而活血理气,逐瘀化痰,治痰瘀而致的眩晕。温胆汤加减方中以半夏降逆和胃化痰,竹茹、枳壳清胆胃之热,以陈皮理气燥湿,茯苓健脾渗湿,配以黄芩加重清热之功,赤芍、川芎、当归活血通络,防风、白芍祛风止痛,合而治疗湿热内扰而致之眩晕。益气聪明汤加减方中以参、芪补中益气,升麻升提阳气,葛根、防已、白芍解肌止痛,蔓荆子清火止痛、止头晕、细辛、鸡血藤祛风通络止痛,四物汤活血养血,桂枝、熟地温阳补气,合而治疗气血亏虚之眩晕。

临床上,我们以半夏白术天麻汤、温胆汤加减方治疗椎动脉型颈椎病的次数最多,前者为健脾燥湿,后者为清胆利湿,其辨证用药机制均体现了一个“痰”。痰瘀互阻类、气血亏虚类之眩晕,其发病机制既有

“痰”，也有“瘀”，还有“气滞”“血瘀”。这同我们长期提出的调治伤科杂病要突出“以气为主，以血为先，痰瘀同治”的观点是相吻合的[2]。

椎动脉型颈椎病是由于钩椎关节等颈椎小关节处的骨赘刺激或其他原因引导的局部充血水肿使横突孔管腔狭窄，使血管受压迫而发病。研究观察显示，椎动脉型颈椎病患者微循环存在明显障碍，椎动脉处于痉挛状态，而中药可通过活血化瘀显著改善微循环，使充血水肿消除，并能扩张椎动脉，从而提高椎动脉血流速度[3]。同时，研究发现，颈椎病患者血液流变学较正常人有较大差异，祛瘀化痰中药能降低全血黏度、血浆黏度及纤维蛋白原[4-5]。

统计结果显示，观察组疗效明显优于对照组（$P<0.001$），说明辨证治疗椎动脉型颈椎病的疗效明显优于目前临床对该类型颈椎病常用中成药治疗。因统计因素，本文所列病例，均以 2 个疗程 28 天为限。治疗组中，痰湿中阻和湿热内扰二组病人经辨证用药后各项计分指标提高均较明显。但痰瘀互阻和气血亏虚二组中病人疼痛指标计分提高较明显，而眩晕指标计分提高不明显。据跟踪观察，该两组病人在连续治疗 2~3 个月后其眩晕指标计分攀升明显。故两组病人需较长疗程的治疗。

施杞运用温经祛风散寒法治疗颈椎病经验

黄　敏　莫　文　周　勤　叶　洁　施　杞

施杞教授出身于中医世家，乃我国中医伤科名家。先生推崇整体观及“十三科一理贯之”的学术思想，临证四十余年，积累了丰富的诊疗经验，尤对颈椎病的治疗疗效显著，海内外求治者甚众。先生常曰：颈椎病，亦有虚实之别，邪正之交织，病邪之偏重，或风寒，或痰湿，或虚损，或本亏，种种不一，需辨病与辨证、辨型相结合。现将施杞教授运用温经祛风散寒法治疗颈椎病之经验介绍如下。

一、颈椎病与风寒湿的关系

颈椎病是因颈椎间盘自然退行性变化过程中感受外邪或劳伤，导致颈部软组织和椎体动静力平衡失调加重退变，产生椎间盘突出（或膨出）、韧带钙化、骨质增生，从而刺激或压迫颈部肌肉、神经根、脊髓、血管而出现一系列症状和体征的综合征[1]。《素问・痹论》云：“风寒湿三气杂至，合而为痹也，其风气盛者为行痹，寒气盛者为痛痹，湿气盛者为著痹。”先生主张颈椎病应从痹论治，因为颈椎病除其内因正气不足、肝肾亏虚之外，外邪风寒湿乘虚而入，阻滞经络气血亦是其发病的重要因素。故颈椎病临床多兼有风寒湿邪外袭症状。如《素问・至真要大论》曰：“诸痉项强，皆属于湿。湿淫所胜……病冲头痛，目似脱，项似拔，腰似折，髀不可以回，如结，如裂。”痹又可分为五体痹、五脏痹。《素问・痹论》曰：“五藏皆有合，病久而不去者，内舍于其合也……所谓痹者，各以其时重感于风寒湿之气也。”颈椎病的临床表现与五体痹、五脏痹表现十分类似，颈椎病之颈型、神经根型、椎动脉型按五体痹辨证论治，交感型、脊髓型按五脏痹辨治，可谓效如桴鼓。在古代文献中相关论述亦是随处可见。《伤寒论》曰：“太阳病，项背强几几，桂枝加葛根汤主之。”太阳经脉循行于项背部，风寒外束，经气不利，筋脉失养，故见颈背强几几。又如清代的林佩琴在《类证治裁》曰：“肩背痛，不可回顾，此手太阳经气郁不行，宜风药散之。肩背痛，脊强，腰似折，项似拔，此足太阳经气郁不行。”先生通过现代实验研究亦证实，不同强度风寒湿刺激家兔颈部，从形态学上观察到风寒湿刺激可以导致颈椎间盘退行性变，机理是使颈椎间盘组织中胶原酶（MMP－1）、中性蛋白多糖酶（MMP－3）活性升高，从而导致椎间盘细胞外基质降解加速，颈椎间盘出现退变。说明风寒湿邪可加重颈椎病生物力学失衡过程，促进颈椎间盘进一步退变[2]。

二、辨证用药

风性善行，乘虚侵袭人体可发生疼痛游走不定。寒为阴邪，易伤阳气，阻遏气血，经络不通，故易感觉冷痛。湿性重浊，使气机滞留不散，伤于湿则感重着不适。三者结合，病情变化多端。先生善于抓住要点，对症下药，每有应验。祛邪不忘扶正，多用益气活血药颈椎病患者必肝、肾、脾之正不足，然后风、寒、湿得以深入而成痹，故治颈椎病之要，恒以扶正为主，祛邪为次[3]。先生以益气活血大法扶正，再投入温经散寒之味，辅以搜风通络祛邪之品；扶正多用圣愈汤、补中益气汤。颈椎病日久不愈，气血凝滞，故先生注重活血化瘀,方用王清任的身痛逐瘀汤。王清任曾在《医林改错》中指出:若痹证用温热发散药不愈,用利湿降火药无力,用滋阴药无效者,是因风寒湿之邪入于血脉,使血凝不畅之故,所以采用逐瘀活血、通经祛邪之法,将活血药和祛风药同用[4]。先生曰:治痹益气活血,虽为佐使,实治根本。当然,运用扶正祛邪法须根据邪正盛衰消长情况,分清主次先后,或以扶正为主,祛邪为辅,或以祛邪为主,兼顾扶正。

病久伤肾,常用补肾药肾为五脏之本,颈椎病日久必累及于肾,损耗肾中精气,加之患者多为中老年,肾气本就逐渐衰少,故颈椎病肾督亏虚为本,风寒湿为标。故先生常结合补肾药治疗颈椎病,每用巴戟天、仙灵脾、补骨脂、杜仲温壮肾阳,亦常用血肉有情之品紫河车、鹿茸收功,常用方剂如左归丸、右归丸、益肾蠲痹丸、金匮肾气丸等。补阳药性多温燥,易助火伤阴,故先生常配伍益精血之品,如知母、石斛、龟板、鳖甲、当归、熟地等,使阳得阴助,生化无穷。

治颈痹,温经祛风散寒。先生曰:颈椎病,若单以益气活血补肾之剂,难免失矢之的,须辨其因,察其邪之所偏盛,分别主次,攻破要点,方能奏效。

若患者表现为周身疼痛,患无定所的特征,先生在益气活血补肾大法上随证加祛风之品。风有外风、内风之别。祛外风之法,邪在表应予辛散发汗,多用苏叶、薄荷、防风等外开皮毛、疏解风邪之品,邪在里多用羌独活、威灵仙、伸筋草、秦艽、防己、络石藤之类。若病久肝风内动,有痉厥抽搐症状,先生多用动物类及矿物类药,以期平肝潜阳、息风止痉,如羚羊角粉、钩藤、天麻、地龙、全蝎、蜈蚣、僵蚕。先生善用风药,不只一味单求祛风,更是遵古人"治风先治血,血行风自灭"之说,方中常配当归、红花等活血之品,以助祛风之力。

颈椎病患者若周身关节疼痛,痛有定处,固定不移,得热痛减,遇寒加剧,先生多归为痛痹。外因多为感受寒邪,内因则为气血失调,正气不足。寒性受引,若来势汹涌,疼不可耐,先生谓非厉剂不能除,故多用川乌头、草乌头、附子等大温大热之品,力求速达,方取乌头汤加减。若寒邪束表,多用麻黄、桂枝、细辛、炮姜、半夏以辛温发散、温中燥湿,取麻桂温经汤之意。若患者病程较短,邪尚在表,嘱咐患者药渣亦可利用,加盐加醋热炒收干,包于毛巾袋内外敷于患处,取其热、药双重作用,以祛除寒湿,疏通经络。

颈椎病属着痹者,是由人体正气不足,感受湿邪,气血痹阻而引起的,以肢体关节酸痛、重着、肿胀为特征。初起病多属实,以外邪为主,中期虚实夹杂,晚期则心脾肝肾不足为主,病多属虚。着痹在病变过程中易产生痰瘀,痰瘀又可成为继发病因作用于机体[5]。先生认为颈椎病多兼有痰瘀入络之现象,常用益气利水法(防己黄芪汤)、泻肺利水法(葶苈大枣泻肺汤)、峻下利水法(大承气汤、大陷胸汤)、温阳利水法(苓桂术甘汤、真武汤)[6]化痰利湿以通络。

三、验案举隅

李某,男,77岁,2005年5月8日初诊。主诉:反复颈部酸痛伴左臂麻木2年,渐加重。现病史:2年前无明显诱因出现颈部酸痛不适,左臂麻木,夜间尤甚,畏寒。纳可,寐安,二便调。检查:颈部活动受限,C_5~C_7压痛(+)。颈部MRI:C_6-C_7、C_5-C_6椎间盘突出。舌苔薄腻,质紫,脉弦细。诊断:颈椎病(神经根型)。辨证:气血痹阻,经络不遂。治法:祛瘀通络,蠲痹止痛。处方:身痛逐瘀汤加味。用药:炙黄芪18 g,全当归9 g,大川芎9 g,赤白芍各12 g,桃仁9 g,杜红花9 g,羌独活各9 g,制乳香9 g,五灵脂12 g(包),左秦艽9 g,制香附12 g,川牛膝12 g,广地龙9 g,补骨脂12 g,香谷芽12 g,炙甘草3 g,14剂。服后症状明显减轻,左臂尚有麻木。舌淡苔脉滑。于前方加入三棱12 g,蓬莪术9 g,7剂。三诊时症状已缓,继服原方7剂。

按:此病例是较为典型的气血痹阻、经络不通的神经根型颈椎病。先生遵循石氏伤科"以气为主,以血为先"的思想,且患者高年,故用炙黄芪、全当归益气活血以扶正,再用桃红四物汤以活血祛邪止痛,羌独活、左秦艽祛风除湿,舒筋通络,牛膝、地龙取其活血通利关节之意,川芎、香附行气活血,香附与炙甘草配伍,既可和胃,又可调和诸药。诸药合用,共奏祛瘀通络、蠲痹止痛之功。

“痉”证方治疗脊髓型颈椎病的临床研究

高　翔　吴　弢　王拥军　胡志俊　施　杞　胡　军

脊髓型颈椎病（cervical spondylotic myelopathy，CSM）是由于颈椎退行性改变导致脊髓压迫和（或）脊髓血液供应障碍，并因此产生相关的脊髓功能障碍性疾病。脊髓型颈椎病在颈椎病中占 5%～10%，此型症状严重，致残率高，手术难度大，危险性高，且术后常留有较多的后遗症和并发症。而中医药治疗脊髓型颈椎病有明显的优势。施杞教授将脊髓型颈椎病分为“痉证”和“痿证”，以“痉”证方治疗“痉证”，取得了较好的疗效。现小结如下。

一、资料及方法

1. 病例来源及分组

观察病例来自施氏专家门诊和龙华医院伤骨科门诊和住院病人、华东医院伤外科门诊病人及上海市第九人民医院伤科门诊病人。采取随机分组，不设盲。分别纳入 2 组，痉证方组 35 例、对照组 35 例。共 70 例。2 组病例在性别、年龄、病程、病情程度等方面无明显差别，具有可比性。

2. 临床诊断标准

1）西医诊断标准西医明确诊断为脊髓型颈椎病：参照《全国第二届颈椎病专题座谈会纪要》（1992 年，青岛）的诊断原则及脊髓型颈椎病的诊断标准进行病例选择[1]。

2）中医诊断及辨证标准中医根据国家中医药管理局颁布的《中医病证诊断疗效标准》中颈椎病的病理分型标准[2]。“痉证型”脊髓型颈椎病：脊髓型颈椎病发作早、中期，下肢筋脉拘急，行走不利，易跌扑，伴有震颤，兼或上肢麻木、疼痛，活动不利。颈部僵硬，转侧不利。舌质紫，脉弦涩。多数患者 MRI 表现是轻度压迫（压迫少于 2/5）。

3. 治疗方法

（1）药物组成

1）痉证方组：生黄芪 15 g、丹参 12 g、柴胡 9 g、白芍 15 g、桂枝 9 g、葛根 12 g、炙蜈蚣 5 g、羌活 9 g、灯盏花素粉末 120 mg（不煎，服前加入）。

2）对照组：以弥可保为对照药。

（2）给药方式

1）药物来源：中药和弥可保均由医院药房供药，灯盏花素由医生提供给病人。

2）用法：中药复方由中药房代煎，灯盏花素粉末在服时放入代煎中药中，搅匀；弥可保片剂按说明书口服（500 μg，一日三次）。30 天为 1 个疗程，连续观察 2 个疗程。

基金项目：上海市科学技术委员会重点攻关课题（024119026）。

4. 治疗结果

(1) 疗效评定标准

脊髓型颈椎病功能状态评定(以 40 分评定标准实行方案为准),见表 1。

表 1　脊髓型颈椎病 40 分评定标准

项目	评分
1. 上肢功能	两侧共 16 分
无使用功能	0 分
勉强握食品进餐,不能系纽扣或写字	2 分
能持勺进餐,勉强系扣,写字扭曲	4 分
能持筷系扣,但不灵活	6 分
基本正常	8 分
2. 下肢功能(不分左右)	共 12 分
不能端坐站立	0 分
能端坐,但不能站立	2 分
能站立,但不能行走	4 分
能扶双拐或需人搀扶勉强行走	6 分
能扶单拐或扶梯上下楼行走	8 分
能独立行走,跛行步态	10 分
基本正常	12 分
3. 括约肌功能	共 6 分
尿闭或大小便失禁	0 分
大小便困难或其他障碍	3 分
基本正常	6 分
4. 四肢感觉(上下肢分别评定)	共 4 分
有麻、痛、紧、沉等异常感觉或痛觉减退	0 分
基本正常	2 分
5. 束带感,指躯干部	共 2 分
有束带感	0 分
无束带感	2 分

(2) 观察指标

按"40 评分法"判断治疗效果,进行治疗前后分别评分。改善率=(治疗后分-治疗前分)/(40 分-治疗前分)×100%。

(3) 临床疗效评定标准

治愈:积分值改善率≥67%,脊髓受压改善或未加重,颈、肢体功能基本恢复正常,能参加正常劳动和工作。

好转:积分值改善率<67%、≥33%。脊髓受压改善或未加重,原有各种症状减轻,颈、肩背疼痛减轻,颈、肢体功能改善。

未愈:积分值改善率<33%,脊髓受压加重,颈、肩背疼痛,颈、肢体功能没有改善。

(4) 疗效评定结果

治疗 2 个疗程后,进行疗效评价。根据以上制定的临床疗效评定标准,同时参考"脊髓型颈椎病临床症状、体征分级评分表"及 X 线、MRI 评定标准。"痉"证方治疗组治愈 5 例,好转 23 例,未愈 7 例,总有效率 80.0%;对照组(弥可保)治愈 2 例,好转 18 例,未愈 15 例,总有效率 57.14%。"痉"证方组疗效优于弥可保组,$P<0.05$,见表 2。

表2 痉证方组与对照组疗效比较

组　别	例数	临床治愈	好转	未愈	临床治愈率(%)	总有效率(%)
痉证方组	35	5	23	7	14.29	80.00
对照组	35	2	18	15	5.71	57.14

注：χ^2 检验，两组比较，$P<0.05$。

二、讨论

脊髓型颈椎病主要是由于颈段脊髓受压迫或刺激后而出现感觉、运动与反射障碍。脊髓型颈椎病的发病机理复杂，目前大家较为认同脊髓型颈椎病的发病机制是：脊髓受压或脊髓缺血，或两者同时存在[3]，机械压迫可使脊髓受损，神经细胞死亡；另一方面血管直接受压又使供血障碍，这样两种病理机制同时存在。另外，压迫后剪应力通过扭曲组织而造成组织损害，小的髓内血管亦伴随神经元、神经细胞、胶质细胞的损害而受到损害[4]。

脊髓在祖国医学中属奇恒之腑，与骨髓统称为髓，髓由肾的精气和水谷精微所化生。《素问·逆调论》曰："肾不生则髓不能满。"《灵枢·五癃津液别》曰："五谷之津液，和合而为膏者，内渗入于骨空，补益脑髓。"因此，脊髓的形成及其功能与先天之肾气和后天脾胃之气密切相关。根据临床表现，脊髓型颈椎病常虚实夹杂。临床表现以项背强急、四肢抽搐，甚至角弓反张、肌张力增强、腱反射亢进为特征的病症，统称为"痉证"，多从"痉"论治；临床表现为筋脉弛缓、肌肉消瘦、手足麻木、萎软无力、肌张力下降等为特征的病症，统称为"痿证"，多从"痿"论治。脊髓型或以脊髓型为主的混合型颈椎病发病早、中期，由于脊髓受压后，出现较为强烈的脊髓压迫释放症，临床可见到肢体僵硬，项背强痛、躯体裹束感、腹胀便秘、尿闭肢肿，肌张力增高、腱反射亢进、病理反射阳性，出现阵挛现象，我们将其称为颈椎病"痉证"。"痉证型"脊髓型颈椎病，多见于脊髓型颈椎病早、中期发病的患者中；"痿证型"脊髓型颈椎病多见脊髓型颈椎病后期中。

我们根据石氏伤科所提倡的"以气为主，以血为先"的学术思想，同时遵循祖国医学"急则治其标，缓则治其本"的原则，采用"痉"证方治疗"痉证型"脊髓型颈椎病。全方以益气活血化瘀、通络止痛药为主。黄芪既能补益气血，更能助运气血；丹参活血化瘀、通络止痛；柴胡宽胸行气，疏肝治瘀；白芍养血柔肝，缓筋急；灯盏花素活血化瘀，通络止痛；辅以桂枝温太阳经而通血脉；葛根疏通经络，引药上行；羌活散风祛湿，治督脉为病、脊强而厥；蜈蚣熄风止痉，通络止痛。

目前，从对颈椎病的基础研究和我们对中医药治疗颈椎病的临床研究来看，"痉"证方治疗"痉证型"脊髓型颈椎病的机理主要从以下几个方面发挥作用：① 改善血循环。脊髓受压后血循环障碍，动脉供血不足，静脉回流不畅，微循环障碍是脊髓损伤的一大主要病理。诸多继之出现的病理改变几乎都与之有关。目前发现椎间盘突出物中有毛细血管形成，形成的毛细血管可促使椎间盘变小或消失[5]。活血化瘀中药具有改善血液流变学指标、抗血栓形成、改善微循环的作用。故活血化瘀中药是治疗脊髓型颈椎病的主要药物。② 消除炎症。机械压迫损伤能引起炎症，脊髓型颈椎病脊髓受压后必然产生慢性炎症。施氏对部分益气化瘀类中药进行动物实验，证实其有明显抑制 PGE_2、5－HT 等炎性介质的释放，降低血管通透性，从而减轻炎症反应，消除脊髓和髓核的水肿，减轻脊髓受压，有利于神经功能的恢复[6]。③ 防止缺血性神经功能受损和神经细胞凋亡。脊髓型颈椎病患者手的精细动作障碍，下肢乏力，易跌倒等证实为脊髓前角细胞损伤和白质脱髓鞘之故。灯盏花素能防止血栓形成、溶解血栓、改善血液流变学指标、抑制血小板凝集、加快脑血流量、改善脑微循环、抑制 PKC 过度激活或位移激活、抑制 EAA 氨基酸细胞外堆积和细胞内钙超载，防止氧自由基生成增加，从而防止缺血性脑神经功能受损和神经细胞凋亡[7]。因此，痉证方是通过促进神经细胞的再生和毛细血管的增多，进而促进脊髓前角细胞的修复及髓鞘再生和髓核的溶解。

脊髓型颈椎病病程的发展变化规律，初期以缺血、炎症、水肿为主，是治疗的最佳时期。因此，中医药治疗脊髓型颈椎病有着广阔的前景和应用价值。

施氏手法按压耳穴治疗颈型颈椎病疗效评价

喻秀兵　许少健　施　杞

颈型颈椎病是临床的一种常见病，颈痛、活动受限是其主要的症状，而且症状反复，难以治愈。众多医家提出了各种治疗方法，都取得了一定的疗效。笔者有幸师从全国名老中医施杞教授学习，在临床中发现施老运用手法按压耳穴治疗颈型颈椎病取得了较佳的疗效，现报道如下，以供同道们参考。

一、临床资料

1. 一般资料

选取2006年1~7月我院骨科门诊病人为观察对象，经结合临床及X线检查，确诊为颈型颈椎病患者，共116例。其中男52例，女64例；年龄24~52岁，平均年龄36.7岁；病程最短3 d，最长10年。

2. 诊断标准

按照第二届颈椎病专题座谈会纪要颈型颈椎病的诊断标准[1]：颈部症状及压痛点；X线检查有颈椎曲度改变、不稳定等表现；应排除颈部其他疾患（如落枕、肩周炎、肌筋膜炎等）。

3. 分组方法

按照掷硬币法将纳入病人随机分到治疗组与对照组。治疗组予手法按压耳穴加中药辨证施治内服，共68例；对照组单予中药辨证施治内服，共48例。

二、治疗方法

1. 耳穴选取方法

按照国家推荐标准《耳穴名称与部位》（GB T13734－92）执行，主穴：颈椎区、皮质下；配穴：兼有肩枕部疼痛者取肩穴、枕穴。

2. 按压方法

运用施老手法，用食指及拇指用力按压颈椎穴、皮质下穴、肩、枕穴，以压至病人感觉疼痛但尚能忍受为准，可适当进行捻按，每次按压1 min。以耳出现胀热感为宜，按压次数不限，但每天不能少于10次。

3. 中药辨证用药

两组内服中药以舒风通络、和营和血为法，运用桂枝加葛根汤合四物汤加减，药用葛根、麻黄、白芍、赤芍、桂枝、当归、川芎、生地、生姜、大枣、甘草等，每日1剂。

三、疗效标准

1. 疗效标准

参照《中医病证诊断疗效标准》[2]：痊愈，临床症状全部消失，肌力正常，颈、肢体功能恢复正常，能参加正常工作和劳动；有效，临床症状部分消失或明显改善，颈肩背疼痛明显减轻，颈肢体功能改善；无效，临床症状无改善甚至反而加重。

2. 疗效评价

两组在治疗 2 周后评价近期疗效 3 个月后再次随访评价远期治疗效果。远期治疗效果以复发率评价，即治疗随访 3 个月内如出现症状体征同前或加重即为复发。

3. 统计学方法原始资料

采用 SPSS 10.0 软件包进行统计分析，两组疗效比较采用χ^2检验。

四、结果

1. 两组近期治疗结果

比较见表 1。

表 1 两组近期治疗结果比较

组 别	n	痊愈	有效	无效	总有效率(%)	P值
治疗组	68	22	41	5	92.6	<0.01
对照组	48	12	27	9	81.3	

2. 两组远期治疗结果

比较见表 2。

表 2 两组远期疗效(复发率)比较

组 别	n	复发	无复发	复发率(%)	P值
治疗组	63	9	54	14.3	<0.01
对照组	45	14	31	31.1	

五、讨论

1）颈型颈椎病多以颈肩部疼痛、活动受限为主要症状。但查阅文献，众多医家多运用耳穴治疗椎动脉型或神经根型颈椎病。施老认为：颈型颈椎病以疼痛为主要症状，而刺激相应的耳穴会起到良好的镇痛效果，并因疼痛的缓解从而改善颈部的活动度，故此按压耳穴治疗颈椎病应以颈型为主。在本研究中亦发现：治疗组中病人的颈部疼痛迅速缓解，颈部的活动度有了明显的增加，起到了立竿见影的效果。施氏手法按压耳穴治疗颈型颈椎病近期的疗效是确切的，而远期的疗效亦取得了较好的效果。

2）耳穴是耳廓与脉络、脏腑相通之地，是脉气所发和密集之处。现代医学表明[3]：当刺激耳穴时，① 使机体增加了制造内啡肽的能力，从而作用于脑啡肽受体而达到镇痛的目的；② 可调动体液的抗痛因素，提高痛阈；③ 耳穴的刺激冲动传至相应中枢神经部位后，与疼痛部位传来的冲动相互作用，抵消或减弱了疼痛。在临床研究中，选取颈椎穴、皮质下穴、肩穴及枕穴。颈椎、肩、枕穴为病变对应穴位，刺激该穴可至气直达病所；而皮质下穴能够调节大脑皮质和皮质下自主神经中枢的兴奋和抑制过程，具有镇静、镇痛等功效，止痛效果十分明显，常可达到闪电样即刻止痛效果。诸穴合用，共奏其功。研究中发现：该疗法的近期效果显著，而远期虽然也取得较好的疗效，复发率远低于对照组，但也有 14.3%的复发率，我们考虑：可能与反复刺激耳穴后机体内啡肽制造能力下降；或者反复刺激后，耳穴的刺激冲动减弱，与疼痛部位传来的冲动相互作用、相互抵消的作用下降有关。

3）施老认为，经络将人体的组织器官、四肢百骸联络成一个有机的整体，并通过经气的活动，调节全身各部的功能，运行气血、协调阴阳，从而使整个机体处于平衡状态。耳是经脉聚会之处，耳与经络两者关系极为密切。《灵枢·口问篇》说："耳者，宗脉之所聚也。"在十二经脉中，直接入耳的有足少阳胆经、手少阳三焦经、手太阳小肠经。而分布于耳部周围的经脉有足阳明胃经、足太阳膀胱经。由此可见，耳与手足三阳经的联系最为密切，六条阳经皆入耳中或分布于耳区周围。通过经络的联络和沟通作用及气的活动，将耳与全身整体紧密联系在一起，形成了一个整体的气血循环。在颈部走行的经脉中，尤以循行于项部的足太阳膀胱经、督脉、手少阳三焦经及足少阳胆经等对颈椎病的影响最大。按压刺激耳穴，不但可以止痛，而且可以刺激相应的经络，使颈项诸经得通，气血调顺，阴阳归于平衡，颈项强直得缓，从而达到治疗颈型颈椎病的目的。

4）颈型颈椎病中，外邪乘虚而入往往首先侵犯太阳经，导致太阳经传输不利，卫外不固，营卫失和，出现颈项强痛、腰背酸累、疼痛等症状，并可影响督脉，使项背挛急，疼痛加剧，头颈转动受限。这些表现类似《伤寒论》的太阳表证。故施老用桂枝加葛根汤合四物汤加减治之，以舒风通络，和营和血；同时又予耳穴按压治疗，使太阳经脉得以疏利，二法同施，共治太阳中风兼太阳经脉不利之证。所以，在治疗组中，药物与耳穴按压治疗协同作用，疗效大大优于对照组。

5）按压耳穴，其他医家多以王不留行籽贴耳按压。但有医家研究表明[4]：耳压的材料与耳穴治疗的疗效无相关性，主要是以物理刺激为主。故此，用手指进行耳穴压迫，不影响疗效，也不影响美观，又操作方便，随时随地进行。

施杞运用六经辨证治疗颈椎病探微

程少丹　王拥军　莫　文　唐德志　喻秀兵　许少健　施　杞

颈椎病是因椎间盘、骨、关节及韧带退行性改变或因劳损、感受风寒湿邪诱发加重退变，导致颈部肌肉、韧带、神经、脊髓、血管遭受刺激或损害而产生的一系列临床症状和体征的综合征[1]。其临床表现多样，症情复杂，为临床治疗带来了一定的困难。

施杞教授是我国著名的中医骨伤科专家，自 20 世纪 70 年代后期开始一直进行中医药防治颈椎病的研究，在继承石氏伤科“以气为主，以血为先”学术思想的过程中，提出了“从痹论治颈椎病”的学术观点[1]，形成了“益气活血，化瘀通络，表里兼顾，脏腑同治，整体调摄”的颈椎病治疗大法。在具体辨证过程中，施师灵活运用六经辨证，并结合气血理论运用经方加减诊治各型颈椎病，师古创新，古方新用，每起沉疴。

一、六经辨证的临床意义

施师在颈椎病辨证中十分重视参合六经辨证，认为仲景开辨证论治之先河，而六经辨证是《伤寒论》的辨证纲领。六经的物质基础是经络和脏腑，是受邪之所，也是病变所在。同时，六经病证的划分又依阴阳、表里、虚实、寒热厘定，因而六经也包含了八纲辨证的内容。人体以脏腑功能活动为核心，经络根源于脏腑，网络全身，运行气血。伤寒六经虽不能与脏腑经络等同，但是以脏腑经络为基础。太阳病，病在肌表，为人体之“藩篱”受邪；少阳病在半表半里，多涉及胆与三焦；阳明病是病在里，多涉及胸中、胃肠；太阴病的病位较深，多涉及脾胃；少阴病的病位更深，多涉及心肾；厥阴病则多涉及肝经。脏腑经络的功能活动失调，也就是人体气化过程紊乱。施师认为，伤寒六经辨证概括了疾病各个发展阶段中正气强弱、病因属性、邪正盛衰、寒热进退、病理层次、病势趋向以及阴阳消长的情况，是辨证论治、遣方用药的基础。

二、颈椎病的六经病证表现

施师从“五体痹”和“脏腑痹”论治颈椎病取得了明显疗效[1]。结合《伤寒论》中的六经辨证，施师认为颈椎病为痹证中的一个病证。在颈椎病的五型分类中，颈型、神经根型、椎动脉型多表现为五体痹的症状，而脊髓型及交感型多表现出脏腑痹的症状。五体痹属太阳病及其变证或兼证，是外邪侵犯人体的初期阶段，是外感病中的太阳表证。脏腑痹分属于太阳病变证、阳明病、少阳病、少阴病、太阴病、厥阴病，均归属于里证。当人体脏腑亏虚，抵抗力下降时，风寒湿外邪乘虚而入。由于风寒湿为阴邪，易袭阳位，往往首先侵犯太阳经，导致太阳经气不利，卫外不固，营卫失和，出现恶风怕冷、出汗、颈项强痛、腰背酸楚、四肢关节疼痛等症状，并可影响督脉，使项背挛急，疼痛加剧，头颈转动受限，出现颈椎病的临床表现。由于手足阳

基金项目：上海市名老中医学术思想及临床经验传承研究项目（07DZ19726－6）。

明经、手足少阴经、手足少阳经、手太阳小肠经、足厥阴肝经、任脉、阴维脉、阴跷脉等行经颈部，足太阴经、足太阳膀胱经、督脉、阳维脉、阳跷脉等行经项部，手阳明大肠经上出于柱骨之上，会督脉所过之处——颈椎，使颈部成为诸经的循行要道。风寒湿侵犯人体后，其证候由病邪侵及的部位不同而有所差异，按所累及体表部位从外向内可分为皮痹、肉痹、脉痹、筋痹及骨痹等五体痹。五体痹日久不愈，正气虚损，病情继续加重，发展到少阴经及厥阴经，表现为脏腑痹。施师认为，风寒湿侵犯人体后，通过这些经络具有由外及内的演进特征，在一定程度上体现了伤寒六经传变的特点。

三、颈椎病可以从六经辨证

六经辨证是辨疾病的部位，病邪的深浅。在导致颈椎病发病的因素中，除了风寒湿等外邪作用之外，还有因年老体弱而元阴元阳不足，筋骨之患迁延，或者外力致伤，精气不复，迁延劳损所致的退变因素。肝脾肾不足，肌肉萎弱，筋骨懈惰，使颈部动力平衡失调，引起椎间盘退化、颈部韧带肥厚钙化、骨赘增生等病变，造成椎间孔狭窄、神经根受压、脊髓和血管受压，导致气血失和，阳气虚衰，卫阳不固，腠理空疏，亦为风寒湿三气杂至，气血凝滞而为痹证的形成创造了致病基础。气滞血瘀，血脉不通，久之失养，筋脉不荣亦加重了局部病证，形成痰瘀互结，闭阻经络，出现六经症状。

《伤寒杂病论》作为阐述外感伤寒与内伤杂病辨证论治的典籍，自晋代王叔和重新编次分为《伤寒论》和《金匮要略》以来，不少医家认为《伤寒论》中的六经辨证理论只适用于指导外感病。直至清代，始有人提出了不同见解，如柯韵伯说："仲景之六经，为百病立法，不专为伤寒一科，伤寒杂病，治无二理，咸归六经之节制。"(《伤寒来苏集》)俞根初说："以六经钤百病，为确定之总诀。"(《通俗伤寒论》)所以，施师认为六经辨证既可用于外感辨证，也可用于外感病以外的其他疾病辨证。而颈椎病的发病过程既有和外感六经病证相似的过程，又有脏腑亏虚的因素，故可以从六经辨证论治。

四、运用六经辨证治疗颈椎病

三阳经病证涉及腑，多实；三阴经病证涉及脏，多虚。在具体治疗颈椎病时，施师从气血理论出发，立益气化瘀为主法，随六经辨证予以经方治疗，药至病所，效果颇佳。

1. 结合太阳病论治颈型颈椎病

颈型颈椎病属于"皮痹"和"肌痹"范畴，主要表现为太阳表证。

(1) 太阳表实证

在颈型颈椎病中，如病程较短，或急性发作，仅表现颈项部酸痛、板滞、无汗者，为太阳表实证。《伤寒论》曰："太阳病，项背强几几，无汗恶风，葛根汤主之。"治宜解表散寒、疏通经络，方用葛根汤加减。

(2) 太阳表虚证

颈型颈椎病，出现头项强痛、恶风而有汗出者，属太阳表虚证。《伤寒论》曰："太阳病，项背强几几，反汗出恶风者，桂枝加葛根汤主之。"治宜祛风解肌、调和营卫，方用桂枝加葛根汤加减。

2. 结合太阳病论治神经根型颈椎病

太阳病证出现在神经根型颈椎病发病早期或发作期，有灼痛、刺痛感。《素问·痹论》曰："风寒湿三气杂至，合而为痹也。其风气胜者为行痹；寒气胜者为痛痹；湿气胜者为著痹也。"风为百病之长，寒邪、湿邪多伴有风邪。《伤寒论》曰："伤寒，医下之……后身疼痛，清便自调者，急当救表……救表宜桂枝汤。"风寒者，形寒怕风，遇寒痛甚，治宜祛风散寒、温经通络，方用桂枝汤合乌头汤加减。风湿者，疼痛沉着，迁延日久，治宜祛风胜湿止痛，方用羌活胜湿汤(《内外伤辨惑论》)加减。寒湿者，治宜祛瘀通络、蠲痹止痛，方用葛根汤合身痛逐瘀汤(《医林改错》)加减。

3. 结合阳明病论治脊髓型颈椎病

痉证为脊髓型颈椎病早期较为严重的见症。《金匮要略选读》曰："表证失于开泄，邪气内传，郁于阳明，热盛灼筋，亦致痉病。"发作时，筋脉强直，小便短涩或排出困难，大便秘结，肢体水肿，腹胀腹满，其颈项痉痛表现为强直、肢体僵硬、肌张力明显增高，舌质紫，脉弦滑，多由浊水闭阻、腑实内聚形成。《金匮要略·痉湿暍病脉证并治》曰："痉为病，胸满，口噤，卧不着席，脚挛急，必齿介齿，可与大承气汤。"治宜宣肺利水、通腑解痉，方用大承气汤合葶苈大枣泻肺汤加减[2-3]。

4. 结合少阳病论治椎动脉型颈椎病

施师认为，椎动脉型颈椎病属于"脉痹"范畴[4]。脉位于"皮肉之内，骨骼之外"之半表半里，同六经中的少阳之所相同。少阳主半表半里，为表里之枢机，气机升降运行的通道。肝胆之火循经上扰清窍，而出现头晕头痛、口苦、咽干、目眩。《伤寒论》曰："少阳之为病，口苦，咽干，目眩也……本太阳病不解，转入少阳者……与小柴胡汤。"椎动脉型颈椎病多由太阳表证之颈型颈椎病发展而来，表现出少阳经证，治宜和解少阳，方用小柴胡汤合血府逐瘀汤加减。

5. 结合少阴病与太阴病论治脊髓型颈椎病痿证

（1）少阴病痿证

施师认为，脊髓型颈椎病后期表现出颈项僵硬，腰膝酸软，手足不温，筋脉弛缓，肌肉萎缩，四肢不举，下肢痿废，肌力下降明显，部分患者出现阳痿遗精，小便滴沥不尽，语言含糊不利，头重欲睡，或泛恶胸闷，舌苔薄腻或腻，质淡体胖，脉细滑，为颈椎病少阴经痿证，为肾精亏乏、痰滞于内而致。《伤寒论》曰："少阴之为病，脉微细，但欲寐也。"《伤寒挈要·少阴病证治》曰："若遇少阴虚寒，阳虚失温，水饮不化，水寒之气逆于膈上，见欲吐不吐，干呕者，就不能用吐法治疗，当用四逆汤以抑阴。"治宜补益肾精、化痰清上，方用四逆汤合地黄饮子（《黄帝素问宣明论方》）加减[2-3]。

（2）太阴病痿证

施师认为，脊髓型颈椎病后期表现为肌肉萎缩，抬头困难，严重者每日抬高仅为数小时，神疲纳呆，大便溏薄，关节失利而呈僵硬，肌力、肌张力下降，为脾胃虚弱之太阴病痿证、虚证，主要由脾胃虚弱、肌肉失养所致。此为太阴虚寒证，寒湿下注，必自下利益剧，腹部时痛。治宜温中散寒、补养脾胃、益气和营，方用理中汤合人参养荣汤（《和剂局方》）加减。

6. 结合少阳病及三阴病论治交感型颈椎病

交感型颈椎病是由于骨赘等退变组织刺激交感神经而出现的症状和体征。由于颈部交感神经除支配头部、五官等脏器外，还通过分支进入胸腔支配胸腔脏器，并可以影响周围血管舒缩和发汗。因此，本病可以出现头晕头痛，心烦失眠，悲伤易怒，不能自止，手足发凉，甚至言语失常等表现。施师在临床中常结合少阳病及三阴病进行论治。

（1）少阳病证

人体感受风寒湿邪之后，造成颈部动静力平衡失调，刺激交感神经可以出现口苦、咽干、目眩、胸胁苦满、嘿嘿不欲饮食、心烦、喜呕等少阳病证。《伤寒论》曰："太阳病，十日已去，脉浮细而嗜卧者，外已解也。设胸满胁痛者，与小柴胡汤。"治宜和解少阳，方用小柴胡汤加减。

（2）太阴病证颈椎病

三阳病治疗失当，损伤脾阳，可以表现出头晕、耳鸣、肢体麻木、手足皮温下降、畏寒、自汗、大便泄泻等太阴病证。部分患者更有耳底疼痛、失听、视物模糊，重者近似于失明。也有患者表现为血压偏低，神疲乏力，少言懒动，颈项疼痛，舌质红苔薄，脉沉缓而弱。此为太阴虚寒证，治宜温阳散寒、补气健脾，方用理中丸合补中益气汤加减。

（3）少阴病证交感型颈椎病

太阴病证进一步传变，可以发展为少阴病证，病位在心肾，临床有从阴寒化、从阳热化两类证候。

1）少阴寒化证：少阴阳气虚衰，病邪入内化寒，寒聚心脏发为胸痹；聚于肾脏，出现四肢厥冷。临床可见颈项板滞疼痛、牵掣胸背疼痛，并有胸闷气短，肢体沉重，四肢发冷，下利清谷，心率变慢或心律不齐，舌质紫、苔白或白腻，脉沉弦或紧。《伤寒论》曰："少阴病，得之一二日，口中和，其背恶寒者，当灸之，附子汤主之……少阴病，身体重，手足寒，脉沉者，附子汤主之。"治宜温阳散结，方用附子汤合瓜蒌薤白白酒汤加减治疗。

2）少阴热化证：少阴阴虚阳亢，邪从热化，表现为少阴热化证。临床可见颈项头痛，头痛眩晕，耳鸣目涩，心烦不得眠，口燥咽干，下利，胸满，舌尖红、少苔，脉细数等少阴病热化证。《丹溪手镜·不得眠卧》曰："不眠，少阴病……下利而不眠，宜猪苓汤利其水。"治宜滋阴清热利水、理气化痰、清胆和胃，方用猪苓汤方合温胆汤加减。

（4）厥阴病证交感型颈椎病

少阴寒化证进一步传变，寒凝血虚，则可形成厥阴病证，主要表现为上热下寒。临床可见口干欲饮，气上撞心，心中疼热，下肢厥寒。部分患者可出现半侧脸发烧感，面部出汗异常等。《伤寒论》曰："厥阴之为病，消渴，气上撞心，心中疼热……手足厥寒，脉细欲绝者，当归四逆汤主之。"治宜温经散寒、养血通脉，方用当归四逆汤加减。

前贤有曰："病变无常，不出六经之外，《伤寒论》之六经，乃百病之六经，非伤寒所独也。"昔导师立雪石门，尽得石氏伤科真传，继承并发展石氏伤科"以气为主，以血为先"的理论，提出"从痹论治颈椎病"的学术思想，以气血为纲，六经为使，灵活运用经方，每获良效。今吾辈有幸立雪施门，聆听教诲，受益匪浅，此乃施师治疗颈椎病丰富经验中的点滴，冀同门共同努力，以使先生之仁术泽被益众。

益气化瘀补肾方治疗脊髓型颈椎病的临床研究

莫　文　施　杞　王拥军　胡志俊　叶　洁　万宏波

脊髓型颈椎病(CSM)是由于颈椎退行性改变导致脊髓压迫和(或)脊髓血供障碍,并因此产生相关的脊髓功能障碍性疾病。此型颈椎病症状严重,致残率高,手术难度大、风险高。导师施杞教授根据颈椎病的特点和对CSM的临床研究,认为CSM的主要病机是气虚血瘀肾亏。本研究采用临床随机对照研究观察益气化瘀补肾法治疗CSM的临床疗效。

一、资料与方法

所有数据使用统计软件SPSS 15.0进行统计分析,计量资料采用配对 t 检验,计数资料采用 χ^2 检验。

1. 一般资料

选取2007年4月至2008年1月上海中医药大学附属龙华医院骨伤科门诊的脊髓型颈椎病病例。根据《中医病证诊断疗效标准》[1]中颈椎病中医证候分类及病理分型标准,结合《全国第二届颈椎病专题座谈会纪要》[2]的诊断原则及脊髓型颈椎病的诊断标准进行病例选择,共60例。其中男性31例,女性29例;年龄最小32岁,最大65岁,平均51.55±8.40岁;病程最短2个月,最长39个月,平均12.01±9.23个月;治疗前40分评分最小为22分,最大为38分,平均31.45±3.73分。60例病例随机分为治疗组和对照组,两组患者的性别、年龄、病程、治疗前评分比较无明显差异,具有可比性。

2. 病情分级

根据以往的研究结果[3]进行病情分级。轻度:单节段,脊髓受压Ⅰ°~Ⅱ°,40分功能评分30分以上;中度:单或多节段,脊髓受压Ⅱ°~Ⅲ°,40分功能评分10~30分;重度:单或多节段,脊髓受压Ⅳ°以上,40分功能评分10分以下。

3. 纳入标准

① 年龄≥18岁、≤65岁;② 符合脊髓型颈椎病的中医和西医诊断标准;③ 病情分级属于轻、中度的脊髓型颈椎病;④ 自愿门诊接受药物治疗。

4. 排除标准

① 凡不符合上述标准者;② 孕妇、哺乳期妇女及精神病患者;③ 有心、肝、肾或造血功能损伤者;④ 过敏体质及对多种药物过敏者;⑤ 精神或法律上的残疾者;⑥ 病情危重,应该行手术治疗者。

5. 治疗方法

治疗组:采用益气化瘀补肾中药治疗。方药:炙黄芪15 g,潞党参12 g,紫丹参9 g,大川芎9 g,补骨脂

基金项目:国家自然科学基金重点项目(30330700)。

15 g，肉苁蓉 15 g。辨证加减：四肢肿胀者，加葶苈子、汉防己、炒白术等利水药物；下肢萎软、步态不稳者，加软柴胡、炒白芍等疏肝药物；四肢麻木明显者，加全蝎、蜈蚣、鸡血藤等通络药物。每日 1 剂，煎 2 次混合后分 2 次服用；同时配合麝香保心丸，每次 2 粒，每日 2 次。对照组：采用颈复康颗粒内服（承德中药集团有限责任公司生产，国药准字 Z13022204，5 g/袋），每次 2 袋，每日 2 次，口服。两组均以 1 个月为 1 个疗程，治疗 2 个疗程。

6. 疗效标准

根据“40 分评分法”，结合贾连顺标准[4]对治疗前后分别进行分值评定。“40 分评分法”的改善率=（治疗后分-治疗前分）/（40 分-治疗前分）×100%[1]。优：改善率≥75%，四肢运动功能恢复正常或接近正常，自我感觉无明显异常，排便功能正常，可参加轻劳动并自理生活；良：75%>改善率≥50%，四肢运动功能有明显改善，自我感觉较好，生活质量明显改善，容易疲劳，有时肢体无力，生活自理；可：50%>改善率≥25%，运动功能有限制，手指无力，下肢疲软易跌倒，仅能借助手杖行动，生活尚可自理。差：改善率<25%，步态不稳，双手握物无力，不能做精细动作，常需卧床。

7. 统计学方法

所有数据使用统计软件 SPSS 15.0 进行统计分析，计量资料采用配对 t 检验，技术资料采用 χ^2 检验。

二、结果

1. 40 分评分疗效比较

两组治疗前、治疗 4 周、治疗 8 周之间疗效积分有明显差异（$P<0.01$）；但两组之间各时间点评分没有显著性差异（$P>0.05$）（表 1）。

表 1　40 分评分疗效积分比较（$\bar{x}\pm s$）

组　别	n	治疗前	治疗 4 周	治疗 8 周
治疗组	30	31.17±3.90	33.27±2.98*	35.37±3.26*#
对照组	30	31.73±3.59	33.50±3.05*	34.83±2.60*#

注：与本组治疗前比较，* $P<0.01$；与本组治疗 4 周比较，# $P<0.01$。

2. 治疗 4 周后疗效

比较治疗 4 周后，治疗组总有效率为 46.67%，优良率为 10.00%；对照组则分别为 46.67%和 13.33%。两组间总有效率和优良率无显著性差异（$P>0.05$）。

3. 治疗 8 周后疗效比较

治疗 8 周后，治疗组总有效率为 86.67%，对照组为 73.33%，两组间无显著性差异（$P>0.05$）；治疗组优良率为 53.33%，对照组为 23.33%，治疗组优良率明显高于对照组（$P<0.05$）。

4. 不良反应

在本次临床观察中，治疗组有 1 例早期服药后出现大便次数增多，未作处理，继续服药后消失，其他均无明显不适。对照组中有 2 例服药后出现胃脘不适，经调整用药时间，改饭后半小时后服药症状好转，其他无明显不适。

三、讨论

脊髓型颈椎病属于中医学“痹证”“痉证”“痿证”等范畴。施杞教授经长期的临床观察发现，颈椎病与痹证有共同的发病基础和病证特点，即是由于正气亏虚，外邪侵袭复加劳损等原因导致经脉闭塞、气血运行不畅、脏腑失调引起的以疼痛、麻木，甚则屈伸不利为主的病证，因此明确提出从痹论治颈椎病的学术观点[5]。CSM 早期以肢体发紧、步态不稳为主，后期以瘫痪为主要表现，属于肝主筋和脾主肌肉的功能失调，脾主气，肝藏血，气血不足，经络闭塞，无以充养，可导致筋骨失养，筋肉挛缩，甚则瘫痪。可见，气血不足、肝脾肾亏虚是脊髓型颈椎病的主要病理环节。施杞教授根据颈椎病的特点，遵循“以气为主，以血为先”的理伤理论[6]，提出益气化瘀治疗颈椎病的常法，倡导用朱丹溪《脉因证治》圣愈汤作为治疗颈椎病的基本方。同时，CSM 后期可因肝脾亏虚累及肾，导致肾虚，最终出现气虚血瘀肾亏。因此提出 CSM 的治疗重点以益气化瘀补肾为主。

益气化瘀补肾方中以黄芪、川芎为君。《医学衷中参西录》谓黄芪“补气之功最优，故推为补药之长，而名之曰芪也”“黄芪之性，又善治肢体痿废”。可见黄芪一味能大补肺脾之气，又能宣痹活血通络，还能治疗痿痹。川芎辛散温通，归肝胆经，上行头目，下行血海，中开郁结，旁通络脉，为血中之气药，长于活血行气。两者共同达到益气化瘀之目的。党参助黄芪补气，丹参助川芎补血行血，共为臣药，以助君药。丹参化瘀兼补血，补血活血之力较强。因此，在此用丹参代替圣愈汤中的白芍药、生地黄和当归。丹参为气中血药，川芎为血中气药，故丹参配川芎即补血活血又能通行血脉。补骨脂、肉苁蓉补肾壮骨为佐药，治疗肾虚精亏。麝香一味为使，活血化瘀，开通经络，又引主药行于脊督[7]。全方共奏益气化瘀补肾之功，主要针对 CSM 气虚血瘀肾亏的病理特点，且能针对 CSM 病位在脊、在督的特点。观察发现，采用益气化瘀补肾中药治疗的时间越长，疗效越明显。

前期实验研究[8]证实，益气化瘀补肾方能抑制自由基诱导的对椎间盘细胞Ⅱ型胶原基因表达的干扰；通过加速对炎症介质的排除，减少炎症介质对椎间盘组织核酸的影响；对Ⅱ型胶原基因转录过程中的某些酶有促进作用；影响和刺激椎间盘相关细胞良性状态的维持和恢复，分泌合成Ⅱ型胶原的基因表达开关正常开启；能够有效抑制脊髓慢性损伤压迫后脊髓局部的炎症反应，抑制神经元和神经胶质细胞的凋亡，促进神经营养因子 NGF mRNA 和 BDNF mRNA 的表达。说明益气化瘀补肾中药可通过上述途径促进脊髓功能的恢复，对改善椎间盘细胞内环境、延缓椎间盘的退变有积极作用。

耳针治疗颈型颈椎病的瞬即时疗效评价

席智杰　米　琨　梁倩倩　王拥军　施　杞　梁茂新

颈椎病(CS)是指颈椎椎间盘组织退行性改变及其继发病理改变累及其周围的组织结构(神经根、脊髓、椎动脉、交感神经及脊髓等),并出现与影像学改变相应的临床表现者[1]。近年来随着国人生活方式的改变及诊断技术的提高,CS已上升为临床上的常见病和多发病[2]。颈型颈椎病是CS的初始阶段,如不及时治疗或治疗不当,继续发展会导致其他类型CS,故此阶段是防治颈椎病的关键时机。耳针疗法是针灸学的重要组成部分,已被广泛应用于多种疼痛的辅助治疗[3-11]。此法经济实用,方便易行,富有社区推广应用价值。目前,耳针治疗颈型颈椎病的RCT研究却很少[12],尚无单独评价耳针治疗颈型颈椎病瞬即时疗效的RCT研究。本文采用随机对照单盲试验评价了耳针治疗颈型颈椎病的瞬即时疗效,现报道如下。

一、资料与方法

1. 病例来源

病例来源于2008年11月至2009年7月上海市针灸经络研究所门诊就诊的颈型颈椎病患者,我们在研究所大厅张贴了免费治疗的招募海报,连续招募了8个月,共招募到愿意参加本研究的颈型颈椎病患者121例,符合纳入者共96例。

诊断标准以《临床诊疗指南·疼痛学分册》中有关颈型颈椎病的诊断标准为依据[14]。

纳入标准:① 知情同意并签署知情同意书者。② 符合颈型颈椎病诊断标准,年龄为18~70岁的男性或女性。③ 过去12个月内没有脊柱外科手术史。④ 影像学检查除外脊柱骨折、脱位、脊柱先天畸形、脊柱结核、脊柱侧凸、强直性脊柱炎、脊柱肿瘤、脊髓肿瘤、骨质疏松等脊柱病变。⑤ 除外内脏、心理等疾患所致颈痛。⑥ 治疗期间同意不接受其他相关治疗方法的(包括药物)。⑦ 视觉模拟评分(visual analogue scale,VAS)>5分者。

排除标准:① 年龄<18岁或>70岁者。② 近3个月内参加过或正在参加其他临床研究者。③ 近3个月内接受过或正在接受其他影响疗效判定治疗方法者。④ 近3周内发生骨折、脱位、皮肤破损及严重传染性皮肤病患者。⑤ 合并肝、肾、造血系统、内分泌系统、心脑血管、神经系统等严重原发性疾病、结核、椎体畸形、肿瘤及精神病患者和术后患者。⑥ 有神经根受压症状者。⑦ 妊娠或准备妊娠的女性。⑧ 有阿片类镇痛药、镇静催眠药及酒精滥用史者。⑨ 不愿意拍摄CT、MRI或X线片者。⑩ 耳部有感染或明显畸形者。⑪ 有针灸治疗史者。

剔除标准:① 不符合纳入标准者。② 符合排除标准者。③ 未完成1次治疗者。④ 无任何记录者。

基金项目: 上海市高校创新团队计划项目。

2. 研究方法

(1) 样本估计、随机分组及盲法设置

我们通过预试验来计算样本量。预试验通过对12例患者采用SPSS 17.0软件编程产生随机数码表。以患者就诊的顺序号产生随机序列号,随机分配患者进入耳穴治疗组和假耳穴治疗组。随机分组由专门指定的非本课题组成员完成。根据预试验对主要结局指标VAS的统计结果采用软件JMTJFX统计分析10.35进行了样本量的计算,共需96例,每组48例。正式试验也采用了以SPSS 17.0软件编程的计算机随机法分组。参与分组者没有参与以后的试验过程,采用两级盲法对患者进行设盲。

干预方法及数据记录耳针组采用的耳穴:颈椎穴、神门穴和枕穴,假耳穴组假耳穴的定位在上述3个穴位相平行的耳轮上,对应取3个位置为假耳穴,两组均采用由吴江市神力医疗卫生材料有限公司生产的一次性使用无菌揿针干预。揿针规格:0.22 mm×1.3 mm;揿针批号:08028。所有患者均采用左侧耳廓埋针,耳穴皮肤消毒先用2%碘酒消毒,再用75%酒精消毒并脱碘。左手固定耳廓,绷紧埋针处皮肤,右手用无菌镊子夹住无菌揿针针柄,轻轻刺入所选穴位皮内,刺入针体的2/3,用揿针自带的针尾胶布固定。埋针1 h后移除揿针。于治疗前完成纳入患者的知情同意并签署知情同意书,并进行相关基线资料的评估。埋针后15 min、30 min、60 min三个访视时间分别检测一次视觉模拟评分、压痛阈、耐痛阈及颈椎活动度,根据患者回答是否接受了真正的耳穴治疗来评价设盲成功与否。

主要结局指标为压痛阈、耐痛阈、VAS、颈椎活动度。安全性指标为不良事件发生率。

(2) 测量仪器

① 压痛阈测量仪:量程0~20 lb/cm^2,由美国J Tech医疗器械公司制造。② 颈椎活动度测量仪(Cervical Range of Motion Instrument,CROM):由英国Handy Healthcare Ltd公司制造。

(3) 数据库的建立

采用流行病学数据管理软件EpiDdata 3.1建立数据库,并设置了check文件进行录入核查,并采用了双次录入核查比对减少错误录入。

(4) 统计方法的选择

① 基线资料比较:两组间比较,先对变量分布采用探索分析进行正态检验。如变量服从正态分布时,用两独立样本t检验;如变量为非正态分布时,用Mann－Whitney U Test秩和检验。百分率或构成比两组间比较用χ^2检验。② 疗效评价:两组间比较,先对变量分布采用探索分析进行正态检验。如变量服从正态分布且方差齐,满足球形假设,用重复测量方差分析;如变量分布为非正态分布,用Mann－Whitney U Test秩和检验。百分率或构成比两组间比较用χ^2检验。③ 安全性评价指标不良反应发生率两组间比较用χ^2检验。所有的假设检验统一使用双侧检验,取$\alpha=0.05$。

(5) 统计软件

采用SPSS 17.0计算机统计软件进行数据的统计分析。

二、结果

1. 基线特征

共有96例纳入本研究,两组各48例。两组患者在性别、年龄、身高、体重、病程、VAS、压痛阈、耐痛阈、活动度各基线特征方面没有统计学差异,具有可比性,见表1。

表1 患者基线特征

基线特征	耳针组(n=48)	假耳穴组(n=48)	P值
性别(女/男)	40/8	40/8	1.00
年龄(年)	58.27±13.78	55.81±11.36	0.38

续　表

基线特征	耳针组(n=48)	假耳穴组(n=48)	P值
身高(cm)	161.49±6.78	158.75±16.14	0.28
体重(kg)	59.69±9.11	60.68±8.30	0.58
病程(mo)	60(45.5－84)	84(36－96)	0.56
VAS*	4.88±1.23	4.61±1.43	0.35
压痛阈(lb/cm²)☆	5.73±1.42	6.13±1.59	0.20
耐痛阈(lb/cm²)◆	10.28±2.73	10.62±2.23	0.51
活动度(°)			
前屈	48.42±12.37	49.41±12.88	0.71
后伸	55.83±11.19	52.32±11.05	0.13
左屈	37.98±10.08	38.57±9.10	0.77
右屈	37.88±9.03	36.77±8.84	0.56
左旋	56.46±13.80	60.16±11.00	0.16
右旋	57.04±12.41	60.20±11.52	0.21

注：＊VAS是临床上评估疼痛的0~100 mm的视觉模拟评分尺，积分越高说明疼痛越严重。☆ 压痛阈是常用的疼痛测量指标，采用压痛阈测量仪测量了颈部压痛点的压痛阈，当患者开始感到疼痛时的LB值即为压痛阈值。压痛阈越高说明疼痛越轻。◆ 耐痛阈当不能忍受疼痛时的LB值为耐痛阈，耐痛阈越高说明疼痛越轻。颈关节活动度，用CROM测量了颈椎前屈、后伸、左右侧屈和左右旋转的活动度，活动度越大说明颈椎功能越好。

2. 耳针对主要结局指标的影响

见表2。

表2　耳针对主要结局指标的影响

变　量	15 min		30 min		60 min	
	耳针组	假耳穴组	耳针组	假耳穴组	耳针组	假耳穴组
VAS	4.38±1.04	4.39±1.35	4.27±1.03▲	4.34±1.40	4.13±1.08▲	4.27±1.26
压痛阈(lb/cm²)	6.08±1.32▲	6.15±1.61	6.26±1.26▲▲	6.09±1.51	6.37±1.32▲▲	6.20±1.43
耐痛阈(lb/cm²)	10.56±2.13	10.15±1.89	10.58±2.10	10.13±1.98	10.88±2.10	10.37±2.29
活动度前屈(°)	50.85±11.96	52.07±14.29	51.29±12.29	52.84±13.76	52.13±12.38	52.70±14.19
活动度后伸(°)	56.04±10.20	51.11±12.00	57.25±9.95	51.82±11.29	57.98±9.92	52.39±12.22
活动度左侧屈(°)	39.79±10.26	40.18±10.00	40.15±9.47	39.97±10.17	39.46±9.77	40.39±9.42
活动度右侧屈(°)	39.71±9.74	38.09±9.13	39.19±10.56	37.82±10.37	39.33±12.01	37.43±9.77
活动度左旋(°)	61.15±11.95▲	60.07±10.06	62.38±12.92▲▲	60.20±10.90	62.33±12.43	61.70±11.03
活动度右转(°)	60.67±13.35▲	59.00±10.75	61.02±12.75▲	59.30±10.38	60.77±13.73	60.05±10.25
不良事件(%)	0	2.10	0	2.10	0	2.10
设盲成功率(%)	100.00	100.00	100.00	100.00	100.00	100.00

注：与假耳穴组比较，▲$P<0.05$，▲▲$P<0.01$。

耳针干预后各访视时间耳针组与假耳穴组VAS的积分有逐渐减小的趋势，尤其在治疗后30 min和60 min耳针组优于假耳穴组，P值分别为0.044和0.039；压痛阈的积分均有逐渐增加的趋势，但以耳针组较为明显，尤其在治疗后15 min两组有统计学差异，P值为0.022，30 min和60 min两者之间有显著统计学差异，P值为分别为0.001和0.002；耳针组耐痛阈有随访视时间递增逐渐升高的趋势，但假耳穴组变化不是很明显，两组比较无统计学差异；颈椎活动度只有左旋和右旋两组在15 min和30 min两组比较有统计学差异，其中左旋在30 min时有显著统计学差异，P值为0.006，其余各方向的活动度在各访视时间两组相比无统计学差异；不良事件发生率各访视时间两组比较无统计学差异；两组患者均100%地认为接受了真正的耳穴治疗。

三、讨论

1. 有关方法学

本研究的目的是采用临床随机、对照、单盲试验来评价耳针对颈型颈椎病的瞬即时疗效。以疼痛视觉模拟评分、痛阈和耐痛阈来评价耳针对于颈型颈椎病疼痛的影响；以颈椎活动度来评价其对颈椎各个方向活动范围的影响。有研究表明，针灸对颈痛患者有瞬即时和短期止痛疗效[13]，因此在耳针干预的时间观察上，我们人为设定了治疗后 15 min、30 min、60 min 三个瞬即时访视时间来评价耳针治疗颈型颈椎病的瞬即时疗效。在设立对照组方面，由于没有耳针与安慰治疗对照治疗颈型颈椎病的临床试验报道，所以我们选用了耳穴耳针治疗与假耳穴耳针治疗颈型颈椎病的临床研究来研究耳穴治疗颈型颈椎病有无穴位特异性。

2. 减轻疼痛

本研究中 VAS 的结果表明，对于颈型颈椎病的颈部疼痛程度的瞬即时止痛方面耳针组优于假耳穴组，此结论与前期针灸治疗颈痛方面的系统评价报道相一致[13,15-16]。本研究还发现与治疗前相比，耳针治疗后患者的痛阈和耐痛阈均呈现稳定增加的趋势，而假耳穴组虽在某个访视时间有增加，但无稳定增长的趋势。耳针组与假耳针组相比，在治疗 15 min 时痛阈即出现统计学差异，而耐痛阈没有出现统计学差异。有研究表明假针灸干预有 40%~50%的镇痛效果，但针灸干预有 70%的止痛效果，这对耳针干预颈型颈椎病的止痛效果的对比有影响。尽管如此，通过我们的临床试验，耳针在提高患者痛阈方面的疗效仍然能够被体现出来。这与前期 Karst M 等[17]的研究结果相一致。

3. 颈椎活动度

我们的研究结果表明耳针能够在瞬即时增加颈椎左右旋转活动度，但对其他方向的活动度没有显著影响。我们临床上观察到颈痛患者最常见的是患侧旋转受限，而其他方向的活动受限不明显，这可能是耳针能够提高患者左右旋转活动度的原因，对于为什么左旋在耳针干预后 30 min 两组相比有显著统计学差异有待进一步研究。

4. 本研究的不足

第一，没有设标准对照。为了证明耳针治疗颈型颈椎病的真正疗效，与标准对照相比较是必要的，未来进一步研究需要设立标准对照组进行耳针治疗颈型颈椎病临床试验。第二，仅评价了瞬即时疗效。以后的研究应该注意进行短期、长期跟踪随访。第三，样本量不够大。限于时间、人力和经费支持等多方面的原因本研究样本量不够大，建议本课题组扩大样本量进一步研究。

5. 耳针治疗颈型颈椎病的中医依据

颈型颈椎病属中医“痹证”范畴。病因虽然复杂，但总不外乎风、寒、湿、热、痰、瘀等阻滞经络，气血不和，运行不畅。刺激耳穴不仅可以止痛，而且可以刺激相应的经络，使颈项诸经得通，气血调顺，阴阳归于平衡，颈项强直得缓，从而达到治疗颈型颈椎病的目的。前期研究证明按压耳穴可以疏通经络、调和气血，可以治疗颈型颈椎病[13]，我们的研究结果也表明耳针治疗颈型颈椎病有瞬即时疗效。综上所述，耳针治疗颈型颈椎病的随机对照单盲试验结果表明耳针能够安全且有效地瞬即时减轻颈型颈椎病患者的疼痛程度，改善颈椎左右旋转活动度。

导引手法治疗青少年特发性脊柱侧凸症：多中心、分层随机区组化对照

钱雪华　唐占英　叶秀兰　毕联阳　吴　弢　姜　宏　施　杞

一、引言

青少年特发性脊柱侧凸症是青少年在发育过程中常见的一种非先天性脊柱畸形，严重影响青少年健康发育。青少年特发性脊柱侧凸症如未能及时发现或处理，部分患者侧凸会逐渐加重而致畸形，造成身体外观异常、脊柱运动功能障碍或骨盆倾斜后的跛行，还可因胸廓畸形而造成心、肺功能障碍，少数可造成脊髓压迫而致下肢瘫痪及排便功能障碍。采用多中心，临床随机对照试验方法，以导引手法综合方案治疗青少年特发性脊柱侧凸症，以验证导引手法治疗轻度青少年特发性脊柱侧凸症的有效性和安全性。

二、对象和方法

1. 设计

多中心、分层随机、单盲对照试验。

2. 单位

上海中医药大学附属龙华医院康复科、上海华东医院伤外科、浙江省苏州市中医医院骨伤科。

3. 对象

患者来源于 2005－05/2006－07 在上海中医药大学附属龙华医院、复旦大学附属华东医院、苏州市中医医院 3 个研究中心对青少年特发性脊柱侧凸症流行病学调查基础上的筛选病例共 120 例。纳入标准：① 符合青少年特发性脊柱侧凸症的诊断标准。② 年龄在 8～10 岁之间，女性未出现月经。③ Risser Sign 在 2 以内。④ 患者监护人签署治疗知情同意书。排除标准：① 不符合上述诊断标准和纳入标准者。② 合并有心脑血管、肝、肾和造血系统等严重危及生命的原发性疾病以及精神病患者。③ 与具体研究病种有关的其他需排除因素。④ 已接受其他有关治疗，可能影像研究效应指标的观测者。

设计、实施、评估者：由本文作者完成。采用盲法评估，参加人员均经过培训并考核合格。

4. 技术路线

（1）分组

采用中心分层，随机区组化设计方案每个研究中心各 40 例，运用 SAS6.0 程序随机分为导引手法组和观察对照组，其中导引手法组 30 例，观察对照组 10 例，共纳入试验研究病例 120 例。随机分配方案的隐藏采用完全的分配方案隐藏方法，即按顺序编码、密封、不透光的信封，由试验总负责人控制，当各中心筛选到合格病例后，电话至该负责人，由其告知分组信息。

（2）干预

1）导引手法组：① 脊柱平衡导引术。第 1 步：立体操，共分为 7 节，分别为按摩腰眼、风摆荷叶、转身推碑、掌插华山、摘星换斗、白马分鬃、凤凰顺翅；第 2 步：卧位操，共分为 4 节，分别为仰卧位操、俯卧位操、侧卧位操和俯伏位操。脊柱平衡导引术 1 次/d，40 min/次。② 脊柱平衡手法（三步九法）。第 1 步：循经理筋，经脉选督脉和足太阳膀胱经，分别采用按揉法、捏脊法、点按法，频率 60~90 次/min，时间约 6 min。第 2 步：整骨扳拿，先依次推扳侧凸部位的肌肉和棘突，力度以患者能耐受为度，要持续、柔和、渗透，时间约5 min；然后患者俯卧，全身放松，医者站其凸侧，一手按压腰部命门，一手扳肩，双手同时用力，使脊柱尽量扭曲后伸，反复 2 次，持续每次持续时间约 1 min；最后固定患者两腋部，医者双手握住双侧踝部，先轻微抖动，随即猛拉一次，反复 2 次，时间约 2 min。第 3 步：通络放松法，选督脉和足太阳膀胱经，依次使用滚法、指压华佗夹脊穴和摩法，由轻到重，反复使用，频率 60~90 次/min，时间约 6 min。整个手法操作时间约 20 min，10 次为 1 个疗程，治疗 1 个疗程。

2）观察对照组：观察对照组予以随访观察，不予治疗。

5. 疗效标准

痊愈：脊柱生理弯曲恢复正常，侧凸消失，全脊柱 X 线 Cobb 角小于 5°；好转：全脊柱 X 线脊柱侧凸畸形较治疗前好转，Cobb 角下降 5°以上；无效：全脊柱 X 线脊柱侧凸畸形较治疗前无明显改善，Cobb 角下降小于 5°。

6. 主要观察指标

① 有效性指标：治疗前后侧凸 Cobb 角改善情况。② 安全性指标：治疗中观察血压、心率、心律、呼吸；不良反应如骨折、脱位、晕厥、病情变化。③ 两组患者疗效比较。

统计学分析：各中心资料汇总后，由统计学专业人员负责分析处理。所有数据录入在 Excel 表格中，统计软件采用 SPSS 13.0 软件包。组内治疗前后比较采用配对 t 检验或非参数秩和检验；组间比较采用 Ridit 分析，以 $P<0.05$ 为差异有显著性意义。

三、结果

1. 参与者数量分析

共有 120 患者纳入试验，全部完成试验过程（完成率为 100%），无病例脱失和剔除病例。

2. 两组患者基线比较

见表 1。导引手法组和对照组在性别、年龄比较差异均无显著性意义（$P>0.05$），具有可比性。

表 1　两组患者一般情况比较

组　别	n	男（n）	女（n）	平均年龄（$\bar{x}\pm s$，岁）	Cobb 角（$\bar{x}\pm s$，°）
对照组	30	18	12	8.60±0.56	16.89±2.94
导引手法组	90	47	43	8.73±0.56	17.83±2.84

3. 两组患者治疗前后 Cobb 角比较

见表 2。

表 2　对照组和导引手法组治疗前后 Cobb 角比较

组　别	n	治疗前（$\bar{x}\pm s$，°）	治疗后（$\bar{x}\pm s$，°）
对照组	30	16.89±2.94	15.64±4.07
导引手法组	90	17.83±2.84	11.11±4.97[a]

注：非参数秩和检验，与治疗前比较，[a] $P<0.010$。

对照组治疗前后相比差异无显著性($P>0.05$),而导引手法组在治疗后 Cobb 角比治疗前显著减少($P<0.01$),提示导引手法综合方案治疗在减小 Cobb 角方面具有显著疗效。

4. 两组患者疗效比较

见表 3。

表 3　对照组和导引手法组疗效比较

组　别	n	治愈(n)	有效(n)	无效(n)	痊愈率(%)	总有效率(%)
对照组	30	2	5	23	6.67	23.33
导引手法组	90	22	55	13	24.44[a]	85.56[a]

注：Ridit 分析,与对照组比较,[a] $P<0.010$。

对照组有 2 例痊愈,5 例有效,痊愈率和总有效率分别为 6.67%和 23.33%;导引手法组有 22 例痊愈,55 例有效,痊愈率和总有效率分别为 24.44%和 85.56%,经 Ridit 分析导引手法组与观察对照组相比差异有显著性($P<0.01$)。

5. 安全性评估结果

在临床试验过程中,未发现所采用的治疗方法对正常生理状态指标如呼吸、脉搏、心律、血压等有不良影响;无骨折、脱位、晕厥等不良情况发生。

四、讨论

按照国际脊柱侧凸研究学会的定义,脊柱侧凸,指在骨骼发育未成熟期间,Cobb 法测量站立正位 X 线片的脊柱侧方弯曲,如角度大于 10°则定义为脊柱侧凸。它是引起脊柱畸形的最常见原因。

关于青少年脊柱侧凸的发病率,国内外报道不一。Drummond 等[1]报道 26 947 例 12~14 岁中学生,Cobb 角>10°者患病率为 2%。广东省肇庆市于 2003 年 1 月至 2004 年 12 月对广东省肇庆市城区 15 所幼儿园8 210例 4~7 岁幼儿进行了脊柱侧凸的普查,发现其患病率为 0.87%[2],程斌等[3]调查了西安市 25 725 名 7~15 岁中小学生,其中阳性 343 人,患病率为 1.51%,男女比例为 0.78∶1。脊柱侧凸严重危害青少年的身心健康。在生理方面,脊柱侧凸可引起脊柱生长不平衡,影响身体发育;侧凸引起脊柱两侧受力不平衡可引起腰背痛;严重的脊柱侧凸可影响胸廓发育,压迫心肺,进而引起心肺功能障碍或衰竭。在心理方面,脊柱侧凸所致畸形可使得许多患者产生自卑情绪,严重影响儿童心理的健康成长。青少年脊柱侧凸已经成为青少年继近视眼、心理健康、肥胖、包茎后的第五大常见疾病[4]。

有关特发性脊柱侧凸发病机制的研究有多种理论,包括脊柱前后柱或左右半柱生长不平衡[5-6]、中枢和外周平衡系统异常[7-8]、生长发育因素[9-10]、神经内分泌紊乱[11]及遗传因素[12-13]、脊柱动静力失衡等。脊柱动力系统主要指椎旁肌、韧带等软组织,脊柱的静力系统则包括椎体、椎间盘等。在生理状态,脊柱动力系统和静力系统共同维护着脊柱整体的生物力学平衡。人体椎旁肌肌纤维主要分为两型:Ⅰ型肌纤维,又称慢肌纤维,肌纤维收缩缓慢而持久,耐疲劳,主要参与人体姿势和平衡的调节;Ⅱ型肌纤维,又称快肌纤维,肌纤维收缩快而易疲劳,主要参与人体的快速运动。正常情况下,两型肌纤维嵌合存在,互相补偿,使肌肉从总体上适应不同的生理要求。很多研究表明青少年特发性脊柱侧凸症患者两侧椎旁肌在肌纤维分型、肌梭的形态结构、微量元素的含量以及肌电图等方面均存在差异[14-15]。邱勇等[16]研究发现,特发性脊柱侧凸患者其顶椎区凹侧椎旁肌平均横截面积明显小于凸侧。Fidler 等[17]发现,青少年特发性脊柱侧凸患者凸侧椎旁肌的肌距较短,Ⅰ型肌纤维占优势,做功多,从而使凸侧的横向牵引力增加,造成椎体旋转。他们认为这是脊柱发生侧凸畸形的初始环节。金今等[18]发现,青少年特发性脊柱侧凸症患者凸侧椎旁肌 bcl-2、caspase-3 及 bcl-X 蛋白的表达量均较凹侧降低,以 bcl-2 降低最为明显。因此,他们认为神经-肌肉异常所致的椎旁肌不对称可能是青少年特发性脊柱侧凸症发生、发展的重要因素。椎旁肌是人体躯干姿势反射弧效应器,椎旁肌生长发育不对称可导致脊柱动力系统失衡,人体有维持平衡的本能,尽量使侧凸的脊柱恢复竖直的平衡状态,表现为凸侧椎旁肌负荷的增加。在这种持续的高负荷作用下,凸侧椎旁肌出现了代偿性增生和肥大,而凹侧椎旁肌出现萎缩。全晓彬等[19]认为,凹侧挛缩的软组织在脊柱侧凸的发展过程中不断发展,从而在凹侧形成牵拉性张力,形成类似“弓弦”的“弓弦效应”。这种“弓弦效应”如不能解除,脊柱侧凸变因软组织的持续性挛缩产生的张力使之逐渐增大,使脊椎不能正常而平衡地发育。上述因素最终可导致脊椎骨、椎间盘等脊柱静力系统生物力学平衡改变。Shea 等[20]在特发性脊柱侧凸矫正术时对脊柱侧凸凹面和凸面骨质进行显微结构研究,发现凹面比凸面有较厚的外皮质骨,说明脊柱侧弯的凹面和凸面所承受的应力不同。邱贵兴等[21]在分析特发性脊柱侧凸关节突Ⅰ、Ⅱ型胶原和转化生长因子 β1 表达研究中发现,顶椎凹侧高于凸侧,顶椎高于端椎,认为可能是应力异常引起顶椎关节突软骨退行性变。脊柱静力平衡的失调最终产生椎体两侧或椎体前后的高度不等,即楔形改变,导致脊柱畸形的出现。因此,改善脊柱动静力平衡失调状态,恢复脊柱力学平衡是治疗特发性脊柱侧凸的关键。

本组中,“脊柱平衡导引法”和“脊柱平衡手法”是施杞教授结合古代导引术和现代基础研究,并在“动静力失衡”理论指导下创立。其中脊柱平衡导引法通过立体操和卧位操可选择性增强维持脊柱姿势的椎旁肌系统,通常是凸侧的骶棘肌、腹肌、腰大肌和腰方肌,调整脊柱两侧的肌力平衡,从而共同发挥矫正作用。同时,它还具有体育运动的健身和促进生长发育的作用,可对抗患儿通常存在的运动不足。而脊柱平衡手法可以通过缓解脊柱侧弯引起的弓弦效应,松解肌肉挛缩和僵直,达到改善侧凸的目的。本次临床试验结果进一步证实,在导引手法组,治疗后 Cobb 角比治疗前有显著减小,而对照组其 Cobb 角无显著性改善。而导引手法组临床疗效方面,其痊愈率和总有效率也显著高于对照组。在临床操作中,导引手法组无任何不良反应发生。因此,导引手法综合方案能较好地减少患者侧凸的 Cobb 角,提高患者学习和生活质量。该治疗方案操作简便、安全有效、无损伤,是青少年特发性脊柱侧凸症患者长期治疗的一种较为理想的康复方法。

垫枕自身复位配合PVP治疗椎体压缩性骨折疗效观察

莫　文　程少丹　胡志俊　万宏波　邬学群　侯宝兴　施　杞

经皮椎体成形术(percutaneous vertebroplasty,PVP)是近20年来兴起的脊柱外科微创技术,在椎体压缩性骨折的治疗中得到了广泛的应用。但逐渐发现该方法存在椎体高度恢复不彻底、渗漏发生率高等缺点。我们在行PVP术前常规对患者进行了传统的垫枕复位,自2006年8月到2007年8月治疗椎体压缩性骨折26例,并进行了1~12个月的随访,现报告如下。

一、材料和方法

1. 临床资料

本组26例,男性6例,女性20例。年龄51~80岁,平均64.5岁,51~55岁1例,56~60岁4例,61~70岁14例,71~80岁7例;累及单一胸椎5例,累及一胸椎一腰椎6例,累及单一腰椎8例,累及二腰椎6例,累及三腰椎1例,均为骨质疏松性椎体压缩性骨折,病程1~15天。入院及术前均无神经根受损的症状和体征。术前均行CT扫描病变椎体,显示椎体后壁完整。

2. 治疗方法

(1) 垫枕自身复位

患者入院后,卧硬板床,腰部垫枕,在可以耐受的情况下,逐日将枕头垫高(一般以10 cm为上限),使脊柱处于过伸位,3~7天;同时鼓励患者尽早采用"五点支撑法"锻炼,协助复位。

(2) PVP治疗

入院常规行心电图等检查,了解患者重要脏器功能情况以及血糖、凝血酶原时间、肝肾功能检查、碘过敏试验,排除手术禁忌证。

术前给予鲁米那0.09 g,口服镇静。术中采取俯卧位,双肩部和两髂部垫高;穿刺及注射器械采用骨水泥加压注射器(以色列Disc-O-Tech)。骨水泥为PVP/PKP专用骨水泥(聚甲基丙烯酸甲酯,PMMA,天津合成材料研究所产品)。

在C型臂监视下操作。均采用单侧进针(正位椎体压缩程度较重一侧)。胸腰椎穿刺均采用经椎弓根进针法。前后位透视下调整C型臂球管角度,使两侧椎弓根显示清晰,两根克氏针交叉固定于皮肤表面,使椎弓根的体表投影与克氏针交叉点重合,在重合点的稍外上方1~1.5 cm即为穿刺点。局部麻醉后,穿刺针与身体矢状面呈15°~30°夹角方向进针,当穿刺针前端进入椎弓根后再进针1~2 cm。透视下正侧位确认见穿刺点正确后旋转缓慢穿入,使针尖正位位于椎体中央,侧位位于椎体的前中1/3处;注入碘海

基金项目: 上海市教育委员会科研项目(07CZ011)。

醇造影剂 3~5 mL,观察造影剂的走向,确认其充盈于椎体内,没有明显血管渗漏后,连接旋转加压注射器,在透视监测下缓慢推入骨水泥;至透视下见骨水泥接近椎体后缘停止。

如果注射时如出现局部胀痛、下肢疼痛、麻木或烧灼样感觉时要稍停注射,若 30 s 内感觉障碍消失,运动功能良好,骨水泥向后未超过椎体后缘前 3 mm,可再继续注射。

注射完毕后,取下加压注射器,插入内芯针,旋转一下后保留 3~5 min,既可保证穿刺针不与骨水泥黏在一起,又可防止过早拔出使针内骨水泥残留。

拔出穿刺针后患者保持俯卧体位 10 min 左右,同时观察患者血压、脉搏等生命体征无异常后,翻身平卧位移到推车上转入病房,卧床 3 天后可以佩戴腰围下床活动。术中、术后 1 天常规应用抗菌药;术后一般 5~7 天出院。

3. 观察随访方法

对患者术前行压缩性骨折椎体的 CT 平扫,明确椎体后壁完整,术后 CT 观察骨水泥充盈情况。入院,术前,术后 3 天、1 个月、3 个月、6 个月行手术椎体为中心的胸腰椎或腰椎标准正侧位 X 线检查。采用游标卡尺分别测量椎体高度(若为中央压缩骨折则测中央高,若为前缘压缩骨折则测前缘高度,精确到 0.1 mm)、后凸畸形角(Cobb 角)、VAS 评分、止痛药使用评分及活动能力评分。

(1) 椎体高度测量方法

压缩椎体中央或前缘椎体上下缘距离。测量椎体高度后按以下方法计算椎体高度压缩率:测量侧位 X 线 VCF 椎体术前和术后的高度,丢失的椎体高度=估算的原椎体高度-当前椎体高度,椎体高度丢失率(%)=丢失的椎体高度/估算的原椎体高度×100%。

(2) Cobb 角的测量方法

患椎上位椎体的上终板垂线与下位椎体的下终板垂线的交角,即上下终板角,其大小反映脊柱后凸畸形的严重程度。按以下方法计算椎体后凸角度矫正率:正常椎体侧位 X 线上、下终板平行,椎体后凸角度即 VCF 椎体术前和术后的侧位 X 线上、下终板垂线的交角,椎体后凸矫正率(%)=(术前椎体后凸角度-术后椎体后凸角度)/术前椎体后凸角度。

(3) VAS 评分

0 分:翻身、咳嗽时不痛;1 分:安静平卧不痛,翻身咳嗽时疼痛;2 分:咳嗽时痛,深呼吸不痛;3 分:安静平卧不痛,咳嗽深呼吸时痛;4 分:安静平卧时断续疼痛;5 分:安静平卧时持续疼痛;6 分:安静平卧时疼痛较甚;7 分:疼痛较重,翻转不安、疲乏;8 分:持续痛难忍,全身大汗;9 分:剧烈无法忍受痛,有生不如死感。

(4) 止痛药使用评分

0 分:不使用药物;1 分:使用非甾体抗炎药;2 分:不定时服用麻醉止痛药;3 分:定时服麻醉止痛药;4 分:静脉或肌注射麻醉止痛药。

(5) 活动能力评分

1 分:行动无明显困难;2 分:行走困难,需帮助;3 分:需使用轮椅或只能坐位;4 分:被迫卧床。

4. 统计学处理

各项观察资料统计结果以 $\bar{x}\pm s$ 表示,高度恢复率及 Cobb 角矫正率以%表示。不同时间点各项观察指标采用比较用 SPSS 11.0 软件作单因素方差分析,$P<0.05$ 为差异有统计学意义。

二、结果

本组患者每个椎体骨水泥注射量为 3~6.5 mL。术中椎旁血管显影 5 例,经明胶海绵充填处理后再行注射;椎旁骨水泥渗漏 4 例,椎间隙渗漏 2 例,椎体后缘渗漏 2 例(未突破后纵韧带),均无临床症状。无神经根和脊髓损伤、肺栓塞等其他并发症。本组病例术后未发现有其他椎体的骨折。

术前、术后正侧位 X 线片见图 1。由图 1 可见垫枕自身复位较好地恢复了椎体的高度、矫正了后凸角度,之后行 PVP 术可维持及增强以上效果,并显著改善 VAS 评分、止痛药使用评分及活动能力评分,结果见表 1 和表 2。

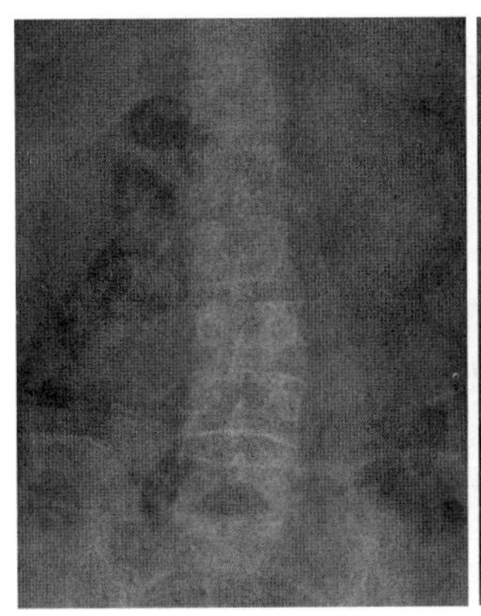
术前正位片

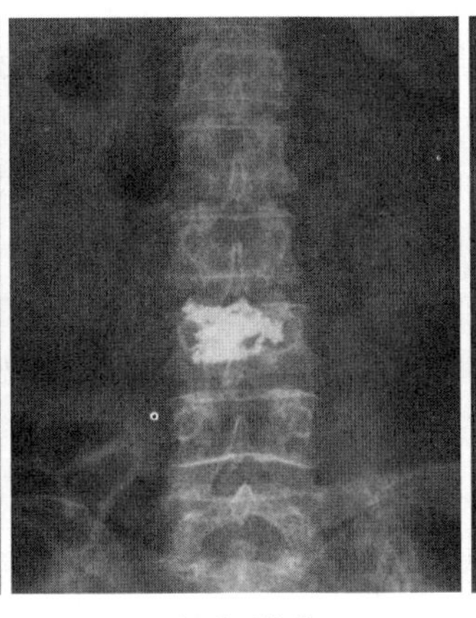
术后正位片

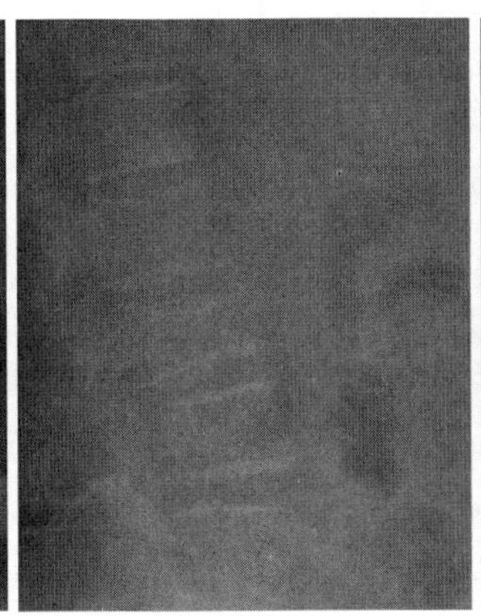
术前侧位片

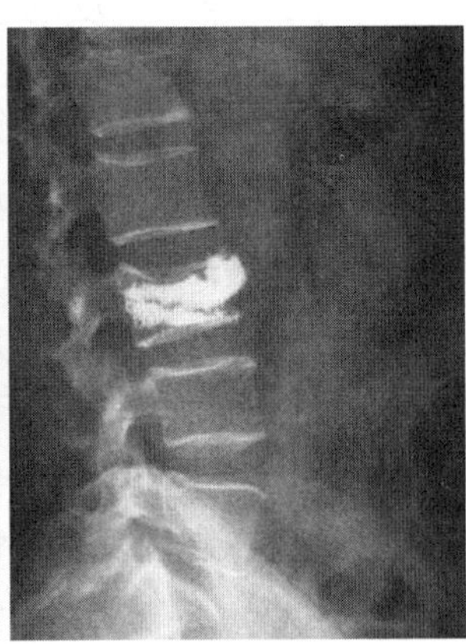
术后侧位片

图 1　术前、术后正、侧位 X 线片

表 1　椎体高度压缩率、后凸角度及后凸角度矫正率结果

时间点	例数	椎体高度压缩率(%)	后凸角度(°)	后凸角度矫正率(%)
入院时	26	36.4±0.2	27.1±2.3	
术前	26	8.4±0.2#	11.2±2.2#	61.2±1.5
术后 3 天	26	8.4±0.3#*	9.9±1.9#*	62.2±1.4*
术后 1 个月	26	8.3±0.2#*	9.8±1.8#*	62.2±1.4*
术后 3 个月	17	8.2±0.2#*	10.1±2.2#*	61.4±1.3*
术后 6 个月	10	8.3±0.1#*	9.8±2.3#*	62.2±1.4*

注:与入院时比较,# $P<0.01$;术后各时间点与术前比较及术后各时间点两两比较,* $P>0.05$。

表 2　VAS、止痛药使用及活动能力评分结果

时间点	例数	VAS 评分(分)	止痛药使用评分(分)	活动能力评分(分)
入院时	26	7.6±0.02	1.4±0.04	3.3±0.02
术前	26	5.3±0.02△	1.3±0.03▲	3.1±0.01▲
术后 3 天	26	1.3±0.01△△	0.5±0.04△△	1.2±0.03△△
术后 1 个月	26	0.3±0.01△△△★	0.1±0.04△△△★	1.1±0.04★
术后 3 个月	17	0.3±0.01△△△★	0.1±0.02△△△★	1.0±0.01★
术后 6 个月	10	0.2±0.04△△△★	0.1±0.04△△△★	1.0±0.01★

注:VAS 评分术前与入院时比较,△ $P<0.05$;止痛药使用评分及活动能力评分,术前与入院时比较,▲ $P>0.05$;术后 3 天与术前比较,△△ $P<0.01$;VAS 评分、止痛药使用评分,术后 1 个、3 个、6 个月与术后 3 天比较,△△△ $P<0.01$;活动能力评分,术后 1 个、3 个、6 个月与术后 3 天比较,★ $P>0.05$;术后 1 个、3 个、6 个月两两比较,$P>0.05$。

从表 1 中可以看到所有病例经过垫枕复位后椎体高度都有不同程度的恢复,与入院时比较已有明显差异;而 PVP 术后椎体高度没有明显变化。说明垫枕复位可以在一定程度上有效地恢复椎体的高度,从而弥补了 PVP 的不足。通过随访发现 PVP 术后椎体高度没有明显丢失,说明了 PVP 术的有效性。

从表 2 中可以看到垫枕复位后虽然椎体高度有所恢复,但并不能解决疼痛的问题;而经过 PVP 术后,患者的疼痛、活动能力均有了明显的改善,并且中远期效果稳定。

三、讨论

1. 压缩椎体高度的恢复

不要试图用 PVP 去恢复压缩椎体至正常高度[1]。椎体的正常高度是稳定脊柱的基础，出现压缩性骨折后，其内的骨小梁断裂，外表皮质骨出现破口。在行椎体成形术注入骨水泥时，通过施加适当的压力可使骨水泥很好地弥散于骨小梁间。但如果试图通过加压注入骨水泥来恢复椎体高度时，骨水泥就可能随椎体表面破口外渗，流入椎体外周及椎管，引起神经、血管症状，也有发生脂肪栓塞的可能[2]。徐毅等[3]认为，胸、腰椎骨水泥注射量为 4~6 mL，该剂量已能达到治疗目的，过大的注入剂量则易导致椎体破裂，骨水泥外溢，特别是老年骨质疏松合并压缩性骨折，不能以追求单纯增加骨水泥充填量来提高治疗的临床效果。另外，对于椎体压缩超过 50%的不稳定性骨折选用 PVP 要谨慎。

2. 垫枕自身复位的作用

由于 PVP 本身有很难恢复压缩椎体高度、容易渗漏等缺点存在，近年来分别出现了球囊后凸成形术(percutaneous kyphoplasty，PKP)及 Sky(spinal kyphoplasty bone expander system，Sky)-PKP。球囊-PKP 虽然既可增加椎体高度，又可减少渗漏，避免骨水泥进入血管形成栓塞[4]，但存在膨胀方向不可控制、气囊在椎体内顺应性不够、在膨胀过程中有 20%的气囊破裂率、只适用于新鲜骨折等缺点[5]，同时价格比较昂贵，很多患者不能接受。Sky-PKP 可以很好地恢复椎体高度，且只在椎体高度上进行扩张，但由于其在恢复椎体高度时，创伤较大，对椎体的破坏性加大，可能增加渗漏率，同时这两种方法相对于 PVP 来说操作难度较大，故在应用中均受到一定的限制。

因此，目前 PVP 仍然是治疗 VCF 最常用的方法。胸腰椎骨折后高度的恢复仍以体位复位的作用为主，器械复位的作用是在椎体复位的基础上进一步发挥作用，更主要的是维持复位[6]。所以我们可以在术前通过传统的卧床垫枕及“五点支撑法”等腰背部肌肉功能锻炼措施逐渐恢复椎体的高度(一般在 3~5 天可以恢复，此时椎体骨小梁未形成畸形愈合)后，再进行 PVP 治疗，以弥补其恢复椎体高度不足的缺点，椎体高度恢复情况见图 2、图 3。

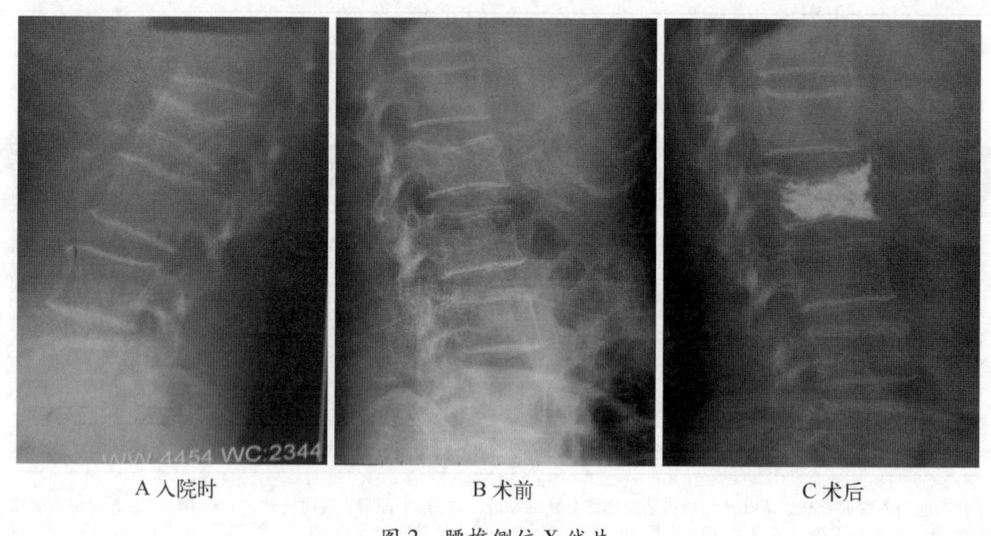

A 入院时　　B 术前　　C 术后

图 2　腰椎侧位 X 线片

另外我们采用了文献[7]报道的方法在术前将骨水泥在-4℃冰箱放置 5~10 min，以延长操作时间，从而减少并发症的发生，取得了良好的效果。

3. 进针的选择

关于单侧进针还是双侧进针的问题，各家报道不同。我们认为，只要能做到进针后针尖在正位位于椎体中央、侧位位于椎体前中 1/3 处，绝大部分的椎体内骨水泥都很好地充盈到了对侧；而且椎体内骨水泥

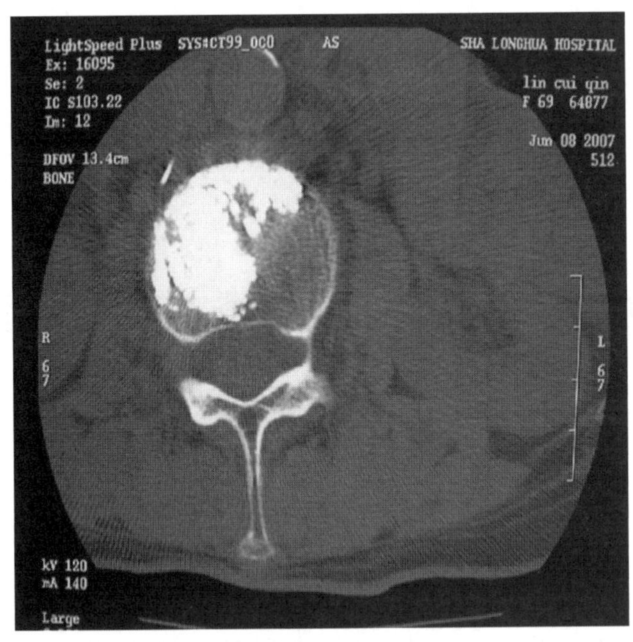

图 3　术后患椎 CT 平扫

并不是越多越好,所以我们都选择了单侧进针,临床上也取得了良好的疗效,同时也减轻了患者的负担。

4. 造影剂显示血管内渗漏的处理

VCF,特别是 OVCF,椎体内的血窦大都和椎体外较大血管产生交通,椎体成形时可能发生骨水泥随血管流动引起其他部位栓塞的可能。因此,在造影中如发现造影剂在大血管(直径>3 mm)显影时,应改换穿刺部位或行对侧椎弓根穿刺,若仍不能避开,最好放弃此手术方案。若造影剂在<3 mm 血管中显影,通过穿刺针向椎体中送入明胶海绵,用细分导针压紧后再行造影,如显影不明显则可继续推注。对此类患者,可以通过增加骨水泥黏度,先推入 0.5 mL 骨水泥,等待 2~3 min 后再缓慢推注的方法,这样可使骨水泥形成团块状堵塞交通血管,避免渗入血管,进一步造成栓塞的可能。

5. 骨水泥黏度的控制

术中可通过加入粉液的比例来调控骨水泥的黏度。对于骨质疏松程度严重、造影剂在椎体内分布范围广泛,或有血管内显影者,应增加骨水泥黏度;反之,则应降低骨水泥黏度,使之能够更好地弥散于椎体内。

6. 注意事项

由于穿刺针管内还有 0.5 mL 的骨水泥,最后插入内芯针后这部分骨水泥也会进入椎体内,所以术中骨水泥接近椎体后缘(<1 mm),即应停止,以防止骨水泥的渗漏。

近年来,外科技术趋向于微创化,即将医源性的创伤尽可能减小到最低,以期获得理想疗效[8]。PVP 治疗椎体压缩性骨折具有创伤小、手术时间短、止痛作用明显、术后恢复快等优点,尤其是对高龄骨质疏松患者具有全身干扰轻、安全性较高、患者可尽早下地活动、避免长期卧床导致并发症等优点,因此,具有广泛的应用前景。但其远期的临床疗效仍有待观察。

另外临床上应用最早、最广泛的 PMMA 骨水泥存在着毒性反应、产热、有渗漏危险等缺点,尽管有研究者试图用具有骨传导性和组织相容性的可生物降解的 CPC 替代 PMMA,但动物实验结果发现[9],CPC 和 CPC/BMP 近期无法很好地恢复椎体的强度和刚度,不利于骨质疏松性椎体压缩性骨折的愈合,因此并不能完全代替 PMMA。所以目前 PMMA 还是主要被应用的填充物。可以相信随着科学技术的发展,尤其是生物材料学的发展,今后必将有更安全、更合理的填充物问世。

施杞从痹论治强直性脊柱炎经验初探

李具宝　王拥军　周　泉　唐德志　席智杰　杨　洲　施　杞

强直性脊柱炎(ankylosing spondylitis,AS)是一种原因不明、以侵犯中轴关节为主的慢性炎症性自身免疫性疾病,属于血清阴性脊柱关节病的一种,多见于青少年男性,具有种族差异性和家族遗传倾向性;病变主要累及骶髂关节、脊柱,引起其强直和纤维化,并伴有不同程度的眼、肺、心血管、肾等多个器官的病变。本病常起病隐匿,病势缠绵,致残率高,严重影响患者的身体健康和生活质量。施教授临证采用中药内服为主、辅以外用熏敷的方法从痹论治本病,在缓解疼痛、防止畸形和改善功能方面均收到良好的疗效。现将施教授从痹论治强直性脊柱炎的临床经验总结介绍如下。

一、对病因病机的认识

强直性脊柱炎属中医学"骨痹""肾痹"范畴。《素问·长刺节论》曰:"病在骨,骨重不举骨髓酸痛,寒气至,名曰骨痹。"《灵枢·寒热》曰:"骨痹,举节不用而痛。"《素问·痹论》曰:"骨痹不已,复感于邪,内舍于肾……肾痹者,善胀,尻以代踵,脊以代头。"王冰《补注黄帝内经素问》曰:"督脉为病,脊强反折而不能屈伸也。"王肯堂《证治准绳》载:"若因伤于寒湿,流注经络,结滞骨节,气血不和,而致腰胯脊疼痛。"张锡纯《医学衷中参西录》谓:"凡人之腰痛,皆脊梁处作痛,此实督脉主之……肾虚者,其督脉必虚,是以腰疼。"上述古代医家的有关论述与强直性脊柱炎的临床表现极为相似,可见本病在体为骨,在脏为肾,且与督脉息息相关。

施老师认为,强直性脊柱炎的病因主要包括正虚(肾虚、督亏)和邪实(风、寒、湿、痰、瘀、热)两个方面,其病位责于肾督,涉及肝脾。肾督亏虚,肝肾不足,加之感受外邪,内外合邪是本病的病机关键;因虚致实,虚实夹杂。本病患者多见先天肾虚督亏,气血失和,脏腑失调,痰瘀痹阻,留恋于脊柱筋骨血脉之间,不通则痛;后期肾虚督空,气血两虚,肝经失养,筋骨不用,不荣则痛;同时整个病变过程中夹杂着"痰瘀",而导致痰瘀的主要原因是"虚",常有气虚、血虚、阴虚、阳虚、督空之不同,即因虚致瘀。施老师强调,气血之于形体无处不到,本病不论在哪个阶段,都离不开气血。《素问·调经论》曰:"人之所有者,血与气耳。"《素问·调经论》谓:"血气不和,百病乃变化而生。"《诸病源候论》认为:"血之在身,随气而行,常无停积。"

二、辨证论治

施老师认为,强直性脊柱炎的辨治,总以分期论治为纲,以痹证证候为目;依据疾病各期特点,将本病

基金项目: 教育部高等学校博士点基金项目(20070268004);上海市科学技术委员会基础重点项目(07JC14050);国家重点基础研究发展计划(973计划)项目子课题(2007CB512700);国家杰出青年科学基金项目(30625043);上海市高校创新团队计划项目。

分为急性、慢性两期，分期论治。

施老师临证一般将急性期分为湿热阻络证、寒湿痹阻证和瘀血阻络证，慢性期分为肾虚督寒证、肾虚督空证、肝肾阴虚证；依据痹证证候特点，主要从邪实、正虚、虚实夹杂施治，其中尤以"气血并病"为重；继承"以气为主，以血为先"的石氏伤科气血理念，立"益气养血，行气活血"之大法，以《医宗金鉴》圣愈汤为基本治疗方药。

圣愈汤由四物汤加柴胡、人参、黄芪组成，其中人参多以党参代之。方中当归味甘辛、性温，养血而守中；熟地黄味甘、性温，活血气，滋肾水，封填骨髓，补益真阴；川芎味辛、性温，行气开郁，祛风燥湿，活血止痛，外彻皮毛，旁通四肢，为"血中气药"；白芍药味苦酸、性寒，扶阳气除痹痛，收阴气健脾，逐血缓中；党参味甘、性平，补脾养胃，润肺生津，健运中气；黄芪味甘、性温，温分肉而实腠理，益元气而补三焦。柯琴认为"此六味皆醇厚和平而滋润，服之则气血疏通，内外调和，合于圣度矣"。柴胡味苦、性微寒，在脏调经内主血，在肌主气上行经。全方阴阳兼补，药味平和，实乃调和气血之名方。施老师治疗强直性脊柱炎的方药均以圣愈汤为基础方进行随证加减。

1. 急性期

（1）湿热阻络证

本型临床表现除疾病主症外，可伴见头身困重，关节红肿热痛，烦闷口苦，口干不欲饮，舌红、苔黄腻，脉濡数。治以清热利湿、祛风通络为主，兼以益气化瘀、健脾疏肝，方用自拟热痹方。

热痹方是以圣愈汤合当归拈痛汤化裁而成。当归拈痛汤为金元时期医家李东垣所创制，载于《兰室秘藏》一书，为东垣治湿热脚气之方，《医方集解》引申为"治湿热相搏，肢节烦痛"，与风湿热痹甚合，是清热利湿、祛风止痛之良方。方中当归、羌活、防风祛风胜湿、行血止痛为君药；茵陈、苦参、黄芩、知母清热除湿为臣药；苍术、白术、人参、甘草健脾燥湿，既助君药祛风胜湿之功，又防臣药苦寒伤胃之弊，巧为佐药；茯苓、猪苓、泽泻淡渗利湿，升麻、葛根辛散除湿热，为使药。全方共奏清热利湿、祛风通络、健脾止痛之功效。

（2）寒湿痹阻证

本型临床表现除疾病主症外，可伴见关节僵硬疼痛，痛处不移，阴雨天加重，得温痛减，头身沉重，舌苔薄白或腻，脉沉迟。治以温阳补肾、散寒通滞为主，兼以益气疏肝，方用自拟寒痹方。

寒痹方是以圣愈汤合阳和汤化裁而成。阳和汤出自清代王维德《外科证治全生集》一书，原为治疗阴疽之症而设，但对经络阻滞、痹阻于肌肉筋骨血脉之症亦为切要。本方取阳和之名，有阳光一照寒凝顿解之意。方中鹿角胶乃血肉有情之品，温通督脉，补益精髓，助熟地黄以养血，为治疗本证之要药；炮姜、肉桂温经通络；白芥子祛皮里膜外之痰；甘草和中解毒。本方配伍严谨，用量精当，大剂量熟地黄得小剂量麻黄补而不腻，小剂量麻黄配大剂量熟地黄解肌而不致表散。全方温补营血之不足，解散阴凝之寒湿，使阴散阳回，寒消湿化。

（3）瘀血阻络证

本型临床表现除疾病主症外，可伴见腰背疼痛剧烈，固定不移，转侧不能，夜间尤甚，肢体僵硬明显，舌暗或有瘀点、苔薄白，脉弦涩。治以活血行气、祛瘀活络、通痹止痛，方予自拟筋痹方。

筋痹方是以圣愈汤合身痛逐瘀汤化裁而成。身痛逐瘀汤出自《医林改错》一书，主治外邪阻滞经络、气血运行不畅之肢体作痛，亦适宜于瘀血阻络之痹证。方中香附理气开郁，推行营卫；当归、川芎、桃仁、红花养血活血化瘀；秦艽、羌活、没药、五灵脂、香附、怀牛膝、地龙祛风通络止痛；甘草调和诸药。全方以补益气血、祛风除湿为主，兼以滋养肝肾、活血通络。一则祛风湿之药偏温，温能通络；二则行气活血之药使气血畅流，脊柱筋骨可得以濡养。

2. 慢性期

（1）肾虚督寒证

本型多症见颈项、腰、背拘急疼痛、隐痛，尤以夜间为甚，翻身困难，晨起时强直不适，活动受限，两足无力，或有足跟疼痛，背冷畏寒，便溏尿清，舌淡、苔白或白润，脉细，或沉细，或虚大。治以温督补肾、填精补血为主，兼以益气化瘀、疏肝通络，方用自拟温肾通痹方。温肾通痹方是以右归丸为基础方加炙黄芪、党参、白芍药、川芎、柴胡、谷芽、炙甘草化裁而成。

右归丸出自《景岳全书》，具有温补肾阳、填精养血的功效。方中制附子、肉桂温阳散寒以益命门之火，鹿角胶温肾壮督而补精血，两者共为君药；熟地黄、山茱萸、枸杞子滋肾阴、养肝血，合山药补脾肾之阴，共为臣药；菟丝子、焦杜仲、当归补肝肾、强腰膝、益精血，合为佐药。清代徐大椿《医略六书 · 杂病证治》称此方为"补肾回阳之剂"，全方补肾阳、壮命火，兼顾肝脾肾之阴，使阳得阴敛藏而归位，阴得阳生化而长养。

（2）肾虚督空证

本型临床表现除疾病主症外，可伴见腰背酸沉冷痛，屈伸不利，腰膝酸软，头晕耳鸣，大便稀溏，小便清长，舌淡、苔薄白，脉沉细。治以益肝肾、温督脉为主，兼以补气血、祛风湿、止痹痛，方用自拟调身通痹方。

调身通痹方是以圣愈汤合独活寄生汤化裁而成。方中独活理伏风，善祛筋骨间风寒湿邪；细辛发散阴经之风寒，搜剔筋骨风湿而止痛；防风祛风邪并胜湿；秦艽祛风湿而舒筋；桑寄生、杜仲、牛膝除风湿兼补肝肾；当归、川芎、地黄、白芍药养血又兼活血；人参、茯苓补气健脾；桂心温通血脉；甘草调和诸药。综合全方，祛邪扶正，标本兼治，可使气血足而风湿除，肝肾强而痹痛愈。

（3）肝肾阴虚证

本型临床表现除疾病主症外，可伴见四肢酸软无力，双目干涩，口干咽燥，五心烦热，失眠多梦，盗汗遗精，舌红、苔少，脉弦细数。治以滋阴补肾为主，兼以益气补血、化瘀通络，方用自拟益肾通痹方。

益肾通痹方是以圣愈汤合左归丸化裁而成。左归丸载于明代张景岳《景岳全书》，系由《小儿药证直诀》地黄丸加减衍化而来，用于肝肾精血虚损。方中熟地黄、山药、山萸肉补肝肾益阴血；龟板胶、鹿角胶为补肾要药，前者补阴，后者补阳，二药合用峻补精血，调和阴阳；菟丝子、枸杞子平补肝肾；川牛膝壮腰强督。全方以补益肝肾为主，阴中育阳，可免阴柔太过之弊。

三、结语

施老师认为，肾虚督空是强直性脊柱炎发病的内在原因，加之痰瘀不去，留而内传，入于经络，下陷于脊柱筋骨之间，形成"骨痹"。其中肾虚督空为发病之本，正虚邪盛为传变之因。正气的强弱不仅决定其是否传变，同时正气亏虚，气血运行无力，瘀血内停，痰瘀互结，经脉不遂，可形成"顽痹"。

施老师强调治疗强直性脊柱炎要始终贯彻"从痹论治"的指导思想，临证重视培补肝脾肾，兼顾气血痰瘀，并根据多年的临床经验总结出强直性脊柱炎系列治法。其中以补肾壮督、益气和血为常法，行气止痛、活血化瘀、祛风胜湿、化痰通络为变法，益气健脾、补益肝肾为治本之法，祛风散寒、清热利湿、化瘀通络是治标之法，补肾固督、益气补血须贯穿治疗的始终。

“施氏十二字养生功”的基础理论探讨

胡志俊　王世伟　施　杞　叶秀兰　唐占英

一、“施氏十二字养生功”简介

“施氏十二字养生功”是现代中医骨伤学者施杞教授在著名老中医、中国武术伤科大师王子平老先生，编著的“祛病延年二十势”的基础上，积数十年的临床经验和科研心得所创编。该功法不仅很好地继承和发展了古代导引术，同时也“弘扬了祖国医学的特色和优势”，其动作包括“洗、梳、揉、搓、松、按、转、磨、蹲、摩、吐、调”等十二势（简称“十二字”），故称其为“施氏十二字养生功”。

二、学术渊源探究

“施氏十二字养生功”为一种功能锻炼的方法，功能锻炼属于古代“导引”的范畴，“导引”又称“道引”，该词最早出现在《庄子・刻意篇》：“吹呴呼吸，吐故纳新，熊经鸟伸，为寿而已；此道（通导）引之士，养形之人，彭祖寿考者之所好也[1-2]。”晋代医学家葛洪著《抱朴子・别旨》曰：“或伸屈，或俯仰，或行卧，或倚立，或踯躅，或徐步，或吟或息，皆导引也。”《一切经音义》曰：“凡人自摩自捏，伸缩手足，除劳去烦，名为导引。”《中医辞海》对导引的解释为：“气功术语，又名道引，导引，是通过运动肢体以达到形神谐调的健身治病方法[3]。”通俗地讲，“导引”是一种以肢体运动为主的一种养生方法。据《史记》记载，老子为楚国苦县人，道家的创始人，有最早关于养生篇章的论述，被后世导引家尊崇为导引发明人。《老子》认为“善摄生者，陆行不遇兕虎，人军不被甲兵。兕无所投其角，虎无所措其爪，兵无所容其刃”[4]。在屈原著作中也多次出现与“导引”有关的文字，如《楚辞・远游》描述导引食气的方法：“餐六气而饮沆瀣兮，漱正阳而食朝霞。”并强调导引的好处：“保神明之清澄兮，精气人而粗秽除。”[4-5]《素问・上古天真论》曰：“提挈天地，把握阴阳，呼吸精气，独立守神，肌肉若一。”而且《黄帝内经》中明确地把“导引”作为与按摩、炙、吸、针、药等并列的一种医疗方法，说明当时已应用“导引”来治疗疾病了。汉代张仲景所著《金匮要略方论》云：“四肢才觉重滞，导引吐纳，针灸膏摩，勿令九窍闭寒。”唐代王冰注：“导引，谓摇筋骨，动关节。”这其实就是现代医学的徒手运动疗法（movement therapy）[6]。《诸病源候论》论述了各种疾病的病源与病候，不载方药，但在诸证之末多附“养生方”和“养生方导引法”来预防和治疗疾病，其中导引法 278 条，相同者 76 条[7]。明代高濂在《遵生八笺》也提到“五脏导引”法[8]。

“导引”的产生，据《吕氏春秋・古乐》记载：“昔陶唐氏之时，阴多滞伏而湛积，水道雍塞，不行其源，民气郁阏而滞着，筋骨瑟缩不达，故作舞以宣导之。”这种宣导之舞就是导引术的萌芽[4]。“舞以导之”与现代西方医学提到的舞蹈疗法（dance therapy）[9]有相通之处。“导引”之名很可能就是从“教人引舞以利导

基金项目：上海市市级医院适宜技术联合开发推广应用课题（SHDC12010218）。

之"的含意中产生出来的。战国初年,有石刻文行气玉佩铭。郭沫若先生对其曾进行译释,明确指出:"这是古人所说的'道引[10]。""导引"是古人作为防治疾病的一种养生方法,如《素问·异法方宜论》曰:"中央者,其地平以湿,天地所以生万物也众,其民食杂而不劳,故其病多痿厥寒热,其治宜导引按跷。""导引"这种防治疾病的方法是运动肢体诸节,类似今之功能锻炼。《庄子集释》注:"导引神气,以养形魄,延年之道,驻形之术。"《论衡·道虚》中提到李少君、东方朔等人以"导引养生"。《后汉书·逸民传》中云:"后汉人矫慎仰慕松、王乔导引之术。"魂文帝曹丕在《典论》中也云:"庐江左慈知补导之术。"曹操本人也重视导引,他曾同养生家皇甫隆通信,对导引进行过专门讨论[11]。

江陵张家山汉墓出土的《脉书》指出导引的意义:"夫留(流)水不腐,户枢不蠹,以其动。动则实四支(肢),而虚五臧(脏),五臧(脏)虚则玉体利矣。"《吕氏春秋·尽数》曰:"赢水不腐,户枢不蠹。"强调人体必须运动的道理[4]。"人体欲得劳动,但不使极耳。动摇则谷气得消,血脉流通,病不得生,譬犹户枢,不朽是也。"(《三国志·华佗传》)以运动肢体为主的导引术种类繁多,道家有"老子导引四十二势""赤松子导引十八势"等,释家有"婆罗门导引十二势""天竺导引法十八势"等。医学家华佗曾效"古之仙者为导引之事,熊颈鸱(chī,鹞鹰)顾。引挽腰体,动诸关节,以求难老",而创"五禽戏"。梁代陶弘景《养性延命录》还介绍了"导引经七势"。此外,清代尤乘《寿世青编》中的"导引十势",以及近代风行的"十二段锦""八段锦""易筋经"等,都是卓有成效的保健运动[12]。《道藏》中也收录了数千种导引动功方法[13]。然而这些功法中又动中有静,强调动静结合。《易·系辞》曾言:"夫乾,其静也专,其动也直,是以大生焉;夫坤,其静也翕,其动也辟。是以广生焉,广大配天地,变通配四时,阴阳之义配日月,易衙之善配至德。"《黄帝内经》曰:"四肢者诸阳之本。"肢体的运动对体内阴阳的平衡起调节作用。然而肢体运动也有动静结合的问题。《类经附翼》:"动之始刚阳生,动之极则阴生;静之始则柔生,静之极则刚生。"《医学入门》:"终日乾乾端坐,最是生死,人徒知久行、久立伤人,而不知久卧、久坐尤伤人也。"广成子也指出:"世人只知有劳病,不知有逸病,然而逸之为病正不少也。"所以法国蒂索云:"运动就其作用来说,几乎可以代替任何药物,但任何药物都不能代替运动。"然而运动要适度,应根据个人的体质情况,进行合理的、练养结合的养生运动,太过与不及均不能达到养生长寿的目的,所以《庄子》指出:"必静必清,无劳汝形,无摇汝精,乃可以长生。"《养性延命景》所言:"有动有静,所以长生。"通过动静结合,来调节阴阳平衡,从而达到"气血正常,长有天命"(《黄帝内经》)。

"施氏十二字养生功"继承了古人的养生理念,比如准备动作的"腹式呼吸"要求以"静"为主,先调神,后练功,而"洗、梳、揉、搓、松、按、转、磨、蹲、摩、吐、调"都是以动为主配合呼吸,来"以动养形"。

三、对"施氏十二字养生功"的分解解析

该功法准备动作要求"腹式呼吸"6次,"腹式呼吸"很受古代养生家重视,各流派也创造了许多"腹式呼吸"的名称和方法,如"凝神入气穴""凝神入脐""意守丹田""意守小肠""意守肚脐""胎息""息息归根""心息相依,造化炉中""丹田命门呼吸法""丹田内转""精神内守""虚其心,实其腹""吸有心,呼无意""腹部顺呼吸""逆呼吸,以及现代提出的彻底呼吸法""深呼吸法、长呼吸法"等名称和方法。明代养生家冷谦所著的《修龄要旨》中有"一吸便提,气气归脐,一提便咽,水火相见",其中"气气归脐"就包含"腹式呼吸"[14]。"腹式呼吸"是一种很好的内脏按摩,研究表明呼吸的变化也可以影响呼吸中枢,并能调节自主神经系统中交感神经和副交感神经的状况,使人体达到内在运行最佳的"内环境稳定"状态[15]。也有人认为这种呼吸法可以使腹肌充分收缩与松弛,使腹腔内部尤其是肠间膜的血液和津液得以顺利循环,使机体内瘀积得散,结邪得通,涩道得遂,壅脉得畅,气血得调,病自得除。腹式呼吸不仅能促进胃肠蠕动,增进饮食,防止便秘,预防胃肠疾病,而且对五脏六腑能产生疗效,使心率和缓从容,呼吸均匀,肺活量增进,感冒减少,肝气条达,腰肾强壮[16]。

"施氏十二字养生功"之"洗"字:"洗"是"干洗"之意,是我国古代养生的自我按摩手法之一,就是以手摩面又称浴面、干洗脸。古人很早就开始重视"干洗脸"的养生作用,比如古人把干搓全身叫做"干沐浴"。《导引经》称,以手摩面"令人面上有光泽,似为神仙色彩"。冷谦《修龄要指》也提到"搓涂自美颜,

寡欲心虚气血盈，自然五脏得和平，衰颜仗此增光泽，不羡人间一等荣”。南朝的陶弘景著《养性延命录·导引按摩篇》：“摩手令热以摩面，从上至下，去邪气，令人面上有光彩。又法摩手令热，雷摩身体，从上至下，名曰干浴。令人胜风寒时气，热头痛，百病自除。”

“施氏十二字养生功”之“梳”字：“梳”要求练功者双手指并拢略弯曲，用指尖由前向后梳头。分别从中线、旁线、边线循经梳理。祖国医学认为“头为诸阳之会，百脉相通”，故梳头可以养生。许多古医籍中也有梳头养生的记载，如《养生论》云：“春三月，每朝梳头一二百下寿自高。”《圣济总录神仙导引》云：“梳欲得多，多则去风，血液不滞，发根常坚。”《延寿书》认为，发多梳能明目祛风。宋代大文学家苏东坡也曾云：“梳头百余下，散发卧，熟寝至天明。”有报道说，宜梳头，梳到头皮发热，不仅能护发，也能促人安眠[17]。明朝养生学家冷谦，一生注重养生，提出“十六宜”，其中第一就是“发宜常梳”。

隋代巢元方的《诸病源候论》也有“栉头理发，欲得过多，通流血脉，散风湿，数易栉，更番用之”的记载。养生保健书《清异录》云：“服饵导引之余，有二事乃养生大要：梳头、洗脚是也。”养生书《摄生消息论》指出：“夏三月，每日梳头一二百下，自然祛风明目矣。”清代医家吴尚先《理瀹骈文》云：“梳头，疏风以散火也。”清宫的《起居注》记载，慈禧太后每天起床第一件事就是让太监用特制的梳子为她边梳发边按摩，花甲之年仍是满头秀发。苏联著名医师弗拉基斯拉夫斯基在《延年益寿的学问》一书中指出：“梳头是一种习以为常、一成不变、不需要特别注意的医疗手段。在所有场合，按摩头皮也能起到稳定情绪、松弛肌肉等作用。”明初高濂养生功，在收功时亦有“搓热手掌、手背，按颜面、头顶、后枕的顺序进行擦面梳头 26 次”。明代焦竑《焦氏类林》云：“冬至夜子时，梳头一千二百次，以赞阳气，经岁五脏流通，名为神仙洗头法。”故“施氏十二字养生功”之梳头养生有久远的学术渊源。

“施氏十二字养生功”之“揉”字：“揉”是“揉耳”，揉按拉对耳轮的上部、中部、下部，根据全息理论它们分别对应于人体的腰骶椎、胸椎、颈椎，所以该法可以起到保健调解脊柱功能的作用[18]。中医理论认为“肾气通于耳”“肾开窍于耳”，肾与人的生长衰老和寿命有关。现存最早的针灸专著《灵枢经》云：“耳为宗脉之所聚”，清代《杂病源流犀烛》云：“一身之气贯于耳”，明确指出了耳与全身气血运行的关系。清代长寿皇帝乾隆也很喜欢用“耳常弹”的方法来保健养生。另据《浙江老年报》报道，手摩耳轮有健脑、强肾、聪耳、明目之功。

“施氏十二字养生功”之“搓”字：“搓”是“搓项”，用手分别搓枕部、项部、大椎部。这些动作可以祛风散寒，舒经理筋，改善局部血液循环，增加大脑血液供应，对头晕、头胀、颈部僵硬具有较好效果。

“施氏十二字养生功”之“松”字：“松”是指“松颈”，分为：低头（吸气）—还原（呼气）—抬头（吸气）—还原（呼气）；左转（吸气）—还原（呼气）—右转（吸气）—还原（呼气）；左前下方（吸气）—还原（呼气）—右后上方（吸气）—还原（呼气）；右前下方（吸气）—还原（呼气）—左后上方（吸气）—还原（呼气）。这与 1973 年，湖南马王堆三号墓出土文物中的一幅彩色帛图《导引图》中做法极为相似。“导引图”中的“项”（颈椎）、“坐引八维”，就是坐势引“项”（颈椎）向东、南、西、北、东北、东南、西北、西南等八个方向转动，而且与“长寿术”中“人法地灵功”做法相同，只是名称有异而已[19]。

“施氏十二字养生功”之“松项”与“导引图”和“长寿术”的做法，可谓不谋而合，具有异曲同工之妙。“松颈”的另一养生理论是，在第七颈椎棘突下有一个穴位称“大椎”，它是诸阳经会合之地；旁开 0.5 寸各有一个“定喘”穴，在颈部还有哑门、肩井等穴位，所以“松颈”可以活动刺激这些穴位，从而达到养生目的。同时由于转头时颈椎附近肌肉、韧带得到充分活动，促进了局部血液循环，使颈部营养充分，对防治骨质增生等颈椎病也有一定的疗效。

“施氏十二字养生功”之“按”字：“按”是指“按腰”，祖国医学认为“腰为肾之府”，肾有两枚，《类证治载·卷之首》提到“肾两枚，附脊第十四椎”，书中所说的“附脊第十四椎”就是指腰部。祖国医学还认为“肾主骨生髓”，古书中都有记载，如《素问·痿论》“肾主身之骨髓”，《素问·逆调论》“肾不生则髓不能满”。所以通过按腰可以疏通筋脉，补腰强肾，从而可以使筋骨强健，经常按腰也可以减缓脊柱退行性病变。同时按腰可以放松腰部肌肉，故对腰肌劳损也有较好的防治作用。在《敬慎山房导引图》中记载，有人问：“腰部疾患，怎样用导引法进行治疗？”答：“宜平立用两手按摩肾经的命门穴一百下，再将两手按于肾间，默运其气，疼痛便会停止……[19]"《素问·举痛论》云："寒气客于背俞之脉则脉泣，脉泣则血虚，血虚则痛……按之则热气至，热气至则痛止矣。"《素问·调经论》云："虚者聂辟气不足，血泣，按之则气足以温之，故快然而不痛。"上述的"按之则热气至""按之则气足以温之"，说明按摩腰部可使患者局部产生温热感，起到温阳益气、散寒止痛的作用[20]。

"施氏十二字养生功"之"转"字："转"是"转腰"可以放松腰部，滑利腰椎关节，松解粘连，恢复腰脊平衡。适用于急慢性腰痛的患者。

"施氏十二字养生功"之"磨"字："磨"是"磨膝"，其作用可滑利膝关节，增强膝关节的稳定性，对膝部酸软活动不利有较好疗效。

"施氏十二字养生功"之"蹲"字："蹲"式"蹲髋"，可以加强髋关节的屈伸功能，增强腰大肌、髂肌、股四头肌的力量，增加脊柱的稳定性和平衡能力，对髋关节酸痛下肢乏力有较好的防治作用。

"施氏十二字养生功"之"摩"字："摩"是"摩三焦"，在《敬慎山房导引图》中记载："或问腹痛如何？"曰："宜平立以两手按腹摩三焦而运气……[21]"根据祖国医学理论，"摩三焦"具有宽胸理气、健脾和胃、调补肝肾的作用，对改善心肺功能，调理消化系统和泌尿生殖系统等具有较好效果。古人也认为"腹宜常摩，可却百病"。

"施氏十二字养生功"之"吐"字："吐"是"吐故纳新"，具有调理全身生理机能的作用，《赤风髓》之《六气歌诀》云："呵属心王主其舌，口中干涩身烦热，量疾深浅以呵之，焦聃疾病自消灭。"《去病延年六字法》又云："心神烦躁急须呵，此法灵通更莫过，喉病口疮并热痛，行之渐觉体安和。"

"施氏十二字养生功"之"调"字："调"是"调理四肢"，包括"拍臂""甩肩""宽胸""健步"。"拍臂"属于自身按摩，即通过拍击的锻炼方法达到疏通经络、调和气血、增进健康的养生方法，通过适度的拍打可以促进血液循环，经络互通，百脉皆通，而气血充盈在医疗、保健方面有着重要作用[22]，同时"拍臂"可以放松上肢肌肉舒筋通络对颈椎病上肢胀痛肩周炎网球肘等有防治作用；"甩肩"加强肩关节和腰部活动度，对肩部酸痛急慢性腰痛等具有较好防治作用；"宽胸"通过加强胸椎的活动达到调解颈腰椎生理曲度等目的，对于颈腰部酸痛具有较好效果；"健步"俗话说"饭后百步走，活到九十九"，说明步行对养生有很大作用，孙思邈在《千金要方·卷二十七》中云："食毕，当行步踌躇，计使中数里来……""健步"有助于疏通筋脉，有助于下肢肌群的协调可以改善下肢酸胀麻木步履沉重使步态矫健有力。

四、总结

"施氏十二字养生功"属于"导引"中的动功，与现代医学提倡的主动康复（active rehabilitation）理念相同。关于运动锻炼养生，作为哲学家、思想家的子华子由"贵生"而偏重养生之道。他云："营卫之行，无失厥常，文腑化谷，津液布扬，故能长久而不敝，流水之不腐，以其游故也，户枢之不蠹，以其运故也。"其后《吕氏春秋·尽数篇》中亦有相似的观点，"流水不腐，户枢不蠹，动也。形气亦然"。说明人欲保持健康的体魄，永驻青春，经常性的运动是不可缺少的[23]。古代通过"导引"养生以达延年益寿者，在文献中有很多记载，如"（崔元综）晚年好摄养导引之术，年九十馀卒"（《崔元综传》），《列仙传》记载：彭祖"八百余岁，常食桂、芝，善导引行气"等。而近年来江西中医学院对长期进行传统保健体育锻炼的30名老年知识分子进行微循环及血液流变学观察表明，长期坚持传统体育锻炼可以改善老年知识分子的微循环状况，可以降低其血黏度[24]。"施氏十二字养生功用于颈椎病的疗效观察"中发现练功组明显比非练功组好转得快[25]。导引养生功运动的广度、深度都较大，因而使全身的肌肉、肌腱、韧带的退行性改变减少，所以比对照组的老年人完成体前屈动作的程度较好[26]。国外也有文献报道：那些慢性腰背痛的患者中，长期规律锻炼的比那些很少活动的要恢复得快而且复发率低[26]。经常锻炼的腰背痛患者其日常生活活动能力明显优于不锻炼者，而且锻炼者的脊柱两侧的肌肉的耐受能力明显增加[27]。综上所述，"施氏十二字养生功"不仅理论上符合养生之道，而且也可以从现代医学的研究中得到佐证，所以应该推广，以使更多的人受益，但是对于该养生功具体的疗效和推广方案还应该做进一步的研究。

“整颈三步九法”治疗颈椎病多中心随机对照临床研究

叶秀兰　唐占英　胡志俊　李　军　王拥军　施　杞　高　翔　吴　杰

颈椎病是因颈部椎间盘退行性改变，导致颈部动、静力平衡失调，导致椎间盘突出（或膨出）、韧带钙化、骨质增生，从而刺激或压迫颈部神经、脊髓、血管而出现的一系列临床症状和体征的综合征。目前我国30~40岁的人群中有59.1%患有颈、腰椎疾病，颈椎病的预防和治疗已经成为骨伤科研究领域中的重要内容[1]。

中医传统手法是治疗颈椎病的主要手段之一，但由于手法种类繁多、操作不规范、缺乏理论研究基础，从而影响了手法疗效的进一步提高及临床的应用和推广。本研究拟通过多中心随机对照试验，客观评价“整颈三步九法”治疗颈椎病的有效性和安全性，以期形成有效、安全、简便的操作规范，为进一步推广应用奠定基础。

一、资料与方法

1. 病例选择

（1）纳入标准

① 符合颈椎病诊断标准[2]；② 疼痛视觉模拟评分（VAS）≤7分；③ 颈椎X线等影像学所见与临床表现相符合；④ 年龄18~70岁；⑤ 知情同意并签署知情同意书；⑥ 治疗期间同意不接受其他相关治疗措施（包括药物）。

（2）排除标准

① 哺乳期、妊娠期或准备妊娠的妇女；② 正在参加或近3个月内参加过其他临床研究者；③ 正在接受或近3个月内接受过其他药物等治疗方法而影响本观察的疗效判定者；④ 21天内发生骨折、脱位、皮肤破损及严重传染性皮肤病患者；⑤ 合并肝、肾、造血系统、内分泌系统、心脑血管、神经系统等严重原发性疾病，以及结核、椎体畸形、肿瘤、精神病和术后患者；⑥ 病情危重，难以对治疗的有效性和安全性进行确切评价者；⑦ 不符合手法或牵引治疗适应证者；⑧ 颈椎外病变（胸廓出口综合征、网球肘、腕管综合征、肘管综合征、肩周炎、肱二头肌腱鞘炎等）所致以上肢疼痛为主者；⑨ 内脏、心理等疾患所致颈腰背疼痛者。

（3）病例来源

本研究拟选择180例病例，来源于2009年1月至2011年1月上海中医药大学附属龙华医院、复旦大

基金项目：上海市卫生局科研基金计划项目（2008L023A）；上海市教育委员会预算内科研项目（09JW24）；国家中医药管理局中医药行业科研专项（201107004）。

学附属华东医院、上海市奉贤区中医院康复科或伤骨科门诊患者。

2. 分组原则

采用中心随机化方法,借助 SAS 统计分析系统产生 180 例受试者所接受处理方案的随机安排,即列出流水号为 001~180 所对应的治疗分配方案。每一参加单位分配 60 例相互衔接的连续编码。

3. 治疗方法

(1) 治疗组

采用"整颈三步九法"治疗,具体操作如下。

1) 理筋平衡法: ① 揉法,患者取端坐位,术者分别用指揉法作用于颈后部正中线、旁线(相当于各小关节处)边线相(当于各椎横突外缘);用鱼肌揉或掌揉法作用于背部督脉、膀胱经区域(至第二腰椎水平),反复操作 3 遍。② 揿法,依次揿肩胛骨的冈上缘、脊柱缘、外侧缘及肩关节前、外、后侧部 3 遍。③ 拿法,分别拿颈项部、肩井及肩上肌群、手三阳经、手三阴经,反复拿捏 3 遍,拿揉鱼际、支正、内关、外关、极泉、合谷穴 3~6 次。

2) 整骨平衡法: ① 提法,患者取端坐位,术者左手掌托患者下颌部,右手拇指及食指扶其枕骨(风池穴处),轻轻向上提颈 6 s,然后放松 3 s,重复 3 次。② 转法,患者提颈,头部前屈 30°,后伸 30°,重复 3 次;左转 30°,右转 30°,重复 3 次。③ 扳法,以左侧为例,术者立于患者左侧后方,左手掌托患者下颌部,右手扶患者头顶部;嘱患者头部先向左侧旋转,当旋转至有固定感时,然后最大限度低头;术者两手协同用力,将患者下颌斜向左后上方作一突发性的有控制的快速扳动,随即松手;然后进行右侧操作,方法与左侧相反。

3) 通络平衡法: ① 捏法,术者用食指及拇指指腹捻压、牵拉患者对耳轮的上、中、下三部,每部按压 3~30 s,以患者耐受为度。② 抖法,术者用双手握住患手大小鱼际肌,轻轻地用力作连续的小幅度上下快速抖动上肢(抖动幅度要小,频率要快,要求患者肌肉充分放松配合),重复 3 次。③ 摩法,术者用右手掌心分别轻摩患者命门、大椎、脑户、百会诸穴,以有热感为度。

上述方法隔天 1 次,每次 20 min,3 次为 1 个疗程,共治疗 2 个疗程。

(2) 对照组

采用牵引、低周波综合方案治疗。患者取坐位,用颈椎牵引治疗仪间歇牵引,头部向前微屈,以感觉舒适且能减轻症状为度,牵引重量从 6 kg 开始,最大重量不超过 10 kg,每次 20 min。患者颈椎牵引完毕后,采用日产温热式低周波治疗仪治疗,电流频率为 1~100 Hz,温度为温热量,以颈肩并置法,治疗的电流输出量以患者的耐受量为限,时间 15 min。

上述方法每天 1 次,5 次为 1 个疗程,共治疗 2 个疗程。

4. 观察方法

(1) 效应性

① 疼痛: 治疗前后采用 MPQ 疼痛评估量表[3]观察患者疼痛变化情况。② Greene 评分: 治疗前后采用 Greene 评分法[4],观察患者颈椎活动度、肌力、肌张力、痛觉、臂丛神经牵拉试验、四肢腱反射、椎间孔挤压试验等变化情况。③ JOA 评分: 治疗前后采用 JOA 评分法[5],观察患者上下肢运动功能、上下肢感觉、躯体感觉、膀胱功能等变化情况。④ 中医证候: 治疗前后参照《中药新药临床研究指导原则》中的有关标准,采用计分法观察患者中医证候变化情况(主症: 颈部、肩部、上肢疼痛与不适,肢体萎软无力,胸胁裹束感,眩晕;次症: 视物疲劳,视物旋转,目干,恶心呕吐,食欲不振,倦怠乏力,失眠)。

(2) 安全性

试验过程中观察患者生命体征(如体温、血压、心率、呼吸频率等)情况,以进行安全性评估。

(3) 临床疗效

参考《中药新药临床研究指导原则》中的有关标准,并结合中医证候积分变化情况评价临床疗效。① 治愈: 症状、体征消失,颈部活动正常,不影响活动及工作,中医证候积分减少≥95%;② 显效: 症状、体征基本消失,仅在劳累或天气变化时有轻度症状,不影响日常生活,中医证候积分减少≥70%;③ 有效:症状、体征减轻,颈部活动好转,中医证候积分减少≥30%;④ 无效:症状、体征基本无变化或加重,中医证候积分减少不足30%。

5. 统计学方法

试验数据采用SPSS 10.0软件包进行统计分析。计量资料采用t检验、方差分析或秩和检验(根据数据资料性质而定),有序分类资料采用秩和检验或Ridit分析。

二、结果

1. 一般资料

本研究实际纳入病例180例(每中心60例),随机分为治疗组和对照组,各90例。治疗组中男性26例,女性64例;年龄21~67岁,平均44.07±13.30岁;病程3~57个月,平均23.66±15.14个月;颈型12例,神经根型66例,椎动脉型12例。对照组中男性32例,女性58例;年龄26~69岁,平均42.93±11.33岁;病程3~60个月,平均23.37±15.25个月;颈型36例,神经根型46例,椎动脉型8例。两组年龄、性别、病程等基线资料比较差异无统计学意义($P>0.05$),具有可比性。

2. 两组临床疗效比较

治疗组、对照组总有效率分别为91.11%、72.22%;组间临床疗效比较,差异有统计学意义($P<0.01$)(见表1)。

表1 两组临床疗效比较(例)

组别	n	治愈	显效	有效	无效	总有效率(%)
治疗组	90	21	23	38	8	91.11
对照组	90	10	15	40	25	72.22

3. 疼痛和中医证候积分变化情况

两组疼痛和中医证候(主症、次症)积分治疗前后组内比较,差异均有统计学意义($P<0.05$,$P<0.01$);组间治疗后比较,各指标差异均有统计学意义($P<0.05$,$P<0.01$)(见表2)。

表2 两组疼痛及中医证候积分变化情况比较(分)

组别		疼痛	中医证候	
			主症	次症
治疗组(n=90)	治疗前	16.14±3.32	6.24±3.89	5.98±2.86
	治疗后	6.20±3.57$^{**##}$	2.36±1.46$^{*##}$	2.73±1.38$^{*#}$
对照组(n=90)	治疗前	15.46±2.92	6.35±3.16	7.12±4.41
	治疗后	10.06±4.38*	4.39±3.26**	3.99±3.18*

注:与本组治疗前比较,$^{*}P<0.05$,$^{**}P<0.01$;与对照组治疗后比较,$^{#}P<0.05$,$^{##}P<0.01$。下同。

4. Greene评分及JOA评分变化情况

治疗组治疗前后JOA积分差异无统计学意义($P>0.05$),Greene评分差异有统计学意义($P<0.05$);对照组治疗前后Greene评分、JOA积分差异均有统计学意义($P<0.05$,$P<0.01$);组间治疗后比较,Greene评分差异有统计学意义($P<0.05$)(见表3)。

表3 两组 Greene 评分及 JOA 评分变化情况比较(分)

组	别	Greene 评分	JOA
治疗组(n=90)	治疗前	4.02±1.39	16.83±0.52
	治疗后	1.59±0.76[*#]	16.93±0.25
对照组(n=90)	治疗前	3.90±1.46	16.77±0.45
	治疗后	2.69±1.61[**]	16.92±0.27[*]

5. 安全性评估

观察期间,两组均未发现明显不良反应病例,体温、血压、心率、呼吸频率等均未出现异常。

三、讨论

施杞教授认为,颈椎病发病部位在"经筋",早期多表现为"动力性平衡失调",中后期在此基础上又出现"静力性平衡失调"。因此,"经筋失衡"是颈椎病发生与发展的基础。当"经筋"损伤时,可引起颈椎内外动静力学平衡失调,从而导致颈椎病的发生[6-7]。

颈椎病病程往往较长,早期风寒湿邪久留经筋,并流注经络、血脉,导致"荣血泣,卫气去",临床表现为"不通则痛";中后期往往正不胜邪,缠绵不愈,所谓"积劳受损,经脉之气不及贯穿""血气不和,百病乃变化而生",引起气虚血瘀。气虚推动无力,血瘀滞留不行,不仅引起"不荣则痛",而且加重"不通则痛"。因此,施杞教授认为"舒经理筋正骨、调和气血脏腑、恢复脊柱平衡"是颈椎病治疗的根本原则。

"整颈三步九法"正是施杞教授在"痹证学说"和"经筋失衡学说"的理论指导下,融会石氏伤科与王氏武术伤科的特长,结合临床经验和实验研究而创立的手法,具有调和气血、祛痰化瘀、疏风通络、解痉止痛、摄养脏腑以及缓解、纠正颈椎动静力平衡失调的功效,是施杞教授治疗颈椎病的常用手法。

与药物疗法不同,手法治疗主要是依靠手法对穴位、皮部、经筋的刺激产生经络感应,从而激发人体固有的调整和自愈能力来治疗疾病。"整颈三步九法"分理筋、整骨、通络,三步循序渐进,配合运用多种手法,并重点按揉关键穴位,以期恢复颈椎动静力系统平衡,使经络贯通、气血流畅、营卫和调、脏腑居安,最后达到"舒经理筋、调和气血、恢复平衡"的目的。这正是颈椎病"从痹论治"和"从经筋论治"在手法治疗中的灵活体现。

本研究结果显示,治疗组、对照组总有效率分别为91.11%、72.22%,治疗组临床疗效及在改善疼痛和中医证候(主症、次症)方面,明显优于对照组($P<0.05$,$P<0.01$)。治疗组、对照组治疗后 Greene 评分均明显减少($P<0.05$),对照组治疗后 JOA 积分明显增加($P<0.05$);组间治疗后比较,Greene 评分差异有统计学意义($P<0.05$)。

本研究结果提示,"整颈三步九法"可能通过缓解颈部肌肉痉挛、松解神经根局部粘连、消除水肿来达到缓解颈臂疼痛的临床作用。分析其机制可能由于该手法的第一步"理筋平衡法"能消除颈部肌肉系统的异常应力,恢复正常的颈部本体感觉;同时能消除或减轻颈部周围软组织因素所导致交感神经对椎动脉管壁的刺激,缓解血管痉挛,从而有利于椎动脉血供的恢复,改善局部微循环及组织营养,进而改善由于脑部供血不足导致的眩晕、头痛、目干等各种临床症状。第二步"整骨平衡法"中的"提颈"法可纠正颈椎小关节紊乱,产生椎体轻微的侧方移位,引起神经根和周围组织的位置改变,并可使后纵韧带和纤维环的紧张度发生非均匀性改变,轻度改变突出的髓核和周围组织的关系,帮助受影响的神经根尽量恢复正常的传导功能。"扳颈"通过颈椎前屈旋转扳法可以纠正小关节错位、解除小关节的滑膜嵌顿、松解神经根局部粘连,从而解除神经根的受压状态、消除神经根水肿。研究过程中,手法治疗组没有出现不良事件,证实该手法具有较高的安全性。

有关颈椎定点旋转手法的几点思考

席智杰　梁倩倩　施　杞

颈椎定点旋转手法是一种很常用的治疗神经根型颈椎病及颈椎小关节紊乱的治疗方法，由于疗效肯定，操作简便，以及能重复实施等优点，在临床上应用十分广泛。旋转手法有很多流派，应用最多的是定点旋转手法和端提旋转手法两种，它们对一些颈部疾病多有奇效。但由于应用广泛，加上此类手法的某些不确定因素和某些医生的手法技巧问题，也导致了一些医源性损伤发生，致使一些患者及临床医生对定点旋转类手法谈虎色变，望而却步。鉴于定点旋转类手法的目前现状，笔者结合自身的体会谈几点对此类手法的思考，以期与同道共同商榷。

一、整复错位的必要性

颈椎半脱位主要是椎体间小关节发生的轻度移位。尽管错位的外在表现形式是骨关节问题，如棘突、横突的位移，椎体的旋转、倾斜，但其病理实质仍是继发的软组织问题。一旦错位，首先导致关节囊、韧带的松弛，或紧张，或受压，由此引起人体深部的本体感受器和无鞘细纤维受刺激，进一步引发反射性持续肌肉紧张及疼痛。其次，椎骨的旋转位移，导致椎间盘变形和应力分布的改变，椎间盘某一部分因压力增高而向外膨出，导致椎管和神经根管内环境的恶化；椎骨的屈伸位移，造成硬膜囊、脊髓在屈伸成角处应力集中，神经根张力增加，进一步提高神经的兴奋性，从而对传信号处于高敏反应状态[1]。从临床治疗的角度看，要解决软组织损伤问题，使本体感受器和无鞘细纤维的兴奋性降低，神经血管的内部环境得到有效改善，椎骨结构排列恢复到正常解剖位置是关键，只有解决关节的移位问题才能从根本上解决继发的软组织问题。因此，笔者认为有效整复关节移位是治疗的关键。

二、有关定点

笔者认为定点旋转类手法的“点”应包括三层含义。第一，是医生要确定患者颈椎的具体病变部位。针对这个意义上的点，既往观点都认为病变部位通常为病椎棘突、上下关节突关节、横突及椎体前缘相应部位的压痛点，也是大多数文献所报道的医生触诊到的体征：有偏移的患椎棘突或棘突顶线，也有部分文献认为是旋转后突起的上下关节或横突。但是棘突顶线仍然只能凭借手法治疗医师触诊检查，没有影像学（X 线平片、CT、MRI 等）能够显示和记录，因此受到许多学者质疑[2]。笔者认为这两种观点都有正确性但都缺乏准确性。对于颈椎而言，由于生理曲度的影响和棘突的分叉与叠瓦状排列，中上位颈椎的棘突很难通过触诊确定其偏移的具体方向，触摸到棘突旁的压痛点，据此定位往往不够准确。但如果触诊上下关节突，则很容易，一旦椎体有旋转移位，则一侧关节突必然较对侧突起，如果双侧的关节突无明显不对称，可轻轻地等幅度左右旋转颈椎，仔细感觉双侧关节突关节的位置的高低、运动情况及张力。如此能更准确地推断出椎体的旋转移位情况。颈椎的横突由于位于颈部侧方的正中区域，且在肌肉下面，同时因为有些正常人也会有压痛,所以通常不作为定点的对象。第二,是医生做旋转类手法时非利手按压的固定点。此固定点与上述棘突和关节突关节相对应,对于中上位椎体应为上下关节突关节,对于下位颈椎而言应为偏移之棘突。第三,为旋转类手法作用时的患椎的旋转轴。不同节段的颈椎定点旋转手法旋转中心点都是其该节段正常的生理旋转轴心点[3]。对于具体确定某个颈椎阶段的旋转轴心,笔者认为颈椎中立位的屈伸活动有助于确定患椎的旋转轴心。当进行颈椎的中立位屈伸活动时,在非利手按压的椎体刚刚发生屈伸运动时的颈椎屈曲角度下进行旋转复位所对应的旋转轴即为该阶段正常的生理旋转轴心点。对"点"的正确理解有助于进一步认识定点旋转类手法的作用机理。

三、有关旋转

旋转类手法的基本特点都是松解肌肉软组织,稳定生理旋转轴心,通过旋转使机体恢复正常解剖位置而发挥作用。那么旋转力和旋转角度的准确定位和定量显得尤为重要。理想的手法应该是作用力轻柔,定位准确,定量精确,旋转角度在生理活动度范围之内。但旋转类手法由于流派和施术者手法技巧等客观条件的影响,各具特色。有些旋转类手法猛、狠、准,一次到位。这类手法技术要求高,力度不易控制,要做到恰到好处技术难度较高。应用得当则立竿见影,应用不当则容易出现医源性损伤。有些手法则柔、缓、轻,通过多次作用力的累积复位。这类手法旋转的力度和角度和缓可控,较为稳妥,同样也能达到立竿见影之效。笔者赞同旋转类手法应在患者的生理活动范围内,在以适当的牵引力减轻关节突之间摩擦力的同时,多次、小幅度、轻柔的旋转手法实现累积复位,尽量避免超出患者生理活动范围的强力扳法。在施行旋转类手法前要彻底放松颈部肌肉,待颈部肌肉放松后嘱患者自主左右旋转头颈,旋转类手法的最大旋转角度不应超过患者该侧自主旋转的最大角度。旋转力度一定要轻柔。切忌在患者颈部肌肉没有放松,或患者因头部被包或固定而出现应激性紧张状态下强力旋转或扳动。

四、有关非利手的推扳作用

非利手的推扳通常采用拇指或中指,在下位颈椎通常采用拇指,其力较大,也较为稳妥。上位椎体如果是多次累计复位则往往采用中指的推顶作用,有的时候也用拇指。推扳力并非一定在于强力促使复位,而是使发生旋转的上位椎体以及肌肉软组织对于旋转轴心产生挤压力,而这种力量通过下位椎体传导,恰好需要拇指施加推扳力抵抗[3]。对于上位颈椎,在适度的牵引力下多次旋转累计复位时,非利手的推顶之力主要是促使其复位。相比而言,非利手的推扳作用对定点准确性的要求较高。

五、有关手法过程中的"咔哒"声

在实施手法过程中常常可听见脊椎关节发出的弹响,这很可能是患者对推拿手法最普遍和最清晰的反应。大多数临床医生认为这种"咔哒"声响的出现是手法成功的标志。患者也常常认为有"咔哒"声响后症状缓解较为明显,没有则效果较差。现在已经证明推拿时所产生的关节"咔哒"声是一种与脊柱推拿密切相关的物理现象。传统上一般认为是脊柱小关节的气穴现象所致,是由于推拿造成关节容积增加,关节内气体释放出来所产生的能量,或是因为推拿时造成关节囊韧带的振动所发出的声音。这种两种解释在很大程度上都是依赖于关节囊的变形。虽然对产生机制有所争论,但从力学观点来分析,至少说明推拿的旋转力已经作用到了脊柱关节并使其发生了活动。目前认为"咔嗒"声与关节囊内气体的释放有关[4]。当采用多次轻柔的累积复位时,往往只有医者手下的椎体移动感而"咔嗒"声较少。因此手法治疗时没有必要盲目追求手法中的"咔嗒"声。

六、有关整体调整

对于颈椎的病位有学者提出"逢五必变"的规律[5],在临床实践中笔者也发现脊柱疾病的病灶确实有一定的递变规律,所以应用定点旋转手法时不仅要对主要病位椎体进行调整,而且对相应的继发病位椎体也要进行调整。通过对整个脊柱节段的整体调整，方能提高疗效。脊柱的功能通过稳定的组织结构与协调的运动能力加以体现。临床上，人们过多地关注静力结构的稳定，而忽略了动力结构所需要的协调运动能力，这是近年来脊柱劳损性病变多发，而治疗却不尽如人意的原因之一。脊柱平衡的概念，不仅限于局部解剖结构的稳定，而且是在整体观念指导下，对脊柱结构与功能之间关系的再认识[6]。所以定点旋转类手法要在其他协调动力平衡系统的手法彻底放松颈部肌肉及松解局部粘连的前提下进行方能更加有效。

七、有关颈椎越调越松

通过颈椎定点旋转类手法可直接纠正颈椎关节解剖位置异常，调整颈椎力线失调，这是其他舒筋手法难以达到的，也是颈椎调整手法的主要目的。有人认为颈椎越调越松，形成恶性循环，会加重颈椎病，所以不应多次调整。脊柱的生物力学功能正常发挥取决于内源性静力支持系统和外源性动力活动系统两个系统功能的正常及相互关系的正常，正常情况下这是机体自我调整范围内能完成的工作，属于脊柱自身的生物力学调整。有学者用比颈椎调整手法的力量大的牵拉力做试验，研究结果表明其不能使关节变松。另一个因素是椎间盘，同样也没有实验证明每天 1 次颈椎调整手法对椎间盘的挤压摩擦而造成的退变速度大于其本身自然退变的速度，故有关“颈椎越调越松”的观点均来自临床医生的主观推论和患者的主观感觉，也不排除患者自身的心理因素所致[7]。

八、有关临床和基础研究

定点旋转类手法对颈椎疾病有较好的疗效，尤其是在治疗颈椎的小关节紊乱等疾病方面，其优越性更为明显。但国内外应用该类手法进行大样本多中心的随机对照试验评价其疗效及安全性的研究非常少，其原因主要是由于国内的研究主要以病例系列为主，设计合理，评价科学的随机对照试验较少，所以也无法纳入系统评价中得出最高级别的证据。国外则对该类手法的应用相对较少，目前的系统评价的结论表明，立足于国际当前研究结果不能得出推拿对颈椎疾病有肯定疗效[8]，所以在国内开展有关定点旋转类手法治疗颈椎病的大样本多中心临床研究显得非常迫切。

基础研究主要是立足于生物力学研究对手法的作用机理进行研究，主要集中在手法的力学效应的三维模拟[9]、力学参数[10]等方面，已经取得了一定的成果，但有待进一步深入研究阐明脊柱的生物力学特性及手法作用的机理，方能进一步为定点旋转类手法的标准化提供参考依据。

九、结语

定点旋转类手法是传统手法中很有特色和发展前景的一类手法，但因其本身的手法特点，也有很多不确定因素影响手法的实施，应用不当可导致医源性损伤，所以将该类手法进行定位、定量及标准化方案势在必行，但尚需时日。相信随着临床和基础研究的深入与发展，定点旋转类手法在颈椎疾病的保守治疗方面会发挥越来越重要的作用。

施杞运用健脾汤治疗酒精性股骨头缺血性坏死经验

葛京华　侯　炜　施　杞

施杞教授从事骨伤科临床、科研、教学工作40余年，师从石筱山、石幼山教授；在继承传统中医药理论和临床经验的基础上，弘扬石氏伤科学术思想，探索伤科内伤辨证论治规律，深入研究伤骨科慢性损伤性疾病的防治，特别是在应用中医药治疗股骨头无菌性坏死方面积累了丰富的经验。笔者有幸跟随施杞教授临诊，现将其运用经验方健脾汤治疗早期酒精性股骨头缺血性坏死的临床经验总结介绍如下。

一、病因病机

股骨头缺血性坏死的病因和发病机制较为复杂，主要有微循环障碍学说、脂肪栓塞学说、骨内压学说等。一般认为酒精、激素等因素是非创伤性股骨头缺血性坏死的主要致病原因，其中以长期过量饮酒最为常见。

中医学将股骨头缺血性坏死归属于"骨蚀""痹证"或"历节风"范畴。《灵枢·刺节真邪》云："虚邪之中人也，洒晰动形，起毫毛而发腠理。其入深，内搏于骨，则为骨痹……虚邪之入于身也深，寒与热相搏，久留而内著……内伤骨为骨蚀。"《诸病源候论》更是明确指出过量饮酒是导致"历节风"的重要原因："历节风之状，短气、自汗出，历节疼痛不可忍，屈伸不得也。由饮酒腠理开、汗出当风所致也。亦有血气虚，受风邪而得之者。风历关节，血气相搏交攻，故疼痛。血气虚，则汗也。风冷搏于筋，则不可屈伸，为历节风也。"而《素问·痹论》认为："所谓痹者，各以其时，重感于风、寒、湿三气也……风寒湿三气杂至，合而为痹也。"

施杞教授通过长期的临床实践，结合中医学理论，认为酒精性股骨头缺血性坏死为本虚标实之证，其根本原因在于虚、瘀、痰；气血亏虚、肝肾不足为其"本"，关节疼痛不可忍、屈伸不得为其"标"。气血同源，气运则血行，气虚则血少，血少则不荣于筋。肝主筋，肾主骨，肾气不足则骨萎髓空。可见，精髓亏虚、气血虚弱、筋骨失养为股骨头缺血性坏死的内因。

由于股骨头血供的特殊性，筋骨失养、气血运行不畅最易导致股骨头缺血，日久生瘀，瘀则不通，不通则痛。加上长期大量饮酒及多食肥甘厚味，易于化生湿热，损伤脾胃；脾失健运，痰湿内生，则生化无源。血不濡内，气不卫外，则骨枯髓空，发为骨坏死。另外，酒味辛，性温燥，过量饮酒，日久伤及肝肾，更至肝肾进一步亏虚，病情加重。由此可见，在疾病的发生、发展过程中，虚损、瘀血与痰湿又互为因果。因此，股骨头缺血性坏死不单纯是一种髋关节局部病变，更是一种多因素相互作用导致的全身性疾病。

二、分期论治

尽管有关治疗股骨头缺血性坏死的手段多样，但疗效不一，目前仍没有令人满意的解决方法。1973 年

Marcus[1]首先根据病情变化规律，从轻到重，提出股骨头缺血性坏死的影像学分期方法。在此基础上后来又出现了多种修改方法，目前使用较多的三种分期方法为 Ficat 分期[2]、Steinberg 分期[3]与 ARCO 分期[4]，其中多数临床工作者认可的是基于 X 线、MRI、骨扫描等检查基础上的世界骨循环研究学会（ARCO）设立的国际骨坏死标准（简称“ARCO 分期”），其较为全面而准确地反映了骨坏死面积、部位及与预后的关系，对指导临床具有重要的参考价值。

施杞教授结合现代医学的诊断与治疗技术，强调对于股骨头缺血性坏死应中西医并举、分期治疗，认为关键之处在于早期发现并给予及时的治疗。施杞教授临证以中医学的整体观和辨证观为指导，结合现代医学影像学分期，提出本病应虚实辨证、分期论治；强调应该充分发挥中医中药的特色，尤其对于股骨头尚未塌陷的 ARCO 1 期、2 期的早期积极介入治疗，对于有效减轻症状、防止或减缓股骨头塌陷具有重要意义，而对于股骨头已经塌陷的 ARCO 3 期、4 期则考虑手术治疗，从而形成了一整套从保髋治疗到人工关节置换术的综合治疗体系。

三、经验方药

施杞教授认为酒精性股骨头缺血性坏死是本虚标实之证，气虚、血瘀、湿浊是基本的病理特征，并在长期的临床实践基础上总结出经验方健髀汤。健髀汤以黄芪、丹参、参三七为君药，益气化瘀；淫羊藿、蛇床子、骨碎补为臣药，佐以白芍药、地龙、白术、川牛膝补肾健脾化湿、活血通络。诸药配合精当，旨在调气血、通经络，具有益气化瘀、补肾通络之功效。

现代药理学研究结果显示，黄芪能兴奋脑垂体，增强肾上腺功能，修复被破坏的组织[5]。丹参能调节血液流变特性，扩张外周血管，增加缺氧耐受力，改善微循环，降低骨内压，保证组织的有效灌注，可为骨细胞的代谢提供一个良好的环境[6]。三七对骨内高压具有明显的降压作用，并可改善骨内微循环及缺血、坏死等病理状态[6-7]。淫羊藿具有增强性腺及促进免疫功能的作用，可抑制血栓形成、降低全血黏度、抑制红细胞凝集、提高破骨细胞的活性，同时又有促进成骨细胞生成、使钙化骨形成增加的功能[8]。

四、验案举偶

白某，男，54 岁。初诊日期：2009 年 10 月 15 日。

主诉：左髋关节疼痛反复发作 2 年，加剧 1 个月。患者于 2007 年出现左髋关节疼痛（无外伤史），疼痛呈间歇性发作，活动减少，休息后症状可自行缓解。2 年中左髋关节疼痛呈进行性加重，间歇期缩短，盘腿和下蹲受限，需口服消炎镇痛药物减轻症状。2009 年 9 月 X 线及 MRI 检查均提示左股骨头无菌性坏死。近 1 个月左髋关节疼痛明显加重，跛行，畏风寒，得温痛减；伴腰膝酸软疼痛，乏力气短，无全身其他关节疼痛。患者有长期饮酒史 20 余年；高血压史 10 年，药物控制良好。

查体：快步行走时跛行，左侧腹股沟中点压痛阳性；左侧股骨纵向叩击痛阳性，左侧“4”字试验阳性，左髋关节屈曲 120°，后伸 0°，外展 30°，内收 5°，外旋 20°，内旋 20°；右髋关节无压痛、叩击痛，活动度正常；舌淡红、苔薄白，脉弦。实验室检查：血常规、血沉、CRP 正常，RF 阴性。诊断：左侧股骨头缺血性坏死（酒精性）；中医辨证：气虚血瘀，痰湿阻络；治法：益气化瘀，化痰通络；方以健髀汤加味。处方：黄芪 30 g，丹参 15 g，参三七 12 g，淫羊藿 15 g，蛇床子 15 g，骨碎补 15 g，白芍药 15 g，地龙 12 g，白术 15 g，川牛膝 15 g，鹿角片 12 g，莪术 15 g。每日 1 剂，水煎，早晚分服。

二诊（10 月 29 日）：左髋关节疼痛、腰膝酸软有所减轻，仍有跛行、乏力，盘腿和下蹲受限，畏寒冷肢缓解；舌淡红、苔白腻，脉弦。辨证仍属气虚血瘀、痰湿阻络。处方：黄芪 30 g，丹参 15 g，参三七 12 g，淫羊藿 15 g，蛇床子 15 g，骨碎补 15 g，白芍药 15 g，地龙 12 g，白术 15 g，川牛膝 15 g，半夏 9 g，陈皮 6 g，莪术 15 g。

三诊（12 月 24 日）：左髋关节疼痛、腰膝酸软进一步减轻，仍有轻度跛行，盘腿和下蹲轻度受限；舌淡红、苔薄白，脉弦。辨证仍属气虚血瘀、痰湿阻络。处方：黄芪 30 g，丹参 15 g，参三七 12 g，淫羊藿 15 g，蛇床子 15 g，骨碎补 15 g，白芍药 15 g，地龙 12 g，白术 15 g，川牛膝 15 g。

四诊（2010 年 1 月 21 日）：左髋关节疼痛、腰膝酸软进一步减轻，行走自如，无跛行，盘腿和下蹲轻度受限；舌淡红、苔薄白，脉弦。辨证仍属气虚血瘀、痰湿阻络。处方：黄芪 30 g，丹参 15 g，参三七 12 g，淫羊藿 15 g，蛇床子 15 g，骨碎补 15 g，白芍药 15 g，地龙 12 g，白术 15 g，川牛膝 15 g，党参 12 g，茯苓 12 g。

五诊（2010 年 4 月 8 日）：患者已停药 3 周，症情稳定，左髋关节疼痛基本缓解，行走自如，无跛行，下蹲时轻微疼痛；舌淡红、苔薄白，脉弦。继服原方。

六诊（2010 年 11 月 4 日）：患者一直连续服用中药，刻下行走自如，无跛行，正常生活及工作，其间时有轻微左髋关节不适，经休息后缓解，极度下蹲受限。2010 年 11 月 1 日复查 MRI 提示左侧股骨头缺血性坏死，与 2009 年 9 月 MRI 对照，左侧股骨头缺血性坏死区面积相同，髓腔信号较前降低，边缘可见环型低信号区。查体：左侧腹股沟中点无压痛，左侧股骨纵向叩击痛阴性；左侧“4”字试验阴性，左髋关节屈曲 150°，后伸 10°，外展 45°，内收 20°，外旋 45°，内旋 45°；舌淡红、苔薄白，脉弦。嘱患者继续服用原方，限制负重，控制活动量，定期门诊随访。

五、结语

股骨头缺血性坏死是骨伤科临床常见病，主要病理变化为多种原因导致股骨头血供障碍，股骨头软骨下骨缺血坏死，进而软骨面发生塌陷，髋关节功能障碍，其结果是髋关节的废用。目前明确公认的股骨头缺血性坏死病因主要有酒精、激素和创伤，其中长期过量饮酒是非创伤性股骨头缺血性坏死的主要原因。本病致残率高，最终人工关节置换势在必行，对患者个人和社会造成了巨大的精神和经济负担。因此，对于早期酒精性股骨头缺血性坏死、预防股骨头塌陷意义重大。

酒精性股骨头缺血性坏死以年轻人及双侧居多，因此防止股骨头塌陷、延缓和避免人工关节置换具有重要意义。目前人工髋关节置换术 15~20 年的优良率已经达到 90%左右，但对于年龄在 30~50 岁之间的年轻患者，在受益于成功的关节置换术的同时，将面临再次甚至多次髋关节翻修术带来的生理、心理和经济压力。

施杞教授以具有益气化瘀、补肾通络功效的经验方健髀汤治疗早期酒精性股骨头缺血性坏死，取得了较好的临床疗效，为防止股骨头塌陷、延缓和避免人工关节置换提供了新的思路，值得推广和深入研究。

施杞从三期论治膝骨关节炎临床经验撷英

李晓锋　侯　炜　薛纯纯　王　晨　宋永嘉　施　杞　莫　文

膝骨关节炎是慢性退行性骨关节疾病，其病程缠绵，反复发作，与年龄、性别、体质量指数、居住环境等密切相关[1]，尤其同人体的衰老有关，人群的老龄化进程促使本病发病率逐年提高。经调查，40岁人群的膝骨关节炎患病率为17%[2]，60岁以上人群为50%，而在75岁以上人群则高达80%[3]，尤其绝经后妇女更多见[4]。本病严重影响患者生活质量，目前尚无十分满意的治疗方式，故对于如何防治本病已成为业内研究的难点和热点。

施杞教授为上海石氏伤科第四代传人，继承创新，开拓进取，对于慢性筋骨病的诊治形成了系统的学术思想体系[5-6]，尤其对膝骨关节炎的治疗积累了丰富的临床经验，疗效显著。施教授提出"三期论治膝骨关节炎"，倡导"恢复筋骨平衡"等观点，创制出"整膝三步九法"及"调和气血十二字导引养生功"，形成了防、治、养一体化的理念。现将施教授从三期论治膝骨关节炎的临床经验介绍如下，以飨同道。

一、病因病机及病理特点

施教授认为膝骨关节炎是在外感风寒湿邪及劳损的影响下，随着年老体衰自然退变，引起筋的失衡，病情进一步进展逐渐导致骨的退变，久而久之，由筋及骨，导致膝关节筋骨失衡。本病属本虚标实、虚实夹杂之病，肝脾肾亏虚、筋骨失衡为发病之本，风寒湿外邪侵袭、痰瘀阻滞经络是发病的重要因素，气血失和、瘀阻经脉贯穿本病始终[7]。另外，本病早期以痹证为主，后期夹杂痿证，整个过程痹痿结合，相互影响。

施教授认为膝骨关节炎不同时期的病理变化不同，早期以滑膜炎症为主，滑膜增生分泌大量炎症因子，关节积液形成，表现为关节肿胀、疼痛，而早期软骨破坏不明显；中期滑膜炎症缓解，但软骨退变明显，症状表现为上下楼梯困难；后期滑膜处转变为慢性炎症，软骨退变进一步加重，软骨下骨出现骨质疏松，局部骨质增生明显，关节间隙狭窄，关节变形，膝关节时有隐痛，行走酸软乏力。

二、总体辨治思路

施教授认为膝骨关节炎按临床演变可以分为急性发作期、急性缓解期、慢性持续期，按病程可以分为早期、中期、晚期[8]。急性发作期是指症状初发期或再发作期，以筋痹为主，是本病发生发展过程中的必经阶段；急性缓解期是症状开始由急性发作逐渐缓解，辨证以骨痹为主，是筋痹发展过程的延伸；慢性持续期

基金项目： 国家自然科学基金项目（81973881、81804122）；上海市卫生计生系统优秀青年人才培养项目（2018YQ27）；上海高校青年骨干教师国内访问学者计划项目；上海市"医苑新星"青年医学人才培养资助计划项目；上海中医药大学杏林中青年人才培养体系·杏林青年学者项目（RC－2017－02－01）；上海中医药大学"杏林百人"计划项目。

为症状残留期,以痿痹为主,是终末期的表现形式。本病辨病施治从三期入手,思路清晰,有的放矢。总体而言,施教授认为膝骨关节炎的中医药基本治则应为调和气血、蠲痹通络,内服中药的同时配合外用药物,内外兼治,再辅以手法理筋正骨,从而恢复气血、调和脏腑、平衡筋骨。

三、三期辨证论治

1. 急性发作期

此期多为发病早期,以膝关节疼痛、肿胀、关节屈伸活动障碍为主要临床表现;辅助检查X线片显示关节增生退变不明显,部分患者MRI检查可提示关节内大量积液;此期的病理改变以滑膜炎症为主。此期总体可从筋痹论治,治宜祛风除湿通络为主,结合不同证型调整辨治思路。

(1) 风寒侵袭证

本证表现为膝关节疼痛,部位固定、得热痛减、遇寒痛增,膝关节屈伸不利,触之偏凉,或兼有恶风发热,多有受寒史;舌苔薄白,脉弦紧。本证治拟行气活血、祛风散寒,方以蠲痹汤合圣愈汤(生黄芪15 g,当归9 g,生白芍12 g,川芎12 g,生地黄9 g,柴胡9 g,羌活12 g,独活12 g,桂枝9 g,秦艽12 g,海风藤15 g,乳香9 g,木香6 g,炙甘草6 g)加减。风湿痹痛较重者,加用羌秦三藤饮(羌活、秦艽、青风藤、络石藤、鸡血藤);寒湿痹痛较重者,加用乌头汤(川乌、生麻黄、白芍、炙黄芪、炙甘草)。

(2) 湿热内蕴证

本证表现为膝关节疼痛,部位固定,得冷痛减,遇热痛增,膝关节屈伸不利,局部皮色发红,触之灼热;舌苔薄黄,脉滑数。本证治拟清热化湿、活血通络,方以热痹方(生黄芪15 g,柴胡9 g,当归9 g,苦参9 g,党参12 g,苍术9 g,防风12 g,羌活12 g,知母9 g,茵陈12 g,黄芩9 g,秦艽9 g,露蜂房9 g,大枣12 g,炙甘草6 g)加减。肿胀较重者,可加四妙散、五苓散、防己黄芪汤以及芙蓉叶、紫花地丁、白花蛇舌草等。

(3) 气滞血瘀证

本证表现为膝关节疼痛,痛有定处,多伴有肿胀,活动欠利,伸屈受限,重者疼痛拒按,多有外伤史;舌质偏紫、苔薄,舌下静脉曲张呈蚓状,脉弦细或涩。本证治拟行气活血、化瘀通络,方以筋痹方(生黄芪15 g,当归9 g,生白芍15 g,川芎12 g,生地黄9 g,柴胡9 g,乳香9 g,羌活12 g,秦艽12 g,制香附12 g,川牛膝12 g,广地龙9 g,炙甘草6 g)加减。疼痛较重者,加用土鳖虫、蜈蚣、没药,或麝香保心丸(每次2粒,每日2次,随汤药同服)。

2. 急性缓解期

此期以膝关节疼痛肿胀减轻,或急性期经治疗后症状体征缓解,平地行走趋向正常,上下楼梯困难为主要临床表现;辅助检查X线片结果类似于急性期,或关节稍有退变,MRI检查提示软骨退变或有损伤;病理改变以出现关节软骨损害为主。此期总体可从骨痹论治,治宜益气活血、化瘀通络为主,结合不同证型调整辨治思路。

(1) 气血失和、脾肾亏虚证

本证表现为膝关节酸痛,活动乏力,多以伸膝力量丧失为多,可表现为由坐位起立及上下楼梯乏力,严重者膝关节周围肌肉萎缩,小便频数,大便溏薄;舌质淡、苔白,脉沉缓。本证治拟益气活血、通络补肾,方以调身通痹方(炙黄芪15 g,党参12 g,当归9 g,白芍12 g,川芎12 g,熟地黄12 g,柴胡9 g,独活12 g,桑寄生12 g,秦艽12 g,防风12 g,桂枝12 g,茯苓12 g,杜仲12 g,川牛膝12 g,炙甘草6 g)加减。

(2) 痰湿内蕴证

本证表现为膝关节肿胀、酸楚、疼痛、活动受限,经治不效;舌苔黄腻,脉弦细。本证治拟化痰通络、益气活血,方以石氏牛蒡子汤(牛蒡子9 g,僵蚕9 g,白蒺藜9 g,独活9 g,秦艽6 g,白芷6 g,半夏9 g,桑枝9 g)合圣愈汤(生黄芪15 g,党参12 g,当归9 g,白芍12 g,川芎12 g,熟地黄12 g)加减。关节乏力较重者,可加用二仙汤(仙茅、淫羊藿、巴戟天等)、骨碎补、怀牛膝等。

3. 慢性持续期

此期临床表现主要为行走或上下楼梯时膝关节时有隐痛，酸软乏力，休息后稍有好转，且病程较长，症状与天气变化等有关；辅助检查X线片显示关节退变、关节面硬化、周围骨赘增生、关节内外间隙不对称或偏窄，MRI检查提示软骨下骨增生硬化、骨质疏松、软骨面密度不均匀等。此期病理改变以出现软骨损害、骨质增生和骨质疏松病变的三联征为主。此期总体可从痿痹论治，治宜益肾温阳、活血通络为主。

（1）肾精亏虚、筋骨失养证

本证表现为行走时膝关节酸软乏力，关节变形，重者活动受限，上下楼梯困难，腰部酸软；舌质淡、苔薄，脉沉迟。如同时兼见恶风畏寒、四肢偏冷、大便溏薄等偏于肾阳不足症状者，予温肾通痹方（炙黄芪12 g，党参12 g，当归9 g，白芍12 g，川芎12 g，熟地黄12 g，柴胡9 g，山茱萸12 g，怀山药18 g，枸杞子12 g，鹿角片9 g，菟丝子12 g，熟附片9 g，肉桂6 g，杜仲12 g）加减。如同时兼见口干少津、多梦、大便干结等偏于肾阴不足症状者，予益肾通痹方（炙黄芪12 g，党参12 g，当归9 g，白芍12 g，川芎12 g，熟地黄12 g，柴胡9 g，山茱萸12 g，怀山药18 g，枸杞子12 g，川牛膝12 g，炙龟甲9 g，鹿角片12 g，菟丝子12 g）加减。

（2）素体阳虚、寒凝湿滞证

本证表现为膝关节疼痛酸楚，步行乏力，少许畏冷、受寒后尤甚；舌质紫、苔薄白，脉弦紧。本证治拟温阳活血、散寒通滞，方以寒痹方（生黄芪15 g，党参12 g，当归9 g，白芍12 g，川芎12 g，柴胡9 g，熟地黄30 g，鹿角片9 g，肉桂3 g，炮姜6 g，生麻黄6 g，白芥子9 g，砂仁3 g，炙甘草6 g，牛蒡子9 g，白僵蚕6 g）加减。

施教授强调无论在急性期或慢性期，治疗膝骨关节炎时都要注重对软骨及骨代谢的调节，早期可适当加入补肾药，如淫羊藿、补骨脂，中后期以健脾补肾为主。

四、中药外治

外治法是中医学具有优势的特色疗法，对于肢体损伤的治疗及康复较单一药物内服具有更为快捷、良好的疗效。清代吴尚先《理瀹骈文》曾指出："外治之理，即内治之理；外治之药，即内治之药，所异者法耳。"施教授临床治疗膝骨关节炎推崇在内服中药的同时可配合选择热熨疗法、中药熏蒸及外用膏剂。

1. 热熨疗法

《黄帝内经》中所述"熨"法即指热敷法，可分为干热敷和湿热敷。干热敷是指通过炒或微波加热中药后进行热敷，如热奄包疗法。湿热敷是指根据患者的症状处方立药，通过煮或蒸的方法加热中药包后热敷患处，如中药塌渍疗法等。通过长期临床实践，施教授研制出正骨烫药经验方（当归12 g，羌活12 g，红花12 g，白芷12 g，乳香12 g，没药12 g，骨碎补12 g，防风12 g，木瓜12 g，川花椒12 g，透骨草12 g，川续断12 g等），该方具有活血舒筋、祛风散寒之功，大量临床实践表明其具有良好的疗效。将中药煎汤内服后的药渣炒热后局部外敷膝关节，可起到热奄包的作用，一药两用；其药渣炒后外敷并配合局部揉按，既有局部热敷治疗的作用，也有助于中药药力透入体内。但是，对于急性发作期湿热内蕴证的患者尽量避免使用本法，其他证型均可选用。

2. 中药熏蒸疗法

中药熏蒸疗法包括中药蒸汽治疗（汽浴治疗）、中药雾化透皮治疗等，是以中医理论为指导，利用药物煎煮后所产生的蒸汽，熏蒸机体达到治疗目的的一种中医外治疗法。

施教授临床常应用经验方四肢洗方（山柰12 g，红花9 g，当归尾12 g，生川乌9 g，海桐皮12 g，独活9 g，威灵仙15 g，樟木15 g，苏木12 g，鸡血藤12 g等）通过中药喷雾作用于膝关节，具有活血通络、祛风止痛之功，尤其对于膝关节怕冷者，疗效显著。但对于急性发作期湿热内蕴证的患者尽量避免使用，其他证型均可选用。

3. 外用膏剂

外用膏剂的剂型种类主要包括软膏剂、膏药、橡皮膏三种。此类药物种类繁多，临床常根据患者症状选择。

金黄膏：清热解毒，消肿止痛，适用于膝关节红肿热痛的急性发作期湿热内蕴证患者。消瘀止痛膏（王子平经验方）：活血祛瘀，消肿止痛，适用于急性发作期肿胀疼痛剧烈者。三色敷药（石筱山经验方）：消肿止痛，祛风湿，利关节[9]，可根据患者辨证情况选择使用。

中药热熨及熏蒸过程中，需注意观察局部皮肤情况，防止烫伤，观察患者有无头晕、心慌等不适。治疗后应注意避风保暖，不可过度疲劳，饮食宜清淡。热敷后 30 min 内不要用冰水洗手或洗澡。热敷后要喝较平常量更多的温开水，不可喝冷水或冰水，以免寒邪入络。

五、整膝三步九法

在中医痹证学说和经筋失衡学说[10]的理论指导下，施教授融汇上海石氏伤科与王氏武术伤科的特长，结合临床经验而创立的“整膝三步九法”，是恢复筋骨平衡的重要手法。“整膝三步九法”即理筋平衡法（揉法、弹拨法、拿法），整骨平衡法（提膝、松膝、扳膝），通络平衡法（松膝、抖法、捏耳）。该手法可以很好地协调膝部经筋系统，恢复膝关节的动态力学稳定，从而治疗及防止膝骨关节疾病的发生发展[11]。

施教授运用“整膝三步九法”时特别强调，对于急性发作期膝关节肿胀明显者本法应避免使用，在操作时应注意对膝关节及相邻的髋、踝关节的肌肉、韧带起止点的手法松解，宜理筋中适当加重手法予以按揉，在整骨环节宜在膝关节屈伸及旋转功能位适当增加幅度，以克服关节内外的粘连和痉挛，有利于平衡筋骨、调和气血，提高疗效。临床研究表明，局部按摩可以促进局部肌群的血液循环，激发肌肉及韧带间的协调性，促进各种炎症因子、坏死因子的排泄等[12]。中医手法治疗是中医骨伤科的特色之一，从筋骨层面直接入手也体现出施教授动静结合、筋骨并重的理念。

六、防、治、养一体化理念

施教授认为膝骨关节炎目前主要治疗目标是缓解疼痛、改善关节功能和减少致残率、防止进一步关节损害，并且保护关节周围结构。本病的长期干预策略应为防、治、养一体，即预防、治疗、养护一体的理念，应推行预防与治疗、局部与整体、药物与非药物、中医与西医相结合的原则。施教授认为本病需从中医整体观念、治未病思想的理论基础出发，根据辨证结果，积极遵循防、治、养一体，内外兼治、动静结合、终身护养的重要原则。

施教授强调，本病患者要了解自我保养和导引锻炼的重要性，“三分治疗七分养”，只有充分调动起患者的积极性，本病才能较快缓解并维持较长时间不复发。施教授常建议轻症患者平时注意防寒保暖，每日配合“施氏十二字养生功”[13]进行自我锻炼；症状较重者可适当做膝关节不负重锻炼，如坐位的抬腿、分腿、蹬腿及足底滚轮按摩等。另外，在冬令进补之时，本病患者服用膏方，具有扶正祛邪、寓防于治、持久有效的作用[14]。从全身整体调治本病，可改善或恢复关节功能，保护关节，达到养生健体的最终防治目标。

加味血府逐瘀汤联合利伐沙班对全膝关节置换术后深静脉血栓发生的影响

顾玉彪　冯　辉　郑　林　韩秀伟　钟　声　解　骏　魏礼成
肖涟波　施　杞　吕丽君

全膝关节置换术(total knee arthroplasty,TKA)是治疗晚期膝关节骨性关节疾病最常见的手术之一,能有效减轻疼痛,改善功能,提高患者生活质量[1-2]。然而,TKA 严重的并发症可能对这些结果产生了负面影响,术后深静脉血栓(deep vein thrombosis,DVT)通常发生在小腿腓肠肌静脉,血栓通常向近端传播到腘静脉和股静脉,有可能发展为致死性肺栓塞[3]。中药复方血府逐瘀汤具有活血化瘀、行气止痛之功,目前广泛用于心血管疾病,亦逐渐被用于下肢血管疾病。因此,我们观察加味血府逐瘀汤联合利伐沙班在初次 TKA 后预防 DVT 的作用,为其临床应用提供依据。本次研究经上海市光华中西医结合医院伦理委员会审查批准(批号: 2015－k－28)。

一、临床资料

1. 诊断标准

西医诊断标准参考美国风湿病学会 1995 年制定的膝关节骨性关节炎诊断标准[4]。中医诊断及辨证标准参照国家中医药管理局 1994 年颁布的《中医病证诊断疗效标准》[5]中骨痹之肾虚髓亏证: 关节隐隐作痛,腰膝酸软,腰腿不利,俯仰转侧不利,伴有头晕、耳鸣、耳聋、目眩,舌淡红、苔薄白,脉细。

2. 纳入标准

① 原发性膝关节骨性关节炎而行单侧 TKA 的患者;② 年龄>40 岁;③ 体重 45~100 kg;④ 术前彩色多普勒检查双下肢 DVT(－);⑤ 患者签署知情同意书。

3. 排除标准

① 对干预药物过敏的患者;② 有凝血障碍或肝病者;③ 有出血疾病史者;④ 使用其他抗凝剂者;⑤ 手术前有活动障碍者及有 DVT 或肺血栓栓塞病史者;⑥ 已知的高凝状态(如雌激素的使用)者;⑦ 近期恶性肿瘤病史者。

4. 一般资料

选取 2016 年 3 月至 2017 年 12 月上海市光华中西医结合医院关节外科接受初次膝关节置换术的患者 105 例,按随机数字表法分为中药组、西药组和中西医结合组。中药组 35 例,男 8 例,女 27 例;年龄 61~80 岁,平均 68.6±6.3 岁;体重 45~80 kg,平均 63.65±8.55 kg;病程 1.5~15 年,平均 5.55±3.46 年;膝

基金项目: 上海市科学技术委员会科研计划项目(15401933900、17401932900);上海市中医优势病种培育项目(zybz－2017017);上海市长宁区名中医骨关节病诊治经验传承研究项目(2016－01)。

关节破坏分级（X 线分期）[6]：Ⅲ级 10 例，Ⅳ级 16 例，Ⅴ级 9 例。西药组 35 例，男 6 例，女 29 例；年龄 60～79 岁，平均 68.9±4.9 岁；体重 48～75 kg，平均 63.05±8.11 kg；病程 1～15 年，平均 5.36±3.17 年；膝关节破坏分级（X 线分期）：Ⅲ级 8 例，Ⅳ级 20 例，Ⅴ级 7 例。中西医结合组 35 例，男 5 例，女 30 例；年龄 54～79 岁，平均 67.2±6.4 岁；体重 49～78 kg，平均 61.23±7.36 kg；病程 1～15 年，平均 5.47±3.23 年；膝关节破坏分级（X 线分期）：Ⅲ级 11 例，Ⅳ级 17 例，Ⅴ级 7 例。各组一般资料比较差异无统计学意义（$P>0.05$），具有可比性的。

二、方法

1. 治疗方法

所有 TKA 患者均使用膝关节正中皮肤切口及标准的内侧髌旁支持带切口。股骨髓内定位，胫骨髓外定位。对所有患者使用止血带，压力为 250～300 mmHg。止血带充气开始之前 5～15 min 静脉注射 15 mg/kg氨甲环酸（TXA，上海信谊金朱药业有限公司，批号：1730601），关闭关节腔后注射 2g TXA。术后 4 h 内引流管夹闭，手术后第 2 天下午拔除引流管。

术后所有患者均服用塞来昔布片（0.2 g/片，辉瑞制药生产，国药准字：J20120063），每次 1 片，每日 2 次，服用 14 天；术中安装假体之前在关节囊后壁、侧副韧带多点注射"鸡尾酒"镇痛混合液（盐酸罗哌卡因注射液 0.1 g，得宝松 1 mL 和盐酸肾上腺素 1 mg，由生理盐水稀释至 100 mL）。所有患者都接受了相同的身体康复治疗方案，从麻醉中清醒后开始做足踝锻炼，最大角度屈伸踝关节，维持 6 s，放松 5 s，每天至少做 100 次。所有的患者在术后第 1 天开始做直腿抬高锻炼、仰卧位屈膝锻炼及坐位屈伸膝关节锻炼，每天至少 100 次；术后第 3 天开始做机器辅助运动如持续被动活动。所有患者围手术期用抗生素预防（注射用五水头孢唑林钠，1.0 g，深圳华润九新药业有限公司，批号：H20051244），在手术前 30 min 开始静脉滴注，术后预防性使用抗生素 24 h。

各组均进行上述基础治疗，中药组患者在术后第 1 天开始口服加味血府逐瘀汤水煎剂，处方：生地黄 10 g，当归 10 g，赤芍 9 g，桃仁 12 g，红花 12 g，川芎 9 g，北柴胡 9 g，牛膝 9 g，黄芪 30 g，防己 10 g，水蛭 6 g，三七粉 3 g（冲），桂枝 9 g，鸡血藤 12 g，甘草 6 g。每日 1 剂，水煎 2 次，浓煎每次 150 mL，早晚饭后 1 h 温服；西药组术后第 1 天开始口服利伐沙班（每粒 10 mg，拜耳医药保健有限公司生产，进口药品注册证号：H20130199）10 mg，每晚 1 次；中西医结合组术后第 1 天开始口服上述中药和利伐沙班。各组连续服用 14 天，若出现血栓形成，应立即行溶栓治疗。

2. 观察指标及方法

（1）主要指标

术前及术后 12～14 天行双侧下肢血管彩色多普勒超声检查，计算 DVT 发生率。

（2）次要结局指标

包括血浆 D-二聚体（术前及术后 3 天、7 天、14 天检测）、VAS 疼痛评分[7]（术后 2～14 天将膝关节屈曲 45°时进行评估）、运动范围[8]（术前、术后评价）、中医证候积分[9]（术前、术后评价）。

（3）安全性指标

在住院期间观察并记录伤口愈合和伤口并发症（包括皮下瘀斑、伤口渗出、肿胀）。伤口渗出被定义为直到 48 h 外科伤口和引流部位仍有渗出。肿胀被定义为在术后 3 天患肢的周长比对侧肢体的周长长 3 cm[10]。

3. 统计学方法

采用 SPSS 21.0 统计学软件。计量资料用 $\bar{x}\pm s$ 表示，用单因素方差分析，方差齐时多重比较用 LSD 法；方差不齐时，用 Games-Howell 法；组间多重比较用 Dunnett's T3 法。计数资料比较用χ^2检验。$P<0.05$为差异有统计学意义。

三、结果

中药组2例对中药过敏,西药组2例出血较多,中西医联合组1例对药物过敏,实际完成研究中药组33例、西药组33例、中西医结合组34例。

1. 各组患者DVT发生率比较

术后14天中药组、西药组及中西医结合组发生DVT分别为8例、7例和2例,各组比较差异无统计学意义(P>0.05)。

2. 各组患者血浆D-二聚体水平和VAS评分比较

如表1示,各组患者术后3天、7天、14天血浆D-二聚体水平明显均高于术前(P<0.05),术后3天、7天、14天中药组和西药组组间D-二聚体比较差异无统计学意义(P>0.05),但术后3天中西医结合组与其他两组比较明显降低(P<0.05)。术后3天、7天、14天各组VAS评分较术前降低(均P<0.05),但术后14天中西医结合组显著低于其他两组(P<0.05),术后3天、7天时各组VAS评分比较差异无统计学意义(P>0.05)。

表1　各组行全膝关节置换术患者术前及术后不同时间血浆D-二聚体水平及VAS评分比较($\bar{x}\pm s$)

组别	时间	例数	D-二聚体(μg/mL)	VAS(分)
中药组	术前	35	0.66±0.76	5.49±0.97
	术后3 d	33	7.65±6.23*	2.85±1.06*
	术后7 d	33	4.48±3.64*	1.73±1.09*
	术后14 d	33	4.18±2.90*	1.36±0.83
西药组	术前	35	0.69±0.49	5.48±0.83
	术后3 d	33	7.52±3.88*	3.09±1.10*
	术后7 d	33	4.71±2.53*	1.75±0.94*
	术后14 d	33	5.11±2.19*	1.29±0.82*
中西医结合组	术前	35	0.59±0.76	5.29±0.97
	术后3 d	34	5.04±4.37*△	3.02±1.08*
	术后7 d	34	4.42±3.32*	1.85±1.07*
	术后14 d	34	4.05±3.19*	0.88±0.63*△

注:与本组术前比较,* P<0.05;与中药组、西药组术后比较,△ P<0.05。

3. 各组患者手术前后中医证候积分和运动范围比较

如表2示,术后各组中医证候积分与术前比较均明显降低(P<0.05);术后中西医结合组中医证候积分明显低于中药组与西医组(P<0.05)。各组术后运动范围较术前明显增大(P<0.05),术后各组之间差异无统计学意义(P>0.05)。

表2　各组行全膝关节置换术患者手术前后中医证候积分及运动范围比较($\bar{x}\pm s$)

组别	时间	例数	中医证候积分(分)	运动范围(°)
中药组	术前	35	7.09±1.44	83.70±5.46
	术后	33	3.64±0.78*	109.91±6.79*
西药组	术前	35	7.18±1.07	83.24±5.37
	术后	33	3.73±0.84*	111.24±6.43*

续 表

组　别	时　间	例　数	中医证候积分(分)	运动范围(°)
中西医结合组	术前	35	7. 41±1. 37	83. 88±5. 42
	术后	34	2. 74±0. 93*	110. 17±8. 42*

注：与本组术前比较，*P<0. 05；与中药组、西药组术后比较，△P<0. 05。

4. 各组患者术后伤口并发症情况比较

如表 3 示，中西医结合组伤口渗出率低于中药组和西药组（P<0. 05）；中西医结合组肿胀率低于西药组（P<0. 05）。

表 3　各组行全膝关节置换术患者伤口并发症情况比较[例(%)]

组　别	例数	皮下瘀斑	伤口渗出	肿　胀
中药组	33	6(18. 2)	8(24. 2)	12(36. 4)
西药组	33	7(21. 2)	9(27. 3)	13(39. 4)
中西医结合组	34	3(16. 0)	3(5. 9)	5(14. 7)

四、讨论

接受全膝关节置换术的患者是 DVT 发展的高风险因素，因为在围术期这一过程中患者处于血流淤滞、血管内皮损伤以及血液高凝状态[11]。目前，因子 Xa 抑制剂是用于预防 TKA 术后 DVT 最常见的抗凝剂，利伐沙班在伤口并发症和肢体肿胀程度方面风险可能略高[12]。有报道称在服用利伐沙班之后，全髋、膝关节置换术后感染率从 1%增加到 2. 5%，以及由于患者的伤口延迟愈合导致住院时间延长[11]。本次研究结果表明，在伤口渗出方面，中西医结合组优于其他两组，提示加味血府逐瘀汤对利伐沙班起到增效的作用。

依据 DVT 临床表现，可归属中医学"股肿""瘀血"范畴。高龄或罹患关节疾病多年者，肝肾精气原已耗伐，加之筋骨疼痛使患者长期身濡苦楚、活动受限；而术中损伤脉络、津血丢失，血溢脉外，离经之血积聚成瘀；术后制动阻碍气血运行。《医林改错》中指出："气虚血必瘀。"故本病基本病机为气虚血瘀，瘀阻脉络，气虚血少无以鼓脉，呈瘀血阻络之证。治疗当以益气活血化瘀为法。

加味血府逐瘀汤方中以桃仁、红花为君药，达到活血祛瘀、通络止痛之功效。有研究显示，桃仁、红花是治疗活血化瘀类疾病的经典配伍[13]。三七散瘀止血、消肿止痛，《本草求真》云："三七能于血分化其血瘀。"赤芍凉血止痛，散瘀消肿；水蛭逐恶血、破癥瘕，鸡血藤行血活血，四药以增破血消积之力，共为臣药。当归辛甘，补血兼能行血，又可调经止痛，是血中之气药，补中有动，行中有补；生地黄性凉味甘，具清热滋阴、凉血止血的功效，与当归养血润燥，使祛瘀不伤正；川芎活血行气；黄芪取益气固表、祛风行水之义，防己为阳中之阴，又主降，具有利水、止痛作用，两者功在利水消肿，与活血化瘀药配伍，以求利水化瘀之力。柴胡性味苦平，气质轻清，为肝经要药，《医宗金鉴》曰："败血凝滞，其所属，必归于肝。"柴胡能司升降，通达上中下三焦，疏解瘀滞，化瘀散结，契合"少阳主骨"思想。桂枝性味辛甘温，能温通血脉，散寒逐瘀，与柴胡配伍，解郁升阳，并温气行血，散寒逐瘀。此六味药共为佐药，以增逐瘀消癥之力。牛膝活血祛瘀，补肝肾，强筋骨，引血下行，朱丹溪云："牛膝引诸药下行，宜入足少阴以理诸疾。"甘草缓急止痛，调和诸药，两者共为使药。

本研究结果显示，加味血府逐瘀汤与利伐沙班联用，术后 3 天血浆 D－二聚体、术后 14 天 VAS 评分及中医证候评分均低于其他两组（P<0. 05），说明血府逐瘀汤加味可能对利伐沙班有增效作用。

本研究的局限性包括：① 研究样本量小，需要进一步加大样本量来监测并发症的差异；② 虽然在手术前后对患者进行下肢血管彩超检查，但未做静脉造影，在血栓发生率方面需要更大的样本量来研究该方案的安全性；③ 为了进一步验证中药的增效性，可设一组利伐沙班减量联合中药，这样更能说明联合中药的意义。

电针联合塞来昔布治疗全膝关节置换术后疼痛的疗效观察

康冰心　肖涟波　赵　翅　许　辉　钟　声　高晨鑫　解　骏　施　杞

膝关节骨关节炎(knee osteoarthritis,KOA)是膝关节的退行性病变,病理表现以关节周围软骨退变、骨赘增生为主,临床表现为膝关节疼痛、肿胀和畸形。全膝关节置换术(TKA)是终末期 KOA 的根治性手术,术后能显著减轻疼痛,提高关节功能以及患者的生活质量[1]。在发达国家中,TKA 的年增长率约为6.6%[2]。在我国 TKA 也已成为最常见的骨科手术。疼痛是术后的主要并发症,一般集中在术后 24~72 h,通常不超过 3~7 天[3-4]。有研究显示,如果患者术后 1 周内疼痛程度是中、重度,其术后持续性疼痛发生的风险将是同期轻度疼痛患者的 3~10 倍[5]。严重的急性疼痛会造成免疫系统抑制、活动能力下降、深静脉血栓和肺栓塞的发生率增加等不良后果[6-7]。虽然临床对术后疼痛的治疗采用多模式镇痛方案[8],但是术后中、重度的疼痛发生率仍接近 58%,药物镇痛疗效不佳的问题一直困扰着临床医生[9]。针刺镇痛由来已久,针刺能够促进大脑中枢内源性镇痛物质的释放[10],降低伤口周围的炎性因子[11],通过外周、脊髓及脊髓上中枢各个水平抑制疼痛刺激的产生,发挥镇痛作用[12-13]。本研究在联合常规镇痛药物治疗 TKA 后疼痛的基础上,观察电针的镇痛效果,现报告如下。

一、资料与方法

1.　诊断标准

KOA 诊断标准参照《骨关节炎诊疗指南(2018 年版)》[14]中的诊断标准。即:① 近 1 个月内反复的膝关节疼痛;② X 线片(站立或负重位)示:关节间隙变窄、软骨下骨硬化和(或)囊性变、关节缘骨赘形成;③ 年龄 50 岁;④ 晨僵时间<30 min;⑤ 活动时有骨摩擦音(感)。满足①合并②③④⑤中的任意 2 条者即可确诊。

2. 纳入标准

① 符合 KOA 诊断标准;② 年龄 60~80 岁,性别不限;③ 美国麻醉医师协会对患者体质和手术危险性分级[15]为Ⅰ级或Ⅱ级,关节炎 Kellgren - Lawrence(K - L)分期[16]为Ⅲ~Ⅳ级;④ 单侧、初次 TKA 术者;⑤ 认知功能正常,小学以上文化水平;⑥ 同意参加本次临床试验并签署知情同意书者。

3. 排除标准

① 伴有严重心律失常、心力衰竭、慢性阻塞性肺疾病、癫痫、精神疾病;② 穴位处皮损,或存在电针禁忌证(如装有心脏起搏器),无法进行针刺干预者;③ 正在参加其他临床试验或近 3 个月内参加过其他临床试验;④ 1 个月内曾行针刺或电针治疗者;⑤ 术前膝关节严重畸形,如屈曲或内/外翻>15°者。

基金项目: 上海市重点专科建设——中西医结合骨关节病科项目(SHSLCZDZK04801);上海市卫生健康委员会项目(201940199);上海市科学技术委员会项目(21Y11921500)。

4. 样本量估算

本试验属于有效性检验,根据文献[17]和预试验的研究结果,取针刺减轻 TKA 后疼痛目测类比评分的总体标准差 σ 为 11.4,δ 估算为 7,取检验水准 $\alpha=0.05$,检验效能 $1-\beta=0.9$。治疗组与对照组按 1∶1 分配,考虑 10%的脱落率,使用 PASS 软件进行样本量估算,计算得出样本量为 126 例。

5. 一般资料

2020 年 6 月至 2021 年 2 月在上海市光华中西医结合医院关节外科就诊 KOA 患者 130 例,其中 4 例患者拒绝参加本试验观察,最终纳入 126 例。根据随机数字表法分为 2 组,每组 63 例。两组患者性别、年龄、病程、基础疾病、体重指数、关节 K-L 分期比较(见表 1),差异均无统计学意义($P>0.05$)。本研究在 Clinical Trials. gov 注册(No. Chi CRT2000033778),并通过上海市光华中西医结合医院伦理委员会审查(No. 2020-K-44)。

表 1 两组一般资料比较

项目	治疗组(63 例)	对照(63 例)	t/χ^2 值	P 值
性别[例(%)]				
男	9(15.00)	7(11.70)	0.286	0.593
女	54(85.00)	56(88.33)		
年龄(岁,$\bar{x}\pm s$)	70.19±5.42	70.46±4.90	-0.293	0.770
糖尿病病史[例(%)]			1.286	0.257
有	24(38.10)	18(28.57)		
无	39(61.90)	45(71.43)		
高血压病病史[例(%)]			0.137	0.711
有	22(34.92)	24(38.10)		
无	41(65.08)	39(61.90)		
体重指数(kg/m,$\bar{x}\pm s$)	25.74±2.83	25.94±3.04	-0.398	0.691
K-L 分期[例(%)]			0.035	0.853
Ⅲ级	22	23		
Ⅳ级	41	40		

6. 治疗方法

两组患者手术均由同一团队高年资外科医生主刀,植入物材料为北京市春立正达医疗器械股份有限公司生产的后交叉保留型表面膝关节假体,采用前正中切口,髌旁内侧入路,手术时间为 40~60 min,术后常规镇痛,术后第 3 天开始口服塞来昔布(每粒 200 mg,辉瑞制药,生产批号:H201401060)200 mg,1 次/天[18],共 5 天。治疗组穴位选取术侧伏兔、足三里、阴陵泉和阳陵泉,定位参照《经络腧穴学》[19],治疗组使用 0.25 mm×40 mm 的无菌针灸针,进针深度 12~25 mm,穴位周围使用粘贴胶垫固定,接电针仪,设置电流为 2 mA,连续波,频率设为 2 Hz,留置 20 min。对照组给予针头钝化,针刺术肢的伏兔、足三里、阴陵泉和阳陵泉 4 穴远端 20 mm 处的"假穴",针具不刺入皮肤,通过对皮肤的挤压感来模拟针感,穴位周围使用粘贴胶垫固定,接"假电针仪"(外观与普通电针仪相同,内部无电流),留置 20 min。两组于术后第 3~7 天给予治疗,连续治疗 5 次,每天 1 次。

7. 观察指标及评定方法

(1) 数字疼痛评分(numeric rating scale,NRS)

在患者非负重行走时进行评定,在治疗前及每次治疗后进行评定。

(2) 压力痛阈值(pain pressure threshold,PPT)

操作方法参照文献[20]报道,患者仰卧位,取膝关节内侧(髌骨内缘中点内 3 cm 处)和外侧点(髌骨外缘中点外侧 3 cm 处)，使用 Wanger Instruments FDX－50 数字式压力测试仪。痛觉针以 0.1 kg/s 的速度垂直压于皮肤表面，缓慢增加压力至患者感受到疼痛时立即停止加压，移除设备并记录显示器上的数值，每个位置重复测量 3 次，每次间隔 25 s，取平均值。在治疗前及每次治疗后进行评定。

(3) 改良版 30 秒坐站试验(modified 30 sit-to-stand，m30s STS)

参照文献[21]，患者坐在标准椅子上(高 43 cm，宽 46 cm)，椅子靠墙防止滑动。参与者坐在椅子中央，背直，双脚分开与肩同宽，脚稍后于膝盖，可将一只脚放在另一只脚前边以保持平衡，在 30 s 内尽可能做“坐-起”的动作，在需要的情况下，允许上肢持扶手，辅助参与。

(4) 抑郁自评量表(self-rating depression scale，SDS)评分

采用 SDS 评分标准[22]，按照每项症状出现的频率分 4 个级别，分值越高表示抑郁倾向越明显。

(5) 额外镇痛次数

治疗期间患者仍出现疼痛难忍，额外给予 1 次肌肉注射帕瑞昔布 40 mg(每支 40 mg，辉瑞制药，生产批号：H20171072)，并记录注射时间。

(6) 不良事件

参照《针灸学》[23]观察晕厥及针刺部位血肿、疼痛、皮肤红疹、破溃和假体周围感染情况。整个试验过程监测患者的血常规，C 反应蛋白，肝、肾功能。

(7) 盲法的评估

通过对受试者用调查问卷的形式，评估盲法的成功率[24]。受试者在完成第 5 次干预后 10 min 内完成问卷。患者否定接受电针治疗或否定在穴位上的针刺被视为盲法失败。问卷包含以下问题：① 您是否接受了电针治疗？② 您认为此次电针是针刺在穴位上了吗？

8. 统计学方法

使用 SPSS 25.0 统计分析软件，计量资料统计分析前使用 Shapiro－Wilk 检验数据的正态性。符合正态分布的数据使用 $\bar{x}\pm s$ 进行统计描述，采用独立样本 t 检验进行统计分析；不符合正态性的数据用中位数(median)[最大值(max)，最小值(min)]进行统计描述，组间差异使用 MannWhieney U 进行统计分析。计数资料使用百分率表示，采用 χ^2 检验；重复测量资料采用广义线性混合效应模型进行统计分析，$P<0.05$ 为差异有统计学意义。

二、结果

1. 病例完成情况

3 例患者(治疗组 2 例、对照组 1 例)因更改手术方案、2 例患者(治疗组和对照组各 1 例)因术中出血较多、对照组 1 例自动退出，两组共脱落 6 例。本研究最终纳入统计治疗组和对照组各 60 例，具体研究流程见图 1。

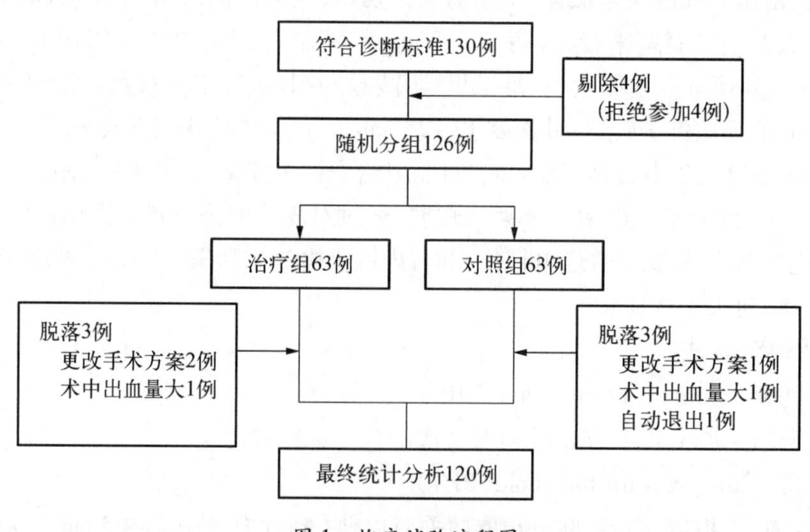

图 1　临床试验流程图

2. 两组患者不同时间点 NRS 及 PPT 值比较(见表 2)

与本组治疗前比较,两组于术后 4 天、5 天、6 天、7 天时 NRS 降低($P<0.05$),PPT 值升高($P<0.05$)。与对照组同期比较,治疗组于术后 4 天、5 天、6 天、7 天时 NRS 降低,PPT 值增高,差异均有统计学意义($P<0.05$)。

表 2　两组患者不同时间点 NRS 及 PPT 值比较

组别	例数	时　间	NRS[分,median(min, max)]	PPT(kg/cm^2,$\bar{x}\pm s$)
治疗	63	治疗前	5.43(3.50, 7.00)	3.63±1.09
	60	术后 3 天	5.50(4.00, 6.50)	3.81±1.06
	60	术后 4 天	4.75(2.00, 6.50)$^{*\triangle}$	4.09±1.01$^{*\triangle}$
	60	术后 5 天	4.50(2.50, 6.50)$^{*\triangle}$	4.50±1.00$^{*\triangle}$
	60	术后 6 天	4.00(2.50, 6.50)$^{*\triangle}$	4.73±0.95$^{*\triangle}$
	60	术后 7 天	3.50(2.00, 5.50)$^{*\triangle}$	5.01±0.95$^{*\triangle}$
对照	63	治疗前	5.51(4.00, 7.00)	3.43±0.87
	60	术后 3 天	5.25(4.00, 6.50)	3.63±0.79
	60	术后 4 天	5.00(4.00, 6.50)*	3.77±0.88*
	60	术后 5 天	5.00(3.00, 7.00)*	3.85±0.95*
	60	术后 6 天	5.00(3.50, 6.00)*	3.96±1.01*
	60	术后 7 天	4.50(3.00, 6.00)*	4.06±1.06*

注:与本组治疗前比较,$^{*}P<0.05$;与对照组同期比较,$^{\triangle}P<0.05$。

3. 两组 m30s STS、SDS 比较(见表 3)

与本组治疗前比较,m30s STS 治疗后治疗组($Z=-9.567$,$P<0.05$)及对照组($Z=-9.310$,$P<0.05$)增加;SDS 治疗后治疗组($t=9.877$,$P<0.05$)和对照组($t=5.099$,$P<0.05$)均降低。与对照组同期比较,治疗组 m30s STS 增加($Z=-3.146$,$P<0.05$);SDS 降低($t=-4.834$,$P<0.05$)。

表 3　两组 m30s STS 和 SDS 比较

组别	例数	时间	m30s STS[次,median(min, max)]	SDS(分,$\bar{x}\pm s$)
治疗	63	治疗前	4.00(1.00, 6.00)	46.41±2.95
	60	治疗后	9.00(6.00, 11.00)$^{*\triangle}$	40.94±3.19$^{*\triangle}$
对照	63	治疗前	4.00(2.00, 6.00)	46.03±2.63
	60	治疗后	8.00(4.00, 10.00)*	43.54±2.69*

注:与本组治疗前比较,$^{*}P<0.05$;与对照组同期比较,$^{\triangle}P<0.05$。

4. 额外镇痛药物使用次数比较

治疗期间额外使用镇痛药物的次数治疗组为 1(0.00, 5.00),显著低于对照组[2.00(0.00, 6.00)],差异有统计学意义($Z=-2.486$,$P=0.013$)。

5. 盲法成功率比较

治疗组盲法成功率为 71.67%(43/60),对照组盲法成功率为 60%(36/60),两组比较,差异无统计学意义($\chi^2=1.815$,$P=0.178$)。

6. 不良反应情况

治疗期间无断针、晕针、皮肤溃破和假体感染等不良事件的发生。两组患者血常规,C 反应蛋白,肝、肾功能检验均正常。

三、讨论

TKA 能有效治疗终末期 KOA 患者的疼痛,提高关节功能和生活质量[25]。术后伤口周围产生的炎性细胞和介质[26-27],产生术后疼痛,疼痛程度和关节周围的炎性因子水平有关[28]。患者术后早期的疼痛程度可以预测手术的远期疗效[29],研究显示 TKA 术后有约 10%~34%的患者遗留长期持续性疼痛[30],较低的疼痛水平意味着术后有更高的满意度和舒适度。TKA 围术期常规镇痛方案以使用阿片类和非甾体类药物为主[31],长期用药会出现恶心、呕吐等消化道不良反应,同时患者容易产生药物耐受性和痛觉敏化[32]。

中医学认为 TKA 后疼痛的主要病机为筋伤血少,气滞血瘀,治疗应活血祛瘀止痛。根据"腧穴所在,主治所及"的理论,以"局部选穴"为治疗原则,选取了伏兔和足三里、阳陵泉和阴陵泉作为穴位处方。《针灸甲乙经》[33]中载伏兔穴"膝上六寸起肉间,足阳明脉气所发",有治疗膝关节疼痛的作用;足三里是临床上常用的保健穴,是足阳明胃经的合穴(下合穴),该穴能够健脾、生发胃气。研究显示电针伏兔和足三里穴能够治疗下肢痿痹[34]。筋肉坚实有力是关节维持正常功能和运动的基础,《灵枢·经脉》有"骨为干,筋为刚,肉为墙"的记载,"膝者,筋之府",八脉交会穴中筋会阳陵泉,疾病"在筋守筋",针刺阳陵泉能够治疗关节的筋骨损伤,缓解肿痛。阴陵泉是足太阴脾经的合穴,具有健脾利水的作用,《针灸大成·玉龙赋》中提出阴陵泉和阳陵泉能"除膝肿之难熬",是治疗膝关节疼痛的一组"相对穴"[35]。现代研究显示电针足三里能够减少局部神经细胞的继发性凋亡,促进细胞的增殖,调节周围血清素水平,降低炎性反应[36-38];针刺阴陵泉和阳陵泉能减少膝关节局部组织血清中 P 物质的表达,减轻疼痛[39]。本研究结果发现随着时间的推移,两组患者疼痛均逐渐好转,治疗组在 2 次电针干预后,对术后 NRS 和 PPT 值的作用更加明显,说明电针治疗 TKA 后疼痛存在着累积的镇痛效应。m30s STS 间接反映了术后关节的功能情况,发现治疗组能够增加关节的功能,可能与低强度的疼痛促进了患者术后关节的功能活动有关。

疼痛是一种多维度的情绪体验,疼痛能够增加负面情绪的产生,而负面情绪又会反过来增强大脑对疼痛的感知[40]。动物实验显示电针能通过减少环核苷酸门控通道蛋白 1 的表达[41]、降低大鼠前扣带回皮层区域磷酸化水平[42],改善神经病理性大鼠疼痛伴随的不良情绪状态。

假体周围感染是 TKA 后严重的并发症[43],在整个研究期间,两组均无假体周围感染、晕针、断针、皮肤过敏、皮肤破损等不良事件发生;两组血常规,C 反应蛋白,肝、肾功能均无异常,安全性能得到保证,说明电针治疗 TKA 后疼痛安全可靠。

本研究表明,与假针刺比较,电针能低患者术后的疼痛强度,增加关节周围的疼痛阈值,减少额外镇痛次数,降低抑郁情绪的发生倾向,并有利于关节功能的早期康复。值得临床推广和进一步研究。

益气化瘀补肾法治疗腰椎间盘突出症的随机对照临床研究

许金海　王　晶　叶　洁　马俊明　郐学群　莫　文　施　杞

腰椎间盘突出症(LDH)是指由于腰椎间盘退变、损伤、髓核突出刺激、压迫神经根或马尾神经,而出现以腰腿痛为主症的一系列临床症状和体征。是骨科常见病、多发病,其主要表现为腰腿痛[1]。

据临床流行病学调查,全美国腰腿痛发病率20%~30%之间,45~65岁间是其发病高峰期[2],在我国还没有全国性的腰椎间盘突出症发病率流行病学调查报道,区域性临床流行病学调查显示,腰腿痛患者发病率在11.5%~13.6%之间,而腰椎间盘突出症占其中的10%~15%[3],据此估计我国至少有1 500万以上人口罹患腰椎间盘突出症。上海中医药大学附属龙华医院骨伤科施杞在继承石氏伤科"以气为主,以血为先,痰瘀兼顾,肝脾肾同治"的辨证施治理论的基础上结合自身50余年的临床经验,提出从痹症论治腰椎间盘突出症的指导思想。提出"益气化瘀补肾法"治疗腰椎间盘突出症,为了验证这一特色方案的疗效,对2010年12月~2011年12月间122例腰椎间盘突出症患者,运用单盲随机对照方法进行临床研究,现报道如下。

一、资料与方法

1. 诊断标准

根据国家中医药管理局1994年颁布的《中医病证诊断疗效标准》中腰椎间盘突出症的诊断及中医证候分型标准[4]。

2. 纳入与排除标准

① 纳入标准：符合腰突症诊断的患者;年龄16~65岁的男性或女性;腰椎未接受过手术治疗者;参加本试验研究期间不接受其他治疗方案者;② 排除标准：年龄小于16岁或超过65岁者;曾经正规非手术疗法6个月无效者;近3个月内参加过或正在参加其他临床研究者;短时间内肌力明显减退,肌力<Ⅲ级者;有马尾压迫症状者;影像学诊断为椎间盘完全突出脱垂,有手术指征者;有腰椎严重创伤史和腰椎手术治疗史者;妊娠或准备妊娠的女性;有镇静催眠药、阿片类镇痛药及酒精滥用史者;有胃、十二指肠溃疡及胃肠道炎症病史;合并肝、肾、造血系统、内分泌系统、心脑血管、神经系统等严重原发性疾病、结核、椎体形、恶性肿瘤及精神病患者。

基金项目：科技部国家"十二五"重大新药创制专项(2011ZX09302－006－04);国家中医药管理局国家中医临床研究基地业务建设科研专项(JDZX2012120);上海市科学技术委员会中药现代化专项(11DZ1972702);上海市科学技术委员会科技支撑项目(12401902104);上海市浦东新区科学技术委员会中医领军人才基金项目(PWZL 2010－02)。

3. 研究对象

病例来源于 2010 年 12 月 ~2011 年 12 月间上海中医药大学附属龙华医院骨伤科门诊就诊的腰椎间盘突出症患者,共计 135 例,符合纳入标准的患者 122 例。

4. 研究方法

(1) 分组方法

将 122 例腰椎间盘突出症患者按照入院先后顺序编为 1~122 号,从随机数字表[5]中的第 8 行第 33 列开始,依次读取 3 位数作为一个随机数录于编号后,然后将全部 122 个随机数从小到大编序号(数据相同的按先后顺序编序号),规定所编序号 1~61 号为治疗组,62~122 号为对照组。

(2) 治疗方法

治疗组:采用施杞教授治疗腰椎间盘突出症经验"益气化瘀补肾法",以圣愈汤合牛膝、羌活为基本方。所有病例以此方为基础,再酌情随症加减活血化瘀、祛风湿、解表、利水、通络等药物。若见腰部或下肢疼痛如刺,痛有定处,则加入桃仁、红花、延胡索、乳香、香附等活血化瘀;若见腰腿部重着,受寒及阴雨加重,邪在表予桂枝、防风、葛根等祛风解表;邪在里予独活、秦艽、老鹳草、伸筋草、川乌、青风藤、络石藤等祛风湿通路止痛;若见下肢肿胀痛,病久难愈,则加入葶苈子、泽泻、茯苓、桂枝、甘草等利水渗湿化痰通络;若见四肢麻木明显,则加入全蝎,蜈蚣,地龙、地鳖虫等息风止痉,蠲痹通络药物;疾病后期若见腰膝酸软,少气懒言,耳鸣,盗汗,则加入补骨脂、淫羊藿、杜仲、仙茅、肉苁蓉、枸杞、麦冬等补肾填精。水煎服 400 mL,每日 1 剂,分 2 次服,每次加麝香保心丸 2 粒吞服,并予药渣热敷腰部,服药 4 周。

对照组:口服西乐葆(辉瑞制药有限公司,国药准字 J20030099),200 mg,1 日 2 次;同时口服甲钴胺片(华北制药康欣有限公司,国药准字 H20031126),500 g,每日 3 次。

(3) 观察指标及方法

① 疗效指标:记录患者治疗前、治疗后,12 周随访的腰部疼痛 VAS 评分、日本矫形学会(Japanese Orthopaedic Association,JOA)腰椎疾患治疗成绩评分及 Oswestry 功能障碍指数问卷表(Oswestry Disability Index,ODI)评分。② 安全性指标:对 2 组患者在治疗过程中可能出现的不良反应,如皮肤红疹、瘙痒、皮肤感染、病情加重等如实详细记录,并对其原因进行分析。

(4) 疗效判定标准

疗效判定标准依据国家中医药管理局 1994 年颁布的《中医病证诊断疗效标准》腰椎间盘突出症疗效标准[4]。临床治愈:腰腿痛及相关症状消失,不影响活动及生活,随访 3 个月无复发;显效:腰腿痛症状近乎消失,仅劳累或天气变化时轻度疼痛,功能恢复,不影响日常工作,或者病情由重度转为轻度。有效:腰痛的症状和体征有减轻或者改善,但病情不稳定,停药后无复发,对重体力劳动影响。无效:临床症状和体征无变化,甚至加重者。

(5) 统计学方法

采用 SPSS 16.0 统计软件进行数据统计分析与处理。对计量资料首先进行正态性分析,凡符合正态分布的数据均用($\bar{x}\pm s$)表示,同组治疗前后比较采用配对 t 检验,组间比较采用独立样本 t 检验;非正态分布计量资料采用秩和检验。计数资料中的非等级资料采用 χ^2 检验或非参数检验;等级资料采用 Ridit 检验。双侧检验,$P<0.05$ 为差异有统计学意义。

二、结果

1. 临床流程图

2 组共纳入符合方案的腰椎间盘突出症病例 122 例,治疗组 61 例,对照组 61 例;第 4 周随访,治疗组脱落 5 例;对照组共脱落 7 例,所以第 4 周纳入分析的病例治疗组 56 例,对照组 54 例。第 12 周随访,治疗组失访 3 例,对照组失访 2 例,最后纳入统计的病例为治疗组 53 例,对照组为 52 例。具体见图 1。

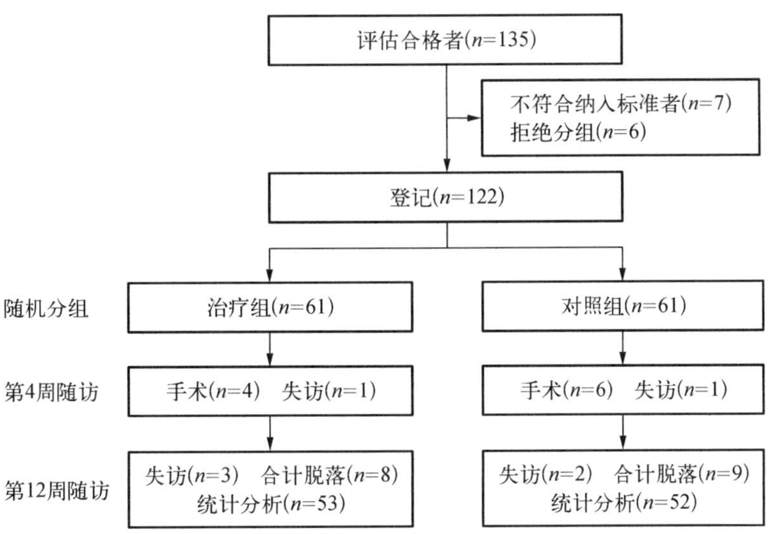

图 1　临床流程图

2. 基线资料

2 组患者性别、年龄、病程及治疗前疼痛 VAS 评分、JOA 腰椎疾患治疗成绩评分及 ODI 评分比较差异均无统计学意义，具有可比性。具体见表 1。

表 1　受试者基线特征

基线特征	治疗组(n=61)	对照组(n=61)	P 值
性别(女/男)	31/30	35/26	0.467
年龄(年)	47.25±12.04	46.56±12.50	0.757
身高(cm)	168.44±7.26	166.69±6.37	0.159
体重(kg)	64.98±9.69	63.28±8.34	0.300
病程(天)	42.10±17.63	42.25±17.76	0.963
VAS 评分	6.59±0.85	6.47±0.77	0.393
JOA 评分	14.69±2.19	14.70±2.40	0.969
ODI 评分	30.34±4.79	30.39±4.75	0.955

注：计量资料统计描述采用例数、均值±标准差表示；计数数据以百分率表示。

3. VAS 评分比较

经过 4 周的药物治疗后，治疗组和对照组 VAS 评分较治疗前均有所降低，对照组疼痛评分下降明显；第 12 周随访时，2 组 VAS 评分仍有小幅度的下降，2 组间较差异无统计学意义。具体见表 2。

表 2　2 组 VAS 评分

组　别	基　线	第 4 周		第 12 周	
		评　分	差值(d)	评　分	差值(d)
治疗组	6.59±0.85	4.88±0.96	1.53±0.98	3.02±1.19	1.68±0.93
对照组	6.47±0.77	4.36±0.97*	1.87±0.94	3.18±0.99	1.09±0.82

注：与治疗组比较，*$P<0.01$。

4. JOA 评分比较

治疗组和对照组 JOA 评分经治疗后均有改善趋势,治疗组腰椎功能评分改善趋势明显;12 周时随访,2 组维持原有的改善趋势,腰椎间盘突出症症状基本得到改善。具体见表 3。

表3　2 组 JOA 评分

组　别	基　线	第 4 周		第 12 周	
		评　分	差值(d)	评　分	差值(d)
治疗组	14. 69±2. 19	20. 50±3. 31	-5. 25±3. 00	24. 42±3. 04	3. 59±2. 25
对照组	14. 70±2. 40	19. 63±2. 98	-4. 33±2. 54	24. 08±2. 50	4. 07±3. 08

5. ODI 评分比较

治疗组和对照组 ODI 评分经治疗后均有明显改善趋势;12 周时随访,2 组维持原有的改善趋势,说明 2 组患者的疼痛强度、日常生活活动能力与社会生活均得到了改善,治疗组改善趋势较明显。具体见表 4。

表4　2 组 ODI 评分

组　别	基　线	第 4 周		第 12 周	
		评　分	差值(d)	评　分	差值(d)
治疗组	30. 34±4. 79	20. 18±4. 71	9. 12±5. 36	11. 43±3. 86	8. 10±4. 00
对照组	30. 39+4. 75	20. 63±4. 36	8. 57±4. 58	12. 19±3. 91	7. 56±4. 33

6. 总体疗效评价比较

全分析集(full analysis set, FAS)总体有效率比较,治疗组为 72. 1%,对照组为 70. 5%,2 组间比较差异无统计学意义;其中治疗组显效率为 42.6%,对照组显效率为 36. 1%;符合方案集(probability proportionateto size sampling, PPS)总体有效率比较,治疗组为 83%;对照组为 82. 7%,2 组间比较差异无统计学意义,治疗组显效率为 49%,对照组显效率为 42. 3%。具体见表 5。

表5　总体疗效比较

分析集	组　别	n	痊愈	显效	有效	无效	P
FAS	治疗组	61	6(9. 8)	20(32. 8)	18(29. 5)	17(27. 9)	0. 898
	对照组	61	5(8. 2)	17(27. 9)	21(34. 4)	18(29. 5)	
PPS	治疗组	53	6(11. 3)	20(37. 7)	18(34. 0)	9(17. 0)	0. 907
	对照组	52	5(9. 6)	17(32. 7)	21(40. 4)	9(17. 3)	

7. 安全性评价

治疗组有 4 例第 1 次服药后出现胃部不适感,恶心但未呕吐,嘱咐患者服中药汤剂与温开水漱口后,患者未再次出现不适反应,未退出试验。对照组有 2 例患者诉开始服药后第 1、2 天出现胃脘部隐痛,轻度恶心,2 例患者均曾有慢性萎缩性胃炎病史,后症状缓解,退出试验。治疗组和对照组未出现严重不良事件发生。

三、讨论

施杞教授认为腰椎间盘突出症当从痹论治,痹即闭也,指的是脏腑气血的郁闭状态。腰椎间盘突出症的病机是人体正气虚弱,风寒湿等外邪乘虚而入,阻滞筋脉,气血运行不畅,血瘀留滞于内而发病。正所谓"气血不和,百病乃变化而生",治疗当"疏其气血,令其调达,以致和平"。施杞教授遵循石氏伤科"以气为主,血为先"的理伤理论,提出了"益气化瘀"的治疗方法。施杞教授认为正虚是导致腰椎间盘突出症发病的关键因素,而正虚则为肝脾肾脏腑功能失调所致,肝脾中又以肾虚为关键。根据上述理论渊源及多年临证经验,施杞教授提出了"益气化瘀补肾法"治疗腰椎间盘突出症的法则。

本课题的研究目的是采用实用性随机、对照试验评价施杞教授"益气化瘀补肾法"治疗腰椎间盘突出症的临床疗效。以 VAS 评分、JOA 评分、ODI 评分作结局指标来评价"益气化瘀补肾法"对腰椎间盘突出症患者疼痛强度、日常生活活动能力、社会生活、心理状态影响。本研究以西乐葆和甲钴胺作为阳性对照,符合临床研究的对照原则,该药是国际公认的治疗脊神经根压迫症、坐骨神经痛、腰椎颈椎根性疼的一线用药,美国内科医师学会与美国疼痛学会已将其列入治疗下腰疼临床指南用药[6]。对于腰椎间盘突出症的治疗,中医药积累了相当多的临床经验,并且腰椎间盘突出症是一种慢性退行性的脊柱疾病,特别适合于中医药防治;其中针灸、推拿、手法、练功等方法显示了确切的临床疗效,其研究成果已在国际性杂志发表[7-10],但由于中药的辨证论治个体化差异大混杂因素多,实施方法不一致,不利于解释性随机对照试验的开展;因此本研究旨在通过实用性随机对照试验,评价以个体化辨证论治和复杂性干预为特点的药辨证施治疗法的临床效果。

本研究结果显示"益气化瘀补肾法"治疗腰椎间盘突出症,其临床疗效与西乐葆合甲钴胺相当;能有效减轻腰椎间盘突出症患者的疼痛程度,改善患者的腰椎功能,提高患者的日常生活和社会生活活动能力,短期随访疗效确定,远期疗效有待更长时间的随访。但由于腰椎间盘突出症的预后受到多种因素的影响[11-12],本研究建议患者在疾病的康复期间,避免较早地投入体力劳动,应注意腰部保暖,并坚持腰背腹肌的功能锻炼,保持积极乐观的健康心态,这是获得满意长期疗效的坚实基础。

调和气血法治疗脊髓型颈椎病的双向队列研究

朱　栋　施　杞　王拥军　莫　文　张　霆　王　晨

颈椎病(CSM)是临床常见的骨伤科疾病之一。其中自 Brain 于 1952 年报道一大组颈椎病并将其分为脊髓型和神经根型后,人们开始加深对脊髓型颈椎病的认识[1]。Naderi S[2]研究显示脊髓型颈椎病的特征表现为颈痛、四肢麻木、排便费力、下肢无力。关于脊髓型颈椎病的转归,部分研究者认为该病起病后若不经过治疗,最终均出现恶化。而也有一部分研究者认为多数患者经过数次反复发作,虽可导致病情加重,类似于退变过程,但最终均可进入静止期,甚至有所改善。因此,认为 CSM 的发病过程较为漫长,保守治疗的预后良好。

而对于严重的脊髓型颈椎病,目前现代医学提倡手术治疗,但是临床上仍有很多病人不愿意或者由于身体条件不适合手术,对于这类病人,其最终的转归如何,目前缺乏长期大样本随访的结论。本双向性队列研究分析了 80 例脊髓型颈椎病患者经过中医调和气血法为主的非手术治疗的远期随访结果,证明调和气血法中医治疗脊髓型颈椎病具有显著疗效,且长期随访,疗效稳定。坚持长期调和气血法中医治疗,不仅能预防病情的进展,而且促使病情的进一步缓解。

一、临床资料

1. 诊断标准和病例选择

(1) 西医诊断标准

参照《全国第二届颈椎病专题座谈会纪要》的诊断原则及各型颈椎病的诊断标准进行诊断:临床上出现颈脊髓损害的表现,颈无不适但手动作笨拙,细小动作失灵,胸部有束带感,步态不稳,易跌倒;肢体肌张力增高,逐渐出现四肢痉挛瘫痪、腱反射亢进,Hoffmanns 征阳性,可出现踝阵挛和髌阵挛;躯干及下肢麻木或出现感觉障碍平面,减弱区呈片状或条状;颈椎 X 线侧位片或 CT 片显示椎体后缘骨质增生,椎管狭窄;MRI 检查示脊髓受压呈波浪样压迹,严重者脊髓可变细,或呈念珠状。

(2) 中医诊断标准

根据 1994 年国家中医药管理局颁布 1995 年实施的《中华人民共和国中医药行业标准——中医病证诊断疗效标准》:有慢性劳损,或感受风寒,或外伤史,或有颈椎退行性病变;多发于 40 岁以上人群,长期伏案工作者多见,起病缓慢;颈、肩背疼痛,头痛头晕,颈部板硬,上肢麻木;颈部活动功能受限,病变颈椎棘突、患侧肩胛骨内上角常有压痛,可有上下肢肌力减弱或肌肉萎缩,臂丛神经牵拉试验阳性,压头试验阳

基金项目:科技部国家"十二五"重大新药创制专项(2011ZX09302 - 006 - 04);国家中医药管理局国家中医临床研究基地业务建设科研专项(JDZX2012120);上海市科学技术委员会中药现代化专项(11DZ1972702);上海市科学技术委员会科技支撑项目(12401902104);上海市浦东新区科学技术委员会中医领军人才基金项目(PWZL 2010 - 02)。

性;正位X线摄片显示钩椎关节增生,张口位可有齿状突偏歪侧位X线摄片显示颈椎生理曲度变直,椎间隙狭窄,有骨质增生或韧带钙化,斜位X线摄片可见椎间孔变小。CT、MRI检查对定性、定位诊断有意义。

(3) 纳入标准

接受调和气血法中药治疗的、随访2个月以上、资料完整的脊髓型颈椎病患者;符合颈椎病脊髓型分型诊断标准;愿意接受随访并配合填写病例随访表。

(4) 排除标准

不符合脊髓型颈椎病西医诊断标准和中医辨证标准者;确诊为脊椎结核、脊椎肿瘤、脊柱椎体骨折、椎体滑脱者;合并有循环系统、呼吸系统、消化系统、泌尿系统、内分泌系统等严重原发性疾病及精神异常患者。

2. 一般资料及对象

所选病例均来自上海中医药大学附属龙华医院施杞教授门诊(1998年3月~2007年7月)接受调和气血法中药治疗的,且随访2个月以上、资料完整的脊髓型颈椎病患者,共80名。其中男43人,女37人,年龄62±11.328岁,随访时间97.81±30.866个月。

二、研究方法

1. 研究方法

本研究方法属于双向性队列研究,也称为历史前瞻性队列研究。

2. 观察指标

符合纳入标准病例的JOA评分、40分评分。

3. 统计分析

本研究中分类资料,以频数域值和95%CI进行统计描述,差别的显著性检验采用χ检验和秩和检验。计量资料以均数±标准差($\bar{x}\pm s$)和95%CI进行统计描述,差别的显著性检验采用t检验,重复测量资料的方差分析。所有资料均建立数据库,用SPSS 15.0统计软件包进行统计处理。

三、研究结果

1. 基本资料

(1) JOA评分总分分布情况(见表1)

表1 3次JOA评分总分情况($\bar{x}\pm s$, n=80)

	总 分	中位数	最小值	最大值
初诊	13.49±3.360	14.00	3	17
一访	15.71±2.212	17.00	6	17
二访	14.71±3.338	16.00	1	17

(2) 40分评分总分分布情况(见表2)

表2 3次40分评分总分情况($\bar{x}\pm s$, n=80)

	总 分	中位数	最小值	最大值
初诊	31.71±6.932	34.00	6	40
一访	36.60±4.547	38.00	10	40
二访	34.98±7.250	38.00	2	40

2. 统计结果与临床意义

（1）一访统计结果与临床意义

初诊与一访时的 40 分评分和 JOA 评分总分分别比较，运用非参数检验，差异均有统计学意义（$P<0.05$），提示本组患者经过调和气血法中医治疗，脊髓功能评分较前提高。见表 3。

表 3　二访与一访两种量表的比较（$\bar{x}\pm s$，$n=80$）

	总　分	P
一访与初诊 40 分比较	4. 89+6. 025	0. 019
一访与初诊 JOA 比较	2. 23±3. 166	0. 003

（2）二访统计结果与临床意义

在第二次随访时（2013 年）发现，部分患者继续长期坚持在门诊接受调和气血法中医治疗，共 44 名，男 23 名，女 21 名，年龄 59. 30±10. 373 岁；而另一部分则经停止本门诊随访 3 年以上，共 36 名，男 20 名，女 16 名，平均年龄 65. 31±11. 705 岁，其中 20 名患者在 2007 年回访时，JOA 评分满分后停止中药治疗。其中男 7 名，女 13 名，平均年龄 60. 75±11. 092 岁，其余 16 名患者在 2007 年回访时，JOA 评分未得到满分后不再中药治疗，其中男 13 名，女 3 名，平均年龄 71±10. 080 岁。

长期治疗患者样本运用非参数检验，二访与一访 40 分、JOA 差值有统计学意义（$P<0.05$），提示继续在施杞教授门诊随访的患者，通过调和气血法中医治疗其病情得到进一步缓解。两次随访 40 分、JOA 差值的比较没有明显统计学意义（$P>0.05$），说明中药长期疗效无明显差异，在整个疾病的治疗过程中，中药疗效稳定。见表 4。

表 4　长期治疗患者二访与一访两种量表的比较（$\bar{x}\pm s$，$n=44$）

	总　分	P
二访与一访 40 分比较	1. 07±2. 723	0. 014
二访与一访 40 分 JOA 比较	0. 20±1. 424	0. 000
两次 40 分差值比较	−3. 55±7. 482	0. 114
两次 JOA 差值比较	−1. 95±4. 109	0. 114

一访 JOA 评分满分但未继续治疗患者样本的 40 分差值有统计学意义（$P<0.05$），JOA 差值无统计学意义（$P>0.05$）。虽然 JOA 差值无统计学意义，但 40 分评分量表中同时考察了肛门括约肌功能，而 JOA 评分只注重膀胱括约肌功能的评分，20 名患者中有 11 名由于便秘或失禁，在 JOA 评分得到 17 分时，40 分评分并未得到满分，故同一样本两个量表是可能出现两种统计结果，但从临床意义考虑，未继续中医治疗的患者，其整体症状较前加重。见表 5。运用重复测量设计的方差分析再次进行检验，通过 Mauchly's 球形检验，JOA 量表评分统计 $P=0.268>0.05$，40 分量表评分统计 $P=0.077>0.05$，故根据 Sphericity Assumed 法，JOA 量表评分统计 $P=0.001<0.05$，40 分量表评分统计 $P=0.000<0.05$，说明，这部分患者虽然在一访时脊髓功能量表 JOA 达到满分，但停止治疗后，其病情再次加重。见图 1、图 2。

表 5　一访 JOA 评分满分但未继续治疗患者两种量表的比较（$\bar{x}\pm s$，$n=20$）

	总　分	P
二访与一访 40 分比较	−2. 30±4. 181	0. 044
二访与一访 40 分 JOA 比较	−1. 60±2. 280	0. 086

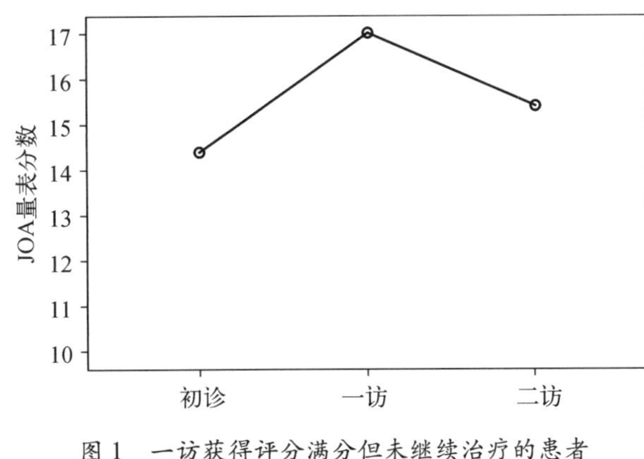

图 1　一访获得评分满分但未继续治疗的患者脊髓功能在 JOA 量表上的趋势

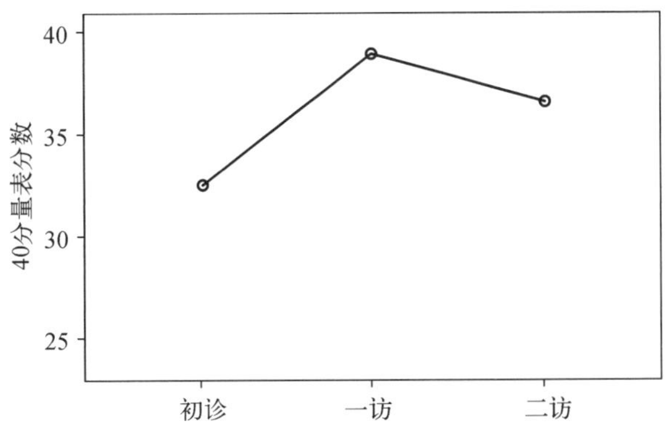

图 2　一访获得评分满分但未继续治疗的患者脊髓功能在 40 分量表上的趋势

部分患者一访时 JOA 评分未达到满分，但未继续治疗，原因有胃部不适（11 例）、帕金森病（1 例）、手术治疗（3 例）、寻求其他保守治疗（1 例）。通过非参数检验，40 分、JOA 差值有统计学意义（$P<0.05$），说明患者虽然经过一段时间的中医治疗，其病情得到缓解，一段时间停止治疗后，其病情又进一步加重。见表 6。运用重复测量设计的方差分析再次进行检验，JOA 量表评分统计 Mauchly's 球形检验 $P=0.327>0.05$，故根据 Sphericity Assumed 法计算，$P=0.000<0.001$，40 分量表评分统计 Mauchly's 球形检验 $P=0.034<0.05$，故根据 Greenhouse－Geisser 法、Huynh－Feldt 法、Lower-bound 法计算，$P=0.001<0.05$，JOA 量表和 40 分量表变化均有统计学意义。说明患者经过一段时间的中医治疗，其病情得到缓解，停止治疗一段时间后，其病情又进一步加重。见图 3、图 4。

表 6　一访 JOA 评分未满分但未继续治疗患者两种量表的比较（$\bar{x}\pm s$，$n=16$）

	总　分	P
二访与一访 40 分差值	−8.188±7.016	0.000
二访与一访 40 分 JOA 差值	−3.563±3.425	0.001

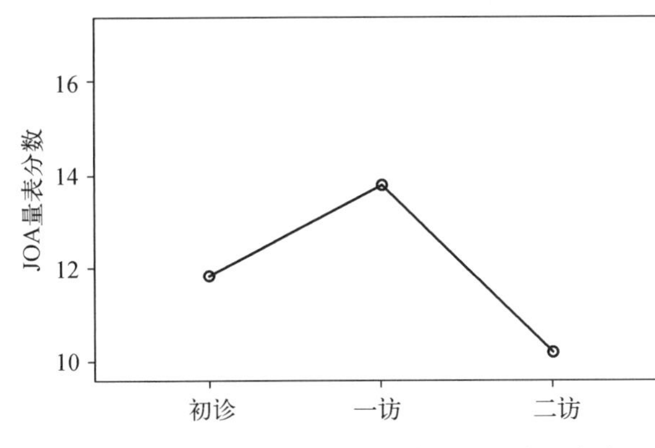

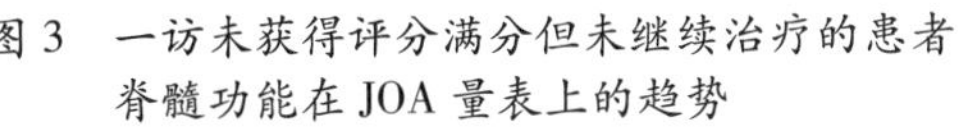
图 3　一访未获得评分满分但未继续治疗的患者脊髓功能在 JOA 量表上的趋势

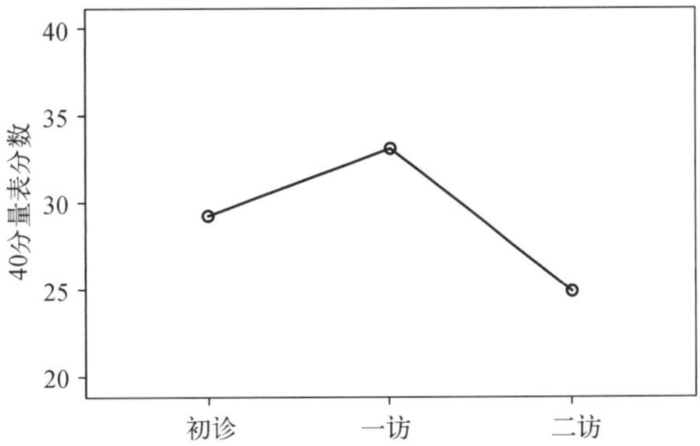

图 4　一访未获得评分满分但未继续治疗的患者脊髓功能在 40 分量表上的趋势

（3）整体样本统计结果和临床意义

运用重复测量设计的方差分析进行检验，通过 Mauchly's 球形检验，JOA 量表 $P=0.000<0.05$，40 分量表 $P=0.000$，故根据 Greenhouse－Geisser 法、Huyn Feldt 法、Lower-bound 法计算，JOA 量表和 40 分量表 $P=0.000<0.05$。提示 JOA 量表和 40 分量表变化均有统计学意义。结合样本分布情况，发现长期治疗脊髓

型颈椎病患者的功能评分得到持续的恢复；而不论治疗过程中，功能评分是否达到满分，停止治疗后，其功能评分出现了下降，病情再次加重。见图 5、图 6。

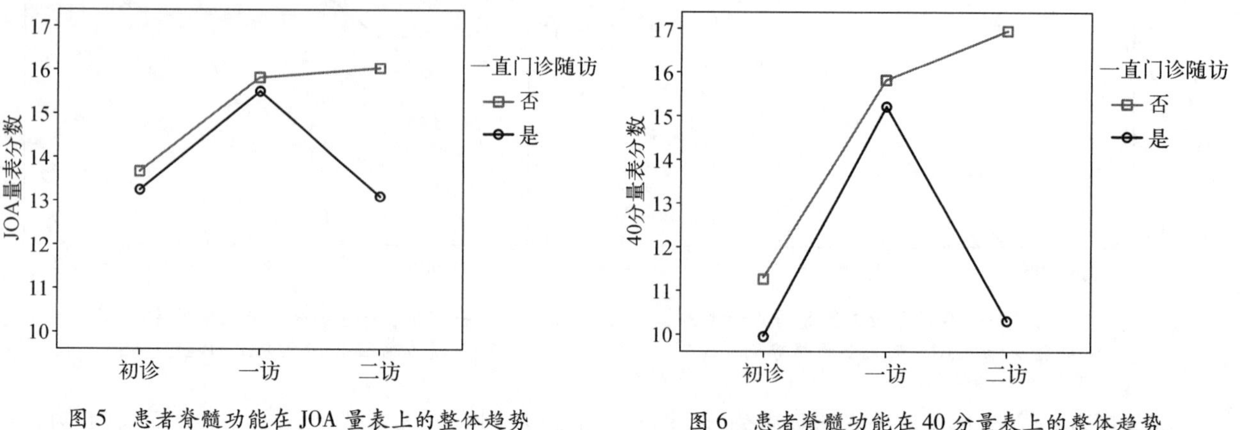

图 5　患者脊髓功能在 JOA 量表上的整体趋势　　图 6　患者脊髓功能在 40 分量表上的整体趋势

观察两个量表与是否一直门诊随访的交互作用，均有统计学意义（$P=0.000<0.05$）。提示是否一直门诊随访治疗，是影响病情发展的重要因素。

四、讨论

1. 关于 CSM 的自然史

关于 CSM 自然史的研究相对较少，且国内外学者所得到的结论也不尽相同。Clark 等[3]研究了 120 例 CSM 患者的自然史，发现大部分患者的病情呈缓慢性进展，也有部分患者发展较快，但未见自行恢复者。Lees 及 Nurick[4]则认为该病的发展呈良性过程，即初期病情加重，而后出现持续多年的静止期，甚至有不同程度的好转。还有部分的学者则认为 CSM 若是不能及时有效的治疗，其病情会越来越严重，它并非一个良性的过程。贾连顺等[5-6]认为随着病情的发展，最终有致残的可能性。脊髓型颈椎病的起病缓慢而隐匿，初期常常容易被患者及医生忽视，但其中又有部分患者病情会突然恶化，短时间内就会出现神经功能异常甚至瘫痪。贾连顺等[7]又根据起病状态、患者自我感受和临床的特征性表现，将 1 263 例 CSM 患者的演变方式归纳为 5 种，第 1~4 种为起病轻者，其中第 2~4 种无论是否经过稳定期，最后均出现恶化，第 1 种长期保持整定，随访期内无恶化倾向，第 5 种为突然起病无法缓解者。他们认为脊髓型颈椎病的患者中只有一小部分在起病之后病情发展平稳，持续多年处于静止期，是一个良性的过程，而大部分患者起病之后病情会越来越严重，不能得到有效控制，最后可能致残。

本研究结果显示，观察后期有部分患者经治疗达到脊髓功能评分满分，停止服用中药后，50%患者仍然处于完全缓解状态，35%处于疾病稳定状态，15%患者出现病情恶化，病情恶化的出现符合贾连顺教授对 CSM 5 种分型中的第 2~4 种，稳定期后出现恶化，属于病程自然进展。而未达到满分即停服中药的患者 6.25%的患者出现了病情恶化，其余 43.75%的患者病情处于稳定状态。提示长期调和气血法中药治疗，患者的病情能够得到持续且稳定地好转，甚至功能痊愈。在达到满意疗效，即脊髓功能评分满分后，大部分患者能保持完全缓解状态或疾病稳定状态，但少部分患者病情恶化。而未达到脊髓功能满分即停服中药的患者，其脊髓功能大部分出现病情恶化。

2. 关于非手术治疗

脊髓型颈椎病的治疗，以往国内外一般推荐确诊即手术，但是随着非手术治疗手段的不断出现，并被证实其具有一定的疗效后，部分学者和临床工作者对于非手术治疗也逐渐接受。Clarke 和 Robinson[3]研究发现 1/5 病例呈进行性加重趋势，其余病例进行缓慢、有间隙期、反复过程可达数月至数年，甚至 10 余年。根据贾连顺教授的临床分型[8]，对突发型和进行性加重型应尽早手术；平稳型和自限型可采取非手术治疗。近 20 年来许多专家对病情进行缓慢或自限型的患者尝试用非手术方法治疗 CSM，取得满意疗效。

赵定麟[9]、倪文才[10]认为非手术治疗为 CSM 的基本方法。Rowland[11]也认为在 CSM 治疗中，尚不能证明手术治疗效果比非手术治疗好。非手术治疗与手术治疗相比患者痛苦比较小，且经济压力相对较少，从心理和经济方面都比较容易被患者接受。对于脊髓型颈椎病，我们最重要且最终的目的是改善患者的生活质量，使患者维持一个身心健康的状态。外科的手术治疗主要针对脊髓的减压和颈椎生理结构的变，对生活质量和健康状态的改善没有直接关系。对于尚无手术指征或术后恢复的患者，保守治疗尤其是中医药的治疗突出的它的极大优势。

3. 中医对 CSM 的认识

中医多将 CSM 归为“痹证”“痿症”“项强”“骨痹”等范畴。病位在脊髓，外有风寒湿邪，内有劳损日久耗伤气血，气血运行不畅，血脉痹阻不通，不通则痛。精血亏损，督脉空虚，髓海失养，故见颈部僵痛，肢体麻木。肝主筋，肾主骨生髓。中年以后肝肾之精血逐渐亏虚，不能濡养筋骨，筋束骨无力，每遇外邪侵袭筋脉痹阻，足不任身。老年之后，精血亏竭，髓枯筋痿。故治疗多以滋补肝肾，温通督脉，祛瘀通络为治则。周林宽等[12]将 31 例症状尚轻或手术后效果不明显脊髓型颈椎病辨证分为气虚瘀阻型、痰湿阻滞型、肝肾亏虚型，分别予以补阳还五汤加减、平胃散加减、六味地黄汤或左归饮加减治疗，显效 10 例，有效 1 例，总有效率为 93.5%。施杞[13]从痉、痿证论治脊髓型颈椎病，认为其病因都与“气滞”“血瘀”“痰阻”有关，临床上常用血府逐瘀汤加减活血化瘀，实热积滞于肠胃，易致气机升降阻滞，导致血脉瘀阻，故用大承气汤加减泻阳明实热。治标的同时不忘固本，临床常用补中益气汤益气固本，六味地黄汤补益肝肾，香砂六君子丸健脾化湿等，始终遵循“以气为主，以血为先，痰瘀兼治”的原则。张天健[14]认为脊髓型颈椎病病机为“荣气虚，卫气实”，强调本病以虚为主，治疗以益气滋肾、祛瘀、利湿为治疗大法。认为益气活血药物可改善血液循环，祛湿利水药物可减轻肢体水肿，滋肾填精药物可促进神经功能恢复。

4. 施杞教授对 CSM 的认识

中医骨伤名家施杞教授在继承石氏伤科“以气为主，以血为先”之气血理论的基础上，结合自身几十年的临床经验，认为脊髓型颈椎病其病机以本为虚，多气血失和，而其后因受痰、湿等邪，阻滞经气，久而伤津化火，或久病及瘀，进一步加重经脉闭阻，故其标为邪实，病在肌、筋、骨、脉为重，脏合肝、脾、肾。不论在脏腑、经络，抑或在皮内、筋骨都离不开气血；气血之于形体，无处不到。治疗上基本法则是调和气血法。长期过度的体力劳作，日久则损伤筋脉，气血失和，致体质虚弱，正气损伤，这是劳损内伤本虚标实的原因[15]。气血失和日久，则见头晕、肢麻、活动不利、视物昏花、排尿困难等。临证所见，亦每以中老年患者为多。瘀血阻脉，不通则痛；瘀血之不除，新血不可生，气虚无援，血运不畅，荣养失职，引起了不荣则痛和肢麻等症状[16-17]。

选方上以圣愈汤为基础方，临证加减。施老师遵调和气血大法，常用黄芪、党参益气，气机畅通，行于周身；当归、白芍、熟地养血和血；川芎活血化瘀。全方补气同时亦有养血，气推血动，血载气行，两者相辅相成。益气养血、活血化瘀诸药合用，可使血随气行，经络通畅，关节肌肉得以濡养。

随证佐以丹参、赤芍、桃仁、红花活血化瘀，通络止痛；熟附片、川桂枝温通经脉，活血通络。柴胡宽胸行气，疏肝治瘀；葛根疏通经络，引药上行；羌活散风祛湿，治督脉为病、脊强而厥；蜈蚣熄风止痉，通络止痛。施老师善用麝香（遵守动物保护相关条约，用人工麝香代替）治疗此型颈椎病，乃取麝香芳香走窜开窍之力，“通诸窍，开经络，透肌骨”（《本草纲目》）。现代研究也证明人工麝香具有显著降低退变颈椎间盘炎症介质的作用，为其治疗颈椎病等退行性疾病提供了理论基础[18]。颈椎病发病日久，缠绵不愈，多为瘀血凝滞，结于经络关节之深处，常用活血药物力所难及，不能骤去，遇此施老师临方每用虫蚁飞窜之药，如地虫、全蝎、蜈蚣、山甲片，取性善走窜的特性。虫类药善破血逐瘀消癥，祛逐经络之瘀滞，畅通血脉，“通则不痛”，从而达到止痛的目的。同时，施老师亦常用藤类药，如鸡血藤、络石藤、青风藤、海风藤等疏经通络，冀多年固结瘀邪或可松动。《本草便读》云：“凡藤蔓之属，皆可通经入络。盖藤者缠绕蔓延，犹如网络纵横交错，无所不至，其形如络脉。”《本草纲目》云：“藤类药物以其轻灵，易通利关节而达四肢。”痰瘀胶着更甚者，以半夏、石菖蒲、制南星等药物祛痰化湿走经络，祛风痰而止痉。施老师临方不忘顾护脾胃，方中常加用鸡内金、谷麦芽、白术、甘草等顾护脾胃。究其根源主要有二：其一伤药多损伤脾胃，如虫类药，久服则脘腹不适、纳呆、胃脘疼痛，使脾胃损伤；其二脾胃功能强弱与痹病的发生、发展及预后有密切的关系。《景岳全书·杂证谟》谓："凡欲察病者，必须先察胃气；凡欲治病者，必须常顾胃气，胃气无损，诸可无虑。""五脏六腑皆禀气于胃""脾为后天之本"，且"脾主肌肉四肢"，脾胃强健则气血充盈，筋脉关节得以濡润，四肢肌肉有所禀受也。脾胃虚弱之人，易外受寒湿之邪，着于筋脉则发为痹病。

芍红健腰颗粒治疗急性腰扭伤的随机阳性药对照临床研究

叶　洁　雷一鸣　许金海　马俊明　莫　文　施　杞

急性腰扭伤是指在受到强大外力牵拉后，导致腰部肌肉、韧带以及筋膜等软组织的急性撕裂伤，发病往往较急，是骨伤科常见病。研究显示60%~80%的成人有患病史，仅次于上呼吸道感染而居第2位[1]。虽然急性腰扭伤大多预后良好，但如未予重视或不及时给予必要的处理和治疗，它将成为脊柱退行变和慢性腰痛的诱因，给患者带来较大的身体和心理负担。

目前已有较多的临床报道显示中药对于急性腰扭伤的临床疗效良好，特别是口服药逐步推广。芍红健腰颗粒是上海中医药大学附属龙华医院院内制剂，临床使用20余年，为进一步验证其临床疗效，从2014年5月至2015年5月，我们纳入144例急性腰扭伤患者开展了随机对照临床研究，研究结果报道如下。

一、资料与方法

1. 诊断标准

根据国家中医药管理局于1994年颁布的《中医病证诊断疗效标准》中急性腰扭伤的诊断及中医症候分型标准[2]。

2. 纳入与排除标准

① 纳入标准：符合急性腰扭伤的患者；年龄16~65岁的男性或女性；腰椎未接受过包括手术治疗；参加本试验研究期间不接受其他治疗方案；② 排除标准：不符合急性腰扭伤诊断标准的患者，或年龄小于18岁及年龄大于65岁的患者；对本课题研究治疗方案表示拒绝的患者；怀疑确有酒精、药物滥用病史或合并有严重的心脑血管等原发病及精神病的患者；影像学检查有骨折、骨病等合并疾患的患者；疼痛特别剧烈或直腿抬高试验阳性且伴有坐骨神经痛症状的患者；在参与课题之前已接受其他治疗项目，而有可能影响到本研究治疗效应观察的患者；患有感染传染性疾病或患有皮肤性疾病的患者；已知对芍红健腰颗粒、云南白药胶囊或其中药物成分过敏者；妊娠期的女性患者；运动员急性腰扭伤患者；其他原因不宜或不能应用本治疗方法的患者。

3. 研究对象

病例来源于2014年5月至2015年5月之间上海中医药大学附属龙华医院骨伤科门诊就诊的急性腰扭伤患者，共计164例，符合纳入的患者144例。

基金项目：上海市科学技术委员会中医药现代化专项（12401902104）；国家自然科学基金委青年科学基金项目（81403419）；上海市中医药事业发展三年行动计划项目（2014—2016年）（ZY3－LCPT－1－1003）；上海市卫生系统优秀学科带头人培养计划项目（XBR2013104）；上海市自然科学基金项目（13ZR1442100）。

4. 研究方法

(1) 样本量

研究选择主要结局指标腰部 VAS 评分作为计算样本量大小的依据，根据前期临床试验研究结果[3]，采用完全随机设计两样本均数比较的样本量估算方法，按观察组∶对照组=1∶1 分配，预计样本量为 120，考虑 20%脱落，故总样本量 N=144 例。

(2) 分组方法

将 144 例急性腰扭伤患者按照入院先后顺序编为 1～144 号，从随机数字表[4]中的第 10 行第 32 列开始，依次读取三位数作为一个随机数录于编号下，然后将全部 144 个随机数从小到大编序号（数据相同的按先后顺序编序号），规定所编序号 1～72 号为治疗组，73～144 号为对照组。

(3) 盲法与偏倚

由于芍红健腰颗粒与云南白药胶囊在剂型和外观方面存在明显差异，该研究没有采用盲法。主要实行了试验干预措施执行人员与数据观察测量统计人员分工的原则。试验干预措施执行人员只参与研究设计、病人分组、药物发放和资料保管，而保证数据观察测量和统计分析人员不知道分组情况。同时该研究对数据测量人员在患者 VAS 与 ODI 评分的采集、腰椎活动度的测量进行统一的培训，一定程度上避免研究过程中可能的测量误差和偏倚。

(4) 治疗方法

1) 治疗组：芍红健腰颗粒（龙华医院制剂室）口服治疗，服用方法：一日 2 次，一次 1 袋，口服。连续服用 14 天，观察时间为初诊、第 3 天、第 7 天、第 14 天及 3 个月后随访。

2) 对照组：云南白药胶囊（云南白药集团有限公司生产，国药准字：Z53020799）口服治疗；服用方法：一日 4 次，一次 1 粒，口服。连续服用 14 天，观察时间为初诊、第 3 天、第 7 天、第 14 天及 3 个月后随访。

(5) 观察指标及方法

① 疗效指标；主要结局指标：腰部疼痛 VAS 评分；次要结局指标：腰椎活动度、Oswestry 功能障碍指数问卷表（ODI 评分）。以上指标在治疗前、第 3 天、第 7 天、第 14 天及 3 个月后各记录一次。② 安全性指标；血常规、肝肾功能、粪常规、尿常规、心电图；于初诊、第 14 天各记录一次。

5. 疗效判定标准

疗效判定采用国家中医药管理局于 1994 年颁布的《中医病证诊断疗效标准》腰痛标准[3]。临床治愈：临床症状消失，不影响活动及生活，随访 3 个月无复发；显效：腰痛症状近乎消失，仅劳累或天气变化时轻度疼痛，功能恢复，不影响日常工作，或者病情由重度转为轻度。有效：腰痛的症状和体征有减轻或者改善，但病情不稳定，停药后无复发，对重体力劳动影响。无效：临床症状和体征无变化，甚至加重者。

6. 统计学方法

委托第三方统计，采用 SPSS 16.0 统计软件进行数据统计分析与处理。对计量资料首先进行正态性分析，凡符合正态分布的数据均用表示，同组治疗前后比较采用配对 t 检验，组间比较采用独立样本 t 检验；非正态分布计量资料采用秩和检验。计数资料中的非等级资料采用χ^2检验或非参数检验；等级资料采用 Ridit 检验。以双侧检验，$P<0.05$ 被认为差异有统计学意义。

二、结果

1. 临床流程图

两组共纳入符合方案的急性腰扭伤病例 144 例，治疗组 72 例，对照组 72 例；第 3 天随访时，治疗组有 2 例接受针灸治疗，1 例接受推拿治疗，1 例自行服用散利痛，共计脱落 4 例；对照组中有 1 例接受中药定向透药仪器理疗，2 例接受针灸治疗，共计脱落 3 例，故第 3 天纳入分析的病例为治疗组 68 例，对照组为 69 例；第 1 周随访时，治疗组 1 例行低频康复治疗，另有失访患者 2 例，共计脱落数量为 3 例患者；而对照组共有 2 例患者接受中医传统推拿治疗，另有 1 例患者自行服用莫比可治疗，失访患者 1 例，共计脱落 4 例，故第 1 周纳入分析的病例分别为治疗组 65 例，对照组 65 例；第 2 周随访时，治疗组失访 2 例，对照组失访 2 例，故第 2 周纳入分析的病例为治疗组 63 例，对照组 63 例；至第 3 个月随访时，治疗组共有失访患者 2 例，对照组共有失访患者 3 例，故第 3 个月最终纳入课题试验分析的病例数：治疗组最后共有 61 例，对照组最后共有 60 例。

2. 基线资料

两组患者性别、年龄、身高、体重及治疗前疼痛 VAS 评分、腰椎活动度及 Oswestry 功能障碍指数问卷表（ODI）评分比较差异均无统计学意义（$P>0.05$），具有可比性。见表 1。

表 1　受试者基线特征（$n=72$）

基线特征	治疗组	对照组	P 值
性别（女/男）	41/31	40/32	0.867
体重（kg）	64.98±4.98	63.28±3.28	0.300
VAS 评分	5.71±1.71	5.58±0.58	0.671
ODI 评分	48.19±8.20	49.42±9.43	0.622
前屈	48.39±8.40	49.33±9.34	0.689
后伸	23.01±3.01	23.86±3.86	0.418
左侧屈	26.46±6.46	26.40±6.40	0.951
右侧屈	25.74±4.85	25.17±4.85	0.447
左旋	31.11±1.11	30.03±0.03	0.218
右旋	30.44±0.44	29.81±9.81	0.464

注：计量资料统计描述采用例数、均值±标准差表示；计数数据以百分率表示。

3. 两组腰椎 VAS 评分比较

患者治疗前后及不同时间点对 VAS 评分的影响，见表 2。治疗组给药后第 3 天 VAS 评分下降幅度为最快，幅度超过对照组。对照组在给药前 VAS 评分较治疗组低，给药后第 7 天 VAS 评分下降幅度最快，降幅超过治疗组。治疗组 VAS 评分显著低于对照组（$P=0.024$）。从各时间点看，初诊时两组患者 VAS 评分无显著差异（$P=0.671$），而在给药后第 3 天至给药后第 2 周内治疗组 VAS 评分均明显低于对照组，第 3 天比较两组（$P<0.001$），第 7 天比较两组（$P<0.001$）；给药 2 周至给药后 3 个月后两组患者的 VAS 评分无显著差异，第 14 天比较两组（$P=0.328$），第 3 个月比较两组（$P=0.677$）；另外在组别和时间点间存在交互作用（$P<0.001$），说明随着时间的变化治疗组 VAS 评分的降低程度较对照组更大。

表 2　两组 VAS 评分结果

组别	初诊	第 3 天	第 7 天	第 14 天	第 3 个月
治疗组	5.71	4.00	3.34	1.89	1.33
对照组	5.58	5.17	4.81	2.16	1.45

4. 两组腰椎活动度比较

患者治疗前后及不同时间点对腰椎活动度各项指标的影响见表 3。两组患者治疗前后不同时间点之间各项指标均有显著差异，前屈角度（$P<0.001$），后伸角度（$P<0.001$），左侧屈角度（$P<0.001$），右侧屈角度（$P<0.001$），左旋角度（$P<0.001$），右旋角度（$P<0.001$），说明各组腰椎活动度在每次随访时间点均较前有明显改善，差异有统计学意义。而两组患者间相互比较，除右旋角度（$P=0.010$）治疗组改善明显优于对照组且存在组别和时间的交互作用（$P<0.001$）外，其余包括前屈角度（$P=0.158$）、后伸角度（$P=0.384$）、左侧屈角度（$P=0.337$）、右侧屈角度（$P=0.421$）、左旋角度（$P=0.066$）在内的五项指标均显示 $P>0.05$，差异无统计学意义。

表3 治疗前后两组腰椎活动度比较(°)

项目	就诊日	初诊	第3天	第7天	第14天	第3个月
前屈	治疗组	48.39±12.39	58.07±14.05	60.78±12.71	70.74±11.01	73.35±11.37
	对照组	49.33±15.65	50.06±12.10	58.38±13.78	68.11±12.73	71.81±12.95
后伸	治疗组	23.01±6.26	26.76±6.19	28.25±5.43	30.38±5.00	31.33±4.54
	对照组	23.86±6.26	24.71±6.10	27.69±5.82	29.31±5.37	30.38±5.06
左侧屈	治疗组	26.46±5.42	28.72±5.04	30.14±4.45	31.01±4.23	31.71±3.84
	对照组	26.40±5.50	27.10±5.06	29.39±5.10	30.60±4.14	31.22±4.19
右侧屈	治疗组	25.74±4.85	27.67±4.33	29.25±4.30	30.89±4.48	31.26±4.21
	对照组	25.17±4.09	26.54±3.91	29.13±4.21	30.32±4.02	31.11±4.02
左旋	治疗组	31.11±5.56	32.56±5.25	33.65±4.84	34.64±3.96	35.83±3.88
	对照组	30.03±4.93	30.63±4.68	32.19±4.32	33.44±3.85	35.06±4.11
右旋	治疗组	30.44±5.43	33.57±5.60	34.63±5.11	35.46±4.74	36.22±4.12
	对照组	29.81±5.01	29.79±4.90	32.76±4.74	33.60±4.27	34.78±4.09

5. 两组ODI评分比较

患者治疗前后及不同时间点对ODI评分的影响见表4。治疗前后不同时间点之间有显著差异($P<0.001$);在治疗组和对照组均如此。治疗组在给药前ODI评分均值较对照组低,给药后第3天ODI评分下降幅度为最快,幅度超过对照组。对照组在给药前ODI评分较治疗组高,给药后第7天VAS评分下降幅度最快,降幅超过治疗组。治疗组ODI评分显著低于对照组($P=0.001$)。从各时间点看,初诊时两组患者ODI评分无显著差异($P=0.622$),而在给药后第3天至给药后第2周内治疗组ODI评分均明显低于对照组,第3天比较两组($P<0.001$),第7天比较两组($P<0.001$),第14天比较两组($P=0.009$);给药后3个月后两组患者的VAS评分无显著差异,第3个月比较两组($P=0.051$);另外在组别和时间点间存在交互作用($P<0.001$),说明随着时间的变化治疗组ODI评分的降低程度较对照组更大。

表4 治疗前后两组ODI评分

组别	初诊	第3天	第7天	第14天	第3个月
治疗组	48.19±15.36	34.72±17.29	27.97±17.53	19.39±12.65	12.69±12.76
对照组	49.42±14.29	46.00±13.94	41.47±13.15	25.08±13.07	17.17±14.48

6. 总体疗效评价比较

全分析集(FAS)总体有效率比较,治疗组为73.5%,对照组为72.2%,两组间比较差异无统计学意义($P=0.898$);其中治疗组显效率为44.4%,对照组显效率为38.9%;符合方案集(PPS)总体有效率比较,治疗组为82.0%;对照组为81.7%,两组间比较差异无统计学意义($P=0.907$),治疗组显效率为49.2%,对照组显效率为43.3%。见表5。

表5 总体疗效比较

分析集	组别	例数	痊愈	显效	有效	无效	P值
FAS	治疗组	72	9	23	21	19	0.898
	对照组	72	8	20	24	20	
PPS	治疗组	61	8	22	20	11	0.907
	对照组	60	7	19	23	11	

7. 安全性评价

治疗中两组患者均未出现明显不适症状，血常规、肝肾功能、尿常规、粪常规及心电图检测均未出现明显改变。两组均没有出现因不良事件而退出该课题试验的患者，两组患者用药后均无严重不良事件发生。

三、讨论

急性腰扭伤在中医往往归于“闪腰”“岔气”“梗腰”范畴，该病之病因病机乃运动失度或持重不当，不慎跌扑、牵拉及过度扭转等致腰部经筋络脉损伤，经气受阻，气血凝滞，血溢脉外，经脉闭阻，不通则痛[5]，早期为气滞于膀胱经，导致气机不畅，继而兼有气滞血瘀，最终以血瘀为主。

芍红健腰颗粒是上海名老中医施杞教授遵循“以气为主，以血为先”的石氏伤科治伤理论，并在长期对急慢性腰扭伤患者进行观察和实验研究后，提出“活血化瘀、行气止痛、强骨健腰”的治疗法则，原方出自石筱山的“腰痛1号方”，在其基础上结合了现代研究进行改良后，最终研制出的中药院内制剂，现主要用于治疗损伤后气滞血瘀所导致的腰部疼痛，作为院内制剂在龙华医院骨伤科已经有近20年的使用历史。

芍红健腰颗粒的主要成分为：赤芍、红花、桃仁、川楝子、泽兰、狗脊、续断，贯彻石氏伤科“气血兼顾，以气为主，以血为先”之治疗原则，以活血祛瘀，行气止痛为立方之主，又佐以补益肝肾、强筋壮骨为辅。芍药之气味苦、平、无毒，有除血痹、破坚积、止痛之功效，《神农本草经读》提到：“气平下降，味苦下泄而走血，为攻下之品，一切诸痛，皆气滞之病，其主之者，以苦平而泄其气也。血痹者，血闭而不行，坚积者，积久而坚实，皆血滞之病，其主之者，以苦平而行其血也。”方中以赤芍配合桃仁、红花入肝经血分，共奏活血祛瘀止痛之功，共为君药。古代有“跌扑损伤，败血必归于肝”之说，清代吴谦《医宗金鉴·正骨心法要旨》提到：“凡跌打损伤，堕坠之证，恶血留内，则不分何经，皆以肝为主。”川楝子能入肝经，有行气止痛、疏肝泄热之功效，泽兰能入脾经，有芳香舒脾、行气消肿之功效；二药共为臣药以助君药行气消肿止痛、活血祛瘀之功效。另外石氏伤科认为治疗伤损必着眼于“虚”，故芍红健腰颗粒中除了应用急性期活血化瘀行气止痛之药物外，还加用狗脊固肾气，以固真气之损，续断填精髓，以固元阴真阳，使五脏六腑、肌肉皮毛皆得温煦滋养，两者相合行而不泄、补而不滞，既能补肝肾强筋骨，又能行血脉消肿痛，续折疗伤共为佐药，共调津血精气。诸药配合，共奏行气止痛、活血化瘀、健腰壮骨之功效。《杂病源流犀烛·跌仆闪挫源流》谓：“跌仆闪挫，卒然身受，由外及内，气血俱伤病也。”石老先生从气血的从属关系着手，加用补益肝肾之品以调肝之气血。古语有云：“腰为肾之府，转摇不能，肾将惫矣，意思就是说腰为肾之府，若肾气不能以充填腰府，则腰部空虚转动乏力”。《杂病源流犀烛·腰脐病源流》亦提到：“腰痛，精气虚而邪客病也……肾虚其本也，风寒湿热痰饮，气滞血瘀闪挫其标也，或从标，或从本，贵无失其宜而已。”均说明了在腰痛病治疗中重固护肾气和调养肝气的重要性。芍红健腰颗粒中应用补益肝肾之药物充分体现了石氏伤科的治疗特色。

本课题以VAS评分、ODI评分作为观察指标，研究两药物缓解腰扭伤后疼痛的能力、对腰部活动度的改善以及对患者生活作息的影响。目的是通过是完全随机分组对照实验的应用来评价芍红健腰颗粒和云南白药在治疗急性腰扭伤临床疗效上的优劣。我们以国内治疗急性软组织损伤的一线用药：云南白药作为对照组，国内的研究学者经过Meta分析后得出结论，云南白药治疗软组织伤的内服疗效可与消炎止痛类西药内服作用相类似，常作为阳性对照的药物与外用或者内服的中药制剂作比较[6]。

对于急性腰扭伤的治疗，中医药积累了相当多的临床经验，其中的针灸、推拿、手法、练功、中医辨证等方法显示其确切的临床疗效[7-12]。从本研究的结果来看，治疗3天后治疗组患者的VAS评分先降低至5分以下，说明此时的疼痛度已达到患者可以忍受的范围内[13]；14天时，两组患者的VAS评分均值同时降低至3分以下，此时的疼痛强度是患者维持正常的日常生活所能够接受的[14]；另外统计数据显示在组别和时间点之间存在交互作用，这说明随着时间的变化芍红健腰组VAS评分的变化程度较云南白药组更大。鉴于以上讨论结果，证明了芍红健腰颗粒能够更快速、更有效的减轻急性腰扭伤患者的疼痛症状，并在用药14天后使患者的疼痛症状基本消失。观察腰椎活动度各项指标折线图发现治疗组活动度均稍高于对照组，但其改善程度尚未形成统计学差异，故可认为芍红健腰颗粒和云南白药两组药物均对患者腰椎活动度有明显改善，两药物作用基本相似。急性腰扭伤患者的日常工作、生活及社会活动是受多方面影响的，而患者的心理状态和生活习惯往往是其关键因素[15]，结果显示，在治疗后的 4 个时间点随访，发现治疗组的 ODI 评分均值均低于对照组，另外发现在组别和时间点间存在着交互作用，这意味着随着时间的变化治疗组 ODI 评分的降低趋势较对照组更明显。综上所述，我们可以认为治疗组对患者日常生活质量的改善是更快速和更有效的。

我们的研究结果显示芍红健腰颗粒治疗急性腰扭伤，其临床疗效不劣于云南白药胶囊；它能更快速、也更有效的减轻患者腰扭伤后的腰部疼痛程度，能有效增加患者的腰椎活动度，并能对患者的日常工作和社会生活等起到更快速、更有效的改善，其近期和远期疗效均值得肯定。但由于急性腰扭伤的预后受到多种因素的影响[16-18]，我们建议患者在疾病的康复期间，避免较早地投入体力劳动，应注意腰部保暖，并坚持腰背腹肌的功能锻炼[19]，保持积极乐观的健康心态，这是获得满意的长期疗效的坚实基础。

筋痹颗粒治疗腰椎间盘突出症气虚血瘀证的随机、双盲、双模拟、非劣效性平行对照临床研究

金　坤　童正一　韩　坤　沈琪幸　陈　妮　乔娇娇　王国栋
许金海　叶　洁　莫　文　施　杞

腰椎间盘突出症是骨伤科的常见疾病，主要表现为腰腿痛[1]。腰椎间盘突出症在中医学中归属于“腰痛”“筋痹”的范畴。施杞教授认为，腰椎间盘突出症从痹论治[2]，其病位在筋和肉，并自拟筋痹方进行临床治疗。前期研究显示，筋痹方在治疗慢性筋骨病方面具有较好的临床疗效[3-4]。为获取筋痹方治疗腰椎间盘突出症的高等级循证医学证据，我们开展了一项前瞻性、随机、双盲、双模拟、平行对照临床试验，现总结报告如下。

一、临床资料

1. 一般资料

以 2017 年 5 月至 2018 年 12 月在上海中医药大学附属龙华医院骨伤科门诊就诊的腰椎间盘突出症患者为研究对象。试验方案经上海中医药大学附属龙华医院伦理审查委员会审查通过（伦理批件编号：2017LCSY4），并已在中国临床试验注册中心完成注册（注册编号：ChiCTR－IOR－17011036）。

2. 诊断标准

采用国家中医药管理局《中医病证诊断疗效标准》中腰椎间盘突出症的诊断标准[5]。

3. 气虚血瘀证辨证标准

采用施杞教授拟定的气虚血瘀证辨证标准。主症：① 腰部胀痛；② 痛点固定不移；③ 肢体麻木；④ 腰椎活动受限，动则疼痛加剧；⑤ 舌质紫暗或有瘀斑，舌苔薄白或厚腻。次症：① 眩晕；② 神疲乏力；③ 脉细弱或弦涩。具备至少 2 项主症和至少 1 项次症则可辨证为气虚血瘀证。

4. 纳入标准

① 符合上述腰椎间盘突出症诊断标准；② 辨证为气虚血瘀证；③ 年龄 20~70 岁；④ 4 分<腰腿疼痛视觉模拟量表（VAS）[6]评分<8 分；⑤ 同意参与本研究，签署知情同意书。

5. 排除标准

① 近 3 个月内参加过或正在参加其他临床试验者；② 经 6 个月以上正规非手术治疗无效或腰腿疼痛特别剧烈、伴有腰部脊髓压迫症状、马尾综合征、下肢行走不稳者或有手术指征者；③ 合并腰椎严重畸形、结核、肿瘤等疾患者；④ 有腰椎严重创伤史和腰椎疾患手术治疗史者；⑤ 合并肝、肾、造血系统、内分泌系

基金项目：上海市科学技术委员会科研计划项目（16401930600、18401903200）；上海市进一步加快中医药事业发展三年行动计划项目［ZY（2018－2020）－FWTX－6024、ZY（2018－2020）－FWTX－4002］；上海市浦东新区卫生和计划生育委员会卫生计生科研项目（PW2018D－07）。

统、心脑血管、神经系统等严重原发性疾病者；⑥ 怀疑有镇静催眠药、阿片类镇痛药及酒精滥用史者；⑦ 妊娠、准备妊娠或哺乳期女性；⑧ 长期服用华法林、阿司匹林等抗凝药物或合并凝血功能异常者；⑨ 对塞来昔布或筋痹颗粒中的药物成分过敏者；⑩ 合并消化道溃疡或存在消化道出血倾向者；⑪ 因其他原因不宜或不能应用本研究所采用的治疗药物者。

6. 退出标准

① 依从性差，未按照规定方案治疗者；② 合并使用对本病有治疗作用的其他药物者；③ 试验过程中自然脱落者；④ 发生严重不良事件，不宜继续参与研究者。

二、方法

1. 试验设计

本研究采用前瞻性、随机、双盲、双模拟、非劣效性平行对照的试验设计。

（1）样本量计算

预试验中采用《中药新药临床研究指导原则》中的总有效率为疗效标准，筋痹方治疗腰椎间盘突出症的总有效率为 91.9%；文献报道塞来昔布治疗腰椎间盘突出症总有效率为 86.7%[7]，平均有效率 P = 0.893，检验水准 α = 0.05（双侧），检验效能 β = 0.2，等效标准 δ = 0.2。由于采用阳性药对照，因此本研究统计学作非劣效性检验。根据郑青山等[8]关于新药临床非劣效性及等效性试验中样本量估计和等效标准确定的方法，采用计数资料（率）为结局指标，其样本量估算公式为：$n=2\times(U_\alpha+U_\beta)\times P(1-P)/\delta^2$，经计算 n = 29.537，故每组样本量约为 30 例。按照 20%的脱落率计算，每组样本量应为 36 例。共设置 2 组（筋痹颗粒组和塞来昔布组），按照 1∶1 的比例纳入病例，共计需要纳入 72 例。

（2）随机分组

通过 SPSS 22.0 软件生成 72 个随机 3 位数，按顺序编为 1～72 号，该序号同时作为患者的入组序号。将全部 72 个随机数数值从小到大排序（数值相同的按先后顺序排序），按随机数数值大小排在前 36 位的随机数对应的入组序号归入筋痹颗粒组，排在后 36 位的随机数对应的入组序号归入塞来昔布组。

（3）盲法设计与实施

对参与研究的医师、临床随访人员、数据录入管理者、统计分析者及患者实施盲法。设置 2 级盲底，第 1 级盲底是随机数和Ⅰ、Ⅱ代号，第 2 级盲底是Ⅰ、Ⅱ对应的干预药物，2 级盲底由 2 组人员分别保存。试验结束后揭盲第 1 级盲底，统计分析结束后揭盲第 2 级盲底。

2. 药物干预

试验期间禁止纳入研究的患者服用对本病存在治疗作用的其他药物，其他基础疾病如高血压、糖尿病等相关用药不属于本研究合并用药范围。

（1）筋痹颗粒组

筋痹颗粒组口服筋痹颗粒和塞来昔布胶囊模拟药。筋痹颗粒药物组成包括炙黄芪 18 g、党参片 12 g、生地黄 9 g、川芎 12 g、当归 9 g、羌活 9 g、秦艽 9 g、川牛膝 12 g、白芍 12 g、制香附 12 g、柴胡 9 g、桃仁 9 g、红花 9 g、乳香 9 g、五灵脂 12 g、广地龙 9 g、炙甘草 3 g，由四川新绿色药业有限公司制备成农本方颗粒。温水冲服，每日 2 次，每次 1 袋（8.8 g），连续服用 2 周。塞来昔布胶囊模拟药，由苏法迈生医学科技有限公司制备，外形和颜色与塞来昔布胶囊一致，主要由糊精、乳糖、可压性淀粉组成。口服，每天 1 次，每次 1 粒（200 mg），连续服用 2 周。

（2）塞来昔布组

塞来昔布组口服塞来昔布胶囊和筋痹颗粒模拟药。塞来昔布胶囊（辉瑞制药有限公司，国药准字 J20030099，每粒 200 mg），口服，每天 1 次，每次 1 粒（200 g），连续服用 2 周。筋痹颗粒模拟药，由四川新绿色药业有限公司制备，颜色、味道、气味均与筋痹颗粒相似。主要成分为 0.35%柠檬黄色素、2%的焦糖色素、0.04%日落黄色素及 0.04%的苦味剂（糖八乙酸酯），与麦芽糊精加水溶解后喷雾，得喷干粉，喷干粉制成颗粒。温水冲服,每日 2 次,每次 1 袋(8. 8 g),连续服用 2 周。

3. 疗效及安全性评价

分别采用 VAS、Oswestry 功能障碍指数(ODI)量表[9]及简明健康状况调查表(short form 36 health survey questionnaire,SF－36)[10]评价患者的腰腿疼痛程度、腰部功能障碍情况及生活质量,评定时间均为治疗前、治疗结束后当天、治疗结束后 2 周及治疗结束后 6 周。详细记录患者治疗及随访期间出现的不良反应。

4. 数据统计

采用 SPSS 22. 0 软件进行数据统计分析。采用全分析数据集进行意向性分析,失访后疗效指标缺失数据采用之前最后一次观测数据结转的方法进行补充。2 组患者性别的比较采用 χ^2 检验,年龄、病程、体质量指数的组间比较均采用 t 检验,腰腿疼痛 VAS 评分、ODI、SF－36 评分的比较均采用重复测量资料方差分析,不良反应的组间比较采用 Fisher 确切概率法检验。检验水准 $\alpha=0.05$。

三、结果

1. 一般情况

共纳入 72 例患者,每组各 36 例。治疗结束后,6 例患者因工作原因拒绝随访,其中筋痹颗粒组 4 例、塞来昔布组 2 例;塞来昔布组 1 例患者治疗开始后间断性出现胃部不适,坚持完成 2 周治疗后退出研究。2 组患者的基线资料比较,差异无统计学意义,有可比性。见表 1。

表 1　2 组腰椎间盘突出症气虚血瘀证患者的基线资料($\bar{x}\pm s$)

组　别	样本量(例)	性别(例)		年龄(岁)	病程(d)	体质量指数(kg/m^2)
		男	女			
筋痹颗粒组	36	18	18	51. 08±12. 03	23. 96±56. 46	24. 26±3. 32
塞来昔布组	36	15	21	49. 21±13. 86	14. 73±32. 78	24. 72±2. 97
检验统计量		$\chi^2=0.503$		$t=0.500$	$t=-0.083$	$t=-0.856$
P 值		0. 478		0. 619	0. 934	0. 392

2. 腰腿疼痛 VAS 评分

时间因素和分组因素不存在交互效应。2 组患者腰腿疼痛 VAS 评分总体比较,组间差异无统计学意义,即不存在分组效应。治疗前后不同时间点腰腿疼痛 VAS 评分的差异无统计学意义,即不存在时间效应。见表 2。

表 2　2 组腰椎间盘突出症气虚血瘀证患者治疗前后的腰腿疼痛视觉模拟量表评分

组　别	样本量(例)	腰腿疼痛视觉模拟量表评分($\bar{x}\pm s$,分)					F 值	P 值
		治疗前	治疗结束后当天	治疗结束后 2 周	治疗结束后 6 周	合计		
筋痹颗粒组	36	5. 52±1. 76	4. 08±1. 97	3. 60±2. 08	3. 34±1. 98	4. 13±2. 10	9. 210	0. 000
塞来昔布组	36	6. 31±1. 37	4. 75±1. 76	4. 35±1. 92	4. 38±1. 81	4. 95±1. 88	4. 552	0. 016
合　计	72	5. 92±1. 61	4. 42±1. 88	3. 97±2. 02	3. 86±1. 95	4. 54±2. 03	1. 215*	0. 292*
检验统计量		$t=-1.560$	$t=-1.349$	$t=-1.478$	$t=-2.031$	0. 681*	$F=3.483$**	
P 值		0. 119	0. 177	0. 139	0. 042	0. 413*	0. 051**	

注: * 主效应的 F 值和 P 值; ** 交互效应的 F 值和 P 值。

3. ODI

时间因素和分组因素存在交互效应。2 组患者 ODI 总体比较，组间差异无统计学意义，即不存在分组效应。治疗前后不同时间点 ODI 的差异无统计学意义，即不存在时间效应。治疗前和治疗结束后当天，2 组患者的 ODI 比较，组间差异均无统计学意义；治疗结束后 2 周、6 周，筋痹颗粒组的 ODI 均低于塞来昔布组。见表 3。

表 3　2 组腰椎间盘突出症气虚血瘀证患者治疗前后的 Oswestry 功能障碍指数

组　别	样本量（例）	Oswestry 功能障碍指数（$\bar{x}\pm s$，分）					F 值	P 值
		治疗前	治疗结束后当天	治疗结束后 2 周	治疗结束后 6 周	合计		
筋痹颗粒组	36	18.88±6.60	13.25±6.85	11.25±6.36	10.46±6.56	13.46±7.28	9.348	0.000
塞来昔布组	36	20.54±8.77	16.17±7.79	15.75±7.78	15.67±7.76	17.03±8.17	0.235	0.792
合　计	72	19.71±7.72	14.71±7.40	13.50±7.39	13.06±7.58	15.24±7.92	0.386*	0.594*
检验统计量		t=−0.744	t=−1.378	t=−2.195	t=−2.512	3.776*	F=5.263**	
P 值		0.461	0.175	0.033	0.016	0.058*	0.017**	

注：* 主效应的 F 值和 P 值；** 交互效应的 F 值和 P 值。

4. SF－36 评分

（1）SF－36 躯体健康评分

时间因素和分组因素不存在交互效应。2 组患者 SF－36 躯体健康评分总体比较，组间差异有统计学意义，即存在分组效应；筋痹颗粒组的 SF－36 躯体健康评分高于塞来昔布组。治疗前后不同时间点 SF－36 躯体健康评分的差异有统计学意义，即存在时间效应；筋痹颗粒组的 SF－36 躯体健康评分随时间变化呈逐渐升高的趋势，塞来昔布组治疗前后不同时间点的 SF－36 躯体健康评分无明显差异。见表 4。

表 4　2 组腰椎间盘突出症气虚血瘀证患者治疗前后的简明健康状况调查表躯体健康评分

组　别	样本量（例）	简明健康状况调查表躯体健康评分（$\bar{x}\pm s$，分）					F 值	P 值
		治疗前	治疗结束后当天	治疗结束后 2 周	治疗结灾后 6 用	合计		
筋痹颗粒组	36	44.65±16.49	65.11±17.86	69.63±15.84	72.02±15.31	55.95±17.64	8.439	0.001
塞来昔布组	36	39.70±14.10	53.46±18.69	53.91±18.47	54.99±18.53	43.59±16.47	2.227	0.120
合　计	72	39.11±14.80	49.81±17.15	54.18±16.83	55.99±19.01	49.77±18.11	11.016*	0.001*
检验统计量		t=1.117	t=2.208	t=3.166	t=3.472	10.665*	F=2.992**	
P 值		0.27	0.032	0.003	0.001	0.002*	0.0702**	

注：* 主效应的 F 值和 P 值；** 交互效应的 F 值和 P 值。

（2）SF－36 心理健康评分

时间因素和分组因素不存在交互效应。2 组患者 SF－36 心理健康评分总体比较，组间差异有统计学意义，即存在分组效应；筋痹颗粒组的 SF－36 心理健康评分高于塞来昔布组。治疗前后不同时间点 SF－36 心理健康评分的差异有统计学意义，即存在时间效应；筋痹颗粒组的 SF－36 心理健康评分随时间变化呈逐渐升高的趋势，塞来昔布组治疗前后不同时间点的 SF－36 心理健康评分无明显差异。见表 5。

表5　2组腰椎间盘突出症气虚血瘀证患者治疗前后的简明健康状况调查表心理健康评分

组　别	样本量（例）	简明健康状况调查表心理健康评分（$\bar{x}\pm s$，分）					F值	P值
		治疗前	治疗结束后当天	治疗结束后2周	治疗结束后6周	合计		
筋痹颗粒组	36	52.48±24.78	60.36±14.57	64.85±15.37	69.39±16.48	68.79±21.04	5.883	0.000
塞来昔布组	36	49.36±19.69	46.05±18.15	50.57±16.80	50.01±18.29	56.29±19.59	0.278	0.759
合　计	7	54.13±23.31	62.96±19.99	65.62±19.74	67.46±19.77	62.54±21.22	9.427*	0.000*
检验统计量		t=0.462	t=3.013	t=3.073	t=3.855	14.336*	F=2.871**	
P值		0.632	0.004	0.004	0.000	0.000*	0.071**	

注：* 主效应的 F 值和 P 值；** 交互效应的 F 值和 P 值。

5. 不良反应

塞来昔布组1例患者治疗开始后间断性出现胃部不适，改为饭后30 min服药后胃部不适症状未见明显改善，坚持完成2周治疗后退出研究。其余患者均未发生不良反应。2组患者不良反应的发生率比较，差异无统计学意义（$\chi^2=0.000$）。

四、讨论

绝大多数腰椎间盘突出症患者经过药物及康复治疗后症状可以得到明显缓解，仅10%～20%的患者需手术治疗[11]。中医药疗法是腰椎间盘突出症非手术疗法的主要组成部分，包括手法、针灸和中药等。李俊毅等[12]认为，手法治疗可以改善病变节段的结构失衡状态、维持脊柱稳定、调节炎症反应等达到治疗腰椎间盘突出症的目的。黄大智等[13]的研究发现，手法治疗能够缓解腰部疼痛，促进腰椎功能恢复。王权亮等[14]通过对不同针法的比较研究发现，采用不同针法针刺均能缓解腰椎间盘突出症患者的腰腿疼痛症状，促进腰椎功能恢复。中药复方由于成分多，作用机制难以明确，难以开展高质量的随机对照试验本研究旨在通过前瞻性、随机、双盲、双模拟、平行对照临床试验，为筋痹方的临床应用提供高等级的循证医学证据。

本研究选用腰腿疼痛VAS评分、ODI和SF－36评分来评价筋痹颗粒的临床疗效。疼痛是该病最为主要的临床症状，塞来昔布作为非甾体抗炎药的主要代表，可以有效缓解腰椎间盘突出症以及腰椎术后患者的疼痛症状[15-16]，但心血管疾病患者应用该药存在出现不良反应的风险[17]。本研究采用塞来昔布作对照，结果显示2组患者的腰腿疼痛VAS评分组间比较差异无统计学意义；2组腰腿疼痛VAS评分在治疗后均下降，组内不同时间点腰腿疼痛VAS评分的差异均有统计学意义，但不存在时间效应。这可能与交互效应的P值接近0.05有关。在患者的腰椎功能改善方面，筋痹颗粒组患者在治疗结束后2周和6周时，ODI均低于服塞来昔布组，说明筋痹颗粒对腰椎间盘突出症患者腰椎功能的改善效果要优于塞来昔布。

在生活质量改善方面，研究结果显示筋痹颗粒组的躯体健康和心理健康评分均高于塞来昔布组。腰椎间盘突出症属于慢性疾病，易反复发作，迁延难愈，患者容易产生悲伤、焦虑、抑郁、恐惧等不良情绪，会对疾病发展和预后造成不良影响。王亚平等[18]的研究显示，腰椎间盘突出症患者会因疼痛对康复锻炼及活动产生恐惧、焦虑心理而减少运动，严重者可导致机体“废用性”失能。吴美华等[19]的研究亦显示，该病患者大多存在抑郁和焦虑症状，中医康复护理后则可缓解患者的抑郁、焦虑情绪，有利于患者康复。中医历来重视情志在疾病发病和治疗中的作用，认为情志异常既是疾病的发展因素又是病理结果，改善情志则成了治疗过程中必不可少的一部分。

施杞教授认为，腰椎间盘突出症的主要病机为气虚血瘀、经脉痹阻、筋骨失养，临床运用筋痹方治疗该病。筋痹方组方中使用生地黄、桃仁、红花、归、川芎补肾填精,活血祛瘀;黄芪、党参补气生血行血;柴胡性味苦平,气质轻清,能升能降,能疏解郁滞、化瘀散结,可达上中下三部;乳香、五灵脂、香附行气血、止痹痛;秦艽、羌活祛风除湿;牛膝、地龙疏通经络以利关节;白芍、甘草缓急止痛;炙甘草调和诸药。诸药合用可起到除外邪、复正气、祛瘀血、通经脉的作用。筋痹方中制香附入肝经,具有疏肝解郁、理气宽中的作用,与方中的川芎合用,是《丹溪心法》中经典名方越鞠丸的主要药物,具有解诸郁的功效方中白芍、甘草合用,是《伤寒论》中芍药甘草汤的主要药物,二药相伍,酸甘化阴,调和肝脾,有柔筋止痛之效;柴胡性味苦平,主肝经,能升能降,疏解郁滞、宣畅气血,从而使得肝气调达,气血运行正常,气机调畅,气血和调,则心情舒畅,情绪稳定,有利于改善患者的心理状态,组方体现了"心身同治"的理念,这与结果显示可明显改善患者的心理健康是相符合的。前期研究还发现,筋痹方及其有效组分能够降低突出的椎间盘、背根神经节和脊髓内炎症介质环氧化酶 2、磷脂酶 A_2、前列腺素 E_2 的含量和活性,起到抑制炎症反应[20]、促进 B 淋巴细胞瘤 2 和血管内皮生长因子表达而减少神经细胞凋亡[21]、促进神经营养因子和脑源性神经营养因子的表达[22]的作用,减轻脊髓压迫后的功能损害,缓解根性神经痛,从而达到治疗腰椎间盘突出症的目的。

本研究的结果提示,筋痹颗粒能有效改善腰椎间盘突出症气虚血瘀证患者的腰部功能,提高生活质量,效果优于塞来昔布,安全性与塞来昔布相当。

骶管封闭术联合四步松解手法治疗急性腰椎间盘突出症的临床研究

周晓宁　许金海　王国栋　尹萌辰　叶　洁　马俊明　莫　文　施　杞

急性腰椎间盘突出症（acute lumber disc herniation，ALDH）常由急性损伤致腰椎关节错位，椎间盘纤维环破裂、髓核突出，刺激或压迫邻近神经根、韧带等，以腰部剧烈疼痛或下肢麻木无力为主要表现[1]。本病发病急、易反复，治疗方法繁多，在方案的选择上主观性强，疗效评定缺乏统一，给治疗带来一定的困难。

常规认为 ALDH 存在筋骨力学失衡、关节紊乱、肌肉痉挛，机体呈强迫体位[2]，强行手法会加重神经根及组织水肿，故急性期以休息为主。施杞教授认为 ALDH 属动静力学失衡，提出骶管封闭术联合四步松解手法治疗。先以骶管封闭术快速改善疼痛及痉挛，减轻组织水肿及炎症，继摘录以四步松解法缓解肌肉紧张，恢复错位关节的同时促进骶封药物弥散，两者相辅相成，迅速缓解患者疼痛并改善活动，现将临床试验观察报道如下。

一、资料与方法

1. 一般资料

病例来源于 2014 年 12 月至 2015 年 10 月在上海中医药大学附属龙华医院骨伤科住院的 ALDH 患者 89 例。采用随机数字表法分为治疗组（47 例）、对照组（42 例）。

2. 诊断标准

根据《中医病证诊断疗效标准》[3]中腰椎间盘突出症诊断标准：① 既往腰扭伤或慢性劳损；② X 线示腰椎曲度变直，椎间隙变窄伴椎体骨赘增生；③ 下肢肌肉萎缩或肌力、反射异常；④ 体格检查阳性。

3. 纳入标准

① 符合诊断标准；② 年龄 16~65 岁；③ 发病<7 d；④ 视觉模拟评分（VAS）>50 分（采用 0~100 mm 的视觉模拟评分尺）；⑤ 自愿接受本研究的治疗方案。

4. 排除标准

① 近 3 个月参加过其他临床研究者；② 肌力短时间内明显减退且<Ⅲ级，或出现马尾神经症状者；③ 既往严重腰椎创伤史者；④ 妊娠或准备妊娠者；⑤ 合并严重的心脑血管、肝肾损伤等疾病者。

5. 伦理学要求

本研究符合《赫尔辛基宣言》[4]及中国临床试验法规，于 2014 年 9 月 20 日通过上海中医药大学附属

基金资助：上海市科学技术委员会科研计划项目（18401903200）；上海市进一步加快中医药事业发展三年行动计划（2018—2020 年）[ZY（2018－2020）－FWTX－2006]；上海市浦东新区卫生健康委员会卫生计生科研项目（PW2018D－07）；上海中医药大学创新项目（教学 436）。

龙华医院伦理委员会的审批(审批号：2014LCSY4 号)。

6. 治疗方法

(1) 对照组

药物联合牵引加低周波：① 塞来昔布胶囊(西乐葆,辉瑞制药有限公司,规格：0.2 g×6 粒),每次 0.2 g,每日 1 次;甲钴胺片(怡神保,华北制药股份有限公司,规格：0.5 mg×20 片),每次 0.5 mg,每日 3 次。② 腰椎自动牵引床,每次 30 min,每周 3 次,牵引重量视患者情况调整,一般为 15~30 kg。③ 温热式低周波治疗仪治疗,每次 30 min,每周 3 次。

(2) 治疗组

骶管封闭术联合四步松解手法见图 1。患者俯卧位,消毒铺巾,操作者从患者骶管裂孔穿刺入骶管,回抽无血性液体后,分 3~4 次缓慢注入 2%利多卡因 5 mL+0.9%氯化钠溶液 30~45 mL+曲安奈德 20 mg 或得宝松 1 mL,共 35~50 mL。注射完观察 10 min,无特殊不适即予四步松解手法。每周 1 次。四步松解手法：① 拔伸下沉法：患者俯卧,助手握患者双足并拔伸牵拉,操作者双手重叠按压患者腰椎 3~5 次。② 侧卧斜扳法：患者右侧卧位,右下肢伸直,左下肢屈髋屈膝,右上肢置于头侧,左上肢置于腰部。操作者左前臂置于患者左肩前部,右肘按压左髂部,将患者左肩向后,左髂向前,轻轻摇动 3~5 次将腰椎旋转到最大限度,同时发力扭转,可听到"喀嚓"声,反复 2~3 次;左侧同上。③ 直腿抬高和髋膝屈伸法：患者仰卧,健侧下肢直腿抬高至最大角度时,用力背伸踝关节 3~5 次,屈髋屈膝后用力伸直下肢,来回 3 次;患肢

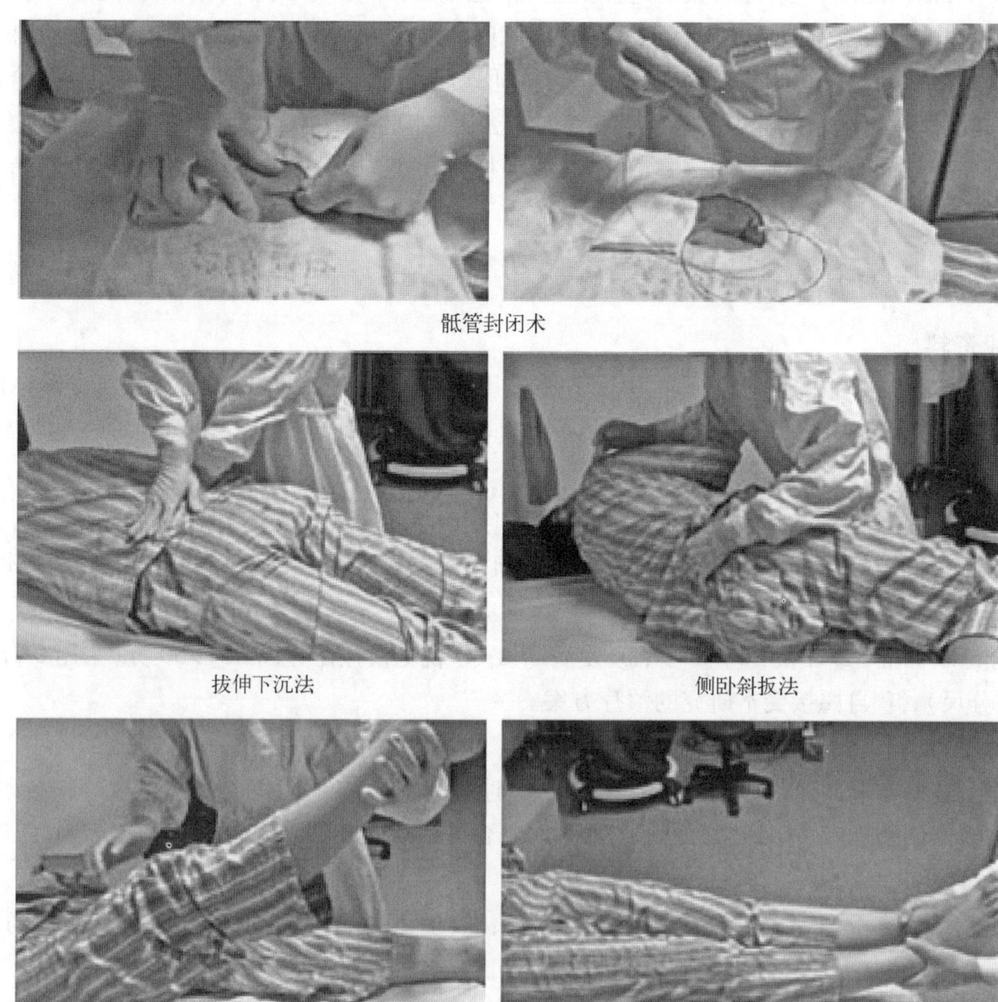

骶管封闭术

拔伸下沉法　　侧卧斜扳法

直腿抬高和髋膝屈伸法　　悬空抖腰法

图 1　骶管封闭术联合四步松解手法

同上。④ 悬空抖腰法：操作者双手握患者双足抬至背部抬离床面，上下抖动双足，使腰部轻快抖动。手法以患者耐受为宜，不可暴力操作。

（3）疗程

两组均治疗 2 周。

7. 观察指标

治疗前及治疗后第 1、3、7、14 天记录 VAS；治疗前及治疗第 1、2、4、12 周记录 Oswestry 功能障碍指数（ODI）、腰椎疾患治疗评分（JOA），并记录不良反应。

8. 疗效判定标准

比较两组 VAS、ODI、JOA 并分析有效率；疗效评定参照尼莫地平法。疗效指数（%）=（治疗前积分-治疗后积分）/治疗前积分×100%。

9. 统计学方法

采用 SPSS 18.0 对数据统计分析，符合正态分布的数据用 $\bar{x}\pm s$ 表示，非正态分布的计量资料用秩和检验。本研究资料采用重复测量检验的统计方法观察结局指标随分组与不同时间点间的变化情况。对结局指标进行球对称检验（如不满足球对称检验时采用 Greenhouse－Geisser 校正），$P<0.05$ 被认为差异有统计学意义。

二、结果

1. 临床流程

临床流程见图 2。

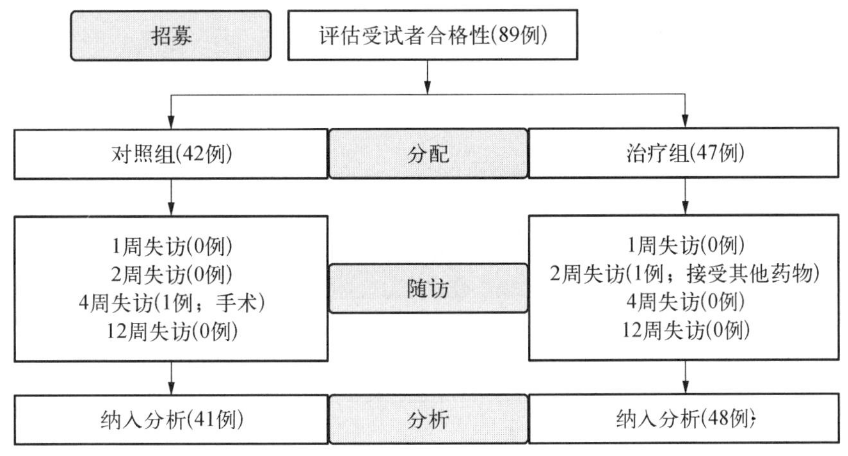

图 2 临床流程图

2. 两组患者一般资料比较

见表 1。纳入 89 例，治疗组 47 例，对照组 42 例。脱落 2 例，治疗组 1 例接受其他药物治疗，对照组 1 例手术。两组基线资料比较差异无统计学意义。

表 1 两组患者一般资料比较（$\bar{x}\pm s$）

基线特征	对照组（42 例）	治疗组（47 例）
性别（女/男，例）	25/17	19/28
年龄（岁）	46.07±13.41	51.43±9.33
病程（d）	3.71±2.49	2.06±3.84

续 表

基线特征	对照组(42例)	治疗组(47例)
身高(m)	1.65±7.32	1.72±6.83
体质量(kg)	58.77±10.93	60.52±12.04
VAS(分)	72.00±9.33	75.98±9.64
JOA(分)	17.12±4.31	16.11±3.61
ODI(%)	41.59±13.45	47.28±13.80

3. 疗效比较

(1) 两组患者治疗前后 VAS 比较

见表2。与本组治疗前比较,治疗后两组 VAS 均显著降低($P<0.01$);治疗第1、14天时,治疗组 VAS 低于同期对照组($P<0.05$)。

表2 两组患者治疗前后 VAS 情况($\bar{x}±s$)

组 别	例数	治疗前	第1天	第3天	第7天	第14天
对照组	41	71.76±9.31	62.76±9.80**	53.93±12.69**	50.34±15.63**	48.73±16.73**
治疗组	46	75.67±9.52	49.15±18.00**△	43.74±19.26**	42.04±19.20**	42.11±18.71**△

注:与本组治疗前比较,** $P<0.01$;与对照组同期比较,△$P<0.05$。下同。

(2) 两组患者治疗前后 JOA 比较

见表3。与本组治疗前比较,治疗后两组 JOA 均显著升高($P<0.01$);治疗 JOA 评分高于同期对照组,但差异无统计学意义。

表3 两组患者治疗前后 JOA 情况($\bar{x}±s$)

组 别	例数	治疗前	第1周	第2周	第4周	第12周
对照组	41	17.29±4.21	18.93±3.15**	20.95±2.97**	21.76±3.27**	21.85±3.32**
治疗组	46	16.15±3.64	21.07±3.53**	21.80±3.44**	22.26±3.56**	22.24±3.55**

(3) 两组患者 ODI 比较

见表4。与本组治疗前比较,两组治疗后 ODI 显著降低($P<0.01$);治疗组 ODI 低于同期对照组,但差异无统计学意义。

表4 两组患者治疗前后 ODI 情况($\bar{x}±s$)

组 别	例数	治疗前	第1周	第2周	第4周	第12周
对照组	41	41.20±13.36	36.66±12.19**	30.93±10.57**	27.63±11.77**	2 773±12.04**
治疗组	46	47.22±13.95	27.91±11.34**	23.04±11.88**	22.30±11.55**	22.26±11.54**

4. 两组患者治疗前后有效率分析

见表5。治疗组 VAS 和 ODI 的有效率显著高于对照组($P<0.01$)。

表5　两组患者 VAS、ODI 有效率统计结果(例)

项目	组　别	例数	痊愈	显效	有效	无效	有效率(%)	Z值	P值
VAS	对照组	41	1	3	24	13	68.3	−3.332	0.001
	治疗组	46	5	4	36	1	97.8		
ODI	对照组	41	1	2	25	13	68.3	−2.976	0.003
	治疗组	46	4	6	32	4	91.3		

5. 不良事件

治疗组骶封后 3 例患肢发凉、麻木,2 例头晕、心悸,经平卧休息后症状消失,继续予四步松解手法治疗。对照组未见明显不良事件发生。

三、讨论

ALDH 因外伤致关节错位、肌肉痉挛、组织水肿,多以休息为主,配合非手术治疗如针灸、牵引、中药、推拿等[5-8],经治疼痛及下肢症状可缓解,但错位的关节尚未复位。为尽早恢复患者活动度,施杞教授将骶管封闭术与手法结合治疗 ALDH,骶管封闭术将药物经硬膜外直接作用于病变部位曲安奈德及得宝松可减轻神经根水肿及周围粘连;利多卡因能迅速止痛,解除腰部肌肉痉挛,有利于手法复位进行;35～40 mL 0.9%氯化钠溶液可产生分离效应,松解突出物与神经根的粘连。以上药物合用,可抑制炎性渗出并促进炎性介质吸收,甚至分离突出椎间盘和周围组织[9-10],减轻腰部疼痛及紧张。在骶管封闭术缓解腰背部紧张痉挛的基础上予手法治疗,能尽早恢复脊柱序列,减少错位结构对组织神经的压迫,恢复腰椎活动功能,为临床治疗急性期提供安全有效的方案,打破急性期不宜手法操作的认知[11-12]。

中医手法可疏通经络、行气活血、理筋正骨。腰椎拔伸可扩大关节间隙,使挛缩的关节囊松解,痉挛、僵硬的筋脉松弛。拔伸的同时按压下沉,恢复脊柱曲度与周围组织的关系。侧卧斜扳法通过腰椎旋转,复位扭错的关节,使突出物远离被压迫的神经根,改善神经根水肿。直腿抬高和髋膝屈伸通过拉坐骨神经,松解神经根粘连。悬空抖腰法通过较大幅度的抖动,减轻腰部肌肉痉挛,松解小关节之间的位置与粘连,同时减轻施行重手法后的反应,增加患肢的舒适感。

本课题研究表明,骶管封闭术联合四步松解手法能明显改善 ALDH 患者疼痛、活动度及生活质量。治疗组患者 VAS、ODI 有效率明显优于对照组。治疗组第 1 天、第 14 天 VAS 明显改善,且优于对照组,但 ODI 及 JOA 两组同期相比未见明显差异,第 12 周与第 4 周相比,JOA、ODI 各组内比较均未见明显差异,考虑与过早投入体力劳动及不良生活习惯有关。因此建议患者适度锻炼,养成良好的生活习惯,注意保暖等,以使疗效更持久并避免再次复发。但本研究样本量较少且随访时间仅 12 周,尚需样本及长期随访观察。骶管封闭术配合四部松解手法可用于腰椎间盘突出症、下腰背疼痛、椎管狭窄等,对于腰椎滑脱、腰椎不稳者不宜使用。该法能快速减轻腰背部痉挛,提高患者生活质量,且疗效优于传统综合治法,是上海中医药大学附属龙华医院骨伤科治疗 ALDH 规范化诊疗方案,此法对技术层面要求高,注射药物容量及滴速过大易出现头晕、心慌等不适;如操作不当可引起硬膜外血肿、颅内压升高、神经损伤等并发症,故操作者应接受严格的培训,穿刺定位准确,临床操作中可结合影像学定位;希望能将其进一步推广应用,得到行业的认可,更好地传承施杞教授的学术思想,挖掘中医经典宝藏,造福社会。

施氏热痹方治疗湿热痹阻型膝骨关节炎滑膜炎的多中心研究

朱纪阳　叶秀兰　姜玉雯　谢智晋　倪寿晨　吴锦泽　张　霆　施　杞

膝骨关节炎滑膜炎是指以膝关节红肿热痛或肿胀积液为主要表现，排除因类风湿、风湿、感染性、痛风性、血友病性关节炎以及结核、色素沉着绒毛结节性滑膜炎、滑膜软骨瘤病、滑膜肉瘤等因素引起的非感染性炎症反应[1]。上海中医药大学终身教授施杞继承石氏伤科"以气为主，以血为先"的理论，结合多年临床经验衷中参西，依据其临床表现将之归于"痹病"范畴，认为本病病机为本体气血亏虚，复感外邪侵袭，邪气入里化热，流注经络关节，缠绵日久不愈，而致气血痹阻，总结出"益气活血""清热利湿"的治疗方法，使用经验方"热痹方"治疗湿热痹阻型膝骨关节炎滑膜炎。本研究通过与口服西药塞来昔布做对照，观察热痹方治疗后 VAS 评分、WOMAC 评分、SF－36 生活质量量表评分及临床症状的变化，并进行疗效评价，探索施杞教授应用热痹方治疗湿热痹阻型膝骨关节炎滑膜炎的安全性和有效性。

一、研究对象与方法

1. 研究对象

观察病例来源为 2017 年 1 月至 2018 年 12 月在上海中医药大学附属龙华医院叶秀兰主任门诊、上海市徐汇区凌云街道社区卫生服务中心、上海市长宁天山路街道社区卫生服务中心就诊的湿热痹阻型膝骨关节炎滑膜炎患者，共观察病例 90 例。采用完全随机化分组，借助 SPSS 统计分析软件系统产生 90 个机数字随机分为 2 组，治疗组 45 例，对照组 45 例。

2. 诊断标准

① 西医诊断标准参照《骨关节炎诊治指南（2007 年版）》有关膝关节骨关节炎的临床及放射学分类标准[2]及《成人膝关节滑膜炎诊断与临床疗效评价专家共识》[3]制定的膝骨关节炎滑膜炎诊断标准拟定。② 中医诊断标准根据国家中医药管理局 1994 年颁布的《中医病证诊断疗效标准》[4]拟定。

3. 纳入标准

① 符合膝骨关节炎诊断标准。② 符合 I 型成人膝关节滑膜炎诊断标准。③ 中医辨证属于湿热痹阻型。④ 年龄>40 岁且<65 岁。⑤ 治疗前 2 周没有服用其他治疗湿热痹阻型膝骨关节滑膜炎药物。⑥ 签署知情同意书，并自愿接受药物治疗。

4. 排除标准

① 不符合膝骨关节炎诊断标准。② 不符合 I 型成人膝骨关节炎滑膜炎诊断标准。③ 中医辨证不属于湿热痹阻型。④ 年龄≤40 周岁和≥65 周岁。⑤ 哺乳妊娠或正准备妊娠的妇女。⑥ 过敏体质及对多

基金项目：上海市卫生和计划生育委员会课题（201640019）。

种药物过敏者。⑦ 合并肝、肾、造血系统、内分泌系统等原发性疾病及精神病患者。⑧ 因类风湿、风湿、感染性、痛风性、血友病性关节炎以及结核、色素沉着绒毛结节性滑膜炎、滑膜软骨瘤病、滑膜肉瘤等因素引起的膝关节滑膜病变。⑨ 精神或法律上的残疾者。⑩ 正在参加其他药物临床研究的受试者。⑪ 病情危重,难以对药物的有效性和安全性做出确切评价者。⑫ 怀疑确有酒精、药物滥用病史,或根据判具有降低入组可能性或使入组复杂化的患者(如因工作环境经常变动而容易失访)。

5. 方法

(1) 治疗方法

研究药品的名称、规格和来源:① 治疗组使用热痹方颗粒,组成:炒羌活 12 g,炒防风 12 g,汉防己 15 g,制苍术 12 g,炒白术 15 g,生黄芪 15 g,福泽泻 12 g,粉葛根 12 g,川牛膝 12 g,绵茵陈 12 g,软柴胡 9 g,生地黄 15 g,紫丹参 15 g,淫羊藿 15 g,肥知母 9 g,生甘草 9 g(由四川新绿色药业有限公司提供)。西药胶囊模拟剂:模拟塞来昔布胶囊的外形及大小,由南京科技技术药业有限公司提供。② 对照组,塞来昔布胶囊(国药准字 J20140072),由辉瑞制药有限公司生产(规格 0 g,每盒 6 粒)。中药模拟剂颗粒由四川新绿色药业科技发展股份有限公司提供,主要成分:10%热痹方颗粒,2%焦糖色素,0. 35%柠檬黄色素,0. 04%日落黄色素及 0. 04%苦味剂与麦芽糊精加水溶解后喷雾得喷干粉,喷干粉制成颗粒,其颜色、味道、气味与热痹方颗粒相似。

服药方法:① 治疗组:热痹方颗粒剂 150 mL 开水冲泡溶解后温服,早晚餐后半小时服药,2 次/d;西药模拟剂 0. 2 g,1 次/d,口服,共服用 3 周。② 对照组:热痹方颗粒剂模拟剂 150 mL 开水冲泡溶解后温服,早晚餐后半小时服药,塞来昔布 0. 2 g,1 次/d,口服;共服用 3 周。

(2) 观察指标

主要观察指标:① VAS 评分;② WOMAC 指数综合评估;③ 膝关节肤温。

次要观察指标:① 膝关节压痛;② 膝关节肿胀度;③ 生活质量(SF－36 生活质量量表)。

(3) 安全性评价

治疗前及治疗后检查血常规、CRP、ESR、肝肾功能等指标,并随时记录试验中出现的不良事件。

(4) 统计学方法

本研究中数据管理和统计处理用 SPSS 19. 0 统计软件。计数资料比较用卡方检验或秩和检验。计量资料比较用 t 检验或非参数秩和检验。所有检验指标检验水准双侧检验,$P<0.05$ 差异有统计学意义。

二、结果

1. 一般资料

本研究共纳入 90 例患者,其中上海中医药大学附属龙华医院脱落 2 例,治疗 3 周后随访时失访;上海市徐汇区凌云街道社区卫生服务中心脱落 1 例,治疗期膝关节积液量较大,选择抽取积液治疗退出本研究;上海市长宁区天山路街道社区卫生服务中心脱落 4 例,其中 2 例治疗 3 周后随访时失访,1 例未按照要求完成治疗疗程,1 例治疗期间症情加重,选择手术治疗退出本研究。其余患者均完成疗程与随访(见表 1)。最终纳入分析病例共 83 例,其中治疗组男性 17 例,女性 2 例,平均年龄 51. 91±7. 80 岁;对照组男性 17 例,女性 28 例,平均年龄 52. 89±6. 64 岁。两组患者在性别、年龄、病情(治疗前量表评估)等方面差异均无统计学意义($P>0.05$),两组患者具有可比性。

表 1　各中心入组病例分布及完成情况(例)

中　心	入组数	完成数	脱落数	脱落率(%)
龙华医院	30	28	2	6. 667
凌云社区	30	29		3. 333

续 表

中　　心	入组数	完成数	脱落数	脱落率(%)
天山社区	30	26	4	13. 333
治疗组	45	42	3	6. 667
对照组	45	41	4	8. 889

2. 观察指标比较

(1) VAS 评分变化

VAS 评分变化两组患者经治疗后膝关节疼痛均有改善,在治疗前和治疗 3 周后治疗组与对照组差异无统计学意义(P>0. 05),在第 12 周随访时治疗组疗效明显优于对照组(P<0. 05),说明治疗组改善患者膝关节疼痛远期疗效优于对照组,见表 2。

表 2　两组各时间节点 VAS 评分比较($\bar{x}\pm s$)

组　别	例数	治疗前	治疗第 3 周	治疗第 12 周
治疗组	42	4. 80±1. 27[1)]	2. 24±1. 12[2)3)]	0. 83±1. 12[4)5)6)]
对照组	41	4. 89±1. 47	2. 68±1. 35	1. 44±1. 31

注:与对照组比较,[1)] P=0. 885;与本组治疗前比较,[2)] P<0. 01;与对照组比较,[3)] P=0. 168;与对照组比较,[4)] P=0. 013;与本组治疗前比较,[5)] P=0. 000;与本组第 3 周比较,[6)] P<0. 01。

(2) WOMAC 总分变化

两组患者经治疗后膝关节 WOMAC 总分均有降低,在治疗前、治疗 3 周后治疗组与对照组比较差异均无统计学意义(P>0. 05),在第 12 周随访时治疗组疗效明显优于对照组(P<0. 05),说明治疗组在降低膝关节 WOMAC 总分方面远期疗效优于对照组,见表 3。

表 3　两组患者治疗前后 WOMAC -总评分比较($\bar{x}\pm s$)

组　别	例数	治疗前	治疗第 3 周	治疗第 12 周
治疗组	42	81. 17±14. 70[1)]	53. 60±16. 78[2)3)]	37. 67±18. 88[4)5)6)]
对照组	41	81. 98±14. 98	59. 12±17. 41	47. 29±20. 56

注:与对照组比较,[1)] P=0. 791;与本组治疗前比较,[2)] P<0. 01;与对照组比较,[3)] P=0. 154;与对照组比较,[4)] P=0. 025;与本组治疗前比较,[5)] P=0. 000;与本组第 3 周比较,[6)] P<0. 01。

(3) 膝关节肤温变化

两组患者经治疗后膝关节肤温均有降低,在治疗前、治疗 3 周后、12 周随访时 3 个时间点治疗组和对照组膝关节肤温差异均无统计学意义(P>0. 05),见表 4。

表 4　两组患者治疗前后膝关节肤温比较($x\pm s$,℃)

组　别	例数	治疗前	治疗第 3 周	治疗第 12 周
治疗组	42	35. 91±0. 71[1)]	34. 99±0. 48[2)3)]	34. 64±0. 51[4)5)6)]
对照组	41	35. 06±0. 68	35. 07±0. 56	34. 69±0. 59

注:与对照组比较,[1)] P=0. 658;与本组治疗前比较,[2)] P<0. 01;与对照组比较,[3)] P=0. 500;与对照组比较,[4)] P=0. 680;与本组治疗前比较,[5)] P<0. 01;与本组第 3 周比较,[6)] P<0. 01。

(4) 膝关节肿胀度变化

治疗 3 周后两组患者膝关节肿胀度差异有统计学意义($P<0.05$),治疗组缓解膝关节肿胀疗效优于对照组。在 12 周随访时两组患者膝关节肿胀度差异无统计学意义($P>0.05$),见表 5。

表 5　不同时间点两组患者膝关节肿胀程度比较(例)

组　别	例数	时　间	无肿胀	轻度肿胀	中度肿胀	重度肿胀	χ^2
对照组	41	治疗前	0	25	20	0	3.086
		第 3 周	8	29	4	0	6.780
		第 12 周	21	20	0	0	2.924
治疗组	42	治疗前	0	29	14	2	5.597[1)]
		第 3 周	20	22	0	0	7.064[2)3)]
		第 12 周	28	14	0	0	1.466[4)5)6)]

注:与对照组比较,[1)] $P=0.442$;与本组治疗前比较,[2)] $P<0.01$;与对照组比较,[3)] $P=0.006$;与对照组比较,[4)] $P=0.184$;与本组治疗前比较,[5)] $P<0.01$;与本组第 3 周比较,[6)] $P<0.01$。

(5) 膝关节压痛变化情况

治疗 3 周后两组患者膝关节压痛程度差异有统计学意义($P<0.05$),治疗组缓解膝关节疼痛疗效优于对照组。在 12 周随访时两组患者膝关节压痛程度差异无统计学意义($P>0.05$),见表 6。

表 6　不同时间点两组患者膝关节压痛程度比较(例)

组　别	例数	时　间	无压痛	轻度压痛	中度压痛	重度压痛	χ^2
对照组	41	治疗前	1	21	21	2	3.354
		第 3 周	6	27	8	0	6.488
		第 12 周	17	24	0	0	3.135
治疗组	42	治疗前	0	22	18	5	4.581[1)]
		第 3 周	7	34	1	0	7.944[2)3)]
		第 12 周	26	16	0	0	3.363[4)5)6)]

注:与对照组比较,[1)] $P=0.468$;与本组治疗前比较,[2)] $P<0.01$;与对照组比较,[3)] $P=0.043$;与对照组比较,[4)] $P=0.062$;与本组治疗前比较,[5)] $P<0.01$;与本组第 3 周比较,[6)] $P<0.01$。

(6) SF－36 评分变化

两组患者在治疗前、治疗 3 周后和 12 周随访时生活质量相比较,差异无统计学意义($P>0.05$),见表 7。

表 7　两组患者治疗前后 SF－36 总评分比较($\bar{x}\pm s$)

组　别	例数	治疗前	治疗第 3 周	治疗第 12 周
治疗组	42	59.90±19.83[1)]	60.57±21.57[2)3)]	59.89±22.35[4)5)6)]
对照组	41	62.75±16.92	61.71±21.28	63.68±18.08

注:与对照组比较,[1)] $P=0.485$;与本组治疗前比较,[2)] $P=0.824$;与对照组比较,[3)] $P=0.808$;与对照组比较,[4)] $P=0.425$;与本组治疗前比较,[5)] $P=0.997$;与本组第 3 周比较,[6)] $P=0.344$。

3. 总疗效比较

在本研究中总疗效比较发现治疗组的总有效率明显优于对照组($P<0.05$),见表 8。

表 8　两组患者治疗前后疗效比较(例)

疗　效	对照组	治疗组
痊愈	5	18
有效	17	11
显效	13	12
无效	6	1
Z		−2.741
P		0.006

4. 不良反应

90 例患者中,上海市徐汇区凌云街道社区卫生服务中心 1 例患者因治疗过程中膝关节积液量较大选择抽取积液治疗退出本研究;上海市长宁区天山路街道社区卫生服务中心 1 例,因治疗过程中症情加重,患者选择手术治疗退出本研究,其余均未出现严重不良反应。

三、讨论

膝骨关节炎滑膜炎是膝骨关节炎(KOA)早期病理过程中的重要环节,也是导致膝关节软骨病变的重要诱导因素之一[5-6]。滑膜的严重炎症病理状态会导致膝关节软骨代谢功能障碍,不及时控制会导致膝骨关节炎的快速恶变,而湿热痹阻型滑膜炎因其起病快、疼痛重且临床疗效不佳,发作状态下会严重影响患者生活质量和运动功能。目前临床治疗湿热痹阻型滑膜炎主要以关节制动配合对症治疗为主[7]。西医疗法主要以非甾体类西药口服关节腔注射、理疗及综合疗法等[8-12],长期非甾体抗炎药口服可能出现心血管内膜损伤、消化道出血、凝血功能障碍等不良反应[9]。常见的医治疗包括中药内服、外用(外敷、熏洗等)、手法、针灸、综合治疗[13]等。

中医将本病归属于“痹病”范畴,凡是能引起气血经脉痹阻不通的因素,皆可引起本病发生[14],在标“痹”突出的阶段,宜于通络开痹[15]。膝骨关节炎病程漫长,滑膜炎症是膝骨关节炎的早期,以红肿热痛为主要表现,辨证分型当属于湿热痹阻型。

当归拈痛汤广泛用于治疗膝关节滑膜炎[16-17],施杞教授在总结石氏伤科学术思想的基础上,结合临证经验,将本方(当归拈痛汤)合圣愈汤化裁而成“热痹方”。以上研究发现,服药 3 周后施氏热痹方止痛效果与塞来昔布无明显差异,并且热痹方对膝关节肿胀消退比塞来昔布更有优势。对照组的药物浓度因时的推移在体内逐渐被代谢,药物疗效也逐渐减弱;而治疗组却能够保持疗效,在远期疗效上与对照组拉开差距,这可能与方中黄芪、丹参、淫羊藿、生地等益气活血药物温补肝脾肾,调节机体免疫,加快躯体损伤愈合的作用有关,也进一步佐证了在益气活血的基础上清热利湿,从而达到标本兼治作用的科学性。在热痹方的应用中,施杞教授把握住“清热利湿,益气活血”的治则基础,以定量的颗粒剂取功,使得热痹方能够规避药材质量参差、煎煮火候不一等问题,在多中心同条件应用,也为名中医的学术经验在基层单位顺利下沉提供了思路。综上所述,施杞教授的热痹方是治疗湿热痹阻型膝骨关节炎滑膜炎安全有效的方法,在干预期间疗效不弱于塞来昔布,在疗程结束后呈现较好的远期疗效。然而因时间及社区医院检查设备限制,本研究纳入病例数量、随访时间及观察指标有限,尚需进一步研究,以探讨热痹方的作用靶点、适宜人群,进一步观察远期疗效。对于施杞教授组方中“寒温并用、攻补兼施”的用意,及该方在控制软骨凋亡进程、促进关节损伤愈合修复等方面的作用,尚需进一步深入探讨。

施氏脊柱平衡手法结合筋骨导引术治疗中老年腰椎间盘突出症的多中心随机对照临床研究

丁　兴　许金海　莫　文　王国栋　童正一　叶　洁　王生宝
范春兰　刘　康　黄小霞　施　杞

腰椎间盘突出症(简称“腰突症”)是由腰椎间盘纤维环破裂引起,突出的髓核对神经根、马尾神经产生压迫与刺激,进而产生以腰腿痛为主的临床症状,严重者甚至出现下肢瘫痪及大小便失禁[1]。腰突症发病率最高的位置为L及L-S椎间隙,占90%~96%,其中又以L椎间隙居多[2]。受不良生活习惯及工作坐姿等影响,本病的发病率逐年上升,涉及的人群范围亦逐渐扩大[3],已成为目前影响人类身体健康、工作能力和生活质量的重要疾病。正常情况下,脊柱后方肌肉群和韧带构成的“筋”系统维持脊柱外源性稳定,即动力平衡[4];椎体附件及椎间盘构成的“骨”系统维持脊柱内源性稳定,即静力平衡。动静力平衡失调是腰突症发生、发展的重要因素[5]。研究发现,超过90%的老年腰突症患者存在脊柱与肌肉组织力学问题[6]。

手法是中医治疗腰突症的主要方法,通过手法整脊可以改变突出髓核与神经根的位置,松解粘连,减轻或解除压迫,并相对扩大神经根管,还可以通过缓解肌肉痉挛促进肌肉放松、扩张周围血管、改善局部缺血缺氧、消除组织炎症和水肿,进而促进腰背部后伸肌群的修复[7-9]。导引术可以增强腰椎后方多裂肌、竖脊肌、腰大肌的肌力,增强与脊椎相关肌肉韧带的协调性和柔韧性,松解肌肉粘连,恢复肌肉弹性,防止肌肉萎缩[10-11],对维持或恢复脊椎骨盆矢状位最佳力学动静力平衡具有重要作用。但中医手法和导引术种类繁多,缺少标准与规范,容易导致临床疗效产生偏差,甚或加重病情。中老年腰突症患者基础疾病较多,手术风险较大,长期服用非甾体类药物又有损伤胃黏膜、影响肾功能等风险[12],中医药疗法具有明显的优势。近年来,我们开展了施氏脊柱平衡手法结合筋骨导引术治疗中老年腰突症的临床研究,以期为中医药保守治疗腰突症提供临床依据。现将有关结果报告如下。

一、资料与方法

1. 病例选择

(1) 纳入标准

① 符合《中医病证诊断疗效标准》[13]中腰突症的诊断标准;② 病程>3个月;③ 年龄40~75岁;④ 有急性腰突症病史,经治后症状基本缓解,视觉模拟评分(VAS)>5分;⑤ 自愿受试并签订知情同意书。

基金项目: 上海市科学技术委员会中医引导项目(18401903200);上海市浦东新区卫计委联合攻关项目(PW2018D-07)。

（2）排除标准

① 合并腰椎结核、腰椎滑脱、骨肿瘤、骨质疏松、椎体感染、结核者；② 近 3 个月内参加过或正在参加其他临床研究者；③ 既往进行过超过 6 个月系统性保守治疗且疗效不明显者；④ 肌肉萎缩，肌力<Ⅲ级者；⑤ 有二便控制欠佳等马尾神经受压症状者；⑥ 影像学资料提示椎间盘脱出者；⑦ 既往存在腰椎严重外伤者；⑧ 合并严重基础疾病（心脑血管、呼吸系统等）者。

（3）脱落和剔除标准

① 依从性差（<50%，>120%），不配合随机入组，或随机化后未服从相应治疗方案者；② 自行服用对本病有治疗作用的其他药物，或中途更换治疗方案者；③ 失访或其他原因导致资料不全，从而影响疗效和安全性判断者；④ 试验过程中发生严重不良事件或并发症，不宜继续进行研究者；⑤ 无法完成导引及功能锻炼有效动作，经研究员两次指导后依旧无法完成者；⑥ 入组后发现不符合纳入、排除标准者。

2. 一般资料

本研究共纳入 144 例病例，均为 2020 年 1 月至 2020 年 11 月上海中医药大学附属龙华医院、上海市浦东新区中医医院、上海市浦东新区上钢社区卫生服务中心、上海市浦东新区南码头社区卫生服务中心收治的中老年腰突症患者。本研究经上海中医药大学附属龙华医院医学伦理委员会审批（批准号：2019LCSY015），并在中国临床试验注册中心注册（注册号：ChiCTR190021825）。

3. 试验设计

本研究采用随机、单盲、平行对照试验设计。

（1）样本量估算

根据主要结局指标来估算样本量。课题组于 2018 年 6 月至 9 月开展了一项试验性随机试验，将患者根据治疗方式（施氏腰椎手法结合导引治疗、腰椎引）分为两组，每组 10 例，以 Oswestry 功能障碍指数（ODI）改善率为主要参数，结果显示施氏腰椎手法结合导引、腰椎牵疗法对老年腰突症的症状改善率分别为 92%、86.6%，平均有效率为 89.3%。本研究作非劣效性检验，根据临床非劣性及等效性试验中的样本量估计和等效标准[14]，检验水平 $\alpha=0.05$，检验效能 $1-\beta=0.8$，等效标准 $\delta=0.2$，$n=2(U_\alpha+U_\beta)^2\times P(1-P)/\delta$。经计算，$2\times(U_\alpha+U_\beta)^2$ 为 12.365，代入上式后 $n=60.332$，即每组病例约 60 例，按照 20% 的脱落率计算，每组需要 72 例，试验组与对照组采用 1∶1 的比例纳入，共计需要 144 例病例。

（2）随机方法

将 144 例受试者按入组顺序排序，设立相应编号。由上海中医药大学附属龙华医院的一名独立临床研究人员借助 SPSS 21.0 软件系统产生 144 个随机数字，并按 1∶1 的比例随机分为试验组、对照组，制作随机卡，装入密封、不透明、顺序编号的信封。进入试验的受试者按信封编号拆封取卡，并按照卡序号分组及治疗。

（3）盲法的设计与实施

本研究治疗方案无法对患者设盲，但对参与随访的医师、数据录入者、统计分析者实施盲法；研究数据的收录与统计各由经过培训的不同专人负责随访者和数据分析人员均不知道分组情况，治疗操作者不参与数据分析工作。

4. 治疗方法

（1）对照组

予骨盆牵引、腰背肌群锻炼。

1）骨盆牵引。患者取仰卧位，膝盖屈曲，躯干平贴于床面。首次牵引量为患者体质量的 25%～30%，增加时以每次 2 kg 为宜，最大量为患者体质量的 40%～60%。根据上述原则，结合患者的主观感受调节，牵引持续 40 s 后停歇 10 s，重复。隔天治疗 1 次，每次 20 min 左右，每周治疗 3 次。4 周为 1 个疗程，共治疗 1 个疗程。

2）腰背肌群锻炼。① 五点支撑法：患者取仰卧位，去枕，双膝屈曲，双肘与背部缓慢发力，向下支撑，躯干缓慢抬起，身体重量通过双肘、头部及双脚传递至床面，缓慢抬至极限体位并坚持 3 s，后缓慢沉放臀部至床面休息 5 s,继续上述动作,共完成 10 组。② 站立泳式：患者站立扶椅背,头部伸直,交叉伸展对侧上下肢,上下肢尽力伸直,此动作在做到极限体位时停留 5 s,双侧交替,每侧进行 10 组。隔天治疗 1 次。3 个月为 1 个疗程,共治疗 2 个疗程。

(2) 试验组

予施氏脊柱平衡手法及筋骨导引术治疗。

1) 施氏脊柱平衡手法。

第一步：理筋平衡法。摩法：以手掌面在患者躯干表面作节律的来回摩动,呈弧形或直线,摩动时手掌紧贴皮肤,缓慢发力,动作不宜过快或过慢,达到局部皮肤略有温热感为宜。揉法：以掌面、掌根或手指按揉腰背部肌肉丰厚处,沿肌肉走向按摩揉压,轨迹呈圆弧形,带动皮肤下浅表肌肉组织,操作时以肘为发力点,发力致前臂带动腕关节作有节律的连贯回旋动作,手法轻柔、缓慢发力,回旋幅度不易过大,持续发力。㨰法：以掌面尺侧沿患者脊中线及痛处反复滚动,吸定于一固定部位来回轻快地滚按,循序缓慢转移至另一部位,操作时手腕发力带动手掌,力量轻重交替,先轻后重,缓慢改变,并由腰背部逐渐向臀部下肢肌肉丰厚处转移。

第二步：整骨平衡法。患者取俯卧位,双手置于身体两侧,操作者立于患者左侧,用右手握住患者一侧膝关节,使膝关节屈曲,术者用力上提该侧下肢,左手固定患者骨盆,同时另一侧下肢放松伸直于床面。屈腰法：患者取仰卧位,屈曲双膝关节及髋关节,操作者立于患者右侧,用左手托住患者颈部并向上托起,右手托起患者双膝,令患者躯干与下肢屈曲靠近,术者双手加力夹紧,使腰椎弯曲。斜扳法：患者先取右侧卧位,右下肢伸直,左下肢屈曲,左足抬至右大腿上,右手置于面前枕头上,左手放置于腰部,术者位于患者右侧床边,左手按压固定患者左肩,右肘按抵患者左侧髂部,双手同时用力使患者左肩向后,左髂部向前,使患者左侧腰背部扭转,操作时或可听到腰部小关节发出弹响声,反复 2~3 次。

第三步：通络平衡法。点法：使用肘关节末端发力按压治疗区域,以棘旁肌肉为主,做有节律的点压动作,力量轻重交替,先轻后重,缓慢改变。抖法：操作者立于患者后侧,双手紧握患者脚踝,嘱患者放松双下肢肌肉,以较快的频率小幅度抖动患者双下肢,发力轻快,动作连贯,力量由脚踝传递至患者髋部及腰部。拍法：用拳或掌面轻快拍打、叩击治疗部位,动作范围大小适中,动作轻巧而有节律感,频率不宜过快。隔天治疗 1 次,每次 20 min,每周治疗 3 次。4 周为 1 个疗程,共治疗 1 个疗程。

2) 筋骨导引术。

第一式：抬腿功。患者取仰卧位,双手放于身体两侧,一侧下肢用力笔直抬高至与地面成 45°并保持 3 s,感受下腹部发力,另一侧重复上述动作。共完成 5 组。

第二式：拱桥功。患者取仰卧位,膝盖向上屈曲,双手用力将左膝环抱并向躯干靠近,保持 3 s,感受臀部及大腿后侧拉伸感,另一侧重复上述动作共完成 5 组。

第三式：飞燕功。患者取俯卧位,双手手掌撑于地面支撑躯干,左下肢缓慢向上抬至于地面呈 30°保持 3 s,感受腰部发力,另一侧重复上述动作。共完成 5 组。

第四式：拉伸功。双臂舒展,手掌撑于地面,双膝屈曲着地,将臀部向脚跟靠近,保持 3 s,感受腰背部拉伸感。共完成 5 组。隔天治疗 1 次。3 个月为 1 个疗程,共治疗 2 个疗程。

5. 观察项目与方法

(1) VAS 评分

分别于治疗前及治疗 2 周、4 周、3 个月、6 个月时,采用 VAS 评分评价患者的疼痛程度。要求患者根据疼痛程度(最明显的一处疼痛)在长 10 cm 的疼痛尺上进行标记：最左端为 0 分,代表无任何疼痛;最右端为 10 分,代表最剧烈疼痛。研究人员根据标记读取具体数值。

(2) ODI 值

分别于治疗前及治疗 2 周、4 周、3 个月、6 个月时,采用 ODI 评分[15]综合评价患者的临床症状。该量表包含 10 个问题,包括疼痛情况、生活质量、理能力等。ODI(%)= 实际得分/50×100%。假如有一个问题没有回答,则 ODI(%)= 实际得分/45×100%。ODI 值越高提示疼痛及生活障碍越严重。

(3) 腰椎功能

分别于治疗前及治疗 2 周、4 周、3 个月、6 个月时,采用日本骨科学会(JOA)评分评价患者的腰椎功能,包括主观症状 9 分、体征 6 分、日常生活能力 14 分,总分 29 分。得分越高代表腰椎功能越好。

(4) 影像学指标

治疗前、治疗后 6 个月时,通过测量脊柱骨盆矢状位平衡参数评价患者脊柱骨盆矢状位平衡及腰椎骨性结构的改变,包括腰椎角(lumbarangle, LA)、腰椎前凸角(lumbarlordosis, LL)、骨盆入射角(pelvicincidence,PI)、L 倾斜角(Ltiltingangle,LT)、骶骨倾斜角(sacralslope,SS)、骨盆倾斜角(pelvictilt,PT)、L 椎间隙后缘高度。

(5) 临床疗效

治疗 6 个月后,参照相关文献采用 JOA 评分改善率判定临床疗效。痊愈:JOA 评分改善率为 100%;显效:60%≤JOA 评分改善率<100%;有效:5%≤JOA 评分改善率<60%;无效:JOA 评分改善率<25%。评分改善率(%)=[(治疗后 JOA 评分-治疗前 JOA 评分)/(29-治疗前 JOA 评分)]×100%。

6. 统计学方法

采用 SPSS 22.0 软件进行数据统计分析与处理。采用全分析数据集(FAS)进行意向性分析(intention-to-treat,ITT),失访后疗效相关部分的缺失数据将采用之前最后一次观测数据结转的方法进行补充[15-16]。计量资料需先进行正态性分析,符合正态分布者用表示,同组治疗前后比较采用配对 t 检验,组间比较采用独立样本 t 检验;非正态分布的计量资料采用秩和检验。计数资料采用χ^2检验。重复测量资料的比较采用重复测量方差分析,当不满足球对称时采用 Greenhouse - Geisser 对自由度进行校正,无交互作用时采用主效应检验结果,有交互作用时进行简单效应分析,固定一个因素分析另一个因素。以 $P<0.05$ 为差异有统计学意义。以 ODI 值、OA 评分为主要疗效指标,计算两组治疗前与治疗 6 个月时上述评分差值的双侧 95%可信区间,根据预设的非劣界值为 20%,判断治疗组疗效是否非劣于对照组。

二、结果

1. 一般资料比较及试验完成情况

试验过程中共有 3 例剔除病例(无法完成导引与功能锻炼标准动作,经两次指导后依旧无法完成),分别为上海市浦东新区上钢社区卫生服务中心试验组 1 例、上海市浦东新区南码头社区卫生服务中心对照组 1 例、上海市浦东新区中医医院对照组剔除 1 例,最终纳入统计分析者 141 例,其中试验组 7 例、对照组 70 例。试验组中男性 28 例、女性 43 例,平均年龄 59.07±5.69 岁,平均病程 20.35±5.66 个月;对照组中男性 23 例、女性 47 例,平均年龄 59.69±5.59 岁,平均病程为 19.74±5.80 个月。两组性别、年龄、病程比较,差异无统计学意义 $P>0.05$,具有可比性。

2. 临床疗效比较

试验组、对照组总有效率分别为 91.55%、88.57%;组间临床疗效比较,试验组优于对照组($P<0.05$)。见表 1。

表 1 两组临床疗效比较(例)

组 别	n	痊愈	显效	有效	无效	总有效率(%)
试验组	71	4	50	11	6	91.55
对照组	70	3	37	22	8	88.57

3. VAS 评分变化情况

球对称检验结果显示,VAS 评分不服从球对称($\chi^2=127.723$,$P<0.001$),遂采用 Greenhouse - Geisser

对自由度进行校正。重复测量的方差分析结果显示,时间主效应差异有统计学意义($F=285.042$,$P<0.001$),表示两组患者的VAS评分差异随着时间变化有统计学意义;分组主效应差异有统计学意义($F=38.926$,$P<0.001$),表示两组间的VAS评分差异有统计学意义。时间与分组间的交互作用检验显示存在交互作用($F=5.705$,$P=0.001$),遂进一步进行简单效应分析。固定时间因素,进行组间比较,治疗前两组患者的VAS评分差异无统计学意义($P>0.05$)治疗2周、4周、3个月和6个月时,试验组患者的VAS评分低于对照组,差异有统计学意义($P<0.05$)。固定分组因素,进行组内比较,试验组、对照组内不同时间点的VAS评分差异有统计学意义($F=180.145$,$P<0.001$;$F=109.254$,$P<0.001$)。进一步两两比较结果显示,患者的VAS评分随着治疗时间的延长逐渐下降,各时点间的差异均有统计学意义($P<0.05$)。见表2。

表2 两组视觉模拟评分变化情况比较($\bar{x}\pm s$,分)

组别	n	治疗前	治疗2周	治疗4周	治疗3个月	治疗6个月
试验组	71	3.94±0.61	3.14±0.66[ac]	2.51±0.76[abc]	2.02±0.71[abce]	1.52±0.63[abcde]
对照组	70	4.00±0.53	3.39±0.75[a]	3.05±0.71[ab]	2.52±0.57[abc]	2.16±0.69[abcd]

注:与本组治疗前比较,[a] $P<0.05$;与本组治疗2周时比较,[b] $P<0.05$;与本组治疗4周时比较,[c] $P<0.05$;与本组治疗3个月时比较,[d] $P<0.05$;与对照组同期比较,[e] $P<0.05$。

4. ODI值变化情况

球对称检验结果显示,ODI值不服从球对称($\chi^2=33.595$,$P<0.001$),遂采用Greenhouse－Geisser对自由度进行校正。

重复测量的方差分析结果显示,时间主效应差异有统计学意义($F=1\ 328.008$,$P<0.001$),表示两组患者的ODI值差异随着时间变化有统计学意义;分组主效应差异有统计学意义($F=18.923$,$P<0.001$),表示两组间的ODI值差异有统计学意义。时间与分组间的交互作用检验显示存在交互作用($F=9.278$,$P=0.001$),遂进一步进行简单效应分析。固定时间因素,进行组间比较,治疗前两组患者的ODI值差异无统计学意义($P>0.05$),治疗周和4周时,试验组患者的ODI评分低于对照组,差异有统计学意义($P<0.05$),治疗3个月和6个月时,两组的ODI评分差异无统计学意义($P>0.05$)固定分组因素,进行组内比较,试验组、对照组内不同时间点的ODI值差异有统计学意义($F=694.632$,$P<0.001$;$F=643.330$,$P<0.001$)。进一步两两比较结果显示,患者的ODI值随着治疗时间的延长逐渐升高,各时点间的差异有统计学意义($P<0.05$)。见表3。

表3 两组Oswestry功能障碍指数值变化情况比较($\bar{x}\pm s$,%)

组别	n	治疗前	治疗2周	治疗4周	治疗3个月	治疗6个月
试验组	71	32.46±3.00	23.04±3.31[ac]	18.86±3.19[abc]	14.17+2.35[abc]	10.90±2.23[abcd]
对照组	70	31.81±2.77	25.43±3.24[a]	21.40±3.06[ab]	14.53±2.44[abc]	11.40±1.97[abcd]

注:与本组治疗前比较,[a] $P<0.05$;与本组治疗2周时比较,[b] $P<0.05$;与本组治疗4周时比较,[c] $P<0.05$;与本组治疗3个月时比较,[d] $P<0.05$;与对照组同期比较,[e] $P<0.05$。

治疗6个月与治疗前两组ODI差值的95%可信区间为0.01~2.29,按照预设20%的非劣标准,非劣效检验合格。

5. JOA评分变化情况

球对称检验结果显示,JOA评分不服从球对称($\chi^2=53.059$,$P<0.001$),遂采用Greenhouse－Geisser对自由度进行校正。重复测量的方差分析结果显示,时间主效应差异有统计学意义($F=316.774$,$P<0.001$),表示两组患者的JOA评分差异随着时间变化有统计学意义;分组主效应差异有统计学意义($F=$

14.949,$P<0.001$),表示两组间的JOA评分差异有统计学意义。时间与分组间的交互作用检验显示存在交互作用($F=9.278$,$P=0.001$),遂进一步进行简单效应分析。固定时间因素,进行组间比较,治疗前、治疗2周和治疗4周时,两组患者的JOA评分差异无统计学意义($P>0.05$),治疗3个月和6个月时,试验组患者的JOA评分均高于对照组,差异均有统计学意义($P<0.05$)。固定分组因素,进行组内比较,试验组、对照组内不同时间点的JOA评分差异有统计学意义($F=203.982$,$P<0.001$;$F=119.180$,$P<0.001$)。进一步两两比较结果显示,患者的JOA评分随着治疗时间的延长逐渐升高,各时点间的差异均有统计学意义($P<0.05$)。见表4。

表4　两组日本骨科学会评分变化情况比较($\bar{x}\pm s$,%)

分　组	n	治疗前	治疗2周	治疗4周	治疗3个月	治疗6个月
试验组	71	14.65±3.20	18.10 ± 2.71^{a}	20.82 ± 2.77^{ab}	23.75 ± 2.10^{abce}	25.07 ± 1.40^{abcde}
对照组	70	15.23±2.97	18.06 ± 2.71^{a}	20.24 ± 2.94^{ab}	21.64 ± 1.93^{abc}	23.51 ± 1.38^{abcd}

注:与本组治疗前比较,^{a} $P<0.05$;与本组治疗2周时比较,^{b} $P<0.05$;与本组治疗4周时比较,^{c} $P<0.05$;与本组治疗3个月时比较,^{d} $P<0.05$;与对照组同期比较,^{e} $P<0.05$。

治疗6个月与治疗前两组JOA评分差值的95%可信区间为-1.04~3.23,按照预设20%的非劣标准,非劣效检验合格。

6. 影像学指标变化情况

治疗前后组内比较,两组PT、SS、PI、LL、LA、LT和L椎间隙后缘高度差异无统计学意义($P>0.05$);组间治疗后比较,PT、SS、PI、LL、LA、LT和L椎间隙后缘高度差异无统计学意义($P>0.05$)。见表5。

表5　两组影像学指标变化情况比较($\bar{x}\pm s$)

组　别	时　点	PT(°)	SS(°)	PI(°)	LL(°)	LA(°)	L_1T(°)	L_4~L_5椎间隙后缘高度(mm)
试验组	治疗前	22.61±5.91	27.83±6.01	50.43±8.77	40.31±5.33	34.65±5.40	2.59±4.42	7.73±1.34
(n=71)	治疗6个月	22.59±5.93	27.82±6.14	50.40±8.90	40.32±5.37	34.61±5.35	2.51±4.49	7.77±1.39
对照组	治疗前	22.52±6.50	27.34±5.95	49.86±8.66	38.83±5.84	35.42±5.63	2.81±3.96	7.32±1.21
(n=70)	治疗6个月	22.49±6.50	27.32±5.91	49.81±8.65	38.86±5.79	35.37±5.65	2.73±3.93	7.35±1.35

注:PT为骨盆倾斜角,SS为骶骨倾斜角,PI为骨盆入射角,LL为腰椎前凸角,LA为腰椎角,L_1T为L_1倾斜角。

三、讨论

腰突症是发病率最高的椎管疾病,常见的临床表现为腰腿痛及下肢麻木[17-18]。脊柱是由椎体、椎间盘及周围韧带联合组成的,稳定性是其最重要属性,与力学传递及运动保护关系密切[19]。一旦脊柱的稳定性被打破,外力及自身的重力即会影响脊柱局部节段的运动及其周边组织,继而发生椎间盘退行性改变。中医学认为,人体以骨为支架,以筋为动力,从而实现人体的运动。《灵枢·经脉》有"筋为刚"的记载,《素问·五藏生成》又载"诸筋者,属于节",指出筋在关节之处相合、聚集,对骨骼产生连接与控制,"束骨而利关节"。骨性刚质硬,既可支撑躯干四肢又可保护脏腑,也是筋的附着、起止点[20]。筋骨二者,互为阴阳,相互约束,动静结合,互生互用,"骨正筋柔"即为脊柱筋骨的平衡状态。中医导引和手法是临床治疗腰突症的常用方法,手法能行气通络、利血消瘀,有利于机体对损伤组织、局部水肿的吸收,降低突出节段椎间盘的内压,改善后纵韧带力学紊乱关系,从而减轻椎管内狭窄程度,降低神经根受到的机械及化学刺激,最终改善下肢及腰背肌局部症状[21]。

导引术锻炼可提高腰背部、下肢及核心肌群的肌肉力量，纠正脊柱与骨盆的力学平衡，还可以调整突出的髓核与神经根的位置，缓解腰腿痛等症状[22]。

石氏伤科认为，筋骨失衡是腰椎退行性疾病的重要病机，指的是筋与骨的空间位置、结构形态发生了异常改变，无法相互制衡，该理论为腰突症的保守治疗提供了一定依据[5]。全国中医骨伤名师施杞教授认为，腰突症的根本病理机制为"经筋失衡、气血失和"，并由此提出"舒筋理筋正骨、调和气血脏腑、恢复脊柱平衡"的治疗理念，研习石氏伤科与王氏武术伤科之长，带领上海中医药大学附属龙华医院骨伤科团队创立了施氏脊柱平衡手法和筋骨导术。施氏脊柱平衡手法可加快局部组织微循环，减少局部肌肉的张力，提高组织自愈能力，从而使筋络舒展，气血通顺。平衡法可使目标节段椎体产生三维空间的局部微小位移，改变不同节段的椎间隙角度及椎管内局部空间结构，进而在一定程度上使椎管空间相对扩大，改善神经根的物理压迫。筋骨导术包括爬姿、板姿、俯卧、仰卧位的横向、纵向、垂直方向的脊柱六功能锻炼，可增加脊柱的活动度并提高核心力量，使经脉通畅[5,21-22]。

本研究选取 VAS、JOA 评分及 ODI 值为观察指标，以全面、翔实地反映患者疼痛、麻木、功能障碍、生活能力等方面的改善情况。结果显示，试验组临床疗效优于对照组($P<0.05$)。随着治疗时间的延长，两组 VAS、JOA 评分及 ODI 值均逐步改善($P<0.05$)。各观察时点组间比较，试验组 VAS 评分低于对照组($P<0.05$)；治疗 2 周、4 周时组间比较，试验组 ODI 值低于对照组($P<0.05$)；治疗 3 个月、6 个月时组间比较，试验组 JOA 评分高于对照组($P<0.05$)。治疗后，两组 PT、SS、PI、LL、LA、LT 和 L 椎间隙后缘高度无显著变化($P<0.05$)，组间比较亦未见明显差异($P>0.05$)，原因可能个别影响因素无法通过以上治疗方式改变(如骨赘形成，椎间盘、髋关节的退变)，或中老年患者基础肌肉力量较差，导引与功能锻炼对椎旁肌群的改善效果不足以在 6 个月内对影像学参数产生影响，或练习水平存在差异，从而影响治疗水平。本研究结果提示，施氏脊柱平衡手法结合筋骨导引术治疗中老年腰突症疗效满意，能显著缓解疼痛症状，提升躯体功能，改善患者的生活质量，其疗效不劣于骨盆牵引结合腰背肌康复训练。在今后的研究中，我们将采用更多客观指标如椎旁肌群横截面积、椎旁肌群肌电，从而全面、客观、准确地反中医保守疗法对腰突症的临床疗效。

中医骨内科学的构建与展望

施 杞

一、中医骨内科学的含义

中医骨伤科学历经数千年发展，有着极为丰富的中华文化底蕴，经历代医家的实践积淀、近半世纪来学者们的继承创新，已形成了完整的理论体系，积累了丰富的临床技能，成为我国中医药学的重要组成部分。然而，随着当代社会人口老龄化日趋加快，慢性退行性疾病患者日趋增多，人们对美好生活的向往与现在治疗模式的不平衡、不充分之间的矛盾显得尤为明显。因此，进一步将中医内科学与中医骨伤科学理论和技术有机结合，借鉴现代医学等多学科知识，创立中医骨内科学，显得尤为重要和迫切。实践证明，采用中医内科学与中医骨伤科学结合所形成的非手术方法，在治疗慢性筋骨病方面已经取得了良好的临床效果。为此，亟待挖掘整理相关理论，彰显其学术内涵，弘扬其特色优势，在此基础上形成中医骨内科学。

中医骨内科学是以中医药学理论为指导，以外伤内损所造成的人体病证为对象，以慢性退行性疾病（慢性筋骨病）为研究重点，以药物、手法、针灸、导引等为治疗基础，开展预防、保健、治疗、康复、养生"五位一体"治未病模式（未病先防、主动健身、既病防变、病愈防复、养生防衰），形成一门传统与现代相结合的、具有中医内科学及中医骨伤学科特色和优势的系统应用科学。中医骨内科学的构建、创新与发展，是时代赋予我们的使命，也是进一步繁荣我国中医药事业的历史责任。

二、构建中医骨内科学的意义

1. 构建中医骨内科学是人口老龄化社会的需要

随着社会进步和科学技术的发展，人们生活水平和健康水平不断提升，人类平均寿命也不断提高，社会人口老龄化已成为世界性趋势。我国现有 60 岁以上老年人口已经达到约 2 亿 4 千万，占总人口的 15.5% 左右，预计到 21 世纪中叶，60 岁以上人口将占总人口的 27%，达到 4 亿左右。随着人口老龄化趋势日益加剧，骨伤科疾病谱也发生了相应的变化。外伤所引起的疾病已不是骨伤科的主要病症，骨质疏松症、老年性退行性骨关节炎、老年性骨骼肌减少症、颈腰椎间盘退变性疾病等退行性疾病的发病率越来越高。其中，60~69 岁的老年女性的骨质疏松症发生率高达 50%~70%，老年男性则占 30%。骨折作为骨质疏松症的常见并发症，严重影响人们的健康。2015 年，中国大陆的关节炎患者约有 1.2 亿人，且发病率呈逐渐升高趋势。我国人群中膝关节的骨关节炎患病率为 9.56%，其发生率随年龄的增高而增加。随着病情加重，其中部分患者将更换人工关节，给患者和家庭带来极大的负担。这类疾病证候繁多，病程较长，发病机制复杂，采用各种内治的综合疗法，常能取得事半功倍之效。传统中医骨内治法包括中药内服外用、手法、针灸、针刀、器具和练功等治法，对防治这类疾病具有独特的优势。

2. 构建中医骨内科学是中医骨伤科学科发展的需要

非手术疗法治疗慢性筋骨病具有极大的原创技术优势，经实践证明具有良好的临床疗效，深受广大患者欢迎。现代骨科也十分重视非手术方法治疗骨科疾病。我国1995年10月在北京成立了骨内科学术委员会,成为骨科领域中的新型分支学科领域。2008年,曹建中等主编出版《临床骨内科治疗学》,上篇介绍了与骨、关节、骨骼肌等相关的生理代谢、骨生物力学、免疫学、矿物质研究及骨内科的临床检查法等基础理论;下篇介绍与骨有关的内分泌、代谢性疾病、骨肿瘤等的内科治疗。2008年,孙材江等主编出版《实用骨内科学》,对临床常见的98个与骨科相关的病症的病因病理、诊断治疗、现代进展等进行了详细的阐述。2013年,秦岭主编出版《骨内科学》,介绍了骨内科相关理论以及内科治疗骨科疾病的诊治法,有较好的实用价值。2015年,刘忠厚主编出版《骨内科学》,对骨基础理论、代谢性骨病以及诊治法进行了深入的论述,在非手术治疗代谢性骨病方面贡献突出。

面对西医骨内科学的迅速发展,中医骨内科在预防、保健、治疗、康复、养生等方面,不仅系统全面传承和优化,而且也取得长足的发展与创新,包括完整的理论体系及众多非手术治疗技术的独特优势,具有更加丰富的科学内涵。因此,推进中医骨内科学的构建,不仅是适应当今社会对健康的新需求、新变化、新挑战,也是新时代中医骨伤学科创新与发展的必然。

3. 构建中医骨内科学是在实施“健康中国”战略中发挥中医药特色优势的需要

“健康中国”战略已成为党和国家进一步关注民生而实施的国家战略。在十几亿人口的泱泱大国,实施这一战略必然是在国家顶层设计的推进下,成为一个系统工程,需要汇聚各方面的力量和资源。既要面向现代生命科学的前沿,“西为中用”,不断引进先进技术,同时也必须从华夏民族三千多年文化积淀的伟大宝库中挖掘历代医家防病治病的经验,“古为今用”,这是我国有别于世界其他各国且其他各国所不具备的一大优势。中医骨伤科学所孕育的骨内科学的理论、知识和独特技能,已经为维护人类生命健康作出了重要贡献,其强调了“预防、保健、治疗、康复、养生”五位一体传统模式的理论和经验,更是推进、实施“健康中国”战略应当汲取的宝贵资源,不可或缺。

4. 构建中医骨内科学是彰显中华优秀传统文化、加快中医药走向世界的需要

毛泽东同志深刻地指出:“中国医药学是一个伟大的宝库。”随着我国综合国力的日益强盛,中国文化在国际上的影响力日益扩大,接受度也随之增加。当前,慢性骨伤科疾病是世界各国普遍存在的现象,因此防治该类疾病不仅是人类普遍关注的热点,而且是医药科学共同承担的繁任务、艰巨使命。早在20世纪20年代,德国骨科医生James Cyriax就提出许多疼痛性疾病应当采取合适的内科治疗,获得事半功倍之效。他于1954年出版了《骨内科学》,至今已达10版,提出了一系列诊断检查方法和相应的内科治疗方法,并且创造了自己独特的治疗软组织疼痛手法,从而获得良好的止痛效果。由于疗效显著而被广为传播。美国在1983年成立了骨内科学协会(AAOM),进一步促进骨内科规范化。1992年,加拿大David Sackett教授首先对循证医学进行了明确定义,为骨内科学的发展提供了理论依据。如同心内科与心外科、消化内科与消化外科、神经内科与神经外科等一样,骨内科从骨科学中脱颖而出,成为一个新的学科分支和门类,正在现代医学体系中日益发展、方兴未艾。“中医药是我国独特的卫生资源、潜力巨大的经济资源、具有原创优势的科技资源、优秀的文化资源、重要的生态资源。”传统的也是现代的,民族的也是世界的,进一步推动中医骨内科学的建设与发展,必将以其独具中国文化特色和疗效优势而享誉世界,以其科学性和实用性而走出国门,惠泽五洲。

三、构建中医骨内科学的基础

1. 中医骨内科学具有深厚的文化底蕴

中医骨内科学研究的对象是各种外伤和内损,是需要在中医学整体观的指导下辩证论治,才能更好地突显它的技术优势。而中国的传统文化为学科理论体系的构建奠定了思想基础与思维方法。

中国传统文化历经数千年的发展,以丰富内容著称于世,其中尤以天人合一、阴阳五行等哲学思想更具特色,成为中华民族精神文化的基石。在漫长的历史进程中,先后形成了先秦哲学、两汉经学和宋明理学,从而构成了完整的哲学体系,彰显了中华民族的优秀文化。中医学是中华民族在长期的生产与生活实践中认识人体与疾病的宝贵经验总结，是中国传统文化的结晶，在其发展过程中，不断吸取中国传统文化的哲学观念，构建别具特色的医学体系。中医经典文献《黄帝内经》融中国古典哲学于医学中，将天人合一、整体观、元气论、阴阳五行等理论运用于阐述生长壮老、人体结构、生理病理、辨证治疗、保健养生中，初步建立了以整体观、辨证论治及恒动论为特征的中医理论体系，为中医各临床学科以及中医骨内科学的形成，提供了坚实的学科理论基础。中医骨内科学结合骨伤专科特点和优势，融"天人合一""阴阳五行"等古典哲学思想和气血津液、脏腑经络，皮肉筋骨以及内外病因等医学理论为一体，充分显示了中医与传统文化的密切关系。作为传统文化的一个重要组成部分，中医骨内科学亦发展丰富了中国传统文化。

2. 中医骨内科学具有深厚的中医药理论和临床实践底蕴

中医骨内科涵盖众多常见病和多发病，经历代医家长期探索，积累了丰富的临床经验。骨伤疾病在《周礼·天官》分科中列为四大病种之一的"疡医"范畴中，《黄帝内经》中详细阐述了"损伤"的病因病机、诊断等。晋代《肘后备急方》、隋代《诸病源候论》、唐代《备急千金要方》等综合性医著中皆不乏对骨折、脱位、筋伤、内伤、骨病等相关疾病及中药、手法治疗的论述。在长期发展的过程中，尤其在明代之前，中医的理论特点决定了其历来强调"十三科一理贯之"。无数伟大的医家大多通晓临床各科，从未停止过对中医骨伤领域的总结。从《黄帝内经》《难经》《伤寒杂病论》等经典著作，至后世的金元四大家、明清温病学派、中西汇通学派等医家都对中医骨内科学思想及实践予以探讨、发展，为中医骨内科学理论体系和临床辨证论治的形成及发展奠定了基础。

3. 中医骨内科学具有深厚的中医各家学说及骨伤流派底蕴

近代，中医骨内科学在发展的过程中形成了丰富的技法方药，到19世纪末形成了各具特色的学术流派，显示了深厚的学术底蕴和流派传承。近代的中医骨伤学有了更大发展，各地颇具特点的流派形成，极大丰富了骨内科学的学术思想和临床方技，极大地促进了中医骨内科学的发展。

（1）上海石氏伤科（第三代传人：石筱山，1904~1964；石幼山，1910~1981）

石氏伤科源自130余年前，由石兰亭先生在沪开诊，以创制疗效显著的"痰核膏"和"三色敷药"名震沪上。第二代传人石晓山先生提出了"十三科一理贯之"的观点，提出"以手法治外伤，以方药调内脏"为特色的治伤观点。这一理论为石氏理伤的整体辨证原则奠定了理论基础。第三代传人石筱山先生和石幼山先生在理论上提出"气血兼顾，不可偏废"的辨证原则，在治疗上提出"以血为先、以气为主、调治兼邪、独重痰湿"的内治原则。说明在损伤早期，对气滞血瘀的实证，应以血为先，治当行气祛瘀。损伤的中后期，应以气为主，治当补气兼祛瘀。同时还提出了"兼邪观点"，认为在损伤期间而感受风、寒、湿、痰、瘀等诸邪，都称为兼邪。认为痹证病机为气滞不行、津液不畅、聚而为痰、气血互结、瘀血滞留、痰瘀互结、凝阻经络，发为痹证，故症见受累关节肿胀疼痛、行走不利、病久失治、症情顽笃。对其治疗提出了"调治兼邪，独重痰湿"的内治法原则。治当豁痰散结，通络止痛，为治疗慢性筋骨病奠定基础。其代表著作有：石筱山的《正骨疗法》《伤科讲义》《石筱山医案》，施杞、石仰山主编的《石筱山伤科学》，石印玉所著《石筱山、石幼山治伤经验及经验方》等。

（2）上海王氏伤科（王子平，1881~1973）

上海武术伤科代表人，在治伤理论上，重视气血运行，倡导应用内服、外敷之剂以内调气血，外治筋骨，采用练功疗法以强身壮骨，达到内调脏腑气血、外治局部筋骨损伤。其治伤具有武术伤科鲜明的特色，首重诊断，提出了"端摸捻拿"的诊断手法。在内服药物上，创立"十三味治伤方"为疗疾的通用方，全方由全当归、赤芍、桃仁、苏木、延胡索、落得打、骨碎补、乌药、青皮、荆三棱、莪术、木香、生大黄等组成。功能活血祛瘀，理气止痛。主治各种跌打损伤。在此方基础上，随证加减可用于各类兼症之伤。在外用药上，创立舒筋活络药水，对于筋络挛缩、肢体酸楚常获奇效。重视练功疗法是其治伤另一特点。在五禽戏、易筋经等功法基础上，创编了"祛病延年二十势"，充分显示了重视辨证、用药精湛、重用练功的武术伤科理伤特点，并著有《拳术二十法》《祛病延年二十势》等。

（3）上海魏氏伤科（魏指薪，1894~1994）

著名上海伤科八大家之一，对中西医结合骨伤科学颇有贡献。在临床，以其“轻摸皮、重摸骨、不轻不重摸筋肌”的诊断绝技，展示了其丰富的临床诊断技能，擅长用摸法来判断骨折、骨碎、骨歪以及筋歪、筋断、筋走之症，弥补X线检查的不足，能完整做出正确诊断。在治疗软组织损伤中，常用“摸、推、拿、按、摩、揉、点、挤、提、拉、摇、抖、扣、背、捻、搓”共16种单式手法和几个动作组成的18种复式手法，屡获奇效。著有《关节复位法》。其嫡系传人李国衡著有《伤科常见疾病治疗法》《魏指薪治伤手法与导引》。

（4）平乐郭氏正骨（郭祥泰，1771~1843）

郭氏正骨系中原伤科著名流派之一。相传起源于清嘉庆年间（1796~1820），为七代中医正骨世家。第四代传人郭景星妻高云峰率其子郭维淮在平乐行医。嗣后还创办了平乐正骨学院和河南省洛阳正骨医院，为我国骨科队伍培养了众多人才。第六代传人郭维淮是全国著名骨伤科专家，白求恩奖章获得者，发展了平乐郭氏正骨术的内容，至今已形成独特学术理论体系。以“外力所伤，不问何经所伤，恶血必归于肝”为其学术思想。在用药上创立了“破、和、补”的三期治疗原则，并创制了许多有效的方剂。医著有郭春园所著《平乐郭氏正骨法》、郭维淮所著《平乐正骨》等。

（5）福建林氏伤科（林如高，1888~1985）

福建伤科名医，治伤强调整体观，提倡“望、问、闻、切、摸、比”六诊合参，以获得正确诊断，认为触摸手法为治伤第一手法。对手法强调重而不滞、轻而不浮、柔中有刚、刚中带柔、刚柔相济。擅用外用药物，如林如高正骨水，其功能消肿止痛，舒筋通络。其代表著作有《骨伤验方歌诀方解》《林如高正骨经验》《林如高正骨经验荟萃》等。

（6）四川杜氏伤科（杜自明，1878~1961）

四川武术伤科少林学派杜自明，出生于正骨世家，自幼随父学医习武，在学术上遵循中医整体观和辨证论治的观点，重视药物、手法和练功相结合的治疗原则。在长期临床实践中，把所积累的伤科手法分为理筋与正骨手法。理筋手法有“分筋理筋、弹筋拨络、滚摇升降、按摩镇定”；正骨手法有“接、卡、挤、分、旋、端、靠”。对正骨手法要求应达到沉（心境沉着）、和（态度和蔼）、巧（心灵手巧）、快（手法快捷）。其著作有《中医正骨经验概述》等。

（7）四川郑氏伤科（郑怀贤，1897~1981）

四川著名的武医结合之大家，融武术、医学于一体。强调治伤，骨为主干、节为枢纽、筋肉为动力，重在功能恢复；认为筋肉为动力，骨折脱位不治筋，十治八九难屈伸。提出以四诊为诊断，以八纲为辨证，注重内外兼治、筋骨并重、外练筋骨肉、内练精气神，达到内外兼修。在诊疗上主张局部和整体并重、动静结合的治疗原则。具体治伤上尤重手法，创立独特正骨手法，以“拉挂法”治肩关节脱位，以“推拉屈肘法”治疗肘关节脱位；以“按压抖动法、俯卧扳腿法、摇腰牵抖法”治疗腰椎间盘突出症。同时，常用自制外用剂如舒筋酒以增强疗效。其著作有《伤科诊疗》《伤科按摩术》《实用伤科中药与方剂》等。

（8）天津尚天裕（1917~2002）

著名中西医结合骨科专家。他在继承历代手法的基础上，进一步整理为正骨十法：① 手摸心会；② 拔伸牵引；③ 旋转回绕；④ 屈伸收展；⑤ 成角折顶；⑥ 端挤提按；⑦ 夹挤分骨；⑧ 摇摆触碰；⑨ 对扣捏合；⑩ 按摩推拿。同时还创立了小夹板固定骨折法，通过布带对夹板的约束力、纸压垫的效应力与肌肉收缩活动时的内在动力，达到对骨折断端的固定。其著作有《中西医结合治疗骨折》等。

（9）北京刘寿山（1904~1980）

北京名医，清宫正骨流派传承人。幼年随舅父学习针灸，19岁时拜师于文佩亭，后从事中医正骨理伤的临床及教学近60年，强调伤科治疗“七分手法三分药”，在骨折复位中以“拔不开则按不正”为指导思想，贯彻“欲合先离，离而复合”的原则，把捋筋手法整理为“治筋八法”，即戳、拔、捻、捋、归、合、顺、散。所谓“按摩舒筋，复其旧位”，并说“陈伤可重，新伤要轻”。治脱臼强调一个“摘”字，用摘法解除关节两端的重叠交锁，以利复位。其著作有《中医简明伤科学》《刘寿山正骨经验》等。

(10) 天津苏宝铭(1914~1988)

天津苏氏兄弟苏宝铭、苏宝恒为苏氏正骨第六代传人。苏宝铭在北京医科大学任教,苏宝恒在天津医院,对创伤、难治性骨折都颇有心得。如苏宝铭善长骨折的手法治疗,提出“按骨折的规律来处理骨折”。在正确诊断基础上,采用巧妙的整复手法,反其道而行之,使移位骨折端回复到正常的位置。尤擅长于前臂的双骨折,临床疗效显著。其著作有《中医正骨科教学讲义》。

4. 中医骨内科学已初步形成现代研究底蕴

中华人民共和国成立后,众乡医家结合临床和基础研究,证明了中医骨内科学的治疗方法和辨证论治规律以及疗效机制的科学性。

1) 广州中医药大学袁浩教授、何伟教授领导的团队课题“中西医结合治疗股骨头坏死及其相关疾病的临床研究”2000 年荣获国家科技进步奖二等奖。

2) 中国中医科学院朱立国教授、孙树椿教授建立治疗神经根型颈椎病的旋提手法。其创立的“旋提手法治疗神经根型颈椎病的临床和基础研究及应用”和“神经根型颈椎病中医综合方案与手法评价系统”分别荣获 2009 年和 2017 年国家科技进步奖二等奖。

3) 上海中医药大学附属龙华医院以及上海中医药大学、上海市中医药研究院脊柱病研究所施杞教授和王拥军教授率领团队承担的“气血理论在延缓椎间盘退变过程的运用与发展”2006 年荣获中华中医药科技进步奖一等奖,“益气化瘀中药防治椎间盘退变的细胞生物学机制研究”2007 年荣获中华医学科技奖一等奖,“脊柱退行性病变病理与病证结合动物模型的研究”2010 年荣获中国中西医结合科学技术奖一等奖,“平衡导引与手法在脊柱筋骨病中的应用”2010 年荣获上海市科技进步奖一等奖,“益气化瘀法治疗椎间盘退变性疾病的基础研究和临床应用”2011 年荣获国家科技进步奖二等奖,“补肾益精法防治原发性骨质疏松症的疗效机制和推广应用”2014 年荣获上海市科技进步奖一等奖、2015 年荣获国家科技进步奖二等奖,在中医“痰瘀理论”的指导下创新性提出“淋巴系统结构异常与功能障碍是导致关节炎病理变化的关键环节”,丰富和发展了中医“痰瘀”理论,承担有国家自然科学基金重点项目,并已经荣获中国中西医结合学会科技进步二等奖。

四、中医骨内科学的发展方略

1. 一体两翼,开拓进取

随着我国综合国力的增强,建设创新型国家的战略目标确立,我国科研事业发展迎来前所未有的机遇期。纵观中医骨伤科的发展进程,继承和发扬中医特色,寻求中医骨伤科的持续发展将是永恒的使命。我们提出“一体两翼”的理念,即坚持以中医学理论体系及历代医家临证经验为继承主体,以引用现代科学技术及弘扬传统文化为两翼,从而实现新世纪的腾飞。

中医传统理论历经数千年,具有极为丰富的文化底蕴,发展至今已成为当今世界上最完整的民族医学。要实现具有中医骨伤科传统特色的现代中医骨伤科,必须坚持以继承为核心,精读经典文献为重要基础。中医理论在长期的实践中,不断地充实历代医著,包含了历代的理法方药和精湛的医学理论。历来各大流派都把学习经典医著,潜心研读《黄帝内经》《伤寒论》《本草纲目》等作为入门之基础。我们对历代医家思想的整理研究,有助于发现中医发展之魂,从而寻找到学科发展新的思路,是创新理论的重要途径。

理论体系要坚持继承,又要致力创新,坚持创新性发展,创造性转化,实现中医骨内科学的现代化,使其为现代社会所用,为现代临床服务;并与现代科学知识融合,形成一个既具有优秀文化特色又有时代气息的体现“洋为中用,中西结合”的学科模式,成为中医药走向世界的生力军、排头兵。

我们在推动中医骨内科学建设过程中开展了一系列探讨与研究,也总结了一些初步的经验,即“三个引领”“四抓不放”“五大期待”。“三个引领”即:选题切入要有广度,定格在大病种、大人群、大服务;方案设计要有研究深度,揭示规律,有所发现、发明;追求目标要有高度,致力走向科技前沿,攀登学科高峰,为现代生命科学发展作出当代中医人的贡献。“四抓不放”即:“守望源头”,以先师原创思维为指引;“聚焦目标”，以慢性筋骨损伤为重点；“形成系列”，从石氏伤科及中医药特色优势的多层次、多方面规划，明确学科发展方向和研究体系；“阶段成果”，要有拼搏精神，志在必得，形成研究节点和成果。“五大期待”即：“提高疗效”，研究成果反哺临床，疗效提高，患者受益；“培育人才”，在临床和基础科研过程中实现优秀人才的培养；“保存基因”，通过优势技术形成和优秀人才的培养，使中医骨伤科特色优势代代相传；“打造平台”，努力创建全国一流、世界知名的中医骨内科学科平台；“持续发展”，生生不息，坚持在继承创新中实现学科的可持续发展。

2. 五位贯通，形成体系

（1）五位贯通的临床意义

“预防、保健、治疗、康复、养生”五位一体、内在贯通的根基是中医骨内科学的基础。中医骨内科学是一门以防治外伤及其内损所造成人体各种病证的应用科学，这类疾病和症候群的形成有其不同的外因和内因，如常见的六淫外邪侵袭、各类损伤及劳损，以及内伤气血脏腑，经筋、经络，从而出现各种临床急慢性损伤疾病及全身和局部的慢性自然退变性疾病。除了暴力性或各种急性外伤，大多数骨内科疾病均以慢性发病为特征。总体而言，仍然是基于人体的阴阳失衡、五行失调，在不同的体质状况下，出现的个体局部或全身的异常病态。人体在生命生、长、壮、老、已的过程中有其不同的生理变化，随之产生的疾病在不同生命阶段，虽有其不同的病理特点，又是互相联系的。因此，这类疾病或症候群的健康管理应是一个系统工程，借鉴“生物-心理-社会-环境”相结合的现代医学模式，当前仍应以防治为中心，实现预防、保健、治疗、康复、养生五位一体贯通，形成独特的生命维护体系。

（2）五位贯通的临床实践

在临床上，五位贯通具体表现在：① 医理相通：预防、保健、治疗、康复、养生分属临证的不同阶段，尤以治未病为其核心思想。《素问·四气调神大论》中指出：“圣人不治已病治未病，不治已乱治未乱……夫病已成而后药之，乱已成而后治之，譬犹渴而穿井，斗而铸锥，不亦晚乎！”“治未病”是中医学重要的学术思想。“治”即管理、治理之义。“治未病”就是采取相应措施，维护健康，防止疾病的发生与发展。“治未病”涵盖“未病先防、主动健身、既病防变、瘥后防复、养生防衰”五个层面，强调人们应该注重保养身体，健身防病，培养正气，提高机体的抗邪能力。在此思想指导下，以“十三科一理贯之”为准则，贯通于中医骨内科各病证的全过程。达到未病防病，既病防变，以及病愈防复之目的。② 医技结合：经过数千年的传承和历代各家学术流派的弘扬发展，积累了丰富的中医骨内科治法方技，其防治特点以药物、手法、针灸、练功互相参合，因时、因地、因人制宜，相互施用，充分发挥其相辅相成的组合优势，形成众多医家共识，制订可行的临证规范和指南。③ 医患协同：中医骨内科学是服务于全社会的一个临床学科。因此，应推动中医骨内科学的学科建设和发展，充分运用中医药的五大优势资源，提高民众体质和健康水平服务，以实现其社会价值的目标。在这一过程中，要坚持以医者为主导，患者（受众）为主体，医院为主轴，社区为主场，家庭为基础，防治结合，“预防、保健、治疗、康复、养生”整体性“治未病”思想医疗指导、相得益彰，加强健康知识普及教育和实训指导，循循善诱，达到医患协同，持之以恒，相向而行的目的，从而建造起全民族的“健康大厦”，为人类的健康作出应有的贡献。

3. 培育人才，薪火相传

中医骨内科学的构建与繁荣，需要具有杰出人才、团队精神、知识全面的技术队伍。当前在国家的支持下，实现了师承与学科培养，临证实践与学位研究、名医工作室与临床科室等三方面相结合的中医药教育的新模式，为中医骨内科学人才的培养、团队的建立、学科的发展提供了良好途径。

中医骨内科学是一门传统与现代相结合、中医与西医汇通的新型学科，从业者需要有扎实的中医药理论功底，不仅要不断积累中医骨伤科临床经验，还应有一定的中医临床各科疾病防治的体验，同时也应掌握必要的西医学尤其是西医骨科学知识和技能，不断提升自己临证“三看”水平。一要“看清病人”，运用四诊八纲把握病人的病证特征；二要“看懂病情”，运用中西医结合知识分析病情，明确其病因病机；三要“看出名堂”，清晰患者病证靶点、围靶点、全身特点等状况，运用中医学的思维，圆机活法，施以具有中医骨内科学特色和优势的五位一体的临证方案。

继往开来，传承创新。继承、创新、现代化、国际化是当代我国中医药事业发展的基本方略，继承是基础、是前提。要打开中医药这一伟大宝库，将继承三千余年始终闪烁着中华传统文化基础的丰富理论和实践经验发扬光大，为现代中国健康事业服务，就必须努力继承、深度发掘、不断整理总结提高，只有保护好原始基因，做到继承不泥古，创新不离宗，再适应现代社会需求、融合并运用现代生命科学的最新成果，推动中医药事业创造性转化、创新性发展。

大道岐黄，薪火相传，中医骨内科学人才队伍的培养，遵循中医药事业发展“继承、创新、现代化、国际化”的方针，按照“一体两翼”的模式，其知识结构应坚持以继承中医药学理论体系和历代医家不断创新性发展所积累的学术经验为主体，同时要兼收并蓄，努力汲取现代生命科学包括现代医学的前沿知识和技能，以及加强文化修养、夯实传统文化底蕴为两翼，在推进中医药事业腾飞中，立足中医骨内科学，承担起历史责任，履行时代使命。

中医骨内科学是中医药学的重要组成部分，彰显了中医药学的特色优势，深刻地体现了中华传统文化的原创思维。重视和加强中医骨内科学的理论探讨、经验总结、学术发展，是加速中医骨伤学学科建设的战略举措，是推动民间技术走向国家高地、流派特色融入学科体系、传统师承对接现代教育的历史性跨越。

在传统文化承先启后的实践中，我们要秉承“取势、明道、优术”的理念，发扬执着追求的精神，胸怀远大的理想，做到坚守信念，把握机遇，医术精修，永不放弃，从而开启中医骨内科学不断完善和拓展的新航程！

基础部分

化瘀补肾方对卵巢切除小鼠骨折愈合的作用

杨骏杰　赵世天　赵永见　孙悦礼　程　韶　陶渝仁　赵东峰
卢　盛　施　杞　王拥军　舒　冰

骨质疏松症(osteoporosis,OP)是以骨量降低和骨组织微细结构退变、破坏而导致骨脆性增加、骨强度降低,易发生骨折为特征的全身性骨病[1]。骨质疏松性骨折(osteoporotic fracture,OPF)是OP最为严重的并发症,患者内固定治疗稳定性差,常伴随骨重建异常,导致骨折的愈合缓慢;OPF患者以中老年人为主,常合并其他疾病,更易引起并发症[2-3]。因此,相较于一般性骨折,OPF具有更高的致残率和死亡率。2013年国际骨质疏松基金会发现,全球每分钟就有20例骨质疏松性骨折发生。2050年我国预计将有599万例OPF发生,医疗卫生支出将超过254亿美金,给我国医疗卫生事业带来巨大的经济负担[4]。

除手术治疗外,目前OPF的药物干预主要针对的是其病理基础,即骨质疏松状态,如双膦酸盐类、雌激素和降钙素及活性维生素D类等[5],且具有局限性,而针对骨折愈合过程的药物却较为少见。因此,临床上迫切需要开发能够促进骨质疏松性骨折愈合,从而缩短疗程,减少并发症的有效药物。

施杞教授发扬石氏伤科的学术思想[6],对待因伤致病,强调"气血为先",注重"脏腑为本",在对中老年患者血瘀肾虚型骨折的临床治疗中总结形成了化瘀补肾基础方(丹参12 g、女贞子9 g、墨旱莲9 g、淫羊藿9 g、骨碎补9 g、独活9 g)。本研究利用小鼠双侧卵巢切除复合左胫骨中段骨折模型,对化瘀补肾方在骨质疏松性骨折愈合过程中的作用进行了研究,从而为中医药治疗骨质疏松性骨折的治疗提供实验依据。

一、材料和方法

1. 实验动物

3月龄雌性C57BL/6小鼠48只,由上海灵畅生物科技有限公司提供,饲养于上海中医药大学附属龙华医院实验动物部(动物福利审议批号:LHERAW-19014)。室温20~28℃,相对湿度40%~70%,自由进

基金项目: 国家自然科学基金项目(81973876、81929004、81730107);科技部重点研发计划项目(2018YFC1704302);教育部创新团队发展计划项目(IRT1270);科技部重点领域创新团队项目(2015RA4002);上海市进一步加快中医药事业发展三年行动计划项目[ZY(2018-2020)-CCCX-3003]。

食饮水，12 h 间隔照明。适应性饲养 1 周后，将小鼠随机分为假手术组、模型组、化瘀补肾方组，每组 16 只。

2. 药物、试剂与器材

化瘀补肾方（丹参 12 g、女贞子 9 g、墨旱莲 9 g、淫羊藿 9 g、骨碎补 9 g、独活 9 g）由上海中医药大学附属龙华医院制剂中心提供。

血清雌二醇检测试剂盒（ab108667，艾博抗上海贸易有限公司），阿尔辛蓝染液（A5268－25 G，西格玛奥德里奇上海贸易有限公司），橙黄 G 染液（03756－25 G，西格玛奥德里奇上海贸易有限公司），Micro－CT（CT80，瑞士 Bassersdorf 公司），异氟烷（R510－22，深圳市瑞沃德生命科技有限公司），麻醉机（Matrx 07149，美国 MIDMARK 公司），Electro Force 测试仪（3200 Series Ⅲ，美国 Tainstrument 公司）。

3. 模型建立

模型组和化瘀补肾方组小鼠进行双侧卵巢切除术（ovariectomy，OVX）。小鼠麻醉后取俯卧位，备皮消毒，沿脊柱由髂后上嵴向上作一 1 cm 纵行切口，结扎卵巢周围输卵管，切除菜花状卵巢。回纳组织后逐层缝合。假手术组小鼠不切除卵巢，仅切除卵巢周围部分脂肪。

OVX 术后 12 周，各组小鼠均建立左侧胫骨中段骨折模型。小鼠麻醉并左后肢备皮后，于外侧前缘作一 1 cm 纵行切口，将 1 mL 注射器针头从胫骨平台前外侧沿胫骨长轴刺入胫骨约 1.5 cm 后剪断针头，锯断胫骨中段，进行髓内固定，缝合皮肤。

4. 药物干预

按 Meeh－Rubner 公式计算人表面积为 1.8 m^2，小鼠体表面积为 0.006 7 m^2。化瘀补肾方按人的剂量为 1 付/天计算，小鼠等效剂量约为 0.004 付/天，将每剂中药煎成 50 mL 汤剂，按每只小鼠每次 0.19 mL 汤剂灌胃 4 周，每天 1 次。假手术组与模型组小鼠给予等体积生理盐水灌胃。

5. 体重检测和血清雌二醇检测

OVX 术后每 2 周检测体重。骨折术后 4 周，通过摘眼球取血法收集各组小鼠血样，3 000 r/min 离心 15 min，收集血清，按血清雌二醇检测试剂盒说明书要求，检测小鼠血清雌二醇水平。

6. Micro－CT 扫描和三维重建

骨折术后 4 周，取小鼠腰椎与左侧胫骨组织，10%中性福尔马林固定 24 h 后，以 55 kV 电压、72 μA 电流、300 ms/帧速率、10 μm 横断面厚度的参数，扫描第四腰椎椎体与胫骨组织，进行三维（3D）图像重建，并分析骨密度（bone mineral density，BMD）、骨体积分数（bone volume/total volume，BV/TV）和骨小梁结构参数，包括骨小梁数目（trabecular number，Tb. N）、骨小梁厚度（trabecular thickness，Tb. Th）和骨小梁分离度（trabecular spacing，Tb. Sp）。

7. 生物力学性能观察

安装 Electro Force 3200 Series Ⅲ测试仪支撑平台，设定两支撑点间距离为 11.8 mm，为保证测试条件相同，该距离设置完成后，测试全程将保持不变。从生理盐水中取出胫骨，使用无尘纸巾擦干多余水分，置于两支撑点之间。进行三点弯曲实验，以 0.3 mm/min 的速度对胫骨施加压力，直至断裂，断裂时的最大应力由仪器自动记载。

8. 胫骨形态学观察

将胫骨组织放入 14%中性乙二胺四乙酸（EDTA）溶液中脱钙 3 周后，经梯度酒精脱水、石蜡包埋后，制成 4 μm 厚度组织切片，进行阿尔辛蓝/橙黄 G 染色，光学显微镜下观察组织病理变化。

9. 统计学处理

实验数据使用 SPSS 21.0、Graph Pad Prism 8 统计软件进行统计学分析。各组计量资料以均数±标准差（$\bar{x}\pm s$）表示。两组数据之间比较，满足正态分布的采用独立样本 t 检验；不满足正态分布的资料，则采用非参数检验。多组数据之间比较，满足正态分布的采用方差分析；不满足正态分布及方差不齐的资料，则采用非参数检验。$P<0.05$ 表示组间差异有统计学意义。

二、结果

1. 小鼠 OVX 前后体重变化

如图 1 所示，与假手术组比较，模型组小鼠在 OVX 术后 4 周、6 周和 8 周时，体重显著升高（$P<0.01$）。

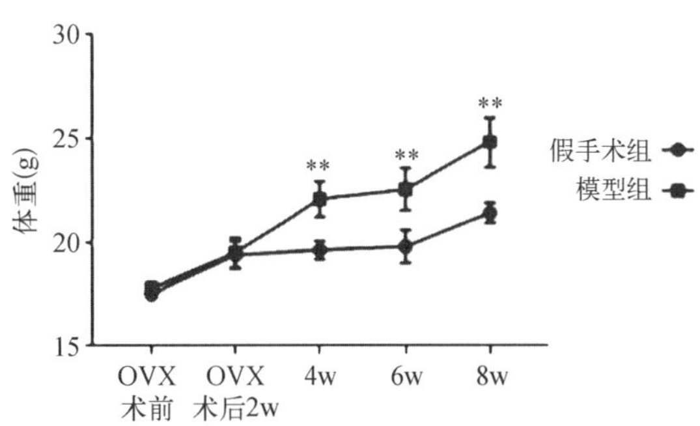

图 1　双侧卵巢切除（OVX）前后各组小鼠体重变化

与同时间点假手术组比，** $P<0.01$

2. 小鼠雌二醇变化及腰椎骨密度变化

骨折术后 4 周，与假手术组比较，模型组小鼠血清雌二醇显著降低（见图 2，$P<0.01$）；与模型组比较，化瘀补肾方组小鼠血清雌二醇水平显著升高（见图 2，$P<0.01$）。Micro－CT 分析表明，与假手术组比较，模型组小鼠第 4 腰椎松质骨 BMD 显著降低（见图 3，$P<0.01$）；与模型组比较，化瘀补肾方组小鼠第 4 腰椎松质骨 BMD 显著上升（见图 3，$P<0.05$）。Micro－CT 三维重建也显示模型组小鼠第 4 腰椎骨小梁稀疏，化瘀补肾方组小鼠第 4 腰椎较模型组明显增多（见图 4）。该部分研究表明，去卵巢小鼠血清雌二醇和腰椎骨密度显著降低，小鼠骨质疏松模型建立成功；此外，化瘀补肾方具有提高去卵巢小鼠血清雌二醇和腰椎骨密度的作用。

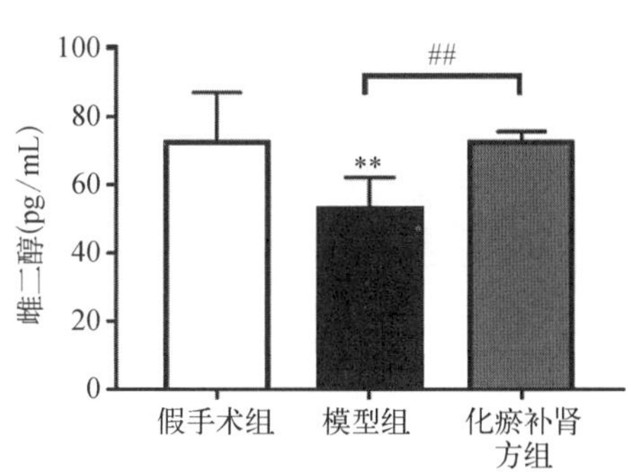

图 2　化瘀补肾方对各组小鼠血清雌二醇的作用

与假手术组比较，** $P<0.01$；与模型组比较，## $P<0.01$

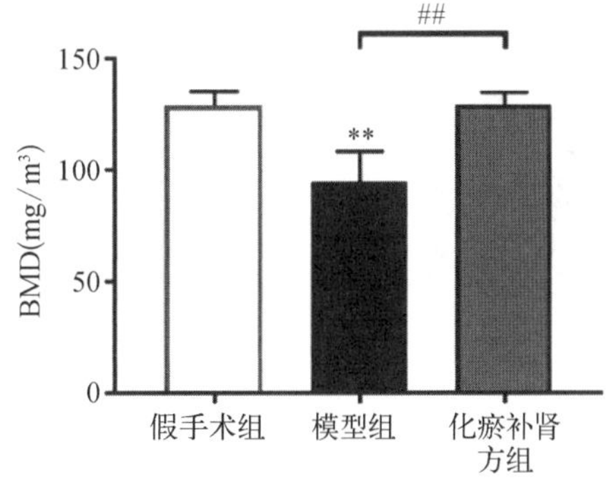

图 3　化瘀补肾方对各组小鼠第 4 腰椎骨密度（BMD）的作用

与假手术组比较，** $P<0.01$；与模型组比较，## $P<0.01$

假手术组

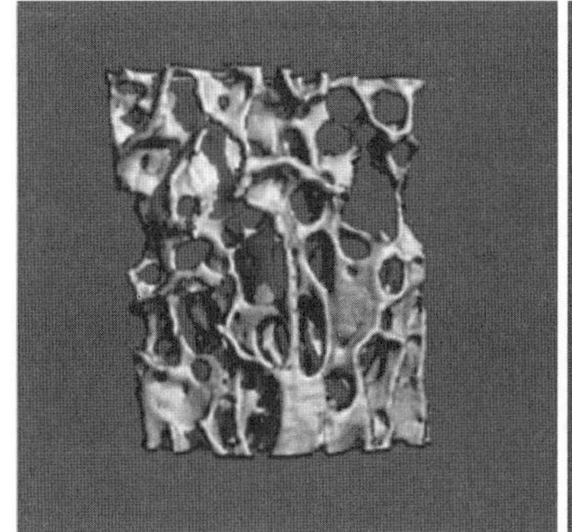

模型组

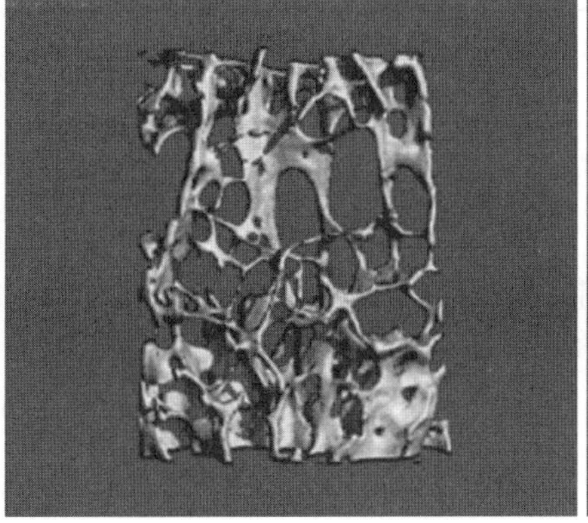

化瘀补肾方组

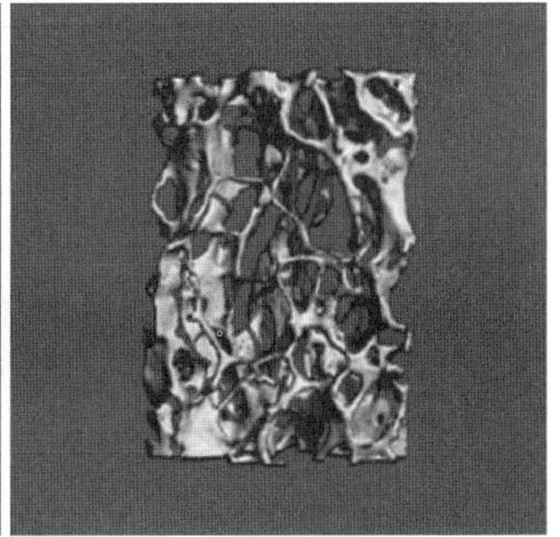

图 4　各组小鼠第 4 腰椎 Micro－CT 三维重建图

3. 小鼠胫骨骨痂组织骨小梁参数变化

骨折术后4周，小鼠左侧胫骨组织三维重建图如图5a所示，假手术组骨折部位骨折线模糊或消失，骨痂处于塑形期；模型组骨折部位周围仍有明显的骨折线；化瘀补肾方组骨折部位周围骨折线模糊，骨痂明显。各组小鼠骨痂组织的骨小梁参数如图5b~e所示，模型组小鼠骨痂组织的BV/TV、Tb. N均显著低于假手术组($P<0.01$)，Tb. Th也低于假手术组($P<0.05$)，Tb. Sp显著高于假手术组($P<0.01$)；而化瘀补肾方组的BMD显著高于模型组($P<0.01$)，BV/TV、Tb. Th也高于模型组($P<0.05$)，两组间Tb. N、Tb. Sp差异无统计学意义。

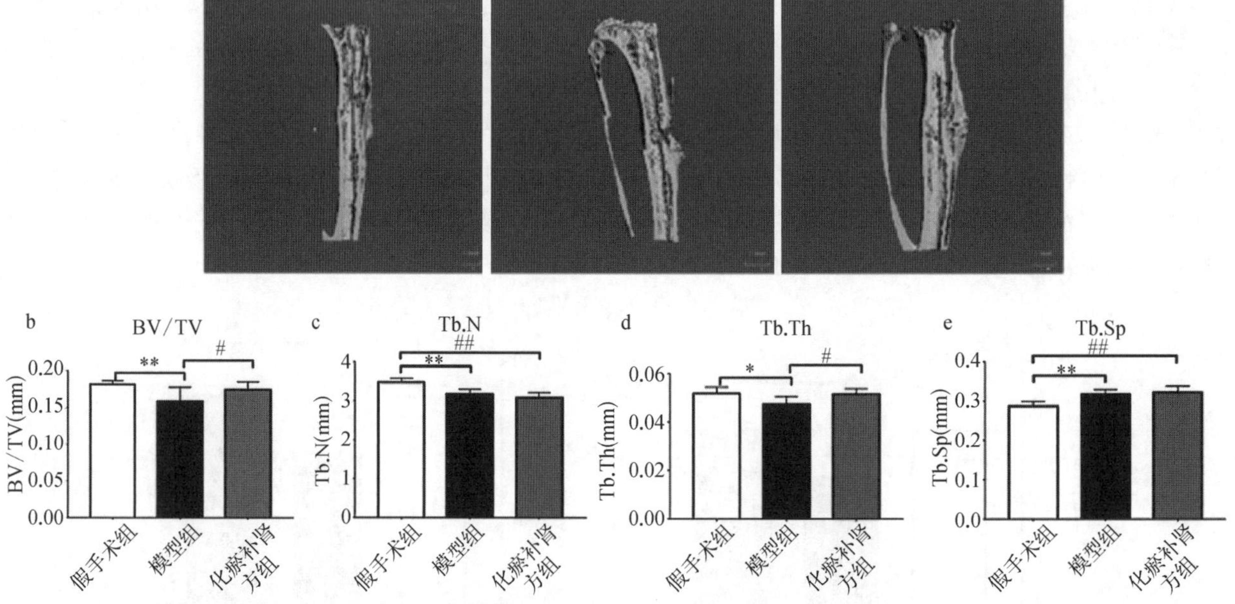

图5 化瘀补肾方对各组小鼠胫骨骨痂组织骨小梁参数的作用

a. 各组小鼠胫骨骨痂组织三维重建图纵切面；b. 骨体积分数(BV/TV)；c. 骨小梁数(Tb. N)；d. 骨小梁厚度(Tb. Th)；e. 骨小梁分离度(Tb. Sp)。与假手术组比较，* $P<0.05$，** $P<0.01$；与模型组比较，# $P<0.05$，## $P<0.01$

4. 小鼠胫骨生物力学性能

由三点弯曲实验所得的胫骨最大应力是衡量胫骨最大负载能力的重要参数之一。与假手术组比较，模型组小鼠胫骨的最大应力在骨折术后28 d时显著低于假手术组($P<0.01$)；化瘀补肾方组小鼠胫骨的最大应力显著高于模型组($P<0.01$)。提示卵巢切除后，小鼠胫骨的最大负载能力和抗骨折性能降低，而化瘀补肾方能提高卵巢切除小鼠胫骨的最大负载能力和抗骨折性能(见图6)。

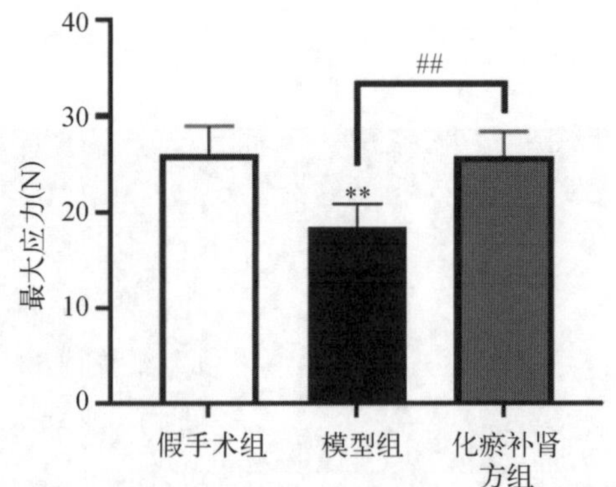

图6 化瘀补肾方对小鼠胫骨最大应力的作用

与假手术组比较，** $P<0.01$；与模型组比较，## $P<0.01$

5. 小鼠胫骨骨痂组织形态学变化

小鼠胫骨骨痂组织阿尔辛蓝/橙黄G染色显示，骨折术后4周，假手术组和化瘀补肾方组小鼠胫骨骨痂处于塑形期，骨痂组织内明显骨小梁形成，而模型组小鼠骨痂组织中有较多脂肪组织，骨小梁稀疏。提示化瘀补肾方能提高去卵巢小鼠骨痂组织的骨形成，改善组织病理学状态(见图7)。

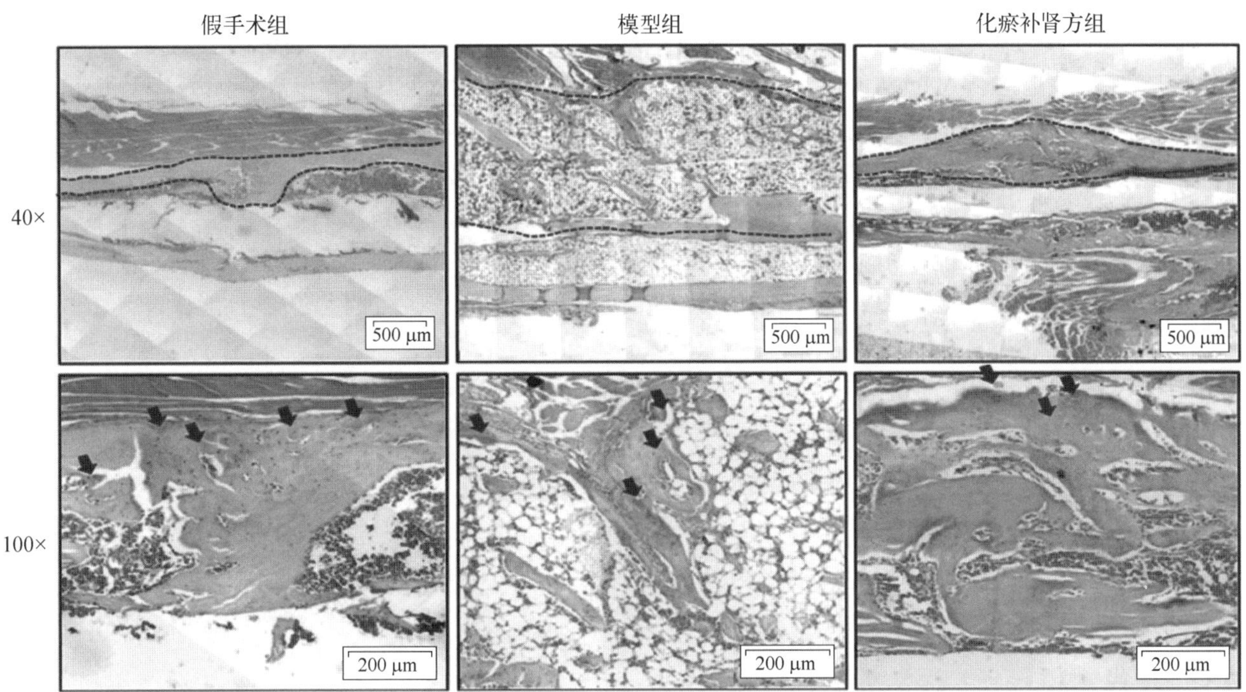

图 7 化瘀补肾方对各组小鼠胫骨骨痂组织形态的作用

三、讨论

OPF 愈合过程与正常骨折相似，但愈合延迟的概率远高于常人，动物实验也证明卵巢切除后大鼠骨折愈合延迟，且骨折愈合质量差[7]。这可能与绝经后骨折状态下骨髓间充质干细胞（BMSC）的募集、增殖和成骨能力降低有关[8]。女性绝经后，衰老、雌激素缺乏、炎性细胞因子增加，都可以引起 BMSC 的衰老凋亡、削弱其增殖和成骨能力。本研究也显示，OVX 术后 4 周开始去卵巢小鼠体重明显升高；骨折术后 4 周，相较于假手术组小鼠，模型组小鼠血清雌二醇明显降低，骨密度等骨量参数也随之降低。而化瘀补肾方组小鼠血清雌二醇显著高于模型组，且接近于假手术组，提示化瘀补肾方可改善卵巢切除导致的小鼠雌激素水平下降。

目前治疗原发性骨质疏松症（POP）的方法一方面是通过刺激成骨细胞分化，促进骨生成，另外一个方面是抑制破骨细胞的骨吸收。目前临床常用药物虽有一定疗效，但仍存在诸多不良反应。中医药已被证实可有效治疗 POP，其优势是能够同时增加骨生成和抑制骨吸收，延缓骨量丢失，改善 POP 患者的骨质疏松病变[9]。

《素问·阴阳应象大论》曰："年四十，而阴气自半，起居衰矣"，中医认为人在中年以后，体内阴津阴液亏虚，而"阳在外，阴之使也"，阴液亏虚从而导致阳之主动的功能降低，身体活动能力下降。中老年患者体内阴液阴津常处于不足状态，而肾阴一部分来源于五脏六腑之阴，久病及肾，因此中老年患者多处于肾阴虚的状态。而当中老年患者遭受外伤或其他原因导致骨折发生时，肾阴虚是需要考虑的一个基本病机，骨折局部瘀血阻滞，津液运行失调，引起局部多瘀多湿之标。

根据此病机变化，本研究采用施杞教授临床治疗中老年患者血瘀肾虚型骨折的化瘀补肾方。方中以丹参、女贞子为君药，活血化瘀止痛"以血为先"治其标，兼以滋补肝肾之阴治其本，标本兼治。臣以墨旱莲、淫羊藿，墨旱莲与君药女贞子配合形成二至丸，增强滋补肝肾之功，而淫羊藿用于此处目的在于"阳中求阴"。以骨碎补为佐，既可补肝肾，强筋骨，又可活血疗伤止痛，从而增强君臣之功。妙用独活为使药，因独活归肾经，一方面作为引经药使补肾之药效归于肾；另一方面，独活亦可祛湿止痛，以去除骨折局部因瘀产生之湿邪，并缓解疼痛。骨折愈合过程可分为血肿炎症机化期、原始骨痂形成期以及骨痂塑形期三个阶段。由成骨细胞介导的骨形成在骨折愈合过程中发挥了重要作用。现代药理学研究表明化瘀补肾方中的多种有效组分对骨形成具有调节作用。丹参酮 IIA 可促进前成骨细胞 MC3T3 - E1 的分化,增加 MC3T3 - E1 细胞中 Runx2 和 Osterix 蛋白的表达[10]。我们的前期研究表明女贞子、墨旱莲中的有效组分齐墩果酸能够剂量依赖性地抑制 Notch 信号通路活性,增强 BMSC 的成骨分化能力和异位成骨能力[11];此外,齐墩果酸还可以通过抑制 RANKL 诱导的破骨细胞生成,减少小鼠骨量丢失[12]。淫羊藿的有效组分淫羊藿苷可通过雌激素途径恢复 OVX 小鼠 BMSC 的成骨分化能力[13]。骨碎补的有效组分木犀草素,可以改善糖皮质激素诱导的骨质疏松性大鼠的骨小梁微结构,提高骨密度、血清碱性磷酸酶活性以及骨保护素的 mRNA 表达,其作用可能与调节 ERK/Lrp - 5/GSK - 3β 通路有关[14]。独活提取物蛇床子素通过激活 β - catenin/BMP 信号通路刺激成骨细胞分化和骨形成,改善卵巢切除小鼠骨的生物力学性能[15]。

加味牛蒡子汤促进 TNF－α转基因小鼠淋巴管回流功能防治类风湿关节炎的实验研究

李金龙 陈 岩 张 利 徐 浩 崔学军 施 杞 王拥军 梁倩倩

类风湿关节炎(RA)是一种以关节滑膜炎为特征的慢性全身性自身免疫性疾,关节软骨与骨质的破坏皆为继发病变。RA 的特征性病理变化为关节滑膜水肿,炎性细胞浸润,间质血管增生,关节内炎症细胞释放的细胞因子通过促进破骨细胞分化和抑制成骨细胞分化等途径,造成关节软骨和骨破坏,导致关节畸形、脱位和功能丧失[1]。到目前为止,对 RA 还缺乏有效的治疗手段,主要是对炎症及后遗症的治疗,最新的生物制剂的疗效与治疗的理想目标仍然有一定差距,除许多患者在初次治疗时对肿瘤坏死因子－α(TNF－α)抑制剂不应答外,还存在二次治疗失败的问题。因此寻找新的 RA 治疗靶点和方法有重要意义。

中医学把 RA 归属于“痹症”“顽痹”等病证范畴,以内因肝肾气血亏虚,风寒湿邪气外袭,痰瘀互结,痹阻经络为主要病因病机。上海石氏伤科在长期的临床实践中,尤重“痰瘀”对损伤性疾病的影响,提出“痰夹瘀血碍气而病”是诸多伤科疾病发生的一个重要环节的学术观点。在此理论和长期临床实践的基础上形成了“加味牛蒡子汤”,已经广泛用于多种脊柱及关节疾病[2-4],施杞教授结合其多年临床经验,将其化裁为祛瘀效果更强的“加味牛蒡子汤”,并在临床上有良好疗效,其改善 RA 关节炎症的作用机制有待深入研究。本研究将利用 TNF－Tg 小鼠研究加味牛蒡子汤对 RA 炎症和淋巴管回流功能的影响。

一、材料与方法

1. 动物、鉴定及分组

TNF－Tg 小鼠(TNF－Tg line 3647)为携带人类杂合子 TNF－α 基因的 C57BL/6 小鼠,2 只 2 月龄种鼠,由 G. Kollias 博士(Institute of Immunology, Alexander Fleming Biomedical Sciences Research Center, Vari, Greece)赠予,是一种 RA 常用的动物模型[5]。委托南方模式动物公司交配繁殖,获得的子代小鼠每只小鼠剪取尾部少量软组织,每个样本组织进行 DNA 鉴定。TNF－α 引物信息如下:TNF－Tg－F:TACCCCCTCCTTCAGACACC,TNF－Tg－R:GC－CCTTCATAATATCCCCCA,目标基因分子量为 200~300 bp,鉴定结果见图 1,图中箭头指

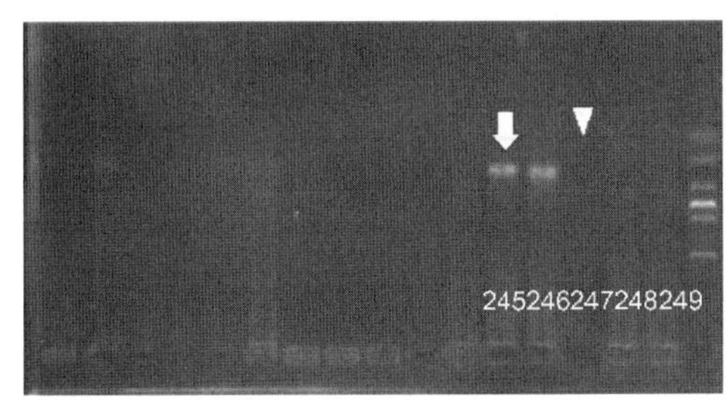

图 1 TNF－Tg 小鼠鉴定结果

图中⬇表示 TNF 基因阳性,图中▼表示鉴定结果阴性

基金项目: 国家自然科学基金重点项目(81330085);国家自然科学基金重大国际合作项目(81220108027);国家自然科学基金面上项目(81173278);国家自然科学基金青年科学基金项目(81403417, 81403418);教育部创新团队发展计划项目(IRT1270);全国优秀博士学位论文作者专项资金资助项目(201276)。

示位置出现高亮条带的样品为 TNF－Tg 小鼠鉴定结果阳性（16 只），未出现高亮条带样品来自 WT 小鼠。动物在实验前适应性喂养 1 周，动物房温度、湿度分别维持在 25℃、70%左右。

2. 药物

加味牛蒡子汤组成：炒牛蒡子 9 g，僵蚕 9 g，三七 12 g，独活 9 g，秦艽 6 g，半夏 9 g，黄芪 12 g。药物购自上海中医药大学附属龙华医院药剂科，将中药按常规方法煎煮浓缩成含生药 0.99 kg/L 液体，4℃保存备用。

3. 试剂及仪器

异氟烷（100 mL，瑞沃德，217140901）；ICG（TCI，JPN）；10%福尔马林（5 000 mL，广州维格斯生物科技有限公司，批号：14071005）；无水乙醇（500 mL，上海凌峰化学试剂有限公司，批号：20140729），二甲苯（500 mL，国药集团化学试剂有限公司，批号：20140506），盐酸（500 mL，国药集团化学试剂有限公司，批号：20140228），氨水（500 mL，国药集团化学试剂有限公司，批号：20140607），苏木素（500 mL，南京建成科技有限公司，批号：20140804），伊红（500 mL，南京建成科技有限公司，批号：20140223），AS－BI 磷酸盐（ARCOS，US，批号：A027 5848）。

喷雾式麻醉机（Matrx 公司，美国）；Spy1000 系统（NIR 成像系统，Novadaq Technologies Inc Mississauga，加拿大）；Olympus 全自动组织扫描仪（VS110－100L，Olympus）。

4. 分组及给药方法

TNF－Tg 小鼠 16 只作为 RA 动物模型，根据小鼠体重采用随机分组，将动物分为模型组（TNF－Tg 组）和加味牛蒡子汤治疗组（JWNBZT 组），各 8 只，另取 10 只同窝饲养 WT 小鼠作为对照组。根据施杞教授门诊成人使用剂量，将加味牛蒡子汤原方按照体表面积折算为小鼠等效剂量，最终用量为 9.9 g/（kg·d）。JWNBZT 组小鼠按 10 mL/（kg·d）灌胃给药，空白对照组及模型组给予等体积的纯净水灌胃，每天 1 次，连续灌胃 12 周。

5. 检测指标及方法

（1）淋巴管回流功能检测

参照参考文献[6-7]给药 12 周后，小鼠采用异氟烷吸入麻醉，采取俯卧势，足底皮下注射 10 μL ICG 溶液（0.1 mg/mL），调节 NIR 成像系统拍摄距离，取最佳成像位置，以 100 ms 曝光度，1 s interval 频率连续拍摄。24 h 再次麻醉，俯卧位拍摄足底图像。将所拍摄图片以 Image Sequence 方法导入 Image J 软件中，在腘窝淋巴结区域圈定合适大小区域，检测信号亮度。选定腘窝淋巴结达到最大亮度前的 500 张图片，在下肢淋巴管处选定合适大小区域检测信号强度变化，所得数据生成折线图，记录波峰数目 A。在足底处选定最佳大小区域，检测足底信号强度，取其最大值 B。ICG 皮下注射 24 h 后所拍摄图片检测足底信号强度 C。Clearance 是小鼠淋巴管对组织间隙液体吸收能力的反映，Pulse 是集合淋巴管平滑肌节律性收缩引起的信号变化，反映集合淋巴管的回流功能。Pulse＝A/500×60；Clearance＝（B－C）/B。同时使用 Image J 记录下肢淋巴管渗漏的面积，比较各组小鼠下肢淋巴管渗漏的面积，如未出现渗漏面积则计为 0。

（2）踝关节病理及形态学检测

淋巴管回流功能检测结束后，小鼠摘眼球处死取踝关节（保留完整关节囊），标本在 10%福尔马林固定 24 h 后，10%EDTA 脱钙 4 周，每 72 h 更换脱钙液 1 次，组织脱水，石蜡包埋、4 μm 矢状位连续切片，进行苏木素-伊红（HE）染色及抗酒石酸酸性磷酸酶（TRAP）染色。Olympus 图像采集系统采片。使用 Olympus BX50 自带图像分析工具记录 HE 染色切片踝关节至跖趾关节部分组织面积 S1、骨组织面积 S2、炎细胞浸润面积 S3，测量 Trap 染色切片距骨内破骨细胞面积 S4。骨组织面积比为 S2/S1，炎症浸润面积比为 S3/S1。

6. 统计学方法

采用 SPSS 18.0 统计软件进行分析，计量资料用 $\bar{x}\pm s$ 表示，多组间比较用单因素方差分析及方差分析后的 LSD 检验。$P<0.05$ 为差异有统计学意义。

二、结果

1. 各组小鼠淋巴管回流功能比较(见图2、图3)

与对照组比较,TNF－Tg 组足底残留 ICG 信号强度偏高,Clearance 下降(P<0.05),在淋巴结达到最大亮度前的 500 s 连续观察中,集合淋巴管平滑肌收缩形成的 Pulse 频率下降(P<0.05)。JWNBZT 组 Clearance 和 Pulse 明显高于 TNF－Tg 组(P<0.05)。

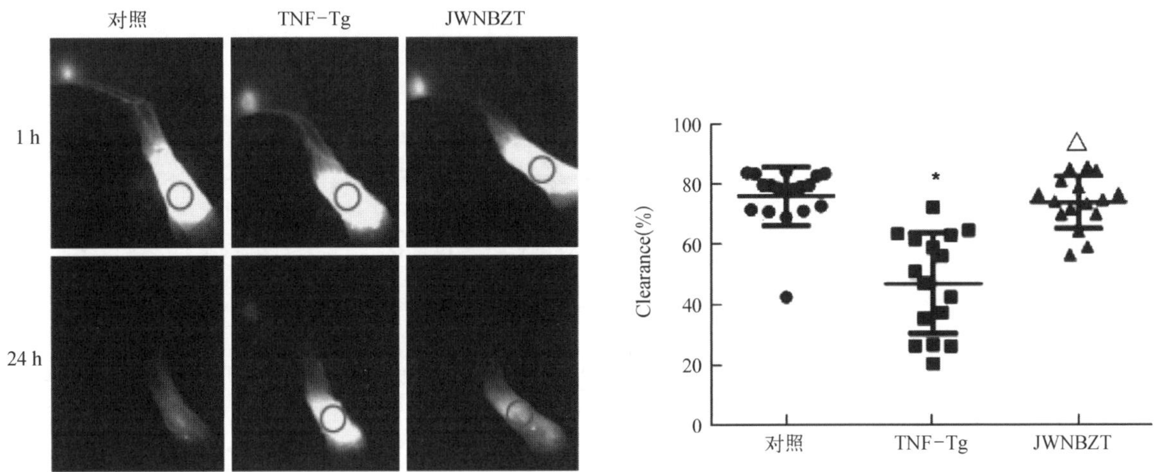

图 2 各组小鼠 24 h 足底清除率情况及结果

图为用 NIR 成像系统拍摄小鼠注射后 1 h 和 24 h 足底,并使用 Image J 测量 ICG 信号强度;与对照组比较,*P<0.05;与 TNF－Tg 组比较,△P<0.05

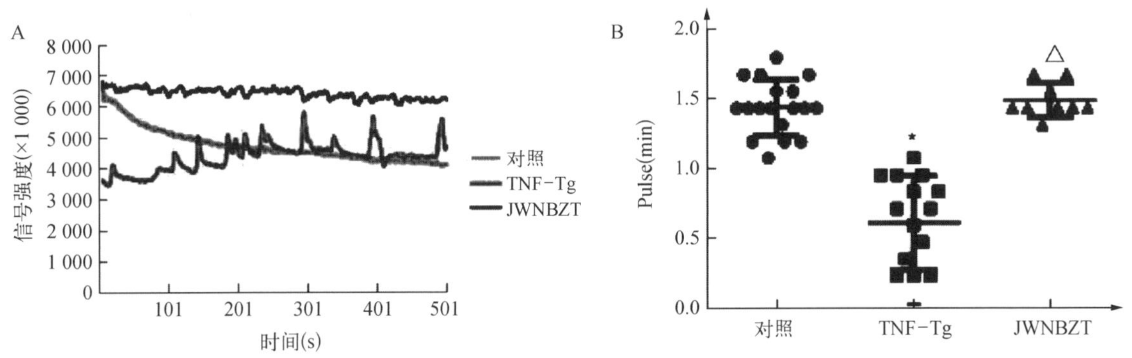

图 3 各组小鼠下肢集合淋巴管 Pulse 波形图及结果

A 为 Pulse 波形图;B 为各组 Pulse 结果比较;与对照组比较,*P<0.05;与 TNF－Tg 组比较,△P<0.05

2. 各组小鼠淋巴管渗漏比较(见图4)

检测淋巴管回流功能过程中,部分 TNF－Tg 小鼠在注射 ICG 后在下肢集合淋巴管周围出现高亮区域,为 ICG 从集合淋巴管流出进入到组织间隙所致。与对照组比较,TNF－Tg 组小鼠淋巴管渗漏面积增多,而 JWNBZT 组较其减少(P<0.05)。

3. 各组小鼠踝关节炎症浸润面积和骨质面积比较(见图5)

HE 染色发现,与对照组比较,TNF－Tg 组小鼠踝关节内出现大面积炎症浸润区域(图中箭头所示蓝色区域,P<0.05),骨质(红色区域)明显减少(P<0.05);与 TNF－Tg 组比较,JWNBZT 组炎症浸润面积明显减少(P<0.05),骨质减少明显减轻(P<0.05)。

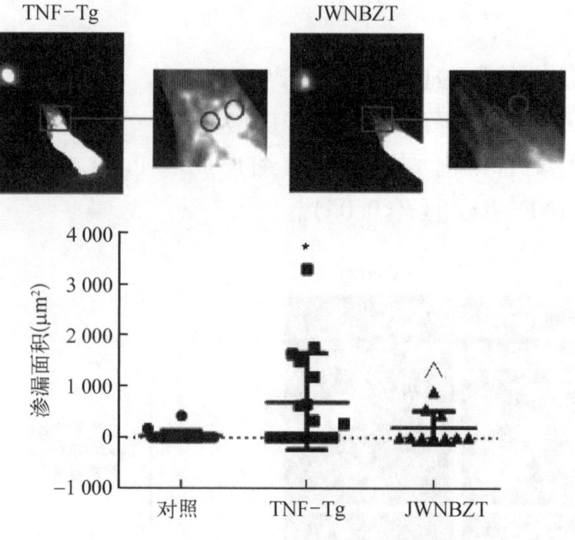

图 4　各组小鼠淋巴管渗漏图像及结果

将有渗漏现象的区域(□中区域)放大,TNF－Tg 小鼠该区域很难找到清晰的淋巴管结构,而出现散在不规则的高亮度区域(○所示),而正常的淋巴管边缘平滑,周围没有高亮区域;与对照组比较,$^{*}P<0.05$;与 TNF－Tg 组比较,$^{\triangle}P<0.05$

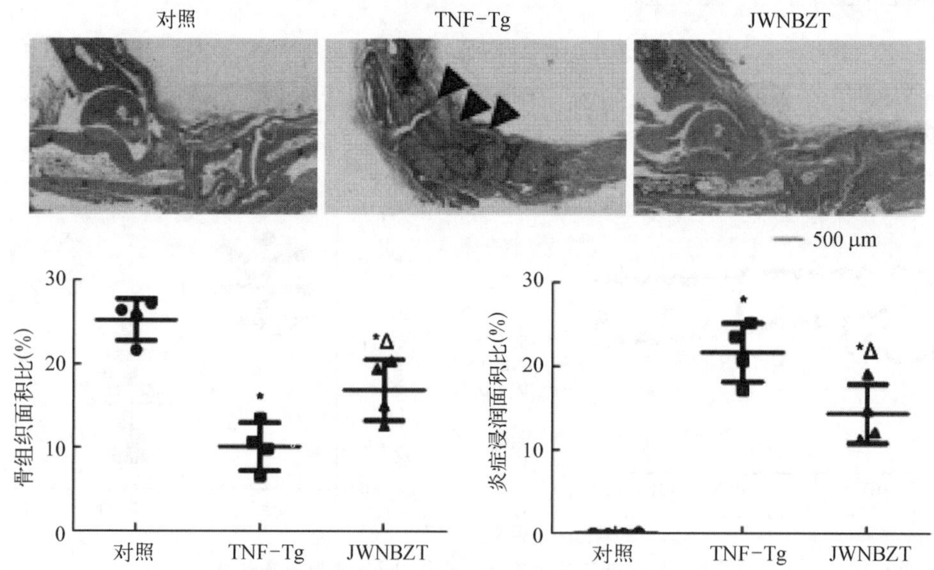

图 5　各组小鼠足踝关节石蜡切片 HE 染色结果、炎症浸润面积和骨质面积结果

箭头所示为炎症浸润区域,TNF－Tg 组小鼠关节内有明显的炎症浸润,关节结构破坏严重;与对照组比较,$^{*}P<0.05$;与 TNF－Tg 组比较,$^{\triangle}P<0.05$

4. 各组小鼠距骨内破骨细胞比较(见图 6)

对照组小鼠距骨内仅有少量破骨细胞,TNF－Tg 组小鼠距骨内破骨细胞数量明显增多($P<0.05$),JWNBZT 组破骨细胞数量明显低于 TNF－Tg 组($P<0.05$)。

三、讨论

RA 发病过程血清 TNF－α 和 IL－1 水平明显升高,表现为生物协同作用。TNF－α,主要由单核细胞和巨噬细胞产生,具有致热源、激活免疫细胞和内皮细胞介导的免疫反应、诱导胶原酶和前列腺素等炎性

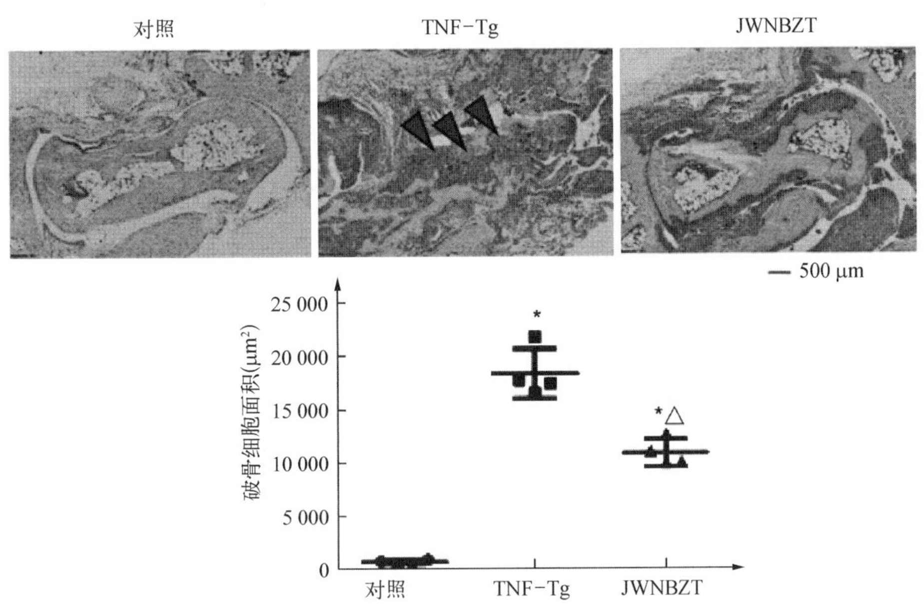

图 6　各组小鼠踝关节石蜡切片 Trap 染色、破骨细胞面积结果

箭头所示 TNF－Tg 组小鼠踝关节内出现大量红染破骨细胞；与对照组比较，$^*P<0.05$；与 TNF－Tg 组比较，$^{\triangle}P<0.05$

介质的合成和释放，使炎症信号进一步放大和加强，产生“级联放大”作用，最终导致滑膜炎性反应和骨质破坏[8]。另一方面 TNF－α 可以诱导骨髓细胞及成纤维样滑膜细胞分化为破骨细胞，这可能是 TNF－Tg 小鼠关节骨质破坏的主要原因[9-10]。以上的研究中可以发现 TNF－Tg 小鼠的踝关节内有炎症细胞浸润，并出现大量破骨细胞，炎症和破骨细胞浸润的区域关节的软骨和骨质都有明显的缺失，该结果与笔者假设相符。JWNBZT 组小鼠的关节结构相对完整，并且炎症浸润区域和破骨细胞数量都比 TNF－Tg 组有明显减少，加味牛蒡子汤很有可能是通过某种机制抑减少 TNF－Tg 关节内的炎性积液从而减少了破骨细胞激活所导致的关节破坏。

淋巴系统起源于人体胚胎时期的静脉内皮[11]，具有引流组织间体液的功能，能够清除关节腔内含有炎细胞及细胞因子的积液。有报道指出动物及人类的炎症浸润区域组织内有血管内皮增长因子 C（VEGF－C）的表达升高和淋巴管的增生[12-15]，RA 的甲氨蝶呤治疗引起淋巴系统的增生[16-17]。另外，有研究指出 RA 患者表现出淋巴结增大[18]，在相关模式动物实验的观察中发现，小鼠腘窝淋巴结内的 T 细胞流动性降低[19]，引流淋巴结闭塞，关节炎症加重[20]，清除淋巴结积滞细胞可以减轻关节炎症[21]，提示淋巴管回流功能与 RA 相关。Zhou Q 等[22]发现通过膝关节内注射 VEGF－C 过表达腺病毒促进关节淋巴管形成和回流功能，能够减轻 TNF－Tg 小鼠的膝关节畸形和活动度的受限，组织病理学检测发现关节的炎症浸润情况明显减轻。Ruolin G[23]等指出阻断 VEGFR－3 的激活，抑制关节淋巴管的形成和回流功能会加重关节炎症和关节结构破坏的程度，因此促进淋巴管回流功能有助于减轻关节炎症，促进淋巴管回流功能可能是治疗 RA 的新靶点。TNF－α 在引起关节炎症的同时可以促进 NO 的分泌引起淋巴管内皮层通透性升高，导致淋巴管内的炎症因子和炎细胞的渗漏[24]。此外，TNF－α 抑制集合淋巴管平滑肌细胞增殖，淋巴管平滑肌是成熟淋巴管区别于毛细淋巴管的结构，被认为是淋巴系统回流的动力系统。5 月龄 TNF－Tg 小鼠集合淋巴管平滑肌覆盖面积明显减少，这可能是造成淋巴管回流功能损坏的主要原因，这种损伤可通过过表达 VEGF－C 修复[24]。VEGF－C 的表达升高不仅可以修复集合淋巴管，也可以减轻 TNF－Tg 小鼠的关节炎症和结构损害[22]。本研究观察到 TNF－Tg 小鼠集合淋巴管出现明显的渗漏和及淋巴系统的回流功能下降（Clearance，Pulse 下降），加味牛蒡子汤有明显的修复淋巴系统回流功能的作用。

中医学把 RA 归属于“痹症”范畴，上海石氏伤科认为痰瘀互结，痹阻经络是 RA 的主要病因病机。现代医学认为淋巴系统在维持机体的体液平衡方面发挥着重要作用，如果淋巴回流受阻，会造成局部液体集聚，甚至水肿，这一病理变化与中医认为的痰饮形成极其相似，结合近年来淋巴系统与 RA 相关性的研究[25-27]，提示淋巴系统参与"痹症"的形成和发展过程。而具有化瘀祛痰通痹作用的中药很有可能是通过调控淋巴管回流功能起到治疗 RA 的作用，周裕仓等[28]使用牛蒡子汤治疗脾虚痰湿型膝骨关节滑膜炎，有效率达到 84%。郭天旻等[29]发现牛蒡子汤对风寒痹阻，痰湿阻络，痰瘀交阻 3 种类型的颈椎病总有效率达到 94.3%，施杞教授在石氏伤科"以气为主，以血为先"的理论基础上结合多年临床经验，将原方化裁为加味牛蒡子汤，以独活强肝肾、祛风湿，牛蒡子、僵蚕祛风通络，秦艽、半夏祛痰除湿，加入三七、黄芪益气化瘀，专用于治疗 RA。

综上所述，加味牛蒡子汤可能是通过促进 TNF－Tg 小鼠淋巴回流引流关节内炎性积液从而减少炎症及炎症引起的破骨细胞激活和关节破坏，因此加味牛蒡子汤可能以同样的机制起到治疗 RA 的效果，而加味牛蒡子汤是否对 VEGF－C 有调控作用及加味牛蒡子汤对集合淋巴管和毛细淋巴管结构的影响还有待进一步研究。

探“先天、后天”理论在促进去卵巢小鼠骨质疏松性骨折愈合中的作用

笪巍伟　唐德志　赵永见　舒　冰　刘书芬　李晓锋
施　杞　王拥军

随着现代医学的发展，绝经后妇女骨质疏松症的防治受到越来越多的关注。绝经后骨质疏松症(postmenopausal osteoporosis，PMOP)是指发生在绝经后妇女中的一种以全身性单位体积内骨组织含量减少，骨密度(BMD)下降及骨组织微结构退行性病变为特征的全身性骨骼疾病。主要由绝经后卵巢合成的雌激素减少所致，是绝经后妇女腰腿痛、脊椎变形及椎体压缩性骨折的主要原因[1]。妇女绝经后5～10年内是骨质疏松发生的高峰时间段，以55～65岁多见，年骨丢失率为2%～4%，约1/3绝经后妇女患有骨质疏松症[2]。

骨质疏松性骨折是骨质疏松症的严重并发症，给社会经济、医疗资源造成沉重的负担。对于绝经后骨质疏松性骨折的防治，仍是现代医学关注的重点。本文旨在研究上海中医药大学施杞教授临诊中常用于治疗骨质疏松性骨折的基础方——健脾补肾方，通过动物实验比较其拆方补肾方和健脾方治疗去卵巢骨质疏松性骨折小鼠的不同作用，阐述“补先天”“养后天”在促进绝经后骨质疏松性骨折愈合的作用机制，探索中医药在此类疾病防治中的特色优势。

一、材料

1. 动物

由上海中医药大学动物房订购2月龄C57BL/6雌鼠55只，SPF级饲养至3月龄。所有动物在整个实验过程中均自由饮水和进食。许可证号：SCXK(京)2012－0001。

2. 试剂

水合氯醛(批号：20081027，国药集团化学试剂有限公司)；Ultra－Sensitive Estradiol RIA超敏雌二醇试剂盒(Beckman Coulter，DSL－4800，Immunotechs公司)；10%中性缓冲福尔马林固定液(批号：15090101，广州维格斯生物科技有限公司)。

3. 仪器

u CT80 Micro CT(SCANCO Medical)；5417R小型台式冷冻型离心机(Eppendorf)；MDF－U53V －80℃超低温冰箱(SANYO)；SN－697γ计数器(机号：789655，上海核所日环光电仪器有限公司)；1.5 mL RNase-free Ep管(MCT－150－C，Axygen)。

基金资助： 国家自然科学基金青年科学基金项目(81473701)；上海市青年科技启明星计划项目(14QA1403500)；上海市卫生系统新优青培养计划项目(XYQ2013085)；上海市教育委员会科研创新项目(14YZ051)；上海市科学技术委员会中医重点项目(15401971700)。

二、方法

1. 建立骨质疏松模型

在雌鼠3月龄时,10%水合氯醛(0.3 mL/100 g)腹腔注射麻醉,剔除小鼠背部正中平两侧髂嵴水平处鼠毛,碘伏消毒,无菌条件下,俯卧位经腰背侧正中切开皮肤2~3 cm切口进入,移至一侧肋弓下平第3~4腰椎处,钝性分开腰部筋膜、肌肉,切开腹膜,分离暴露卵巢,结扎输卵管和周围血管后,摘除卵巢。然后按相同的方法摘除对侧卵巢。在确保摘除双侧卵巢后,逐层缝合腹膜至皮肤,金霉素眼膏涂抹切口。随机挑取5只作为去卵巢组,5只假手术组不摘除卵巢,仅摘除双侧卵巢旁边少许脂肪组织,于3个月后处死以证实骨质疏松模型建立成功。其余45只小鼠均按上述方法行去卵巢手术,并于3个月后再复合胫骨骨折造模。

2. 随机分组

去卵巢后3个月,对剩余45只小鼠剪脚趾进行编号1~45#,称量、记录体质量,平均体质量为35.4±3.6 g,运用SPSS 18.0软件进行随机区组分组,分为3个组别:生理盐水组、补肾组、健脾组。所有小鼠全程饲养在上海中医药大学(SPF级)实验动物中心。

3. 药物配制、煎煮

(1) 补肾方药物

配伍骨碎补9 g,淫羊藿9 g,独活9 g,丹参12 g。药材均购于上海熔仁堂中药房。

(2) 健脾方药物

配伍党参12 g,刺五加12 g,丹参12 g。药材均购于上海熔仁堂中药房。

(3) 小鼠与人用药剂量

换算公式:小鼠药量=1/70×10×体质量×数量×次数。小鼠每只每天0.2 mL灌胃。生理盐水组给予等体积0.9%氯化钠溶液灌胃。

(4) 建立骨质疏松性骨折模型

骨质疏松造模3个月后,10%水合氯醛(0.3 mL/100 g)腹腔注射麻醉,取仰卧位,左侧胫骨,剔净鼠毛,碘伏消毒,无菌操作经胫骨前缘切开皮肤1.5 cm,钝性分开胫骨中、上1/3处(胫骨脊上方)内外侧部分筋膜、肌肉,预先髓内针头由胫骨平台处插入胫骨上1/3处(断端上部),手术剪在1/3处避开胫骨内侧深部肌肉,完全横断胫骨,针头插入断端下部骨腔中,插入约3/4长度剪断,再抵入胫骨平台下方,逐层缝合筋膜、肌肉、皮肤。术后第2天进行灌胃治疗。分别于术后第7、14、28天处死小鼠,取材,进行相应指标检测。

(5) 血清雌二醇(estradiol,E_2)检测

通过摘眼球取血,分离血清,委托上海中医药大学核医学放射免疫实验室采用放射免疫法完成血清E_2检测。

(6) X线检测

剔除胫骨周围多余软组织,使用u CT80 Micro-CT,以55 kVp,71 μA条件对左侧胫骨进行X线扫描,每组3个时间点(7 d、14 d、28 d),每个时间点各取5只小鼠检测。

(7) Micro-CT检测

统一定位左侧胫骨骨折部位,不同时间点进行分辨率为18 μm逐层扫描成像及三维重建,形态计量学分析包括骨体积分数(BV/TV)、骨小梁数目(Tb. N)、骨小梁厚度(Tb. Th)、骨小梁分离度(Tb. Sp)、连接密度(connectivity density,Conn. D.)、总体积BMD、骨体积BMD。

(8) 统计学方法

所有数据使用SPSS 18.0统计软件进行分析、处理。各组计量资料以$\bar{x}±s$表示。两组间比较使用独立样本t检验,方差不齐的资料使用非参数检验,多组间比较使用单因素方差分析(one-way ANOVA),方差

齐时用 Dunnett 检验，方差不齐时用 Dunnett's T3 检验。以 $P<0.05$ 为差异有统计学意义。

三、结果

1. 骨质疏松性骨折小鼠模型建立

(1) 血清 E_2 含量比较

见表1。去卵巢后3个月，去卵巢组小鼠血清 E_2 含量明显低于假手术组；$P<0.05$)，说明术后小鼠卵巢功能明显低下，不能正常分泌 E_2，也说明去卵巢后小鼠可模拟绝经后妇女雌激素水平降低。

表1　去卵巢后3个月两组 E_2 含量比较($\bar{x}\pm s$, $n=5$, pg/mL)

组　别	E_2
假手术组	14.34±2.60
去卵巢组	4.89±1.20*

注：与假手术组比较，*$P<0.05$。表2同。

(2) Micro-CT 定量分析结果

见表2。去卵巢后3个月，去卵巢组小鼠胫骨 BV/TV、Tb. Th、Tb. N、Tb. Sp、总体积 BMD 较假手术组均明显降低($P<0.05$)，表明雌激素水平的低下可导致骨小梁体积、厚度、数量及骨密度明显下降，根据胫骨 Micro-CT 以及血清 E_2 结果，说明骨质疏松模型建立成功，在此基础上复合胫骨骨折建立骨质疏松性骨折模型。

表2　两组胫骨 Micro-CT 结果($\bar{x}\pm s$, $n=5$)

组　别	BV/TV	Tb. N (1/mm)	Tb. Th (mm)	Tb. Sp (mm)	总体积 BMD (mg HA/ccm)	骨体积 BMD (mg HA/ccm)
假手术组	0.52±0.01	2.77±0.17	0.16±0.00	0.39±0.03	533.50±17.98	1 093.41±5.49
去卵巢组	0.47±0.01	2.34±0.16*	0.14±0.00*	0.45±0.03	457.34±10.70	1 070.09±24.13

2. 中药对血清 E_2 含量的影响

见表3。各组干预骨质疏松性骨折模型小鼠28 d后，与生理盐水组比较，补肾组 E_2 含量显著升高($P<0.01$)，说明补肾中药在一定疗程后可调节去势后雌激素水平，从而阻止或改善因去势后雌激素水平的快速下降，导致高转换型(骨质大量丢失)骨质疏松症的进展程度。

表3　骨质疏松性骨折小鼠药物干预28 d后 E_2 含量($\bar{x}\pm s$, $n=5$, pg/mL)

组　别	E_2
生理盐水组	3.28±3.40
补肾组	11.45±1.73**
健脾组	8.60±3.90

注：与生理盐水组比较，*$P<0.05$，**$P\leq 0.01$。下表同。

3. 中药对影像学变化的影响

(1) 各组骨质疏松性骨折小鼠胫骨断端不同时间点X线片

见图1。7 d时各组胫骨骨折线均较为清晰，各组差异不明显；14 d时生理盐水组骨折线较明显，少量骨痂影形成，而补肾组、健脾组骨折线模糊，均可见骨折断端大量骨痂影形成，跨过骨折线；28 d 时生理盐水组仍可见模糊的骨折线，补肾组和健脾组骨折线均消失，断端皮质连续性完整，表明补肾、健脾中药可加速骨折愈合，缩短病程时间。

（2）各组骨质疏松性骨折小鼠胫骨骨痂不同时间点 Micro－CT 扫描三维重建

见图 2。与生理盐水组比较，补肾组及健脾组 7 d、14 d 时均可促进骨痂的生成和发展。7 d 时，补肾组、健脾组可见断端部位骨痂形成体积多于生理盐水组；14 d 时，骨痂重建期，骨小梁体积、数量、连接密度均优于生理盐水组，以补肾组最佳；28 d 时，补肾组、健脾组断端愈合后骨皮质连续性优于生理盐水组。

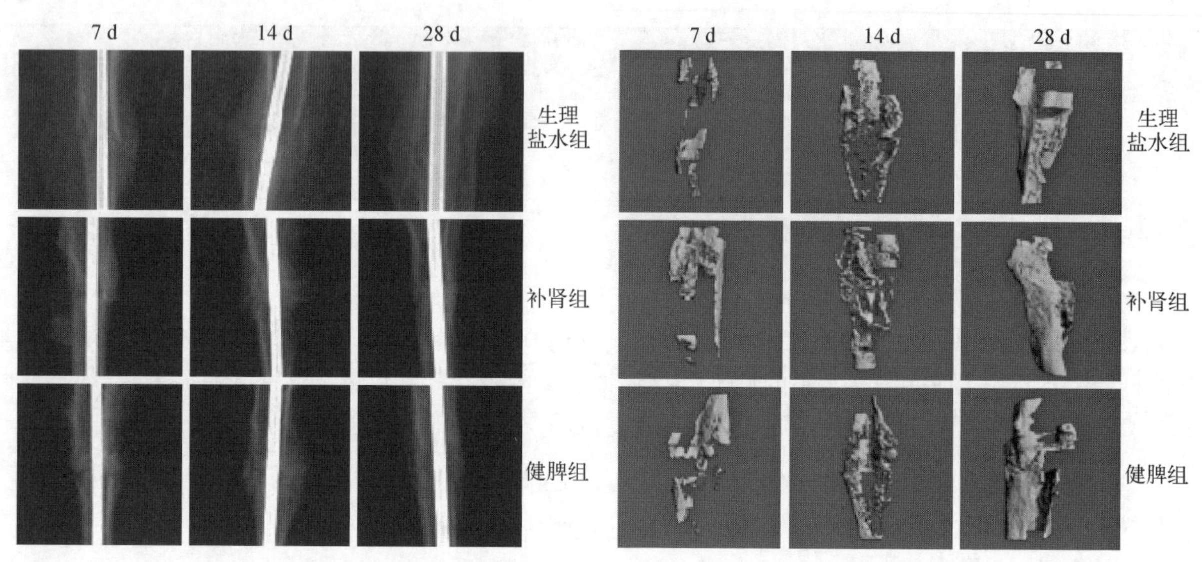

图 1　各组小鼠不同时间点骨折断端 X 线片

图 2　各组小鼠不同时间点骨痂三维重建

4. 各组骨质疏松性骨折小鼠胫骨骨痂不同时间点 Micro－CT 定量分析

见表 4～表 6。与生理盐水组比较，补肾组 7 d 时骨痂骨体积 BMD，14 d 时 BV/TV、Conn. D.、总体积 BMD、骨体积 BMD 均显著升高（$P<0.05$），而健脾组 7 d、14 d 时骨痂 BV/TV、BMD 亦显著升高（$P<0.05$），28 d 时，3 组各指标均无明显差异。说明补肾方、健脾方可通过加速骨质疏松性骨折早、中期骨痂的形成，提高骨小梁的质量，促进骨折预后，从而降低骨延迟愈合或骨不连的发生率。

表 4　各组 7 d 时胫骨骨痂 Micro－CT 定量分析（$\bar{x}\pm s$, $n=5$）

组　别	BV/TV	Conn. D.（1/mm³）	总体积 BMD（mgHA/ccm）	骨体积 BMD（mgHA/ccm）
生理盐水组	0.24±0.06	57.81±19.76	225.81±37.74	531.30±21.79
补肾组	0.31±0.05	78.73±30.33	269.62±28.61	621.50±22.16*
健脾组	0.32±0.02*	63.87±31.40	278.56±16.10*	600.58±46.80

表 5　各组 14 d 时胫骨骨痂 Micro－CT 定量分析（$\bar{x}\pm s$, $n=5$）

组　别	BV/TV	Conn. D.（1/mm³）	总体积 BMD（mgHA/ccm）	骨体积 BMD（mgHA/ccm）
生理盐水组	0.16±0.05	56.63±12.83	184.70±36.34	667.27±60.39
补肾组	0.30±0.11*	104.39±51.99*	280.64±68.26*	764.53±30.22*
健脾组	0.29±0.05*	90.24±21.61	272.15±35.29*	747.29±59.57

表 6　各组 28 d 时胫骨骨痂 Micro－CT 定量分析($\bar{x}\pm s$, $n=5$)

组　别	BV/TV	Conn. D. (1/mm³)	总体积 BMD(mgHA/ccm)	骨体积 BMD(mgHA/ccm)
生理盐水组	0. 38±0. 07	164. 71±60. 91	314. 33±82. 49	940. 78±43. 45
补肾组	0. 36±0. 05	179. 03±75. 93	288. 60±39. 75	958. 19±30. 11
健脾组	0. 45±0. 01	200. 84±116. 33	378. 12±103. 13	925. 59±70. 88

四、讨论

雌激素缺乏是 PMOP 的首要病因。50~70 岁中老龄妇女的快速骨量丢失先后受绝经和衰老因素的影响[3]，性激素相关水平的降低在发病机制中起着重要作用[4]。因此，雌激素治疗可通过调控肠钙代谢、细胞因子水平等途径达到调节骨代谢的功效[5]，但长期应用存在阴道出血、心血管疾病等风险，临床较为慎用[6]。

在中医古代文献中，尚无原发性骨质疏松症及骨质疏松性骨折的相关记载，但根据该病临床症状、病理变化等，多归于《黄帝内经》中“骨枯”“骨痹”“骨痿”等范畴[7]。从脾、肾论治骨质疏松性骨折虽无明确记载，但诸多医家却认识到“脾肾相关”“先后天之本”理论在骨的生长发育修复中的重要作用。

《医经精义》记载：“肾藏精，精生髓，髓生骨，故骨者肾之合也。”《素问・五脏生成》曰：“肾之合骨也，其荣发也，其主脾也。”因此，骨的生长发育不仅受到先天肾的功能调控，还受到后天脾胃功能的影响[8]。

本研究所用补肾方中骨碎补、淫羊藿、独活均入肾经，以补先天；健脾方中党参、刺五加均入脾经，以养后天。两方中均添以丹参活血养血。

肾为先天之本，所藏先天、后天之精，以及来自肾中精气所化生的元气，是髓和骨骼生成的原始物质，也是骨骼生长、发育的基本动力[9]。肾精充足则骨髓化生有源，骨骼得养而强健；肾精亏虚则骨髓化生乏源，骨骼失养而萎弱[10]。

补“先天”促进骨质疏松性骨折愈合的机制可能包括以下几个方面：通过调控肾脏中 1α 羟化酶对维生素 D 的羟化活性及对钙磷的代谢，促进钙的吸收[11]；促进骨髓间充干细胞(BMSC)的成骨细胞分化，调控骨的生长发育修复[12]；具有(类)雌激素样作用，调节雌激素水平。月经-肾-天癸及 E_2 之间存在密切关系，肾属水，癸亦属水[13]，天癸乃肾中阴精所化，而经水乃阴精所化生[14]，天癸功能与 E_2 调节通路有着相近特性[15]。故补肾中药可通过上调雌激素水平，延缓、改善去卵巢后的高转换型骨质疏松进展，提高骨折愈合质量。

脾为后天之本，主运化，为气血生化之源。《灵枢・痈疽》曰：“肠胃受谷……以温分肉，而养骨节。”《素问・太阴阳明论》提道：“今脾病不能为胃行其津液……筋骨肌肉，皆无气以生，故不用焉。”说明四肢肌肉、骨骼正常生理功能，均赖后天脾胃运化的水谷精微濡养，当脾(胃)失健运，则筋骨失养，痿弱无力[16]。同时，肾中所藏先天之精也依赖后天化生的水谷精微充养[17]。若脾气虚弱，中阳不振，精微不布，则肾精乏源，进而使骨髓失养[10]。

养“后天”可能通过脾胃运化水谷精微化生气血，既可滋养先天、化精生髓以养骨，又为骨折愈合提供营血濡养；同时，脾胃健运，能够提高对营养物质、药物成分的充分吸收[18]，有利于骨质疏松性骨折的愈合。

因此，中医学的“先天”“后天”理论，在骨质疏松性骨折的防治中具有重要的指导地位，“补先天”为主，“养后天”为辅，两者相辅相成，以健脾补肾方作为防治骨质疏松性骨折的基础方，根据四诊进行加减，可取得较好疗效。

益气化瘀方对腰神经压迫模型大鼠背根节神经细胞凋亡和caspase－3表达的影响

徐乐勤　李晓锋　张有为　舒　冰　施　杞　王拥军　周重建

脊柱退行性变(如椎间盘突出、骨赘形成、韧带钙化等)会对神经根产生不同程度的压迫,引起神经损伤并继发神经传导阻滞,临床上表现为慢性的腰背痛和坐骨神经痛,其根本病理变化在于神经根的损伤。从解剖学角度看,背根节是机体内、外环境与脊髓联结的纽带。文献报道[1-5]周围神经损伤后可引起背根节神经细胞凋亡增加,而这种异常的神经细胞凋亡势必影响到后期的功能恢复。因此,减少神经损伤后背根神经节(dorsal root ganglion,DRG)神经元的凋亡,具有重要的临床意义。

益气化瘀方(Yiqi Huayu Recipe,YQHYR)是上海中医药大学施杞教授的经验方,该方由黄芪、党参、当归、丹参、人工麝香组成,具有益气化瘀、通络止痛的功效,临床上用于治疗有神经根压迫症状的颈、腰椎退变性疾病。我们从前期的腰神经根损伤实验研究中观察到,益气化瘀方能促进施万细胞的增生,提高其再生功能[6-7];增加神经根组织纤维连接蛋白[8]、花生凝集素结合分子[9]、神经细胞黏附分子[10]和脑源性神经营养因子的表达[11];加快神经肌肉接头的重建,从而促进神经再生修复[12]。本研究将进一步从调控背根节神经细胞凋亡方面探讨益气化瘀方促进周围神经再生的机制。

一、材料与方法

1. 动物与分组

雄性SD大鼠40只,SPF级,体质量230±20 g,按随机数字表法分为4组：假手术组、模型组、弥可保组和益气化瘀方组,每组10只。

2. 实验药物及试剂

弥可保注射液(甲钴胺注射液),500 μg/mL,日本卫材株式会社产品,批准文号：国药准字J20070063;盐酸氯胺酮注射液,50 mg/mL,江苏恒瑞医药股份有限公司产品,批准文号：国药准字H32022820。免疫组织化学试剂盒和TRIzol液,晶美生物工程有限公司产品;TaKaRa逆转录试剂盒,宝生物工程(大连)有限公司产品;原位末端脱氧核苷酸转移酶标记(terminal deoxynucleoitidyl transferase-mediated nick-end labeling,TUNEL)试剂盒,日本MBL公司产品;caspase－3活性检测试剂盒,碧云天生物技术有限公司产品。

3. 实验仪器

BX50型光学显微镜(日本Olympus公司),高速离心机(德国Eppendorf公司),SANYO－MDF－U50V

基金项目：上海市教育委员会创新基金资助项目(08－YZ56);国家自然科学基金资助项目(30973760);上海市科学技术委员会非政府间国际科技合作资助项目(10410702800)。

-80℃超低温冰箱(日本 Sanyo 公司),DU 800/VIS 型紫外分光光度计(美国 Beckman 公司),RG-3000 型四通道实时荧光定量逆转录聚合酶链反应(reverse transcription-polymerase chain reaction,RT-PCR)仪(澳大利亚 Corbett Research 公司),PTC-100 型 PCR 扩增仪(美国 MJ Research 公司)。

4. 模型建立

参照文献方法[13]建立大鼠腰神经根压迫模型。采用 1 mL/kg 氯胺酮腹腔注射麻醉大鼠,麻醉成功后,去除背部的毛发,俯卧位固定于手术台上,碘伏消毒,铺无菌巾。以 L_4、L_5椎体间隙为中心,后背正中切开约 4 cm,逐层分离,暴露右侧 L_4、L_5关节突关节。咬骨钳咬除半侧椎板,探查 L_4、L_5右侧椎间孔后,将大小 2 mm×2 mm×1 mm、质量 20±1 mg 特制的硅胶片填入(硅胶片先于 75%酒精溶液中消毒 2 h,再置于新洁尔灭中保存)。假手术组仅切开皮肤和椎旁肌。手术结束后予庆大霉素注射液局部冲洗,逐层缝合,缝合处涂抹金霉素软膏,放回笼中观察。

5. 给药剂量及方法

按人与大鼠体质量换算系数进行换算[14]。术后第 2 天起,弥可保组大鼠给予弥可保注射液 0.15 mL 肌肉注射,每日 1 次;益气化瘀方组大鼠给予益气化瘀方煎剂 4.7 mL/kg 灌胃(处方组成:黄芪 15 g、党参 12 g、当归 9 g、丹参 9 g、人工麝香 0.03 g;生药量为 1 g/mL),每日 1 次;模型组、假手术组大鼠分别给予等量生理盐水灌胃。每组分别给药 10 d,于末次给药后 24 h 处死动物。取出右侧 L_4神经根,其中每组取神经根 4 个用于冰冻切片,切片厚度为 6 μm;剩余的 6 个神经根用去 RNA 酶的铝箔纸包好,置液氮中保存。

6. TUNEL 法染色

采用 TUNEL 法检测受压迫大鼠背根节神经根组织的神经细胞凋亡情况。简要操作步骤如下:将切片用磷酸盐缓冲液(phosphate buffer saline,PBS)浸洗 5 min×2 次,用 50 μL 的 TdT 缓冲液Ⅱ室温孵育10 min。用枪头吸去 TdT 缓冲液Ⅱ,加 50 μL 的 TdT 溶液覆盖组织,在 37℃恒温箱中孵育 60 min。然后将切片浸泡在 TB 溶液中,室温放置 15 min。PBS 冲洗 5 min×2 次,随后用 4,6-联脒-2-苯基吲哚(4,6-diamidino-2-phenylindole,DAPI)进行复染。阳性染色判定标准:TUNEL 阳性细胞在荧光显微镜下观察细胞核呈绿色,而 DAPI 将所有细胞染成蓝色,两者重叠则为凋亡细胞。凋亡细胞的计算按每张切片随机选择 6 个 400 倍视野,分别计算细胞总数和凋亡细胞数,将凋亡细胞数除以细胞总数的百分数作为细胞凋亡指数。

7. 分光光度法

从液氮罐中取出之前冻存的 L_4神经根,将其分成两半,一半用于抽提神经根组织总蛋白,另外一半用于抽提 mRNA。按照每 3~10 mg 神经根组织加入 100 μL 裂解液的比例加入裂解液,在冰浴中用玻璃匀浆器将 L_4神经根制成匀浆。然后把匀浆液转移到 1.5 mL 离心管中,冰浴再裂解 5 min。4℃、16 000*g* 离心 10~15 min。之后把上清转移到冰浴预冷的离心管中。取出 96 孔酶标板,每孔加入 10 μL 的神经根组织蛋白样品、80 μL 检测缓冲液和 10 μL 显色底物 Ac-DEVD-pNA,空白对照孔用 10 μL 检测缓冲液替代神经根组织蛋白样品,37℃孵育 60 min,然后用酶标仪测波长为 405 nm 的吸光值。同时取少量神经根组织蛋白样品用考马斯亮蓝法(Bradford 法)测定蛋白浓度。通过总的 caspase-3 酶活性除以总蛋白含量计算出 caspase-3 的单位酶活性。

8. 实时荧光定量 PCR

将保存于液氮罐中的另一半神经根取出,采用 TRIzol 法抽提 mRNA,逆转录为 cDNA,实时荧光定量 PCR 法检测 caspase-3 和 β-actin mRNA 的相对表达量。Caspase-3 上游引物序列 5′-GCAGCAGCCTCAAATTGTTGACTA-3′,下游引物序列 5′-TGCTCCGGCTCAAACCATC-3′,产物长度 144 bp。β-actin 上游引物序列 5′-GGAGATTACTGCCCTGGCTCCTA-3′,下游引物序列 5′-GACTCATCGTACTCCTGCTTGCTG-3′,产物长度 150 bp。PCR 扩增基本程序:94℃预变性 2 min,94℃变性 30 s,60℃退火 30 s,72℃延伸 30 s,共 35 个循环。Caspase-3 和 β-actin 标准曲线的斜率即 *M* 值分别为-3.122 和-3.074。两者的 *M* 值差值小于 0.1。因此,可认为它们的扩增效率是一致的。采用 Δ*Ct* 法进行统计分析(*Ct* 为循环阈值)和 $2^{-\Delta\Delta Ct}$,表示各组 caspase-3 mRNA 的表达差异[15-16]。

9. 统计学方法

采用 SPSS 16.0 统计分析软件进行处理，计量资料数据以 $\bar{x}\pm s$ 表示，多组数据间的比较采用单因素方差分析。对各数值变量进行方差齐性和正态性检验，方差齐时，组间两两比较采用 LSD－t 法检验；方差不齐时，组间两两比较采用 Dunnett's T_3法检验。

二、结果

1. TUNEL 法检测背根神经节神经细胞凋亡的结果

对各组大鼠背根节神经细胞凋亡指数的计算结果显示，腰神经受压迫后背根节的神经细胞的凋亡指数明显增加，模型组、益气化瘀方组和弥可保组大鼠的凋亡指数高于假手术组（$P<0.05$ 或 $P<0.01$）。益气化瘀方和弥可保可减少大鼠背根节神经细胞的凋亡，与模型组比较两组大鼠的凋亡指数降低，差异有统计学意义（$P<0.01$）。益气化瘀方组与弥可保组的凋亡指数比较差异无统计学意义（$P>0.05$）。见表 1 和图 1。

表 1　各组大鼠背根节神经细胞的凋亡指数（$\bar{x}\pm s$）

分　组	n	凋亡指数
假手术组	4	7.49±3.04
模型组	4	56.29±5.96**
益气化瘀方组	4	23.22±5.97$^{*\triangle\triangle}$
弥可保组	4	25.21±4.81$^{*\triangle\triangle}$

注：与假手术组比较，$^{*}P<0.05$，$^{**}P<0.01$；与模型组比较，$^{\triangle\triangle}P<0.01$。

2. 分光光度法检测神经根组织 caspase－3 活性的结果

通过分光光度法结合 Bradford 法检测各组神经根组织 caspase－3 活性。统计分析表明，模型组 caspase－3 活性明显高于假手术组（$P<0.01$）；而益气化瘀方和弥可保可降低神经根组织的 caspase－3 活性，与模型组比较差异均有统计学意义（$P<0.01$）。益气化瘀方组与弥可保组比较，差异无统计学意义（$P>0.05$）。见表 2。

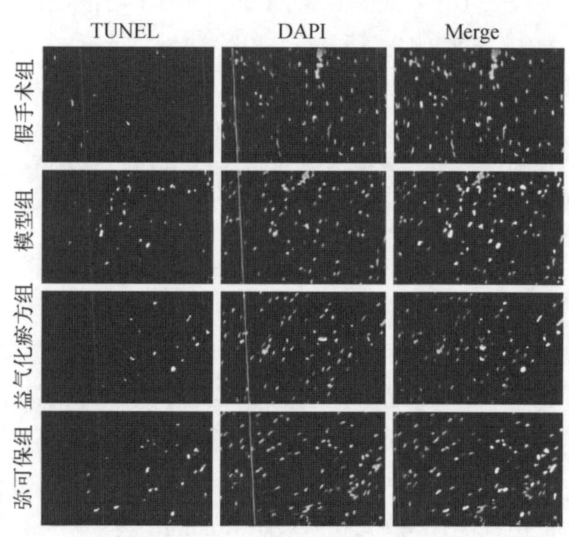

图 1　各组大鼠背根节神经细胞的 TUNEL 染色（荧光显微镜，×400）

3. 实时荧光定量 PCR 检测 caspase－3 mRNA 表达的结果

模型组 caspase－3 mRNA 的表达明显高于假手术组（$P<0.05$）；益气化瘀方组和弥可保组 caspase－3 mRNA 表达低于模型组（$P<0.01$）。益气化瘀方组与弥可保组比较，差异无统计学意义（$P>0.05$）。见表 3。

表 2　各组大鼠背根节 caspase－3 活性（$\bar{x}\pm s$）

分　组	n	caspase－3 活性
假手术组	6	51.04±1.47$^{\triangle\triangle}$
模型组	6	116.61±6.78
益气化瘀方组	6	53.52±2.95$^{\triangle\triangle}$
弥可保组	6	53.08±2.39$^{\triangle\triangle}$

注：与模型组比较，$^{\triangle\triangle}P<0.01$。

表3 各组大鼠背根节 caspsae－3 mRNA 表达($\bar{x}\pm s$)

分组	n	caspase－3 mRNA
假手术组	6	1.00±0.00$^{\triangle}$
模型组	6	1.91±0.19
益气化瘀方组	6	0.72±0.04$^{\triangle\triangle}$
弥可保组	6	0.71±0.03$^{\triangle\triangle}$

注：与模型组比较，$^{\triangle}P<0.05$，$^{\triangle\triangle}P<0.01$。

三、讨论

1. 益气化瘀方对背根节神经细胞凋亡的影响

细胞凋亡是程序化细胞死亡，是机体细胞对一定的生理性和病理性环境刺激信号产生的由基因控制的细胞自主有序的死亡过程，贯穿机体生命的全过程[17]。凋亡可以清除无用的细胞和对机体有害的细胞，是机体所必需的，但正常的凋亡调控被破坏，如凋亡过快或延迟、比例过大或清除障碍等都可能对机体造成损害。目前，国内外许多研究均证实周围神经损伤可导致 DRG 神经细胞凋亡[1-5]。因此减少神经损伤后的 DRG 神经细胞凋亡，对神经功能的恢复具有重要意义。在预实验中，我们发现该模型的背根节神经细胞凋亡高峰出现于造模后的第 10 天，这一结果与文献报道基本一致[1,4,18-20]。因此，本实验在预实验的基础上，进一步检测了造模 10 d 后各组的背根节神经细胞的凋亡情况及其可能的机制。假手术组仅有少量的 TUNEL 阳性的 DRG 细胞出现，而在模型组可见到大量的 TUNEL 阳性细胞。由此可见压迫性损伤可导致 DRG 神经细胞的过度凋亡，这可能是腰神经根压迫的病理改变之一。而益气化瘀方可以减少背根节神经细胞的凋亡，表明益气化瘀方具有治疗腰神经根压迫的作用。

2. 益气化瘀方对背根节神经组织 caspase－3 表达的影响

细胞凋亡受到多条通路的调控，其中 caspase 的激活是细胞凋亡发生机制中最关键的环节之一[21-23]，如自杀相关因子、肿瘤坏死因子等均需要在激活 caspase 后才能导致细胞凋亡。Caspase 合成后以酶原和无活性的形式存在，当细胞得到起动凋亡的信号后，caspase 通过有序的依次切割而激活级联反应，最终导致细胞凋亡。该家族中 caspase－3 是最重要的细胞凋亡执行者之一，负责对全部或部分关键性蛋白的酶切[22]。正常情况下，胞质中的 caspase－3 以无活性的酶原形式存在，当细胞凋亡时才被激活为有活性的 caspase－3，它能够降解细胞骨架、蛋白激酶、转录因子等各种底物，从而引起细胞凋亡[23]，故 caspase－3 活化被视为发生凋亡的分子标志。文献报道在周围神经损伤后，背根节神经组织中 caspase－3 表达明显增加[20,24-25]，且 caspase 抑制剂对新生大鼠臂丛神经根性撕脱后脊髓前角运动神经元有保护作用[26-28]。本实验亦证明，模型组 caspase－3 活性和 mRNA 表达明显增加。益气化瘀方能降低背根节神经组织中 caspase－3 mRNA 的表达，从而减少背根节神经细胞凋亡。这可能是益气化瘀方治疗腰神经根压迫的机制之一。

3. 对益气化瘀方减轻背根节神经细胞凋亡机制的认识

益气化瘀方由黄芪、党参、当归、丹参、人工麝香组成。方中重用黄芪，味甘微温，入脾肺，具有补中益气、利水消肿之功，可大补脾胃之元气，使气旺血行、瘀去络通而为君。党参补气健脾为臣，与黄芪合用以增强健脾益气之功。当归养血和营，与黄芪配合则阳生阴长，气旺血生，正合有形之血不能自生，生于无形之气之理；丹参活血化瘀，配合当归则有养血活血之效，共为佐药。使以麝香辛香走窜，活血通络、散瘀止痛，以助黄芪、丹参行气化瘀之功。全方共奏益气化瘀、通络止痛之效。

本实验通过观察神经根损伤后背根节神经细胞的凋亡和 caspase－3 的表达情况，以及益气化瘀方对两者的影响发现，在腰神经根压迫模型中背根节神经细胞的凋亡增加，其机制可能是由于受压神经根组织 caspsae－3 活性增加和 mRNA 过表达。益气化瘀方可通过降低神经根组织 caspsae－3 活性，减少 mRNA 表达，以减轻背根节神经细胞的凋亡。这可能是该方能有效治疗腰神经根损伤的机制之一。

益气化瘀方对大鼠腰神经根损伤后脑源性神经营养因子表达的影响

舒　冰　李晓锋　徐乐勤　王拥军　施　杞　周重建

某些脊柱退行性疾病如神经根型颈椎病、腰椎间盘突出症,可存在椎间盘侧后方突出,钩椎关节或关节突关节增生、肥大,可刺激或压迫神经根。临床以局部放射性疼痛及机械和热刺激痛觉过敏等根性痛为主要表现,其根本病理变化在于神经根的损伤。周围神经损伤后的修复和再生是一个缓慢而且极其复杂的过程,其中神经营养因子(neuro trophic factor,NTF)和细胞外基质(ECM)发挥了很重要的作用。周围神经损伤后,轴突发生 Waller 变性,变性的轴突及其降解产物、巨细胞分泌物刺激施万细胞增殖,在基底膜管内形成 Bungner 带引导再生轴突生长,并分泌多种 NTF 参与神经再生,在神经元的存活、生长、分化、神经再生、突触形成与突触可塑性以及神经退行性疾病的过程中起着重要作用。脑源性神经营养因子(brain-derived neuro trophic factor,BDNF)是首先由猪脑提取液中分离获得的碱性蛋白,属于 NTF 基因家族。BDNF mRNA 广泛分布于大部分脑区,在外周组织中,主要在肌肉组织中高表达。骨骼肌中的 BDNF 逆行运输至脊髓前角运动神经元,主要发挥促进运动神经元发育、生长,受损运动神经元存活和轴突再生等作用。

益气化瘀方是上海中医药大学施杞教授的经验方,由黄芪、麝香、川芎等组成,具有益气化瘀、行气通络的作用,临床上常以此加减,治疗颈椎病、腰椎间盘突出症继发周围神经损伤所致的“痹证”,疗效显著[1]。我们在前期研究中观察到,益气化瘀方能明显地促进腰神经根损伤后神经肌肉接头处施万细胞生长和末梢神经的聚集、出芽、延伸及与运动终板的重叠,促进花生凝集素结合分子(peanut agglutinin binding molecule,PNA)等细胞外基质的表达,加快神经肌肉接头的重建,缩短神经再生修复进程[2-3]。本研究进一步从 BDNF 的角度探讨益气化瘀方促进周围神经再生修复的作用机制。

一、材料与方法

1. 实验动物及分组

SPF 级 SD 雄性大鼠 120 只,体质量 230±20 g,随机分为假手术组、模型组、弥可保组和益气化瘀方组,每组各 30 只,其中各组分别于不同处理时间(10 d、30 d 和 60 d)各处死 10 只。

2. 模型建立

采用盐酸氯胺酮注射液(2 mL/支,含药量为 0.9 g,江苏恒瑞医药股份有限公司生产)腹腔注射麻醉(按 1 mL/kg 体质量注射),剃毛,固定,消毒,铺无菌巾。以 $L_4\sim L_5$ 椎体间隙为中心,后背正中切开约4 cm,

---

基金项目: 上海市教育委员会科研创新资助项目(08YZ56);上海市青年科技启明星资助项目(07QA14051);国家杰出青年科学基金资助项目(30625043);国家自然科学基金青年科学基金项目(3060829、30701118、30801478);上海市教育委员会博士点基金资助项目(206B10);上海市优秀学科带头人计划资助项目(08XD14040)。

逐层分离，找到 L_4~L_5 右侧关节突关节。剔除周围软组织，探查 L_4~L_5 右侧椎间孔后，将特制的硅胶片（大小 2 mm×2 mm×1 mm，质量 20±1 mg，硅胶片先于 75%酒精溶液中消毒 2 h，再置于新洁尔灭中保存）填入[4]。假手术组仅剔除 L_4~L_5 椎间孔周围软组织，不置入硅胶片。庆大霉素局部冲洗，逐层缝合，缝合处涂抹金霉素软膏，放回笼中观察。

3. 药物干预

术后第 2 天起，给予药物干预。弥可保注射液（甲钴胺注射液，500 μg/mL，日本卫才株式会社生产）临床成人用量为每日肌肉注射 1 mL，按照人与大鼠体形系数换算，每只大鼠每日注射剂量为 0.03 mL，与生理盐水按 1∶4 稀释后，每只大鼠每日注射 0.15 mL。益气化瘀方（黄芪 15 g，川芎 9 g，当归 9 g，丹参 9 g，人工麝香 0.03 g）临床成人用量为每日服 1 剂，每剂复方水煎浓缩至 100 mL 汤药，按人与大鼠体形系数换算，益气化瘀方组大鼠每只每日灌胃 3 mL。模型组和假手术组分别给予等量生理盐水灌胃。各组按观察时间点分别给药 10 d、30 d 和 60 d。

4. 取材

分别于给药 10 d、30 d 和 60 d 后，氯胺酮腹腔注射麻醉大鼠，腹主动脉放血处死。迅速取出大鼠右侧比目鱼肌，剥离 L_4 右侧受压神经根。

5. L_4 神经根超微结构变化检测

将 L_4 右侧受压神经根放入 2%戊二醛固定液中固定 2 h 以上，洗涤液冲洗 2 h，共 3 次。4℃、1%锇酸后固定 1~2 h，系列丙酮脱水，环氧树脂包埋，修块，半薄切片，定位，超薄切片，醋酸铀-枸橼酸铅染色，H-600 型透射电子显微镜（荷兰飞利浦公司生产）观察。

6. 神经根中 BDNF 蛋白表达检测

将 L_4 右侧受压神经根冰上研磨后，加入组织可溶性总蛋白质萃取试剂（上海杰美基因医药有限公司生产），震荡混匀后，冰上孵育 30 min，4℃ 离心后取上清，紫外分光光度法（DU800 分光光度计，美国 Beckman 公司生产）进行总蛋白定量。采用酶联免疫吸附测定（ELISA）法（BDNFImmunoAssaySystem，美国 Promega 公司生产）检测组织中 BDNF 的含量。结果以 BDNF 蛋白量与组织总蛋白量比值表示。

7. 比目鱼肌中 BDNF mRNA 表达检测

将右侧比目鱼肌液氮冷冻后于冰上研磨成粉末，以 TRizol（北京天根生化科技公司生产）法抽提 mRNA，逆转录（逆转录酶，日本 Takara 公司生产）为 cDNA，实时定量聚合酶链反应法（SybgreenPCRMix，日本 Takara 公司生产）检测 BDNF 及 β-actinmRNA 拷贝数（Rotor-Gene 荧光实时定量 PCR 仪，美国 Corbett 公司制造）。引物由上海生工生物公司合成。BDNF 上游引物序列为 5′-ACAGTATTAGCGAGTGGG-3′，下游引物序列为 5′-ATTGGGTAGTTCGGCATT-3′，产物长度 158 bp。β-actin 上游引物序列为 5′-GGAGATTACTGCCCTGGCTCCTA-3′，下游引物序列为 5′-GACTCATCGTACTCCTGCTTGCTG-3′，产物长度 150 bp。反应条件：最初 95℃变性 10 min，95℃变性 20 s，退火（BDNF 58℃，β-actin 62℃）5 s，72℃延伸 20 s，40 次循环，最终 72℃延伸 10 min。结果以 BDNF mRNA 拷贝数与 β-actin mRNA 拷贝数比值表示。

8. 统计学方法

计量资料数据均以 $\bar{x}\pm s$ 表示，采用 SPSS 11.0 统计软件进行统计分析。对数据进行正态性检验，数据符合正态分布且方差齐者，治疗前后比较采用配对 t 检验，多组间用单因素方差分析法，组间两两比较采用 LSD 法；方差不齐者用 Games-Howell 法。若数据不符合正态分布，治疗前后比较采用非参数检验，多组间两两比较采用秩和检验。$P<0.05$ 为差异有统计学意义。

二、结果

1. 损伤 L_4 神经根超微结构

假手术组 L_4 神经根施万细胞胞浆中细胞器多见，胞核较均一，髓鞘形态规则均一，排列整齐，轴突内可见微丝结构（箭头）（见图 1A~C）。10 d 后，模型组施万细胞胞浆空泡样改变（箭头），线粒体少见，可见较多粗面内质网，胞核染色质浓集（箭头）。髓鞘形态不规则，结构松散，呈脱髓鞘改变，轴突与髓鞘之间产生缝隙（见图 1D）。治疗 10 d 后，弥可保组可见髓鞘形态不规则，呈皱褶状，轴突中微丝结构减少，施万细胞细胞器减少，空泡状改变明显（见图 1G）；益气化瘀方组施万细胞染色质边集，髓鞘形态不一，无明显脱髓鞘改变，轴浆中可见溶酶体（见图 1J）。30 d 后，模型组髓鞘形态不一，结构不良、松散，新生（箭头）和坏死变性（空心箭头）并存，施万细胞胞浆细胞器减少，核质浓缩，间质中胶原纤维增生（见图 1E）。治疗 30 d 后，弥可保组髓鞘增生，形态较模型组明显规则，但尚不及假手术组，无髓神经纤维增生较多，施万细胞胞浆细胞减少（见图 1H）；益气化瘀方组可见髓鞘大小不一，但形态明显优于模型组，施万细胞形态较好，胞浆中细胞器也明显多于模型组，间质中可见较多胶原纤维增生（见图 1K）。60 d 后，模型组多见新生不规则髓鞘，施万细胞核质深染（箭头），胞浆空泡，间质中可见增生的胶原纤维（空心箭头）（见图 1F）。治疗 60 d 后，弥可保组可见髓鞘形态规则，排列稍有松散，施万细胞核质均一，胞浆细胞器较丰富（见图 1I）；益气化瘀方组可见增生髓鞘排列较整齐，存在皱褶、内陷，施万细胞基本正常，间质可见稀疏胶原纤维（见图 1L）。

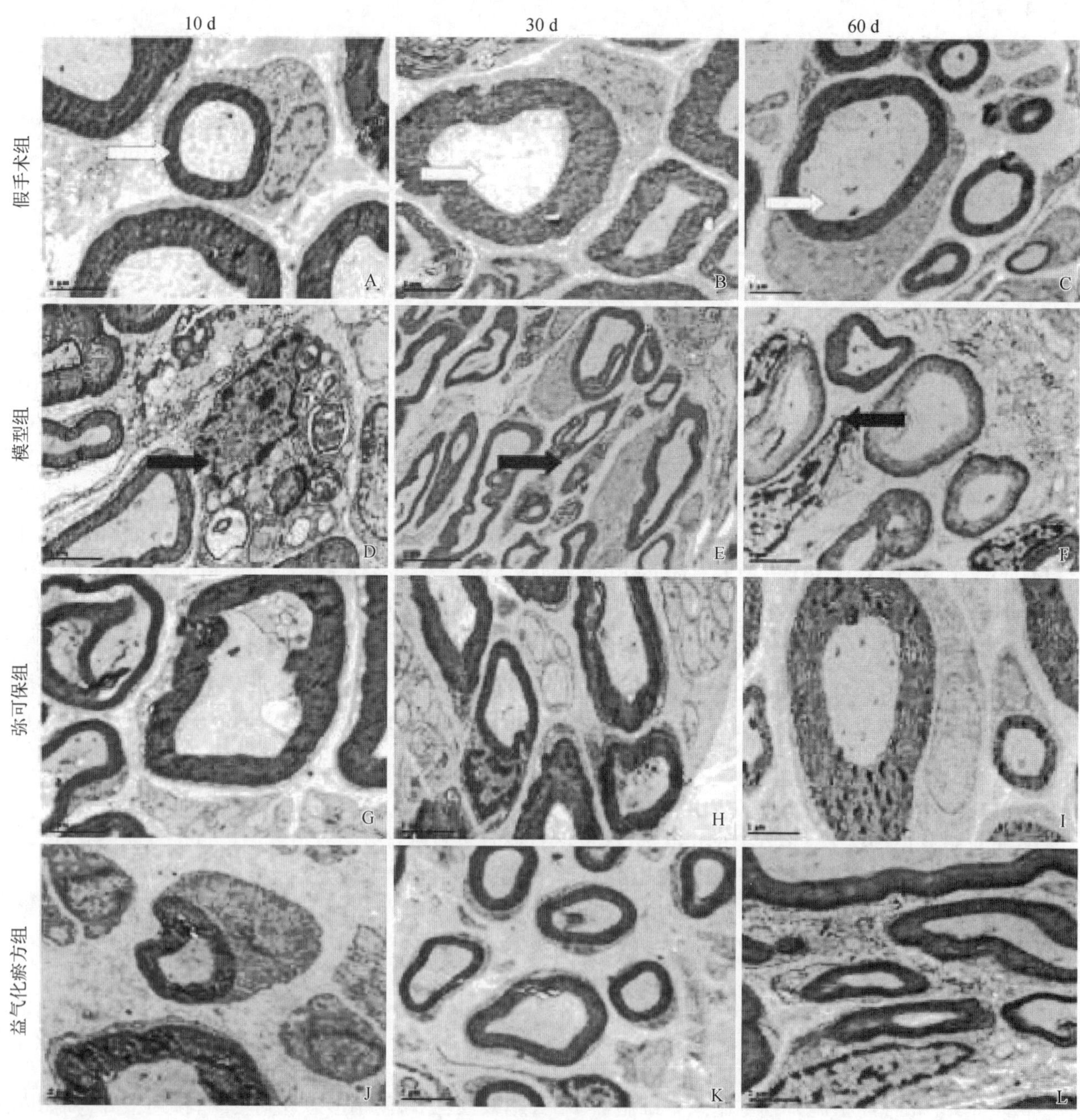

图 1　大鼠 L_4 损伤神经根超微结构（透射电子显微镜，×6 000）

2. 神经根中 BDNF 蛋白表达

神经根损伤 10 d 和 30 d 时，与同时间假手术组相比，模型组 L_4 神经根中 BDNF 蛋白含量均轻微下降，但差异无统计学意义；至 60 d 时恢复至假手术组水平。10 d 时，益气化瘀方组 BDNF 含量降低，随后逐渐升高，30 d 时与模型组接近，并于 60 d 时又明显升高，与 60 d 假手术组、模型组及弥可保组比较，差异有统计学意义（$P<0.01$）。见表 1。

表 1　大鼠 L_4 损伤神经根中 BDNF 蛋白表达

分　组	n	BDNF 蛋白表达		
		10 d	30 d	60 d
假手术组	6	22. 78±7. 69	27. 29±6. 15	16. 13±9. 57
模型组	6	20. 20±2. 05	20. 82±2. 78	17. 59±4. 02
弥可保组	6	14. 88±6. 59	52. 02±21. 42**△△	14. 47±9. 04
益气化瘀方组	6	12. 64±2. 78	22. 75±10. 53	65. 07±31. 98**△△▲▲

注：与假手术组比较，** $P<0.01$；与模型组比较，△△ $P<0.01$；与弥可保组比较，▲▲ $P<0.01$。

3. 比目鱼肌中 BDNF mRNA 表达

L_4 神经根损伤 10 d 后，比目鱼肌中 BDNF mRNA 的表达较假手术组明显升高（$P<0.01$），随后逐渐降低，30 d 和 60 d 时，BDNF mRNA 的表达与假手术组相比差异无统计学意义。与模型组比较，益气化瘀方及弥可保治疗 10 d 和 30 d 后，均可显著降低比目鱼肌中 BDNF mRNA 表达，并且益气化瘀方在治疗 60 d 后可以显著促进比目鱼肌中的 BDNF mRNA 表达（$P<0.01$）。见表 2。

表 2　L_4 神经根压迫损伤大鼠比目鱼肌中 BDNF mRNA 表达

分　组	n	BDNF mRNA 表达（以 β－actin 为标准）			
			10 d	30 d	60 d
假手术组	6	0. 006	19±0. 001 18	0. 003 94±0. 000 35	0. 002 85±0. 000 04
模型组	6	0. 009	93±0. 000 72**	0. 004 93±0. 000 20	0. 002 49±0. 000 44
弥可保组	6	0. 007	78±0. 000 57*△△	0. 001 97±0. 000 41**△△	0. 002 38±0. 000 03
益气化瘀方组	6	0. 005	84±0. 000 54△△	0. 002 61±0. 000 96*△△	0. 005 16±0. 000 36**△△

注：与假手术组比较，* $P<0.05$，** $P<0.01$；与模型组比较，△△ $P<0.01$。

三、讨论

BDNF mRNA 主要在肌肉组织中高表达，其蛋白与特异性酪氨酸激酶（tyrosinekinase，Trk）B 受体结合，以逆行轴浆运输的形式达到脊髓前角 α 运动神经元，发挥促进运动神经元发育、生长及受损运动神经元存活和轴突再生等的作用[5-6]。

周围神经切断损伤 7～14 d 时，受损神经组织及其支配的肌肉组织中 BDNF mRNA 和蛋白水平均急剧升高[7]，但是这种改变在周围神经压榨及轻微压缩性损伤模型中则不明显[8]。由此可见不同类型周围神经损伤可引起 BDNF 表达的不同改变。本研究中，我们将特制硅胶片压迫物置于 L_4～L_5 椎间孔处，L_4 神经根在此处穿出而受压。硅胶片具有一定的弹性、韧性，可模拟突出椎间盘的特性，并可造成受压神经根典型病理改变，从而可作为临床上腰椎间盘突出继发神经根损伤的模型[4]。我们通过对腰神经根压迫损伤的连续观察，发现压迫损伤初期，比目鱼肌中即有明显的 BDNF mRNA 表达升高，随后逐渐降低，60 d 时已恢复至正常水平,也证明了外周肌肉组织是表达 BDNF mRNA 的主要组织。而损伤神经根组织中各时间点 BDNF 蛋白的表达变化均很轻微,且这种改变之间比较差异无统计学意义,这可能是由于神经根背根节处持续受压,其内神经细胞和神经胶质细胞受损,细胞功能降低,同时,轴浆运输功能降低,无法将大量 BDNF 逆行运输至神经根中所致。

BDNF 一方面参与损伤周围神经的再生修复,另一方面在周围神经损伤后的疼痛反应中也起到了关键性作用[9],其作用很可能是通过调节急性炎症反应而实现的[10]。在炎症刺激下,背根节 BDNF 表达明显升高[11]也进一步证明 BDNF 在早期炎症反应中的作用。因此,神经根压迫损伤早期,局部炎症反应增加,背根节神经元严重损伤[4],细胞合成及轴浆运输功能均受到抑制,但其主要靶器官肌肉组织仍大量生成 BDNF 参与逆行运输。临床研究表明益气化瘀中药复方对缓解神经根损伤导致的疼痛麻木等症状具有良好作用[12],本研究显示该方对 L_4 神经根损伤早期比目鱼肌中 BDNF 的反应性升高有着明显的抑制作用。因而我们推测,其作用途径之一可能就是抑制损伤初期神经根及肌肉组织中 BDNF 的升高,进而抑制 BDNF 参与炎症性疼痛;其次,现代医学证明,益气化瘀方中麝香酮具有抑制炎症因子表达的作用[13-14],川芎和黄芪的有效成分可以调节血流状态,改善局部微循环,从而缓解局部炎症介质的作用,并具有一定的免疫调节作用[15-16]。

神经根损伤的急性炎症反应期结束后,BDNF 主要体现为促进损伤神经再生修复的功能。损伤后明显升高内源性的 BDNF 是周围神经再生修复所必需的。当 BDNF 被拮抗掉之后,再生神经无论从长度,还是有髓神经纤维的数量、质量上均有明显下降[17]。而局部持续给予外源性 BDNF 则可以明显加快周围神经的再生过程[18]。在体外实验中,BDNF 对感觉神经元的轴突生长并没有直接作用,相较而言,神经生长因子对感觉神经元的作用更加明确[19],BDNF 主要发挥促进运动神经元发育、生长及受损运动神经元存活和轴突再生等作用,从而解释了其在骨骼肌中高表达的原因。它的这种选择性作用可能是由其下游的人类自然杀伤细胞 1(human natural killer - 1,HNK - 1)碳水化合物所决定的。周围神经受损后,HNK - 1 碳水化合物特异性地在运动神经元中表达增加,促进运动神经元的再生修复。在 BDNF 及其受体缺失的情况下,则无法观察到 HNK - 1 碳水化合物的表达增加[20]。周围神经损伤后,靶源性 BDNF 一方面对于运动神经元的存活和成熟不可或缺,另一方面可以减少运动单位的丧失,维持肌肉组织量,缓解肌肉组织的退变[21]。我们在前期研究中观察到周围神经损伤后,益气化瘀方能明显加快末梢神经在神经肌肉接头处的聚集、出芽、延伸及其与运动终板的重叠速度、范围及神经肌肉接头的再构筑,从而从形态上证明益气化瘀方可以促进损伤运动神经的再生修复及其支配的肌肉组织功能恢复[2-3]。本实验发现益气化瘀方治疗至周围神经损伤 60 d 时,可以明显提高其中 BDNF 的蛋白含量,从而可能对持续促进损伤运动神经的再生修复具有重要意义。此阶段益气化瘀方对 BDNF 表达的促进作用,我们推测,也与其改善周围神经损伤后微环境的作用有关。通过增加血供,提供神经再生所需的部分营养物质,并带走部分神经变性产生的废物和随后产生的炎性介质、氧自由基等损害因子,从而减轻细胞损害,提高细胞分泌功能,促进 BDNF 的表达。

本实验通过观察益气化瘀方对神经根损伤后 BDNF 表达的调节作用,显示通过影响 BDNF 的表达调节神经根损伤后的病理过程,可能是该方治疗神经根损伤临床有效的机制之一。

芪麝丸对直立大鼠腰椎骨质增生的影响

卞 琴 梁倩倩 侯 炜 赵永见 卢 盛 王拥军 施 杞

椎体骨质增生是临床常见病，骨质增生属于中医学“痹证”范畴，气滞血瘀络阻是其病机之一，临床运用益气化瘀通络法取得较好疗效。我们前期工作已经观察到直立大鼠的腰椎边缘发生了骨质增生[1]。因此，本实验在前期动物模型的基础上进一步观察芪麝丸对骨质增生大鼠的影响。

一、材料和方法

1. 实验动物和造模

1 月龄 SPF 级 SD 雄性大鼠 30 只，体质量 160±10 g[由上海中医药大学动物中心提供，合格证号为 SYXK(沪)2003－0002]，随机分为正常组、模型组和芪麝丸组。正常组不进行处理，普通饲养笼喂养；模型组和芪麝丸组大鼠用于建立长期直立大鼠模型[2]。

将模型组和芪麝丸组大鼠双前肢剪毛和清洁后，用碘伏消毒大鼠前肢皮肤，按盐酸氯氨酮 0.1 g/kg 体质量行肌肉注射麻醉，于上肢近端 1/3 处横向切开皮肤，剥离筋膜和肌肉，暴露三角肌下血管神经束(肱动脉、肱静脉、肌皮神经、尺神经、前臂内侧皮神经和正中神经等)，并用丝线结扎。在结扎处远端用咬骨钳咬断肱骨，再用剪刀剪断皮肤、肌肉、血管和神经，使前肢离断。用盐酸庆大霉素消毒后，再将肌肉、筋膜、皮肤逐层缝合，在缝合处涂金霉素眼膏防止感染。

大鼠术后在普通饲养笼内饲养 14 d 后，改用特制饲养笼饲养。特制饲养笼较普通饲养笼高度增加，其长宽高分别为 51 cm、42.6 cm 和 31 cm，且饲料槽和饮水瓶高度可上下调节。每周测量大鼠直立高度，按平均值调节食物槽和饮水瓶高度，迫使大鼠通过身体直立来获取食物和水。正常组大鼠始终喂养在普通饲养笼中。

2. 实验药品及试剂

芪麝丸(由黄芪、川芎、人工麝香、青风藤、防己、人工牛黄 6 味中药组方而成)由上海现代中医药技术发展有限公司提供(生产批号：031201，批准文号：国药准字 Z20090978，0.15 g/丸，含生药量为1.0226 g)。免疫组织化学试剂盒和 TRIzol，晶美生物工程有限公司产品；TaKaRa 逆转录试剂盒，宝生物工程(大连)有限公司产品；高质纯化 DNA 胶回收试剂盒，美国 Genmed 公司产品；Ⅰ型胶原(type Ⅰ collagen，Col Ⅰ)兔抗大鼠多克隆抗体，美国 Abcam 公司产品；Ⅹ型胶原(type Ⅹ collagen，Col Ⅹ)、血管内皮生长因子(VEGF)和转化生长因子 β1(transforming growth factor β1，TGF－β1)兔抗大鼠多克隆抗体，武汉博士德生物工程有限公司产品。

基金项目： 国家杰出青年科学基金资助项目(30625043)；国家自然科学基金资助项目(30572398)；上海市优秀学科带头人计划资助项目(08XD1404000)。

3. 实验仪器

DMLB2 显微镜及照相系统（德国 Leica 公司），BX50 型光学显微镜（日本 Olympus 公司），高速离心机（德国 Eppendorf 公司），SANYO－MDF－U50V-80℃超低温冰箱（日本 Sanyo 公司），DU800/VIS 型紫外分光光度计（美国 Beckman 公司），RG－3000 型四通道荧光实时定量逆转录聚合酶链反应（reverse transcription-polymerase chain reaction，RT－PCR）仪（澳大利亚 Corbett Research 公司），PTC－100 型 PCR 扩增仪（美国 MJResearch 公司）。

4. 给药时间和方法

于术后 8 个月，对芪麝丸组大鼠进行芪麝丸灌胃给药。大鼠所用生药剂量按照人与动物千克体质量换算为芪麝丸 5 g/(kg·d)，配制浓度为生药含量 7.526 2 g/mL，1 次/d，相当于临床 60 kg 体质量人的等效剂量。模型组给予等量生理盐水灌胃。

5. 藏红-固绿染色

第 4、5 腰椎（L_4、L_5）标本（含椎间盘，未剪断）在 4%多聚甲醛浸泡 24 h 后，清水冲洗 2 h，10%乙二胺四乙酸脱钙 4 周，每周换脱钙液 1 次。标本脱水后石蜡包埋，7 μm 冠状位连续切片，取椎体中央部位切片（以椎间盘髓核最大时为中央部位的标准，取前后切片）进行藏红染色。

切片常规脱蜡至水，苏木素染液染 2 min 后，自来水冲洗，盐酸乙醇分化 5 s，氨水蓝化 10 min，固绿染液染 5 min，冰醋酸和清水快速漂洗，藏红染液染 5 min，蒸馏水洗，常规脱水、透明、封片。

6. 天狼星红染色

多聚甲醛固定 24 h，乙二胺四乙酸脱钙，梯度酒精脱水，二甲苯透明，石蜡机包埋，正中冠状面连续 7 μm 切片。常规脱蜡至水，自来水冲洗 5 min，天青石蓝染液 10 min，自来水冲洗，冰乙酸（2 L 双蒸水+1 mL 冰乙酸）快速漂洗 3 s。天狼星红染液 30 min，冲洗，苏木素染色 2 min，自来水冲洗，盐酸乙醇分化，自来水冲洗，氨水蓝化，蒸馏水洗，95%乙醇急速分化，无水乙醇脱水，二甲苯透明，中性树胶封固。偏振光下观察椎间盘纤维环和软骨终板胶原排列形态。

7. 免疫组织化学检测

将切片常规脱蜡后在 3% H_2O_2 与甲醇（1∶50）溶液中孵育 15 min 去除内源性过氧化物酶，PBS 洗 2 min×3 次，蛋白酶 K 消化 10 min，加 5%牛血清白蛋白封闭液。加 Col Ⅰ（1∶200 稀释）、Col Ⅹ、VEGF、TGF－β1（1∶100 稀释）一抗，4℃过夜。PBS 洗 2 min×3 次，生物素标记的山羊抗兔 IgG 二抗，37℃孵育 15 min，PBS 洗 2 min×3 次，抗生物素蛋白链菌素-辣根过氧化物酶 37℃孵育 10 min，PBS 洗 2 min×3 次，二氨基联苯胺显色剂显色，苏木素复染，常规脱水透明，中性树胶封片。阳性结果判断：染色阳性表达为棕黄色，无着色为阴性。阴性对照用 PBS 代替一抗。

8. 实时荧光定量 RT－PCR 检测

（1）细胞总 RNA 抽提

将保存于液氮罐中的 L_1～L_3 腰椎组织，取腰椎椎体边缘-椎间盘连接处组织放入烧杯中剪碎，加入 TRIzol 试剂 1 mL，研磨成浆液，将浆液移入 1.5 mL Eppendorf 管中，室温静置 5 min。以 1∶0.2（TRIzol/氯仿）体积比例加氯仿 200 μL，混匀 15 s，室温静置 3 min，4℃离心（12 000 r/min）15 min，吸取上清液 0.5 mL，移入新的 Eppendorf 管中，弃沉淀。以 1∶1 体积比例加异丙醇 0.5 mL，混匀，室温静置 10 min，4℃离心（12 000 r/min）10 min，弃上清。加 1 mL 4℃75%乙醇，混匀 4℃离心（10 000 r/min）5 min，弃上清。干燥 5 min，每管加 0.1%二乙焦碳酸盐水 30 μL，得到组织总 RNA 溶液。

（2）RNA 鉴定

去离子水 200 μL 加到石英比色杯中作空白对照。取 2 μL RNA 溶解液加入盛有水的比色杯（充分混匀），用紫外分光光度计选择波长 260 nm 和 280 nm 分别检测光密度值，测得样本 A260/A280 比值在 1.8～2.0 后进行逆转录和扩增。此外样品用 1%的琼脂糖凝胶进行电泳，以检测 RNA 的完整性。

（3）引物设计

在 GeneBank 数据库中检索 ratgene 名得到Ⅰ型胶原 α2（type Ⅰ collagen α2，Col1α2）、X 型胶原 α1（type X collagen α1，Col10α1）、VEGF、TGF－β1 和 runt 相关转录因子 2（runt-related transcription factor 2，Runx2）引物序列，以 β－actin 为内参照，引物由上海皓嘉科技发展有限公司合成。引物信息见表 1。

表 1 大鼠 β－actin、Col1α2、Col10α1、VEGF、TGF－β1 和 Runx2 引物序列、检索号及长度

基 因	上游引物 5′—3′	下游引物 5′—3′	检 索 号	长度(bp)
β－actin	GGAGATTACTGCCCTGGCTCCTA	GACTCATCGTACTCCTGCTTGCTG	NM_031144	150
Col1α2	TCCTGGCAATCGTGGTTCAA	ACCAGCTGGGCCAACATTTC	NM_053356	133
Col10α1	TTCACAAAGAGCGACAGAGA	TCAAATGGGATGGAGCA	NM_053819	143
VEGF	TGGACCCTGGCTTTACTGCTG	GGCAATAGCTGCGCTGGTAGA	NM_031836	127
TGF－β1	TGCGCCTGCAGAGATTCAAG	AGGTAACGCCAGGAATTGTTGCTA	NM_021578	82
Runx2	CCATAACGGTCTTCACAAATCCT	TCTGTCTGTGCCTTCTTGGTTC	XM_001066762	99

（4）逆转录反应

根据逆转录试剂盒说明书步骤操作。

（5）荧光定量 PCR 反应

取同一样品逆转录反应产物 cDNA 2 μL，按表 2 所示比例配制 5 个反应体系（ALP、Col1α2、Runx2、TGF－β1、VEGF），进行荧光定量 PCR 反应，摸索退火温度，ALP、Col1α2、TGF－β1、VEGF、β－actin 基因的退火温度分别为 62℃，Runx2 为 60℃，Col10α1 为 56℃。在各自退火温度下，将 PCR 扩增产物，经过 2%琼脂糖凝胶电泳，在长波紫外光下，割下目的条带。用 Genmed 高质纯化 DNA 胶回收试剂盒处理获得上述五者的标准品。紫外分光光度计上测定光密度 260/280>1.8，表明纯度合格。用光密度 260 值，求出标准品浓度，并根据下面公式计算出扩增产物的拷贝数。拷贝数（μL）= DNA 浓度（g/μL）×（6.02×1 023）/分子质量（g/mol），其中分子质量（g/mol）= DNA 碱基数（bp）×660（da/bp）。将标准品 DNA 进行 10 倍系列稀释，以梯度稀释的 DNA 为模板在实时荧光定量 PCR 仪上扩增，反应结束后系统根据荧光值的变化规律，自动生成起始模板数扩增反应的动力学曲线。将所有样本进行荧光定量 PCR 反应，同一样本同时作 β－actin 内参 PCR 反应。待反应结束后，用 RotorGene6.0 软件自动进行绝对定量分析，并计算结果，以每一样本所含各基因的拷贝数和其 β－actin 内参基因的拷贝数的比值进行比较。

表 2 实时荧光定量 PCR 反应体系

成 分	体积(μL)
Master mix	10
RNase-free water	7
上游引物	1
下游引物	1
cDNA	1
总体积	20

9. 统计学方法

采用 SPSS 16.0 统计分析软件进行处理，计量资料数据均以表示，多组数据间的比较采用单因素方差分析。对各数值变量进行方差齐性和正态性检验，检验水准取 $\alpha=0.10$，$P>0.10$ 为数据方差齐、资料呈正态分布。方差齐时，采用 LSD 法检验；方差不齐时，采用 Turkey 法检验。

二、结果

1. 椎体边缘-椎间盘连接处形态学

（1）藏红-固绿染色

正常组 L_5椎体边缘-椎间盘连接处非基质成分较薄；模型组相同部位非基质成分明显增加，并出现血管芽；芪麝丸组非基质成分较模型组明显减少。见图1。

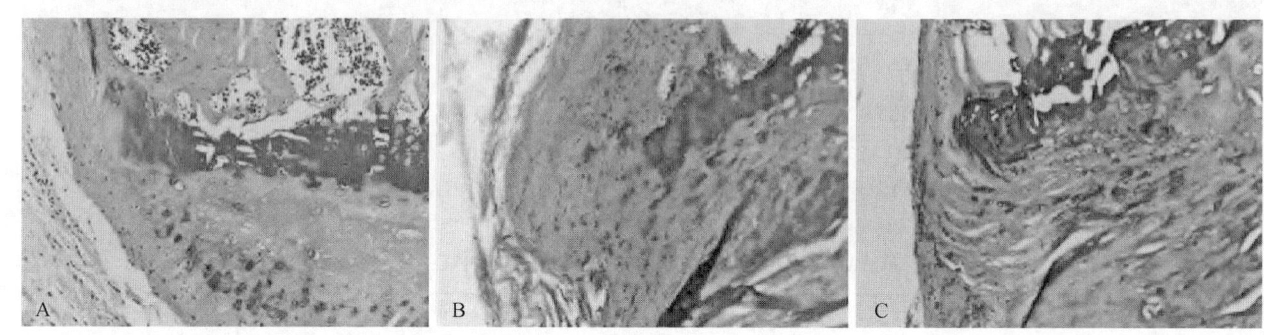

图1　藏红-固绿染色观察 L_5椎体边缘-椎间盘连接处冠状面病理改变（光学显微镜，×200）

A. 正常组；B. 模型组；C. 芪麝丸组

（2）天狼星红染色

正常组椎体边缘-椎间盘连接处胶原排列致密，模型组椎体边缘-椎间盘连接处Ⅰ型胶原和Ⅲ型胶原增多，芪麝丸组椎体边缘-椎间盘连接处胶原致密，以Ⅰ型胶原为主。见图2。

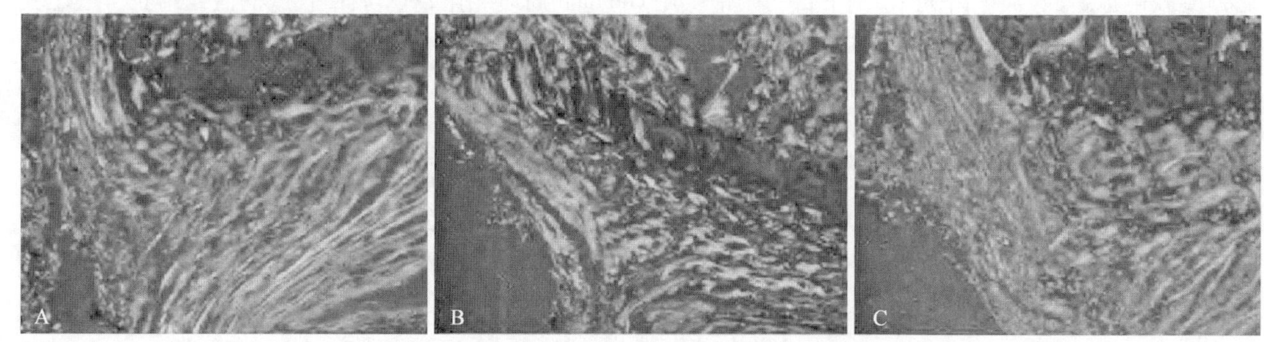

图2　天狼星红染色观察 L_5椎体边缘-椎间盘连接处冠状面病理改变（光学显微镜，×200）

A. 正常组；B. 模型组；C. 芪麝丸组

2. 免疫组织化学染色结果

（1）免疫组织化学染色检测 Col Ⅹ表达

正常组仅在椎体与椎间盘连接边缘肥大软骨细胞内有阳性染色，基质染色范围小，阳性表达弱。模型组在椎间盘纤维环外层的肥大纤维软骨细胞中有阳性表达，且在椎体边缘的基质中呈大范围强阳性表达。芪麝丸组相同部位阳性细胞很少。见图3。

（2）免疫组织化学染色检测 VEGF 表达

正常组 L_5椎体边缘，尤其是纤维环外层出现许多细胞阳性染色，且向纤维环内层移行，越靠近纤维环内层阳性细胞越多。模型组的阳性细胞主要集中在纤维外环向椎体移行的部位，越靠近椎体部位阳性细胞越多，且阳性染色强于正常组。芪麝丸组在椎体边缘有部分阳性细胞表达，但阳性表达较弱。见图4。

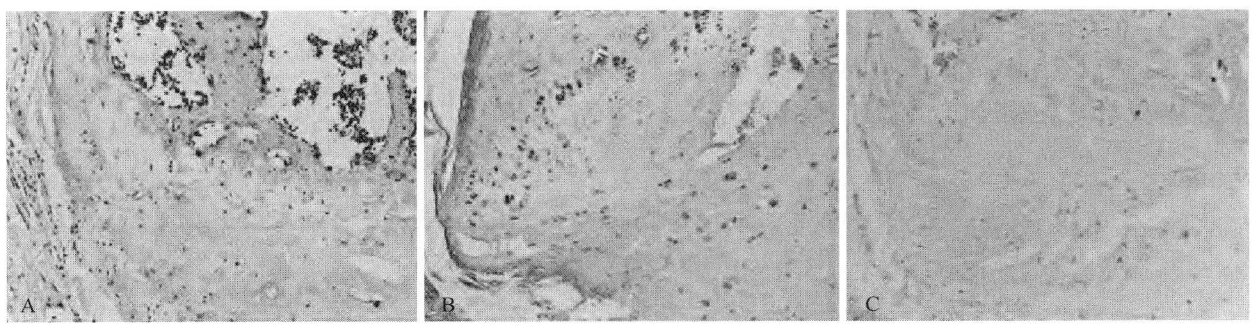

图 3　免疫组织化学染色检测 L_5 椎体边缘-椎间盘连接处冠状面 ColX 表达(光学显微镜,×200)

A. 正常组; B. 模型组; C. 芪麝丸组

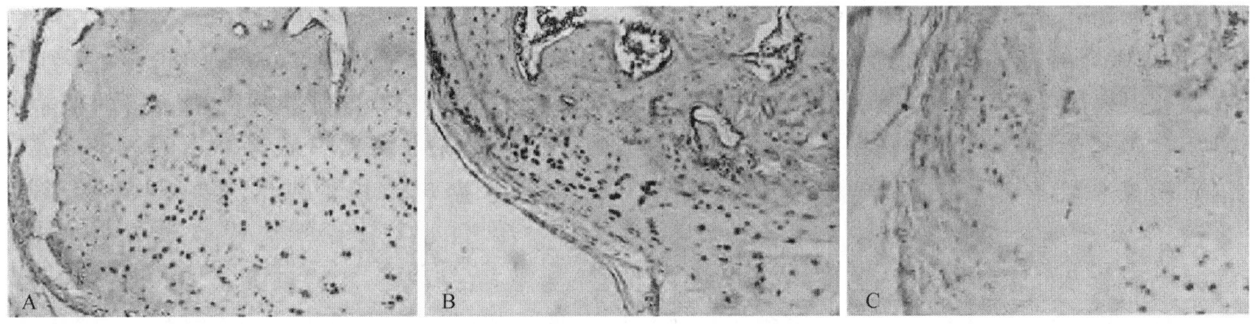

图 4　免疫组织化学染色检测 L_5 椎体边缘-椎间盘连接处冠状面 VEGF 表达(光学显微镜,×200)

A. 正常组; B. 模型组; C. 芪麝丸组

(3) 免疫组织化学染色检测 ColI 表达

正常组 L_5 椎体边缘-椎间盘连接处基质染色浅,仅在最外缘有深染。模型组深染范围较正常组扩大,阳性强度也增强。芪麝丸组椎体边缘-椎间盘连接处阳性染色强度较模型组减弱,与正常组相似。见图 5。

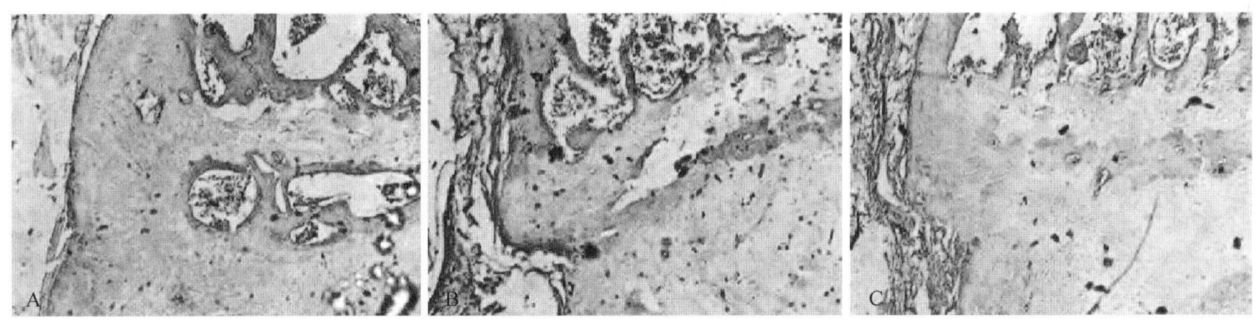

图 5　免疫组织化学染色检测 L_5 椎体边缘-椎间盘连接处冠状面 ColI 表达(光学显微镜,×200)

A. 正常组; B. 模型组; C. 芪麝丸组

(4) 免疫组织化学染色检测 TGF-β1 表达

正常组在椎体边缘-椎间盘连接处已出现阳性细胞表达,基质成分表达弱。模型组在纤维环外层阳性细胞表达较多,在边缘骨质增生区域基质呈阳性表达。芪麝丸组在纤维环外层和椎体边缘均出现阳性细胞表达,且基质也呈阳性表达,与模型组比较没有明显改变。见图 6。

3. 实时荧光定量 RT-PCR 检测基因表达

模型组 Col1α2 基因表达显著高于正常组($P<0.01$);芪麝丸组 Col1α2 基因表达与模型组比较,有下

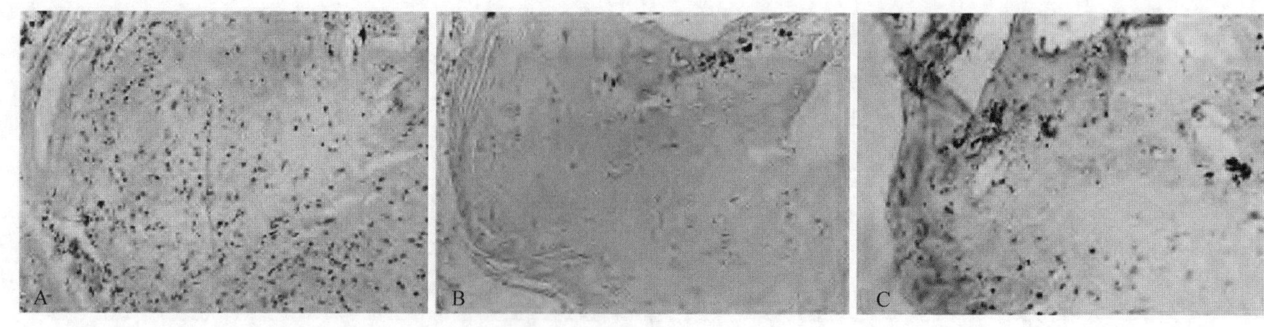

图 6　免疫组织化学染色检测 L_5 椎体边缘-椎间盘连接处冠状面 TGF－β1 表达(光学显微镜,×200)

A. 正常组; B. 模型组; C. 芪麝丸组

调趋势,但差异无统计学意义。模型组 Col10α1 基因表达显著高于正常组($P<0.01$);芪麝丸组与模型组比较,Col10α1 表达明显下调($P<0.01$)。模型组 VEGF 基因表达显著高于正常组($P<0.01$);芪麝丸组的 VEGF 基因表达与模型组比较略有下调,但差异无统计学意义。模型组 TGF－β1 基因表达显著高于正常组($P<0.01$),芪麝丸组的 TGF－β1 基因表达与模型组比较差异无统计学意义。模型组 Runx2 基因表达显著高于正常组($P<0.01$);芪麝丸组与模型组比较,Runx2 表达明显下调($P<0.05$)。见表 3。

表 3　大鼠椎体边缘-椎间盘连接处组织 Col1α2、Col10α1、VEGF、TGF－β1 和 Runx2 基因表达量

分　组	n	Col1α2	Col10α1	VEGF	TGF－β1	Runx2
正常组	6	10.13±1.08	0.02±0.00	0.67±0.10	0.71±0.10	18.85±3.79
模型组	6	302.00±50.53**	0.05±0.01**	3.46±0.81**	2.72±0.60**	184.88±23.74**
芪麝丸组	6	292.64±35.62	0.03±0.01△△	2.47±0.39	2.51±0.14	57.51±1.86△△

注：与正常组比较,** $P<0.01$;与模型组比较,△△ $P<0.01$。

三、讨论

1. 芪麝丸对增生部位骨基质的影响

骨质增生形态学染色经常用到藏红染色[3-6]。天狼星红染色常用于观察胶原的排列。我们的实验发现,芪麝丸组椎体边缘-椎间盘连接处骨基质染色减少,椎间盘纤维环外环纤维排列紧密,少有撕裂,说明芪麝丸可有效延缓该部位骨质增生,维持正常的胶原排列。Col Ⅰ是骨组织的特异性胶原[7],Col Ⅲ是骨和软骨的一种纤维硬蛋白[8],Col Ⅹ是一种短链非微纤维形成性胶原,局限地分布于软骨肥大区和骨修复过程中的骨痂中,在钙化、基质降解和血管入侵中都起作用,而这 3 个过程又呈连锁关系,互相激发,最后被骨质取代[9]。这些胶原在模型组的椎体边缘-椎间盘连接部位增加,而芪麝丸组相同部位的胶原表达减少,尤其以 Col Ⅹ最明显,说明该胶原可能是芪麝丸的主要作用胶原。

2. 芪麝丸对细胞因子的作用

VEGF 是新生血管的标志,也是软骨内成骨常用的指标[4]。模型组骨质增生部位 VEGF 表达显著上升,说明这种增生可能与血管芽侵入带来骨髓间充质干细胞有关。而芪麝丸可减少 VEGF 表达,可能与芪麝丸保护胶原排列,减少胶原断裂,由此减少血管芽入侵有关。TGF－β1 是 TGF－β 超家族的典型代表,是一种具有多种功能的生长因子,调控广泛的生物过程,包括细胞增殖、生存、分化和迁移等。文献报道,TGF－β1 与骨质增生的发生关系密切,并且常在增生部位有高表达[4-5,10-15]。在我们的实验中,模型组印证了上述观点。芪麝丸无论在蛋白水平还是基因转录水平都可下调 TGF－β1 表达,但是在基因转录水平差异无统计学意义,这可能与退变椎间盘中 TGF－β1 下调,抽提的 RNA 组织中带有椎间盘组织,由此中和

部分效应有关。

3. 芪麝丸对核转录因子 Runx2 的影响

Runx2 又称 Cbfα1，是成骨系特异性核转录因子。多种骨形成标记物如 Col Ⅰ、骨桥蛋白等的启动子都存在 Runx2 的结合位点。Runx2 又是 TGF－β1 的作用靶点。成骨分化早期，TGF－β1 与骨形成蛋白 2 通过 Smad1/5 诱导 Runx2 表达，而分化晚期及成骨细胞成熟期，则起对抗作用[9]。本次实验结果中，模型组 Runx2 基因转录水平较正常组显著上调，而芪麝丸可显著降低模型大鼠 Runx2 基因转录水平，说明芪麝丸可通过直接或间接方式影响到 Runx2 的表达。

4. 对芪麝丸延缓骨质增生机制的认识

中医学中无骨质增生的病名，从其病理而论可归属于中医学“痹症”范畴。中医理论认为，骨质增生的病机在于肝肾不足，气血不足，督脉不通。故而治疗以补益肝肾，益气养血，活血化瘀，舒筋活络为主。

芪麝丸由黄芪、人工麝香、川芎、青风藤、防己、人工牛黄等组成。《日华子本草》曰：“黄芪助气壮筋骨，攻肉补血破癖。”《大明本草》记载川芎能“补五劳，壮筋骨，调众脉，破癥结宿血”。人工麝香具有与天然麝香相似的功能，《本草纲目》曰：“通诸窍，开经络，透肌骨。”《本草汇言》：“青风藤，散风寒湿痹之药也，能舒筋活血，正骨利髓。”全方针对骨质增生“气血不足，督脉不通”病机呈现的“虚”“滞”的病理特点，从气血入手，兼利湿通络，消肿止痛，既能缓解因闭阻瘀滞带来的疼痛症状，又能通过补益气血达到“调和”状态，减少骨质增生发生。

前期工作在建立椎间盘退变模型的基础上，已经证实芪麝丸有降低椎间盘软骨终板和骨赘内 ALP 酶活性等作用[16]。本实验是在前期工作的基础上，进一步观察芪麝丸对骨质增生的作用及作用靶点。

本次实验结果显示，芪麝丸可延缓椎体骨质增生形成。芪麝丸作用机制可能与减少增生骨质中细胞外基质Ⅹ型胶原的含量，减少椎间盘 Col Ⅹ 和 Runx2 基因表达有关。

益气化瘀方对大鼠腰神经根损伤后纤维连接蛋白的作用

周重建　徐乐勤　李晓峰　舒　冰　施　杞　王拥军

随着细胞生物学和分子生物学的飞速发展,对神经再生的认识已逐步深化,研究重点已转移到探讨调节神经再生的局部或整体的生物学因素。神经元的结构与功能既有明显的定型性,又有一定的可塑性,两者的动态平衡既取决于神经元的内在发育特性,也有赖于包括胶质细胞、靶细胞和细胞外基质(ECM)等神经元所处的微环境。ECM不仅参与构成神经再生的微环境,影响神经的再生,而且对于稳定神经-肌肉间的接触及促进运动终板的重新构筑具有重要作用[1-2]。不溶性FN存于ECM中,是一分子量为40万~45万,具有黏附功能的细胞间的锚定蛋白,它可通过互相之间黏性部分形成丝状的纤维把相邻细胞连接起来,参与和控制神经细胞生长、发育包括细胞的迁移、突起的生长、对靶的识别以及调节细胞间的相互作用[3-6],常被作为研究神经再生/再塑的分子标志物[7]。

由黄芪、麝香、川芎等组成的益气化瘀方具有益气化瘀,行气通络的作用,在治疗因椎间盘突出等原因导致的神经根损伤方面疗效显著。我们在前期实验证明该方对神经纤维[8]和施万细胞(Shwann cell,SC)[9]有明显促进作用的基础上,通过观察L_5神经根受压后,大鼠比目鱼肌NMJ部FN的形态表达变化,进一步探讨益气化瘀方促进神经再生的作用机制。

一、材料与方法

1. 实验动物与分组

整个实验选择56只体形接近的雌性SD大鼠,体重为300~320 g(由上海中医药大学动物实验中心提供),随机分为正常对照组,L_5神经根受压后10 d、30 d、60 d模型组和益气化瘀方治疗组,每组8只。

2. 造模方法与取材

采用本所1999年建立的腰神经根压迫造模方法[10]。造模后按预定观察时间,大鼠经乙醚麻醉,打开胸腔,用0.01 mol/L磷酸盐缓冲盐水(phosphate buffer saline,PBS)100~300 mL(pH7.6)行心内灌注,采用0.1 mol/L磷酸盐缓冲液(phosphate buffer,PB),(pH7.4)稀释的4%多聚甲醛进行前固定,取手术侧和自体对照侧(末行手术)比目鱼肌进行对比观察,发现所有手术侧的肌肉体积均小于对照侧。用大头针将标本固定(防止肌肉收缩)后放入小盘中,采用上述固定液行后固定6~8 h,去除肌肉周围结缔组织后逐级浸入0.1 mol/LPB(pH7.4)稀释的10%、15%、20%蔗糖溶液中予以冻结保护,然后将标本置于包埋液中,立即用液氮冷冻并放入深低温冰箱备用。标本采用恒冷(-20℃)切片机行纵切片(厚度50 μm),置于含PBS的容器内,保存于4℃冰箱。

基金项目:上海市教育委员会科研创新项目(08YZ56)。

3. 药物

益气化瘀方由黄芪15 g、川芎12 g、丹参9 g、防己15 g、人工麝香0.03 g组成。大鼠给药剂量按人与动物体质量比予以换算，相当于临床体质量60 kg人的用药剂量，即予以生药5.03 g/(kg·d)。造模后第2天，益气化瘀方治疗各组分别予以鼻饲给药10 d、30 d和60 d，1次/d；模型组则给予等量生理盐水。

4. 免疫组织化学

FN/α-BTX染色预初实验表明，游离切片的染色强度明显优于载玻切片，因此本实验中免疫组化染色均采用游离切片。切片分别经0.01 mol/LPBS和0.4% Triton-X/PBS冲洗2次后，置于含0.05% NaN_3和1%小牛血清白蛋白的PBS液中孵化2~3 h，加入稀释度为1∶2 000多隆克FN抗体(ChemiconInc.，美国)，室温过夜。PBS液冲洗3次后，再加第二抗体Texas红，抗兔IgG(Jackson)，稀释度1∶200，置室温4 h显色，PBS液多次冲洗切片后，再行α-金环蛇毒荧光结合剂(α-bungarotoxin，α-BTX)(CBT，1∶50；Molecular Probes，Eugene，OR)染色，切片置37℃烘箱2~4 h后显示乙酰胆碱受体(acetylchline receptor AChR)，PBS液多次冲洗后，封片胶封片。FN与α-BTX阳性反应分别为红色和绿色。

5. 显微图像分析

由α-BTX荧光结合剂和Texas红双重染色的切片首先经荧光显微镜(Zeiss Axiophot)观察，然后采用装有氩和氩离子的激光共聚焦显微镜(CLSM-GB200，Olympus，日本)观察其复染物质，使用488 nm激发α-BTX，568 nm激发Texas红，为了降低假阳性率，每张切片分1波道和2波道分别拍摄，然后加以重叠，最后经计算机处理，形成清晰的双重染色图像。采用NIH图像分析系统，测量FN/α-BTX在NMJ的重叠面积。每组动物中随机取10张切片，共观察50个运动终板，以见到位于切片上的运动终板整个平面为测量标准，采用密度形式测量其面积。侧面像的运动终板均被剔除，以保证测量的精确性。

6. 统计学方法

所有数据采用SPSS 8.0软件予以统计学处理，计量资料均数用表示，两样本均数比较采用t检验。

二、结果

1. 正常成年大鼠肌肉运动终板部AChR/FN的形态表现

由α-BTX标记的正常成年大鼠比目鱼肌运动终板显示出由多个含有AChR的片状分支组成，呈圆形或椭圆形AChR斑，其形态规则，边缘光滑，着色均匀(见图1A)，AChR斑内仅见到少量的FN反应产物(见图1B)，表明运动终板已完全成熟。

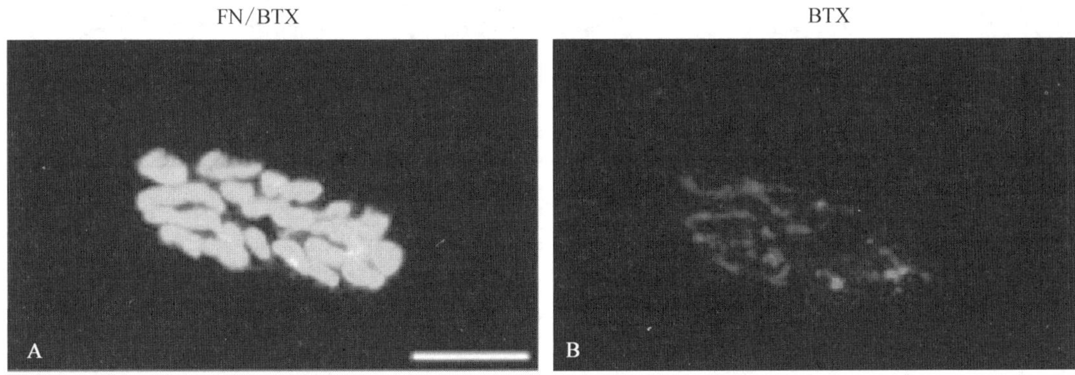

图1　AchR和FN在正常成年大鼠比目鱼肌中的分布(标尺：20 μm)

2. L_5神经根受压后10 d、30 d和60 d，模型组和益气化瘀方组AChR/FN的表达

大鼠L_5神经根受压后10 d，模型组与益气化瘀方组AChR斑均呈轮廓模糊，结构紊乱，密度降低等形态改变(见图2A、C)，但模型组AChR形态较益气化瘀方组明显变小、变细或因变性肌纤维的萎缩使AChR发生皱缩和碎裂(见图2A)。此时，FN开始重新在运动终板区域积聚和增生，但无论是染色强度还是范

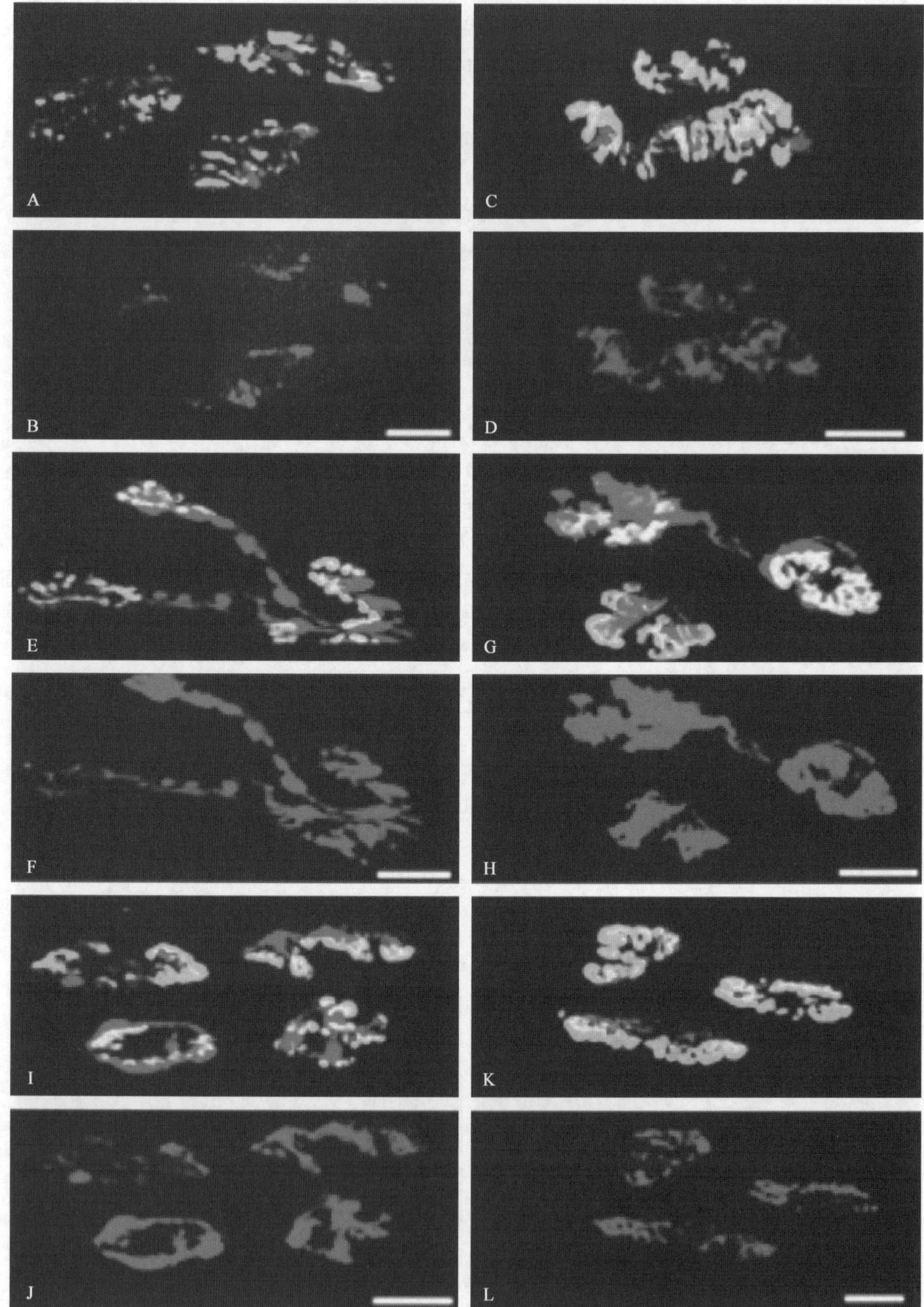

图 2　模型组和益气化瘀方组大鼠 AChR 和 FN 在肌肉中的分布

A、B、E、F、I、J 为模型组；C、D、G、H、K、L 为益气化瘀方组；A、B、C、D 为 L_5 神经根受压后 10 d；E、F、G、H 为 L_5 神经根受压后 30 d；I、J、K、L 为 L_5 神经根受压后 60 d（标尺：20 μm）

围，益气化瘀方组都明显优与模型组（见图2B、D）。术后30 d，两组AChR密度均逐步增高，但模型组大部分AChR仍显示结构紊乱，而益气化瘀方组AChR形态已渐趋规则。两组FN表达虽然均逐步增强，但益气化瘀方组明显高于模型组，前者可见到FN与AChR斑已全部重叠（见图2G、H），后者仍有不少AChR斑仍呈裸露状态（见图2E、F）。造模后60 d，益气化瘀方组AChR形态已接近正常，而模型组仍可见到形态异常的AChR（见图2I、K）。两组FN表达均开始呈下降趋势，但益气化瘀方组回落速度显著快于模型组（见图2J、L），表明前者运动终板已趋于成熟。NIH图像分析技术对NMJs部AChR与FN重叠面积（μm^2）测定显示，正常成年组FN为18.62 μm^2，神经根受压后10 d和30 d，模型组与益气化瘀方组分别为32.26 μm^2、95.94 μm^2和62.06 μm^2、130.59 μm^2，至60 d，模型组与益气化瘀方组分别为70.04 μm^2和34.22 μm^2，两组比较差异有统计学意义（$P<0.05$）（见图3）。

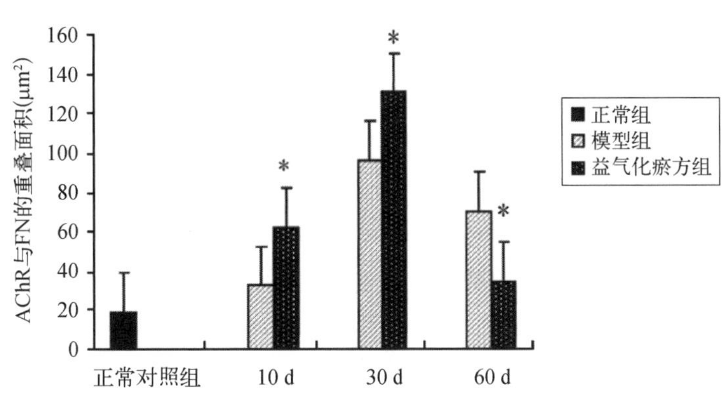

图3　各组大鼠神经肌肉接头部FN与AChR重叠面积的变化

三、讨论

AChR形态的维持和功能发挥与神经末梢释放的信息关系密切。神经根受压后导致周围神经慢性损伤，部分神经元死亡而消失，部分存活神经元出现不同程度的退行性变，失神经支配的运动效应器退变萎缩，从而引起NMJ的变性和失用，因此，有效的神经再生除了轴突芽生和再生轴突的生长、延伸外，神经支配原靶器官的重建即运动终板的神经再支配是重要的一环。

本实验结果显示，FN在NMJ中的表达与运动终板的成熟成反比关系，即FN的表达随运动终板神经再支配完善程度而逐渐减弱。在发育成熟的NMJ中，FN呈低水平表达状态，这种低水平的表达，不仅是运动终板完成神经支配的标志，也是维持其正常功能运转的条件。神经根一旦受压损伤后，神经末梢对运动终板的信息释放停止或减少，导致运动终板的变性，突触内部结构如小囊、接合褶、动作带等可发生萎缩或裂解等一系列改变。运动终板失神经支配后，处于终板区域弱表达状态的FN反应开始激活，聚集并随着时间的推移逐步增强。同时，我们发现FN表达的强弱对恢复运动终板神经再支配快慢有密切的联系，从而证明FN确实在神经再生修复过程中发挥了重要作用[11]。通过对NMJ部位的FN表达测定及AChR形态观察，表明益气化瘀方可促进FN增殖，由此加快了AChR的重建，证明了益气化瘀方对运动终板神经再支配有明显的促进作用。

在细胞发育、分化以及创伤修复过程中均需细胞的移动，迄今为止对这一过程的确切机制还没有明确的认识，但可以肯定的是细胞黏附作用是这一过程的重要参与者。外周神经损伤后，其远侧端组织即发生Wallerian溃变，Wallerian变性发展到一定阶段，新生的SC重新进入神经束中残留基膜管形成的Bungner带，再生轴突将沿着Bungner带向前延伸，神经元延伸时对与其接触的底物具有选择性，而且一旦与SC接触，神经纤维的延伸就会严格限制在Bungner带内。肌内运动神经通过延伸，成束，分枝，使得变性的运动终板得以神经再支配，在此过程中，细胞间的相互作用，膜与膜，轴突与轴突或轴突与基质的对合，均离不开细胞的黏附作为各种配基的媒介或激活其第二信使。失神经支配肌肉利用细胞表面和细胞外基质成分来影响再生轴突的行为，并为细胞间相互作用的信息传递提供了分子基础，我们的实验也证明了这一点。

益气化瘀方促进FN高表达的确切机理尚不清楚。由于SC可合成和分泌FN可溶性的活性因子，本实验发现，FN在运动终板部的增殖高峰与我们过去研究的SC增殖时间是一致的，因此，我们推测FN增殖与重要的黏附作用，很可能是通过SC发生的。神经损伤后，远侧端内的SC分泌的FN可溶性的活性因子，为轴突的延伸提供了有利的基质和微环境，FN活性因子不仅与生长锥表面的ECM受体结合，并通过相互作用改变生长锥内细胞骨架成分，引导轴突生长，同时对启动末梢神经和 AChR 间的相互黏附起重要作用。

中医认为，人以气血为本，一切病因病机都离不开气血的演变。神经再生修复是一个祛瘀生新的过程，而影响祛瘀生新能力强弱的直接因素是气血的盛衰。根据“益气生血”“气行则血行，气滞则血瘀”的中医理论所创制的益气化瘀方，是以加速血液循环，增强修复组织的新陈代谢为目的，在临床治疗上取得较为满意疗效。纵观益气化瘀方，黄芪能益气升阳，固表内托，利水退肿，麝香可活血通络，散结止痛；川芎有行气活血，祛风止痛之功效。现代药理研究表明，人工麝香能抑制 5 -羟色胺和组织免疫反应，降低毛细血管通透性及抑制白细胞游出发挥抗炎作用[12]。麝香- 51 和麝香- 65 的抗炎强度均为氢化可的松的 6 倍。黄芪对施万细胞具有促增殖及维持其代谢作用。黄芪能激活腺苷酸激酶，有利于能量的储存，释放和合理应用。黄芪总黄酮可升高细胞 SOD 活性，维持细胞正常代谢的功能[13]。黄芪多糖可促进创伤小鼠 IL－2 及 IL－2R 的基因转录表达，改善创伤后细胞免疫功能。防己所含的主要有效成分汉防己甲素不仅可降低大鼠急性炎症时的血管通透性，还具有改善微循环的作用。川芎不仅可降低血黏度、红细胞压积、血浆比黏度、全血比黏度、纤维蛋白原，并可改善血液流变性，控制血液高凝状态，促进血液循环[14]。此外，川芎还有一定的免疫调节作用，动物实验表明，川芎嗪能显著提高大白鼠淋巴细胞酸性 α -醋酸萘酯酶的阳性百分率和外周血液中性粒细胞的吞噬率，提示川芎嗪对机体的非特异性防御功能及细胞介导免疫功能有促进作用。在上述药物的综合作用下，益气化瘀方可以扩张血管管径，加速肌肉组织中血流，改善局部血循环，为 SC 的增生创造了有利的微环境，从而促使 SC 释放更多能促进再生轴突生长及与效应器形成功能性突触的 FN 活性因子，最终加快了神经再生修复进程。当然，进一步确认 SC 与 FN 的关系，明确它们的来源及引起它们积聚信号的特性和功能是我们进一步努力的方向。

益气化瘀方对大鼠腰神经根受压后神经肌肉终板再生修复的作用

周重建　王拥军　施　杞　侯宝兴　刘　梅

在神经肌肉接头部，神经-肌肉之间的信号传递必须通过突触予以实施和维持，突触传递是其中最具特征性的功能[1]。由于神经肌肉接头部的突触区域较易接近，且可观察单个的神经末梢，因此特别适于作为研究轴突终端细胞支架成分的模型[2]。周围神经损伤后，再生神经通常能自发地找到原先的突触并对原先的运动终板优先进行神经再支配。然而尚不清楚肌纤维是如何促使这些易感神经再生的。一种假设是变性可导致某些可溶性因子的释放，它们能刺激轴突生长和突触的重建[3]。在哺乳类动物的周围神经系统中，轴突的生长存在3种形式：① 损伤轴突的神经再生；② 轴突终端的局部重建；③ 未受损轴突的侧芽进入失神经支配区域。蛋白基因产物9.5(protein gene product 9.5，PGP9.5)可出现在所有损伤神经的轴突成分中，包括原轴突和来自神经节的再生神经芽[4]，是显示轴突生长的特定标记。我们曾采用激光共聚焦扫描显微技术结合免疫组织化学法确定了PGP9.5在大鼠肌肉突触部的分布[5]，表明PGP9.5在研究和证实神经肌肉接头部神经元和细胞间关系的实验中是一种很好的示踪物质。

随着社会的老龄化，骨赘相关疾病不断增多，严重影响人类的健康及生活质量。目前用于临床治疗的各种神经营养因子虽对神经元胞体具有一定的保护作用，但由于来源不易、价格昂贵及有一定的副作用等原因，使其临床应用受到了限制。我们自拟的益气化瘀方由黄芪、麝香、川芎等组成，具有益气化瘀、行气通络的作用，在临床上长期用于治疗因骨赘导致的神经根受压疾病，疗效显著。为了探求益气化瘀方治疗失神经支配及在神经再生修复过程中的作用机制，我们采用PGP9.5作为特定标记，对大鼠比目鱼肌的轴突进行免疫染色，并与对照组比较，观察肌内神经分支的分布特征及再生神经的生长参数，结果表明，益气化瘀方对于神经再生修复过程中神经肌肉接头的重建(包括神经末梢的生长)具有明显的促进作用。

一、材料与方法

1. 实验动物与分组

3月龄雄性SD大鼠48只(上海中医药大学动物实验中心提供)，体重300~320 g，随机分为10 d、20 d、30 d、60 d对照组和10 d、20 d、30 d、60 d益气化瘀方组，共8组，每组6只。

2. 模型制备与取材

采用本研究所1999年建立的腰神经根压迫造模方法[6]。大鼠经氯胺酮0.10~0.12 g/kg腹腔注射麻醉后，以L_4、L_5椎体间隙为中心，后背正中切开长度约4 cm，逐层切开后暴露椎板，去除L_4、L_5棘突、椎板及L_4、L_5右侧关节突，充分暴露马尾神经及右侧L_5神经根，将30±1.5 mg的硅胶片置于L_5神经根与硬膜囊交

基金项目：上海市自然科学基金资助项目(02ZB14098)。

界处的腋部，局部固定，逐层缝合，待大鼠苏醒后，放回笼中饲养。术后第 2 天，益气化瘀方组给予益气化瘀方灌胃，对照组给予等量生理盐水灌胃。按预定时间分别观察 10 d、20 d、30 d、60 d 后，用乙醚麻醉大鼠，打开胸腔，用 0.01 mol/L pH 7.6 的磷酸盐缓冲盐水（PBS）行心内灌注，再用以 0.01 mol/L pH 7.4 的 PBS 液稀释的 4%多聚甲醛固定液进行前固定，取右侧比目鱼肌，用别针将标本固定在小盘中（以防止肌肉收缩），然后用上述固定液再行后固定 6~8 h，去除肌肉周围的结缔组织后，将肌肉浸入 0.01 mol/L pH 7.4 的 PBS 液中，放置于 250 g/L 的蔗糖溶液中 48 h 用于冻结保护，然后将标本置于包埋液中，立即用液氮冷冻，放置于深低温冰箱中备用。标本用 Frigocut Germany 恒冷（−20℃）切片机行纵切片，切片厚 50 μm，并保存于含有 0.01 mol/L PBS 液的容器内。

3. 中药益气化瘀方

由黄芪、川芎、人工麝香、人工牛黄、汉防己等中药组成，水煎浓缩后，按生药 5.03 g/(kg · d) 给大鼠鼻饲灌胃，按不同分组分别给药 10 d、20 d、30 d 和 60 d。

4. 免疫组织化学实验

实验均采用游离切片染色。切片经 0.01 mol/L PBS 液和 0.4% Triton－X/PBS 液 2 次冲洗后，放入含有 0.05% NaN_3 的 1%小牛血清白蛋白的 PBS 液中孵化 2 h，末梢神经用多克隆蛋白基因产物 PGP9.5 作为神经元标记，稀释度为 1∶1 600~1∶2 000，置室温过夜后，再加入 2 抗 Texas 红抗兔 IgG（Jackson），稀释度为 1∶200，置于室温中 4 h 进行显色。用稀释度为 1∶50 的 α－环蛇毒素荧光结合剂对比目鱼肌突触后膜的乙酰胆碱受体进行染色，置于室温中 4~6 h 进行染色。切片经多次 PBS 液洗涤 1~2 h 后用封片液（Vector）封片。

5. 激光共聚焦扫描显微技术

用荧光显微镜（Zeiss Axiophot）观察异硫氰酸荧光素和 Texas 红双重染色的切片，然后用装有氩和氩离子的激光共聚焦显微镜（CLSM－GB200，Olympus）观察其复染物质，使用 488 nm 激发异硫氰酸荧光素，568 nm 激发 Texas 红，为了降低假阳性率，每张切片分别于 1 波道和 2 波道进行拍摄。

6. 图像分析

在神经肌肉接头部，可以清晰地观察到被 α－环蛇毒素荧光结合剂染色并显示绿色异硫氰酸荧光的乙酰胆碱斑以及覆盖于乙酰胆碱区域的红色 PGP9.5 标记。采用 NIH 图像分析系统（美国 Apple 公司），分别对 10 d、20 d、30 d、60 d 对照组和 10 d、20 d、30 d、60 d 益气化瘀方组大鼠的运动终板与末梢神经的重叠面积进行三维形态测定及定量分析。每组随机选取 10~12 张切片，共有 50 个运动终板。为确保测量的精确性，剔除侧面像的运动终板。

7. 统计学方法

采用 SPSS 8.0 统计软件包进行数据处理，计量资料用（$\bar{x}\pm s$）表示，采用两样本均数比较的 t 检验。

二、结果

1. L_5神经根受压后的组织化学观察

（1）L_5神经根受压后 10 d

大鼠 L_5神经根受压 10 d 后，运动终板区域不仅丢失了乙酰胆碱受体，也缺乏覆盖的神经末梢，乙酰胆碱受体斑的形态亦变小、变细、崩解成碎片，或由于变性肌纤维的萎缩而使终板发生皱缩等（见图 1A、B）。对照组（见图 1A）除肌内神经被 PGP9.5 轻度着染外，其末梢分支尚未到达运动终板区域（见图 1A^）；而益气化瘀方组（见图 1B）无论是肌内神经的染色强度还是其直径均明显大于对照组，同时能看到其末梢已接近（见图 1B^）或进入了运动终板区域（见图 1B↑）。

（2）L_5神经根受压后 20 d

对照组和益气化瘀方组的 PGP9.5 染色开始逐渐增强，再生的末梢神经开始朝运动终板方向延伸。

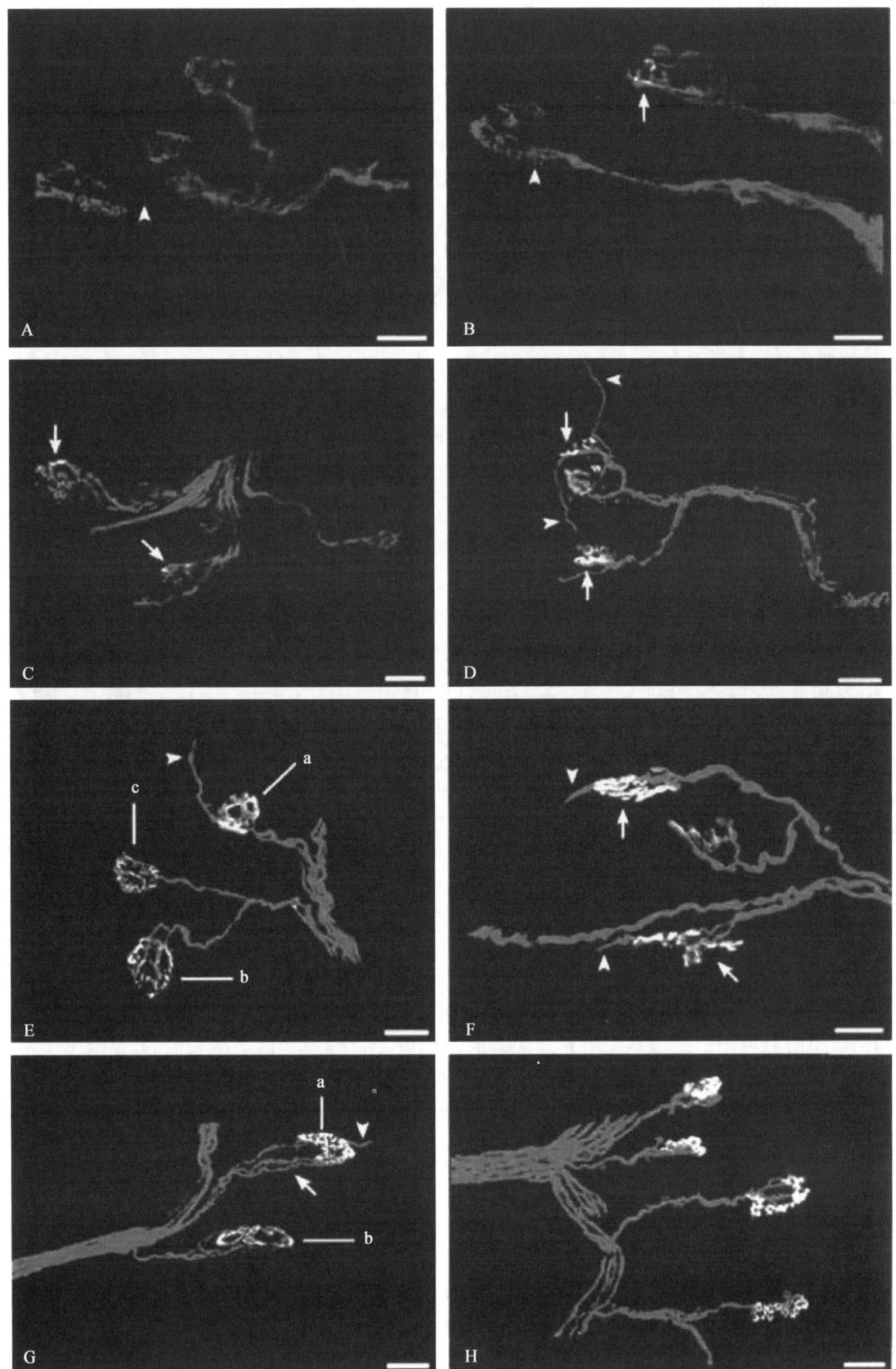

图 1　由 PGP9.5 染色的肌肉神经和神经末梢及由 α-环蛇毒素荧光结合剂染色的乙酰胆碱受体

A、B. L_5神经根受压后 10 d；C、D. L_5神经根受压后 20 d；E、F. L_5神经根受压后 30 d；G、H、I. L_5神经根受压后 60 d。A、C、E、G 为对照组；B、D、F、H 为益气化瘀方组

对照组神经末梢已到达运动终板区域，但仅极少数与乙酰胆碱斑发生重叠（见图 1C↑），而益气化瘀方组的重叠面积（见图 1D↑）远远大于对照组，同时可以见到从运动终板边缘已延伸出数十微米长的神经芽（见图 1D^）。

（3）L_5神经根受压后 30 d

此时大部分再生神经末梢已到达运动终板，表现出较为成熟的形态，乙酰胆碱斑形态亦渐趋规则，与神经末梢重叠面积逐渐扩大，以精细的结构覆盖在终板区域（见图 1E、1F）。对照组（见图 1E）可见到 3 种情况：① 部分重叠较好的运动终板和正在延伸的神经芽（见图 1E^）；② 重叠不完全的终板；③ 重叠较差的运动终板。而益气化瘀方组（见图 1F）除偶尔见到再生不全的终板及短小的神经芽外（见图 1F^），大部分神经肌肉接头已开始趋于正常，末梢神经与乙酰胆碱斑亦已很好地发生了重叠（见图 1F↑）。

（4）L_5神经根受压后 60 d

此时，除肌内神经和末梢神经表现为不规则与无序外，益气化瘀方组绝大部分的再生神经末梢三维结构及乙酰胆碱斑形态已恢复正常（见图 1H）；而对照组仍能看到不少与末梢神经重叠不完全的运动终板，并可见到正在退缩中的神经芽（见图 1G^）和多神经支配现象（见图 1G↑），提示整个神经再生修复过程尚未完成。

2. 末梢神经与运动终板重叠面积的测定

采用 NIH 图像分析技术，测定正常大鼠、对照组及益气化瘀方组大鼠 L_5神经根受压后 10 d、20 d、30 d、60 d 末梢神经与运动终板的重叠面积（μm^2），结果见图 2。正常大鼠为 320.0±81.8 μm^2；对照组失神经支配后 10 d、20 d、30 d、60 d，分别为 26.2±19.9 μm^2、71.5±45.3 μm^2、140.1±57.5 μm^2、242.2±76.1 μm^2；益气化瘀方组则分别为 67.9±47.2 μm^2、148.6±72.5 μm^2、222.9±79.1 μm^2、296.5±83.2 μm^2。益气化瘀方组与对照组比较，有显著性差异（$P<0.05$ 或 $P<0.01$）。提示在整个神经再生修复过程中，益气化瘀方对神经元具有明显的促进作用。

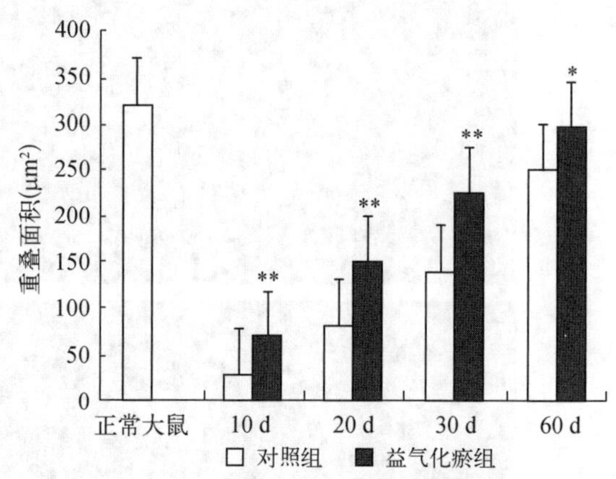

图 2 大鼠 L_5 神经根受压后末梢神经与运动终板的重叠面积（μm^2）

三、讨论

PGP9.5 是一种神经元胞质蛋白，是良好的周围细小神经纤维的标记物，已被广泛地应用于舌乳头和味蕾的神经支配研究[7-9]。本实验采用 PGP9.5 免疫组织化学法结合激光共聚焦扫描技术，显示了神经再生修复期间最早阶段再生运动神经末梢非常细微的结构以及自腰神经根受压起的 60 d 内再生神经末梢的成熟过程。L_5 神经根受压后，肌肉失神经支配和神经再支配导致了运动终板、轴突及神经末梢形态发生了一系列的变化。我们发现，肌肉短暂失神经支配后，伴随着神经末梢的消退，运动终板区域失去了部分乙酰胆碱受体。上述变化与突触的竞争有关：① 它们发生在轴突撤退期间；② 它们大多优先发生在多神经支配的运动终板上。与此同时，原来的运动终板区域开始进行神经肌肉接头的重建，大部分局限在窄沟内的亚突触膜逐渐被再生神经末梢所覆盖。尽管神经支配形态与正常形态之间存在多处差异，但这些精确的神经再支配表明，原始的突触与再生神经之间可能有某种特异的亲和力。实验结果显示，益气化瘀方组无论是乙酰胆碱受体斑的形态复原，还是 PGP9.5 的染色强度，轴突末梢的出芽速度及到达运动终板的时间均明显优于对照组，表明益气化瘀方具有显著促进再生神经生长的作用。我们通过测量沟内的细胞结构来估算被再生神经末梢覆盖的后突触膜量[10]。应用 NIH 图像分析技术，我们测量了神经末梢与突触的重叠面积，结果发现整个神经再生期间（<60 d），对照组和益气化瘀方组的重叠面积均呈由低到高趋势，而益气化瘀方组神经末梢与乙酰胆碱受体的接触面积明显高于对照组，至神经再支配 2 个月时，其最终的改变几乎接近于正常肌肉，而此时对照组的后突触膜也与再生的神经末梢发生重叠，但仍有 30%的终

板没有被覆盖。益气化瘀方能促进神经细胞生长，加快其到达运动终板的速度，因此较对照组能明显缩短神经再生修复的进程，且其末梢神经无论是早期的出芽数量还是后期的突起退缩以及运动终板神经再支配的形态表现均明显优于对照组，证明益气化瘀方还能明显改善神经再生期神经纤维的质量。研究表明，施万细胞是促进神经再生的重要因素，神经末梢施万细胞对运动轴突的变性反应是一个主动的过程[11]，它们的相互作用维持着运动终板正常的细胞结构。施万细胞含有促进细胞黏附、迁移及轴突生长的各种分子，还可合成多种促进轴突生长的因子，如神经生长因子、脑源性神经营养因子、胰岛素样生长因子等[12-13]。我们过去的实验也证实，益气化瘀方对神经根损伤后神经末梢施万细胞的增殖及轴突生长具有明显的促进作用[14]。

依据中医理论，骨赘的基本病机为“气虚血瘀，本虚标实”，对此我们采用“益气化瘀，标本兼顾”法治疗因骨赘所致的神经根受压疾病，自拟益气化瘀方。方中黄芪益气升阳、固表内托、利水退肿；麝香活血通络、散结止痛；川芎行气活血、祛风止痛等，通过补气，使气行血活，从而达到治疗的目的。现代药理研究证实，上述中药可扩张血管，改善局部血液循环，为施万细胞的增生创造有利的微环境，促进巨噬细胞和施万细胞释放各种能增强再生神经生长的促神经营养因子，促进施万细胞浆膜或基底膜的分泌以形成适合神经末梢生长的界面。

要重视对颈椎病的研究

施 杞

一、颈椎病的研究是现代医疗保健的重要课题

颈椎病是颈椎间盘组织退行性改变及其继发性病变后累及颈部神经根、脊髓、椎动脉或交感神经并出现相应临床表现者。随着现代社会生活节奏加快、工作方式变化,电脑、空调广泛使用,人们遭受风寒湿邪侵袭及屈颈机遇都大幅度增加,造成颈椎病的发病率不断上升,且发病年龄不断提前。国内报道该病发病率为17.3%[1],国外有资料提出:人类2岁时椎间盘软骨终板开始退变,10岁以后髓核退变[2],而50岁以上人群97%有不同程度的椎间盘组织退行性病理变化。一旦患有该病,往往缠绵难愈,症状呈多元化,不仅影响颈部神经根、血管、脊髓,出现头晕、头痛、颈肩背酸痛、上肢放射痛、下肢无力等症状,而且常波及脑血管及心血管、胃肠道等自主神经系统所支配的组织器官,从而可以诱导脑血管意外、老年性痴呆、血压异常、冠心病、胃肠功能紊乱等疾病的产生,出现所谓颈脑、颈胃综合征等。特别是脊髓型颈椎病患者,轻则四肢痿废,重则发生瘫痪,不仅长期折磨患者本人,也给整个家庭、社会带来沉重的经济负担,是影响人人享有健康的重要障碍之一[3-4]。专家们预测,20世纪末至下世纪中期的未来50余年内,该病将成为与现代社会相伴随的一种现代病,在整个脊柱病的临床与实验研究方面,颈椎病将取代以体力劳动为主要诱因的腰腿痛而上升为骨伤科临床的重要地位。

对颈椎病的认识已有较长的历史。早在1817年,James Parkinson便描述了颈椎神经受压的病例,成为近代对颈椎病最早的记载,1930年,Peet和Echols首先指出颈椎间盘突出可产生对脊髓的压迫而出现一系列临床表现,1956年Jackson出版了《颈椎病》一书,被认为是国际性权威专著。国内对本病的现代研究开始于60年代初,范国声、杨克勤、吴祖尧、屠开元等都开展了手术研究,1965年米嘉祥对本病作了综述,1975年北医三院出版了《颈椎病》一书,对本病的病因和分型的论述使国内认识与国际趋于一致。近30年来,中医及中西医结合治疗该病取得丰富的成果,但仍存在病因不明、病机不清、防治水平不高、临床疗效不理想。因此,开展颈椎病的深入研究仍然是一项重要课题。

二、颈椎病的研究是学科建设的重要内涵

鉴于颈椎病已成为常见病多发病,加强对其防治已成为骨伤科临床的重要任务,而对其深入研究又涉及中西医广泛的理论问题,推进这些方面的工作无疑将成为学科建设的重要内涵。如关于本病的病因病机,目前认为外邪内袭,慢性劳损及咽喉部感染是其发病诱因。外邪主要指风寒湿三气,其杂至合而为痹;慢性劳损者每为经久积累性损伤,尤在某些强迫性或被动性体位下,导致气血失和,血脉不通,筋脉不荣;咽喉部感染乃痰瘀凝滞,瘀久化热所致,进而累及颈椎。这些病因导致颈椎生物力学失衡,其中动力失衡造成颈部肌肉、韧带、神经缺血、缺氧、静力失衡导致椎间盘内降解酶系统(MMPS)活性升高、炎症介质(5-

HT、组织胺、前列腺素 E_2 等)细胞因子(I,-1、Il,-6、TNF、TGF、1GF-1、PDGF、FGF)和NO的大量释放[5-9],髓核突出物作为自身抗原,引起免疫反应[10]。退变的椎间盘营养供应降低、盘内细胞老化凋亡、基质降解,造成椎间盘膨出、突出、纤维环破裂,导致颈椎病的发生。

颈椎病的现代研究方面,国内已有较快的发展并见诸报告。本校骨伤科研究所脊柱病研究室也开展了一系列工作,如在颈椎病危险因素的临床流行病学调查方面,我们在颈椎病病因一对照研究中,调查了颈椎病的14类26项危险因素,经单因素分析和多元Logistic回归分析,按相关度大小,证实与颈椎病有关的危险因素有十项:即工作环境的风寒湿、吸烟史、吸烟年龄大小、吸烟量、卧高硬枕、急性和慢性咽喉部感染史、慢性咽喉部感染和时间与程度、每日平均低头工作超过4小时[$P<(0.05\sim0.001)$][11]。在基础研究方面,我们开展了颈椎病3个动物病理模型研究,即通过直接切除大鼠颈部浅层、深层及全层肌群,建立了大鼠颈部动力平衡破坏的实验动物模型;通过切除兔颈椎棘上、棘间韧带建立的静力失衡性颈椎病模型。根据中医病因学说,将风寒湿的刺激引入颈椎病造模过程中,建立了风寒湿“痹证型”颈椎病模型。研究表明颈椎生物力学失衡是颈椎退变的主要机制,似可得出这样的结论,即:动力失衡为先,静力失衡为主,风寒湿邪可加速、加重颈椎生物力学失衡过程,促进颈椎间盘的进一步退变[12]。通过尸体颈椎标本建立正常与损伤颈椎(椎间盘部分切除)力学模型后,观察并比较了不同的牵引与整骨手法对颈椎生物力学的影响。结果提示,颈椎牵引以前屈15°~25°、重量4~6 kg较为理想:整骨推拿以伸屈、旋转手法的生物力学效应较为明显。但须加强安全防范,应结合辨病选择合适的手法及其力度[13]。在病理模型建立的基础上,我们检测了颈椎局部炎症介质、免疫球蛋白、细胞因子的含量,观察了骨质增生、软骨终板退变的过程,正在探索缓解胶原酶降解,椎间盘自身免疫反应、脊髓压迫和神经根纤维化的中医药方法。

国外研究方面,近10年利用分子生物学、细胞培养、免疫组织化学等技术,注重探讨椎间盘突出的发生机理,探讨椎间盘退变后胶原及胶原酶系统的降解过程、细胞因子的生成及其在发病中的作用,探索预防椎间盘退变的细胞因子调控机制及基因疗法。

三、继承与创新是推进颈椎病研究的重要途径

中医药治疗本病有五大优势:① 有效性:近30余年,中医药治疗该病疗效明显,文献报道,有效率约在95%;② 多样性:中药、推拿、针灸、导引各具疗效和特点;③ 可补性:在选用手术治疗失败或疗效不全时,中医药往往可补救,部分病例可有显著效果;④ 无害性:除推拿时需严格掌握正骨手法指征外,其他疗法均无损伤性;⑤ 持续性:根据本病进行性、反复性退变的特点,运用中药长期治疗,可寓防于治,使预防、治疗和康复统一于一体。治疗方法上,中医药有内治、外治二法,内治分辨证与辨病,辨证分型众家纷呈;辨病一是根据现代医学分型设方,二是基本方通治各型。外治法内容丰富,常用中药外敷、离子导入、体针、耳针、推拿、导引、牵引等方法。对颈椎病病因与病机的认识,结合中医学理论,我们提出在表“支体痹”和在里“五脏痹”的观点,指出风寒湿邪入袭,按在表部位可分为皮痹、肉痹、脉痹、筋痹及骨痹的“支体痹”;若邪留筋骨,病深日久,营卫行涩,经脉不遂,内传五藏,可以导致肺、脾、肝、肾、心“五藏痹”,这符合《素问·痹论篇》“五藏皆有所合,病久而不去者,内舍于其合也”的论述。颈椎病的中医辨证分型,结合实验与临床,提出“三辨”指导临床。首先是辨病,明确颈椎病的诊断,与颈椎肿瘤、结核、化脓性炎症、侧索硬化和脊髓空洞症进行鉴别;其次是辨型,将颈椎病分为临床五型:颈型、神经根型、脑型、自主神经型、脊髓型;第三是辨证,以气血、脏腑、经络理论为指导,运用四诊八纲,结合“支体痹”和“五脏痹”学说,确定不同患者的证型,而后辨证施治。我们多以益气和营清咽利水法为主,常用益气和营清咽方(炙黄芪、川芎、丹参、赤芍、白芍、柴胡、板蓝根、玄参、汉防己、炙甘草)辨证加减。表现痉、痿者,如果筋脉拘急挛缩者为痉,可合并有颈项强直、四肢抽搐,多因风、寒、湿、痰、瘀等阻滞脉络,心、肝、胃热邪炽盛或阴虚血少、元气亏损,以致筋脉失濡而发病,常用复元活血汤、五苓散、防己黄芪汤,调气通髓汤等加减。肢体痿废者为痿,病在后期,肌肉萎缩,治在健脾胃益肝肾,健步虎潜丸,地黄饮子加减方等加减[14]。牵引疗法注重牵引的重量、时间与角度。轻量级牵引重量3千克,以松解颈部痉挛为目的,用于脑型及脊髓型早期;重量级牵引

重量5千克，用于颈型、神经根型和自主神经型，以牵开椎间隙，松解肌肉为目的。一般45~60分钟1次，每天1~2次，前屈15°~30°体位。手法有“摩、揉、点、松、搬”五字诀，分理筋与正骨手法，前者注重摩揉点松，后者在上提颈部时，利用患者体重对抗牵引，多次提一松一提一松，加强颈部血流灌注。须特别指出，反复旋转颈部只会加重关节面磨损，使突出物更易刺激椎动脉、神经根或脊髓，故当慎用旋转正骨手法，可采用“拔伸牵引前俯后仰点按法”代替之[15]。中药对退变颈椎间盘及脊髓压迫伤经实验研究证实是有效的，如麝香对退变椎间盘炎症抑制作用的实验研究，证实麝香对动物退变颈椎间盘中炎症介质（组织胺、5-HT、PGE_2及6-酮-PGF）有明显抑制作用[16]。临床实践中发现早期脊髓压迫伤的病机多为“气虚血瘀，痰湿阻滞”，与脊髓型颈椎病急性期存在同样的病理机制。“气血不和则精髓不养，痰湿阻滞则精髓不生”。通过益气化瘀利水方药治疗脊髓压迫伤的实验研究，观察了益气化瘀利水方药（黄芪、大黄、川芎、防己、白术、胆南星、甘草等）对脊髓继发性损害的影响，证实益气化瘀利水方药明显抑制PGE_2、5-HT的释放，降低血管通透性和刚度，改方能够减轻水肿，提高脊髓的柔度，延缓脊髓继发性损害的产生。

我们应坚持在继承中创新，寻求疗效好、副作用小的非手术疗法，规范临床证型，统一诊疗标准，博采众长，丰富和完善现有的各种技术，这将是未来临床研究工作发展的趋势。同时应该强调预防该病的重要性，普及有关医学科学知识，培养自我保健意识，弘扬祖国医学“未病先防”的思想。在实验研究方面，通过颈椎病临床流行病学研究，对各种非手术疗法和手术治疗之间的成本-效果进行对比分析，为临床推荐各型颈椎病的最佳优选治疗方案；深化颈椎病发病机理的研究，在细胞、分子水平探讨有效方和古方的药效机理，争取有更多发现与突破。

椎间盘退变的始动因素、中间环节与结局

王拥军　施　杞

椎间盘退变可能产生颈和腰神经根病、颈脊髓病、特发性后背痛、坐骨神经痛。这些疾病(特别是脊髓型颈椎病)不仅使病人失能,并给家庭、社会带来沉重的经济负担[1-2]。Nerlich 等[3]研究发现,人类 2 岁时椎间盘软骨终板开始退变,10 岁髓核退变,50 岁以后 95%椎间盘退变。是何因素诱导椎间盘退变? 又是何因素导致退变的椎间盘突出并产生一系列临床表现? 以往的研究,过分重视退变后临床症状的处理,对退变的始动因素、中间环节及最终结局的研究重视不够,从而不能很好地揭示椎间盘退变机理的全过程。笔者结合实验研究及文献复习,对椎间盘退变有了一些更进一步的认识,现简要论述。

一、营养供应减少是椎间盘退变过程的始动因素

正常椎间盘是一个无血管组织,营养供应主要通过两个途径被动扩散而来,一是终板途径,即椎体内血管的营养物质通过骨髓腔—血窦—软骨终板界面扩散到椎间盘,营养髓核与纤维环内层;二是纤维环途径,即纤维环表面血管营养纤维环外层。软骨终板既具屏障功能,又有营养中介作用。Ogata 等[4]用氢清除技术研究狗腰椎间盘,证实软骨终板渗透是椎间盘主要的营养途径。Nerlich、Buckwalter 等[3,5]证实椎间盘退变最关键的因素是营养供应减少。Nachemson 等[6]认为椎体骨—软骨终板—椎间盘界面的通透性决定于软骨终板与椎体之间血管芽的多少。Nerlich 等[3]认为软骨终板硬化、钙化、增厚后导致椎间盘(包括软骨终板本身)有氧血液的供应减少,同时妨碍废物的排出,使乳酸浓度升高,pH 降低加速细胞死亡或凋亡,并形成恶性循环导致基质降解。Toloen 等[7]及 Yasuma 等[8]认为椎间盘退变的标志是软骨终板退变后血管侵入椎间盘。Higuchi 等[9]推测,终板内软骨细胞可以合成髓核基质,产生黏多糖,软骨终板钙化减少了终板为髓核产生的黏多糖,使髓核涵水能力降低,导致椎间盘进一步退变。Oda 等[10]研究了从新生到老年的人类颈椎间盘,发现软骨终板退变的标志是软骨内钙化,并观察到髓核与终板交界处细胞活力最强,进而推测髓核细胞起源于终板软骨细胞表层,只要软骨终板保持良好状态,髓核就可再生。因此,阻止软骨终板内软骨细胞钙化,增加椎间盘营养供应,将是预防软骨终板乃至整个椎间盘退变的关键。

二、基质降解酶是椎间盘退变的中间环节

退变的椎间盘内蛋白多糖含量逐渐下降,水含量明显降低,胶原类型发生转换。这些基质合成和破坏不平衡提示在椎间盘细胞外基质中存在着一个调控基质代谢的酶系统。

1. 金属蛋白酶

正常软骨终板主要包含Ⅱ型胶原,随着退变的发生,Ⅰ型胶原表达逐渐增加,Ⅱ型胶原表达逐渐降低,此改变与椎间盘退变程度呈正相关。胶原酶(MMP-1)是一种重要的基质金属蛋白酶(MMP),它是唯一能够裂解可溶性胶原螺旋区肽键的酶。Ng 等[11]的研究表明退变椎间盘中胶原酶活性明显升高。

Sedowofia 等[12]分析认为椎间盘内环境的改变和不断受到的机械作用使椎间盘细胞崩解，酶抑制物合成减少，溶酶体内的组织蛋白酶 B 释放，激活潜伏状态的胶原酶，使椎间盘胶原分解加速，导致椎间盘退变。

2. 蛋白多糖酶

中性蛋白多糖酶（MMP－3）能够分解椎间盘中的聚集性蛋白多糖，也可分解Ⅱ型、Ⅳ型、Ⅸ型及Ⅺ型胶原及纤粘蛋白、层粘蛋白等。Liu 等[13]发现，随着椎间盘老化或退变，髓核中 MMP－3 活性升高，使糖蛋白及连接蛋白裂解成为高度异质性分子。Kang 等[14-15]的研究证实突出的颈、腰椎间盘中的 MMP－3 及明胶酶活性明显升高。Kanemoto 等[16]通过免疫组化方法研究表明，椎间盘 MMP－3 阳性细胞比率与磁共振证实的椎间盘退变程度呈正相关。

3. 弹性蛋白酶

此酶在正常椎间盘终板仅有轻度酶活性，但在退变椎间盘的终板及髓核中活性极高。Fujita 和 Kokubun 等[17-19]认为此酶可能来源于邻近椎体的骨髓细胞，当退变终板与椎体分离或断裂后，骨髓组织伴随血管从椎体侵入髓核，造成骨髓与髓核的直接接触，骨髓细胞分泌的 IL－1 激活丝氨酸蛋白酶及金属蛋白酶，从而加速髓核基质降解。

4. 椎间盘内酶的调节系统

金属蛋白酶组织抑制因子（TIMP－1）与 MMP－1 或 MMP－3 以 1∶1 的比例形成有高度亲和力的复合物，从而抑制金属蛋白酶的活性。Kanemoto 等[16]通过免疫组化方法研究证明退变椎间盘中 MMP－3 与 TIMP－1 的比率明显升高，认为 MMP－3 与 TIMP－1 的不平衡加速了基质破坏。

三、炎性物质、细胞因子既是退变椎间盘的病理产物，又是进一步促进退变、导致椎间盘突出并产生临床症状的致病因素

1. 炎症介质

退变椎间盘髓核可释放炎症介质并漏逸，炎性细胞因子的出现，既是椎间盘退变的结果，又是重要的炎性促进剂，进一步加剧了椎间盘的退变。McCarron 等[20]通过导管将狗的自体髓核匀浆注入腰硬膜外腔，引起硬膜及硬膜外脂肪的水肿，纤维蛋白的沉积，多形核细胞、淋巴细胞、浆细胞浸润。Olmarker 等[21]将猪的自体髓核注入骶尾椎硬膜外腔，引起明显的马尾神经根炎。Marshall 等[22]研究证实突出的椎间盘中含有组织胺。Willburger 等[23]测量了在培养液中孵育后的椎间盘，其中 PGE_2 和 6－酮－$PGF_{1\alpha}$水平升高。Kang 等[14-15]发现突出的颈腰椎间盘孵育后的培养液中 PGE_2 水平明显升高。我们[24]研究了不同退变程度椎间盘中 HE、5－HT、PGE_2 和 6－酮－$PGF_{1\alpha}$水平变化，结果退变椎间盘炎症介质水平明显升高，且与退变程度成正比，进一步证实了盘源性颈痛和化学性神经根炎的存在。

2. 自身免疫反应

Pennington 等[25]首先证明正常狗的髓核中存在 IgG，一旦髓核突出或漏逸出纤维环外，IgG 就可能激活补体而引起炎症反应。Spilliopoulou 等[26]对突出的人椎间盘进行了免疫球蛋白定量分析，结果 IgM 也呈现有意义的升高。Habtemariam 等[27]用免疫组化方法对腰椎间盘中的 IgG、IgM 进行了定位，结果突出的椎间盘中 56%显示 IgM 沉积，35%显示 IgG 沉积，正常对照组未见免疫球蛋白沉积。我们[28]的实验结果表明椎间盘退变以后，其 IgG 含量增加，且随着椎间盘退变程度加重，IgG 含量增加明显。IgG 是退变椎间盘中一种重要的炎症介质，可能在盘源性颈腰痛以及神经根病的发病过程中起重要作用。

3. 细胞因子

正常椎间盘组织中不含有 IL－1β 及其免疫反应细胞，但 Rand 等[29]发现，培养中的鼠正常椎间盘细胞在脂多糖刺激下，可大量合成、分泌 IL－1 和 IL－6 等细胞因子。Takahashi[30]认为除外源性途径外，椎间盘细胞可以通过自分泌方式产生 IL－1 和 IL－6 等因子，在突出椎间盘组织中检测了 IL－1α、IL－1β、IL－6、TNF－α、GM－CSF 等细胞因子，发现脱出型和游离型椎间盘中产生细胞因子的细胞大多是组织细胞、成纤维细胞和内皮细胞，在突出型中主要是软骨细胞，并证明突出椎间盘产生的 IL－1α 可使 PGE_2 含

量增加。IL－1在椎间盘退变的病理过程中占有重要的地位，IL－1通过诱导基质金属蛋白酶（MMP）的表达，引起蛋白多糖（PG）降解[16]；通过刺激分泌NO，抑制PG的合成，导致PG的损失[31]，Gronblad等[32]报道IL－1还可通过调控退变椎间盘组织中前列腺素E_2（PGE_2）等炎症介质含量，影响椎间盘退变的继发性病理过程，IL－1α和PGE_2很易浸润至神经根，对神经根直接刺激或增强缓激肽的敏感性，从而产生神经根痛，说明IL－1本身可能是一种强有力的致痛物质。采用IL－1受体拮抗物治疗颈椎病的尝试也正是基于这种认识[33]。Kang等[34]认为，与正常椎间盘组织相比，突出的颈腰椎间盘组织自发产生较高水平的MMP、NO、IL－6和PGE_2，MMP降解蛋白多糖中的角蛋白，NO、IL－6、PGE_2参与IL－1诱导的蛋白多糖合成的抑制，这些研究说明退变椎间盘产生的细胞因子具有启动基质降解酶和促进炎症反应的作用。

4. 一氧化氮

NO可直接或间接地与椎间盘中产生细胞因子相互作用，诱导PLA_2、PGE_2等炎症介质产生，加速椎间盘中胶原比值改变，抑制蛋白多糖的合成，加速退变间盘的退变，并产生根性放射痛。Hashizume等[35]对5例突出后摘除的腰椎间盘进行染色和NADPH－d组化检测，原位杂交显示，造模组动物术后1周、2周的椎间盘周围NADPH－d阳性细胞有一致的诱导型NO合酶（iNOS）的表达。Kang等[14-15,34]报道了突出的颈和腰椎间盘可自发产生NO。NO作为一种炎性因子，表现出一种自相矛盾的作用：它既可表现出强烈的血管舒张作用，增加血管的渗漏；在一定条件下，又通过抑制PGE_2、血栓因子、IL－6的合成而发挥抗炎作用。Meller等[36]测报道NO介导用铬肠线松弛结扎的大鼠，产生热痛觉过敏；用角叉莱胶注入大鼠足底，结果NO水平急剧升高，使痛觉持续产生。Kawakami等[37]证实腰椎间盘在椎管内的移植产生NO，诱导了鼠尾热痛宽过敏，从而推测NO对继发于颈、腰椎间盘突出的神经根疼痛发挥作用。Palmer等[38]体外研究证实，IL－1等细胞因子可自发诱导软骨细胞产生NO，而NO被证明具有介导抑制软骨细胞蛋白多糖合成的作用。

四、退变椎间盘的结局

退变椎间盘突出后由于局部炎症刺激或突出物直接压迫脊髓、神经根等组织，从而产生一系列临床症状，之后逐渐纤维化或骨化，可能进一步加重临床反应。Jaffray等[39]提出，突出椎间盘组织逐渐缩小以至全部消失的现象是由于自身免疫反应的结果。Bush等[40]认为硬膜外腔的髓核自行消失的机理是髓核脱离椎间盘后，髓核吸水增强，体积增大，然后蛋白多糖链自溶，且髓核突出后成为体内异物，周边毛细血管爬行长入，经吞噬作用，髓核溶解消失，但纤维粘连加重。Nagano等[41]通过免疫组化和基因表达研究发现，突出椎间盘组织的血管和细胞表达成纤维细胞生长因子（FGF），该因子不但能直接升高组织蛋白降解酶活性，而且通过激活纤溶酶原使之成为一个有效的丝氨酸蛋白酶——纤溶酶，从而降解大部分细胞外基质的蛋白多糖和氨基多糖的蛋白质部分，加重椎间盘退变。Haro等[42]的免疫组化研究发现突出的椎间盘组织浸润的巨噬细胞、成纤维细胞和内皮细胞强烈表达单核细胞趋化蛋白和巨噬细胞炎症蛋白，这些化学因子以自分泌或旁分泌的方式不断激活并聚集巨噬细胞，促进突出物的吞噬吸收。

Helen[43]等最新研究认为其退变的实质是椎间盘细胞外基质的降解及基质与细胞黏附功能减退导致的细胞凋亡。椎间盘细胞外基质在细胞的信号传导方面也起重要作用，即使呈老龄或退变细胞，也能够戏剧般地改变细胞外基质的功能。细胞外基质能够储存碱性成纤维细胞生长因子，从而约束细胞外基质蛋白，说明椎间盘基质改变不仅影响椎间盘形态结构的改变，而且对局部细胞功能的调节和介导其他细胞因子起重要作用。因此，改善椎间盘营养状况，阻止基质降解，减缓细胞凋亡，对维持椎间盘细胞的功能和细胞外基质的自身稳定将发挥重要作用。国外对颈椎间盘退变机理的探讨及非外科干预方法延缓退变的报道逐渐增多，人工基质、生长因子、间质细胞或软骨细胞的置入疗法仍待摸索与完善[44]。中医药已成为当今临床上非手术治疗颈椎病的重要手段，中药在治疗颈椎病、腰椎间盘突出症等椎间盘退变性疾病方面有相当大的潜力。怎样发挥中医药辨证论治的优势，怎样更好发挥古方及名老中医经验方的新用途，已是摆在我们面前的新话题。

中药防治颈椎病研究思路与方法

王拥军　施　杞

颈椎病是在颈椎间盘自然退行过程中受劳损、感受风寒湿邪、咽喉感染等外因刺激导致颈部动力和静力平衡失调，使颈部肌肉、神经、脊髓、血管受累而产生的综合征。据 1992 年调查，我国颈椎病的患病率平均为 7.3%~13.7%。随着现代低头工作方式人群增多，电脑、空调的广泛使用，人们屈颈和遭受风寒湿的机遇不断增加，造成颈椎病的患病率不断上升，且发病年龄不断提前。一旦患有该病，往往缠绵难愈，症状呈多元化，不仅影响颈部神经根、血管、脊髓，而且常波及脑血管、心血管、胃肠道等组织器官，不仅长期折磨患者本人，也给整个家庭、社会带来沉重的经济负担，是影响人人享有健康的重要障碍之一。颈椎病包括一系列病理反应，椎间盘的退变、椎体的骨赘、关节和椎弓的增生，以及韧带和颈椎节段的失稳。颈椎病的自然发病与年龄相关，当病情进展，出现椎间盘突出、椎管狭窄，就可能出现临床症状。颈椎间盘退变是颈椎病发生的根本因素，颈椎间盘退变可能产生颈神经根病、颈脊髓病。Nerlich 等研究发现，人类 10 岁髓核退变，50 岁以后 95%椎间盘退变。

中医药学虽无“颈椎病”病名，但中医药对本病的认识有悠久的历史，可上溯到秦汉时期，一般归属于“痹证”“痉证”“痿证”“痰饮”“内伤”“眩晕”“头痛”等范畴。本病所涉及的医学领域，历代医家有许多重要的创见和防治方法中医药治疗本病不仅疗效显著，方法简便，而且无副作用，显示了较多的优势。为我们今天研究颈椎病并紧密结合实际进行中医药学的继承和创新奠定了丰厚的基础。中医学认为颈椎病属于“痹症”“痉证”“痿证”“痰饮”“内伤”“眩晕”“头痛”等病证。颈椎病外因包括风寒湿、慢性劳损、咽喉部感染等因素。内因乃正虚邪实，气血失调，脏腑不和。外因是致病的条件，内因是致病的根据，外因通过内因起作用。

长期从事低头工作或头颈固定某一姿势工作的颈椎病患者的比例越来越高。吸烟对颈椎病患者非常有害，也是造成颈椎病的致病因素之一，并可经常诱发颈椎病。在颈椎病人中，有相当多一部分病人，特别是颈型颈椎病早期或发作期的病人，几乎都有咽喉疼痛的症状。通过实验和临床研究，证实了椎间盘的退变与颈椎病人咽部红肿的程度成正比，中青年患者群中尤其如此。咽喉部炎症是颈椎病的重要易患因素之一。临床流行病学研究进一步证实急性和慢性咽喉炎的病程及程度都是颈椎病的重要影响因素。现代解剖学研究发现颈椎与咽喉部位毗邻，两者之间的淋巴循环存在密切联系。长期取一侧卧位，使颈椎侧弯，侧方受力失衡，久之亦会损坏健康。高速行车中的突然刹车而造成颈椎病已是相当常见，称之为“挥鞭”损伤。由于交通日渐发达，此类损伤也日益增多。

现代生物力学理论认为，颈椎的损伤可加速颈椎的退变，静力平衡失调对颈椎退变的影响是通过破坏颈椎两柱或三柱中的结构，动力平衡的失调可以导致颈椎病的发生。椎间盘营养供应降低是椎间盘退变的启动因素。椎间盘细胞外基质降解、椎间盘炎症介质释放、椎间盘细胞功能减退都是椎间盘退变过程的重要因素。

一、关于椎间盘营养供应降低、软骨终板渗透压、椎间盘清除技术、软骨终板厚度与钙化层、软骨终板内血管芽与血管窦的研究

Nachemson 等认为椎体骨-软骨终板-椎间盘界面的通透性决定于软骨终板与椎体之间血管芽的多少。王拥军等认为颈椎软骨终板的不断钙化和骨化导致颈椎间盘营养发生障碍可能是启动颈椎间盘退变的关键因素，退变椎体周边软骨终板的不断钙化和骨化是椎体骨赘形成的根本原因。

二、关于椎间盘细胞外基质降解的研究

包括椎间盘的水含量与水合能力的研究；椎间盘蛋白多糖含量研究，Ⅰ型、Ⅱ型、Ⅲ型胶原功能与结构的研究；椎间盘中金属蛋白酶和中性蛋白多糖酶的研究。

胶原酶（MMP－1）是一种重要的基质金属蛋白酶（MMP），它唯一能够裂解可溶性胶原螺旋区肽键的酶。研究表明退变椎间盘中胶原酶活性明显升高。Melrose 等报道椎间盘软骨细胞具有特异性膜嵌的 MMP－3 激活剂，正常情况下酶与抑制剂结合不显示活性，椎间盘一旦发生退变，其软骨细胞变性、死亡释出激活剂，激活 MMP－3，使蛋白多糖水解，从而加剧椎间盘退变。

三、关于椎间盘炎症介质的研究

包括前列腺素类（PGE_2、6－K－$PGF_{1\alpha}$、TXA_2、TXB_2、二磷酸腺苷、5－HT 等）、椎间盘内细胞因子（IL－1α、IL－1β、IL－6、TNF－α、GM－CSF、bFGF、IGF、TGF、NO 等）的研究。

Olmarker 等将猪的自体髓核注入骶尾椎硬膜外腔，引起明显的马尾神经根炎。Marshall 等研究证实突出的椎间盘中含有组织胺。Willburger 等测量了在培养液中孵育后的椎间盘，其中 PGE_2 和 6－酮－$PGF_{1\alpha}$ 水平升高。Kang 等发现突出的颈腰椎间盘孵育后的培养液中 PGE_2 水平明显升高。

四、关于椎间盘炎局部免疫反应的研究

局部免疫反应 Pennington 等首先证明正常狗的髓核中存在 IgG，一旦髓核突出或漏逸出纤维环外，IgG 就可能激活补体而引起炎症反应。Spilliopoulou 等对突出的人椎间盘进行了免疫球蛋白定量分析，结果 IgM 也呈现有意义的升高。

Habtemariam 等用免疫组化方法对腰椎间盘中的 IgG、IgM 进行了定位，结果突出的椎间盘中 56%显示 IgM 沉积，35%显示 IgG 沉积，正常对照组未见免疫球蛋白沉积。IgG 是退变椎间盘中的一种重要炎症介质，可能在盘源性颈腰痛及神经根病的发病过程中起重要作用。

五、关于椎间盘细胞功能的研究

包括椎间盘细胞黏附功能、椎间盘细胞中的各种信号转导、椎间盘细胞凋亡的研究。

研究认为其退变的实质是椎间盘细胞外基质的降解及基质与细胞黏附功能减退导致的细胞凋亡。椎间盘细胞外基质在细胞的信号传导方面也起重要作用，即使是老龄或退变细胞，也能够戏剧般地改变细胞外基质的功能。细胞外基质能够储存碱性成纤维细胞生长因子，从而约束细胞外基质蛋白，说明椎间盘基质改变不仅影响椎间盘形态结构的改变，而且对局部细胞功能的调节和介导其他细胞因子起重要作用。因此，改善椎间盘营养状况，阻止基质降解，减缓细胞凋亡，对维持椎间盘细胞的功能和细胞外基质的自身稳定将发挥重要作用。

益气化瘀补肾方延缓椎间盘退变机制研究

施　杞　李晨光　王拥军　周　泉

椎间盘退变是一系列脊柱退行性疾病(如颈椎病和腰椎间盘突出症)的根本病理基础,其临床表现有颈肩痛、腰腿痛、椎管狭窄、脊柱节段不稳、骨赘形成、椎间盘突出及随之而来的刺激或损害邻近组织(肌肉、韧带、神经、脊髓和血管)而产生的一系列临床症状和体征的综合征。椎间盘退变机制涉及多个环节,目前研究比较清楚的包括椎间盘的营养供应、细胞外基质代谢、细胞内外信号传导、炎症因子的浸润等,退变的过程是一系列从始动因素到终末结局的连锁反应。从不同角度对椎间盘退变机制的研究一直是国内外学者研究的热点。每一个对椎间盘退变机制的新认识,都是开发治疗椎间盘退变新途径的前提和基础。椎间盘退变是一个漫长而不可逆的过程,目前仍然缺乏延缓退变的药物。益气化瘀补肾方由施杞教授多年来治疗慢性脊柱退行性疾病的经验方之精华提炼而成,以益气药为君,化瘀药为臣,补肾药为佐。本研究拟采用现代医学科研技术诠释其延缓椎间盘退变的作用机制。

一、方法

通过手术切除大鼠颈部肌肉、韧带,建立动、静力失衡性颈椎间盘退变模型。按照造模月份来划分造模组。运用组织病理学技术观察椎间盘形态学和营养供应的变化,医学图像系统自动分析椎间盘终板厚度和血管芽数量面积;电镜技术、TUNEL法和流式细胞仪术研究椎间盘细胞凋亡机制;免疫组化法、ELISA法研究退变后椎间盘局部炎症介质及相关因子含量的变化;RT-PCR法检测椎间盘细胞外基质的变化;采用基因表达谱芯片技术联合聚类分析,研究与退变相关的基因。

二、结果

1) 光学显微镜,与对照假手术组相比,3月造模组动物颈椎间盘开始出现退行性变化,软骨终板钙化层增厚,软骨下血管明显减少;5月模型组髓核完全纤维化,纤维环板层状结构消失,血管芽稀少,血管壁充血曲张;7月模型组与5月模型组相似,并发现部分椎体边缘骨赘形成。与模型组相比,益气化瘀补肾方对模型大鼠颈间盘的形态学结构有显著影响,可增加血管芽数量,减轻血管充血,减缓终板软骨层钙化。

2) 透射电镜下,与对照假手术组相比,3月造模组椎间盘细胞,细胞器稀少,可见到凋亡细胞形成的凋亡小体。5月和7月模型组椎间盘组织中细胞数量减少,基质中胶原纤维排列结构紊乱,纤维连接断裂,可见到坏死空化的细胞。TUNEL法和流式细胞仪术检测发现模型组椎间盘细胞凋亡率增高。与模型组相比,TUNEL法和流式细胞仪术检测发现益气化瘀补肾方可以降低退变椎间盘细胞增高的凋亡率。

基金项目: 国家自然科学基金重点项目(30330700);国家自然科学基金面上项目(30371794、30171170);上海市医学重点学科建设项目(05III027);上海市重点学科建设项目(T0303)。

3）与对照假手术组相比，5 月和 7 月模型组 VEGF 蛋白免疫组化强阳性染色，随着月份的增加，这个趋势更明显；3 月和 5 月模型组椎间盘局部组织中 PLA_2 和 PGE_2 含量明显增高。与模型组相比，益气化瘀补肾方对椎间盘退变晚期 VEGF 蛋白的高表达和椎间盘退变早期局部组织中 PLA_2 和 PGE_2 含量增高有显著降低的作用。

4）与对照假手术组相比，3 月模型组椎间盘Ⅰ型胶原 mRNA 表达增强，并出现Ⅲ型胶原 mRNA 的过表达；5 月和 7 月模型组出现Ⅹ型胶原 mRNA 的过表达；模型组随着造模月份的增加 MMP－13 mRNA 的表达有逐渐增强趋势；在退变的晚期 7 月模型组 TIMP－1 mRNA 表达明显降低。与模型组相比，益气化瘀补肾方治疗后，椎间盘Ⅰ型、Ⅲ型、Ⅹ型胶原和 MMP－13 mRNA 的过表达有一定的下降。

5）通过对 5 张芯片的聚类分析，发现与对照假手术组相比，模型组椎间盘基因的表达发生了改变，大于 3 张芯片差异表达的基因共有 96 条，其中 77 条是已知基因，已知基因中，48 条表达上调，29 条表达下调；其中 26 条基因在模型组与中药组间表达存在差异，其中细胞内信号传导类基因 Pik3c3、PTK、ERK3、PH1B1 等有较明显的上调表达。

三、结论

1）动静力失衡性大鼠颈间盘退变模型的早期形态学变化表现为营养供应不足的特点，在退变的晚期以椎间盘的结构破坏为主，而 VEGF 的过表达反映了退变晚期椎间盘的自我修复作用，修复的结局是进一步加重了椎间盘的结构破坏；退变的代谢障碍改变了椎间盘的理化环境诱发了炎症反应，局部高浓度的炎症因子的刺激又进一步加剧了退变；退变代谢障碍的实质是椎间盘细胞功能的减退，必然引起细胞外基质的合成下降，降解加速，细胞失去赖以生存的环境和信号刺激而发生“失巢凋亡”。

2）益气化瘀补肾方改善了退变的模型大鼠椎间盘营养供应，抑制炎症反应，维持椎间盘内环境的稳定，调节细胞外基质的代谢平衡，从而发挥延缓椎间盘的退变作用。

调和气血法在骨退行性病变中的应用

卞　琴　赵东峰　施　杞　梁倩倩　卢　盛　赵永见　王拥军

中医理论认为,气血是正常人的生理基础,气血异常是重要发病因素。气血调和、阴平阳秘是人体的正常状态,也是治疗的理想目标。上海石氏伤科提出调和气血理论是在继承传统中医理论精华的基础上结合中医骨伤科的具体特点而形成的学术体系。其继承人施杞教授和他所带领的团队在大量的临床观察和科学研究基础上,证实这一指导思想在骨退行性疾病中的应用价值。

一、调和气血法治疗骨伤疾病渊源

唐代蔺道人的《仙授理伤续断秘方》是我国现存最早的一部伤科专著,内服方以活血祛瘀止痛为法,并有内伤、外伤的划分雏形,为伤科用药奠定了理论基础[1]。我们对《普济方》中治疗"腰痛"药物进行了聚类分析,结果显示明代以前医家用药立法有活血化瘀(当归、川芎、牛膝、桂心、桂花),温阳散寒(桂心、附子、干姜、细辛、生姜、酒、桂花),补肝肾强筋骨(杜仲、牛膝、石斛、续断),益气渗湿(人参、茯苓、白术、甘草),祛风除湿(防风、独活、羌活、牛膝、萆薢、细辛、石斛),行气止痛(木香、槟榔)等。可见,骨科疾病与中医学气血理论渊源深远。

石氏伤科是享誉沪上的中医骨伤流派,它以内外兼顾、整体调治为主要特色,具有百余年历史,在海内外有着广泛的声誉和影响。石氏倡导"十三科一理贯之"的整体观念,其骨伤诊疗在学术上独树一帜。"以气为主、以血为先,筋骨并重,内合肝肾;调治兼邪,独重痰湿;勘审虚实,施以补泻"是石氏伤科学术思想的高度概括。石氏伤科传人施杞教授对此观点也有发挥:"气血兼顾并非气血各半而论,仍必须按损伤病证的标本,症情的缓急以及发展的先后而各有所重。故认为应在气血兼顾的总纲下,确立以气为主,以血为先的指导思想,如此方能把握损伤病理的内在规律。"施杞教授在几十年的临床实践中,以调和气血为大法治疗骨退行性病变(包括颈腰椎间盘退变性疾病、骨质疏松症、骨质增生症和骨关节病),取得良好的疗效。

二、调和气血法在骨伤科疾病中的临床应用

20 世纪 90 年代,我们对 258 例颈椎病患者进行观察,其中治疗组 172 例,以调和气血法治疗;对照组 86 例,以骨刺宁Ⅰ号方治疗。结果显示:治疗组治愈 54 例,好转 105 例,未愈 13 例,总有效率为 92.4%;对照组治愈 13 例,好转 49 例,未愈 24 例,总有效率为 72.1%。治疗组年龄≥45 岁疗效较好,治疗时间明

基金项目: 上海市青年科技启明星计划项目(07QA14051);国家自然科学基金青年科学基金项目(30600829、30801478、30701118);国家杰出青年科学基金项目(30625043);上海市教育委员会博士点基金项目(2006B10);上海市优秀学科带头人计划项目(08XD1404000)。

显比对照组短[2]。

此外，我们对不同证型的颈椎病分别进行了观察。首先，观察了96例气虚血瘀伴痰热交阻型颈椎病患者，按单盲随机分为治疗组（颈康Ⅰ号方）64例和对照组（颈痛灵）32例，共治疗2个月。结果表明，两组疗效较治疗前比较有显著性差异（$P<0.05$），且治疗组的疗效优于对照组[3]。其次，观察了94例椎动脉型颈椎病眩晕急性发作，分别采用川芎嗪、低分子右旋糖酐注射液加复方丹参注射液静脉滴注（各47例）。川芎嗪组全血比黏度、血浆比黏度、红细胞压积、三酰甘油均较治疗前明显下降，6个月的复发率低于低右加复方丹参组。说明川芎嗪可有效控制椎动脉型颈椎病眩晕急性发作，具有起效快、复发率低等优点，并能降低血液黏度[4]。

三、调和气血法治疗骨伤科疾病的实验研究

1. 椎间盘退变

（1）对椎间盘形态的作用

益气化瘀法可增加退变椎间盘高度，防止纤维环撕裂和板层紊乱情况，增加软骨终板非钙化层胶原基质，防止其排列紊乱；改善颈椎间盘髓核的皱缩情况，增加胶原联系，减少裂隙，减少胶原断裂，改善胶原排列[5]。

（2）对椎间盘血管的作用

大鼠退变颈椎间盘模型中椎体与软骨终板交界面血管芽数量、面积减少，软骨终板内血管内皮生长因子表达率（反映血管芽密度）减少。益气化瘀法可以通过扩张血管、增加血管芽密度来增加椎间盘有氧血液供应和营养物质的传输[6]。

（3）对细胞外基质的作用

益气化瘀法能明显增加椎间盘髓核细胞外基质中Ⅱ型胶原的蛋白表达，降低软骨终板X型胶原表达；显著增加Col2α1 mRNA表达，降低Col10α1 mRNA表达，其机制可能是对Ⅱ型胶原基因转录过程中的某些酶起促进作用，导致分泌合成Ⅱ型胶原的基因表达开关正常开启[7]。

（4）对炎性介质的作用

人工麝香对退变椎间盘中组织胺、5-羟色胺、前列腺素E_2、6-酮-$PGF_{1\alpha}$、碱性磷酸酶有明显的降低作用[8]，降低退变椎间盘中升高的IL-1α、IL-1β、IL-6、iNOS、TNF-α、Fas、COX-2含量[9-10]。

（5）对细胞因子的作用

芪麝颈康丸可下调大鼠退变早期阶段成纤维细胞生长因子（bFGF），上调胰岛素样生长因子（IGF-I）、转化生长因子（TGFβ）mRNA表达，使之处于平衡状态[11]。

（6）对细胞的作用

退变椎间盘髓核中细胞量少，细胞密度低。益气化瘀方治疗后退变细胞减少，表明中药通过抑制椎间盘细胞的退变，改善髓核细胞的功能[12]；并促进体外自然退变椎间盘软骨终板软骨细胞增殖，加速体外培养的软骨细胞DNA合成[13]，有效拮抗抑制剂（genistein）对软骨细胞的抑制作用。分析表明，益气方和化瘀方有交互作用，两法的有机结合才能更好发挥促进软骨细胞增殖的效应[14]。并且，益气化瘀法还能降低体外培养的纤维环细胞凋亡率[15]，上调凋亡抑制相关因子bcl-2的作用[16]。

用含高低两种剂量（0.5 mg/mL、5.0 mg/mL）的黄芪多糖的培养液体外培养成骨细胞，发现高低浓度黄芪多糖短时期（2天）可促进成骨细胞增殖，高浓度长期（4天）可抑制成骨细胞增殖，降低其ALP活性，提示黄芪多糖对成骨细胞增殖和活性有双向调节作用[17]。川芎嗪（6.25~25 μmol/L）可逆转IL-1β对大鼠终板软骨细胞增殖的抑制作用，抑制IL-1β诱导的软骨细胞IL-1β、TNF-α、COX-2和iNOS的mRNA过量表达，逆转IL-1β对于Col2α1、aggrecan、基质金属蛋白酶13（MMP-13）和aggrecanase-2（ADAMTS-5）mRNA表达的影响，增加IL-1β诱导后Ⅱ型胶原的蛋白表达[18]。麝香酮抑制IL-1诱导的大鼠终板软骨细胞IL-1β、TNF-α、COX-2和iNOS的mRNA表达，抑制IL-1β诱导的NO过度表达；

麝香酮逆转 IL－1β 对于 Col2α1、aggrecan、MMP13 和 ADAMTS－5 mRNA 表达的影响。此外，麝香酮（6.125~25 mol/L）呈剂量依赖性显著抑制 IL－1β 诱导的 ERK1/2 和 JNK 的磷酸化[19]。

（7）对信号转导作用

基因芯片技术观察到益气化瘀法可下调凋亡软骨细胞 STAT－1，上调 MAPK－6，其机制可能是分别对这两种通路的作用，也可能是对两者串话（cross talk）起作用[20]。同时，益气化瘀法可上调大鼠退变颈椎间盘组织中的酪氨酸蛋白激酶和酪氨酸磷酸酯酶。这些都从细胞分子水平解释椎间盘退变实质可能是椎间盘细胞外基质的降解及基质与细胞黏附功能减退，导致输入细胞的各种"存活信号"转导中断，细胞失去赖以生存的信号环境刺激而凋亡，也说明益气化瘀法在调节细胞增殖、黏附和迁移的过程中起重要作用。基因表达谱显示中药麝香对退变椎间盘出现总体调控。260 条基因表达量上升，182 条基因表达量明显下降。麝香上调 13 条基因的表达，下调 50 条基因的表达，这些基因包括细胞信号和传递蛋白类、细胞骨架和运动类、代谢类、外压反应蛋白类，DNA 合成、转录和转录因子类、蛋白质翻译合成类，免疫相关类基因表达如热休克蛋白、肌动结合蛋白[21]。益气化瘀方上调 18 条基因，下调 4 条基因。细胞信号和传递蛋白类基因表达变化的有 5 条，其中上调的有 4 条，包括酪氨酸蛋白激酶[22]。

（8）对全身调节作用

在建立动静力失衡性颈椎病模型的基础上，通过疲劳游泳气虚、注射激素血瘀、去卵巢肾虚模型复合法建立不同证型的颈椎病。研究结果表明：与模型组比较，益气化瘀补肾组大鼠血清 E_2 含量升高，血浆 cAMP、cGMP 含量有所升高，但差异无统计学意义；全血低切黏度、低切还原黏度和 CD62p 表达百分率下降；颈椎间盘退变有所改善，Ⅱ型胶原在纤维环的表达增加；Agc1、Col2α1、TIMP－1 表达增加，MMP－13 表达下降。说明益气化瘀补肾方可通过调节免疫系统、代谢系统、凝血系统和内分泌系统等指标，改善肾虚型颈椎病，延缓椎间盘退变[23-24]。

2. 椎体骨赘

在 20 世纪 90 年代末，我们首先建立了动静力失衡性颈椎病动物模型。组织学观察发现颈椎椎体骨赘形成，椎间盘 ALP 活性增强；调和气血方可降低骨赘生长部分的 ALP 活性，推测其有抑制骨赘形成的作用[25]。最近的研究证实，益气化瘀法可明显延缓椎体骨质增生，其作用靶点可能是减少增生骨质中细胞外基质 ColX 的含量，减少椎间盘 ColX 和 Runx2 基因表达。其作用机制可能是通过改善细胞状态，使细胞延迟或减少分泌碎裂性的 ColX，因而延迟或减少钙化、基质降解和血管入侵，同时一定程度抑制成骨转录相关核蛋白，减少骨质的被替代。

3. 椎体成骨

益气化瘀方联合直立可以促使大鼠腰椎椎体骨小梁增加。并且，在中期有显著上调 Col1α2、TGF－β1、Runx2 表达的作用；早期反而削弱直立对 Col1α2、TGF－β1 上调的作用，提示在机体对力学刺激作出最强反应时，调和气血中药可能会缓和这种较强的力学反应，使气血达到平和状态。而进入中期后，机体开始出现适应，此时"调和气血"能持续激发、调动机体的反应能力。提示中药可能通过增加骨小梁强度，减少微骨折，从而对直立的促成骨效应有较好的保护作用。细胞学实验证实黄芪甲苷联合加压，促进前成骨细胞向成骨细胞分化。

4. 神经病变

益气化瘀法促进脊髓组织血管内皮生长因子（VEGF）表达，促进血管增生，增加脊髓血液供应的作用[26]。益气化瘀方治疗神经根损伤模型后，神经细胞黏附分子（N－CAM）在神经肌肉接头部的聚集、出芽、延伸、与乙酰胆碱受体的重叠面积，生长相关蛋白－43，蛋白基因产物 9.5 在神经肌肉接头部的表达及两者的重叠面积均明显增加，说明该方可促进神经的再生修复[27-28]。

5. 膝骨关节炎

侯炜等[29]通过设立对照组和模型组加上益气化瘀组干预研究发现，模型组关节软骨结构破坏严重，而益气化瘀方组大鼠关节软骨退变较模型组明显减轻。实时荧光定量 PCR 结果显示，益气化瘀方组 6 月和10月龄大鼠膝关节软骨Col2α1、Agcl以及TIMP－1 mRNA表达量高于模型组，MMP－13 mRNA表达与模型组比较差异无统计学意义；益气化瘀方组8月龄大鼠Agcl mRNA表达明显高于模型组，MMP－13 mRNA表达明显低于模型组，益气化瘀方上调膝骨关节炎大鼠关节软骨Col2α1、Agc1、TIMP－1表达，下调MMP－13表达。

几十年来通过对“调和气血法”的研究，我们认识到该法在整体层面可调节机体反应性，调节各系统指标；在器官层面可以防治椎间盘退变，延缓骨赘形成，调控椎体成骨，促进神经再生修复，防治膝骨关节炎。在细胞层面不但与促细胞增殖分化、表达成熟表型有关，而且可以减少细胞的炎性反应，改善细胞状态，提高细胞的功能。真正体现石氏伤科“以气为主，以血为先，痰瘀兼顾，脏腑同治，表里兼顾，扶正祛邪，身心结合”的学术思想。

益气化瘀补肾方对大鼠慢性脊髓损伤后影响的实验研究

谢兴文　施　杞　王拥军

脊髓型颈椎病(CSM)严重危害中老年人的健康,随着我国人口的老龄化,其患病率有逐年增加的趋势。中医药对防治CSM有一定的疗效,副作用小。目前急需开发出疗效确切、服用方便、毒副作用小的中成药制剂,以满足临床的需要。研究已经证实脊髓损伤后主要发生以下的病理改变:① 压迫区脊髓组织坏死、液化、囊性变;② 压迫区神经细胞和胶质细胞的凋亡,这是慢性损伤的主要因素;③ 局部炎症反应,可加重脊髓损伤;④ 脊髓缺血性改变等。可见抑制炎症反应、减少细胞凋亡、促进神经营养因子分泌是非手术治疗的重点研究范围。益气化瘀补肾方是导师施杞教授的经验方,长期临床观察发现本方可明显缓解CSM患者症状,延缓病情的发展。进一步研究其作用机制,明确疗效,可为开发新药打下基础。

一、材料和方法

1. 实验动物及分组

选用SPF级SD大鼠250只[许可证号:SCXK(沪)2003-0003],体质量350±25 g,雄性。其中230只采用眼科平头螺丝钉前路压迫,压迫后出现急性损伤者,排除于实验外,压迫1个月后采用BBB功能评分(Basso, Beattie and Bresnahan locomotor rating scale)分级[1],最终筛选出轻度损伤大鼠68只,中度损伤大鼠54只。将轻度组和中度组大鼠随机抽取36只和24只,并随机分为3组,轻度组每组12只,中度组每组8只:即模型组、益气化瘀补肾方组、弥可保组。

2. 模型制作

氯胺酮100 mg/kg腹腔注射麻醉后,取颈前外侧入路,从锁乳突肌前缘的肌间隙进入,剪开椎前筋膜后向两侧分开,向下充分暴露第7颈椎椎体,将平头螺丝钉完全拧入椎体(拧入长度为4.1 mm)。切口中注射庆大霉素0.3 mL,逐层缝合筋膜和皮肤。术后抗菌4天。喂养4周后进行BBB功能评分。

3. 药物及用法

黄芪、党参、川芎、丹参、补骨脂、肉苁蓉共75 g,水煎,每贴药浓缩为80 mL,按每只大鼠2.4 mL。弥可保0.5 mg/片可溶解为28 mL,按每只每天2.4 mL灌胃。模型组、假手术组每天用生理盐水2.4 mL灌胃。饲养条件为龙华医院科技中心SPF级动物房(室温25℃,湿度60%)。

4. 取材

氯胺酮100 mg/kg腹腔注射处死动物,以压迫点为中心取脊髓组织1.5 cm,取材后放进液氮中,后转

基金项目: 国家自然科学基金资助项目(30330700)。

入-80℃冰箱中保存,备用。

5. 主要仪器、试剂

HangPingFA1004N 型电子天平(上海精密科学仪器有限公司生产)、MultiskanMK3 酶标仪(芬兰 Lab System 公司生产,上海中医药大学附属龙华医院实验中心提供)、DU800 型贝特曼库尔特(BECKMN coulter)核酸蛋白分析仪、配套的比色杯。RG-3000 型 Rotor-Gene 扩增仪(澳大利亚生产)、5417R 型冷冻离心机(德国生产)、新芝 DY-89-1 型电动玻璃匀浆机(宁波新芝生物科技股份有限公司生产)。以上仪器均由上海中医药大学脊柱病研究所提供。sPLA 定量分析试剂盒 2 个(Cayman Chemical 公司生产)、TRIAZLRNA 提取试剂盒、revert Aid M-MulV 逆转录酶试剂盒、SYBRR green PCR 试剂盒、氯仿、异丙醇、75%酒精(经过 DEPC 水处理)、DEPC 处理的水。

6. 检测方法

(1) ELIAS:将 160 U/mL 的标准品按逐级稀释的方法稀释至形成 5 U/mL 的浓度,取 2 个 96 孔酶标板,严格按照试剂盒说明操作,最后用酶标仪在 405 nm 测定光吸收 OD 值,并根据标准品由酶标仪自动计算出各孔的浓度。

(2) RT-PCR:TRIAZL 试剂盒提取细胞总 RNA,核酸分析仪对 RNA 样品定量。RT-PCR 反应程序参照试剂盒操作手册,反应体系为 20 μL,逆转录与 PCR 两步完成,扩增产物 5 μL 加样于 1%的琼脂糖凝胶,常规电泳,紫外透射仪观察照相。引物由宝生物公司合成,引物设计为:β-actin,上游 5′-CATTTGCGGTGCACGATGGAG-3′,下游 5′-GCCATC-C-TGCGTCTGGACCTG-3′;NGF,上游 5′-ATTTCATACT-TCGGTTGC-3′,下游 5′-ACCTTCTGGTCCTCATCC-3′;BDNF,上游 5′-TCCCAC AGCTTGTATCCG-3′,下游 5′-TTGCGGCATCCAGGTAAT-3′。PCR 条件为:94℃、5 分钟,94℃、30 秒,56℃、30 秒,72℃、30 秒,35 个循环,72℃、7 分钟;β-actin 为:94℃、5 分钟,94℃、10 秒,52℃、10 秒,72℃、10 秒,30 个循环,72℃、10 分钟。

7. 统计学处理

用 SPSS 11.0 统计分析软件进行统计分析,先采用单因素方差分析对各组之间的差异进行检验。数据以 $\bar{x}\pm s$ 表示。

二、结果

1. 各组大鼠功能评分结果

轻度组造模后 8 周时,与模型组相比,益气化瘀补肾方组大鼠功能评分增高,差异有显著性($P<0.05$);弥可保组的功能增高,但无统计学意义($P>0.05$)。在改善率方面,与模型组相比,益气化瘀补肾方组、弥可保组功能改善率有所提高,差异有高度显著性($P<0.01$)(见表 1)。中度组造模后 8 周时,与模型组相比,益气化瘀补肾方组、弥可保组的功能增高无统计学意义($P>0.05$)。在功能改善率方面,与模型组相比,益气化瘀补肾方组功能改善率有所增高,差异有统计学意义($P<0.05$);但弥可保组差异无统计学意义($P>0.05$)(见表 2)。

表 1　轻度组大鼠脊髓功能评分及改善率($\bar{x}\pm s$)

组　别	n	造模后 4 周	造模后 8 周	改善率(%)
模型组	12	18.08±1.44	14.75±2.00	-18.44±9.29
益气化瘀补肾方组	12	18.17±1.70	17.08±1.51$^{\triangle}$	-5.66±0.74$^{\triangle\triangle}$
弥可保组	12	17.85±1.21	16.69±2.32	-6.42±1.14$^{\triangle\triangle}$

注:与模型组比较,$^{\triangle}P<0.05$,$^{\triangle\triangle}P<0.01$。下同。

表 2　中度组各组大鼠脊髓功能评分及改善率($\bar{x}\pm s$)

组　别	n	造模后 4 周	造模后 8 周	改善率(%)
模型组	8	12.38±1.92	10.25±1.67	−16±1.55
益气化瘀补肾方组	8	13.63±1.69	13.00±2.20	−4.49±1.15$^{\triangle}$
弥可保组	8	12.57±1.72	11.50±1.77	−5.78±0.96

2. PLA_2 含量的变化

无论轻度模型组还是中度模型组与假手术组相比,脊髓损伤后脊髓组织中 PLA_2 的含量明显增加,差异有统计学意义($P<0.01$);与轻度或中度模型组比较,益气化瘀补肾方组均明显降低 PLA_2 的含量,差异有统计学意义($P<0.05$)(见表 3)。

表 3　各组大鼠脊髓组织中 PLA_2 含量[$\bar{x}\pm s$,μ/(mL · g)]

组　别	n	轻 度 组	中 度 组
假手术组	7	48.77±16.70	48.77±16.70
模型组	8	225.95±66.93**	221.30±57.29**
益气化瘀补肾方组	8	159.60±31.41$^{\triangle **}$	139.56±57.28$^{\triangle **}$

注:与假手术组比较,$^{**}P<0.01$。

3. NGF、BDNF 表达的变化

与轻度模型组比较,弥可保组脊髓组织中 NGF mRNA 的表达明显增高,差异有统计学意义($P<0.05$);与中度模型组比较,益气化瘀补肾方组和弥可保组 NGF mRNA 的表达有增高趋势,但差异无统计学意义($P>0.05$)。与轻度模型组比较,轻度益气化瘀补肾方组和轻度弥可保组脊髓组织中 BDNF mRNA 表达明显增高,差异有统计学意义($P<0.01$)。与中度模型组比较,中度益气化瘀补肾方组脊髓组织中 BDNF mRNA 表达增高,差异有统计学意义($P<0.05$)(见表 4)。

表 4　各组大鼠脊髓组织中 NGF、BDNF 表达比较($\bar{x}\pm s$)

组　别	NGF		BDNF	
	轻度组	中度组	轻度组	中度组
模型组	1	1.85±0.29	1	1.85±0.44**
益气化瘀补肾方组	1.86±0.29	3.16±0.91	1.57±0.13**	3.71±0.51$^{▲}$
弥可保组	2.67±0.21*	3.23±0.08	1.43±0.21**	2.86±1.00

注:与轻度模型组比较,$^{*}P<0.05$,$^{**}P<0.01$;与中度模型组比较,$^{▲}P<0.05$。

三、讨论

颈椎病的非手术治疗方法较多但存在价格昂贵或疗效欠佳等问题。在国内运用中医药治疗 CSM 是一具有挑战性的难题。诸多实验研究[2-8]发现以中医中药来干预对脊髓损伤后减轻继发损伤和促进脊髓功能恢复有一定的积极作用。

益气化瘀补肾方主要针对 CSM 气虚血瘀肾亏的病理环节全方以益气化瘀补肾为主。方中以黄芪、川芎为君两者共同达到益气化瘀之目的。党参助黄芪补气丹参助川芎补血行血共为臣药以助君药。补骨脂、肉苁蓉补肾固肾为佐药治疗肾虚精亏。麝香一味为使一方面活血化瘀一方面开通经络一方面引主药行于脊督[9]。全方共奏益气化瘀补肾之功主要针对 CSM 气虚血瘀肾亏的病理特点且能针对 CSM 病位在脊在督的特点。实验结果显示益气化瘀补肾方和弥可保能减轻脊髓慢性损伤后的功能损害对脊髓慢性压迫导致的损伤有一定的保护意义。

神经膜磷脂代谢紊乱是导致脊髓损伤后细胞凋亡和神经元损伤的重要因素之一而 PLA_2是磷脂代谢紊乱的主要因素[10]。通过 PLA_2可以热控离子通道 TR－PV1 也可以使缓激肽激活感觉神经元产生痛觉过敏[11]。廖光军等[12]证明在慢性脊髓受压动物的受压脊髓段中 PLA_2的活性明显增高。胡志俊等[13]证实大鼠慢性压迫损伤后 PLA_2含量增高认为大鼠脊髓慢性损伤后会继发炎症反应炎症加重了脊髓的继发性损伤。本实验结果显示与轻、中度模型组比较轻、中度益气化瘀补肾方组的 PLA_2含量明显降低这可能是该药通过抑制脊髓损伤后的炎症反应而达到治疗目的。

通过抑制脊髓损伤后的炎症反应而达到治疗目的。NGF 广泛存在于动物体内是神经系统中重要的生物活性因子之一主要通过抑制神经细胞凋亡影响神经细胞的发育、生存[14]。BDNF 以自分泌和旁分泌的形式参与神经元的发育、分化与神经元正常存活、功能表达、细胞凋亡等有关可促进受损神经元的存活与再生还可预防或改善某些神经元的病理过程[15-16]。大量事实证明脊髓损伤后 NGF 对诱导轴突的再生有关键性作用[17]。急性脊髓损伤后 BDNF 含量在短期内明显增加以减轻脊髓的损害[18]。本课题组研究发现假手术组仅有极少量 NGF mRNA 和 BDNF mRNA 的表达脊髓慢性压迫损伤后 NGF mRNA 和 BDNF mRNA 的表达相对于假手术组明显升高。益气化瘀补肾方和弥可保对 BDNF 的影响比对 NGF 的影响明显,因此笔者认为采用外源性干预措施促进脊髓功能恢复时 BDNF 可能优于 NGF。

益气化瘀补肾方对大鼠血瘀型颈椎病作用机制研究

江建春　卢　盛　卞　琴　梁倩倩　李晨光　周　泉　崔学军
周重建　施　杞　王拥军

随着颈椎病发病率的上升颈椎病的防治越来越受到重视。中医药防治颈椎病的研究日趋增多且取得了较大的进展。益气化瘀补肾方是名中医施杞教授的经验方。本研究在建立血瘀型颈椎病动物模型的基础上[1]采用益气化瘀补肾方进行治疗进一步探讨该方治疗血瘀型颈椎病的作用机制。

一、材料与方法

1. 实验材料

（1）实验动物

3月龄SPF级SD雌性大鼠30只[斯莱克实验动物有限责任公司提供,合格证号: SCXK(沪)203－03]。

（2）主要仪器

全自动石蜡包埋机Leica EG1160;轮转式切片机Leica RM2135;组织脱水机Leica TP1020;光学显微镜O lympus BH－20;医学图像分析系统(包括Disector自动计数法和体视学分析软件)CMIAS－99B;紫外/可见光分光光度计Beckman DU 80/VIS;基因扩增仪eppendorf Mas-tercycler Personal;四通道荧光实时定量PCR仪Co-better Rotor Gene 30 classic;全自动自清洗血流变仪LBY－N6C;流式细胞仪Becton Dickinson FACS－Calibur;γ－放免计数器SN－682。

（3）主要药物和试剂

氢化可的松琥珀酸钠,天津市生物化学制药厂;盐酸肾上腺素,上海禾丰制药有限公司;盐酸氯胺酮,上海第一生化药业公司;益气化瘀补肾方(由黄芪、川芎、补骨脂等组成),上海中医药大学附属龙华医院制剂中心提供。雌二醇(E_2)放射免疫分析药盒,北京北方生物技术研究所;^{125}I－环磷酸腺苷(cyclic adenosine monophosphate,cAMP)、^{125}I－环磷酸鸟苷(cyclic guanosine phosphate,cGMP)放射免疫分析试剂盒,上海中医药大学核医学实验室;Ⅱ型胶原兔抗鼠抗体,美国Cell Signaling Technology公司;X型胶原兔抗鼠抗体,武汉博士德生物工程有限公司;Ⅱ型、X型胶原免疫组化试剂盒深圳晶美生物工程有限公司;聚集蛋白聚糖(Agc1)、Ⅱ型前胶原基因(Col2α1)、基质金属蛋白酶－13(matrix metalloproteinase－13,MMP－13)和基质金属蛋白酶抑制剂－1(TIMP－1)引物,大连浩嘉生物技术有限公司;藻红蛋白(PE)标记的鼠抗人血小板表面α－颗粒膜糖蛋白(CD62p)抗体,英国Serotec公司;TRIzol试剂,美国MRC公司;逆转录酶,北京天根生化科技有限公司。

2. 分组与造模方法

（1）分组方法

将30只大鼠按随机区组设计,分为正常组、血瘀型颈椎病模型组(模型组)和益气化瘀补肾方组(治疗组),每组 10 只。

(2) 动物模型建立方法

血瘀型颈椎病模型参照文献[1]复制。当颈椎病模型建立 3 个月后,正常组和模型组正常饲养,治疗组予益气化瘀补肾方治疗 1 个月,用药剂量按动物体表面积比率换算等剂量法[2],正常成人按 60 kg 标准体质量计算。中药水煎剂灌胃给药,含生药量 0.687 g/mL,1 次/d,3 mL/次。

3. 检测指标与方法

(1) 动物行为、体征观察

如大鼠的活动、精神状态、皮毛、舌质、尾色等。

(2) 血液流变学指标检测

大鼠用戊巴比妥麻醉后,腹主动脉采血 5 mL,肝素抗凝,摇匀,全自动自清洗血流变仪检测血液流变学变化。

(3) CD62p 检测

上述方法采血 1 mL,肝素抗凝,用流式细胞仪检测 CD62p 的表达。取 0.1 mL 抗凝血加入单抗 CD62p PE 20 μL,混合 4℃放置 20 min;加 2 mL 红细胞溶解液放置 10 min 破红细胞;20 r/min 离心 5 min,弃上清液;用 PBS 洗涤细胞 2~3 次,再悬浮于 0.3 mL PBS 中,上机检测。

(4) 三酰甘油和胆固醇检测

上述方法采血 2 mL,离心,取血清,全自动生化分析仪检测三酰甘油、胆固醇含量。

(5) 血浆 cAMP、cGMP 检测

上述方法采血 1 mL,EDTA 抗凝,离心,取血浆,按照试剂盒说明书操作要求,用放射免疫法测定血浆 cAMP 和 cGMP 含量。

(6) 颈椎间盘组织病理学检测

取颈椎间盘,4%多聚甲醛固定 24 h,清水冲洗,20%EDTA 脱钙 4 周,脱水,透明,包埋,连续 6 μm 横断面切片,HE 染色。在光学显微镜下观察每个椎间盘正中矢状面的髓核、纤维环和软骨终板等结构。按 Miyamoto 等[3]的分级评分标准将椎间盘分为 1~5 级,分别计为 1 分、2 分、3 分、4 分、5 分。

(7) 颈椎间盘Ⅱ型胶原蛋白表达检测

采用免疫组化法检测颈椎间盘Ⅱ型胶原蛋白表达,具体操作步骤按照试剂盒说明书进行。棕黄色为阳性染色,各个标本在 20 倍光学显微镜下观察按上下软骨终板和左、中、右观察 6 个视野。积分光密度是平均光密度与面积的乘积,阳性细胞染色颜色越深,面积越大,积分光密度值就越高。

(8) 颈椎间盘 Agc1,Col2α1,MMP-13 和 TIMP-1 的基因表达检测

用 Trizol 法抽提 mRNA,逆转录后,采用 Real-time PCR 的方法检测基因表达。

4. 统计学方法

实验数据用 $\bar{x}\pm s$ 表示,用 SPSS 软件进行统计分析,组间比较采用单因素方差分析。

二、结果

1. 动物行为、体征观察

正常组大鼠精神良好,喜动,活动灵活,皮毛光泽,舌质淡红,尾色正常;其余两组在造血瘀模型第 6~7 天,部分大鼠出现舌质瘀紫或尾色瘀青,造模结束后 1 周左右动物舌质、尾色与正常组无明显差别,治疗组动物状态恢复稍快。

2. 血液流变学和 CD62p 的变化

治疗组血浆黏度与正常组和模型组相比差异有统计学意义($P<0.01$),聚集指数组间差异无统计学意义。CD62p 的表达,模型组、治疗组与正常组相比均明显增高($P<0.01$),治疗组与模型组相比表达明显降低($P<0.05$)。见表 1。

表1　各组血液流变学和 CD62p 的变化比较($\bar{x}\pm s$)

组　别	n	血浆黏度(mPa/s)	聚集指数(mPa/s)	CD62p(%)
正常组	8	1.10±0.03	2.11±0.13	5.20±3.42
模型组	8	1.09±0.04	2.18±0.12	46.80±1.36**
治疗组	8	1.04±0.02**▲▲	2.11±0.05	34.45±8.90**▲

注：与正常组比较，* $P<0.05$，** $P<0.01$；与模型组比较，▲ $P<0.05$，▲▲ $P<0.01$。下同。

3. 三酰甘油和胆固醇的变化

与正常组相比，模型组三酰甘油增高，但差异无统计学意义；治疗组与正常组、模型组相比，三酰甘油明显降低($P<0.01$)；胆固醇的组间差异无统计学意义。见表2。

表2　各组三酰甘油和胆固醇比较($\bar{x}\pm s$，mmol/L)

组　别	n	三酰甘油	胆固醇
正常组	8	0.85±0.08	1.73±0.45
模型组	8	0.58±0.35	1.92±0.24
治疗组	8	0.38±0.06**▲▲	1.71±0.40

4. cAMP、cGMP 表达

与正常组相比，模型组 cAMP 增高，治疗组与模型组比较明显降低($P<0.05$)；cGMP 和 cAMP/cGMP 组间差异无统计学意义。见表3。

表3　各组 cAMP、cGMP 比较($\bar{x}\pm s$，nmol/L)

组　别	n	cAMP	cGMP	cAMP/cGMP
正常组	8	36.78±10.66	5.21±2.08	8.09±4.35
模型组	8	47.87±19.30	5.37±2.87	9.65±3.07
治疗组	8	27.58±8.18▲	2.79±2.09	12.66±5.15

5. 颈椎间盘组织病理学

(1) 颈椎间盘 HE 染色

正常组椎间盘外周的纤维环排列稍紊乱，有的可见裂隙，中央的髓核略有皱缩，软骨终板分为生长软骨层和关节软骨层，潮标清晰可见，钙化的关节软骨极薄；模型组椎间盘纤维环有明显裂隙，胶原纤维排列紊乱、无规则，髓核尚可，软骨终板变薄，潮标前移；治疗组与模型组相比，椎间盘结构有所改善，纤维环有裂隙，大部分胶原纤维排列紧密，髓核无皱缩，细胞较多，软骨终板厚度增加，潮标后移。见图1。

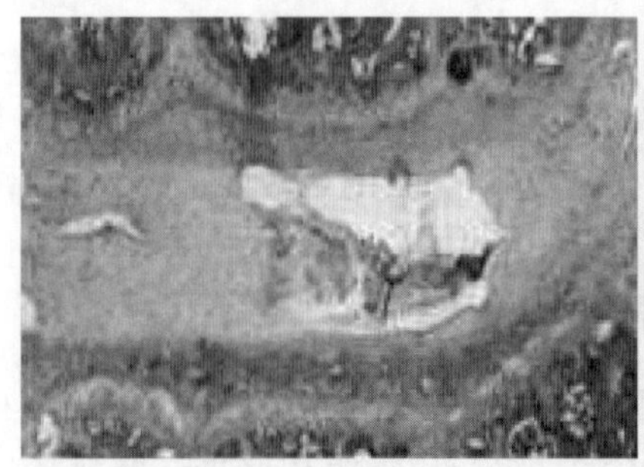
正常组

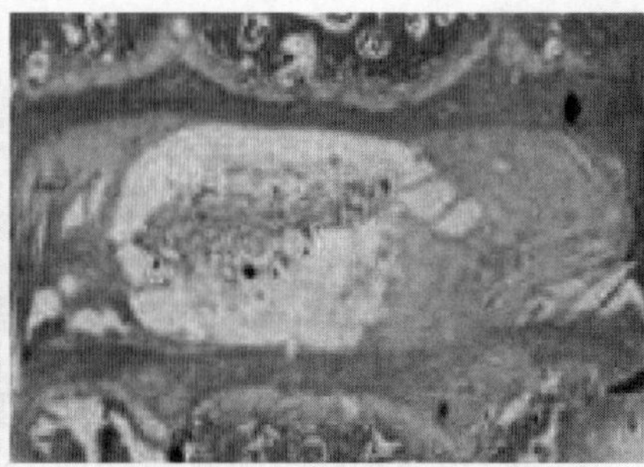
模型组

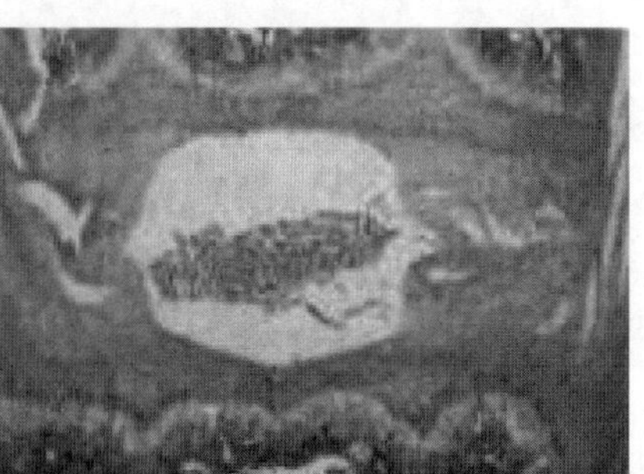
治疗组

图1　颈椎间盘组织 HE 染色(×40)

（2）颈椎间盘退变程度分级

与正常组比较，模型组和治疗组分值明显增高（$P<0.01$）；治疗组与模型组相比分值明显降低（$P<0.05$）。见表4。

表4　各组 Miyamoto 分级评分值比较（$\bar{x}\pm s$，分）

组　别	n	形态学分级评分
正常组	8	1.63±0.52
模型组	8	4.25±0.46**
治疗组	8	3.25±0.89**▲

6. 颈椎间盘Ⅱ型胶原蛋白表达

（1）颈椎间盘Ⅱ型胶原免疫组化染色

正常组Ⅱ型胶原阳性表达在髓核与纤维环、软骨终板均有分布；与正常组相比，模型组Ⅱ型胶原表达减少，主要表现在纤维环；与模型组相比，治疗组Ⅱ型胶原表达增加。见图2。

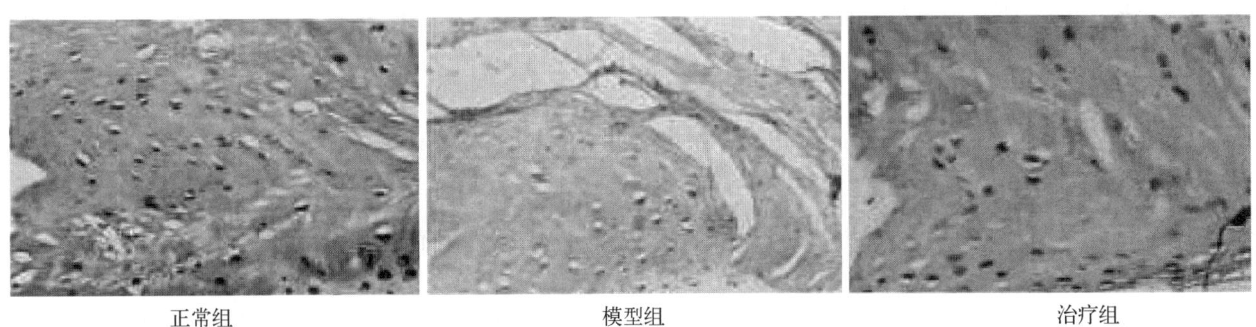

正常组　　模型组　　治疗组

图2　颈椎间盘纤维环Ⅱ型胶原免疫组化染色（×200）

（2）颈椎间盘Ⅱ型胶原免疫组化染色积分光密度

与正常组相比，模型组Ⅱ型胶原表达明显减少（$P<0.01$）；治疗组与模型组相比表达明显增高（$P<0.01$）。见表5。

表5　各组Ⅱ型胶原积分光密度比较（$\bar{x}\pm s$）

组　别	n	Ⅱ型胶原积分光密度
正常组	6	35.30±2.69
模型组	6	19.52±2.93**
治疗组	6	33.50±4.10▲▲

7. Agc1，Col2α1，MMP－13，TIMP－1 的基因表达

治疗组与模型组相比，Agc1、Col2α1、TIMP－1 表达明显增高（$P<0.05$）；MMP－13 表达降低，但无统计学意义。见表6。

表6　各组 Agc1，Col2α1，MMP－13，TIMP－1 基因表达比较（$\bar{x}\pm s$）

组　别	n	Agc1	Col2α1	MMP－13	TIMP－1
正常组	6	1.00±0.34	1.00±0.48	1.00±0.84	1.00±0.46
模型组	6	0.60±0.15	0.27±0.16	1.92±0.51	0.43±0.04
治疗组	6	1.16±0.14▲	1.45±0.82▲	0.56±0.05	1.35±0.37▲

三、讨论

颈椎病的主要临床表现为眩晕、疼痛、麻木等。颈性眩晕主要是椎动脉受压或痉挛，血流不畅，供给头部血液减少所致；颈性手足麻木、颈性疼痛、痛处固定不移是瘀血阻络、不通则痛的体现。中医学认为，颈椎病的根本病机为“气虚血瘀，本虚标实”。《素问·调经论》曰：“人之所有者，血与气耳”“血之在身，随气而行，常无停积……”颈椎损伤后，“血行失度，随损伤之处而停积”，所以“时损痛也”。付美琴等[4]根据中医学审证求因的理论，对颈椎病的临床表现进行了分析，认为颈椎病的主要病理机制在于“血瘀”。瘀则不通，不通则痛；瘀血阻滞，气血不能濡养筋脉，不荣则痛。故颈椎病患者常有颈项肩背疼痛、肢体麻木，还可见舌质黯、脉弦等血瘀症状。研究认为，颈椎局部血流下降(血瘀)是颈椎病发病的重要原因和主要环节[5]。

现代医学认为，血瘀证的本质是血液循环和微循环障碍、血栓形成、血液流变性异常等[6]。研究结果表明[7]，只有表现有血液黏度增高的疼痛，才与血瘀证有关；此外还发现有舌质紫黯组的血液黏度等血液流变学指标，均比无舌质紫黯组为高。然而，在无舌质紫黯的一组中，也发现有少数患者的血液黏度也异常，这与在临床上虽未见有明显的血瘀证表现，但仍可通过活血化瘀治疗而治愈的病例，可能有一定联系。血小板活化、功能亢进在血瘀证形成的各个环节中均起重要作用[8]。CD62p 是目前所知最能反映血小板活化的特异性指标。本实验中动物的舌质瘀紫、尾色瘀青，血黏度和 CD62p 增高，说明模型动物出现了明显的血瘀证。颈椎病发生发展的重要病理改变是颈椎椎间盘的退变。它不仅表现为椎间盘组织结构的异常，更重要的是细胞外基质的合成与降解失衡。通过颈椎间盘组织病理学，细胞外基质的基因和蛋白表达，降解酶及其抑制剂的基因表达，均充分说明模型动物颈椎间盘出现了明显的退变。此外，cAMP、cGMP 是细胞功能的重要调节物质，cAMP 与 cGMP 的含量与机体免疫调节有关，cAMP 具有抑制免疫的作用，cGMP 具有增强免疫的作用。因此，模型动物不仅存在血瘀证，还出现了免疫、代谢等方面的变化。益气化瘀补肾方治疗后，上述证候相关指标有不同程度改善的同时，颈椎间盘的形态、细胞外基质、降解酶及其抑制剂的表达也得到了调节。

益气化瘀补肾方由黄芪、川芎、补骨脂等中药组成，具有益气、化瘀、补肾的功效。黄芪具有补气固表、益气活血等功效，不仅有明显的增强免疫系统的作用[9-11]，还具有扩张血管、降低区域血管阻力，保护血管内皮细胞，改善微循环，促进血管生成[12]，改善老年大鼠血液流变性[13]和抗衰老的作用[14]。川芎具有活血行气、祛风止痛的功效，为“血中之气药”；川芎的有效成分川芎嗪和阿魏酸等具有清除氧自由基、钙拮抗、扩血管、抗血小板聚集和血栓形成等多种作用[15]。补骨脂有较强的雌激素样作用[16]。因此，益气化瘀补肾方能够降低血黏度和血小板活化程度，调节 cAMP、cGMP 和血脂水平，从而达到改善证候指标和延缓椎间盘退变的作用。由此我们推测，益气化瘀补肾方可能通过免疫、代谢、凝血系统等多方面对颈椎间盘的退变起作用。

总之，益气化瘀补肾方可通过多个系统起作用，不仅能够改善证候指标，还能够改善椎间盘形态、增加细胞外基质表达、抑制降解酶，延缓椎间盘退变。本研究证实，益气化瘀补肾方对血瘀型颈椎病大鼠有一定的治疗作用，为该方的临床应用提供了参考。

益气化瘀补肾方治疗气虚血瘀肾虚型颈椎病大鼠的机制研究

王拥军　施　杞　江建春　卞　琴　梁倩倩　李晨光　周　泉
崔学军　卢　盛　周重建

益气化瘀补肾方是施杞教授的经验方。本研究利用气虚血瘀肾虚型颈椎病动物模型，探讨益气化瘀补肾方对气虚血瘀肾虚型颈椎病的作用机制。

一、材料和方法

1. 实验材料

（1）实验动物

3月龄SPF级SD雌性大鼠30只，体质量240±20 g［由斯莱克实验动物有限责任公司提供，合格证号：SCXK（沪）2003－0003］。

（2）主要仪器

全自动石蜡包埋机、组织脱水机和轮转式切片机（德国Leica公司，型号分别为EG1160型、TP1020型和RM2135型），光学显微镜和图像分析系统（日本Olympus公司，BH－20型），紫外/可见光分光光度计（美国Beckman公司，DU 800/VIS型），四通道荧光实时定量聚合酶链式反应（PCR）仪（澳大利亚Cobett公司，Rotor Gene 3000型），基因扩增仪（德国Eppendorf公司，Mastercycler Personal型），γ放免计数器（中国科学院上海原子核研究所日环仪器厂，SN－682型），流式细胞仪（美国Becton Dickinson公司，FACSCalibur型），全自动自清洗血流变仪（北京普利生仪器有限公司，LBY－N6C型）。

（3）主要药物和试剂

氢化可的松琥珀酸钠（天津市生物化学制药厂，国药准字H12020493），盐酸肾上腺素（上海禾丰制药有限公司，国药准字H31021062），盐酸氯胺酮（上海第一生化药业公司，国药准字H31021897），益气化瘀补肾方由黄芪15 g、川芎9 g及补骨脂15 g等组成（上海中医药大学龙华医院制剂中心提供）[1]。中药水煎剂灌胃给药，含生药量0.687 g/mL，1次/d，3 mL/次。雌二醇（E_2）放射免疫分析药盒（北京北方生物技术研究所），^{125}I－环磷酸腺苷（cAMP）、^{125}I－环磷酸鸟苷（cGMP）放射免疫分析试剂盒（上海中医药大学核医学实验室），Ⅱ型胶原兔抗鼠抗体（美国Cell Signaling Technology公司），Ⅱ型胶原蛋白表达免疫组化试

基金项目：国家杰出青年科学基金项目（30625043）；国家自然科学基金重大国际合作项目（30710103904）；国家自然科学基金项目（30572398、30600829、30701118）；上海市中药现代化重点项目（060219718）；上海市教育委员会创新基金（08Y256）。

剂盒(晶美生物工程有限公司),聚集蛋白聚糖(Agc1)、Ⅱ型前胶原基因(Col2α1)、基质金属蛋白酶-13(MMP-13)和基质金属蛋白酶抑制剂-1(TIMP-1)引物(大连浩嘉生物技术有限公司),藻红蛋白(PE)标记的鼠抗人血小板表面α-颗粒膜糖蛋白(CD62p)抗体(英国 Serotec 公司),TRIzol 试剂(美国 MRC 公司),逆转录酶(北京天根生化科技有限公司)。

2. 分组与造模方法

(1) 分组方法

将 30 只大鼠按随机区组设计,分为正常组、气虚血瘀肾虚型颈椎病模型组(简称模型组)和益气化瘀补肾方组,每组 10 只。

(2) 动物模型建立方法

动物模型的建立参照病、证模型复合而成的气虚血瘀肾虚型颈椎病模型[2],颈椎病造模 3 个月后,正常组和模型组正常饲养,益气化瘀补肾方组予益气化瘀补肾方治疗 1 个月,然后统一取材检测。

3. 指标测定

(1) 动物行为和体征的观察

每天观察实验动物的精神、活动、皮毛、尾色、大便,有无缩肩拱背以及觅食等情况,3 d 记录 1 次。

(2) 子宫及附件形态和质量测量

动物用戊巴比妥麻醉后,取出子宫及附件,为了与模型组和益气化瘀补肾方组相统一,正常组取出子宫及附件后去除双侧卵巢。先用肉眼观察子宫及附件的形态,再用电子天平称量子宫及附件的质量,每组随机取 8 个样本,进行统计分析。

(3) 血浆 cAMP 和 cGMP 含量检测

动物用戊巴比妥麻醉后,腹主动脉采血 1 mL,乙二胺四乙酸抗凝,离心,取血浆,按照试剂盒说明书操作要求,用放射免疫法测定血浆 cAMP 和 cGMP 含量,并计算其比值。实验由上海中医药大学核医学实验室完成。由于实验过程中的意外或失误(其他血液样本同此),使各组样本量分别为 7、7、7。

(4) 血液流变学指标检测

上述方法采血 5 mL,肝素抗凝,摇匀,全自动自清洗血流变仪检测血液流变学变化。模型组有 2 个样本血液发生了凝固,所以样本量分别为 10、8、10。

(5) 血 CD62p 检测

上述方法采血 1 mL,肝素抗凝,用流式细胞仪检测 CD62p 的表达。取 0.1 mL 抗凝血,加入 PE 标记鼠抗人 CD62p 抗体 20 μL,混合,4℃放置 20 min;加 2 mL 红细胞溶解液放置 10 min 破红细胞;离心2 000 r/min,5 min,弃上清液;用磷酸盐缓冲液(PBS)洗涤细胞 2~3 次,再悬浮于 0.3 mL PBS 中,用流式细胞仪检测 CD62p 的表达。实验由中国科学院上海生命科学研究院细胞所完成。每组 8 个样本。

(6) 血清雌二醇含量测定

上述方法采血 2 mL,离心,取血清,按照试剂盒说明书操作要求,用放射免疫法测定血清 E_2 的含量。各组样本量分别为 8、7、8。

(7) 椎间盘组织病理学观察

取大鼠颈椎间盘,4%多聚甲醛固定 24 h,清水冲洗后,20%乙二胺四乙酸脱钙 4 周,脱水,透明,包埋,连续 6 μm 横断面切片,HE 染色。在光学显微镜下观察每个正中矢状面椎间盘结构。

(8) 颈椎间盘Ⅱ型胶原蛋白表达的检测

采用免疫组化方法,具体操作步骤按照试剂盒说明书进行。棕黄色为阳性染色,每个标本在 200 倍光学显微镜下观察。

(9) 颈椎间盘 Agc1、Col2α1、MMP-13 及 TIMP-1 基因表达的检测

用 TRIzol 法抽提 mRNA,逆转录后,采用实时荧光定量 PCR 方法检测基因表达。引物及反应条件参

照文献[3]。用6个样本进行统计，结果用待测基因与β－actin灰度值的比值表示。

4. 统计学方法

采用SPSS 13.0软件进行统计分析，实验数据用$\bar{x}\pm s$表示，组间比较采用单因素方差分析。

二、结果

1. 动物行为和体征

正常组大鼠喜动、活动灵活、皮毛光泽、无眼眯（眼睑下垂）和缩肩拱背现象。其余两组大鼠造肾虚模型后，形体逐渐肥胖，少动；在造气虚模型后7 d左右，开始出现倦怠少动、喜卧、皮毛蓬乱无光泽、眼眯和缩肩拱背现象，随着时间的延长症状逐渐加重；造血瘀模型后6~7 d大鼠出现舌质瘀紫，尾色瘀青。益气化瘀补肾方组动物上述行为和体征状态恢复较快。

2. 子宫及附件形态和质量

模型组和益气化瘀补肾方组与正常组比较，子宫缩小，输卵管变细，质量明显减轻，益气化瘀补肾方组与模型组比较无明显差异。

3. 血浆cAMP、cGMP含量和cAMP/cGMP比值

模型组与正常组比较，血浆cAMP、cGMP含量及cAMP/cGMP比值差异无统计学意义；益气化瘀补肾方组与正常组比较，血浆cGMP含量降低（$P<0.05$），与正常组和模型组比较，cAMP/cGMP比值增高（$P<0.05$）。见表1。

表1　血浆cAMP、cGMP含量和cAMP/cGMP比值（$\bar{x}\pm s$）

分　组	n	cAMP（nmol/L）	cGMP（nmol/L）	cAMP/cGMP
正常组	7	36.78±10.66	5.21±2.08	8.09±4.35
模型组	7	37.34±12.81	4.39±2.62	9.28±2.08
益气化瘀补肾方组	7	42.39±12.96	2.65±1.10*	18.86±10.18*△

注：与正常组比较，*$P<0.05$；与模型组比较，△$P<0.05$。

4. 血液流变学变化

与正常组相比，模型组和益气化瘀补肾方组全血低切黏度、全血高切黏度和低切还原黏度均明显增高（$P<0.01$）；益气化瘀补肾方组与模型组比较全血高切黏度显著降低（$P<0.01$）；各组间聚集指数差异无统计学意义。见表2。

表2　血液流变学指标变化（$\bar{x}\pm s$，mPa·s）

分　组	n	全血低切黏度	全血高切黏度	低切还原黏度	聚集指数
正常组	10	8.59±0.76	3.96±0.16	16.49±2.07	2.17±0.17
模型组	8	11.32±1.20**	5.37±0.51**	23.08±1.96**	2.24±0.11
益气化瘀补肾方组	10	10.60±1.17**	4.90±0.22**△△	22.47±1.86**	2.16±0.17

注：与正常组比较，**$P<0.01$；与模型组比较，△$P<0.05$。

5. 血CD62p表达

与正常组相比，模型组和益气化瘀补肾方组CD62p表达明显增高（$P<0.01$）。益气化瘀补肾方组与模型组相比，CD62p表达明显降低（$P<0.05$）。见表3。

表3　血 CD62p 的表达

分　组	n	CD62p
正常组	8	5.20±3.42
模型组	8	42.97±4.05**
益气化瘀补肾方组	8	33.60±6.44**△

注：与正常组比较，** $P<0.01$；与模型组比较，△ $P<0.05$。

6. 血清 E_2 含量

与正常组相比，模型组和益气化瘀补肾方组血清 E_2 含量明显降低（$P<0.01$）。益气化瘀补肾方组血清 E_2 含量比模型组增高（$P<0.05$）。见表4。

表4　血清 E_2 含量（$\bar{x}\pm s$，μg/L）

分　组	n	E_2
正常组	8	4.85±0.86
模型组	7	2.14±0.41**
益气化瘀补肾方组	8	3.13±1.13**△

注：与正常组比较，** $P<0.01$；与模型组比较，△ $P<0.05$。

7. 颈椎间盘 HE 染色

正常组颈椎间盘纤维环排列稍紊乱，髓核稍有皱缩，软骨终板潮标清晰可见，关节软骨层较薄；模型组与正常组相比，颈椎间盘高度降低，纤维环出现裂隙，纤维排列紊乱，髓核缩小，软骨终板变薄；益气化瘀补肾方组颈椎间盘高度维持正常，纤维环排列稍紊乱，髓核结构良好，软骨终板变化不明显。见图1。

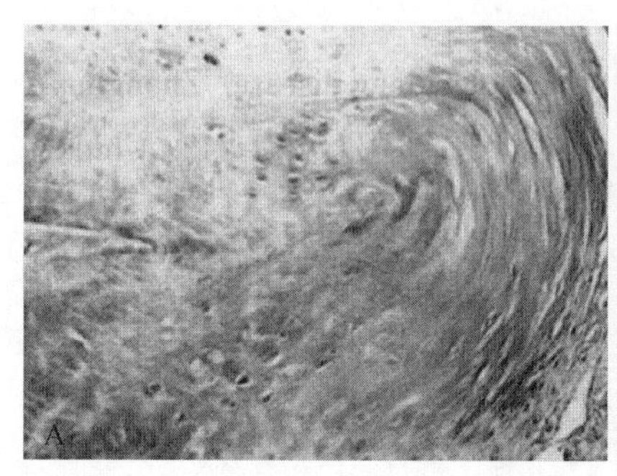

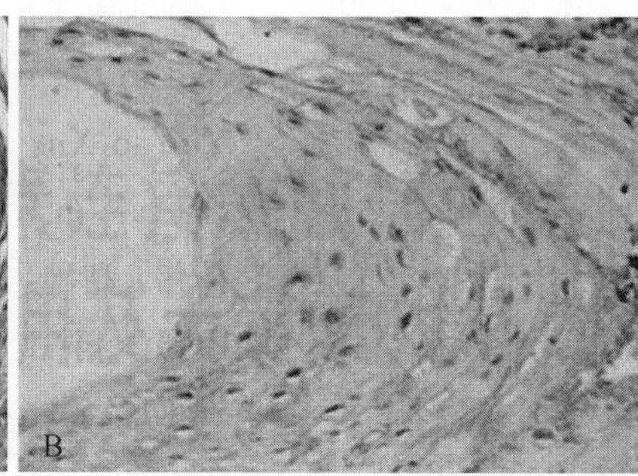

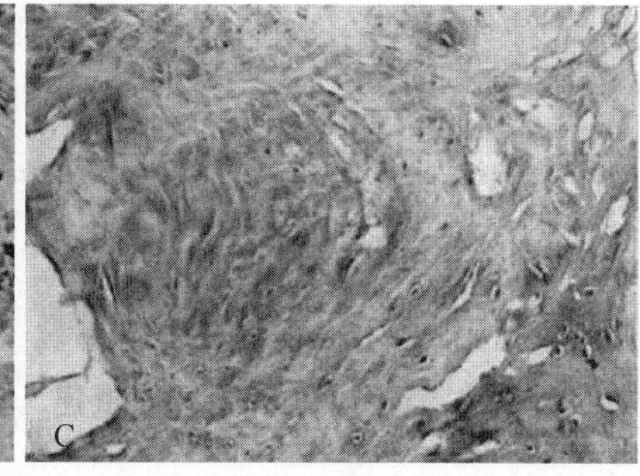

图1　颈椎间盘 HE 染色（光学显微镜，×40）

A. 正常组；B. 模型组；C. 益气化瘀补肾方组

8. 颈椎间盘Ⅱ型胶原免疫组化染色

正常组Ⅱ型胶原在髓核与纤维环以及软骨终板均有分布；与正常组相比，模型组Ⅱ型胶原表达减少，主要表现在纤维环；与模型组相比，益气化瘀补肾方组Ⅱ型胶原在纤维环的表达有所增加。见图2。

9. 颈椎间盘 Agc1、Col2α1、MMP－13 和 TIMP－1

mRNA 表达与正常组相比，模型组 Col2α1 和 TIMP－1 mRNA 表达降低（$P<0.01$）；益气化瘀补肾方组与模型组相比，Col2α1 和 TIMP－1 mRNA 表达增高，MMP－13 表达降低，差异有统计学意义（$P<0.05$，$P<0.01$）。见表5

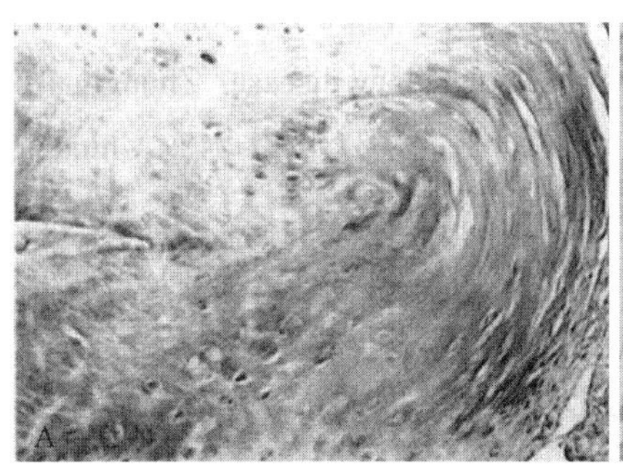
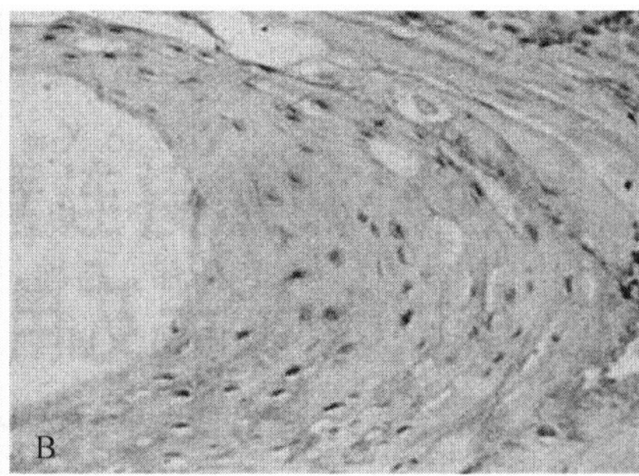
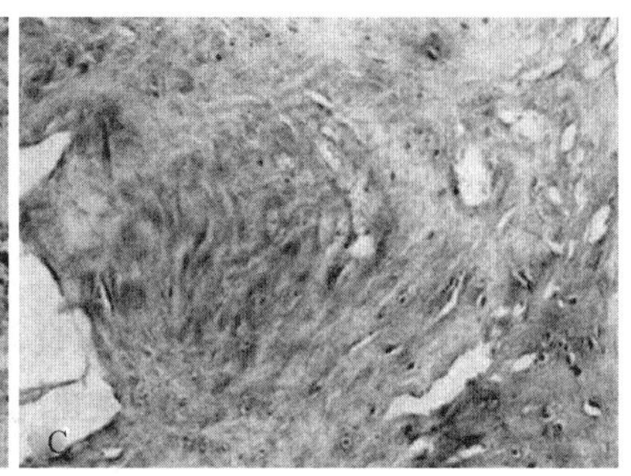

图 2　颈椎间盘纤维环Ⅱ型胶原免疫组织化学染色(光学显微镜,×200)

A. 正常组;B. 模型组;C. 益气化瘀补肾方组

表 5　Agc1、Col2α1、MMP－13 和 TIMP－1 的基因表达($\bar{x}\pm s$)

分　组	n	Agc1/β－actin	Col2α1/β－actin	MMP－13/β－actin	TIMP－1/β－actin
正常组	6	1.00±0.34	1.00±0.48	1.00±0.84	1.00±0.46
模型组	6	1.03±0.05	0.12±0.03**	1.87±0.44	0.48±0.07**
益气化瘀补肾方组	6	1.33±0.32	0.81±0.20△	0.36±0.19△	1.12±0.07△△

注:与正常组比较,** $P<0.01$;与模型组比较,△ $P<0.05$,△△ $P<0.01$。

三、讨论

颈椎病属中医学“筋伤”范畴,无论外邪侵袭还是劳损等病因所致,皆离不开气血的变化。颈椎病的发生发展除离不开气和血外,其与肾的关系亦较为密切。《素问·六节脏象论》曰:“肾者主蛰,封藏之本,精之处也。”所谓精,据《灵枢·本神》所曰“生之来谓之精”,即指先天之精气,也就是肾气,它对人体之生长、发育及形体之盛衰始终起着主导作用。颈椎病发生之相关因素中,椎体骨质增生、骨质疏松都与肾气是否充盈、骨与髓能否得到滋养不无关系。《张氏医通》云:“有肾气不循故道,气逆挟脊而上,至肩背痛。”这里也提出了肾与颈椎病的相关性。大鼠的行为状态,血浆 cAMP 和 cGMP 含量与免疫和代谢功能密切相关,血液流变学和 CD62p 是血瘀证的重要指标,血清雌二醇含量的减少表示肾功能低下。本实验中,这些实验室指标的测定结果说明模型组大鼠出现了气虚、血瘀、肾虚证的相关病理改变。颈椎间盘形态学、免疫组织化学及分子生物学的变化,证实了模型组大鼠有明显的椎间盘退变。该模型可以用于气虚血瘀肾虚型颈椎病的相关研究。

益气化瘀补肾方由黄芪、川芎和补骨脂等中药组成。黄芪不仅有增强免疫、扩张血管、改善微循环、强心和抗衰老等作用,也具有保护肾脏的作用[4]。川芎为“血中之气药”,其有效成分川芎嗪和阿魏酸等具有清除氧自由基、钙拮抗、扩张血管、抗血小板聚集和抗血栓形成等作用[5]。补骨脂有较强的雌激素样作用[6],还能通过调节神经和血液系统增强免疫和内分泌功能。可见,益气化瘀补肾方的作用不是单一方面的,而是通过多系统和多靶点发挥治疗作用。实验结果表明,益气化瘀补肾方可以通过免疫系统、凝血系统和内分泌系统改善气虚血瘀肾虚型颈椎病证候的相关指标,增加细胞外基质的基因和蛋白表达,抑制降解酶活性,从而达到延缓椎间盘退变的作用。

益气化瘀补肾方对大鼠肾虚型颈椎病的作用机制

江建春　李晨光　周　泉　卞　琴　梁倩倩　崔学军
卢　盛　周重建　施　杞　王拥军

益气化瘀补肾方（YHBR）是施杞教授治疗颈椎病的经验方，本研究在建立肾虚型颈椎病动物模型的基础上，采用益气化瘀补肾方进行治疗，探讨该方对肾虚型颈椎病的作用机制。

一、材料与方法

1. 实验材料

（1）实验动物

3月龄SPF级SD雌性大鼠30只，体质量240±20 g［由上海斯莱克实验动物有限责任公司提供，合格证号：SCXK（沪）2003－0003］。

（2）主要仪器

全自动石蜡包埋机，组织脱水机和轮转式切片机（德国Leica公司，型号分别为EG1160型、TP1020型和RM2135型），光学显微镜和图像分析系统（日本Olympus公司，BH－20型），紫外/可见光分光光度计（美国Beckman公司，DU 800/VIS型），四通道荧光实时定量聚合酶链式反应（PCR）仪（澳大利亚Cobett公司，Rotor Gene 3000型），基因扩增仪（德国Eppendorf公司，Mastercycler Personal型），γ放免计数器（中国科学院上海原子核研究所日环仪器厂，SN－682型），流式细胞仪（美国Becton Dickinson公司，FACS Calibur型），全自动清洗血流变仪（北京普利生仪器有限公司，LBY－N6C型）。

（3）主要药物和试剂

盐酸氯胺酮（上海第一生化药业公司，国药准字H31021897），益气化瘀补肾方，由黄芪15 g、党参12 g、川芎9 g、丹参9 g、补骨脂15 g、肉苁蓉15 g和人工麝香0.03 g等组成（上海中医药大学龙华医院制剂中心提供）。雌二醇（E_2）放射免疫分析药盒（北京北方生物技术研究所），^{125}I－环磷酸腺苷（cAMP）、^{125}I－环磷酸鸟苷（cGMP）放射免疫分析试剂盒（上海中医药大学核医学实验室），Ⅱ型胶原兔抗鼠抗体（美国Cell Signaling Technology公司），Ⅹ型胶原兔抗鼠抗体（武汉博士德生物工程有限公司），Ⅱ型胶原蛋白表达免疫组化试剂盒（晶美生物工程有限公司），聚集蛋白聚糖（Agc1）、Ⅱ型前胶原基因（Col2α1）、基质金属蛋白酶-13（MMP－13）和基质金属蛋白酶抑制剂-1（TIMP－1）引物（大连浩嘉生物技术有限公司），藻红蛋白

基金项目：国家杰出青年科学基金项目（30625043）；国家自然科学基金重大国际合作项目（30710103904）；国家自然科学基金项目（30572398、30600829、30701118）；上海市中药现代化重点项目（No. 6DZ19718）；上海市教育委员会创新基金项目（08YZ56）。

(PE)标记鼠抗人血小板表面 α-颗粒膜糖蛋白(CD62p)抗体(英国 Serotec 公司),TRIzol 试剂(美国 MRC 公司),逆转录酶(北京天根生化科技有限公司)。

2. 分组与造模方法

(1) 分组方法

将 30 只大鼠按随机区组设计,分为正常对照组、肾虚型颈椎病模型组(简称"模型组")和益气化瘀补肾方组,每组 10 只。

(2) 造模方法

肾虚型颈椎病模型建立方法参照文献[1],当颈椎病模型造模 3 个月后,正常对照组和模型组正常饲养(不予灌胃治疗),益气化瘀补肾方组予益气化瘀补肾方治疗 1 个月,用药剂量按动物体表面积比率换算等剂量法[2],由正常成人每天常用剂量换算得出,大鼠按平均体质量 320 g 计算,正常成人按 60 kg 标准体质量计算。中药水煎剂灌胃给药,含生药量 0.687 g/mL,1 次/d,3 mL/次。治疗结束后第 2 天取材。

3. 指标检测

(1) 子宫及附件质量

大鼠用戊巴比妥(40 mg/kg)腹腔注射麻醉后,取出子宫及附件,为了与模型组和益气化瘀补肾方组相统一,正常对照组子宫及附件去除双侧卵巢后,用电子天平称量子宫及附件的质量。每组取 8 个样本,进行统计分析。

(2) 血清 E_2 含量

大鼠用戊巴比妥麻醉后,腹主动脉采血 2 mL,摇匀放入水浴中 20 min,离心(2 000 r/min,10 min),取血清,按照试剂盒说明书操作要求,用放射免疫法测定血清 E_2 含量,实验由上海中医药大学核医学实验室完成。由于实验过程中的意外或失误(其他血液样本原因同此),使各组用于测量 E_2 的样本量分别为 8、7、7。

(3) 血浆 cAMP 和 cGMP 含量

上述方法采血 1 mL,乙二胺四乙酸抗凝,离心,取血浆,按照试剂盒说明书操作要求,用放射免疫法测定血浆 cAMP 和 cGMP 含量,并计算 cAMP/cGMP 比值。实验由上海中医药大学核医学实验室完成,各组样本量分别为 7、9、9。

(4) 血液流变学指标

上述方法采血 5 mL,肝素抗凝,摇匀,按锥板法采用全自动自清洗血流变仪检测血液流变学指标。各组样本量分别为 10、9、9。

(5) 血 CD62p 表达检测

上述方法采血 1 mL,肝素抗凝,用流式细胞仪检测 CD62p 的表达。取 0.1 mL 抗凝血,加入 PE 标记鼠抗人 CD62p 抗体 20 μL,混合,4℃ 放置 20 min;加 2 mL 红细胞溶解液放置 10 min 破红细胞;离心 2 000 r/min,5 min,弃上清液;用磷酸盐缓冲液(PBS)洗涤细胞 2~3 次,再悬浮于 0.3 mL PBS 中,用流式细胞仪检测 CD62p 的表达。各组样本量分别为 8、9、8,实验由中国科学院上海生命科学研究院细胞所完成。

(6) 颈椎间盘组织病理学

取颈椎间盘,4%多聚甲醛固定 24 h,清水冲洗后,20%乙二胺四乙酸脱钙 4 周,脱水,透明,包埋,连续 6 μm 横断面切片,HE 染色。在 40 倍光学显微镜下观察每个正中矢状面椎间盘。按 Miyamoto 分级评分标准将椎间盘退变程度分为 1~5 级[3],分别定为 1 分、2 分、3 分、4 分和 5 分。每组随机取 8 个样本。

(7) 颈椎间盘Ⅱ型胶原蛋白表达

采用免疫组化方法,具体操作步骤按照试剂盒说明书进行。棕黄色为阳性染色,各个标本在 200 倍光学显微镜下观察。

(8) 颈椎间盘

Agc1、Col2α1、MMP-13 和 TIMP-1 基因表达用 TRIzol 法抽提 mRNA,逆转录后,采用实时荧光定量 PCR 的方法检测基因表达,引物及方法参照文献[1]。用 6 个样本进行统计,结果用待测基因与 β-actin 灰度值的比值表示。

4. 统计学方法

采用 SPSS 13.0 软件进行统计分析，实验数据用 $\bar{x}\pm s$ 表示，采用单因素方差分析比较组间差异。

二、结果

1. 子宫及附件质量

与正常对照组比，模型组和益气化瘀补肾方组大鼠子宫及附件质量明显降低($P<0.01$)。益气化瘀补肾方组与模型组比较，差异无统计学意义。见表1。

表1　子宫及附件质量($\bar{x}\pm s$,g)

分　组	n	子宫及附件质量
正常对照组	8	1.16±0.15
模型组	8	0.33±0.02**
益气化瘀补肾方组	8	0.32±0.03**

注：与正常对照组比较，** $P<0.01$。

2. 血清 E_2 含量

与正常对照组比较，模型组血清 E_2 含量降低，但差异无统计学意义，益气化瘀补肾方组与模型组比较，血清 E_2 含量明显增高，差异有统计学意义($P<0.05$)。见表2。

表2　血清 E_2 含量($\bar{x}\pm s$,μg/L)

分　组	n	E_2
正常对照组	8	4.85±0.86
模型组	7	4.33±0.64
益气化瘀补肾方组	7	5.24±0.77*

注：与正常对照组比较，* $P<0.05$。

3. 血浆

cAMP、cGMP 含量及 cAMP/cGMP 比值与正常对照组比较，模型组大鼠血浆 cAMP 含量下降($P<0.05$)；益气化瘀补肾方组血浆 cAMP 含量高于模型组，但差异无统计学意义；血浆 cGMP 含量和 cAMP/cGMP 比值各组间比较，差异无统计学意义。见表3。

表3　血浆 cAMP 和 cGMP 含量及 cAMP/cGMP 比值($\bar{x}\pm s$)

分　组	n	cAMP(nmol/L)	cGMP(nmol/L)	cAMP/cGMP
正常对照组	7	36.78±10.66	5.21±2.08	8.09±435
模型组	7	18.35±10.33*	1.46±1.32	1 534±402
益气化瘀补肾方组	9	23.22±14.26	2.36±1.79	1 443±8.46

注：与正常对照组比较，* $P<0.05$。

4. 血液流变学变化

与正常对照组比较，模型组全血低切黏度、全血高切黏度和低切还原黏度明显增高($P<0.01$)；益气化

瘀补肾方组全血高切黏度高于正常对照组($P<0.05$),全血低切黏度和低切还原黏度低于模型组($P<0.05$);各组间聚集指数比较,差异无统计学意义。见表4。

表4　血液流变学指标变化($\bar{x}\pm s$,mPa·s)

分组	n	全血低切黏度	全血高切黏度	还原血液黏度	聚集指数
正常对照组	10	8.59±0.76	3.96±0.16	16.49±2.07	2.17±0.17
模型组	9	14.49±4.80**	5.69±1.04**	30.10±10.32**	2.33±0.37
益气化瘀补肾方组	9	10.63±1.64△	4.97±0.62*	22.44±2.68	2.13±0.11

注:与正常对照组比较,* $P<0.05$,** $P<0.01$;与模型组比较,△ $P<0.05$。

5. 血 CD62p 表达

与正常对照组比较,模型组和益气化瘀补肾方组 CD62p 表达明显增高($P<0.01$);与模型组比较,益气化瘀补肾方组大鼠血 CD62p 表达降低($P<0.01$)。见表5。

表5　CD62p 表达($\bar{x}\pm s$,%)

分组	n	CD62p
正常对照组	8	5.20±3.42
模型组	9	27.04±4.58**
益气化瘀补肾方组	8	23.04±3.20**△△

注:与正常对照组比较,** $P<0.01$;与模型组比较,△△ $P<0.01$。

6. 颈椎间盘组织病理学

(1)颈椎间盘 HE 染色

正常对照组大鼠颈椎间盘纤维环排列稍紊乱,有的出现裂隙,髓核有皱缩,软骨终板分为生长软骨层和关节软骨层,关节软骨层较薄,潮标清晰可见;模型组颈椎间盘纤维环出现裂隙,胶原纤维排列紊乱,髓核纤维化,软骨终板高度变小,潮标前移;益气化瘀补肾方组颈椎间盘退变有所改善,纤维环排列稍紊乱,髓核皱缩,软骨终板与模型组比较厚度增大,潮标后移。见图1。

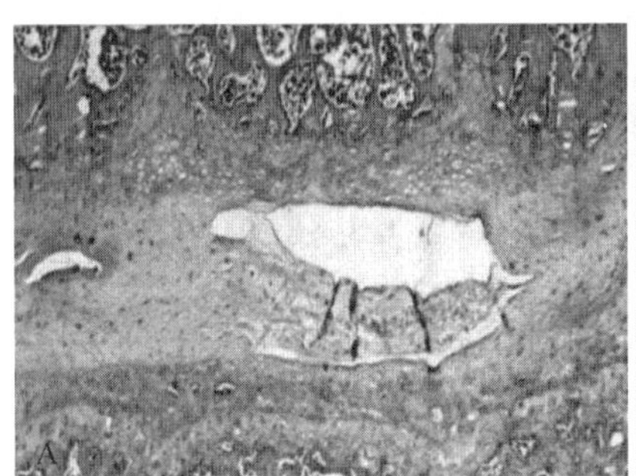

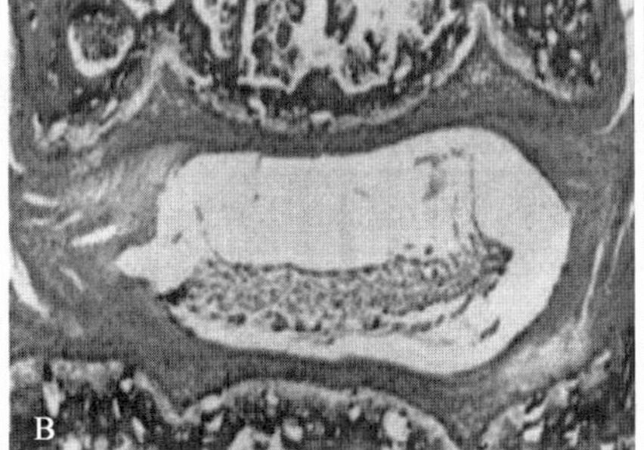

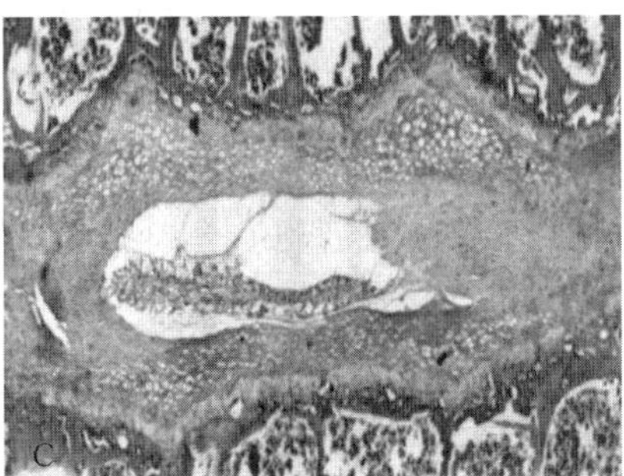

图1　颈椎间盘 HE 染色(光学显微镜,×40)

A. 正常对照组;B. 模型组;C. 益气化瘀补肾方组

(2)颈椎间盘退变程度分级

与正常对照组比较,模型组和益气化瘀补肾方组大鼠颈椎间盘退变程度 Miyamoto 评分分值增高($P<0.05$);益气化瘀补肾方组分值低于模型组($P<0.05$)。见表6。

表 6　颈椎间盘 Miyamoto 评分($\bar{x}\pm s$)

分　组	n	Miyamoto 评分
正常对照组	8	1.63±0.52
模型组	8	4.25±0.46*
益气化瘀补肾方组	8	3.38±0.92*△

注：与正常对照组比较，*$P<0.05$；与模型组比较，△$P<0.05$。

7. 颈椎间盘Ⅱ型胶原免疫组化染色

正常对照组Ⅱ型胶原在髓核、纤维环和软骨终板均有分布；与正常对照组比较，模型组Ⅱ型胶原表达减少，主要表达在纤维环；与模型组比较，益气化瘀补肾方组Ⅱ型胶原表达增加。见图 2。

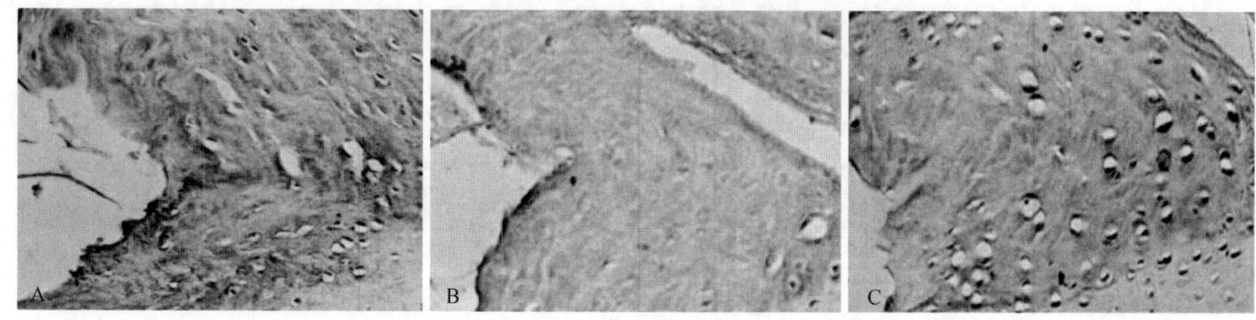

图 2　颈椎间盘纤维环Ⅱ型胶原免疫组织化学染色(光学显微镜，×200)

A. 正常对照组；B. 模型组；C. 益气化瘀补肾方组

8. 颈椎间盘

Agc1 mRNA、Col2α1 mRNA、MMP－13 mRNA 和 TIMP－1 mRNA 表达与正常对照组比较，模型组颈椎间盘 Agc1 mRNA、Col2α1 mRNA、TIMP－1 mRNA 表达降低，MMP－13 表达增高，其中 Agc1 mRNA、Col2α1 mRNA 和 MMP－13 mRNA 表达差异有统计学意义($P<0.05$，$P<0.01$)。与模型组比较，益气化瘀补肾方组 Agcl mRNA、Co12α1 mRNA 和 TIMP－1 mRNA 表达增高($P<0.05$，$P<0.01$)，MMP－13 mRNA 表达降低($P<0.01$)。见表 7。

表 7　颈椎间盘 Agc1 mRNA、Col2α1 mRNA、MMP－13 mRNA 和 TIMP－1 mRNA 表达($\bar{x}\pm s$)

分　组	n	Agc1/β－actin	Col2α1/β－actin	MMP－13/β－actin	TIMP－1/β－actin
正常对照组	6	1.00±0.34	1.00±0.48	1.00±0.84	1.00±0.46
模型组	6	0.53±0.28*	0.11±0.04**	5.37±1.31*	0.53±0.34
益气化瘀补肾方组	6	1.03±0.22△	1.67±0.18△△	0.50±0.09△△	1.48±0.16△

注：与正常对照组比较，*$P<0.05$，**$P<0.01$；与模型组比较，△$P<0.05$，△△$P<0.01$。

三、讨论

颈椎病的发生发展离不开气血失和与经脉不遂等因素，也与肾关系密切。《素问・六节脏象论》："肾者主蛰，封藏之本，精之处也。"《灵枢・本神》曰："生之来者谓之精。"精指先天之精气，即肾气，它对人体之生长、发育及形体之盛衰始终起着主导作用。《张氏医通》云："有肾气不循故道，气逆挟脊而上，至肩背痛。"提出了肾与颈椎病的相关性。与颈椎病发生相关的因素中，椎体骨质增生、骨质疏松都与肾气是否充盈、骨与髓能否得到滋养不无关系，但同时伴有气虚血瘀的表现。

肾实质研究表明，性激素水平可作为肾虚证的现代指标[4]。实验中大鼠子宫及附件质量降低、血清 E_2 含量下降，说明模型组动物存在明显的肾虚证。颈椎病的病理改变是椎间盘的退变，颈椎间盘组织的病理学表现，细胞外基质的基因和蛋白表达的减少，降解酶活性的增高，充分说明模型组和益气化瘀补肾方组颈椎间盘均发生了一定程度的退变。此外，血浆 cAMP、cGMP 含量，血液流变学和 CD62p 的变化，说明模型组动物不仅有明显的肾虚证，还存在免疫、代谢系统和凝血系统的异常。益气化瘀补肾方组与模型组比较，血清 E_2 含量增高，cAMP、cGMP 恢复平衡，血液流变学指标改善，CD62p 降低，椎间盘形态改善，细胞外基质合成增多，降解酶活性减少，说明益气化瘀补肾方对肾虚型颈椎病有多方面作用。

益气化瘀补肾方中黄芪不仅有明显的增强免疫功能的作用[5-7]，还有扩张血管、降低区域血管阻力，保护血管内皮细胞，改善微循环，促进血管生成的作用[8]。川芎的有效成分川芎嗪和阿魏酸等具有清除氧自由基、钙拮抗、扩血管、抗血小板聚集和抗血栓形成等多种作用[9]。补骨脂为补肾药，有较强的雌激素样作用[10]，还能通过调节神经和血液系统，促进骨髓造血，增强免疫和内分泌功能，从而发挥抗衰老延寿作用。益气化瘀补肾方是否分别通过免疫系统、代谢系统、凝血系统和内分泌系统等途径对颈椎间盘退变起作用值得进一步研究。

痿症方联合嗅鞘细胞移植对脊髓慢性压迫损伤后神经营养素3表达的影响

马迎辉 胡志俊 周重建 王拥军 施 杞

一、引言

中枢神经系统的再生是研究的热点,实验证明干细胞、嗅鞘细胞施万细胞等具有促神经再生的能力[1-2]。嗅鞘细胞是介于星形胶质细胞和施万细胞之间的一类特殊的胶质细胞,它的移植具有切实有效的促进神经再生修复的作用[3],但其机制还不很明确。

神经再生需要某些神经营养性物质的支持。嗅鞘细胞能分泌多种神经营养因子,如神经生长因子、脑源性神经生长因子、神经营养素、神经营养因子(CNTF)等。Goto 等[4]发现脊髓慢性损伤后神经营养素 3 主要表达在灰质,尤其是前角的运动神经元,也可见于轴索和白质中的神经胶质细胞。损伤后 3 周,灰质神经元中神经营养素 3 的表达要明显增高,故指出神经营养素 3 参与脊髓损伤后功能的恢复。Lohof 等[5]体外培养的结果显示在神经元培养过程中,脑源性神经生长因子和神经营养素 3 而不是 NGF 能够迅速增强自发和刺激诱发的突触活动。大量研究也发现神经营养素可以调控发育和发展过程中突触的功能[6-12]。有研究发现锻炼能够在 28 d 后明显提高脊髓组织神经营养素 3 mRNA 的表达,可见脊髓功能恢复与神经营养素 3 的表达与分泌有密切的关系。有学者发现用胚胎脊髓抑制后给予外源性神经营养素 3,在移植一两个月后发现他们能够通过在移植部位促进轴突的生长而影响损伤后成熟中枢神经系统神经元。吴军等[13]运用神经营养素 3 基因修饰嗅鞘细胞移植治疗急性脊髓损伤的实验研究也取得了较好的效果。由此可见神经营养素 3 的分泌和表达明显增高,而利用外源性神经营养素 3 后各种促进内源性神经营养素 3 分泌和表达的方法均对脊髓损伤后脊髓功能的恢复有明显的改善作用。

实验首先培养大鼠嗅鞘细胞,用螺丝钉压迫 C_4的造模方法损伤大鼠脊髓,然后进行嗅鞘细胞移植,同时将痿证方优化后灌胃,然后运用免疫组织化学、Elisa、RT - PCR 等方法,检测神经营养因子家族中神经营养素 3 表达的改变。观察脊髓损伤后嗅鞘细胞移植延缓脊髓损伤、帮助脊髓恢复的效果,观察中药对嗅鞘细胞移植效果的促进程度,并与前期单纯用中药干预的实验结果进行对比,结合文献摸索出较满意的嗅鞘细胞移植配合中药内服的方案。

二、材料和方法

设计: 对照动物实验,细胞学观察。

时间及地点: 实验于 2005 - 11/2007 - 03 在上海中医药大学脊柱病研究所完成。

基金项目: 上海市教育委员会科研基金资助项目(05cz12);国家自然科学基金重点项目(30330700)。

材料：选取新生 SD 大鼠用于细胞培养，雄性，清洁级，体质量 10 g。SD 大鼠用于动物模型制作，3 月龄，雄性，清洁级，体质量 375±25 g，由上海斯莱克实验动物有限公司提供[SCXK(沪)2003－0003]。实验过程中对动物处置符合科学技术部 2006 年《关于善待实验动物的指导性意见》的要求[14]。痿症方成分：炙黄芪、党参、炒白术、当归，由上海中医药大学脊柱病研究所提供。见表 1。

表 1　实验仪器、试剂及其来源

试　　剂	来　　源
MK3 酶标仪	芬兰 Labsystem 公司生产
除酶标仪	上海中医药大学附属龙华医院实验中心
DF12 培养液，胎牛血清(PAA)、胰蛋白酶，青霉素 100 mg/L，链霉素 100 mg/L，兔抗鼠神经生长因子低亲和力受体 p75(NGFRp75)多克隆抗体，兔抗鼠神经营养素 3 多克隆抗体，可和大鼠神经营养素 3 抗原交叉反应	上海思吉生物试剂公司
SYBR^R green PCR 试剂盒 3 个	上海晶美生物工程有限公司

实验方法：嗅鞘细胞的培养准备，采用酶消化法培养原代大鼠嗅鞘细胞[3]。将新生 SD 雄性大鼠嗅球完整取下，酶消化法进行嗅鞘细胞的原代培养，至第 14 天，选取生长状态良好的细胞，消化，计数。用玻璃微量注射器取 5 μL 细胞悬浮液，约含 10^6个培养细胞。

痿症方药物血清培养的嗅鞘细胞准备：痿症方组成：炙黄芪、党参、炒白术、当归(上海中医药大学脊柱病研究所提供)经前期实验得知：5 倍剂量，分 2 次灌胃，连续给药 3 d，采血前禁食 12 h，末次给药 1 h 后采血，以 3 000 r/min 离心 15 min，分离血清，56℃水浴，30 min 灭活，采用体积分数 0. 10 血清浓度培养是促进大鼠嗅鞘细胞增殖的优选方案。因此，采用此血清培养得到的药物血清培养的嗅鞘细胞用于细胞移植。准备同前。

慢性脊髓压迫动物模型的制作和分组：大鼠作颈前侧正中线稍偏右直切口，从浅层的胸骨舌骨肌和其深层的肩胛舌骨肌与胸骨乳突肌间隙进入，向内推开气管，充分暴露 C_4椎体，先用尖头螺丝刀在前侧正中攻一小孔，然后将平头十字螺钉于小孔处用螺丝刀侵占脊髓 0. 8 mm。保留螺钉持续压迫 3 个月。正常组不做处理，喂养 3 个月。造模后分组及干预情况见图 1。

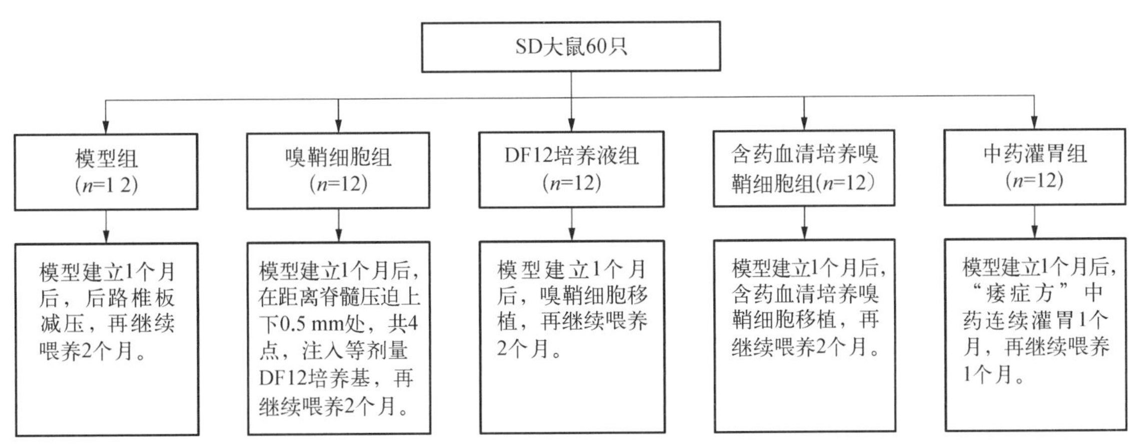

图 1　实验分级及干预情况

嗅鞘细胞移植：咬除大鼠 T_4椎板，暴露脊髓，在距离脊髓压迫上下 0. 5 mm 处，共 4 点，按 1 μL/点脊髓内注射 10^9/L 嗅鞘细胞，注入速度为 1 μL/min，术后逐层缝合，正常饲养。

检测指标：运用免疫组织化学法观察各组脊髓组织中神经营养素 3 蛋白的表达与分布，ELISA 抗原竞争法检测各组脊髓组织中神经营养素 3 蛋白浓度，RT－PCR 方法检测各组脊髓组织中神经营养素3 mRNA 的表达。

免疫组织化学法操作步骤：

1）取出冰冻切片，风干。

2）新鲜 0.3% H_2O_2 室温 10 min 以灭活内源性酶。

3）PBS 浸泡 3×3 min。

4）Proteinase K 200∶1 消化切片 30 min。

5）PBS 浸泡 3×3 min。

6）滴加 5%BSA 封闭液，室温 20 min。甩去多余液体，不洗。

7）加 NGF 或 BDNF 或 NT－3 一抗（稀释度 1∶200）置湿盒中，37℃，30 min。

8）PBS 浸泡 3×3 min，滴加生物素二抗，置湿盒中，37℃，10 min。

9）PBS 浸泡 3×3 min，滴加 SABC，置湿盒中，37℃，20 min。

10）PBS 浸泡 3×3 min，DAB 显色。

11）苏木精轻度复染，脱水，透明，封固。

12）显微镜下观察。

ELISA 抗原竞争法操作步骤：

1）准备全部所需试剂。

2）取出酶标孔板，揭去封条。

3）保留 TA（总活性孔）和空白底物孔。

4）NSB（非特异性孔）加 150 μL a-buffer（Assay Buffer）。

5）B0（0 标准孔）加入 100 μL a-buffer。

6）标准品孔和样品孔分别加入 100 μL 标准品和样品。

7）50 μL BDNF 结合物加入每个孔（不包括 TA 和空白底物孔）。

8）50 μL BDNF 抗体加入每个孔（不包括 NSB、TA 和空白底物孔）。

9）倾倒孔中液体，w-buffer（wash buffer）清洗，重复清洗 3 次。

10）TA 孔加 50 μL PGE_2 结合物。

11）每个孔中加入 200 μL PNPP 底物，密封 37℃孵育 1 h。

12）每个孔中加入 50 μL 终止液终止显色。

13）用酶标仪在 450 nm 下，测定显色物的吸光度 A 值，根据吸光度 A 值反映了底物被水解的量。

14）数据计算：数据处理使用 ELISA 标准曲线拟合的软件 CurveExpert 1.38。

RT－PCR 方法检测操作步骤：模板 mRNA 提取和测定，组织匀浆。将冻存于−80℃低温冰箱中装有脊髓组织的冻存管从冰箱中转移至液氮罐中，取出一个管后将其中组织立即称重，用电子天平称取 0.1 g 组织，转移至组织匀浆器（DEPC 处理，高温消毒）中，加 1 mL TRIAZL 液，在自动组织匀浆机上，将组织充分匀浆（匀浆机头也用 DEPC 处理，高温消毒），移入 1 mL 移液管，按照冻存管的编号标记。依次将所有组织匀浆。

相位分离：将组织匀浆在室温下放置 5 min 以便核蛋白复合体充分分裂，接着在每管中加 0.2 mL 氯仿，盖紧样本盖子，轻轻地充分摇荡 15 s；混合液在室温下放置 1～2 min，12 000 r/min、4℃离心 15 min，可见底部浅红色的氯酚相，白色的中间相和上边的水相，RNA 特异地位于水相中。水相的容积约占 TRIAZL 组织匀浆容积 60%。

RNA 沉淀：转移水相到新鲜的管中，并按前面标记，每管中加 0.5 mL 异丙醇，室温下放置 5～10 min 后在 12 000 r/min、4℃离心 8 min，可见试管底部的一侧壁上形成一胶样或白色小球，即为总 RNA。

RNA 洗涤：移除上清液，每管加 1 mL 乙醇洗 RNA，然后 7 500 r/min 4℃离心 5 min。

真空干燥 5 min，每管加 0.1% DEPC 水 30 μL。组织总 RNA 溶液置于−80℃冰箱存放。

组织总 RNA 含量测定：测定方法：从−80℃冰箱中取出组织总 RNA 溶液，加双蒸水 3 mL 到石英比色杯中，再用 10 μL 移液器取 3 μL RNA 溶解液加入盛有水的比色杯（充分混匀），以双蒸水作为空白对照，用紫外分光光度计选择波长 260 nm 和 280 nm 分别检测 A 值（即光吸收值）。紫外分光光度计定量 A_{260}/

A_{280}，测得样本值在 1.6～1.9。按照 TRIAZL 试剂的要求，正常 RNA 的比值在 1.6～1.9，因此抽取的 RNA 无蛋白质污染、无降解，可以进行反转录和扩增。

引物的合成：

		引物序列及相关参数	
NT－3	上游	5′－ATG AAA CGA GGT GTA AGA－3′	56.2
	下游	5′－GAC AAT ACT GAA TGC CAT－3′	59.6
		产物长度　476 bp	

反转录(RT)：准备反应混合液，模板总 RNA0.1～0.5 μg；引物 Oligo(dT)18primer 1 μL 加 DEPC 处理的水使最终液体总量为 12 μL，轻轻将混合液振荡、旋转 3 s 混均；将上述混合液 70℃孵育 5 min，冰上冷却，短暂离心，收集沉淀物；将管置于冰上依次加下述成分：5×反应缓冲液 4 μL、riblock 核糖核酸酶抑制剂1 μL、10 mmol/L dNTP 混合液 2 μL，轻轻将上述混合液短暂离心，收集沉淀物；37℃孵育 5 min；加 revertAid M－MulV 逆转录酶 1 μL，最终液体总量达 20 μL；37℃孵育 60 min；终止反应，冰上冷却，此时 RNA 已被反转录为 cDNA。

实时定量 PCR：建立反应体系，检测。打开 Rotor－Gene6.0 软件，点击 SYBR Green Ⅰ选项，选择 72 孔反应体系，按表 6 设立循环参数。参数设计完成后，点击 Star run 按钮，开始扩增；将每个标本按所加的样本代码编号，并用同样的颜色代表同一组别，然后将 β 内参组和样品组分别编为 2 页，点击 Analysis 选项中的 Delta Delta CT 选项，命名检测指标的名称，进行定量分析，每个样品的结果是将样品中指标的 CT 值与 β 内参的 CT 值进行比较后的结果，最终的结果是每组相对于其中一组的比值。

主要观察指标：运用免疫组织化学法观察各组脊髓组织中神经营养素 3 蛋白的表达与分布，ELISA 抗原竞争法检测各组脊髓组织中神经营养素 3 蛋白的浓度，RT－PCR 方法检测各组脊髓组织中神经营养素 3 mRNA 的表达。

设计、实施、评估者：设计为第二作者，实施为第一作者，评估为第一、三、四、五作者，均经过系统培训，未使用盲法评估。

统计学分析：由本文第一作者采用 SPSS 11.0 统计软件包分析数据。秩变换后采用单因素方差分析，两两比较用 t 检验。

三、结果

1. ELISA 抗原竞争法检测各组脊髓组织中神经营养素 3 浓度结果

运用 CurveExpert 绘图软件做出标准图形，得到 A 值与样品中神经营养素 3 浓度的公式，即 $y = 0.518\ 932 + 0.001\ 175x$，其中 y 代表 A 值，x 代表样品中神经营养素 3 浓度，输入样品的 A 值，软件就可直接算出样品的浓度。

正常脊髓组织中分泌少量的神经营养素 3。与正常组比较，其他组脊髓组织中神经营养素 3 均明显增高($P<0.05$，$P<0.01$)，DF12 组与模型组比较，神经营养素 3 降低差异有显著性意义($P<0.05$)；嗅鞘细胞(olfactory ensheathing cell，OEC)组神经营养素 3 含量高于模型组($P<0.01$)；含药血清嗅鞘细胞组和中药灌胃组神经营养素 3 含量与模型组比较显著升高，差异有高度显著性意义[$P<(0.05～0.01)$]。嗅鞘细胞组、含药血清嗅鞘细胞组和中药灌胃组神经营养素 3 含量与 DF12 组比较显著升高($P<0.01$)。神经营养素 3 含量中药组高于嗅鞘细胞组，但差异不显著($P>0.05$)。中药灌胃组神经营养素 3 含量高于含药血清嗅鞘细胞组($P<0.05$)，见图 2。

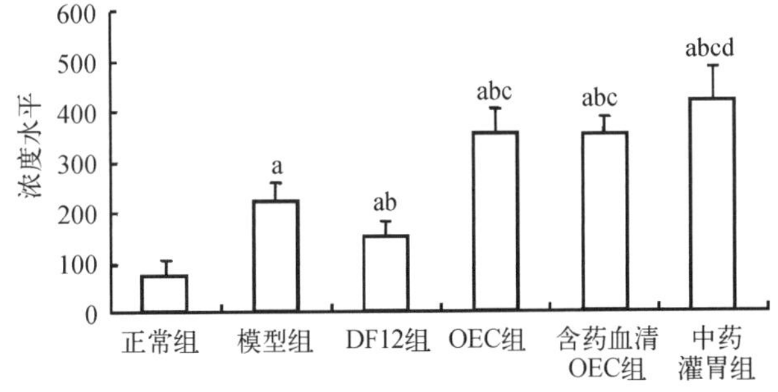

图 2　各组脊髓组织神经营养素 3 的浓度

OEC：嗅鞘细胞；与正常组比较，[a] $P<0.05$；与模型组比较，[b] $P<0.05$；与 DF12 组比较，[c] $P<0.05$；与 OEC 组、含药血清 OEC 组比较，[d] $P<0.05$

2. 免疫组织化学检测神经营养素 3 表达结果

神经营养素 3 染色阳性呈棕黄色，神经元阳性染色见于细胞浆或边聚于细胞膜内侧，胶质细胞则分布在细胞核中，神经纤维阳染均匀分布在整个纤维中，成片状。正常组脊髓灰、白质有极少量神经营养素 3 表达，散见于整个横截面，以灰质稍多见，阳性染色多分布于纤维上，纤维排列整齐，可见少数几个星形细胞染色。

造模后神经营养素 3 表达大量增加，灰质以脊髓前角较多见，白质以前外侧索多见，主要表达于纤维上，阳性染色的纤维排列较为紊乱，中夹阳性染色的星形细胞，部分细胞肿大。

含药血清嗅鞘细胞组和中药灌胃组最强，嗅鞘细胞组、DF12 培养液组、模型组稍弱，见图 3。

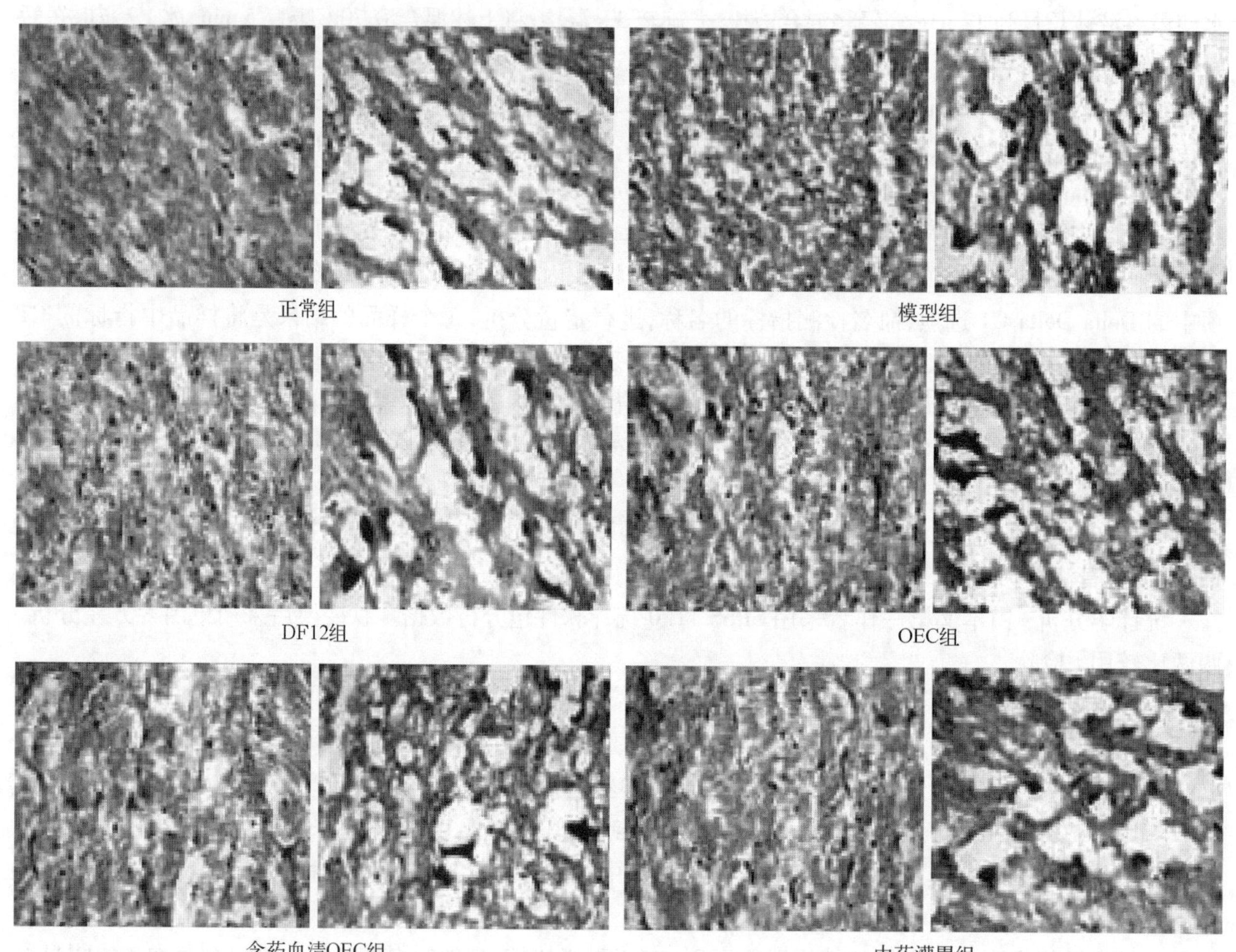

图 3　各组脊髓组织神经营养素 3 表达（免疫组织化学左为白质，右为灰质，×400）

3. RT－PCR 方法检测神经营养素 3

mRNA 的检测结果采用 Comparative Delta-delta Ct 法定量前，在预实验中对基因做标准曲线。根据 Rotor－Gene 的软件自动给出的标准曲线的 R 值、扩增效率等信息。

相对定量分析结果是基于观察对象的其中一组的表达倍数，在分析中发现，以正常组作为对照后发现各组间差异明显且数值相对集中，因此在本实验中全部以正常组作为相对定量的基数，其他组的表达则是其相对表达倍数。

与正常组比较，模型组脊髓组织中神经营养素 3 mRNA 未见增高，DF12 培养液组、嗅鞘细胞组、含药血清嗅鞘细胞组和中药灌胃组神经营养素 3 mRNA 含量明显增高（$P<0.01$）。

嗅鞘细胞组、含药血清嗅鞘细胞组和中药灌胃组神经营养素 3 mRNA 表达明显高于模型组、DF12 培养液组($P<0.01$),DF12 培养液组高于模型组($P<0.01$)。

与嗅鞘细胞组比较,含药血清嗅鞘细胞组和中药灌胃组神经营养素 3 mRNA 的表达均增高[$P<(0.01\sim0.05)$]。含药血清嗅鞘细胞组高于中药灌胃组($P<0.01$)。见图 4。

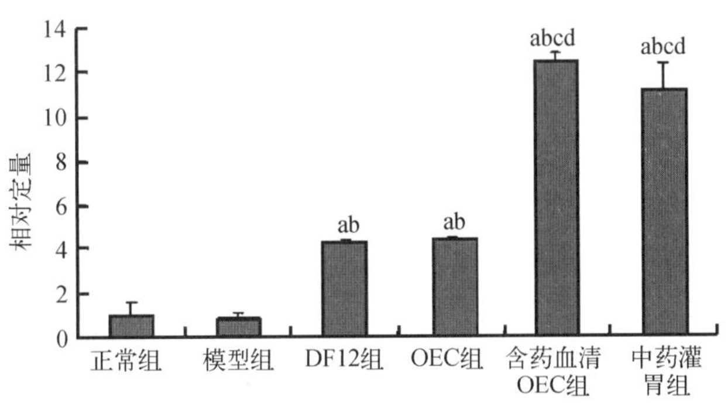

图 4　各组脊髓组织中神经营养素 3 mRNA 含量

OEC:嗅鞘细胞;与正常组比较,[a] $P<0.05$;与模型组比较,[b] $P<0.05$;与 DF12 组比较,[c] $P<0.05$;与 OEC 组,[d] $P<0.05$

四、讨论

胡志俊等[15]研究证实脊髓慢性压迫损伤后神经营养因子分泌增加主要由于神经细胞和胶质细胞,此外还大量见于灰、白质的神经纤维部分,证明了其主要来源是外周靶细胞,通过神经纤维逆向运送到中枢,帮助神经组织的修复;中药痉证方、痿证方具有促进神经营养因子分泌的作用。人参皂苷不仅对中枢神经系统有"神经营养因子样"作用,对周围神经也具有保护神经元胞体免受损害,同时又有促进神经细胞突起生长作用,所以,人参皂苷兼有保护脊髓神经元和促进周围神经轴突生长的双重作用。中药补阳还五汤提取物能够促进脊髓神经细胞的体外存活和突起生长,这种作用与其对神经营养因子的调节有关[16]。陈伟峰等[17]研究发现急性全脑缺血再灌注损伤大鼠脑组神经营养因子的表达均增高;复方麝香注射液能明显升高神经营养素表达。张硕等[18]研究发现麝香酮无直接促进视网膜神经细胞存活的作用,在与神经生长因子协同增进视网膜神经细胞的存活方面,麝香酮至少是麝香中增强神经营养素生物效应的最有效成分之一。陆华保等[19]报道对切断大鼠双侧隔海马穹隆伞模型给予中药制剂 SSY－B2 干扰,结果神经元丧失明显低于对照组,神经营养素的表达高于对照组。从上述研究结果可以看出中医药可以通过调节机体神经营养因子的分泌从而达到减轻脊髓、神经损伤的作用。

因此有必要进行嗅鞘细胞联合中药治疗脊髓慢性损伤的尝试,将痿症方与嗅鞘细胞相结合并以神经营养素 3 作为切入点进行研究。实验发现正常组仅有极少量神经营养素 3 的表达,脊髓慢性压迫损伤后神经营养素 3 的表达相对于正常组明显增高。与模型组、DF12 组比较,痿症方和嗅鞘细胞移植治疗后脊髓组织中神经营养素 3 表达均明显增加;痿症方含药血清培养的嗅鞘细胞移植与单纯嗅鞘细胞移植相比,对脊髓组织中神经营养素 3 表达的增加明显增加,但与单纯痿症方相比在统计学上无显著差异。痿症方和嗅鞘细胞移植均能够促进脊髓组织中神经营养素 3 的表达,是防止脊髓损伤进一步发展的有效措施。痿症方能加强嗅鞘细胞移植促进脊髓组织中神经营养素 3 的表达的作用,与单纯痿症方相比,未能在以上几个方面体现出优势,这也可能与作者的研究方式有关,作者采用的是一种较新的中药血清培养模式,还处于尝试阶段,也许嗅鞘细胞联合中药灌胃会有更好的结果,需要后期继续进行探索。

正钒酸钠对椎间盘软骨细胞功能的抑制作用

王拥军　石继祥　施　杞　周　泉　唐占英　卞　琴　周重建

软骨细胞退变是椎间盘退变过程中的关键环节之一[1-2]，蛋白酪氨酸磷酸酶（protein tyrosine phosphatase，PTP）和蛋白酪氨酸激酶（protein tyrosine kinase，PTK）对调节细胞代谢、基因表达、细胞增殖与分化均起关键性作用，细胞通过磷酸化和脱磷酸化打开或关闭细胞内的重要功能蛋白[3-4]。蛋白酪氨酸磷酸酶 N1（protein tyrosine phosphatase N1，PTPN1）为 PTP 家族中重要成员之一，位于细胞质中内质网的表面，其编码基因为 PTPN1，人类 PTPN1 定位于染色体 20q13。生长因子受体家族中的胰岛素样生长因子受体（insulin-like growth factorreceptor，IGFR）具有 PTK 活性，在调节细胞增殖、黏附和迁移的过程中起重要作用。PTPN1 及 IGFR 是 Ras－MAPK 及 JAK－STAT 通路上的关键酶，正钒酸钠（sodium orthovanadate，Na_3Vo_4）是 PTPs 抑制剂[5-6]。Na_3Vo_4主要通过干预这些关键酶的活性，调控细胞相应的信号转导过程，调节基因转录水平，进一步对其胶原代谢、蛋白聚糖表达以及细胞增殖率等产生影响。本研究观察 Na_3Vo_4 对 PTPN1 和 IGFR 基因表达的影响。

一、材料与方法

1. 材料

（1）主要试剂和仪器

DMEM 培养液（Gibco，美国），Ⅱ型胶原酶（Sigma，美国），胰蛋白酶（Promega，美国），小牛血清（杭州四季青生物工程材料有限公司），MTT（上海思吉生物制品有限公司），兔抗鼠Ⅱ型胶原多克隆抗体（Novocastra Laboratories Ltd，美国），免疫细胞化学试剂盒（DAKO，丹麦），Trizol 试剂（Gibco，美国），焦碳酸二乙酯（DEPC，Sigma，美国），甲酰胺、溴乙锭（Sigma，美国），琼脂糖、PCR Marker（Promega，美国）。

细胞培养箱（Heraeus B－5060 EK－CO2，德国），倒置相差显微镜（Olympus，日本），培养瓶（Nunclon，丹麦），超净工作台（CSB－1，上海净化设备厂），低温离心机（Type Megafuge 1.0 R，Heraeus，德国），6 孔和 96 孔培养板（Costar 3599，美国），PCR 仪（PCRSystem 2400，GeneAmp Applied Biosystems），计算机凝胶图像分析系统（Rotor－Gene 3000，Corbett Research）。

（2）主要药物

Na_3Vo_4（LC Labs，美国），以二甲基亚砜分别稀释至终浓度 10 μmol/L、20 μmol/L 及 30 μmol/L。

基金项目： 国家杰出青年科学基金资助项目（30625043）；国家自然科学基金重点资助项目（30330700）；国家自然科学基金资助项目（30371794，30572398）；上海市科技启明星跟踪计划项目（05QMH1412）；上海市医学重点学科建设项目（05M027）。

(3) 实验动物

60 只雄性清洁级 1 月龄 SD 大鼠,体重 100±20 g,由上海斯莱克实验动物有限责任公司提供。

2. 实验方法

(1) 软骨细胞培养

连续酶消化及自然传代法。无菌技术下取实验动物椎间盘,分离软骨终板,以 Hank's 液冲洗三次,组织剪碎至 1 mm^3 大小,放入锥形瓶中。加入质量分数 0.25%的胰蛋白酶溶液于 37℃搅拌预消化 15 min,离心(1 000 r/min,5 min),去上清液。加入质量分数 0.02%的Ⅱ型胶原酶,37℃下搅拌消化 30 min,消化后过滤离心(1 000 r/min,5 min),去上清液。加入体积分数 10%的小牛血清培养液再离心(1 000 r/min,5 min),去除上清液,重复三次。取离心沉淀的细胞吹打,光镜下计数,按 $2×10^4$/mL 密度接种于 25 mL 培养瓶中,加入适量(2~3 mL)含体积分数 20%小牛血清的 DMEM 培养液。将培养瓶置于细胞培养箱中(含体积分数 5%的二氧化碳,37℃)培养,观察细胞贴壁及生长情况。原代细胞形成单层后,进行传代。

(2) Na_3Vo_4 干预

将第三代软骨细胞用质量分数 0.25%的胰蛋白酶消化,形成单个细胞悬液,按 $2×10^4$/mL 密度接种于 96 孔培养板。分别加入终浓度为 10 μmol/L、20 μmol/L 及 30 μmol/L 的 Na_3Vo_4,共培养 7 d。

(3) MTT 法观察

将第三代细胞经质量分数 0.25%的胰蛋白酶消化后,分为四组,每组各 10 个复孔。细胞按 $2×10^4$/mL 接种于 96 孔培养板,每两天换一次液,培养板种植后第 2 天开始每隔一天随机取样。加入 50 g/L MTT 20 μL/孔,孵育 4 h,吸去上清液后,加二甲基亚砜 200 μL/孔,10 min 后在酶标仪上测 OD 值,波长为 492 nm。

(4) 甲苯胺蓝和 HE 染色

将第三代细胞以 $2×10^4$/mL 密度接种于预置有盖玻片的 6 孔板中,待细胞 70%融合后,取出玻片,置入质量分数 4%的多聚甲醛溶液中,4℃下固定 20 min,分别做 HE 和甲苯胺蓝染色,常规树脂封片。

(5) 总 RNA 提取及Ⅱ型胶原、Ⅸ型胶原、Aggrecan mRNA 的表达

采用 RT-PCR 方法,应用 Trizol 法提取椎间盘软骨终板 mRNA,进行 PCR 扩增。PCR 反应体系为 25 μL,扩增(94℃变性 40 s,56℃退火 40 s,72℃复性 30 s)30 个循环,最后在 72℃下延伸 1 min。以 20 g/L 琼脂糖凝胶电泳,KS400 型图像分析系统进行光密度扫描,以目的基因光密度值与对应内参基因光密度值比值作为该样品中目的基因的相对转录量,并以目的基因的相对转录量为参数进行半定量统计分析。其引物序列和参照物磷酸甘油醛脱氢酶(glyceraldehyde-3-phosphate dehydrogenase,GAPDH)由上海博亚生物技术有限公司合成(见表 1)。

表 1　Ⅱ型胶原、Ⅸ型胶原、Aggrecan、IGFR、PTPN1 引物序列

名　称	上　游	下　游	bp
Ⅱ型胶原	5′-CTG GAG CAG CAA GAG CAA GGA G-3′	5′-AAT GTC AAC AAT CCG AAG CCG T-3′	387 bp
Ⅸ型胶原	5′-AGT TCC CCG CAT AGA TGG TA-3′	5′-ACC CTC ACC AGG TTC TCC TT-3′	196 bp
Aggrecan	5′-CTA CGA CCC CAT CTG CTA CA-3′	5′-GCT TTG CAC TGA GGA TCA CA-3′	178 bp
IGFR	5′-CCT CCC GAC ACT ACT ACT ACA AAG-3′	5′-GGA TGA AGC CTG ATG GAC ACT C-3′	189 bp
PTPN1	5′-CCG GCC ACC CAA ACG CAC AT-3′	5′-GAC CCC GCA GAC CAA ATC CTA ACC-3′	439 bp
GAPDH	5′-GGT GAA GGT CGG TCT GAA CCC-3′	5′-GTC ATG AGC CCT TCC ACG ACG AT-3′	512 bp

(6) IGFR、PTPN1 mRNA 的表达

采用定量 RT-PCR 表达。PCR 反应体系为 50 μL,扩增(95℃变性 30 s,55℃复性 30 s,72℃聚合 60 s)40 个循环,末轮循环 94℃变性 1 min。从每支反应管中抽取 20 μL 样品,应用凝胶电泳和放射自显影分析扩增产物的大小;回收参考模板和靶序列的扩增电泳条带,并用液体闪烁计算仪测定各条带的放射性活

度，使用磷光成像仪对电泳凝胶进行扫描分析，计算每一 PCR 反应中两种放射性标记 DNA 的相对含量。其引物序列见表 1。

3. 统计学分析

采用 SPSS 10.0 及 Excel 2000 统计软件分析。不同剂量组与对照组细胞增殖率，Ⅱ型、Ⅸ型胶原和 Aggrecan mRNA 表达以及 IGFR、PTPN1 mRNA 表达的比较，应用单因素方差分析和两两比较 q 检验，$P<0.05$ 为差异有统计学意义。

二、结果

1. 细胞培养及鉴定结果

第三代细胞经过 HE 染色后，可见细胞呈多角形，核为圆形或椭圆形，有时见有双核，胞质内可见空泡（见图 1A）；甲苯胺蓝染色可见胞质及细胞周围有紫红色或红色异染出现，呈现典型的软骨细胞形态（见图 1B）；免疫细胞化学染色显示软骨终板软骨细胞表达Ⅱ型胶原（见图 1C）。

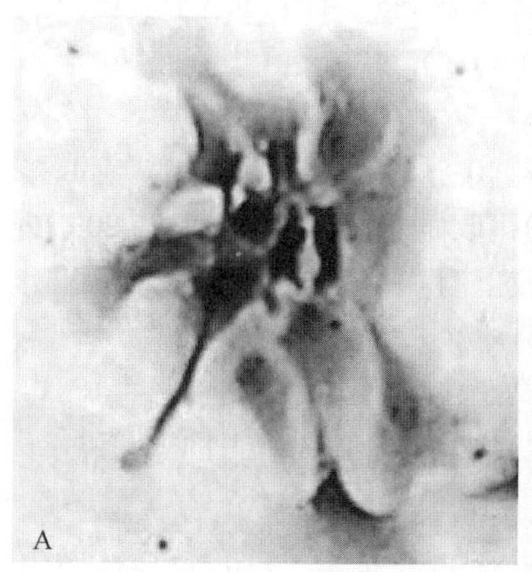

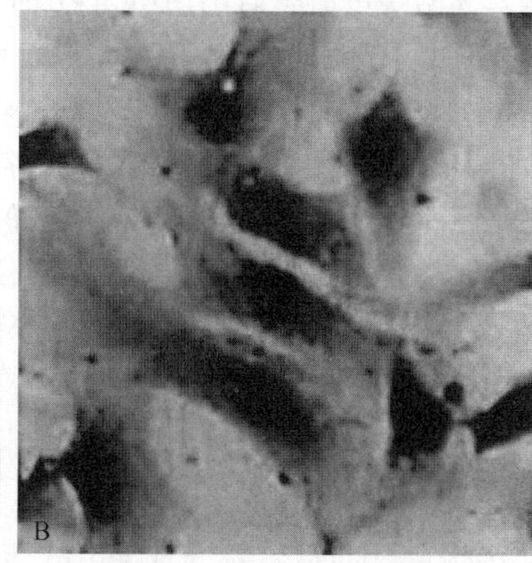

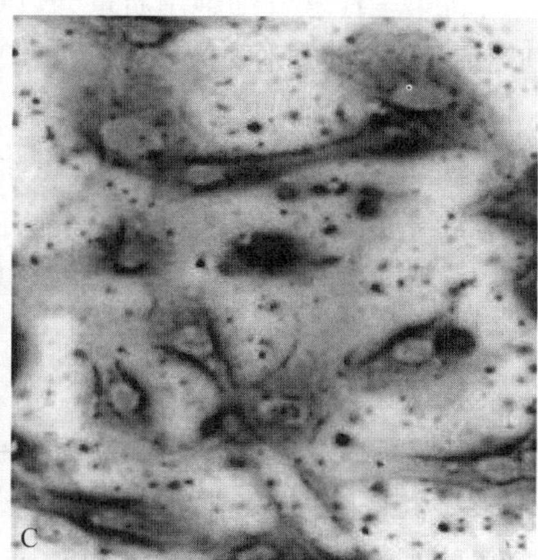

图 1 第三代软骨细胞（×400）

A. HE 染色后细胞呈多角形，核为圆形或椭圆形；B. 甲苯胺蓝染色可见胞质及细胞周围有紫色或红色异染；C. 软骨细胞Ⅱ型胶原免疫细胞化学染色阳性

2. 不同浓度 Na_3Vo_4 对软骨细胞增殖率的影响

用 Na_3Vo_4 干预 7 d 后，各组的软骨细胞增殖率差异有统计学意义（$F=1\,437.85$，$P<0.01$，见表 2）。

表 2 不同浓度 Na_3Vo_4 作用后椎间盘软骨细胞增殖率比较（$n=6$，$\bar{x}\pm s$）

组别	细胞增殖率（OD_{490} 值）
对照组（1）	0.474±0.008
10 μmol/L Na_3Vo_4 组（2）	0.469±0.011
20 μmol/L Na_3Vo_4 组（3）	0.398±0.011
30 μmol/LNa_3Vo_4 组（4）	0.277±0.008

注：$q_{1,2}=2.20$，$P<0.05$；$q_{1,3}=31.51$，$P<0.01$；$q_{1,4}=81.42$，$P<0.01$；$q_{2,3}=29.31$，$P<0.01$；$q_{2,4}=79.22$，$P<0.01$；$q_{3,4}=49.91$，$P<0.01$。

3. 不同浓度 Na_3Vo_4 对软骨细胞Ⅱ型胶原、Ⅸ型胶原及 Aggrecan mRNA 表达的影响

（1）Ⅱ型胶原 mRNA 表达

各组Ⅱ型胶原 mRNA 表达的差异有统计学意义（$F=676.91$，$P<0.01$，见表 3）。

表 3 Ⅱ型胶原 mRNA 表达($n=9, \bar{x} \pm s$)

组别	Ⅰ型胶原 mRNA
对照组(1)	0.653±0.009
10 μmol/L Na_3Vo_4组(2)	0.659±0.013
20 μmol/L Na_3Vo_4组(3)	0.649±0.009
30 μmol/L Na_3Vo_4组(4)	0.545±0.002

注：$q_{1,2}=3.15, P<0.05$；$q_{1,3}=1.95, P>0.05$；$q_{1,4}=51.46, P<0.01$；$q_{2,3}=5.10, P<0.01$；$q_{2,4}=54.61, P<0.01$；$q_{3,4}=49.52, P<0.01$。

(2) Ⅸ型胶原 mRNA 表达

各组Ⅸ型胶原 mRNA 表达的差异有统计学意义($F=12.83, P<0.01$,见表 4)。

表 4 Ⅸ型胶原 mRNA 表达($n=9, \bar{x} \pm s$)

组别	Ⅸ型胶原 mRNA
对照组(1)	0.290 7±0.011
10 μmol/L Na_3Vo_4组(2)	0.283 3±0.013
20 μmol/L Na_3Vo_4组(3)	0.280 3±0.003
30 μmol/L Na_3Vo_4组(4)	0.268 9±0.007

注：$q_{1,2}=2.90, P>0.05$；$q_{1,3}=4.09, P<0.05$；$q_{1,4}=8.62, P<0.01$；$q_{2,3}=5.10, P<0.01$；$q_{2,3}=1.20, P>0.05$；$q_{2,4}=5.71, P<0.01$；$q_{3,4}=4.52, P<0.01$。

(3) Aggrecan mRNA 表达

各组 Aggrecan mRNA 表达的差异有统计学意义($F=2\ 369.66, P<0.01$,见表 5)。

表 5 Aggrecan mRNA 表达($n=9, \bar{x} \pm s$)

组别	Aggrecan mRNA
对照组(1)	0.889 1±0.007
10 μmol/L Na_3Vo_4组(2)	0.886 3±0.002
20 μmol/L Na_3Vo_4组(3)	0.812 1±0.015
30 μmol/L Na_3Vo_4组(4)	0.737 5±0.003

注：$q_{1,2}=1.87, P>0.05$；$q_{1,3}=52.09, P<0.01$；$q_{1,4}=102.55, P<0.01$；$q_{2,3}=5.10, P<0.01$；$q_{2,3}=50.21, P<0.01$；$q_{2,4}=100.68, P<0.01$；$q_{3,4}=50.46, P<0.01$。

4. 不同浓度 Na_3Vo_4 对软骨细胞 IGFR mRNA、PTPN1 mRNA 表达的影响

(1) IGFR mRNA 表达

与对照组比较,各组 IGFR mRNA 表达均增加($F=34.12, P<0.01$,见表 6)。

表 6 IGFR mRNA 表达($n=9, \bar{x} \pm s$)

组别	IGFR mRNA
对照组(1)	0.175±0.000 01
10 μmol/L Na_3Vo_4组(2)	0.187±0.000 42
20 μmol/L Na_3Vo_4组(3)	0.182±0.002 99
30 μmol/L Na_3Vo_4组(4)	0.179±0.001 09

注：$q_{1,2}=13.96, P<0.01$；$q_{1,3}=7.67, P<0.01$；$q_{1,4}=4.74, P<0.01$；$q_{2,3}=6.29, P<0.01$；$q_{2,4}=9.22, P<0.01$；$q_{3,4}=2.93, P>0.05$。

（2）PTPN1 mRNA 表达 4

各组 PTPN1 mRNA 表达的差异有统计学意义（F=3 709.69，P<0.01，见表 7）。

表 7　PTPN1 mRNA 表达（n=9，$\bar{x}\pm s$）

组　　别	PTPN1 mRNA
对照组（1）	0.035±0.000 05
10 μmol/L Na_3Vo_4组（2）	0.037±0.000 83
20 μmol/L Na_3Vo_4组（3）	0.022±0.001 76
30 μmol/L Na_3Vo_4组（4）	0.005±0.000 31

注：$q_{1,2}$=8.09，P<0.01；$q_{1,3}$=55.01，P<0.01；$q_{1,4}$=123.78，P<0.01；$q_{2,3}$=63.11，P<0.01；$q_{2,4}$=131.87，P<0.01；$q_{3,4}$=68.77，P<0.01。

三、讨论

椎间盘退变性疾病（颈椎病、腰椎间盘突出症等）的根本病理变化是椎间盘退变。Gruber、Lotz、Natarajan 等[7-9]证实椎间盘退变的重要因素是软骨终板内软骨细胞凋亡。

软骨细胞表型与细胞形态有密切联系，只有圆形、多角形的细胞才具有合成软骨特异性细胞外基质的功能[10]。HE 和甲苯胺蓝染色发现，软骨终板细胞在原代和第一、二代呈圆形或多角形；随传代次数增加，圆形、多角形细胞数量减少，出现梭形样细胞。透射电镜观察培养细胞的超微结构，细胞核仁明显，线粒体、内质网、高尔基体发达，表明培养的细胞具有增殖力。与本课题组已报告的研究结果相符[11]。

有研究报告 Na_3Vo_4可抑制多种因素诱导的多种细胞的凋亡，如生长因子诱导的髓性白血病细胞 M07e 凋亡[12]，GL331 诱导的多种上皮来源的癌细胞系[13]，SAGP 诱导的 MethA 纤维肉瘤细胞[14]及人脐带静脉内皮细胞凋亡[15]。吴岚军等[16]发现 Na_3Vo_4有较强的抑制受照射的 NFS－60 造血细胞凋亡作用，并增强 G2－M 期阻滞。也有作者报告 Na_3Vo_4可诱导或增强多种因素诱导的细胞凋亡。如 Figiel 等[17]发现 100 μmol/L 的 Na_3Vo_4作用 48 h 可诱导原代培养的大鼠脑齿状回细胞凋亡。Ye 等[18]的研究表明 Na_3Vo_4可通过过氧化氢介导的反应诱导小鼠 JB6P+上皮细胞呈剂量依赖性凋亡。Chang 等[19]报告 Na_3Vo_4可增强神经酰胺诱导的小鼠成纤维细胞凋亡[20]及丁酸钠诱导的 HL－60 白血病细胞凋亡。

本研究以不同浓度 Na_3Vo_4对椎间盘软骨细胞进行干预，结果发现对软骨细胞的诸多方面呈现出不同程度的调节作用，包括 PTPN1 mRNA 表达，Ⅱ型、Ⅸ型胶原代谢，Aggrecan 表达以及细胞增殖率等。当 Na_3Vo_4达到 20 μmol/L 时，即呈现对 PTPN1 mRNA 表达的显著抑制作用，却对 IGFR mRNA 表达无明显影响，此浓度对人体无明显的毒副反应。30 μmol/L Na_3Vo_4也抑制椎间盘软骨细胞增殖，降低Ⅱ、Ⅸ型胶原、Aggrecan 以及 PTPN1 的 mRNA 表达，说明 Na_3Vo_4对软骨细胞中 PTPs 的活性有明显抑制作用，从而降低了软骨细胞生物学功能。但 Na_3Vo_4对 IGFR mRNA 无抑制作用，并可能有一定的促进其表达作用。通过 Na_3Vo_4的阻断作用，我们推断，PTP 和 PTK 在椎间盘软骨细胞生物学功能的调控中起关键作用，这些酶活性的改变将相应改变软骨细胞增殖、分化、胶原及 PG 合成、细胞与细胞、细胞与 ECM 之间黏附以及胞内外信号转导等各个方面。通过抑制 PTP 和（或）PTK 活性，可以改变其生物学活性，从而达到调节软骨细胞增殖的目的，为椎间盘退变性疾病的治疗提供新的思路与方向。

致谢：感谢瑞金医院伤骨科研究所邓廉夫教授、冯伟副教授、许福平老师给本研究的帮助。

益气化瘀补肾方及拆方影响椎间盘细胞外基质胶原和代谢酶 mRNA 表达的研究

施　杞　王拥军　李晨光　周　泉　胡志俊　刘　梅　周重建

颈椎病是慢性退变性疾病，中医辨证的病机是"气虚血瘀，本虚标实"，在这一理论的指导下，我们运用益气、化瘀、补肾等中药治疗颈椎病形成了一套经验方。基础研究进展表明椎间盘退变是引起颈椎病的始动因素，椎间盘的功能依赖于细胞外基质的代谢平衡。在椎间盘细胞外基质复杂的代谢调控网络中，运用分子生物学技术可以检测基因表达的改变，使我们得以了解益气化瘀补肾方及其拆方具体影响了哪些环节，不同组方影响环节的差异，最佳组方的体现，这对于我们探讨中医治疗颈椎病机理，评价其疗效和优化组方具有一定的意义。

一、材料与方法

1. 实验动物

选择 3 月龄 SPF 级 SD 大鼠，雄性 70 只，体重 300±20 g。随机分为益气化瘀补肾方（益化补）组、益气化瘀方（益化）组、益气补肾方（益补）组、化瘀补肾方（化补）组、莫比可组、模型组和假手术组，每组 8 只［由上海中医药大学动物中心提供，合格证号：SYXK（沪）2004－2005］。

2. 造模方法

参照文献方法[1]。取颈背部正中纵向切口，长 2~2.5 cm，充分游离各层肌肉，横向切断深层颈夹肌和头、颈、寰最长肌，完全切除颈髂肋肌和头半脊肌，然后再依次切断颈 2~7 棘上和棘间韧带。假手术组仅切开皮肤，然后直接缝合。大鼠造模术后，有 5 个月的造模期，再灌胃给药 1 个月后，取材。

3. 药量换算

用药剂量按动物体表面积比率换算等剂量法，由正常成人每日常用剂量换算得出，大鼠按平均体重 550 g 计算，正常成人按 60 kg 标准体重计算。正常成人中药用量 1 剂/d，莫比可 0.75 mg/d。

每只大鼠灌胃量＝1 mL/（100 g・d）

每组大鼠每周用药量＝大鼠平均体重/正常成人体重×换算常数×7 天×10 只×成人每日用量

4. 实验用药

益气化瘀补肾方（黄芪、党参、川芎、丹参、补骨脂、肉苁蓉等，上海龙华医院制剂中心提供）；益气化瘀方（黄芪、党参、川芎、丹参等）；益气补肾方（黄芪、党参、补骨脂、肉苁蓉等）；化瘀补肾方（川芎、丹参、补骨

基金项目：国家自然科学基金重点项目（30330700）；国家自然科学基金面上项目（30371794、30171170）；上海市科技启明星跟踪计划项目（05QMH1412）；上海市医学重点学科建设项目（05III027）；上海市重点学科建设项目（T0303）。

脂、肉苁蓉等);莫比可片(勃林格殷格翰大药厂)。

5. 取材方法

0.05 g/mL 的氯胺酮注射液腹腔注射,过量麻醉处死大鼠,在4倍手术显微镜下沿上、下软骨终板与椎体的交界面切下椎间盘。

6. 主要仪器及试剂

Hema－480DNA 扩增仪(珠海黑马科技公司);高速低温离心机(Herus 公司);凝胶成像系统(上海天能科技公司);紫外分光光度计 UV1240(日本岛津公司);RT－PCR 检测所检测的基因及内参照β－actin 引物序列(见表1)

表1　目的基因及 GAPDH 引物序列设计

β－actin	上游:	5′－CAT TTG CGG TGC ACG ATG GAG－3′
	下游:	5′－GCC ATC CTG CGT CTG GAC CTG－3′
	扩增产物为 599 bp	
Collagen－Ⅰ	上游:	5′－TGC CGT GAC CTC AAG ATG TG－3′
	下游:	5′－CAC AAG CGT GCT GTA GGT GA－3′
	扩增产物为 462 bp	
Collagen－Ⅲ	上游:	5′－AGA TCA TGT CTT CAC TCA AGT C－3′
	下游:	5′－TTT ACA TTG CCA TTG GCC TGA－3′
	扩增产物为 480 bp	
Collagen－Ⅹ	上游:	5′－TTT CTG GGA TGC CTC TTG TC－3′
	下游:	5′－ACC TGG TCA TTT TCC GTG AG－3′
	扩增产物为 349 bp	
MMP－13	上游:	5′－TGA CTA TGC GTG GCT GGA A－3′
	下游:	5′－AAG CTG AAA TCT TGC CTT GGA－3′
	扩增产物为 355 bp	
TIMP－1	上游:	5′－TTC GTG GGG ACA CCA GAA GTC－3′
	下游:	5′－TAT CTG GGA CCG CAG GGA CTG－3′
	扩增产物为 485 bp	

7. 实验方法

提取组织总 RNA,总 RNA 含量测定,凝胶电泳鉴定 RT－PCR 引物设计,cDNA 第一链逆转录合成,多聚合酶反应,扩增结束后2%琼脂糖凝胶上进行电泳,电泳缓冲液1×TAE,30~45 min 后在紫外灯下观察结果并拍照保存。测定其光密度或密度扫描仪对特异性条带进行密度扫描。

8. 统计学方法

SPSS 11.0 软件包,采用 one-way ANOVA 统计。

二、结果

1. 各组大鼠颈椎间盘 ECM 中胶原及 MMP－13 mRNA 和 TIMP－1 mRNA 表达比较

见表2。各组值秩变换后方差不齐,采用 Tukey HSD 法检验。

表2　各组大鼠颈椎间盘 ECM 中胶原及 MMP－13 mRNA、TIMP－1 mRNA 表达比较(OD 值,$\bar{x}±s$)

组别	n	Ⅰ型胶原	Ⅲ型胶原	Ⅹ型胶原	MMP－13	TIMP－1
益化补	8	0.81±0.23**	1.19±0.05**	0.45±0.35*	0.88±0.19**	1.44±0.19
益　补	8	0.82±0.14*	0.88±0.13**	0.99±0.77	0.89±0.32**	0.69±0.10

续 表

组别	n	Ⅰ型胶原	Ⅲ型胶原	Ⅹ型胶原	MMP－13	TIMP－1
益 化	8	0.66±0.03**	0.73±0.18**	1.82±0.26	0.26±0.13**	0.90±0.35
化 补	8	0.62±0.09**	0.65±0.01**	1.69±0.57	0.29±0.43**	0.84±0.51
莫比可	8	1.45±1.06	0.80±0.07**	0.60±0.31	1.27±0.63*	1.08±0.42
假手术	8	0.43±0.09**	0.58±0.13**	0.17±0.03**	0.62±0.33**	1.29±0.87
模 型	8	1.51±0.13	2.90±0.52	1.66±0.74	2.39±0.31	0.96±0.10

注：与模型组比较，* $P<0.05$，** $P<0.01$。

(1) Ⅰ型胶原

与假手术组比较，模型组Ⅰ型胶原 mRNA 表达明显升高($P<0.01$)；与模型组比较，药物干预各组Ⅰ型胶原 mRNA 表达明显降低($P<0.05$，$P<0.01$)，而莫比可组差异无显著性($P>0.05$)。

(2) Ⅲ型胶原

与假手术组比较，模型组Ⅲ型胶原 mRNA 表达明显升高($P<0.01$)；与模型组比较，药物干预各组Ⅲ型胶原 mRNA 表达均明显降低($P<0.01$)。

(3) Ⅹ型胶原

与假手术组比较，模型组Ⅹ型胶原 mRNA 表达明显升高($P<0.01$)；与模型组比较，益气化瘀补肾组Ⅹ型胶原 mRNA 表达明显降低($P<0.05$)；而莫比可组差异无显著性($P>0.05$)。

(4) MMP－13

与假手术组比较，模型组 MMP－13 mRNA 表达明显升高($P<0.01$)。与模型组比较，药物干预各组 MMP－13 mRNA 表达明显降低(均 $P<0.01$)；莫比可组差异亦有显著性($P<0.05$)。

(5) TIMP－1

与假手术组比较，模型组 TIMP－1 mRNA 表达无明显统计学差异($P>0.05$)。与模型组比较，各药物干预组及莫比可组 TIMP－1 mRNA 表达差异均无显著性($P>0.05$)。

2. 各组大鼠颈椎间盘 ECM 中胶原及 MMP－13、TIMP－1 电泳结果(见图 1)

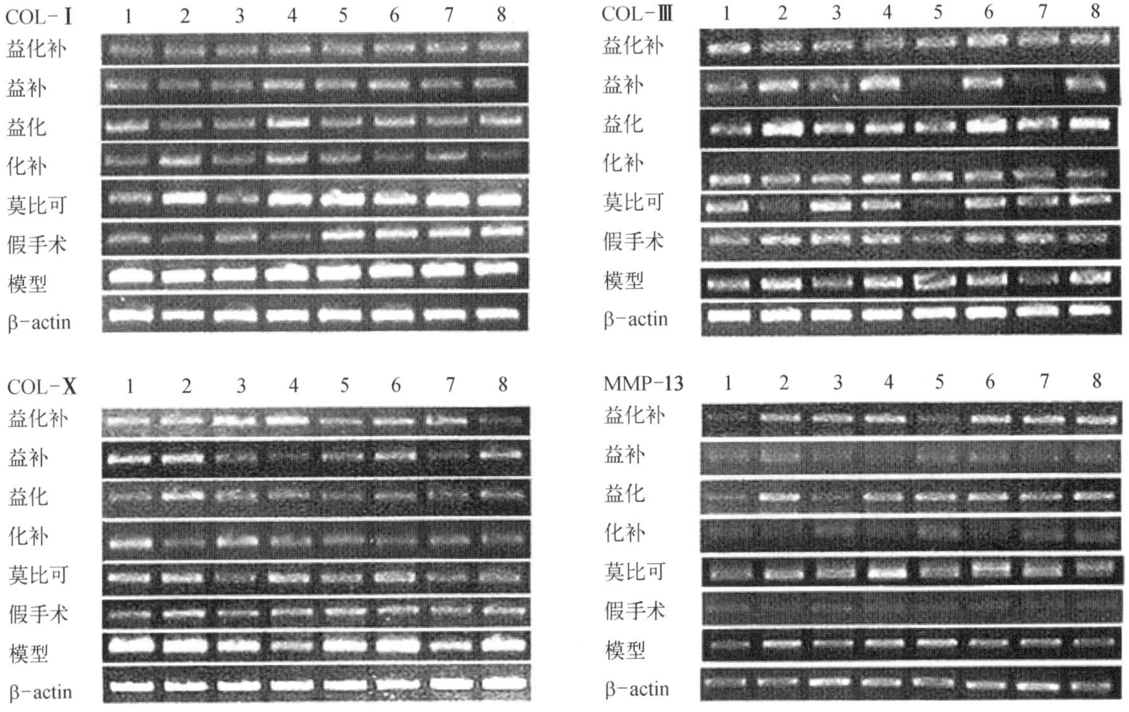

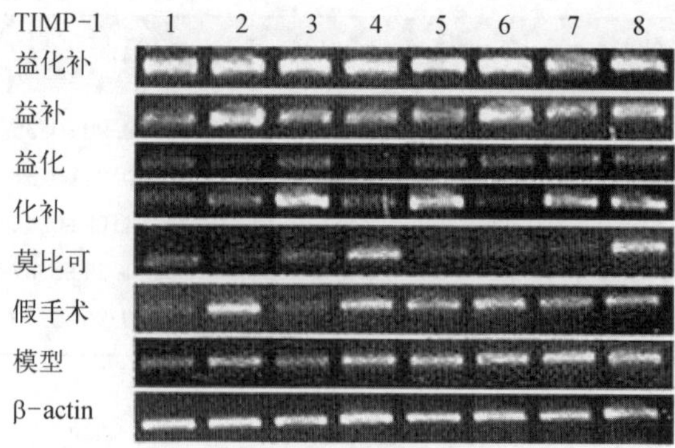

图1 各组大鼠颈椎间盘ECM中胶原及MMP－13、TIMP－1电泳结果

三、讨论

1. 椎间盘细胞外基质的组成

椎间盘的功能依赖于细胞外基质(ECM)合成与降解代谢的动态平衡。正常人体椎间盘ECM的生化成分包括：类型和数量各不相同的胶原、蛋白多糖(PG)、葡萄糖胺聚糖(GAG)、糖蛋白和大量的水分。胶原是椎间盘中主要的大分子物质，为间盘提供刚性支撑框架，蛋白多糖通过与水的结合而具有黏弹性，可对抗压力，分散和吸收负荷，从而共同构成了椎间盘独特的组织结构和力学特性[2]。

2. 退变椎间盘细胞外基质中胶原的改变

退变椎间盘中胶原不但是量的改变，更是质的改变。Ⅰ型胶原主要表达于纤维环的外层和内层的外部板层，而且由外向内表达量逐渐减少[3]。Skaggs等[4]认为Ⅰ型胶原具有抗牵张能力，有组织修复功能代偿作用，是椎间盘承受压力的主要功能胶原。Ⅲ型胶原抗张力较差，研究表明Ⅲ型胶原mRNA在组织纤维化和炎症反应中过度表达[5]，Ⅲ型胶原蛋白目前为止仅在退变的椎间盘中才能分离出来[6]。Ⅹ型胶原是在骨骼生长发育期间钙化软骨的肥厚带细胞所表达的一种小分子的非纤维状的短链胶原，是一种短暂的、仅在发育期表达的胶原，该胶原的出现说明椎间盘内细胞表型发生了改变，是Schmid首先从人生长板的肥大软骨细胞中分离出来[7]。何海龙等[8]认为Ⅹ型胶原的作用可能与钙结合，在软骨下骨成骨中与钙化有关，Ⅹ型胶原作为组织钙化的一个标记，可用于研究特发性侧凸是否由于生长发育中椎间盘组织某一侧的异常钙化引起的指标。Xi YM等[9]用原位杂交法检测不同年龄段的人体椎间盘Ⅸ型和Ⅹ型胶原的基因表达，发现成熟和退变的间盘组织中Ⅸ型胶原表达下降，而在椎间盘退变和突出的晚期出现Ⅹ型胶原的表达。因此Antoniou J等[10]将ECM的转变分为三个阶段：第一个阶段是生长期，以活跃的基质分子合成和Ⅱ型胶原变性为特征；第二个阶段是成熟期，基质的合成显著下降，同时Ⅱ型胶原的变性也逐步减少；第三个阶段是退变期，聚合体大分子和Ⅱ型胶原合成缺乏，伴有Ⅱ型胶原变性和Ⅰ型胶原合成同时增加。研究发现随着年龄增加，椎间盘逐渐发生退行性变化。Ⅰ型胶原取代Ⅱ型胶原、出现Ⅲ型胶原及Ⅹ型胶原、蛋白多糖特别是聚合体含量下降、髓核水分减少等是退变椎间盘基质成分的主要生化改变。

3. 椎间盘细胞外基质降解代谢酶MMP及其抑制剂TIMP的关系

基质金属蛋白酶(MMP)是调节ECM合成和降解代谢平衡中的重要酶系，其作用贯穿于椎间盘的生长、成熟和退变的全过程中[1-2]。金属蛋白酶组织抑制剂(TIMP)是MMP的天然抑制剂，TIMP对MMP的抑制作用是一种双向调节机制：一方面，TIMP可与活化的MMP－1形成1∶1的复合体，抑制其活性；另一方面，在一定条件下，复合物可降解、释放出活性的MMP或Pro－MMP[11]。MMP家族目前已发现的有25个，按其作用底物大致分为五类，MMP－13和MMP－1同属于胶原酶，然其活性更强，水解明胶的能力是MMP－1的50倍[12]。Kanemoto等[13]发现多数退变椎间盘中MMP－3表达阳性而TIMP－1表达阴性，MMP－3表达阳性率与MRI显示的椎间盘退变程度呈正相关，而且突出椎间盘中MMP－3表达阳性率高于未突出的椎间盘。说明 MMP 的异常表达及其与 TIMP 的失衡与椎间盘的退变和突出密切相关，尤其与椎间盘基质的降解有关。

4. 中药对椎间盘细胞外基质代谢的影响

李晨光等[14]认为：颈椎病，不论在脏腑、经络，或在皮内、筋骨都离不开气血；气血之于形体，无处不到。“血行失度，随损伤之处而停积”，所以“时损痛也”；“积劳受损，经脉之气不及贯串”。颈椎病属气虚血瘀，劳损内伤，本虚标实的证候。气滞血瘀导致椎间盘内营养供应不足，代谢产物堆积，椎间盘局部生化环境的改变，最终表现为 ECM 的结构和功能的改变。周红海等[15]通过实验发现，正常对照组动物的椎间盘Ⅱ型胶原 mRNA 表达显著高于颈椎病模型动物组，提示颈椎病退变椎间盘的Ⅱ型胶原含量降低。椎间盘内Ⅱ型胶原 mRNA 表达的异常，是颈椎病的一个重要特征。应用新西兰大白兔建立颈椎病椎间盘退变模型，发现正常对照组髓核组织中Ⅱ型胶原 mRNA 的表达量显著高于模型对照组而益气化瘀补肾组与益气化瘀组、单纯补肾组比较有较显著差异，与消炎痛组、模型组比较有非常显著性差异；说明益气化瘀补肾方（黄芪、川芎、鹿角、知母等）可以上调Ⅱ型胶原 mRNA 基因的表达，使之维持在正常范围内，从而延缓椎间盘的退变。

本实验研究结果表明，益气化瘀补肾方及拆方可以影响颈椎间盘组织Ⅰ型、Ⅲ型、Ⅹ型胶原及 MMP－13 mRNA 表达。其中益气化瘀补肾方效果最明显，其次是益气化瘀方和化瘀补肾方，除对Ⅹ型胶原 mRNA 表达无影响，余均有影响；益气补肾方对Ⅹ型胶原 mRNA 表达无影响，但可下调Ⅰ型胶原、Ⅲ型胶原及 MMP－13 mRNA 表达。提示，益气化瘀补肾三法中，化瘀法贡献率最大，是三法的核心；三法组合，效果最佳。本实验采用半定量 RT－PCR 做的都是基因相对表达量，不是绝对表达量。再由于受实验条件和技术水平的限制，未能发现益气化瘀补肾方及拆方调控椎间盘组织 TIMP－1 mRNA 表达；未能从椎间盘中扩增出 ECM 中重要的胶原——Ⅱ型胶原；未能对各拆方的交互作用做统计学研究。这些都有待于今后研究水平的进一步提高。今后面临的主要问题是：深入对椎间盘 ECM 的基础研究，弄清楚椎间盘退变时各成分的变化和相互作用；中药治疗颈椎病是如何修复 ECM 成分改变的，以及将研究结论应用于临床的验证和反馈。

兔风寒湿痹证型颈椎病模型的建立

王拥军　施　杞　周　泉　李晨光　程建明　刘　梅　杨　洋　周重建

颈椎病属于祖国医学“痹证”范畴。临床流行病学及临床观察证实,风寒湿邪刺激是导致颈椎病发生与发展的重要诱因。开展风寒湿与颈椎病相关性研究,不仅可以丰富和深化中医痹证理论,而且对颈椎病的防治也具有现实意义。本研究以中医痹证理论为指导,模拟自然界风寒湿邪反复刺激家兔颈部,诱导颈椎间盘退变,建立痹证型颈椎病动物模型,观察椎间盘内炎症介质、相关细胞因子、凋亡相关蛋白在退变过程中的变化,探讨颈椎间盘退变的病理机制。

一、材料与方法

1. 材料

(1) 主要试剂和仪器

Trizol 试剂(Gibco BRL 公司),焦碳酸二乙酯(DEPC,Sigma 公司),甲酰胺(Sigma 公司),溴乙锭(Sigma 公司),琼脂糖(电泳纯,Sangon 公司),M－MLV 反转录酶、核糖核酸酶抑制因子(RI)和 PCR Marker(Promega 公司),dNTP(分析纯,华美生物工程公司),三羟甲基氨基甲酸(Tris,分析纯,Sangon 公司),逆转录试剂盒(Promega 公司),Taq DNA 聚合酶(MBI 公司),前列腺素 E_2(PGE_2)、6－酮－前列腺素 $F_{1\alpha}$($6-K-PGF_{1\alpha}$)和血栓素 B_2(TXB_2)放射免疫分析药盒(苏州大学医学院),Fas 羊抗兔多克隆抗体和 Bcl－2 羊抗兔多克隆抗体(博士德公司),ABC－抗兔 IgG 浓缩型试剂盒、抗羊 IgG 和 3,3′-二氨基联苯胺(DAB)(华美生物工程公司)。SN－695 型智能放免 γ 测量仪(上海核福光电仪器有限公司),J－2MC 型冷冻离心机(美国 Beckman 公司),Hema－480DNA 扩增仪(珠海黑马生物科技有限公司),高速低温离心机(美国 HERUS 公司),UV1240 紫外分光光度计(日本岛津公司),KS400 凝胶成像系统(上海天能科技公司),Olympus BX－50 光学显微镜。

(2) 实验动物

选择 8 月龄雄性新西兰白兔 24 只,体质量 2.5 kg 左右(由上海中医药大学动物中心提供。合格证号:沪动合证字 152 号)。采用完全随机实验设计分为正常对照组、轻度刺激组、中度刺激组和重度刺激组,每组 6 只。

(3) 造模方法

各组家兔剃除颈部毛,正常对照组不进行其他处理。各个风寒湿刺激组置于 SHH－250GS 人工气候造模箱内,接通超声喷雾器,调节造模箱内环境至刺激要求,即:风力 6 级,温度 5±0.5℃,湿度 100%,按

基金项目: 国家自然科学基金资助项目(39970917、30572398);上海市基础研究重点资助项目(03JC14067);上海市医学重点学科建设资助项目(05III027)。

轻、中、重度刺激的不同要求，分别给予 32 h、64 h 和 128 h 的间断重复刺激，每日刺激 4 h。各组均于刺激结束后次日耳静脉栓塞处死家兔，取颈椎间盘待测。见图 1。

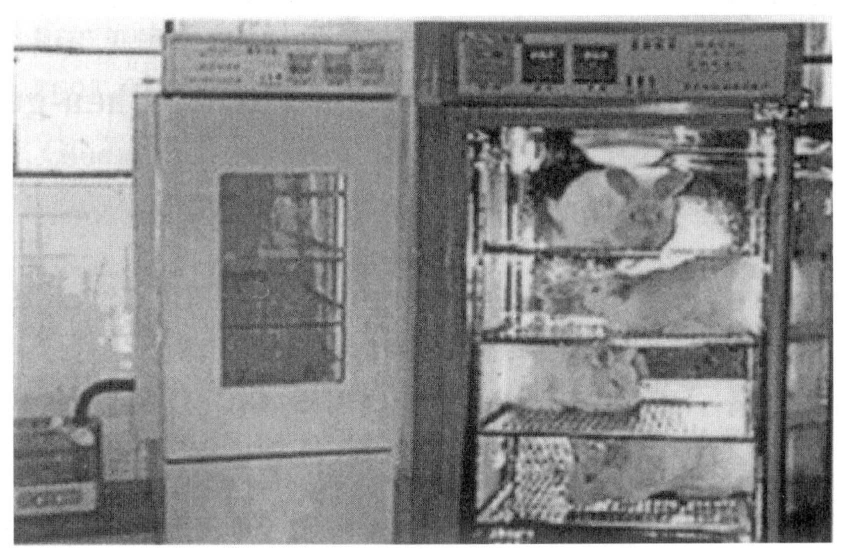

图 1 SHH－250GS 改良型人工气候造模箱

刺激强度：风力 6 级，温度 5±0.5℃，湿度 100%，按轻、中、重度刺激的不同要求，分别给予 32 h、64 h 和 128 h 的间断重复刺激，每日刺激 4 h

2. 观测方法

（1）颈椎间盘形态观察

C_5～C_7 椎间盘在乙二胺四乙酸（EDTA）液脱钙，经脱水，透明，石蜡包埋，连续 8 μm 横断面切片，HE 染色，光镜下观察。

（2）放射免疫测定

测定椎间盘组织 PGE_2、6－K－$PGF_{1\alpha}$ 和 TXB_2 含量。按 PGE_2 放免药盒说明处理样本。从低温冰箱中取出各组 C_3～C_4椎间盘，称取 10 mg，冰浴中剪碎，加无水乙醇 0.4 mL 匀浆，再加生理盐水 1.6 mL，研磨 30 s，加入示踪剂。3 500 r/min 离心 10 min，吸去上清液后，按其操作步骤加样，SN－695 型智能放免 γ 测量仪测定沉淀的放射性计数（cpm），并自动打印出结果。

（3）免疫组织化学法

石蜡切片二甲苯脱蜡及系列酒精入水，磷酸盐缓冲液（PBS）洗 5 min，0.3% H_2O_2处理 10 min，PBS 洗 3×5 min，加 1 mg/mL 胰蛋白酶（室温下孵育 10 min），PBS 洗 3×5 min，10%绵羊血清封闭切片（室温下孵育 10 min），吸去封闭剂，勿洗，加 1∶100 稀释一抗，4℃冰箱内孵育过夜，PBS 洗 3×5 min，加入 1∶100 稀释二抗，37℃恒温湿盒内孵育 30 min。Avidin DH 溶液（试剂 A）与生物素化的酶（试剂 B）1∶50 稀释后等体积混合，37℃孵育 30 min；切片 PBS 洗 3×5 min，加入亲和素-生物素-过氧化物酶（avidin-biotin peroxidase complex，ABC）试剂，37℃恒温湿盒孵育 30 min，PBS 洗 3×5 min，DAB 稀释并加入 3% H_2O_2至终浓度为 0.03% H_2O_2，加入切片，显色 5～30 min，显微镜下控制显色，冲洗，系列酒精脱水，二甲苯透明，中性树胶封片。每张切片上选择在 100 倍显微镜下，按上、下和左、中、右观察 6 个区域，测量特异染色的平均积分光密度值。细胞有棕黄色颗粒者为免疫染色阳性，图像分析软件对结果进行分析。

（4）总 RNA 提取及逆转录-聚合酶链反应

应用 Trizol 法提取椎间盘组织 mRNA，进行 PCR 扩增。PCR 反应体系为 25 μL，扩增（94℃变性 40 s，56℃退火 40 s，72℃复性 30 s）进行 30 个循环，最后 72℃延伸 1 min。2%琼脂糖凝胶电泳，图像分析系统进行光密度扫描，以目的基因与对应内参基因光密度值的比值作为该样品中目的基因的相对转录量，以目的基因的相对转录量为参数进行半定量统计分析。引物合成由中国科学院上海申友生物科技公司完成，序列如下。白细胞介素-1β（IL-1β）：上游，5′-GGATGACGGCCTGAGAACTT-3′；下游，5′-TCACGCAGGACAGGTACAGA-3′。肿瘤坏死因子α（tumor necrosis factor α，TNF-α）：上游，5′-GCTGAGCCAGCGTGCGAACG-3′；下游，5′-CAGGTACTCAGGCTGGTTGA-3′；转化生长因子β（transforming growth factor β，TGF-β）：上游，5′-AACTACTGCTTCAGCTCCAC-3′；下游，5′-GTAACACGATGGCGAGTGCG-3′。β-actin：上游，5′-ACGATGCTCCAAGAGCTGTT-3′；下游，5′-TCAGGCAGCTCATAGCTCTT-3′。

3. 统计学方法

原始数据输入 SPSS 8.0 统计软件包，数据已表示，显著性检验采用两样本均数比较的 t 检验，多组样本均数比较用方差分析。

二、结果

1. 光学显微镜下表现

正常对照组家兔椎间盘髓核、纤维环和软骨终板结构正常，纤维环和髓核排列规则，软骨终板钙化层和非钙化层清晰；轻、中度刺激组椎间盘有一定程度退变，伴有椎间盘髓核收缩，纤维疏松；重度刺激组纤维疏松断裂，髓核明显纤维化，软骨终板增厚。见图 2。

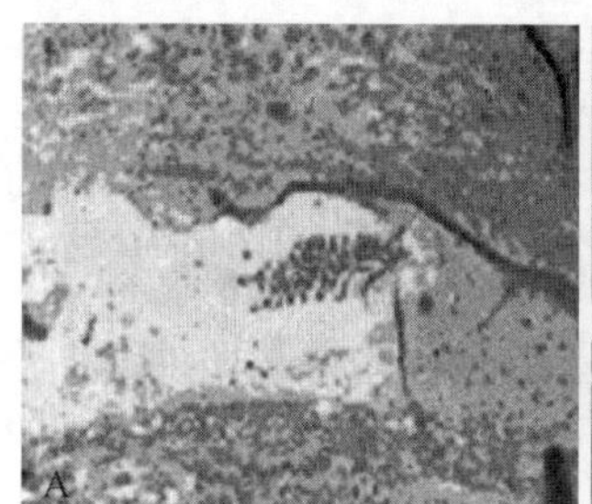

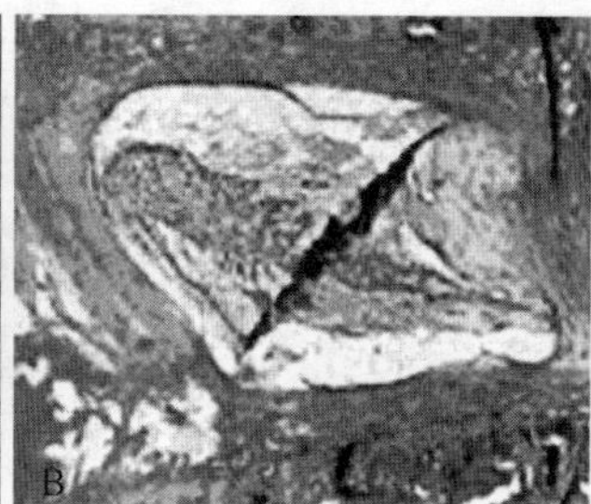

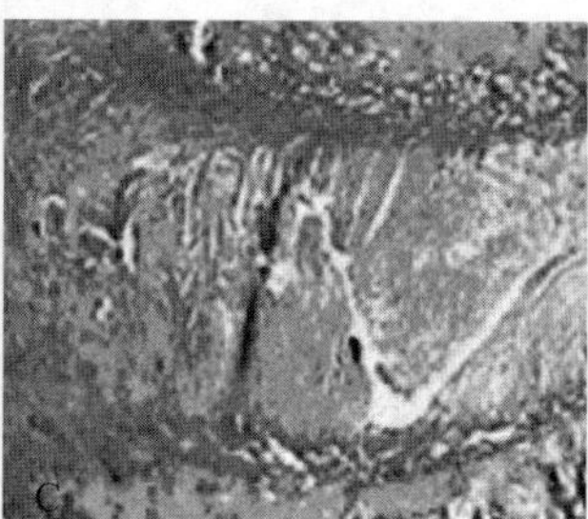

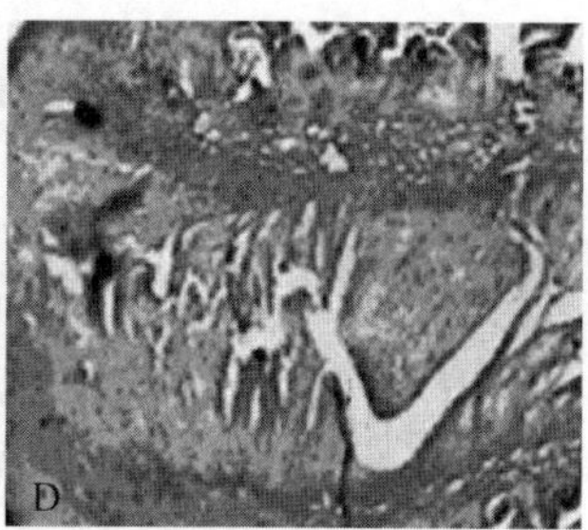

图 2　椎间盘形态观察（HE 染色，×10）

A. 正常对照组；B. 轻度刺激组；C. 中度刺激组；D. 重度刺激组

正常对照组椎间盘结构正常，纤维环和髓核排列规则。轻、中度刺激组椎间盘髓核收缩，纤维环疏松。重度刺激组椎间盘纤维环疏松断裂，软骨终板增厚

2. 椎间盘组织 PGE_2、6-K-$PGF_{1\alpha}$和 TXB_2 含量

与正常对照组比较，各模型刺激组 PGE_2 均有升高（$P<0.01$）。中度刺激组 PGE_2 含量高于轻度刺激组；重度刺激组 6-K-$PGF_{1\alpha}$高于正常对照组（$P<0.05$）。各个模型组之间 6-K-$PGF_{1\alpha}$ 含量差异无统计学意义；重度刺激组 TXB_2 明显升高（$P<0.01$）。见表 1。

表 1　椎间盘组织 PGE_2、6-K-$PGF_{1\alpha}$和 TXB_2含量（$\bar{x}\pm s$，pg/mg）

组　别	n	PGE_2	6-K-$PGF_{1\alpha}$	TXB_2
正常对照组	6	61.36±6.34	746.23±223.13	216.45±68.11
轻度刺激组	6	396.71±24.26**	978.19±235.46	429.82±131.26
中度刺激组	6	550.56±83.77**△	1 084.06±182.23	619.23±205.62
重度刺激组	6	438.72±66.06**	1 250.44±281.21*	955.80±203.35**△

注：与正常对照组比较，*$P<0.05$，**$P<0.01$；与轻度刺激组比较，△$P<0.05$。

3. 颈椎间盘组织 IL-1β mRNA、TNF-α mRNA 和 TGF-β mRNA 表达

轻、中、重度风寒湿刺激组同正常对照组比较，IL-1β mRNA 表达均增加，差异有统计学意义（$P<$

0.01)；重度刺激组与轻度刺激组比较，差异有统计学意义(P<0.01)，与中度刺激组比较，差异有统计学意义(P<0.05)。TNF－α mRNA 表达均增加，同正常对照组比较，差异有统计学意义(P<0.01)。TGF－β mRNA 表达均明显降低，同正常对照组比较，差异有统计学意义(P<0.01)；中度和重度刺激组与轻度刺激组比较，TGF－β mRNA 表达均降低，差异有统计学意义(P<0.01)。见表 2。

表 2　椎间盘组织 IL－1β mRNA、TNF－α mRNA 和 TGF－β mRNA 光密度比值($\bar{x}\pm s$)

组　别	n	IL－1β mRNA	TNF－α mRNA	TGF－β mRNA
正常对照组	6	0.852 3±0.026 4	0.890 3±0.010 1	1.152 9±0.044 2
轻度刺激组	6	0.915 3±0.006 1**	0.962 3±0.012 8**	1.054 9±0.015 8**
中度刺激组	6	0.924 5±0.002 3**	0.981 0±0.071 4**	0.931 9±0.014 0**△△
重度刺激组	6	0.959 6±0.005 7**△▲	1.010 2±0.010 7**	0.862 5±0.035 2**△△

注：与正常对照组比较，*** P<0.01；与轻度刺激组比较，△△ P<0.01；与中度刺激组比较，▲ P<0.05。

4. Fas 和 Bcl－2 的表达

Fas 主要位于细胞浆内和细胞膜上，核内也有较明显表达。对照组椎间盘细胞内 Fas 表达较模型组低，轻、中、重度刺激组椎间盘细胞内 Fas 表达明显。见图 3。Bcl－2 表现为细胞浆内呈棕黄色颗粒或弥漫成片为阳性。正常对照组椎间盘细胞内 Bcl－2 表达较各模型组明显，轻、中、重度刺激组 Bcl－2 表达降低，重度刺激组最明显。见图 4。

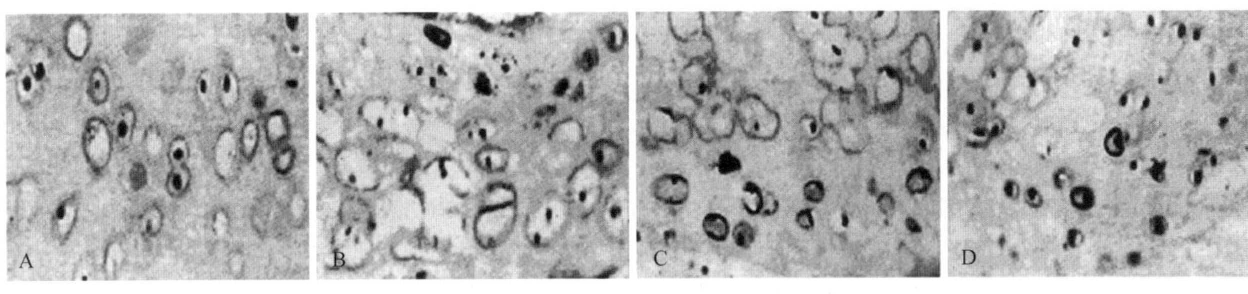

图 3　各组 Fas 的表达(免疫组化染色，×200)

A. 正常对照组；B. 轻度刺激组；C. 中度刺激组；D. 重度刺激组

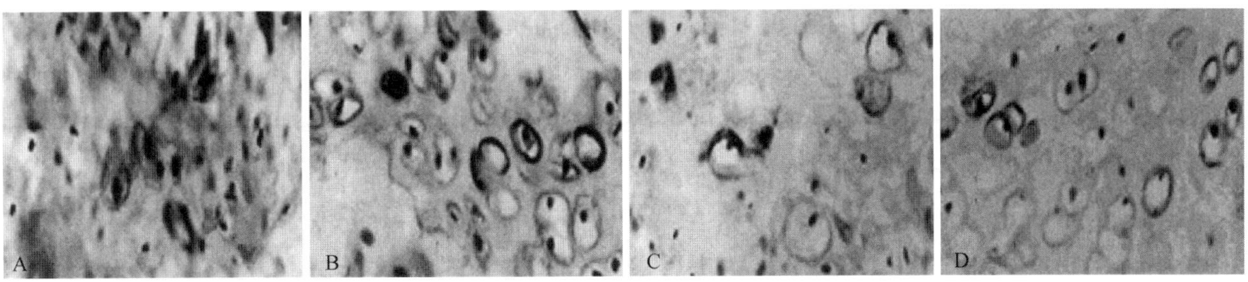

图 4　各组 Bcl－2 的表达(免疫组化染色，×200)

A. 正常对照组；B. 轻度刺激组；C. 中度刺激组；D. 重度刺激组

三、讨论

《黄帝内经·痹论篇》曰："风寒湿三气杂至，合而为痹也。"明确指出痹证的病因是"风寒湿"。外因是致病的条件，内因是致病的根据，外因通过内因起作用，颈椎病也不例外。近年来，临床流行病学证实风寒湿是导致颈椎病的重要因素，约有 1/3 以上的病人主诉发病是因风凉后引起[1-2]；临床试验和文献研究也认识到颈椎病属于痹证；前期研究说明风寒湿刺激影响颈椎间盘，使金属蛋白酶活性增加，Ⅱ型胶原降解[3]。本课题依据上述思路立论，进行了风寒湿痹证型颈椎病动物模型建立的相关指标测试。

Willburger 等[4]测量了在培养液中孵育后的椎间盘，其中 PGE_2 和 $6-K-PGF_{1\alpha}$ 水平升高。Kang 等[5]发现突出的颈腰椎间盘孵育后的培养液中 PGE_2 水平明显升高。我们研究了不同退变程度椎间盘中组胺、5-羟色胺、PGE_2 和 $6-K-PGF_{1\alpha}$ 水平的变化，结果退变椎间盘炎症介质水平明显升高，且与退变程度成正比，进一步证实了盘源性颈痛和化学性神经根炎的存在[6]。TXA_2 由血小板合成和释放，可以促使血小板黏着和聚集，促进其释放反应，释放的二磷酸腺苷和 5-羟色胺进一步促使血管收缩，导致血管内微血栓形成或栓塞。血栓素 A_2 在体内生成后迅速水解成 TXB_2，所以常常测定 TXB_2 以了解血栓素 A_2 的代谢改变。实验发现模型组椎间盘组织中炎症介质 PGE_2、$6-K-PGF_{1\alpha}$ 和 TXB_2 含量显著升高，IL-1β mRNA 的表达增强。在这个过程中，炎症介质既可作用于肌肉组织，又可作用于椎间盘组织。

正常椎间盘组织中不含有 IL-1β 及其免疫反应细胞，Takahashi 等[7]和 Rand 等[8]在突出椎间盘组织中检测了 IL-1α、IL-1β、IL-6 和 TNF-α 等细胞因子。Taskiran 等[9]发现 IL-1 通过诱导基质金属蛋白酶的表达，引起蛋白多糖降解。IL-1β 致痛效率是 IL-1α 的 3 000 倍，用 IL-1 的三肽相似物可拮抗由 IL-1 和炎性刺激物角叉菜胶所引起的痛觉过敏[10]。TNF-α 在调节神经根的敏感性方面起着关键的作用，可以诱发突出的髓核发生炎症反应。Ignatowski 等[11]研究表明 TNF-α 也参与神经性疼痛。因此，TNF-α 对髓核诱发反应起着重要的作用。在椎间盘生长发育过程中，TGF-β 可以诱导未分化间充质细胞分化为能够表达Ⅱ型胶原等软骨表型的类软骨细胞及脊索细胞，随着椎间盘发育成熟，细胞分化完全，TGF-β 的这种诱导作用趋向于抑制。而在椎间盘退变早期，类软骨细胞及脊索细胞在坏死的同时，形态及功能方面均向类成纤维细胞转变，TGF-β 对Ⅱ型胶原 mRNA 起正向调节作用，使得Ⅱ型胶原合成增多。在本次研究中，轻、中、重度风寒湿刺激组同正常对照组比较，IL-1 mRNA 和 TNF-α mRNA 表达均明显增加，TGF-β mRNA 表达均明显降低，差异有统计学意义（$P<0.01$）。

Fas 是一种细胞膜表面受体，已证实在人和大鼠退化的椎间盘中 Fas 和 FasL 表达上调[12-13]。Bcl-2 是一种细胞质蛋白，具有抑制细胞凋亡的作用[14]。抑凋亡蛋白和促凋亡蛋白之间的比值决定细胞凋亡程度。研究结果证实重度风寒湿刺激组 Fas 表达较正常对照组显著增加；重度刺激组同正常对照组比较，Bcl-2 表达显著降低。这可能由于 Fas 表达的增高诱导了椎间盘细胞的凋亡，Bcl-2 表达减少，使细胞凋亡的抑制作用减弱，导致细胞凋亡加强。我们认为椎间盘退变后椎间盘细胞凋亡可能由于营养因子丧失，引起一系列凋亡相关基因表达，最终产生细胞凋亡的代谢和形态改变。由于 Fas 表达的增高诱导了椎间盘细胞的凋亡，Bcl-2 表达减少，使细胞凋亡的抑制作用减弱，细胞凋亡加强。

大量促进炎症介质释放的细胞因子表达升高，保护性细胞因子表达降低，炎症介质大量释放，凋亡相关蛋白表达异常，导致椎间盘不断退变。这些研究使祖国医学“痹证”理论有了现代实验依据[1-3,15-19]。本实验建立了既符合中医证型又按照中药新药研制要求的风寒湿痹证型颈椎病动物模型。模型箱设备先进，风寒湿条件具有可控性，批间误差小，可重复性强。研究中首次建立轻度、中度、重度痹证型颈椎病，证实风寒湿刺激可以导致颈部力学失衡[2-4]，并且进一步导致颈椎间盘退变，进一步阐明了“动力失衡为先，静力失衡为主”的颈椎病病机学说[2]，为各种非手术疗法（中药、针灸、理疗、推拿等）防治颈椎病和该病的术后康复医疗提供了理论依据。

益气化瘀补肾方及其拆方调控大鼠颈椎间盘基因表达谱的研究

王拥军　施　杞　李晨光　周　泉　胡志俊　刘　梅　周重建

颈椎病的根本病理变化是颈椎间盘退行变性。施杞教授运用益气化瘀补肾方治疗颈椎病30余年，取得很好的疗效，前期实验研究证实该中药可以延缓椎间盘细胞凋亡，调节细胞外基质的分泌，延缓椎间盘退变[1-6]。本研究采用基因芯片技术研究益气化瘀补肾方及其拆方调控退变大鼠颈椎间盘模型基因表达谱的变化，初步筛选和了解椎间盘退变的相关基因和中药调控椎间盘退变的靶点，以进一步探讨益气化瘀补肾方对颈椎病治疗的机制。

一、材料与方法

1. 实验动物

选择3月龄无特定病原体(specific pathogen free，SPF)级SD大鼠，雄性60只，体质量300±20 g。随机分为益气化瘀补肾方组、益气化瘀方组、益气补肾方组、化瘀补肾方组、模型组和假手术组，每组10只[由上海中医药大学实验动物中心提供，合格证号：SYXK(沪)2004－2005]。

2. 造模方法[5-6]

取颈背部正中纵向切口，切开皮肤后，充分游离各层肌肉，横向切断深层颈夹肌和头、颈、寰最长肌，完全切除颈肋肌和头半脊肌，然后再依次切断颈2～7棘上和棘间韧带。假手术组仅切开皮肤，然后直接缝合。造模期5个月，再灌胃1个月后取材。

3. 实验用药及剂量换算

益气化瘀补肾方(黄芪15 g、党参12 g、川芎9 g、丹参9 g、人工麝香0.03 g、补骨脂15 g、肉苁蓉15 g)；益气化瘀方(黄芪15 g、党参12 g、川芎9 g、丹参9 g、人工麝香0.03 g)；益气补肾方(黄芪15 g、党参12 g、补骨脂15 g、肉苁蓉15 g)；化瘀补肾方(川芎9 g、丹参9 g、人工麝香0.03 g、补骨脂15 g、肉苁蓉15 g)。用药剂量按"动物体表面积比率换算等剂量法"[7]，由正常成人每日常用剂量换算得出，大鼠按平均体质量550 g计算，正常成人按60 kg标准体质量计算。中药水煎剂每日灌胃给药，早晚各1次，每次2 mL。

4. 主要仪器

PTC－225型PCR仪(美国ABI公司)，蛋白纯化仪(GE Healthcare公司)，ScanArray4000激光扫描仪(美国Hewlett－Packard公司)，GenePix Pro 3.0图像处理软件(上海联合基因科技有限公司)，S－200纯化柱(Pharmacia公司)。

基金项目：国家自然科学基金资助项目(30371794，No. 30572398)；国家自然科学基金重点项目(30330700)；上海市科技启明星跟踪计划项目(05QMH1412)；上海市医学重点学科建设项目(05III027)；上海市重点学科建设项目(T0303)。

5. 取材方法

腹腔注射过量麻醉处死大鼠，在4倍手术显微镜下沿上、下软骨终板与椎体的交界面切下椎间盘，然后提取总RNA。样本分组见表1。

表1　大鼠芯片编号和分组

基因芯片编号	组　　别	荧光标记
1	模型组	cy3(对照组)
	益气化瘀方组	cy5(实验组)
2	模型组	cy3(对照组)
	益气补肾方组	cy5(实验组)
3	模型组	cy3(对照组)
	化瘀补肾方组	cy5(实验组)
4	模型组	cy3(对照组)
	假手术组	cy5(实验组)
5	模型组	cy3(对照组)
	益气化瘀补肾方组	cy5(实验组)

6. 实验方法

先进行探针标记与杂交，实验组以cy5为标记，对照组以cy3为标记。通过芯片图像分析软件对芯片灰度扫描图进行分析，校正cy5、cy3标记体系间的系统误差，实验数据进行均一化处理，计算cy5/cy3比值。

7. 生物信息学分析

基因表达谱芯片4个角的管家基因为强阳性(白色)，分布在各微矩阵的管家基因为阳性，在样品中表达的基因为阳性(可为红、黄、绿、蓝色)，42个点样液(空白对照)阴性及空白对照为黑、灰色。根据管家基因的ratio值(cy5/cy3)，算出所有基因(管家基因、marker和empty除外)的ratio值(cy5/cy3)。

8. 质量标准控制

大鼠BiostarR-40s型基因表达谱芯片的质量标准是：有40个管家基因必须是阳性(白色)，32个植物基因(阴性对照)必须是阴性，42个点样液(空白对照)必须是阴性(黑、灰色)。

9. 统计学方法

全部5张基因芯片数据选用3例以上差异表达的基因做进一步的聚类分析，应用聚类分析软件Cluster进行统计，绘图软件Treeveiw显示结果。

二、结果

1. 椎间盘组织mRNA抽提结果

椎间盘组织总RNA提取的样品经紫外分光光度计定量，对照组和模型组样品D_{260}/D_{280}比值均在1.8~2.0之间，各样品中蛋白质杂质少，RNA甲醛凝胶电泳分析，各组RNA点样量相同，1%琼脂糖凝胶鉴定见18S、28S两条清晰条带。

2. 基因表达图谱分析

4号芯片(模型组)基因表达图谱分析见图1、图2。

3. 聚类分析

通过聚类分析，5张芯片可归为2类：①1号(益气化瘀组)、2号(益气补肾组)、3号(化瘀补肾组)芯片为一类;② 4 号(模型组)和 5 号(益气化瘀补肾组)芯片为一类。4 号芯片与其他芯片的差异最大,2 号和 3 号结果最接近。3 例以上差异表达的基因共有 96 条,其中 77 条是已知基因,已知基因中,48 条表达上调(ratio>1.0);29 条表达下调(ratio<0.5)。其中 25 条基因在模型组与中药组间表达存在差异,将重点研究。见表 2、图 3。

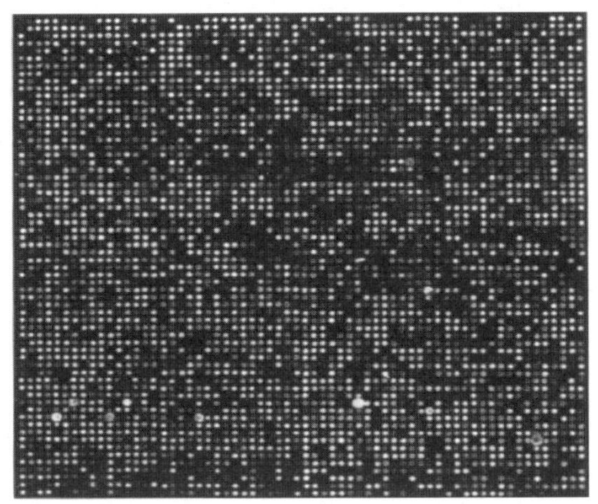

图 1 4 号芯片双色荧光标记叠加图

图中的点分别代表 cy3 信号较强(下调)、cy5 信号较强(上调)、cy3 和 cy5 两个信号强度相似

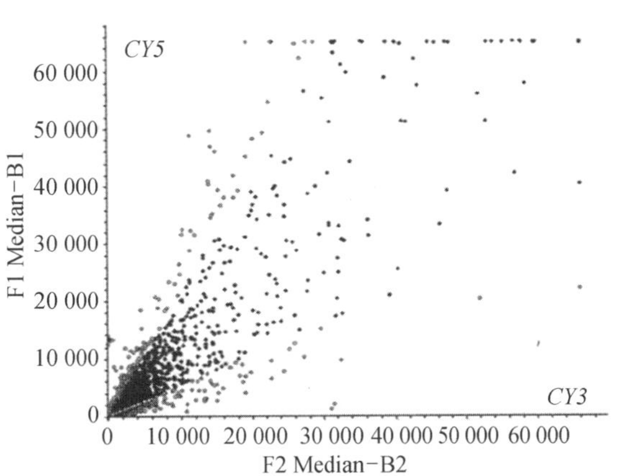

图 2 4 号芯片杂交信号强度散点图

X、Y 轴分别代表 cy3 和 cy5 信号的荧光强度。每个点都代表了一个基因的交叉融合信号。深色点代表比率在 0.5 和 1.0 之间,意味着表达上没有差异;浅色点代表比率>1.0 或< 0.5,意味着表达上有差异

表 2 聚类分析差异基因 ID 和分类

分 类	基因 ID
中药治疗组表达上调,未治疗组表达无差异	n0128c11,n0085e08,n0091g09,n0255a01,n0233h11,n0003e11,n0290c09
中药治疗组表达上调,未治疗组表达下调	n0011b03,n0096h01,n0021e01,n0018h09,n0007c08,n0158a09,n0135e05,n0095a08,n0320e05
中药治疗组表达下调,未治疗组表达无差异	n0289e07,n0301e10,n0243g02,n0056h11,n0033f05,n0256g11,n0126d12
中药治疗组表达下调,未治疗组表达上调	n0037a10,n0022b02

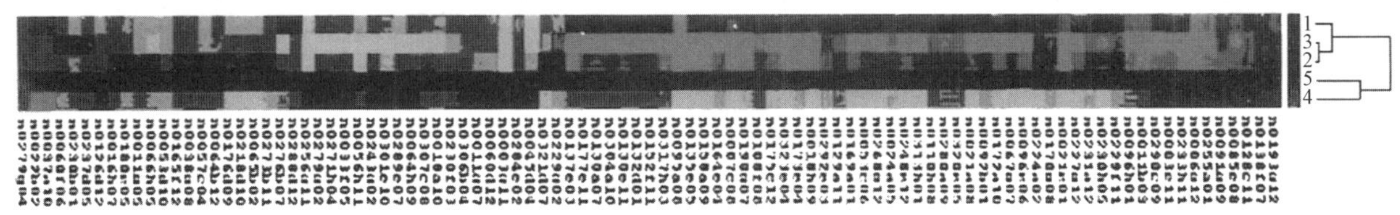

图 3 聚类分析树形图

三、讨论

目前对基因表达数据的处理主要是进行聚类分析,将表达规律相似的基因聚为一类,在此基础上寻找相关基因,分析基因的功能。所用方法有相关分析方法、模式识别技术中的层次式聚类方法、人工智能中的自组织映射神经网络。进一步的分析还可以探索基因的转录调节网络,发现基因在环境或药物作用下表达模式的变化,阐明一些基因对另一些基因的调节作用。本实验采用了斯坦福大学提供的软件 Cluster 和 Treeveiw 对基因芯片结果做了层聚类法分析,3 例以上差异表达的基因共有 96 条,其中 77 条是已知基因,19 条是未知基因。在 77 条已知基因中,48 条表达上调(ratio>1.0);29 条表达下调(ratio<0.5)。5 张

芯片通过聚类可归为两类：① 1 号、2 号、3 号芯片为一类；② 4 号和 5 号芯片为一类。4 号芯片（模型组）与其他芯片的差异最大，2 号（益气补肾组）和 3 号（化瘀补肾组）芯片结果最接近。表明用药组芯片与模型组芯片基因表达存在着差异：用药组有 3 张芯片 7 条基因表达是上调的，在模型组表达无差异；用药组有 3 张芯片 8 条基因表达是上调的，在模型组表达是下调的；用药组有 3 张芯片 8 条基因表达是下调的，在模型组表达无差异；用药组有 2 张芯片 2 条基因表达是下调的，在模型组表达是上调的。

细胞增殖、分化、基因表达和细胞凋亡等，均依赖信号的传递。信号转导的最终结果是活化了某些蛋白分子，活化后的蛋白发生构型变化，具有了转录因子的功能，它们作用于靶基因，使一些基因打开或使一些基因关闭，从而引起细胞功能的改变。这是细胞对外界刺激做出应答反应的基本生物学方式[8]。各种参与信号传递的信号分子的构象、浓度或分布发生变化，各种信号分子之间发生相互识别或相互作用，形成了错综复杂的细胞因子调控网络，这一调控网络被称为细胞联络的“语言”[4]。磷脂酰肌醇 3 激酶（phosphatidylinositol 3 - kinase，PI3K）是由 p85 调节亚单位和 p110 催化亚单位组成的异二聚体，因可催化磷脂酰肌醇 3 位的磷酸化而得名。多种细胞外生长因子可激活 PI3K，包括胰岛素和胰岛素样生长因子。而由这些生长因子引发 PI3K 的激活，启动磷脂酰肌醇信号转导途径，是细胞存活、生长和增殖的关键。本实验研究发现，基因 n0320e05（Genbank ID NM022958，PI3K）在用药组 2 号和 3 号芯片均表达上调，而在模型组 4 号芯片表达下调。

细胞内的各种蛋白激酶是细胞因子调控网络的中心枢纽，是重要的细胞内信使。如蛋白酪氨酸激酶（PTK）和蛋白酪氨酸磷酸酶（PTP）。前者催化蛋白质的酪氨酸残基发生磷酸化反应，在细胞的生长与分化过程中，酪氨酸磷酸化大部分具有正向调节作用。后者则是使蛋白质上已磷酸化酪氨酸残基发生去磷酸化，它与 PTK 相对应存在，共同构成磷酸化与去磷酸化这一重要的蛋白质活性的开关系统[9]。施杞教授在“以气为主，以血为先，肝肾同治”的辨证论治理论指导下，创立了益气化瘀补肾方治疗颈椎病。研究表明，益气化瘀中药有抑制椎间盘退变的作用，其机制包括诸多方面[7]。本课题组前期研究使用益气化瘀类中药灌服椎间盘退变的模型大鼠，对比服药前后，采用基因芯片技术证实退变椎间盘中 PTK mRNA 表达增加，PTP mRNA 表达降低，益气化瘀方可以上调退变椎间盘中包括 PTK 在内的诸多信号转导和酶类基因[10]。本实验亦有类似发现，模型组芯片表达有差异的蛋白激酶类基因共有 9 条，其中 6 条表达下调，3 条表达上调。例如，PTK 基因 n0173b04（Genbank ID：XM342872）ratio 值为 0.190，表达下调。而在用药组 3 号芯片表达有差异的蛋白激酶类基因共有 11 条，其中 7 条表达上调，4 条表达下调。表达上调的基因包括 PTK、细胞外信号调节激酶 3（extracellular signal-regulated kinase 3，ERK3）、磷酸化蛋白激酶、细胞周期蛋白激酶基因等，如 n0119f07（Genbank ID：XM342104）ratio 值为 2.357，n0244h11（Genbank ID：M64301，ERK3）ratio 值为 2.781。用药组有 3 张芯片磷酸蛋白酶基因 n0233h11（Genbank ID：AJ271837）表达是上调的，在模型组表达无差异。

动静力失衡性大鼠颈椎间盘组织形态学及超微结构

李晨光　王拥军　施　杞　胡志俊　周　泉　刘　梅　周重建

一、材料与方法

1. 实验动物

选择3月龄SPF级SD大鼠，雄性60只，体重300±20 g左右。随机分为3、5、7个月模型组和对照假手术组，每组10只[由上海中医药大学动物中心提供，合格证号：SYXK(沪)2004~2005，动物实验环境等级：SPF级]。

2. 造模方法[1-2]

取大鼠颈背部正中纵向切口，长2.0~2.5 cm，切开皮肤后，充分游离各层肌肉，横向切断深层颈夹肌和头、颈、寰最长肌，完全切除颈髂肋肌和头半脊肌，然后再依次切断C_2~C_7棘上和棘间韧带。假手术组仅切开皮肤后缝合。

3. 取材方法

腹腔注射过量麻醉处死大鼠，取颈部椎间盘，在4倍手术显微镜下沿上、下软骨终板与椎体的交界面切下椎间盘。

4. 椎间盘组织染色方法

椎间盘取材后，每组10个标本，多聚甲醛固定24 h，EDTA脱钙，梯度酒精脱水，二甲苯透明，石蜡机包埋，正中额状面连续6 μm切片。染色程序如下。

（1）HE染色

常规脱蜡至水→自来水冲洗5 min→苏木素染液2 min→自来水冲洗→盐酸乙醇分化→氨水蓝化→伊红染液1 min→乙醇分化→二甲苯透明→中性树胶封固。

（2）甲苯胺蓝染色

常规脱蜡至水→滴加1%甲苯胺蓝液染色6 min→蒸馏水洗→95%乙醇急速分化→无水乙醇脱水→二甲苯透明→中性树胶封固。

5. 电镜观察

3、5、7个月模型组和对照假手术组，按月取材后，将每组标本取C_5、C_6间盘戊二醛固定24 h，EDTA脱钙2周，刀片正中矢状面剖开，二甲砷酸缓冲液充分洗涤，1%的锇酸溶液作后固定2 h，梯度乙醇脱水，环

基金项目： 国家自然科学基金重点项目(0330700)；国家自然科学基金面上项目(30371794、30171170)；上海市科技启明星跟踪计划项目(05QMH1412)；上海市医学重点学科建设项目(05III027)；上海市重点学科建设项目(T0303)。

氧树脂浸泡包埋，超薄切片机切片，厚 500～600 Å，枸橼酸铅～枸橼酸铀双染色，透射电镜观察并拍照。

6. 数据采集和测量

光镜下对颈椎间盘组织形态学观察，每个标本取 2 张连续切片观察，按 Miyamoto 等的分级标准对椎间盘评分（见表 1）。

表 1　Miyamoto 评分标准

分级	组织形态学
1 级	正常椎间盘，纤维环与髓核排列规则，软骨终板分为生长软骨和关节软骨层，潮标清晰（1 分）
2 级	纤维环板层结构消失，软骨终板增生（2 分）
3 级	髓核皱缩或消失（3 分）
4 级	纤维环有裂隙（4 分）
5 级	椎间盘突出或骨赘形成（5 分）

（1）软骨终板血管芽数量、面积测量

Disector 自动计数法和体视学分析法。各组取 6 个标本，各个标本连续 6 μm 切片 2 张，显微镜下采集图像，尺寸定标，形成图形数据，输入切片间距，医学图像分析软件自动分析。

（2）软骨终板钙化层，非钙化层厚度测量

体视学分析法。采用组织病理学切片，以潮标为分界线，40 倍显微镜下，测定每组 6 个椎间盘软骨终板正中额状面前侧 1/3、中心点、后侧 1/3 钙化层和非钙化层的厚度，取 3 处测量的平均值。

7. 统计分析

SPSS 11.0 软件包，one-way ANOVA 统计，平均数±标准差（$\bar{x}\pm s$）表示。

二、结果

1. 光镜下椎间盘组织形态学观察结果

（1）正常颈椎间盘结构的大致形态学描述

采用 HE 和甲苯胺蓝染色，在光镜×10～20 倍下，可见到椎间盘额状面呈椭圆形，中心是髓核区，胶原纤维排列呈网状，髓核细胞较小，呈圆形，散在其中；外周环绕的是纤维环区，大量胶原纤维排列如同心圆状，纤维环细胞为长梭形状，核呈长柱状，染色深；上下紧邻椎体的是软骨终板，HE 染色可见到一条波浪形的潮线，是钙化层和非钙化层的标志线，即潮标（tidemark）。软骨细胞较大，比髓核细胞大 2～3 倍，3、5 成簇地散在于卵圆形的纤维软骨陷窝囊中，核呈圆形，甲苯胺蓝染色呈深蓝色（图 1～图 5）。

（2）假手术组

3、5 个月假手术组动物颈椎间盘基本显示正常结构，外周由规则排列的纤维环和中央大的髓核组成；软骨板分为生长软骨层和关节软骨层；关节软骨层由一薄层透明软骨组成，与继发性骨化中心相连接的透明软骨钙化，潮标清晰可见，钙化的关节软骨极薄，钙化软骨与骨髓腔直接接触或与一薄层骨板相邻，钙化的软骨下分布有大量粗大血管（图 1）。

（3）造模组

3 个月造模组动物颈椎间盘已开始退行性变化，纤维环板层结构紊乱，排列轻度不规则，部分髓核组织皱缩；关节软骨钙化层及非钙化层均增厚，潮标前移，关节软骨钙化厚度相当，软骨下骨板增厚，血管明显减少；7 个月假手术组也有类似表现；5 个月模型组髓核完全纤维化，纤维环板层状结构消失，多数椎间盘突出，部分软骨终板凸向椎体内，血管芽稀少，周边不规则，血管壁充血曲张，部分管壁破裂；7 个月模型组椎间盘内部结构与 5 个月模型组相似，部分椎体边缘骨赘形成，周围包裹有肉芽组织，内有微小血管生长，其细胞成分为肥大的软骨细胞，由软骨终板延伸增殖而来（图 2～图 4、图 6）。

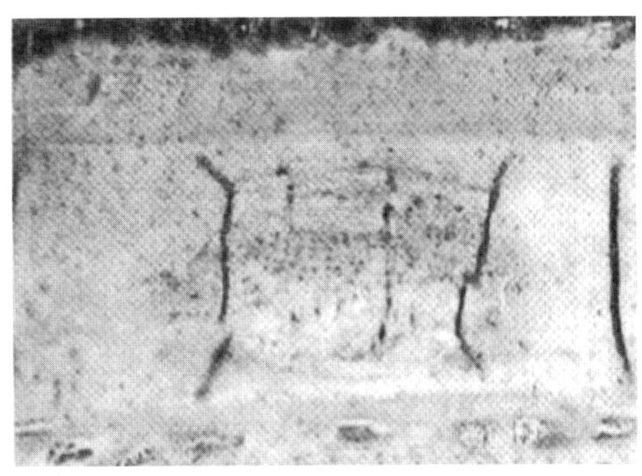
图 1　3 个月空白组椎间盘(HE 染色,×10)

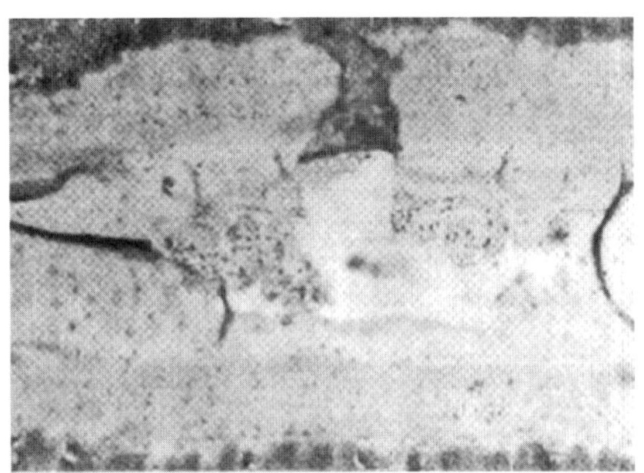
图 2　3 个模型组椎间盘(HE 染色,×10)

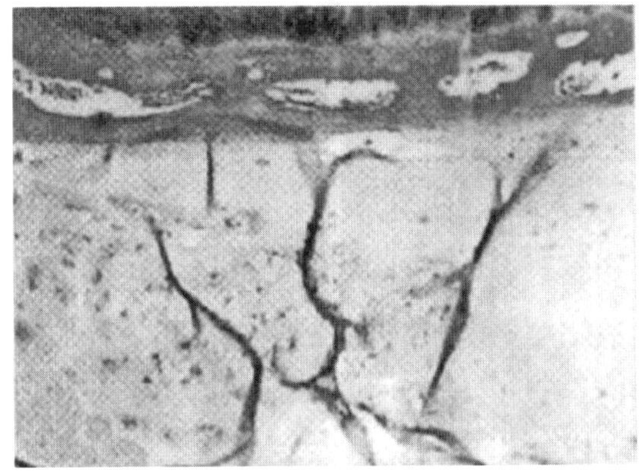
图 3　5 个月模型组椎间盘(HE 染色,×10)

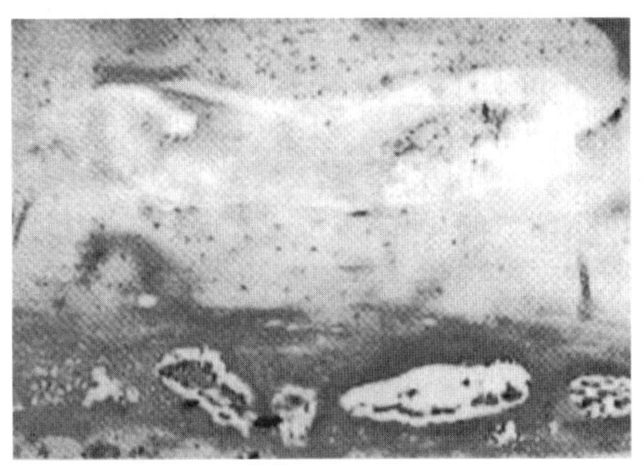
图 4　7 个月模型组椎间盘(HE 染色,×10)

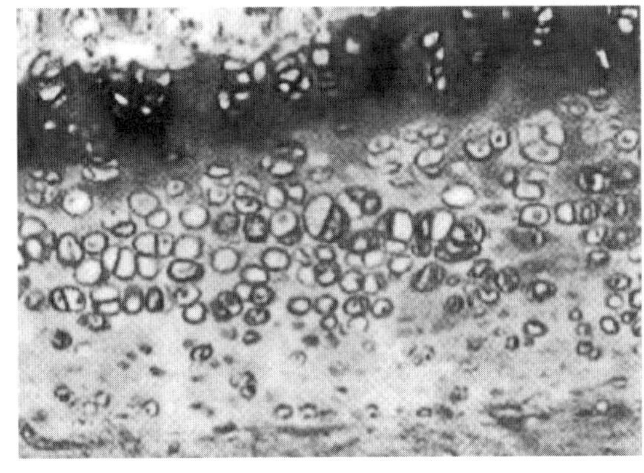
图 5　3 个月空白组软骨细胞(甲苯胺蓝染色,×40)

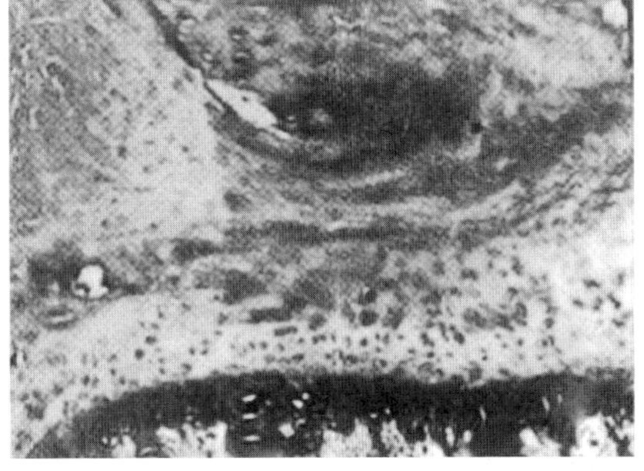
图 6　3 个月模型组软骨细胞(甲苯胺蓝染色,×10)

2. 大鼠颈椎间盘退变程度分级

大鼠 C_6、C_7 软骨终板交界面血管芽数量(个)和面积(×10^3 μm^2),终板钙化层、非钙化层厚度(×10 μm)测量与比较(见表 2)。

表 2　椎间盘形态学观察($\bar{x}$±s)

组	别	形态学评分	血管芽数(个)	血管面积(×10^3μm^2)	钙化层	非钙化层(×10 μm)
3 个月	假手术	1.4±0.70	8.9±1.85	2.15±0.27	3.24±0.40	9.86±0.82
	模　型	3.1±1.20*	8.1±2.18	1.53±0.10*	3.88±0.58	6.87±0.86*

续　表

组	别	形态学评分	血管芽数(个)	血管面积($\times10^3\mu m^2$)	钙化层	非钙化层($\times10\ \mu m$)
5个月	假手术	1.6±0.70	7.8±2.09	1.45±0.15	3.09±0.60	8.52±0.78
	模　型	3.4±1.26*	5.3±1.89	2.96±0.37*	5.09±0.30	6.95±0.62*
7个月	假手术	2.1±0.99	5.5±1.72	1.38±0.25	4.18±0.40	7.56±0.71
	模　型	3.8±1.03*	3.9±1.20	2.91±0.44*	5.35±0.36	6.53±0.46*

注：与同月份假手术组比较，* $P<0.01$。血管面积各组值方差不齐，秩变换后仍不齐，采用 Tukey HSD 法检验。

表2中结果说明与对照的假手术组相比，模型组的形态学分值增高($P<0.01$)；血管芽数5、7个月模型组与3、5个月假手术组比较有降低($P<0.01$)；而血管面积除3个月模型组外，5、7个月模型与3、5个月假手术组比较有增加($P<0.01$)；各组间软骨终板的厚度差异不明显，与对照的假手术组相比，模型组钙化层厚度明显增加($P<0.01$)。说明模型组形态学发生了退变，并随着造模月份的增加，趋势更加明显，在退变的晚期，血管芽不断减少，而面积却在增大。

3. 电镜下椎间盘细胞凋亡超微结构的观察

(1) 正常椎间盘细胞超微结构的大致形态学描述

椎间盘基质中含有许多细丝状的胶原纤维，在细胞周围逐渐形成陷窝；成熟的椎间盘细胞个体较大呈长梭状，是红细胞的3~4倍，细胞表面有大量的突起和折叠，胞质中细胞器，线粒体和尼氏体丰富，可见溶酶体内有嗜锇而深染，双层核膜结构完整，核内染色质分布均匀，核仁清晰(图7)。

(2) 假手术组

3、5个月假手术组细胞超微结构基本正常，基质中胶原纤维排列整齐，细胞膜表面突起丰富，胞内细胞器形态正常，尼氏体丰富，细胞核大而圆，核仁清晰，染色体均匀分布于核中央。

(3) 模型组

3个月造模组椎间盘细胞，排列紊乱呈水草状，细胞表面突起较少，细胞呈椭圆形，细胞器稀少，胞质内有脂滴，核膜不完整，可见到凋亡细胞形成的凋亡小体：核膜有部分断裂，染色质凝集，内贴核膜，呈同心圆或半月形状，见不到核仁。7个月假手术组也有类似表现；5个月和7个月模型组椎间盘组织中细胞较少，基质中胶原纤维断裂，可见到许多坏死空化的细胞：胞膜胞质中细胞器呈低电子密度的空泡，核碎裂、溶解，凋亡细胞胞浆内充满嗜锇小体，核膜断裂，异染色质浓聚，边集(图8~图10)。

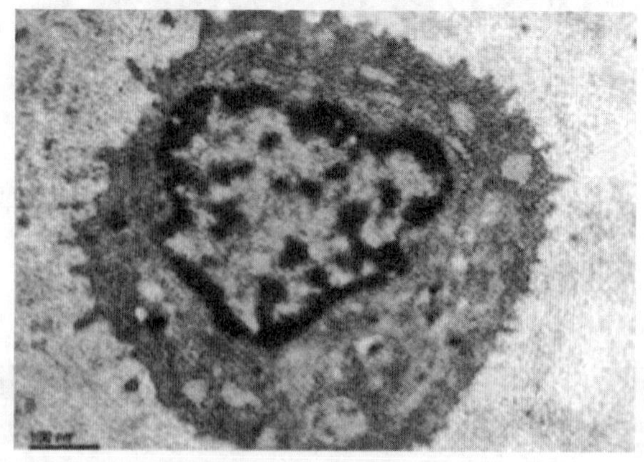

图7　3个月空白组软骨细胞(×6 000)

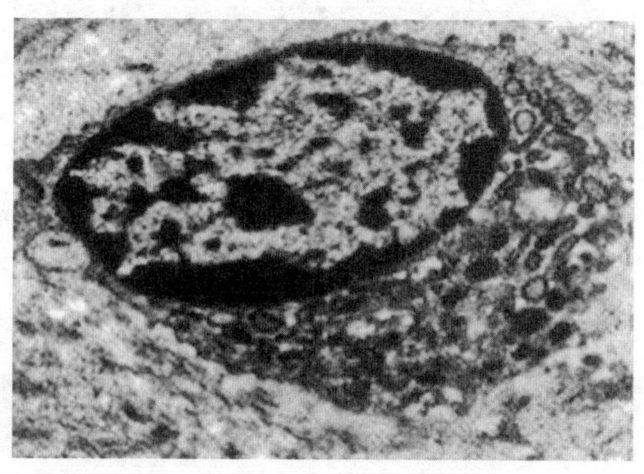

图8　3个月模型组软盘细胞(×6 000)

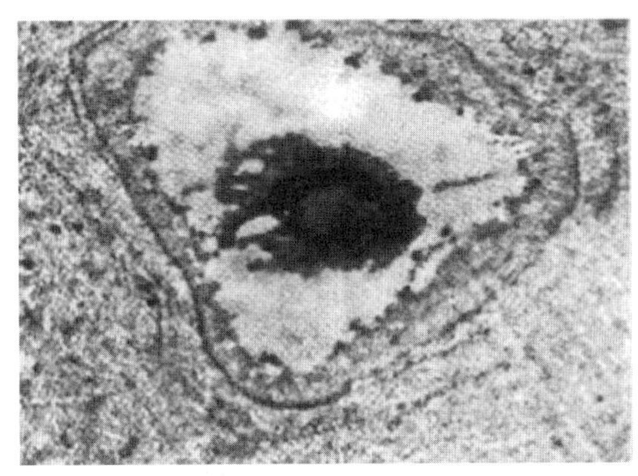

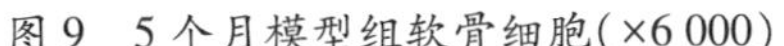

图 9 5 个月模型组软骨细胞(×6 000)

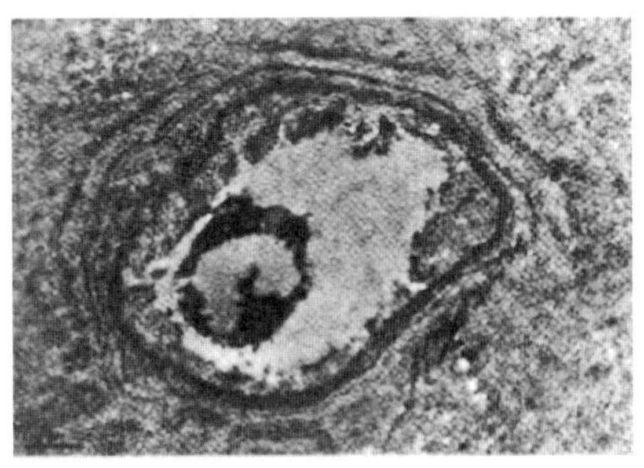

图 10 7 个月模型组软细胞(×6 000)

三、讨论

颈椎病是因颈部椎间盘、骨、关节及韧带退行性变或因劳损诱发加重退变,导致肌肉、韧带、神经、脊髓、血管遭受到刺激或损害而产生的一系列临床症状和体征的综合征[1]。颈椎病临床疗效的提高有待于对其发病机理的进一步研究,建立一种理想的颈椎病动物模型是关键。本实验在总结了近年颈椎病动物模型的实验研究的基础上,采用王拥军等[1]建立的动、静力失衡性颈椎病动物模型,该模型有以下特点:① 符合颈椎病生物力学原理,骨骼和韧带维持关节稳定和平衡的作用为静力平衡,肌肉维护关节稳定和平衡的作用为动力平衡。颈部正常的生理运动和稳定性是在静力平衡的基础上,依靠肌肉运动来达到动力平衡完成的。② 符合颈椎病流行病学调查病因:这种造模方式,不伤及椎间盘,由于破坏了动物颈后部软组织结构,使动物有低头倾向,逐渐造成颈椎间盘退变。与造成现代人低头劳损的颈椎病成因相似。③ 模型成本节约、易操作性强、可量化、成功率高:本实验使用的是 SD 大鼠,熟练操作 10 min 就可完成模型制作,术后通过 3、5、7 个月不同时间段来量化退变的程度,除了麻醉以外,模型手术基本都可成功。

正常椎间盘是一个无血管的组织,营养供应主要是通过 2 个途径被动扩散而来,一是终板途径,即椎体内血管的营养物质通过骨髓腔血窦-软骨终板界面扩散到椎间盘,营养髓核与纤维环内层;二是纤维环途径,即纤维环表面血管营养纤维环外层。Ogata 等[3]用氢清除技术研究狗腰椎间盘,证实软骨终板渗透是椎间盘主要的营养途径。Nerlich 等[4]认为椎间盘营养供应主要通过椎体-软骨终板-椎间盘界面的通透作用,软骨终板钙化、椎体-软骨终板界面血管芽的萎缩将直接影响椎间盘的营养供应。本实验结果表明,与对照假手术组比较模型组大鼠椎间盘血管芽数随着月份的增加有减少的趋势。血管面积除 3 个月模型组外,5、7 个月模型与 3、5 个月假手术组比较有增加($P<0.01$)。说明在退变的晚期,血管芽不断减少,而面积却在增大。对照光镜下观察可发现正常椎间盘的血管芽由椎体骨髓腔血窦发出伸入软骨终板内,断面呈规则的类椭圆形。退变椎间盘的血管芽数量减少,分布不均,形状不规则,尤其在退变的晚期,血管壁粗糙不平,充血曲张,部分管壁破裂。认为:血管芽的数量减少是椎间盘血供量下降的表征,血管因充血曲张而面积增大,以上 2 方面的原因导致血瘀的发生。软骨终板厚度的测量结果表明各组间软骨终板的厚度差异不明显,与对照的假手术组相比,模型组钙化层厚度明显增加,并随着月份的增加,这个趋势更剧烈,与对照的假手术组相比,模型组非钙化层厚度明显降低($P<0.01$),并随着月份的增加,这个趋势更明显。椎间盘退变过程中供应椎间盘周围的动脉数量减少、软骨终板逐渐钙化,这些改变妨碍了营养物质的供应和废物的排除[5]。

退变椎间盘的本质是其细胞本身的功能退化、凋亡和坏死。目前国内外研究都证实了椎间盘超微结构的改变与椎间盘退变程度相关:① 退变椎间盘超微结构的改变影响其营养供应:椎间盘营养供应主要依赖于周围血管通过椎体-软骨终板-椎间盘界面的扩散和渗透。赵为公等[6]研究发现颈椎病患者椎间盘细胞软骨囊(陷窝)的电子密度增高,这将使细胞更难接近其所需的营养和酶的作用,形成恶性循环,囊内细胞更易变性坏死。② 基质中胶原纤维的改变：Cruber 等[7]电镜下观察不同年龄阶段椎间盘胶原纤维的波纹(crimp)发现,胶原纤维在正常间盘排列紧密,呈波浪状,而在退变间盘中排列稀疏和折皱。③ 细胞器的改变：尼氏体(Nissl body),大量的密集的呈扁平囊状的粗面内质网及其间的一些多聚核糖体和单个核糖体,是合成蛋白质的主要场所。线粒体,数量多,呈板状或管状嵴,为细胞代谢提供能量。刘勇等[8]电镜下观察突出椎间盘组织,发现细胞胞质中的线粒体数量少或看不清,粗面内质网减少,严重退变细胞中溶酶体、空泡和微丝增多,坏死细胞中细胞器空化。这些都是细胞功能衰退的征象,并与退变的程度相关。④ 退变的不同阶段细胞超微形态亦不同：谭炳毅等[9]电镜下观察发现,在椎间盘退变较早期,椎间盘细胞形态已有改变,细胞器增多,但有变形,有许多大、小不等的囊泡,可见溶酶体,显示细胞功能较旺盛,但细胞本身也在退变,处于一种自身代偿状态,称该期为颈椎间盘退变的较早期阶段,为功能代偿期或可逆期。在椎间盘退变晚期,椎间盘细胞外形极不规则,细胞器大部消失,在极严重退变的细胞中,整个细胞颜色加重,内部无任何结构,处于临近崩解状态。因细胞功能丧失,其生化成分必将出现严重变化。该期为颈椎间盘退变的晚期阶段,即不可逆期。本实验电镜观察结果与上述文献报道一致,证实了动静力失衡性大鼠颈椎间盘退变模型椎间盘超微结构的改变与椎间盘退变程度相关,伴随着椎间盘的退变,椎间盘细胞的生存环境、数量和质量都发生了改变,而在退变的晚期这种改变是严重和不可逆的。赵为公等[8]采用 Trout 方法对 10 个铜网内的细胞计数,统计观察结果。谢林等[10]采用每个电镜样本下随机观察 10 个细胞,2 个样本共观察 20 个细胞,来统计细胞的数量和退变情况。以上方法在以后的研究中都是值得借鉴和进一步探讨。Cruber 等[11]对手术取出的腰椎间盘进行细胞凋亡检测的研究,检测到标本中的细胞凋亡率高达 53%~73%。谭炳毅等[9]电镜观察到脊髓型颈椎病椎间盘以坏死细胞为主,退变细胞较少。本实验研究结论认为,在椎间盘退变的早期以细胞凋亡为主,晚期以坏死为主。提示椎间盘退变的早期采取干预是治疗的关键。

益气化瘀方及其拆方对大鼠椎间盘纤维环细胞凋亡相关因子的作用

周　泉　王拥军　施　杞　孙　鹏　周重建　胡志俊　刘　梅

椎间盘退变主要表现为椎间盘细胞的凋亡和细胞外基质合成与分泌的减少，椎间盘细胞自分泌和旁分泌 Fas 配体触发凋亡。益气化瘀法是施杞教授根据大量临床和实验研究总结出来的治疗颈椎病的法则，本研究探讨其对椎间盘细胞凋亡相关因子的作用。

一、材料与方法

1. 主要试剂、仪器与材料

达氏修正依氏培养基(Dulbecco's modified Eagle's Medium，DMEM)，Gibco 公司产品；粗品胶原酶，上海市医药工业研究院产品；胰蛋白酶，Promega 公司产品；小牛血清，杭州四季青生物制剂公司产品；鼠抗人 bcl－2 蛋白单克隆抗体，兔抗人 Bax 蛋白单克隆抗体，链霉亲和素-生物素-过氧化物酶复合物试剂盒，Dako 公司产品；兔抗人 caspase－8 蛋白单克隆抗体，Santa Cruz 公司产品；CO_2 培养箱，Heraeus 公司 B－5060 EK－CO_2；CSB－1 超净台，上海净化设备厂产品；倒置显微镜，Olympus 公司产品；120 目尼龙网筛过滤器、培养瓶，Unclon 公司产品；CMIAS－99B 型医学图像系统，北京航空航天大学图像中心产品；益气化瘀方(黄芪、党参、川芎、丹参，人工麝香)，益气方(黄芪、党参)，化瘀方(川芎、丹参，人工麝香)[1]。

2. 细胞培养及分组

1 月龄大鼠，无菌手术条件下，取下颈部椎间盘纤维环，采用连续酶消化法分离、培养[2]。细胞生长铺满瓶底后，用 0.25%胰蛋白酶消化，传代，将Ⅲ代细胞以 2×10^4/mL 密度接种于内置玻片的 6 孔培养板和培养瓶内，培养第 5 天时，换无血清培养液孵育，24 h 后去上清液，加入含 1%小牛血清 DMEM 配制的抗 Fas 抗体，浓度为 0.25 μg/mL，继续培养 12 h 后，分为 6 组：正常对照组、凋亡诱导组、中药血清治疗组(益气化瘀方、益气方和化瘀方)[1]、重组人 IGF－1(R&D Systems Inc 产品，用 1%小牛血清配制成终浓度为 50 ng/mL)组，再孵育 48 h，然后收集细胞进行观察。

3. Bax、bcl－2 和 caspase－8 细胞免疫化学法检测

取纤维环细胞玻片，磷酸盐缓冲液(PBS)洗涤，4%多聚甲醛固定 30 min，PBS 洗涤 3 min，3 次；85%、95%和 100%乙醇脱水，用中性树脂将盖玻片无细胞面贴在载玻片上，自然风干；0.3% H_2O_2 室温 20 min，PBS 洗涤 3 min，3 次；0.1% Triton×100－PBS 洗 20 min，PBS 洗涤 3 min，3 次；加入一抗；4℃冰箱过夜，PBS 洗涤 3 min，3 次；加入二抗为生物素化羊抗兔 IgG(1∶400)，37℃，30 min，PBS 洗涤 3 min，3 次；抗生物素蛋白链菌素(streptavidin)－HRP(1∶400)，37℃，40 min，PBS 洗涤 3 min，3 次；0.05%联苯二胺加 0.03%

基金项目：国家自然科学基金资助项目(30171170)；上海市启明星基金资助项目(01QB14039)。

H_2O_2,12 min;苏木素衬染,常规封片。阳性结果判断:染色阳性表达为棕黄色,无着色为阴性。以不加一抗为阴性对照。

4. 图像分析

取免疫组化染色玻片,200 倍光学显微镜下,在上下的基础上,再分左、中、右,共观察 6 个视野,使用 CMIAS-99B 型医学图像系统,用积分光密度对阳性信号进行量化分析。

5. 统计学方法

用 SPSS 10.0 统计软件包,进行单因素方差分析。

二、结果

正常对照组的 Bax 和 caspase-8 积分光密度低,轻度表达;凋亡诱导组的 Bax 和 caspase-8 积分光密度高,表达明显,高于正常对照组($P<0.01$);正常对照组的 bcl-2 积分光密度高,bcl-2 高度表达;凋亡诱导组的 bcl-2 积分光密度低,表达不明显,与正常组比较有统计学意义($P<0.01$)。3 种中药药理血清及 IGF-1 组和凋亡诱导组比较,Bax 和 caspase-8 呈明显的下调,而 bcl-2 呈明显的上调,差异有统计学意义($P<0.01$)。益气化瘀方组与益气方、化瘀方组比较,Bax 表达明显降低($P<0.05$)。见表 1。

表 1 bcl-2、Bax 和 caspase-8 积分光密度结果($\bar{x}\pm s$)

组 别	n	bcl-2	caspase-8	Bax
正常对照组	6	1 199.05±233.78▲▲	91.46±10.35▲▲	81.48±21.42▲▲
凋亡诱导组	6	116.02±23.31	1 084.25±165.06	1 012.39±175.66
益气方组	6	401.78±162.19△△▲▲	560.62±84.05△△▲▲	496.42±92.35*△△▲▲
化瘀方组	6	339.89±103.94△△▲▲	685.33±116.74△△▲▲	586.56±111.00*△△▲▲
益气化瘀方组	6	686.23±255.39△▲▲	260.19±34.20△▲▲	237.28±57.71△▲▲
IGF-1	6	741.63±250.09△▲▲	187.57±51.06▲▲	148.91±28.07▲▲

注:与益气化瘀方组比较,* $P<0.05$;与正常对照组比较,△ $P<0.05$,△△ $P<0.01$;与凋亡诱导组比较,▲▲ $P<0.01$。

三、讨论

椎间盘退变是颈椎病发病的主要原因,细胞凋亡是椎间盘退变的主要表现,椎间盘细胞自分泌和旁分泌 Fas 配体触发的凋亡为其机制之一[3-4]。Fas 是一种跨膜蛋白,它与 Fas 配体(Fas ligand,FasL)结合可以启动凋亡信号的转导引起细胞凋亡。椎间盘细胞按来源部位可分为 3 种:纤维环细胞、髓核细胞和软骨终板细胞。本文纤维环细胞凋亡研究为椎间盘细胞学研究中的部分内容。中医学认为颈椎病属于“痹症”“痉证”“痿证”“痰饮”“内伤”“眩晕”“头痛”等病证范畴。颈椎病外因包括风寒湿、慢性劳损、咽喉部感染等因素,内因乃正气虚弱、气血失调、脏腑不和。“血行失度,随损伤之处而停积”,所以“时损痛也”;荣养失职,引起了不荣则痛和肢麻等症状。所谓“积劳受损,经脉之气不及贯串”,“血气不和,百病乃变化而生”。施杞教授在“气血兼顾,以气为主,以血为先”理论的基础上,结合颈椎病临床观察和实验研究,提出“益气化瘀、标本兼顾”治疗颈椎病之法则[5]。

Osada 等[6]研究证实,在正常的椎间盘与退变的椎间盘中,IGF-1 mRNA 表达有明显差异。Gruber 等[7]发现体外培养椎间盘细胞中加入 IGF-1 和血小板衍生生长因子(PDGF)有明显抗凋亡作用。因此,本研究选用 IGF-1 作为对照药物。

细胞凋亡的过程实际上是 caspase 不可逆有限水解底物的级联放大反应过程。caspase-8 前体可被 Fas 的死亡结构域激活[8],并被募集到 Fas 和肿瘤坏死因子受体 1 死亡受体复合物,水解活化,启动 caspase 活化后,即开启细胞内的死亡程序[9-10]。caspase 引起线粒体渗透性转变孔(mitochondria permeability transition pore，MPTP）的打开，导致线粒体的跨膜电位下降，同时细胞色素 c 被释放到胞质中，凋亡抑制因子 bcl－2 被灭活。bcl－2 的生理功能是阻遏细胞凋亡，延长细胞寿命，它在不同的细胞类型可以定位于线粒体、内质网以及核膜上，并通过阻止线粒体细胞色素 c 的释放而发挥抗凋亡作用。bcl－2 的过度表达可引起细胞核谷胱甘肽的积聚，导致核内氧化还原平衡的改变，从而降低了 caspase 的活性。caspase 介导细胞凋亡的信号传导，与凋亡效应器细胞色素 c、bcl－2 蛋白家族间相互作用。Bax 是 bcl－2 家族中参与细胞凋亡的一个成员，当诱导凋亡时，它从胞液迁移到线粒体和核膜，增加线粒体膜的通透性[11]，造成细胞色素 c 从线粒体膜间隙释放到胞质[12]。抑制 Bax 基因表达，提高 bcl－2/Bax 比值，有可能会抑制凋亡、促进细胞存活[13-14]。

在椎间盘退变研究中，李小川等[15]发现退变腰椎间盘组织中 bcl－2 蛋白表达越弱，Bax 蛋白表达越强，凋亡细胞数越多。认为 bcl－2 和 Bax 蛋白均参与了腰椎间盘组织中细胞凋亡的调节，并在腰椎间盘退行性变发生和发展中发挥着重要作用。本课题组前期研究发现益气化瘀方可以增加椎间盘营养供应[16-17]，促进神经元的增生，加快神经肌肉接头的重建，显著缩短神经再生修复的进程[18]，抑制退变椎间盘中炎症介质[19]，上调Ⅱ型胶原 mRNA 的表达[20]，对椎体骨赘内血清碱性磷酸酶活性[21]和椎间盘中生长因子具有调控作用[22-23]。颈椎间盘退变与椎间盘细胞凋亡有关，芪麝颈康丸（益气化瘀药为主组成）有抑制椎间盘细胞凋亡的可能性[24]。我们使用免疫细胞化学法观察 3 种中药血清（益气化瘀方、益气方和化瘀方）和 IGF－1 对抗－Fas 抗体诱导凋亡纤维环细胞 Bax、bcl－2 和 caspase－8 的表达的影响，3 种中药药理血清以及 IGF－1 均下调 Bax 和 caspase－8，上调 bcl－2，这说明益气化瘀方可能通过增强 bcl－2 表达而降低了 caspase－8 的活性，阻断了 Fas 死亡信号的传导和执行，中药血清有生长因子 IGF－1 样作用，这可能是其抑制凋亡的机制所在。益气化瘀方与益气方和化瘀方比较，Bax 表达差异有统计学意义，益气化瘀方作用优于拆方。本研究在细胞学水平证实益气化瘀方对纤维环细胞凋亡的影响可能是通过调节凋亡相关因子实现的，提示益气化瘀方延缓椎间盘退变的机制，可能是通过对椎间盘纤维环细胞凋亡的调控而产生。

痉证及痿证中药方对大鼠脊髓持续性压迫损伤局部 ET-3 mRNA 表达的影响

施 杞 胡志俊 王拥军 李晨光 谢兴文

脊髓损伤后缺血能引起脊髓坏死和神经功能丧失[1]。脊髓损伤后产生缺血的因素很多,体液因素中特别是具有强烈缩血管效应的因子在缺血发生中有重要作用。内皮素(endothelin,ET)是目前所知的作用最强、持续时间最久的缩血管活性肽,本实验用 RT-PCR(逆转录-聚合酶链式反应)方法检测脊髓持续性压迫操作局部 ET-3 mRNA 表达的变化,探讨 ET 在脊髓损伤后继发缺血的作用。

一、材料和方法

1. 实验动物及分组

选用清洁级 SD 大鼠 40 只,体重 375±25 g,雄性。随机分为 10 组,每组 4 只,假手术组、轻压模型组、中压模型组、重压模型组、轻压痉证方组、中压痉证方组、重压痉证方组、轻压痿证方组、中压痿证方组、重压痿证方组。动物由上海中医药大学动物实验中心提供,许可证号: SCX(沪)2003-002。

2. 模型制作

氯氨酮 100 mg/kg 腹腔注射,麻醉生效后,作颈前侧正中线稍偏右直切口,于浅层的胸骨舌骨肌和其深层的肩胛舌骨肌与胸骨乳突肌间隙进入,向内推开气管直达第 4 颈椎椎体,用直径×螺距分别为 1.4 mm×2.6 mm、1.4 mm×3.0 mm、1.4 mm×3.5 mm 的平头金属螺丝钉于椎体正中拧入,规定螺距 2.6 mm 为轻压,3.0 mm 为中压,3.5 mm 为重压。术后常规缝合,抗菌 7 d,分组喂养 30 d。

3. 药物及用法

痉证方组成: 生黄芪 15 g,丹参 12 g,柴胡 9 g,白芍药 15 g,葛根 10 g,炙蜈蚣 5 g;痿证方组成: 炙黄芪 15 g,党参 12 g,鹿角霜 12 g,淫羊藿 12 g,当归 9 g,炒白术 12 g。水煎,每剂药浓缩为 30 mL,水煎剂型,按成人用量的 1/60×大鼠体重×10,每天 1 次灌胃给药,药量 2 mL,连续给药 30 d。

4. 取材

氯氨酮 120 mg/kg 腹腔注射处死动物,以压迫点为中心取脊髓组织 1.5 cm,取材后放进液氯中,后转入-80℃冰箱中保存,备用。

5. 检测方法

RT-PCR 法。ET-3 目的基因上下链为: GGA CTA GGA AGC CCT TCT AG 423-453,AGG AGG TCT TGA TGC TGT TG 725-706,片段长 291 bp。基因库序列号 M-64711,由上海申能博彩生物科技有限公司合成。内参照 β-actin 引物序列由上海博亚生物技术有限公司合成。P1: 5′-GTG GGC CGC CCT AGG

基金项目: 上海市科技攻关重点项目(204119026)。

CAC CAG－3′; P2: 5′－GGC TGG AAG AGA GCC ACG GGG－3′;片段长688 bp,基因库序列号 NM－03114。数据计算用目的基因的平均光密度与内参基因的平均光密度之比作为目的基因的半定量表达值。

6. 统计方法

用 SPSS 11.0 统计软件包分析数据,数据以 $\bar{x}\pm s$ 表示。模型组与假手术组之间,采用单因素方差分析,治疗组和模型组之间采用多因素方差分析的析因设计试验。

二、结果

正常脊髓组织中有 ET－3 mRNA 表达。脊髓慢性损伤后,ET－3 mRNA 表达明显增高,各模型组与假手术组相比均 $P<0.01$;随着压迫加重,表达也相应增高,与轻压组相比,中、重压组 ET－3 mRNA 表达升高,有统计学差异,$P<0.01$。重压与中压组相比,差异具有显著性意义,$P<0.01$。而治疗组相对于模型组,ET－3 mRNA 表达明显下降,痉证方组、痿证方组比较均有统计学差异,$P<0.01$(见图 1、表 1)。

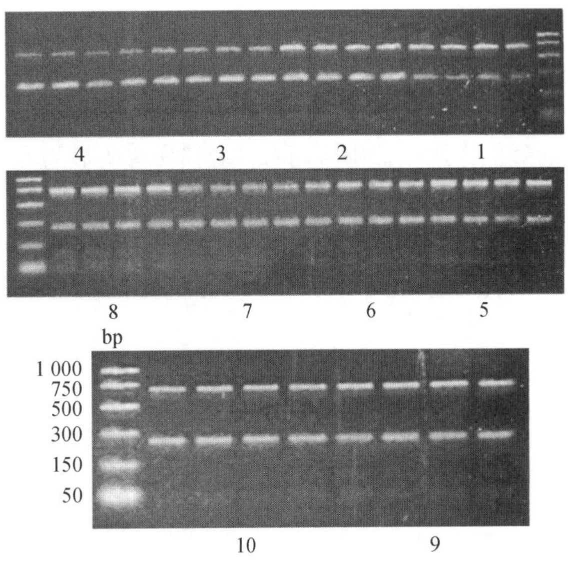

图 1 脊髓持续性压迫损伤局部脊髓组织 ET－3mRNA RT－PCR 电泳图

上面条带为 β－actin,分子量 688 bp;下面条带为目的基因,分子量 292 bp

1. 假手术组;2. 轻压模型组;3. 中压模型组;4. 重压模型组;5. 轻压痉证方组;6. 中压痉证方组;7. 重压痉证方组;8. 轻压痿证方组;9. 中压痿证方组;10. 重压痿证方组

表 1 各组脊髓组织 ET－3 mRNA 表达半定量比较($\bar{x}\pm s$)

分　组	大鼠数量(只)	轻压组	中压组	重压组
假手术组	4	0.73±0.19	—	—
模型组	4	0.91±0.07**	1.19±0.04**	1.31±0.11**
痉证方组	4	0.67±0.08	0.84±0.03	0.99±0.04
痿证方组	4	0.72±0.03	0.82±0.05	1.06±0.10

注:用目的基因的平均光密度与内参基因的平均光密度之比作为目的基因的半定量表达值。模型组与假手术组,**$P<0.01$;压迫与药物 2 因素间无交互作用,压迫和药物 2 因素均有统计学意义。不同压迫程度组之间,中压与轻压相比,$P<0.01$,重压与轻压相比,$P<0.01$;药物干预组(含模型组)之间,痉证方组与模型组相比,$P<0.01$,痿证方组与模型组相比,$P<0.01$,痉证方与痿证方之间相比,$P>0.05$。

三、讨论

脊髓损伤后 ET 增高已有报道,孙正义等[2]对大鼠脊髓进行慢性压迫,结果使脊髓局部 ET－1 明显增高,减压后又开始明显降低。脊髓损伤后神经细胞、胶质细胞自分泌和旁分泌 ET 增加,中枢神经组织内血管内皮细胞分泌 ET 增加,脊髓组织受压损伤、血管通透性增加等均可使脊髓局部 ET 表达增加。彭新生等[3]用原位杂交方法检测到脊髓急性损伤后损伤期脊髓组织 ET－1 mRNA 的表达明显增加。我们的实验显示,持续压迫大鼠脊髓后,ET－3 mRNA 表达明显增加,并随压迫程度的加深,表达量相应增高。ET－3 mRNA 表达明显增加导致 ET－3 多肽的合成增加,说明大鼠脊髓慢性持续受压后,ET－3 参与了脊髓的损伤,ET－3 增高的来源之一是受损脊髓组织局部自身基因调控失调,基因表达加强,促进了 ET－3 多肽的合成。目前降低高表达 ET 的研究有:① ET 受体拮抗剂。彭新生等[4]于大鼠蛛网膜下腔鞘内注射外源性 ET－1 后测定结果脊髓血流量明显降低;再于脊髓损伤大鼠鞘内注射 ET－1 拮抗剂,血流量下降明显低于对照组。鲁凯伍等[5]在急性损伤大鼠脊髓,同样测得脊髓 ET－1 水平明显升高,脊髓血流量明显下降,鞘内注射 ET－1 拮抗剂后,ET－1 下降,脊髓血流量改善。胡俊勇等[6]对脊髓损伤大鼠模型鞘内给予 ET 受体拮抗剂后,脊髓运动诱发电位优于对照组且恢复过程快于对照组,肢体运动功能障碍也得到部分改善。②改善受损局部病理环境。大剂量甲基强的松龙能抗脂质过氧化,改善脊髓血流量,减轻炎性症状,降低脊髓中 ET 含量[7]。山莨菪碱能解除血管痉挛,对急性颈髓损伤后血浆及脑脊液中 ET-1 的含量有明显的降低作用[8]。中医药对脊髓损伤有明显的治疗作用,能够改善局部微环境,从而降低 ET 的表达[9]。我们的实验显示,痉症方、痿证方均能使异常增高的 ET-3 mRNA 表达明显下降,痉证方,功效以益气活血、疏通经络为主,重在培补生命之源,通过实验,可以推测其改善脊髓血供作用是通过影响缩血管基因的表达来实现的,正好体现了中医治病求本的思想。

葛根汤、桂枝汤对家兔颈椎间盘组织白介素-1β、诱导型一氧化氮合酶 mRNA 表达的调节作用

施　杞　王拥军　周重建　侯宝兴　刘　梅　莫　文

葛根汤源自张仲景《伤寒杂病论》。原文第 31 条曰："太阳病，项背强几几，无汗恶风者，葛根汤主之。"原文第 14 条曰："太阳病，项背强几几，反汗出恶风者，桂枝加葛根汤主之。""项背强几几"就是风寒湿刺激颈背部，出现颈背肌肉酸重的"痹证"表现。本文依据上述思路立论，研究葛根汤和桂枝汤调控颈椎间盘组织中白介素-1β(IL-1β)、诱导型一氧化氮合酶(iNOS)mRNA 表达的调节作用。

一、材料与方法

1. 动物分组

8 月龄雄性新西兰大白兔 36 只，体重 2.5±0.2 kg，由上海中医药大学实验动物中心提供。将 36 只新西兰大白兔随机分为 6 组，即正常对照组(正常组)、风寒湿刺激组(风寒湿组)、低头位组、风寒湿加低头位组(复合组)、葛根汤组、桂枝汤组，每组 6 只。

2. 造模方法

正常组剃除颈部兔毛，不作其他处理。风寒湿组剃除颈部兔毛，固定动物于人工气候造模箱内，调节造模箱内环境为温度 6℃，湿度 95%，风力 6 级。每日连续刺激 4 小时，共 128 小时。低头位组以自制特殊支架将家兔固定于低头 45 度，每日 2 次，每次 2 小时，连续 1 个月。复合组按风寒湿加低头位方法同时进行，连续 1 个月。

3. 药物与制剂

葛根汤组成：葛根 12 g，麻黄 9 g，桂枝 6 g，芍药 6 g，炙甘草 6 g，生姜 9 g，大枣 3 枚；桂枝汤方组成：桂枝 9 g，芍药 9 g，炙甘草 6 g，生姜 9 g，大枣 3 枚。按千克体重换算方法，上述药物水煎浓缩至 250 mL，与 15 kg 兔饲料混合均匀，制备成颗粒，烘干后按每兔每日 83.33 g 给予药物。葛根汤组在风寒湿组造模 1 个月后服用葛根汤，桂枝汤组在风寒湿组造模 1 个月后服用桂枝汤。两个给药组每日定时给予含药饲料，待完全吃完后再添加一般饲料。

4. 取材时间与方法

正常组、模型组于 1 个月后，治疗组于给药 1 个月后，耳静脉栓塞处死家兔，手术显微镜下取各组家兔颈部椎间盘，沿上、下软骨终板与椎体的交界面切下椎间盘，组织匀浆，抽提总 RNA 待测。

5. 试剂

TRIzol 试剂(GIBco BRL 公司)，焦碳酸二乙酯(DEPC，Sigma 公司)，甲酰胺(Sigma 公司)，溴乙锭

基金项目： 国家自然科学基金项目(39970917)；国家中医药管理局基金项目(00-01LQ11)。

(Sigma 公司),琼脂糖(电泳纯,Sangon 公司),M－MLV、RNAsin、PCR Marker(Promega 公司),无水乙醇、氯仿、异丙醇、硼酸(分析纯,华东试剂公司),EDTA、dNTP(分析纯,华美公司),三羟甲基氨基甲酸(Tris,分析纯,Sangon 公司),逆转录试剂盒(Promega 公司),TaqDNA 聚合酶(MBI 公司),其他试剂均为分析纯。

PT－PCR 反应系：① RT 反应系：1 mmol/L DTT,M－MLV 逆转录酶(200 U/μL),10 mmol/L dNTP,随机六聚体引物(random primer);5×逆转录酶缓冲液：250 mmol/L tris－HCl(pH 8.3),375 mmol KCl,15 mmol/L $MgCl_2$;② PCR 反应系：50 mmol/L $MgCl_2$,10 mmol/L dNTPmix,TaqDNA 聚合酶(5 U/μL);10×PCR 缓冲液：100 mmol/L tris－HCl(pH 8.5),500 mmol/L KCl,0.1%明胶;50×TAE 缓冲液：Tris 242 g,冰乙酰 57.1 mL,5 mmol/L EDTA 100 mL(pH 8.0)。

6. 引物序列设计

PT－PCR 检测所检测的基因及内参照 β－肌动蛋白(β－actin)引物序列由中国科学院上海申友生物科技公司合成。见表 1。

表 1 目的基因及 GAPDH 引物序列设计

引物名称	片段(bp)	引 物 序 列
IL－1β	305 bp	上游：5′－GGATGACGGCCTGAGAACTT－3′
		下游：5′－TCACGCAGGACAGTACAGA－3′
iNOS	231 bp	上游：5′－GAGACCACAGGCAGAGGTT－3′
		下游：5′－GGTGACCACAGCCACAGTGA－3′
β－actin	660 bp	上游：5′－ACGATGCTCCAAGAGCTGTT－3′
		下游：5′－TCAGGCAGCTCATAGCTCTT－3′

7. 实验步骤

组织总 RNA 提取(Trizol 法),RNA 变性电泳,反转录反应(RNA 逆转录合成 cDNA),多聚合酶反应(PCR),凝胶电泳,测定其光密度或密度扫描仪对特异性条带进行密度扫描。

8. 统计学方法

凝胶成像系统自动采集各个条带的光密度比值,原始数据输入 SPSS8.0 统计软件包,每组样本均数以均数±标准差($\bar{x}\pm s$)表示,显著性检验采用两样本均数比较的 t 检验,多组样本均数比较采用方差分析。

二、结果

1. 椎间盘退变状态分析

连续 1 个月造模后,各个模型组椎间盘中纤维环疏松断裂,软骨终板不规则增生、钙化,软骨终板交界处血管芽减少、闭塞,炎症介质前列腺素 E_2(PGE_2)、6－酮－前列腺素 $F_{1\alpha}$(6－keto－$PGF_{1\alpha}$)。明显升高,成纤维细胞胶原酶(MMP－1)、溶基质素酶(MMP－3)活性明显升高,金属蛋白酶组织抑制剂(TIMP－1)、转化生长因子 β(TGFβ)mRNA 表达明显下调,肿瘤坏死因子 α(TNFα)mRNA 表达明显上调,凋亡相关蛋白表达变化明显。

2. 总 RNA 抽提结果

椎间盘组织总 RNA 提取的样品经过紫外分光光度计定量,各样品 OD_{260}nm/OD_{280}nm 比值均在 1.6～2.0 之间,1%琼脂糖凝胶鉴定见 18S、28S 两条清晰条带,表明总 RNA 无蛋白质污染,无降解。

3. IL－1β mRNA、iNOS mRNA 表达

正常组有 IL－1β mRNA、iNOS mRNA 表达,各个模型组 IL－1β、iNOS 基因大量表达,葛根汤组、桂枝汤组条带较风寒湿组变浅。IL－1β mRNA、iNOS mRNA 光密度比值结果见表 2。

表2 各组家兔颈椎间盘组织 IL－1β mRNA、iNOS mRNA 光密度值比较($\bar{x}\pm s$)

组 别	兔数	IL－1β mRNA	iNOS mRNA
正常组	6	0. 953 2±0. 004 7	0. 919 9±0. 012 9
风寒湿组	6	6. 104 0±1. 300 0△△	1. 002 6±0. 009 6△△
低头位组	6	6. 102 0±9. 300 0	1. 004 9±0. 018 2△△
复合组	6	1. 088 5±0. 027 1△△☆▽▽	1. 016 0±0. 007 8△△☆
葛根汤组	6	0. 990 8±0. 012 1△☆☆▽	0. 943 7±0. 003 1△△☆☆▽▲
桂枝汤组	6	0. 952 9±0. 002 5☆☆▽◆	0. 905 7±0. 004 4△☆☆▽▲◆

注：与正常组比较，△ $P<0.05$，△△ $P<0.01$；与风寒湿组比较，☆ $P<0.05$，☆☆ $P<0.01$；与低头位组比较，▽ $P<0.01$；与复合组比较，▲ $P<0.01$；与葛根汤组比较，◆ $P<0.01$。

IL－1β mRNA 表达：各模型组同正常组比较，IL－1β mRNA 表达上调，差异均有显著性($P<0.01$)；复合组与风寒湿组($P<0.05$)及低头位组($P<0.01$)比较，差异均有显著性。葛根汤和桂枝汤可下调 IL－1βmRNA 表达，与风寒湿组比较差异均有显著性($P<0.05$ 或 $P<0.01$)，桂枝汤组与葛根汤组比较差异有显著性($P<0.01$)，而与正常组比较差异无显著性。

iNOS mRNA 表达：各个模型组同正常组比较，iNOS mRNA 表达上调，差异均有显著性($P<0.05$ 或 $P<0.01$)；复合组与风寒湿组比较差异有显著性($P<0.05$)，而复合组与低头位组比较及风寒湿组与低头位组比较，iNOS mRNA 表达差异均无显著性($P>0.05$)。葛根汤和桂枝汤可下调 iNOS mRNA 的表达，与风寒湿组比较差异均有显著性($P<0.01$)，但桂枝汤组较葛根汤组作用显著($P<0.01$)。

三、讨论

临床流行病学证实，风寒湿刺激、长期低头位都是加速椎间盘退变，产生颈椎病临床症状的重要因素[1]。风寒湿刺激已经引入风湿性关节炎、肩关节周围炎、颈椎病动物模型研究中。实验证实，风寒湿邪刺激后，肌肉、肌腱、关节滑膜、关节软骨等组织可出现微循环障碍、炎性细胞渗出、神经电生理改变、血液流变学变化、氧自由基代谢异常以及 IL－1β 等细胞因子 mRNA 表达的改变[2-4]。根据《伤寒论》中葛根汤和桂枝汤治疗颈部风寒湿“痹症”的论述，本文从调控椎间盘组织细胞因子表达方面探讨葛根汤和桂枝汤作用的异同点。

椎间盘退变是一个动态的复杂过程。正常椎间盘组织中较少含有 IL－1β 及其免疫反应细胞。Rand 等[5]发现培养中的鼠正常椎间盘细胞在脂多糖刺激下，可大量合成、分泌 IL－1 等细胞因子。Taskiran[6]研究发现，IL－1 在椎间盘退变的病理过程中占有重要的地位。IL－1 通过诱导基质金属蛋白酶的表达，引起蛋白多糖降解；通过刺激分泌一氧化氮(NO)，抑制前列腺素(PG)的合成，导致 PG 的净损失。Kawakami 等[7]证实，NO 对继发于颈、腰椎间盘突出的神经根疼痛发挥作用。McGehee 等[8]认为，NO 可以间接改变感觉神经的兴奋性，大量一氧化氮合酶(NOS)抑制剂阻止外周乙酰胆碱及吗啡抗感受伤害的能力，通过直接向椎间盘内注射 NOS 的竞争抑制物，NO 可以抑制或改变由磷脂酶 A_2(PLA_2)产生的机械性痛觉过敏。目前认为，NO 通过自分泌或旁分泌，可直接或间接地与椎间盘中产生的细胞因子(IL－1β，IL－6)相互作用，诱导等炎症介质产生，加速椎间盘外基质的降解，进一步加速退变椎间盘的退变。

葛根汤是在桂枝汤的基础上减桂枝、芍药量，重用葛根、麻黄而成，两者在临床上同用来治疗颈椎病。本实验显示，两者在抑制椎间盘退变过程的靶点和环节方面，既具有同效性，又具有差异性。本次实验发现葛根汤、桂枝汤都可以下调椎间盘组织 IL－1β mRNA、iNOS mRNA 的表达，与风寒湿组比较差异均有显著性($P<0.01$)。研究还显示，葛根汤、桂枝汤可以抑制炎性物质释放，调控椎间盘细胞外基质金属蛋白酶活性，调节椎间盘中相关细胞因子和凋亡相关蛋白表达的表达。葛根汤、桂枝汤可以降低 PGE_2、6－keto－$PGF_{1\alpha}$、血栓烷 B_2(TXB_2)含量，与风寒湿组比较差异有显著性。

现代研究证实，桂枝汤有抗炎作用，如对于角叉莱胶引起的小鼠足肿胀、二甲苯所致的毛细血管通透性增高均有抑制作用[9]，对于佐剂性关节炎的继发肿胀与炎症介质均有抑制作用[10]。葛根、桂枝和赤芍中度抑制 PGE_2的释放。葛根汤具通经活络、调理气血的功效，现代临床将之广泛用治各类神经运动系统功能障碍的病症，而此类病症以经络郁滞且病性属寒者为其辨证要点。其角叉莱胶性足跖肿胀容积有减少倾向，提示本方具有抗炎作用；从与其有剂量依赖关系的抑制组胺引起的豚鼠支气管平滑肌的收缩作用及乙酰胆碱引起的回肠收缩作用可见本方对多种平滑肌具有收缩抑制作用[11]。

大鼠脊髓慢性压迫性损伤动物模型的建立

胡志俊　卞　琴　王拥军　刘　梅　施　杞

脊髓型颈椎病的病理特点是因颈椎慢性退行性改变，造成颈脊髓慢性受压和缺血，引起脊髓功能性和器质性损害，其受压损伤的病理模型较难模拟，且多集中于犬、猫、兔等较大动物。我们从慢性损伤模型角度出发，采用了较小但实验使用频率较高的大鼠为研究对象，颈脊髓腹侧一次压迫到位，术后待急性损伤期过后观察持续压迫所致的病理改变的慢性损伤模型，从手术操作可重复程度、模型动物存活率、行为改变、大体观察、光镜切片、电镜超微切片、电生理传导改变，以及手术操作可重复程度、模型动物存活率的变化来综合评价该模型。

一、材料和方法

1. 实验动物及分组

选用清洁级 SD 大鼠 64 只，体重 375±25 g，雄性。随机分为电生理检测和联合行为评分（CBS）两大组，各组再随机分为 4 小组，每小组 8 只，正常对照组、轻压模型组、中压模型组、重压模型组。CBS 组中每小组取 3 只作光镜检查，取 2 只作电镜检查。动物由上海中医药大学动物实验中心提供，许可证号：SCX（沪）2003－002。

2. 仪器设备

成都仪器厂生产的 RM6240 生物信号采集处理系统 1.3a；CMIAS－99B 型医学图像分析系统；olympus BX－50 光学显微镜；H－600 透射电镜。

3. 模型制作

大鼠作颈前侧正中线稍偏右直切口，充分暴露 C_4椎体，先用尖头螺丝刀在前侧正中攻一小孔，然后将平头十字螺钉于小孔处用螺丝刀拧入，平头螺钉直径均为 1.4 mm，螺距有 2.6 mm、3.0 mm、3.5 mm 三种，在预实验中我们测量，成年大鼠 C_4 中部纵径 2.2 mm，相应节段脊髓纵径 3.0 mm，椎管与脊髓肉眼并无间隙，本模型于大鼠颈椎前侧打螺钉压迫脊髓，螺距减去 C_4 中部纵径 2.2 mm，螺钉侵入脊髓腔深度分别为 0.4 mm、0.8 mm、1.3 mm。规定螺距 2.6 mm 为轻压、3.0 mm 为中压、3.5 mm 为重压。

4. 检验指标

运动诱发电位（MEP）检测；Gale[1] 的联合行为评分 CBS；病理切片检查。

5. 统计方法

用 SPSS 11.0 统计软件包分析数据，数据以均数加标准差（$\bar{x}\pm s$）表示，根据方差齐性分别采用多因素方差分析和非参数检验的秩变换分析。

基金项目：上海市科技攻关重点项目（024119026）。

二、实验结果

1. 脊髓神经功能评分

结果见表1。

表1 大鼠脊髓神经功能CBS评分($\bar{x}\pm s$)(缺损百分值)

组 别	n	CBS百分值(缺损值)
假手术组	7	3.57±2.48
轻压模型组	8	20.00±16.90*
中压模型组	8	20.00±12.25
重压模型组	8	33.13±11.63$^{**\triangle}$

注：秩变换后单因素方差分析，*与假手术组比较，$P<0.05$；**与假手术组比较，$P<0.01$；与中压模型组比较，$^{\triangle}$ $P<0.05$；余各组间比较，$P>0.05$。

2. 诱发电位检测

于造模前、造模后即刻、造模后15 d、造模后30 d进行MEP检测，分为15 d组和30 d组进行统计(见表2)。

表2 造模前与造模后15 d、30 d MEP(P－N)峰峰波幅降低率(μV)($\bar{x}\pm s$)

组 别	15 d组			30 d组		
	n	术后即刻	术后15 d	n	术后即刻	术后15 d
假手术组		—	—	5	−0.74±0.93	−0.19±0.58
轻压模型组	5	−0.12±0.08	0.60±0.29*	6	−0.04±0.20	0.56±0.81$^{**\triangle}$
中压模型组	8	0.21±0.36	0.86±0.18*	7	0.19±0.38	0.84±0.30$^{*\triangle\triangle}$
重压模型组	5	−0.10±1.70	0.87±0.12	4	0.55+0.71$^{\#}$	0.92±0.07$^{\triangle\triangle}$

注：秩变换后多因素方差分析，同一组造模后15 d(30 d)与造模后即刻相比，* $P<0.01$；同一组造模后15 d(30 d)与造模后即刻相比，** $P<0.05$；造模后15 d(30 d)各组与假手术组相比，$^{\triangle}P<0.01$；造模后15 d(30 d)各组与假手术组相比，$^{\triangle\triangle}$ $P<0.01$；造模后即刻各组与假手术组相比，$^{\#}P<0.05$。

3. 病理观察

(1) 光镜观察

轻压模型组灰质神经细胞稍肿胀，部分细胞细胞核消失(见图1a)，白质神经纤维稍有脱髓(见图1b)；中压模型组灰质神经细胞肿胀明显，多数细胞核裂解消失(见图1c)，白质神经纤维鞘明显，胶质细胞增生(见图1d)；重压模型组细胞膜溶解破损边界不清，细胞周围基质消失呈空泡状，细胞核消失，细胞数量减少(见图1e)，白质神经纤维严重脱髓鞘，形态不完整、相互融合(见图1f)。另外，部分中、重压模型动物脊髓神经细胞、胶质细胞、神经纤维均坏死液化而融合为无结构的红染组织。

(2) 电镜观察

轻压模型组灰质神经细胞尼氏体减少，线粒体稍肿胀，散见少量胶质纤维(见图2a)，白质神经纤维髓鞘板层疏松，轴索尚完整(见图2b)；中压模型组灰质神经细胞线粒体肿胀明显，可见较大深染的脂滴和空化(见图2c)；白质神经纤维排列紊乱，髓鞘板层疏松脱落、扭曲，轴索皱缩与髓鞘分离(见图2d)；重压模型组细胞器坏死、液化，大量胶原纤维增生(见图2e)，白质神经纤维髓鞘板层断裂、液化、融合为无板层结构而电子密度异常增高，轴索液化为无结构残存组织(见图2f)。

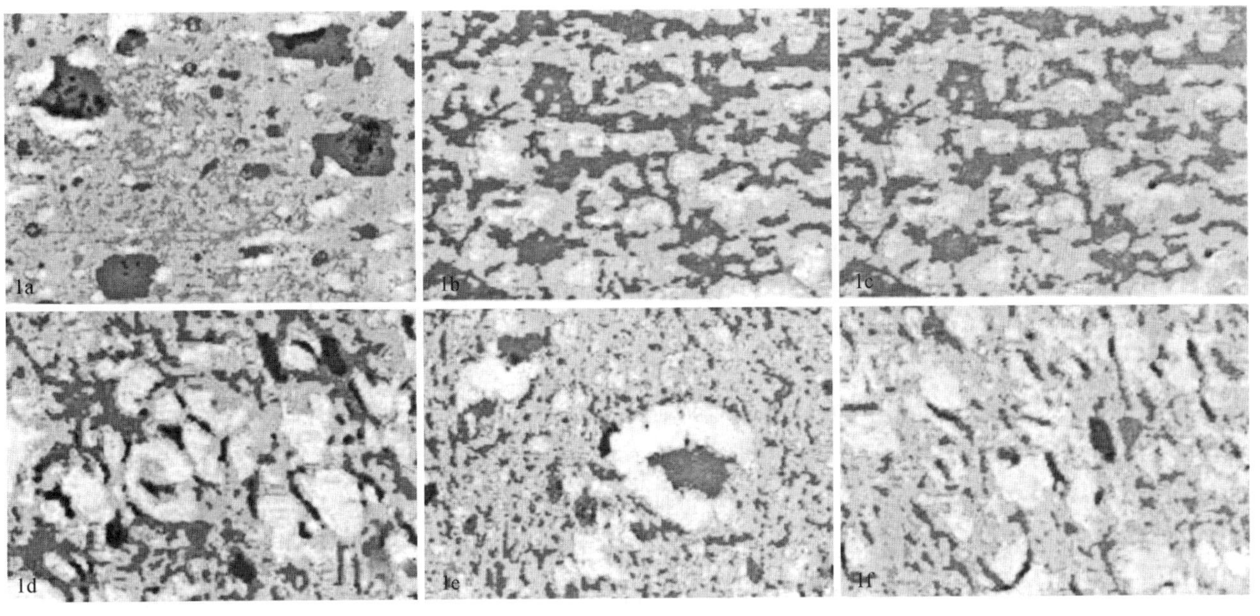

图 1 光镜图片(×200)

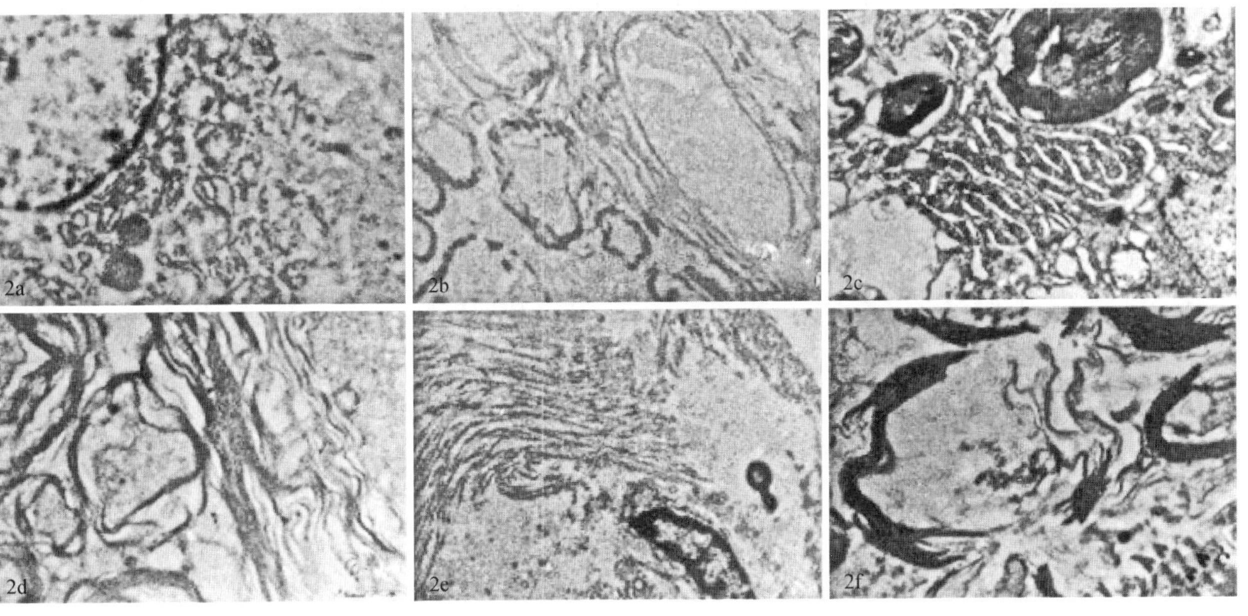

图 2 电镜图片(×9 900)

三、讨论

脊髓损伤模型的研究由来已久,自从 1911 年 Allen[2] 首创重物坠击犬脊髓损伤(weight dropping,WD)模型以来,学者们对其打击的定量控制和控制性能不断进行改进,使其成为使用最为广泛的脊髓损伤模型。慢性损伤方面,蔡钦林[3] 用金属套管螺钉置于杂种犬下位颈椎体,用致压螺钉于套管处进入,平均每隔 3~11 周渐进加压脊髓腹侧一次;李幼芬等[4] 用一塑料压迫盘置于猫胸脊髓背侧加压,分不同压力、不同时间观察脊髓损伤情况;孔抗美等[5] 于大鼠胸椎背侧用螺钉做每隔 10~15 d 渐进压迫脊髓;何海龙等[6] 用塑料双套管置于颈椎前侧,每隔 2~4 周渐进加压于脊髓腹侧一次;徐又佳等[7] 用同一长度不同直径的硬质塑料管置于大鼠胸脊髓背侧压迫脊髓。

模型与要模拟的疾病相似程度和操作的可重复性,是研究有价值和实验成功的关键,但实际上人为地造成完全等同于疾病病理过程的模型几乎是不可能的。因此,从各自的研究需要出发,强调某方面的病理，同时将有违实际病理的因素降到最低限度，这是应该努力做到的。脊髓慢性损伤模型目前研究报道较少，目前报道的渐进加压方式模型，很好地模拟了脊椎退行性变以及肿瘤等压迫脊髓渐进发展的过程。但我们考虑到颈椎退行性变造成的脊髓压迫多为腹侧渐进持续压迫，而渐进发展是一个缓慢的过程，无论怎样分次加压亦难以避免每次加压时脊髓的急性损伤，故采用了颈椎腹侧一次性加压到位，术后待急性损伤期过后观察持续压迫所致的病理改变的方式建立模型，避免了多次加压造成的多次急性损伤和感染机会；术后抗感染治疗和护理及时，动物死亡率在10%以内；手术简便，从切开到缝合 10 分钟可完成；用大鼠造模，因经济而可较多分组，可同时观察较多指标和不同药物疗效。造模 30 d 后取材，从光镜、电镜的病理形态观察，脊髓损伤性质相同而随压迫深度的不同，脊髓损伤也呈不同程度，证明了该方法制造模型能够产生不同程度的脊髓慢性损伤。感觉行为改变的判断带有一定的主观性，我们采用 CBS 联合行为评分，从各方面多项指标综合判定，较大程度地弥补了这种主观倾向。电生理检测能客观地反映脊髓传导功能状况[8-9]。通过主客观两个角度反映了脊髓功能的改变程度与压迫深度有较大的关系。同时，实验中亦反映了这种相关性并非绝对成正比，从病理形态改变和功能受损都同时出现不同组样本间指标严重程度的交叉。从理论上分析，慢性病变起因于损伤，但同时机体也在不断地进行修复，因此，病变的发展除决定于损伤的程度以外，也受机体体质及恢复能力的影响。我们的模型恰好客观地体现了这一矛盾现象。此外，我们通过缓慢进钉，可以大大减少急性瘫痪的比例，最后控制在 5%左右。但是，急性瘫痪和死亡使样本脱落，死亡可能是急性损伤所致，或高位脊髓损伤，炎症蔓延向上，延髓呼吸中枢抑制引起，或由于一笼多只喂养，护理不当造成，也可能还有其他因素，需进一步寻找原因。消除急性瘫痪和死亡，是完善本模型的关键。

益气化瘀补肾法对颈椎病动物超氧化歧化酶活力的影响

周红海　秦明芳　施　杞　沈培芝

自由基对人体有强大的破坏作用[1]，颈椎病、腰椎间盘突出症等疾病与自由基损伤有密切关系[2]。机体清除自由基主要通过各种酶来进行，其中超氧化歧化酶(SOD)是临床上主要监测指标，我们应用益气化瘀补肾法，运用颈椎病动物模型进行了此方面的对比探讨。

一、材料和方法

1. 实验动物

健康成年新西兰大白兔42只，雌雄不论，平均体重2.2 kg。由广西药品检验所实验动物室提供，广西中医学院实验动物中心饲养。喂食标准兔饲料，进食饮水不限。

2. 实验分组与模型制作

分组：随机分为6组，每组7只。A益气化瘀补肾组，B益气化瘀组，C补肾组，D消炎痛组，E模型对照组，F正常对照组。

A、B、C、D、E各组动物均进行造模，正常对照组不造模，仅进行假手术。

模型制作：动物用30 mg/kg的3%戊巴比妥钠耳缘静脉注射麻醉满意后，根据彭宝淦、施杞等所报道的静力平衡失调方法进行造模[3]。动物醒后皆呈现低头状，自然摄食标准兔饲料，饮凉开水。

从造模至提取检验标本共饲养24周，造模动物在观察时间到期后与正常对比其颈曲变直甚至反张，椎间盘出现退变征象。

3. 观察药物的制作与给药方法

中药材购自广西中医学院第二附属医院。益气化瘀补肾法方剂主要由黄芪、三七、川芎、鹿角、知母等药物组成；益气化瘀法方剂主要由黄芪、三七、川芎等药物组成；补肾法方剂主要由鹿角，知母等组成；药物的比例相同。方剂水煎提取浸膏，加填充剂，60℃干燥碾粉，装胶囊待用；消炎痛(上海辛帕斯制药有限公司出品)称量碾粉，加部分医用淀粉填充剂制成胶囊备用。每天按成人与兔的体表面积换算标准喂服所需剂量药物。模型对照组及正常对照组喂以与益气化瘀补肾法同样数量的内装医用淀粉的胶囊。从第4周开始连续给药至所定的日期。

4. 取材

血液标本：从兔大隐静脉采血1.5 mL，分装于肝素抗凝消毒试管内，按需要离心分离各组分，-40℃冰箱保存。

基金项目：广西中医学院课题资助项目。

椎间盘组织标本：常规消毒取材手术间、器械。静脉注射空气处死动物，用手术刀片、小拉钩、组织剪和咬骨剪迅速取出整段颈椎，用另一把手术刀、组织剪和咬骨剪快速取出 C_4- C_5椎间盘，放入 1 mL 的离心管内，标号，用 PV 膜封盖，迅速放入液氮中保存。

5. 指标测定方法与主要试剂

黄嘌呤氧化酶法测定各成分 SOD，配套试剂药盒由南京建成生物工程研究所提供。其余辅助试剂由上海华东试剂公司提供，均为国产分析纯。

6. 血液、组织各组分的制备

取血样 50 μL，常规离心分离血清，取样 30 μL 待做测定。从液氮中取出相同节段椎间盘，25℃下半解冻后用冰冷生理盐水冲洗除去血液，称重。按测定说明书组织匀浆步骤在冰冷生理盐水条件下，进行剪碎、匀浆。将匀浆在 4℃以 4 000 r/min 离心 15 min，取上清 30 μL 进行相应测定。

7. SOD 测定

所有器皿均常规洗净消毒，SOD 测定操作方法按试剂盒说明书所列方法步骤进行，1 cm 光径石英比色杯中比色，蒸馏水调零，波长 550 nm 处比色。蛋白定量测定按 Lowry 法进行。仪器用 DU－640 紫外可见分光光度计比色测定。

8. 统计方法

用 SPSS 统计软件包进行方差分析，多个样本均数的比较及两两比较统计。

二、结果

1. 模型组动物的血清 SOD 活力值与正常对照组相比明显降低

益气化瘀补肾法能提高动物血清 SOD 活力，与模型组相比有显著差异，与正常对照组相比无统计学差异，其余各组对 SOD 活力值也有一定影响，以补肾组较明显（见表 1）。

表 1　动物血清 SOD 活力的变化（$\bar{x}$±s）

组　　别	n	SOD(NU/mL)
对照组	7	179.926±25.804$^{\#}$
模型组	5	121.084±24.036
益气化瘀补肾组	7	168.884±35.015$^{*\triangle}$
益气化瘀组	6	145.526±9.453
补肾组	5	158.729±27.449
消炎病组	6	142.767±28.661

注：因部分动物在观察期间死亡，样本减少，下同。与对照组相比，* P>0.05；与模型组相比，$^{\triangle}$ P<0.05；与模型组相比，$^{\#}$ P<0.01。

2. 模型组动物椎间盘组织匀浆中的 SOD 活力值比正常显著降低

益气化瘀补肾法可以明显提高动物椎间盘组织匀浆 SOD 活力，其余各法作用趋势不一，补肾法有积极作用（见表 2）。

表 2　椎间盘组织匀浆 SOD 活力的变化（$\bar{x}$±s）

组　　别	n	SOD(NU/mgpr)
对照组	7	88.987±10.307*
模型组	5	59.648±8.200$^{\triangle}$
益气化瘀补肾组	7	88.881±18.590$^{*\#}$

续　表

组　　别	n	SOD(NU/mgpr)
益气化瘀组	6	62.732±6.290
补肾组	5	62.573±13.164
消炎病组	6	54.862±9.420$^{\triangle}$

注：与模型组相比，* $P<0.01$；与对照组相比，$^{\triangle}$ $P<0.01$；与对照组相比，$^{\#}$ $P>0.05$。

三、讨论

王玉龙等研究证明，颈椎病患者机体中LPO等自由基损害相关物质很活跃，SOD、CAT等自由基清除酶活力低下；患者症状改善时，SOD、CAT等酶的活力也随之上升；患者的血清、尿液等体液及其排泄物中的SOD、CAT的活力值、反映自由基代谢紊乱的巯基物质排出量与颈椎病的症状及康复疗效之间有明显关系[2]。

实验中，颈椎病模型动物血清、椎间盘组织匀浆中有SOD活力低下现象，这种改变与急慢性劳损引起椎间盘组织细胞损伤退变，在长期的受力—减压过程中产生的微循环障碍有关，说明椎间盘退行性改变与长期的自由基损伤，自由基清除相关酶的活力低下关系密切。

生理状态下，机体内的自由基清除系统能将细胞在正常需氧代谢过程中不断产生的自由基维持在无害的低水平状态。在退变、损伤、微循环障碍的情况下，体内自由基生成过多，自由基清除系统中酶活力下降，其损害就呈现出来，它损伤细胞的粗面内质网，促进蛋白多糖和胶原的降解、交联变性[4]；细胞膜通透性增加，微粒体膜受损，溶酶体释放出大量的炎症致痛物质，导致组织的炎变，疼痛与衰老，细胞破裂和退行性病变[5]。

机体自由基清除系统中的酶系统包含SOD等多种酶。组织衰老、退变时，SOD活力远远低于正常[6]。

益气、化瘀、补肾法是中医治疗颈椎病的重要治疗法则[7]。本研究运用黄芪等补气、三七、川芎等行气活血化瘀，鹿角胶、知母等补益肾之阴阳。

研究表明，黄芪有延缓细胞衰老，升高有益酶类活性，保护细胞膜，调节细胞生理代谢等作用；三七能促进组织内瘀血吸收，抑制血管通透性，所含的人参皂苷可促进组织修复；川芎可以改善微循环和血流速度，改变自由基产生的缺血再灌注环境；鹿角胶，主治虚劳羸瘦，可加速各种损伤的修复，调节酶系统的平衡；知母可减少组织的能耗；黄芪、三七、鹿角胶、川芎等中草药在提高机体内源性自由基清除相关酶，减少自由基对机体的攻击，清除自由基损伤的产物方面有确切作用[8]。

这些方法的联合，其作用更有特点。补肾化瘀法方药对病变，老化退变骨关节组织细胞中的酶活力有促进作用[9]，活血化瘀法有抗自由基损伤及提高机体自由基清除系统活力的作用[10]；益气化瘀法方剂对组织器官的微循环有明显作用，可扩张血管管径，使组织的微血流加速[11]，本研究益气、化瘀、补肾联合运用，从实验结果观察，在血清与椎间盘组织匀浆两个成分中，对保护组织细胞的酶有作用。

国外一直在探索用非甾体消炎镇痛药治疗脊椎疾病的效果和对其中组织的影响[12]。消炎痛是临床常用的一种非甾体消炎镇痛药物，可抑制血小板的聚集，对改善血液循环有一定作用，它可直接抑制致痛物前列腺素类物质的合成，但实验未见其对改善动物退变颈椎间盘自由基清除酶系统方面存在显著作用。

实验认为自由基清除相关酶活力降低是颈椎病的一个重要病变环节，中医益气化瘀补肾法对改善颈椎病动物血清和椎间盘组织中超氧化歧化酶的活力有积极作用。其机理有待进一步研究。

益气化瘀方调控颈椎间盘细胞基因表达谱的研究

王拥军　施　杞　李家顺　贾连顺　周重建　刘　梅

颈椎病是严重影响人们日常生活、工作的常见病和多发病，随着椎间盘退变的不断加重，突出的椎间盘和继发的周围组织改变可以导致颈部疼痛、根性神经痛和脊髓型颈椎病，一些严重的颈椎病患者可能失去工作、生活能力。该病的根本病理变化是椎间盘退变，目前已经有大量发病机理研究，并且逐渐从基因表达方面进一步分析椎间盘退变的机理。基因芯片可进行高通量基因表达平行分析，大规模基因发现及基因分析、基因多态性分析和基因组研究等，特别在表达谱中有重要应用价值[1-3]。当各种椎间盘的表达有明显差异时，可以在稳定的转录水平上灵敏地、完整地得出椎间盘细胞的一系列生理、病理状态的分析结果。对比临床试验显示，正常人与患病病人的基因表达的数据之间存在相关与不同。这些数据对于疾病的早期诊断和个性化预防和治疗的实现极有价值，并可为治疗药物和治疗方式的研究提供先决条件和重要依据，减少实验的复杂性。在国外，基因芯片大量用于骨关节病等方面的研究[4-6]，为椎间盘退变的研究提供许多启发。本次研究采用基因芯片结合动物模型实验，拟在分析正常、退变 SD 大鼠颈椎间盘基因表达水平变化的基础上，进一步研究益气化瘀方对大鼠颈椎间盘基因表达谱的影响，探索中药延缓椎间盘退变的新方法。

一、材料与方法

1. 动物选择与分组

选择 8 月龄清洁级 SD(Sprague－Dawley)大鼠 30 只，体重 400±20 g，雌雄各半(由上海中医药大学动物中心提供，合格证号：沪动合证字 152 号)。雌雄大鼠各随机分为 3 组：正常对照组、动物模型组和益气化瘀方组，每组 10 只，雌雄各 5 只。

2. 动物模型的建立

建立动、静力失衡性大鼠颈椎间盘退变模型[7]。将各模型组大鼠按 0.1 g/kg 体重行 1%氯氨酮腹腔注射麻醉，麻醉成功后，颈后部剪毛，碘伏消毒，取颈背部正中纵向切口，长 2～2.5 cm，切开皮肤后，充分游离各层肌肉，横向切断深群颈夹肌和头、颈、寰最长肌，完全切除颈髂肋肌与头半棘肌，然后再依次切断，C_2～C_7棘上和棘间韧带，彻底止血后缝合皮肤，放入笼中自由活动。

3. 药物制备和给药方法

益气化瘀方由黄芪、人工麝香等组成，按照中药三类新药的标准制备成丸剂。大鼠所用生药剂量按照人与动物千克体重换算，给药量相当于 60 kg，体重人的等效剂量。以蒸馏水稀释至所需浓度，治疗组每只大鼠按照 5.13 g(生药)/kg · d，灌胃。于造模 5 个月后给药，每日 1 次，连用 1 个月。

4. 取材方法

氯氨酮腹腔过量注射麻醉后，取出颈椎，打开椎管，冰冷 PBS 冲洗后，4 倍手术显微镜下沿上、下软骨终板与椎体的交界面切下椎间盘，分别放入离心管内，PV 膜封好，标号存于液氮中，之后转入-80℃冰箱保存。

5. 基因芯片检测用

Cy5、Cy3 荧光染料通过逆转录反应将椎间盘组织的 mRNA 分别标记成探针，将探针混合后与基因芯片（Biodoor Chip 512，BD - CHIP，United GeneHoldings，Ltd）进行预杂交、标记、探针纯化、杂交、洗片。具体步骤见试剂盒内说明。

6. 生物信息学分析采用

Scanner 3000 激光扫描仪模型组以 Cy5 为标记，对照组和益气化瘀方组分别以 Cy3 为标记，芯片四个角的强表达管家基因为强阳性（白色），分布在各微矩阵的管家基因为阳性，在样品中表达的基因为阳性（可为红、黄、绿、蓝色），42 个点样液（空白对照）阴性及空白对照为黑、灰色。用特有的两种荧光波长扫描芯片，得到这些基因在各组中的表达谱图片，通过计算机软件处理分析出基因表达的差异。两图经叠加处理，进行散点图荧光信号比值的离散程度分析。

二、结果

1. 颈椎间盘组织 mRNA 制备

各组 OD_{260}/OD_{280}值都在 1.8~2.0 之间，结果见表 1。

表 1 mRNA 制备结果

材料来源	组　别	抽提 mRNA 量	OD_{260}/OD_{280}
大鼠颈椎间盘	对照组	5.18 μg	1.988
同上	模型组	6.48 μg	1.811
同上	治疗组	46.8 μg	1.812

2. 生物信息学分析

结果如图 1、图 2 所示，都是散点图，代表 Cy3（对照组及益气化瘀方组大鼠）和 Cy5（模型组大鼠）荧光信号比值的离散程度愈靠近 *X* 轴或 *Y* 轴，表明该点基因差异表达愈显著。

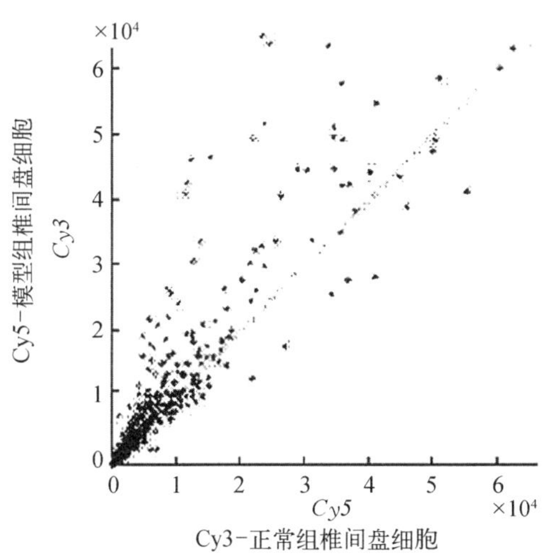

图 1 正常组与模型组基因芯片杂交信号散点图

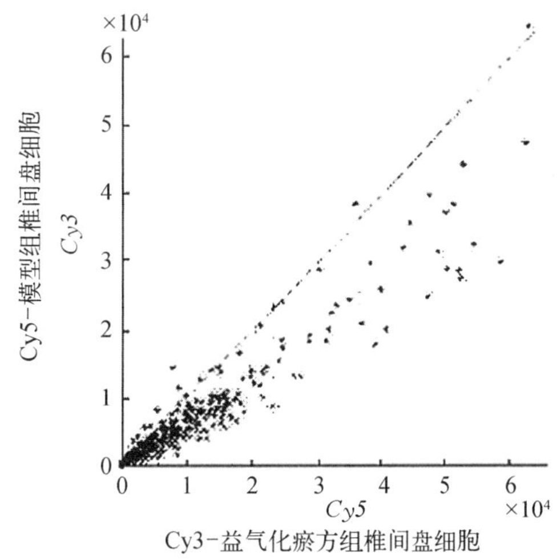

图 2 治疗组与模型组基因芯片杂交信号散点图

3. 模型组与对照组大鼠椎间盘基因表达谱的变化

比较模型组与正常组之间基因变化比较(ratio=模型组/正常组),11条基因在颈椎间盘退变表达量明显下降(ratio<0.4),而7条基因在颈椎间盘退变时表达量明显上升(ratio>2.5)。包括细胞信号和传递蛋白类细胞骨架和运动类、代谢类、外压反应蛋白类DNA合成、转录和转录因子类、蛋白质翻译合成类、免疫相关类基因表达。细胞信号和传递蛋白类基因表达有明显变化的有5条,下调的有4条,其中酪氨酸蛋白激酶(PTK)在退变椎间盘组织中下调(ratio=0.29),结果见表2。

表2 模型组/对照组大鼠椎间盘基因表达谱的比较

基因ID	编 号	分 类	比率	定 义
0660b11	Z17227	细胞信号和传递蛋白类	2.69	人类跨膜受体蛋白mRNA
0812h06	X56134	细胞骨架和运动类	3.46	人波形蛋白mRNA
0790d11	D84657	代谢类	2.59	人类光解酶同系物mRNA
1556h11	AFO28832	外压反应蛋白类	3.73	人类Hsp89-α-δ-N型mRNA
0773c09	AB008226	未知	3.41	人类福田基因mRNA
0722a03	L26081	未知	2.85	人类semaphorin-Ⅲ型mRNA
0727b07	M63838	免疫相关类	2.86	干扰素γ诱导的蛋白基因
0821r01	x98801	细胞信号和传递蛋白类	0.32	人类动力蛋白激活蛋白mRNA
0884d03	X79444	DNA合成、转录因子类	0.36	人类线粒体核酸内切酶(ENDOG)mRNA
070a10	U13261	蛋白质翻译合成类	0.28	人类elF-2相关p67同系物mRNA
0820e08	L19185	细胞信号和传递蛋白类	0.30	人自然杀伤细胞增强因子(NKEFB)mRNA
0725f04	D00726	代谢类/免疫相关类	0.17	人亚铁螯合酶(EC 4.99.1.1)mRNA
0736h08	L40636	细胞信号和传递蛋白类	0.29	人类(克隆FBK Ⅲ 16)蛋白酪氨酸激酶(PTK)mRNA
0754f11	M33680	细胞周期蛋白类	0.38	细胞表面蛋白TAPA-1 mRNA
0677a08	D63475	免疫相关类	0.39	人KIAA0109基因mRNA
0668a11	M95809	蛋白质翻译合成类	0.33	人通用转录因子2H肽1抗体(BTF2)mRNA
0855d09	M98399	细胞信号和传递蛋白类	0.36	人CD36抗体(克隆21)mRNA
0729h09	AF003522	未知	0.35	人类Delta mRNA

4. 益气化瘀方对细胞信号和传递蛋白类基因表达的影响

益气化瘀方与模型组比较(ratio=益气化瘀方/模型组),共筛选出22条表达有差异的基因,益气化瘀方上调18条基因(ratio>2.5),下调4条基因(ratio<0.4)。细胞信号和传递蛋白类基因表达变化的有5条,其中上调的有4条,包括酪氨酸蛋白激酶(ratio=2.70),结果见表3。

表3 益气化瘀方/模型组椎间盘基因的影响

基因ID	编 号	分 类	比率	定 义
0813h09	U32315	未知	0.32	人突触融合蛋白3 mRNA
0836a02	U46194	原癌基因和抑癌基因类	0.35	人肾细胞癌抗原RAGE-4 mRNA,完整推定编码序列
0824a04	U18671	细胞信号和传递蛋白类	0.22	人Stat2基因
0880a06	M11313	细胞凋亡相关蛋白类	0.27	人α-2巨球蛋白mRNA
0738h01	M34175	离子通道和运输蛋白类	2.94	人β-adaptin mRNA
0752r07	U69141	代谢类	2.78	人戊二酰辅酶A脱氢酶mRNA
0766b11	M95712	未知	2.56	人B-raf mRNA
0736h08	L06 36	细胞信号和传递蛋白类	2.70	人类(克隆FBK Ⅲ 16)蛋白酪氨酸激酶(PTK)mRNA
0731c06	X96586	细胞凋亡相关蛋白类	2.78	人类FAN蛋白mRNA
0675h07	M99487	未知	3.85	人前列腺特异性膜抗原(PSM)mRNA

续 表

基因 ID	编 号	分 类	比率	定 义
0705e03	M28215 J04941	蛋白质翻译合成类	2.70	人类 GTP 结合蛋白(RAB5)mRNA
0678c02	X54199	未知	3.45	人 GARS – AIRS – GART mRNA
0671r05	D43950	未知	3.13	人 KIAA0098 基因 mRNA
0712c07	M29551	细胞信号和传递蛋白类	2.50	人钙调磷酸酶 A2 mRNA
0824r04	U 89	细胞信号和传递蛋白类	2.86	人 ABL 结合蛋白 3(AblBP3)mRNA
0812el1	M21575	代谢类	2.78	人细胞色素 c 氧化酶Ⅳ亚型(COX Ⅳ)mRNA
0830g05	K03515	代谢类	2.94	人神经白细胞素 mRNA
0820d03	D84557	蛋白质翻译合成类	3.45	人类 HsMcm6 mRNA
0783g05	D89859	蛋白质翻译合成类	4.76	人锌指蛋白 5 mRNA
0725r04	D00726	代谢类/免疫相关类	2.78	人亚铁螯合酶(EC 4.99.1.1)mRNA
0661f09	X79510	细胞信号和传递蛋白类	2.94	人类蛋白酪氨酸磷酸酶 D1 抗体 mRNA
0897b12	X05360	细胞凋亡相关蛋白类	2.86	人类参与细胞周期控制的 CDC2 基因

三、讨论

1. 大鼠椎间盘基因表达谱变化

模型组与正常组之间表达明显的基因比较(ratio=模型组/正常组),11 条基因在颈椎间盘退变表达量明显下降,而 7 条基因在颈椎间盘退变时表达量明显上升,说明大鼠椎间盘退变受到各种基因的调控。本次研究发现,细胞信号和传递蛋白类基因表达有明显变化,模型组中该类基因变化的有 5 条,其中下调的有 4 条。治疗后该类基因表达有变化的也是 5 条,但上调的有 4 条,其中酪氨酸蛋白激酶(PTK)在退变椎间盘组织中下调(ratio=0.29),益气化瘀方可以上调 PTK(ratio=2.70)。Hunter[8] 1980 年首先发现该基因,目前已经证实许多生长因子受体(PDGFR、FGFR、TGFR、IGFR、CSFR、EGFR)具有 PTK 活性,多数癌基因产物也有此活性,在调节细胞增殖、黏附和迁移的过程中起重要作用[9-11]。多种 PTK 参与整合蛋白(integrin)介导细胞黏附的信号传导过程,酪氨酸激酶受体介导的信号传导与整合蛋白介导的信号传导存在协调作用,两者的交汇点就是酪氨酸蛋白激酶类的黏着斑激酶(focal adhesionkinase,FAK)[12]。整合蛋白、FAK 及细胞骨架蛋白共聚于焦点黏附物上,使 FAK 自身磷酸化而激活,通过形成 FAK/Src 复合物引起吻蛋白(paxilin)和 Cas 磷酸化,再通过接头蛋白 Crk 和 Crb2 激活,Ras 途径的下游有丝分裂原活化蛋白激酶(mitogen activatedprotein kinase,MAPK)活化,Ras – MAPK 通路从而自胞外向胞内源源不断地输入“存活信号”的生物信号流,使细胞锚定依赖(anchorage dependent);如果阻断 FAK 通路,会使无论处于“悬浮态”还是黏附状态的细胞都发生失巢凋亡(anoikis)[13-15]。Williams 等[6]研究发现,类风湿关节炎滑膜细胞中 PTK 活性明显增加。在表达有差异的基因中,酪氨酸磷酸酯酶(PTP)氨基端域同已知骨架蛋白相似,它们与肌丝蛋白在胞浆内形成复合物,可以调控细胞形态、活动,稳定细胞-细胞、细胞-胞浆的功能,胞浆内的 PAP 在信息传递中,限制那些非特异的基质进入细胞内某些特定部位,从而发生调节作用[16]。COX 是代谢类基因环氧化酶,存在于细胞内质网上,细胞损伤后内质网分解成脂蛋白亚单位,使 COX 易与花生四烯酸接触,刺激前列腺素产生,在损伤组织的软骨细胞、成骨细胞、内皮细胞中表达在炎症反应中有很大作用。U18671 也是细胞信号和传递蛋白类基因,干扰素、INF 诱导 star2 酪氨酸磷酸化,诱导转录因子表达。X96586 是细胞凋亡相关蛋白类与 CD40、P53 引起的凋亡相关,与 TNF、IL – 1 等细胞因子的调节密切,这些基因在椎间盘细胞内的功能还有待进一步探讨[17-19]。

2. 益气化瘀方对椎间盘细胞基因表达的调节作用

应用芯片技术进行中药复方调控细胞功能性基因的研究,直接观察益气化瘀中药对颈椎病的治疗反应和调控作用,揭示了中医药调控颈椎间盘细胞功能的机理,发现椎间盘细胞内外信号传导过程与中医气血理论之间的内在联系,体现"标本兼顾""同病异治"等辨证论治的思想。益气化瘀方与模型组比较,18条基因在中药治疗后表达量明显上升,而4条基因在治疗后表达量明显下降,大多数细胞信号和传递蛋白类基因上调表达,说明该方可以调节椎间盘内细胞的信号传导。对照组与模型组之间表达明显的基因,在益气化瘀方与模型组之间上调或下调得较少,这可能一是由于所用芯片的基因数仍较少;二是筛选按照ratio大于2.5或小于0.4的数据列于工作表中,若选出其他表达差异较大的基因,可能两张芯片中表达同一条基因的机会就大些;三是本来在模型组中表达较强或较弱的基因,由于益气化瘀方的调节作用,使之接近对照组ratio在0.4和2.5之间,所以没有列出。利用基因芯片进行椎间盘内细胞信号传导对细胞凋亡影响的研究,发现退变椎间盘中存在原癌基因的活化或多种生长因子受体的持续激活,益气化瘀方可以上调酪氨酸蛋白激酶和酪氨酸磷酸酯酶。因此,从细胞分子水平解释椎间盘退变的实质可能是椎间盘细胞外基质(ECM)的降解及基质与细胞黏附功能减退,导致输入细胞中的各种"存活信号",传导中断,细胞失去赖以生存的信号环境刺激而凋亡,也说明益气化瘀方在调节细胞增殖、黏附和迁移的过程中起重要作用。益气化瘀方是临床疗效确切的经验方,前期研究证明这些中药小复方可以增加椎间盘营养供应,抑制炎性物质释放,降低局部免疫反应,延缓椎间盘细胞凋亡,对延缓椎间盘退变有很好的作用[20-28]。结合本课题研究,我们提出"气"的概念有三个层次的含义,体现在器官、细胞和基因三个方面的功能,通过进一步深入研究,可以将中医药的理论与应用提高到新的层次。

风寒湿刺激对家兔颈椎间盘 MMP－1、MMP－3 活性的影响

施　杞　王拥军　吴士良　葛京化　杨　阳　刘　梅　周重建

本研究以中医痹证理论为指导，模拟自然界风寒湿邪反复刺激家兔颈部，观察椎间盘内金属蛋白酶在退变过程中的变化，探讨风寒湿邪对颈椎间盘退变的影响。

一、材料与方法

1. 动物与分组

选择 8 月龄雄性新西兰白兔 24 只，体重 2.5 kg 左右（由上海中医药大学动物中心提供，合格证号：沪动合证字 152 号）。采用完全随机实验设计分为正常对照组、轻度刺激组、中度刺激组和重度刺激组，每组 6 只。

2. 造模方法

各组家兔颈部剃除毛发，正常对照组不作其他处理。各个风寒湿组置于 SHH－250GS 改进型人工气候造模箱内，接通超声喷雾器，调节造模箱内环境至刺激要求强度，即：风力 6 级，温度 5±0.5℃，湿度 100%，按轻度、中度、重度刺激的不同要求，分别给予 32 h、64 h 和 128 h 的间断重复刺激，每日刺激 4 h。各组均于刺激结束后次日耳静脉栓塞处死家兔，采集颈部椎间盘组织待测。

3. 颈部组织形态学观察

椎间盘 EDTA 液脱钙，经脱水，透明，包埋，连续 8 μm 横断面切片，HE 染色。按 Miyamoto 分级标准将椎间盘分为 1~5 级，分别规定为 1 分、2 分、3 分、4 分、5 分。

4. 金属蛋白酶活性的检测

取椎间盘匀浆上清液 100 μL，以 0.2% ^{3}H－Ⅰ型胶原蛋白作为底物，混匀后 37℃孵育 24 h，10 000 r/m 高速离心取上清液加入液体闪烁剂，以 Beckman 液闪仪测 cpm，以每分钟 1 mg 降解胶原蛋白底物为 1 个酶活性单位（IU/g）。MMP－3 采用酶免疫一步夹心法，按试剂盒使用说明操作。

5. 统计方法

原始数据输入 SPSS 8.0 统计软件包，每组样本均数以均数±标准差（$\bar{x}\pm s$）表示，显著性检验采用两样本均数比较的 t 检验。

二、结果

1. 椎间盘退变形态学分级评分

表 1 示各个模型组退变指数都有不同程度上升，重度刺激组较正常对照组有统计学差异（$P<0.05$）。

基金项目： 国家自然科学基金项目（39970917）。

表1 大鼠颈椎间盘退变程度 Miyamoto 分级标准($\bar{x}\pm s$)

组　别	数量	形态学分级评分
正常对照组	6	1.50±0.55
轻度组	6	2.50±0.55
中度组	6	2.83±0.98
重度组	6	3.19±0.75△

注：与正常对照组比较，△$P<0.05$。

2. 椎间盘组织 MMP-1、MMP-3 含量测定结果

表2示模型组与对照组比较，轻度刺激组变化不明显，中、重度 MMP-1 和 MMP-3 活性升高明显($P<0.01$)；模型组之间比较，中度、重度刺激组 MMP-1、MMP-3 活性明显高于轻度刺激组($P<0.01$)，中、重度刺激组之间没有明显差异。

表2 椎间盘组织 MMP-1、MMP-3 含量($\bar{x}\pm s$)

组　别	数量	MMP-1(IU/g)	MMP-3(ng/mL)
正常对照组	6	11.87±1.52	5.70±0.54
轻度组	6	13.75±1.61	7.76±1.72
中度组	6	17.25±1.12△△☆☆	26.26±2.65△△☆☆
重度组	6	20.58±2.63△△☆☆	31.48±2.78△△☆☆

注：与正常对照组比较，△△$P<0.01$；中度、重度与轻度比较，☆☆$P<0.01$。

三、讨论

1. 风寒湿痹证的现代研究

《内经·痹论篇》："风寒湿三气杂至，合而为痹也，其风气盛者为行痹，寒气盛者为痛痹，湿气盛者为著痹。"这段话明确指出了痹证的病因是"风寒湿"。《诸病源候论》："由体虚，腠理开，风邪在于筋故也。邪客关机，则使筋挛；邪客足太阳之络，令人肩背拘急也。"说明痹证的发生是由于体质虚弱，卫外不固，风寒之邪侵入太阳经络而致，这是颈椎病早期的主要病机和表现。近年来，临床流行病学证实风寒湿是导致颈椎病的重要因素[1]。风寒湿常作为痹证的致病因素，已经引入风湿性关节炎、肩关节周围炎、颈椎病的发病机理研究中，证实风寒湿邪刺激后，肌肉、肌腱、关节滑膜、关节软骨等组织可出现微循环障碍、炎性细胞渗出、神经电生理改变、血液流变学变化、氧自由基代谢异常以及细胞因子 mRNA 表达的改变[2-4]。本项研究进一步说明风寒湿刺激使金属蛋白酶活性增加，椎间盘细胞外基质不断降解，使椎间盘不断退变。这些研究极大地丰富了祖国医学"痹证"理论。

2. 椎间盘退变与基质金属蛋白酶的关系

颈椎间盘是一个渐进性退变的过程，通过风寒湿刺激，导致家兔颈部动静力系统失去平衡。退变的椎间盘内蛋白多糖含量逐渐下降，水含量明显降低，胶原类型发生转换。正常软骨终板主要包含Ⅱ型胶原，随着退变的发生，Ⅰ型胶原表达逐渐增加，Ⅱ型胶原表达逐渐降低，此改变与椎间盘退变程度呈正相关。这些基质合成和破坏不平衡提示在椎间盘细胞外基质中存在着一个调控基质代谢的酶系统。不同种类的金属蛋白酶其作用基质有不同的特性，根据基质特异性可分为胶原酶群(MMP-1、MMP-8、MMP-13)、明胶酶群(MMP-2、MMP-9)、基质溶解酶群(MMP-3、MMP-10)、膜型金属蛋白酶(MT-MMP)和其他类(MMP-7、MMP-11、MMP-12)。不同的金属蛋白酶不但作用基质有所不同，其分泌细胞也不尽一样，在椎间盘退变中起重要作用的主要有胶原酶(MMP－1)、中性蛋白多糖酶(MMP－3)。MMP－1是一种重要的基质金属蛋白酶,它是唯一能够裂解可溶性胶原螺旋区肽键的酶。Ng等[5]的研究表明退变椎间盘中胶原酶活性明显升高。Sedowofia等[6]分析认为椎间盘内环境的改变和不断受到的机械作用使椎间盘细胞崩解,酶抑制物合成减少,溶酶体内的组织蛋白酶B释放,激活潜伏状态的胶原酶,使椎间盘胶原分解加速,导致椎间盘退变。中性蛋白多糖酶(MMP－3)能够分解椎间盘中的聚集性蛋白多糖,也可分解Ⅱ、Ⅳ、Ⅸ及Ⅺ型胶原及纤粘蛋白、层粘蛋白等。Liu等[7]发现,随着椎间盘老化或退变,髓核中MMP－3活性升高,使糖蛋白及连接蛋白裂解成为高度异质性分子。Kang等[8-9]的研究证实突出的颈、腰椎间盘中的MMP－3及明胶酶活性明显升高。Kanemoto等[10]通过免疫组化方法研究表明,椎间盘中MMP－3阳性细胞比率与磁共振证实的椎间盘退变程度呈正相关。本次实验结果发现,随着造模时间的延长和刺激程度的增加,椎间盘退变指数增加,椎间盘中的MMP－1、MMP－3都升高($P<0.01$),中度、重度刺激组金属蛋白酶变化更加明显,初步说明风寒湿刺激可以加速椎间盘内胶原和蛋白多糖的降解,加快椎间盘的不断退变。本研究拓宽了中医痹证实验研究的范畴,认识到风寒湿导致的外在“肢体痹”可以转化为“脏腑痹”,由影响颈椎的动力平衡到静力平衡系统,说明风寒湿不是简单的物理因素,而且可以成为“痹证”发展的病理基础。

风寒湿刺激对家兔颈部肌肉及血液组织中氧自由基和前列腺素代谢的影响

姜　杰　施　杞

流行病学及临床观察显示，风寒湿是颈椎病的重要诱因之一[1-2]。然而，有关风寒湿致颈椎退变机理尚缺乏实验研究的阐明。氧自由基代谢异常与人体许多疾病的发生发展有密切关系[3]，本课题采用模拟自然致病因素，刺激家兔颈部，对局部及血液组织中超氧化物歧化酶（SOD）、脂质过氧化物（LPO）、前列腺素 E_2（PGE_2）、6－酮－前列腺素 Fo（6 － keto － $PGF_{1\alpha}$）含量进行测定，以探讨风寒湿致颈椎病的部分病理机制。

一、材料与方法

1. 动物分组及造模

3 月龄雄性新西兰大白兔 24 只，体重 2. 25±0. 27 kg，由上海中医药大学实验动物中心提供（动物合格证 01933，医动字第 02 － 60 号）。将 24 只大白兔随机分为：① 正常对照组；② 风寒湿组；③ 低头位组；④ 复合模型组。每组 6 只。

造模方法：① 正常对照组：每日缚定时间与低头位组相同，但不做低头处理。② 风寒湿组：按正常对照组方法处理 8 周后进行风寒湿组造模。按王绪辉等[4]方法略做修改，剪去家兔颈部毛发，固定动物于恒温恒湿造模箱内，接通喷雾水源、风扇和半导体温度、湿度计电源，调节造模箱内环境至刺激要求强度。条件：温度 7±3℃，湿度 100%，风力 6 级。刺激强度：每次 2 h，休息 1 h，间断重复刺激 32 h 后按与正常对照组处理至第 12 周结束。③ 低头位组：按余家阔等[5]方法改进，自制特殊支架，将家兔固定于低头 45°，每日 2 次，每次 2 h，连续 12 周。④ 复合模型组：按低头位组处理，8 周结束时加同风寒湿组刺激后续按低头位组处理至 12 周结束，该组在造模时意外死亡 1 只家兔。

2. 标本采集

动物饲养 12 周后，用 40 mg/kg 左右戊巴比妥钠麻醉，静脉采血后放血处死，迅速切开家兔颈后部皮肤，在颈 3~7 棘突旁 0. 5 cm 左右，取皮下肌肉组织约 0. 5 cm^3（操作时避免钳夹），每块组织再切为两半，一半称重后，迅速置冰蒸馏水中漂洗 3 小时，然后取出，加入生理盐水 5 mL，在组织匀浆器中持续研磨 10 分钟，制成匀浆，离心取上清液，放入－20℃冰箱中备测 SOD、LPO、PGE_2、6 － keto － $PGF_{1\alpha}$，另一半取部分置于 10%甲醛溶液中固定，石蜡切片，HE 染色。

3. LPO 测定

采用改良的八木国夫法测定[6]。

4. SOD 测定

采用邻苯三酚自氧化抑制法[7]。

5. PGE_2测定

采用苏州医学院生产的PGE_2放免分析药盒，操作按产品说明书。

6. 6－keto－$PGF_{1\alpha}$测定

6－keto－$PGF_{1\alpha}$放射免疫分析药盒来源同上，操作按产品说明书。

7. 颈部肌肉组织形态学观察

常规 HE 染色，在光镜下观察并照相。

8. 统计学方法

所有数据以 $\bar{x}\pm s$ 表示，用 SPSS 统计软件包统计处理。

二、结果

1. 肌肉组织病理学观察

风寒湿组：软组织水肿、充血，伴炎性细胞浸润，血管扩张。低头位组：横纹肌组织肿胀、变性，有少许炎性细胞反应。复合模型组：横纹肌组织广泛肿胀、变性，软组织周围水肿、充血，伴有大量炎性细胞浸润。提示各模型组均有不同程度无菌性炎症表现。

2. 各组动物血浆、肌肉组织 LPO、SOD、PGE_2、6－keto－$PGF_{1\alpha}$测定结果比较

由表 1 可见，风寒湿组、复合模型组家兔血浆 SOD 与正常对照组相比，差异有极显著意义（$P<0.01$）；低头位组与正常对照组相比有显著意义（$P<0.05$）；血浆 LPO 组间比较变化趋势与 SOD 相同。肌肉组织 LPO 测定结果表明，风寒湿组与正常对照组相比差异有显著性（$P<0.05$）；复合模型组与正常对照组相比差异有极显著性（$P<0.01$）；低头位组与正常对照组之间比较差异无显著性；各模型组肌肉组织 SOD 含量下降明显（与正常对照组比较，$P<0.01$）。风寒湿组、复合模型组肌肉中 PGE_2、6－keto－$PGF_{1\alpha}$含量与正常对照组比较差异有显著性（$P<0.01$）；低头位组与正常对照组相比差异有显著性（$P<0.05$）；风寒湿组、低头位组和复合模型组之间比较差异无显著性。

表 1 组兔血浆、肌肉组织 LPO、SOD、PGE_2、6－keto－$PGF_{1\alpha}$测定结果比较（$\bar{x}\pm s$）

组别	兔数	血浆		肌肉组织			
		SOD (U/g)	LPO (μmol/L)	SOD (U/mg)	LPO (μmol/L)	PGE_2 (pg/mg)	6－keto－$PGF_{1\alpha}$ (pg/mg)
正常对照组	6	4 241.1±675.2	2.405±0.439	24.21±3.170	4.286±0.391	9.02±2.44	144.87±25.68
风寒湿组	6	2 867.6±593.3**	3.856±0.988**	16.98±4.225**	5.781±0.602*	16.70±3.71**	223.45±47.44**
低头位组	6	3 139.3±760.9*	3.565±0.984*	17.53±2.591**	4.883±0.434	14.18±4.46*	208.11±32.48*
复合模型组	5	2 792.2±883.7**	4.112±1.022*	14.90±3.709**	5.924±0.987**	18.56±3.25**	212.56±46.36*

注：与正常对照组比较，* $P<0.05$，** $P<0.01$。

三、讨论

颈椎病属中医痹证范畴，中医学历来都十分重视风寒湿在痹证发病中的重要影响，认为风寒湿邪是引起痹证的病因[8-9]。《素问·痹论篇》曰："风寒湿三气杂至，合而为痹也。"痹证的病因是虚体与风寒湿邪相结合，病机是血涩不行，卫气从之而不通。现代流行病学及临床观察也显示，风寒湿是颈椎病的重要诱因之一[1-2]。本实验结合中医痹证理论，采用模拟自然致病因素，刺激家兔颈部，造成颈部痹证模型，以期研究风寒湿致颈椎病的机理。病理结果显示，风寒湿侵袭颈部，可引起软组织水肿、炎性细胞浸润、血管扩张，肌肉组织发生肌纤维变性、肿胀等无菌性炎症表现；与以往痹证研究观察结果相符[10-11]。近年来研究发现，氧自由基与人体多种退行性变的病理过程有关[3]。一些研究也发现，颈椎病患者存在着不同程度的自由基代谢紊乱，表现为LPO较健康人明显增高，而血清SOD活力较健康人明显降低，这说明颈椎病患者体内自由基代谢非常活跃，发生机体的过氧化和抗氧化平衡失调[12-14]。

本实验结果证实，实验家兔血清及局部肌肉组织中SOD活性明显下降，LPO含量增高，提示病变局部或全身组织细胞的清除超氧自由基功能受到抑制，脂质过氧化作用增强，有害氧化增加。这可能由于风寒湿侵袭，导致受累组织局部氧化代谢增强，氧自由基增加，组织中SOD将其清除的同时，自身也大量耗损，最终导致SOD减少。此外，风寒湿邪侵袭对颈部组织细胞的损伤，可能造成细胞内SOD合成障碍，使自由基引发的过氧化反应发生紊乱；LPO氧化和还原失控，细胞膜通透性增加，线粒体膨胀，溶酶体释放大量的炎性致病物质，如前列腺素、5-羟色胺、缓激肽等造成颈部肌肉无菌性炎症和疼痛[15]。实验中观察到，受风寒湿影响，颈部肌肉中PGE_2、6-keto-$PGF_{1\alpha}$含量明显增加。由LPO氧化和还原失控引发的肌肉无菌性炎症，同时组织中酸性代产物大量堆积，产生局部酸胀、僵硬感，血管壁内外渗透压改变，造成局部肿胀。长期失治，产生颈椎病。本实验为风寒湿引发或加重颈椎退行性病变提供了部分实验依据。

动静力失衡性大鼠颈椎间盘退变模型的动态观察

王拥军　施　杞　沈培芝　徐　宇　刘　梅　陈　锋

颈椎间盘退变被认为是颈椎病发生和发展的根本原因[1]。退变的椎间盘出现含水能力降低，蛋白多糖含量下降，胶原类型发生转换，炎症介质大量释放。颈椎间盘的退变是动静力共同失去平衡的综合性动态过程。以往颈椎间盘退变模型的研究，有的偏重于颈椎静力平衡失调[2-7]，有的偏重于颈椎动力平衡失调[8]。本研究在借鉴上述各种模型优点的基础上，齐同实验条件，采用多个观察时段，统一用公认的观察指标，进一步动态观察颈部动静力失衡后颈椎间盘退变的过程和程度。

一、材料与方法

1. 动物与分组

选择 8 月龄清洁级 SD 大鼠 60 只，体重 240±20 g，由上海中医药大学实验动物中心提供。随机分为 3 个月、5 个月、7 个月 3 个对照组，3 个月、5 个月、7 个月 3 个模型组，每组 10 只，雌雄各半。

2. 造模方法

将各模型组大鼠颈后部剪毛和清洁后，按氯氨酮 0.1 g/kg 体重行肌肉注射麻醉；取颈背部正中纵向切口，长 2~2.5 cm，切开皮肤后，横向切断颈夹肌和头、颈、寰最长肌，切除颈髂肋肌与头半棘肌，然后依次切除 C_2~C_7棘上和棘间韧带，建立动静力失衡性大鼠颈椎间盘退变模型。各对照组为不行手术的正常大鼠。

3. 取材时间与方法

分别于术后 3 个月、5 个月、7 个月，4 倍手术显微镜下沿上、下软骨终板与椎体的交界面切下 C_4~C_5椎间盘及相邻部分椎体，正中矢状面剖开，多聚甲醛浸泡固定标本。

4. 颈椎间盘组织形态学观察

椎间盘 EDTA 液脱钙，经脱水、透明，包埋，连续 8 μm 横断面切片，HE 及甲苯胺蓝染色。在 Olympus BH－2 生物显微镜下观察每个正中矢状面椎间盘。

5. 椎间盘退变程度的评判方法

（1）组织形态学评判指标

光镜对颈椎间盘组织形态学观察；按 Miyamoto 等[2]的分级标准将椎间盘分为 1~5 级，分别定为 1 分、2 分、3 分、4 分、5 分。

（2）椎间盘组织中前列腺素 E_2（PGE_2）和 6－酮－前列腺素 $F_{1\alpha}$（6－keto－$PGF_{1\alpha}$）检测

4℃条件下切取 C_2~C_4椎间盘组织，称重后加入 0.02mol/L 磷酸缓冲液（PBS）中，调整液体量，使每毫

基金项目：上海市科学技术发展基金项目（964919019、984319101）。

升 PBS 含湿重组织 0.1 g,冰水浴中电动匀浆 5 000 r/min,30 s;3 000 r/min 离心 3 min,取上清液备用。PGE_2和 6－keto－$PGF_{1\alpha}$采用酶联免疫测定方法。

(3) 胶原酶(MMP－1)活性的检测

取上清液 100 μL,以 0.2%^{3}H－Ⅰ型胶原蛋白作为底物,混匀孵育 37℃,24 h;10 000 r/min 离心 3 min,取上清液加入液体闪烁剂,以 Beckman 液闪仪测 cpm 值,以每分钟 1 mg 降解胶原蛋白底物为 1 个酶活性单位(IU/g)。

6. 统计学方法

原始数据输入 SPSS 8.0 统计软件包,显著性检验采用两样本均数比较的 t 检验。

二、结果

1. 颈椎间盘组织形态学观察

显微镜下见 3 个月、5 个月对照组椎间盘由外周规则排列的纤维环和中央大的髓核组成,软骨板分为生长软骨层和关节软骨层,潮标清晰可见(见图 1);3 个月模型组及 7 个月对照组可见椎间盘纤维环出现裂隙,排列轻度不规则,髓核出现皱缩或变小,少数椎间盘可见髓核轻度突出,软骨板可见不规则增生、钙化,潮标前移(见图 2);5 个月模型组大鼠椎间盘髓核完全纤维化,纤维环板块层状结构消失、玻璃样变(见图 3);7 个月模型组部分椎间盘骨赘形成,其细胞成分为肥大的软骨细胞,由软骨终板延伸增殖而来(见图 4)。

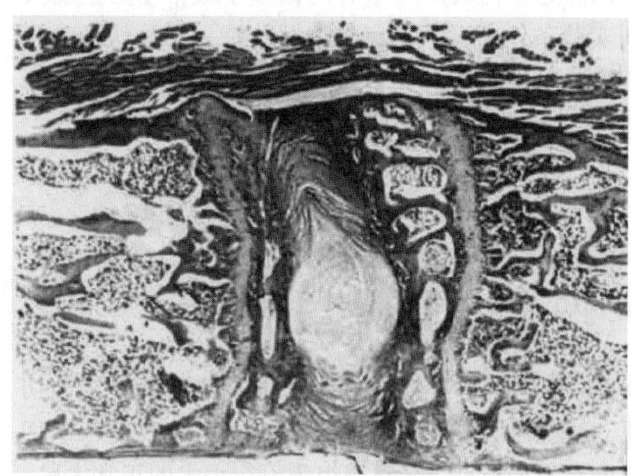
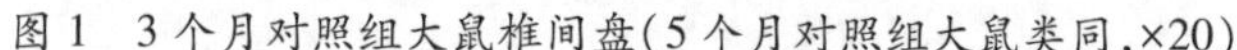

图 1　3 个月对照组大鼠椎间盘(5 个月对照组大鼠类同,×20)

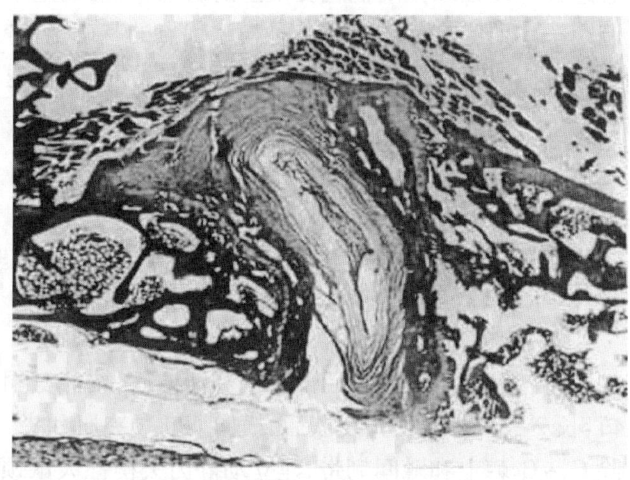

图 2　3 个月模型组大鼠椎间盘(7 个月对照组大鼠类同,×20)

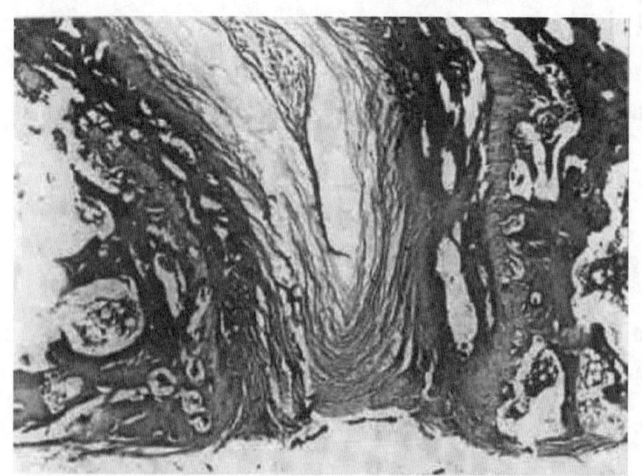

图 3　5 个月模型组大鼠椎间盘(×20)

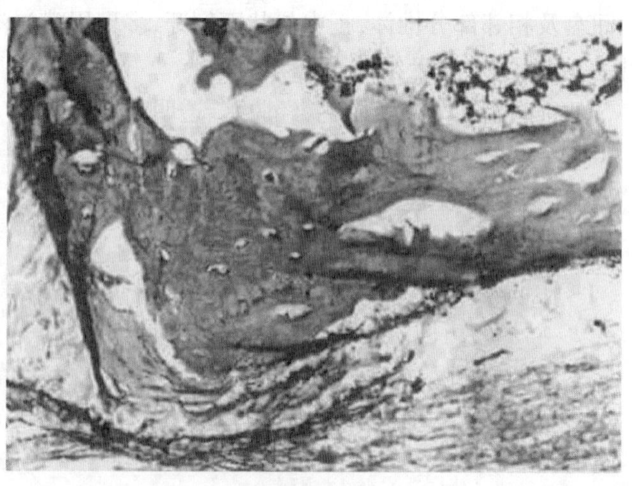

图 4　7 个月模型组大鼠椎间盘(×20)

2. 6 组大鼠颈椎间盘退变程度分级

见表 1。与同期对照组比较模型组分值均升高($P<0.01$);与 3 个月模型组间比较,7 个月模型组分值均明显升高($P<0.01$)。

表 1 6 组大鼠颈椎间盘退变程度 Miyamoto 分级评分值结果比较(分,$\bar{x}\pm s$)

组 别	n	形态学分级评分
3 月对照	10	1.30±0.48
3 月模型	10	2.70±0.68**
5 月对照	10	1.40±0.52
5 月模型	10	3.10±0.87**
7 月对照	10	1.70±0.82
7 月模型	10	4.40±0.70**△△

注:与同期对照组比较,** $P<0.01$;与 3 月模型组比较,△△ $P<0.01$。

3. 6 组大鼠椎间盘组织中 MMP-1、PGE_2及 6-keto-$PGF_{1\alpha}$测定结果

见表 2。各对照组之间比较,5 个月和 7 个月组虽然较 3 个月组 MMP-1、PGE_2、6-keto-$PGF_{1\alpha}$有升高趋势,但差异无显著性;与同期对照组比较,5 个月和 7 个月模型组 MMP-1 活性均明显升高($P<0.05$),3 个时间段组间 PGE_2 和 6-keto-$PGF_{1\alpha}$均明显升高($P<0.05$ 或 $P<0.01$);模型组组间比较,5 个月和 7 个月组 MMP-1 活性均较 3 个月组明显升高($P<0.05$),6-keto-$PGF_{1\alpha}$ 5 个月模型组较 3 个月组明显升高($P<0.05$)。

表 2 6 组大鼠椎间盘组织中 MMP-1、PGE_2和 6-keto-$PGF_{1\alpha}$测定结果比较($\bar{x}\pm s$)

组 别	n	MMP-1(IU/g)	PGE_2(pg/mg)	6-keto-$PGF_{1\alpha}$(pg/mg)
3 月对照	10	2.68±0.59	11.20±1.79	10.35±1.53
3 月模型	10	3.39±0.73	18.03±4.71*	16.94±1.58**
5 月对照	10	3.69±0.85	12.26±1.75	11.91±1.93
5 月模型	10	7.77±0.92*△	21.74±3.17**	20.42±1.15**△
7 月对照	10	3.51±0.98	11.08±1.41	13.19±2.30
7 月模型	10	6.25±0.99*△	14.65±2.33*	19.30±2.67**

注:与同期对照组比较,* $P<0.05$,** $P<0.01$;与 3 月模型组比较,△ $P<0.05$。

三、讨论

1. 关于颈椎的动力与静力平衡系统

骨骼和韧带维持关节稳定和平衡的作用称为静力平衡,肌肉维持该作用称为动力平衡,颈部正常的生理运动及其稳定性总是在静力平衡的基础上,依靠肌肉的作用来随时调整以达到动力平衡完成的。在颈椎病发病机制中,颈椎动力性平衡容易失调,出现也较早,且失去动力平衡,颈椎当即不能维持其正常的功能;失去静力平衡,颈椎的变化比较缓慢。通过实验研究我们已证实颈椎动力和静力失衡都可以诱导椎间盘退变,出现软骨终板钙化,营养代谢降低,金属蛋白酶活性升高,细胞因子及炎症介质释放等表现[6-11],并且可以进一步诱导骨赘形成[12]。在这些研究的基础上,我们提出了"动力失衡为先,静力失衡为主"的颈椎病病机学说[6]。本研究发现:颈椎间盘是一渐进性退变的过程,通过破坏大鼠颈部动静力平衡系统,可以加快颈椎间盘退变这一进程,且随着造模时间的延长,椎间盘中 MMP-1 活性、PGE_2和 6-keto-$PGF_{1\alpha}$含量均升高,大鼠造模 5 个月左右上述指标达到峰值,之后维持一段时间,在促进椎间盘细胞与细胞

外基质退变的同时，也逐渐被吸收。

2. 退变的椎间盘中炎症介质与胶原酶的改变

PGE_2和 6 - keto - $PGF_{1\alpha}$均为强烈的血管扩张剂，并在炎症过程中刺激有关组织神经产生疼痛。越来越多的研究证实炎性反应是盘源性颈痛和颈部神经根炎的重要发病机制[6-7,13]。本实验证实颈椎间盘退变以后出现的炎症反应并不完全与椎间盘退变程度成正比，可能在退变的早、中期释放较多。胶原酶是一种重要的基质金属蛋白酶，正常椎间盘内胶原酶多处于潜伏状态，随着椎间盘退变，酶激活物从细胞内释放进入基质，激活潜伏状态的胶原酶使胶原酶活性增加。椎间盘内环境的改变和不断受到的机械作用使椎间盘细胞崩解，酶抑制物合成减少，激活潜伏状态的胶原酶使椎间盘胶原分解加速。本实验中 5 个月和 7 个月模型组胶原酶活性均有明显增加，使椎间盘退变加重、加快，同 Kang 及 Kanemoto[14-15] 的研究相吻合。

3. 动静力失衡的结局

颈椎的动静力系统失衡在颈椎病的发生和发展过程中起到协同作用。外在致病因素通过直接或间接的途径影响颈椎的动力平衡系统，即颈部肌肉软组织受到长期反复持久的劳损与刺激，导致颈肌减弱，动力系统失衡之后引起由颈部椎体-韧带-椎间盘组织构成的静力平衡系统的失衡，最终导致整个颈椎系统生物力学功能的紊乱，使颈椎稳定性丧失，颈椎间盘退变，继则纤维环破裂，髓核突出，并使椎体塌陷，椎间隙狭窄，终致颈部神经根、血管、脊髓受到致炎物质的化学性刺激和(或)椎间盘、骨赘的机械性压迫，出现复杂多变的颈椎病表现。所提出的"动力失衡为先，静力失衡为主"的颈椎病病机学说对指导临床有重要意义，说明由椎间盘退变引起的颈椎病可以通过推拿、导引、医疗体操、理疗、中药内服、外敷等手段改善肌肉的肌力状态，恢复颈椎的动力平衡，纠正或补偿静力平衡，重建颈椎力学平衡系统，从而防治颈椎病的发生与发展。

益气化瘀补肾法对退变颈椎间盘Ⅱ型胶原 mRNA 表达的影响

施　杞　周红海　沈培芝　王拥军

临床观察发现益气化瘀补肾法对颈椎病有良性调节作用,但该法是否对退变椎间盘的组织形态有良性调节作用依然未知。退变椎间盘特别是其髓核组织能否在益气化瘀补肾药物治疗下改善或延缓退变,对颈椎病的预防和治疗有重要意义。为此我们运用核酸分子原位杂交等技术,研究益气化瘀补肾法对颈椎病动物退变椎间盘髓核Ⅱ型胶原 mRNA 表达的影响。

一、材料和方法

1. 实验动物与分组

健康成年新西兰大白兔 42 只,雌雄各半,体重 2.2±0.19 kg。随机分为益气化瘀补肾组、益气化瘀组、补肾组、消炎痛组、模型对照组、正常对照组,每组 7 只。

2. 模型制作

动物麻醉满意后,取颈背部正中纵向切口,长约 7 cm,切开皮肤后,钝性分离肌肉,将脊柱两侧附着于棘突椎板及小关节的肌肉全部分离开,然后依次切除 $C_2 \sim C_7$ 棘上及棘间韧带,术后依序缝合皮下筋膜及皮肤。从造模至切取检验标本共饲养 24 周,造模动物在观察时间到期后其颈曲变直甚至轻度反张[1]。

3. 观察药物的制作与给药方法

益气化瘀补肾方主要有黄芪、川芎、鹿角、知母等,益气化瘀方主要有黄芪、川芎等;补肾方主要有鹿角、知母等;所有方剂均 3 次水煎后浓缩提取浸膏,60℃干燥碾粉,装胶囊待用;消炎痛称量碾粉,加部分医用淀粉填充剂也制成胶囊备用。每天按成人与兔的体表面积换算标准喂服所需剂量药物[2]。造模手术后第 8 天开始给药,模型对照组及正常对照组喂医用淀粉胶囊。

4. 椎间盘组织标本取材

耳缘静脉注射空气处死动物,组织剪和咬骨钳迅速取出整段颈椎,手术刀纵行切除椎间隙上的软组织,拆开椎间隙,快速取出椎间盘,放入 1 mL 的离心管内,标号,用 PV 膜封好,迅速放入液氮中保存,待测定。

5. 主要试剂与仪器

(1) 主要试剂

10%多聚赖氨酸(poyly－L－lysine Sigma 公司),焦碳酸二乙酯(diethyl pyrocarbonate,DEPC),甲酚胺(formamide),无水乙醇(ethyl alcohol absolute),柠檬酸三钠(trisodium citrate),三乙醇胺(triethanolamine),乙酰酐(acetic anhydride),蛋白酶 K(proteinase K,Sigma 公司),mRNA 杂交液,三羟甲基氨基甲烷(tris-

---

基金项目: 上海市科学技术发展基金项目(984319101)。

chydroxymethyl-aminomethane)，洋地黄皂苷(digitoxin)，聚蔗糖(sucrose)，抗体滞剂(ZYMED 公司)，鼠抗生物素(ZYMED 公司)，生物素化羊抗鼠(ZYMED 公司)，链霉素抗生物素蛋白-过氧化物酶，AEC 封片剂等。

(2) 主要仪器

CH 型 Olympus 光学显微镜、BH－2 Olympus 显微摄影仪(日本 Olympus 株式会社)，SHANDON－CAJ NO 0620E Serial(NO. CS1263－04W)深冷冻切片机(英国 Shandon 公司)，OHAOS 电子分析天平(美国 Ohaos 公司)，ORI－ON410A 酸度计(德国 ORI 公司)，LD－5－2A 普通台式离心机(北京医用离心机厂)，YDS－10 液氮罐(成都液氮罐容器厂)，YUNLU WMK－02 型水热恒温电烤箱(北京云鹿医用器械厂)，101-1－S 数显恒温干燥箱(上海跃进医疗器械厂)，SANYO－MDF0540J 低温冰箱(日本三洋株式会社)，J2－MC 角转头高速冷冻离心机(美国 BECKMAN 公司)，CMIAS－008 多功能真彩色病理图像分析系统(北京航空航天大学)。

6. 椎间盘髓核组织Ⅱ型胶原 mRNA 表达的测定

(1) 探针制备及标记

含兔Ⅱ型胶原 cDNA 片段[α－1(Ⅱ)]的重组质粒 PKCoL2α－1 经 $CaCl_2$法转化大肠杆菌 JM－109。细菌扩增后碱裂解法抽提质粒 DNA，用 EcoR Ⅰ－Hind Ⅲ酶切后得到 400 bp 的Ⅱ型胶原 cDNA 片段，低熔点琼脂糖凝胶电泳回收。

(2) 原位杂交检测动物Ⅱ型胶原 mRNA 的表达

从液氮中迅速取出离心管，镊出椎间盘置深冷冻切片机中连续切 3 片，每片厚度为 8 μm，参照苏慧慈《原位杂交》中有关内容[3]进行Ⅱ型胶原 m－RNA 的原位杂交测试。

(3) 基因表达的分析

每例切片均用北京航空航天大学的 CMIAS－008 多功能真彩色病理图像分析系统分析。

7. 统计方法

用 SPSS 统计软件包进行方差分析，多个样本均数的比较及两两比较统计。

二、结果

1. 椎间盘髓核区Ⅱ型胶原 mRNA 表达的变化

(1) 阴性对照结果

无探针加入杂交的阴性对照片中，没有动物Ⅱ型胶原 mRNA 的 cDNA 探针杂交结合后之阳性表现，基本排除了探针非特异性吸收的可能。

(2) 阳性杂交结果

正常对照组髓核组织中Ⅱ型胶原 mRNA 表达量显著高于模型对照组和消炎痛治疗组，与益气化瘀组、补肾组相比经统计比较也有显著差异；模型对照组髓核组织中Ⅱ型胶原 mRNA 表达与正常组相比明显降低，差别非常显著；益气化瘀补肾法对髓核组织中Ⅱ型胶原 mRNA 表达有促进作用，在本实验中其作用强度与益气化瘀法、单纯补肾法比较有显著差异，与消炎痛组、模型组比较有非常显著差异；益气化瘀法，补肾法对髓核组织中的Ⅱ型胶原 mRNA 的表达也有一定的良性影响，但其促进作用在本实验中未见有显著差异；消炎痛药物在对髓核组织中的Ⅱ型胶原 mRNA 表达的影响，与模型对照组比较无显著差异。

2. 各组图像分析结果(见表 1)

表 1　Ⅲ型胶原 m－RNA 表达强度变化($\bar{x}±s$)

组　别	表达强度
对照组	122.461±8.712
模型组	91.014±6.895[a]

续　表

组　别	表达强度
益气化瘀补肾组	118. 471±7. 327[e]
益气化瘀组	103. 972±5. 647[be]
补肾组	104. 710±17. 263[bc]
消炎痛组	98. 218±14. 081[ad]

注：与对照组相比，[a] $P<0.01$，[b] $P>0.05$，[e] $P<0.05$；与益气化瘀补肾组相比，[c] $P<0.05$，[d] $P<0.01$。

三、讨论

1. 颈椎病与退变椎间盘Ⅱ型胶原的变化

构成椎间盘胶原体系的胶原类型主要有间质型胶原Ⅰ型、Ⅱ型、Ⅲ型，基底膜胶原Ⅳ型，微量胶原Ⅵ型、Ⅸ型、Ⅺ型等[5-9]。Ⅱ型胶原主要处于纤维环的内层特别是髓核中，Ⅰ型胶原抗牵张能力强，而Ⅱ型胶原承受和吸收传导压力的能力强。髓核发挥吸收震荡、维持椎间盘内的应力平衡、担当脊柱运动轴承作用，与结构中的Ⅱ型胶原成分分不开[4-9]。退变时，Ⅱ型胶原由于分泌合成它的椎间盘细胞经常受到失稳状态中非生理平衡的作用力、各种炎症介质、自由基等外来干扰因素的影响，其基因处于不能转录或者关闭的状态，无新的Ⅱ型胶原合成，原胶原在退变时被激活的胶原酶、明胶酶及其他各种中性蛋白酶的作用下，分解加剧，于是，整个椎间盘Ⅱ型胶原的代谢失去平衡，椎间盘胶原结构框架出现变性，损坏、松散紊乱[10-12]。Ⅱ型胶原是椎间盘承受压应力的主要功能胶原，它的改变，使得椎间盘特别是髓核对压应力的抗受、传导能力明显减弱，在外力的作用下，椎间盘的形态结构很容易发生变化，产生一系列继发性病变。因此，保护椎间盘Ⅱ胶原的正常合成分泌，是延缓退变、维护椎间盘的生理结构和功能、防治颈椎病的途径之一。椎间盘中胶原量的变化受基因的调控，不同时期和情况，不同胶原的基因表达有各自的特点，mRNA 信号的变化，表现了相应胶原基因表达的活跃程度[5,9]。髓核是椎间盘行使功能的重要部位，其变化对椎间盘的系统病理变化有重大影响[1]。胡有谷等用地高辛精标记 cDNA 探针进行椎间盘胶原 mRNA 的检测发现，Ⅱ型胶原主要集中在髓核和纤维环的内层。研究Ⅱ型胶原基因 mRNA 的表达对揭示退变椎间盘这个重要区域的代谢和修复有极大的帮助。核酸的原位杂交技术可更敏感地发现何时何地合成何种类型的胶原。虽然 Northern 印迹分析技术可以提供更多的定量数据，但 cDNA 探针-细胞内 mRNA 的原位杂交可以分析某特定部位组织和细胞中胶原基因的表达，从基因转录水平阐明胶原分子的产生和调控[13-15]。本实验结果表明，颈椎病动物椎间盘的Ⅱ型胶原 mRNA 表达比正常组的显著降低，提示颈椎病退变椎间盘Ⅱ型胶原含量的降低，与组织中Ⅱ型胶原基因的表达低下有紧密关联，Ⅱ型胶原 mRNA 表达的这种异常变化，是颈椎病的一个重要特征。

2. 益气化瘀补肾法治疗颈椎病机理

黄芪补气，三七、川芎行气活血化瘀，鹿角胶、知母补益肾之阴阳。益气化瘀法方剂能促进损伤组织中胶原合成的指标羟脯氨酸含量升高，在保持胶原的直径，排列结构方面有积极意义[16]，补肾活血法可以在一定程度上抑制自由基诱导的透明质酸解聚和胶原的交联[17]；补肾化瘀法方药对病变、老化退变骨关节组织细胞中的 DNA 含量，DNA 聚合酶活力，DNA 基化酶活力都有促进作用，可刺激提高 DNA 的合成代谢水平[18]。但补肾法与益气或者化瘀法联合运用，则对各种脊柱相关疾病组织炎性改变，肿胀挤压所致的神经根疼痛等颈肩腰腿病各种症状及其他骨关节的退行性炎症性改变有良好的效果[19-20]，这可能与中医认为颈肩腰腿病与“肾虚血瘀”有关。消炎痛是临床常用的一种消炎镇痛药物，可抑制血小板的聚集，对改善血液循环有一定作用，它可直接抑制致痛物前列腺素类物质的合成[21]，但对胶原的保护无作用[22]，我们的实验也发现了同样的结果。益气化瘀法、补肾法对颈椎病退变椎间盘细胞的Ⅱ胶原 mRNA 的表达都有一定的影响，但益气化瘀补肾法方剂的作用更明显。其作用机理可能是：抑制自由基诱导的对椎间盘细胞Ⅱ型胶原基因表达的干扰;通过加速对炎症介质的排除,减少炎症介质对椎间盘组织核酸的影响;方药本身对Ⅱ型胶原基因转录过程中的某些酶有促进作用;影响和刺激椎间盘相关细胞良性状态的维持和恢复,分泌合成Ⅱ型胶原的基因表达开关正常开启。益气化瘀补肾法对改善椎间盘细胞内环境,延缓椎间盘的退变有积极意义。本方法防治结合,寓治于防,但其机理有待于进一步揭示。

软骨终板钙化与椎间盘退变关系的实验研究

彭宝淦　施　杞　沈培芝　王拥军　贾连顺

既往的研究已经证明,无血管的椎间盘营养主要通过软骨终板中心部位扩散,而软骨终板的渗透能力是随年龄增大而逐渐降低的。但目前尚不清楚软骨终板渗透能力的下降是由于物理或化学因素,还是由于软骨下骨组织血供的改变所引起。我们利用自制的颈椎间盘退变动物模型[1],动态观察软骨终板各层次尤其是钙化层厚度与椎间盘退变的关系,旨在为进一步研究椎间盘退变机理提供依据。

一、材料与方法

1. 实验模型及分组

选用20只6~10个月龄新西兰兔,雌雄不分,体重2.5~3.0 kg。将其颈后部剪毛及清洁,氯胺酮0.1 g/kg肌注麻醉后,俯卧固定于手术台上,消毒铺巾。实验动物分为造模组和对照组。

造模组($n=10$):自环枕关节至第二胸椎棘突处切开长7~8 cm皮肤后,钝性分离,暴露棘突;将附着于棘突、椎板及小关节的肌肉全部分离开,然后依次切除C_1~C_7的棘上及棘间韧带,依次缝合各层组织;术后动物在笼中自由活动。分别于术后3个月和8个月各处死5只动物,分为3个月造模组($n=5$)和8个月造模组($n=5$)。对照组($n=10$):动物切开皮肤后不作肌肉分离及韧带切除。也分别于术后3个月和8个月各处死5只动物,分为3个月对照组($n=5$)和8个月对照组($n=5$)。

造模组和对照组动物处死后均完整取下包含上下椎体的C_4~C_5和C_5~C_6椎间盘,经10%中性甲醛固定,用Jenkins固定脱钙液脱钙,再经乙醇逐渐脱水,石蜡包埋切片,HE染色,在Olympus BH-2生物显微镜下观察每个正中矢状面椎间盘。

2. 观察方法

(1) 椎间盘退变程度分级

选取每个动物C_4-C_5和C_5-C_6椎间盘正中矢状切片,根据Miyamoto法[2],对颈椎间盘退变程度作分级评定。

(2) 终板软骨各层厚度测定

测定每个椎体尾侧终板软骨正中矢状位中心部位的钙化层与非钙化层厚度,对所得均数行t检验。

二、结果

1. 组织学观察

(1) 对照组

3个月对照组动物颈椎间盘基本显示正常结构,外周由规则排列的纤维环和中央大的髓核组成;软骨板分为生长软骨层和关节软骨层;关节软骨层由一薄层透明软骨组成,与继发性骨化中心相连接的透明软骨钙化，潮标（tidemark）清晰可见（见图 1），钙化的关节软骨极薄，钙化软骨与骨髓腔直接接触或与一薄层骨板相邻，钙化的软骨下分布有大量粗大血管。8 个月对照组动物颈椎间盘一些已开始退行性变化，纤维环板层结构紊乱，排列轻度不规则，部分髓核组织皱缩；关节软骨钙化层及非钙化层均增厚，潮标前移，但透明组织结构清晰，细胞排列有序，软骨陷窝存在（见图 2）。

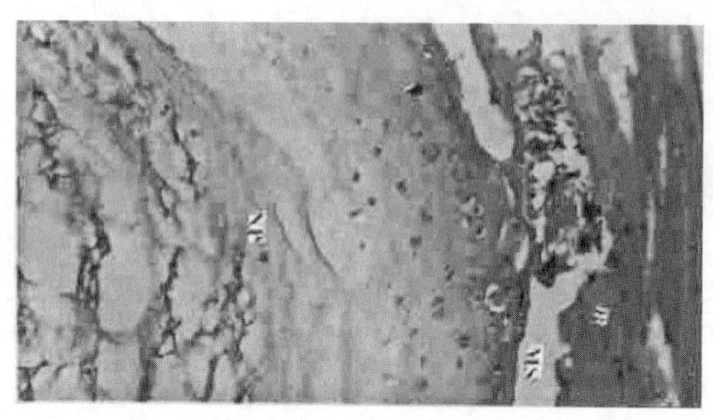

图 1　3 个月对照组动物 C_4-C_5 椎间盘

髓核与关节软骨交界处，软骨下与髓腔直接比邻，钙化层很薄。箭头示潮标，NP 为髓核，MS 为髓腔，B 为继发性骨化中心，AC 为关节软骨（下同），HE 染色（×200）

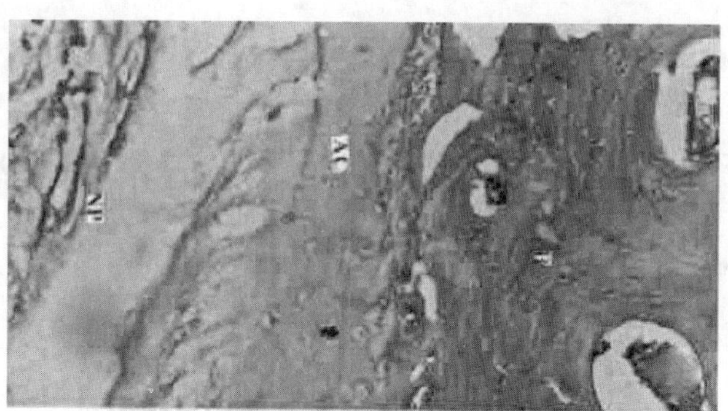

图 2　8 个月对照组动物 C_4-C_5 椎间盘

NP 与 AC 交界处，钙化层增厚，潮标前移，HE 染色（×200）

（2）造模组

3 个月造模组动物颈椎间盘退变程度与 8 个月对照组基本相似，关节软骨钙化厚度相当，但软骨下骨板增厚，血管明显减少（见图 3）。8 个月造模组动物颈椎间盘大多明显退变，纤维环层状结构消失，髓核突出或明显纤维化，大多椎体边缘骨赘形成。关节软骨钙化层明显增厚，潮标明显增厚模糊，整个关节软骨层结构紊乱，细胞和基质发生明显纤维化，软骨陷窝消失，细胞核固缩、碎裂、溶解（见图 4）。

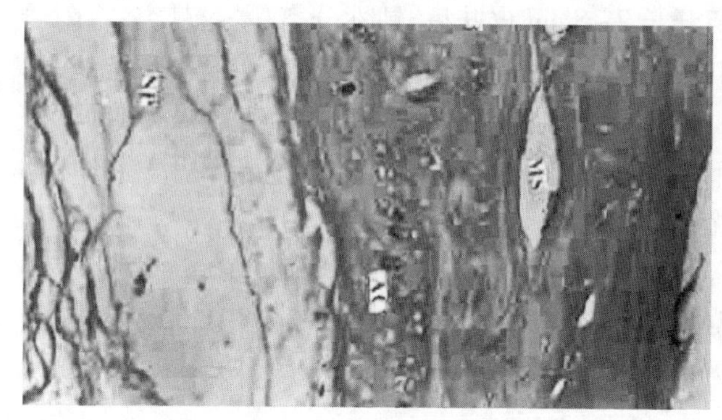

图 3　3 个月造模组动物 C_4-C_5 椎间盘

NP 与 AC 交界处，钙化软骨下骨板增厚，血管减少，HE 染色（×200）

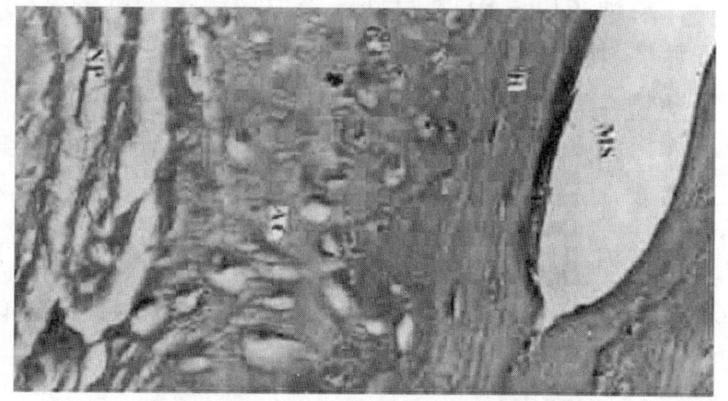

图 4　8 个月造模组动物 C_4-C_5 椎间盘

AC 钙化层明显增厚，潮标前移、增粗和模糊，关节软骨基质纤维化，细胞核固缩、碎裂、溶解，HE 染色（×200）

各组颈椎间盘退变程度分级见表 1。

表 1　各组椎间盘退变程度 Miyamoto 分级及百分比

分级	3 个月对照组		8 个月对照组		3 个月造模组		8 个月造模组	
	例数	%	例数	%	例数	%	例数	%
Ⅰ	8	80	2	20	2	20	0	0
Ⅱ	2	20	3	30	3	30	1	10

续 表

分级	3个月对照组		8个月对照组		3个月造模组		8个月造模组	
	例数	%	例数	%	例数	%	例数	%
Ⅲ	0	0	4	40	3	30	2	20
Ⅳ	0	0	1	10	2	20	2	20
Ⅴ	0	0	0	0	0	0	5	50

2. 终板软骨各层厚度测定

测定每组10个椎间盘正中矢状面尾侧关节软骨与髓核中心交界处的钙化层与非钙化层厚度。由于潮标呈波浪形，取每个视野钙化层与非钙化层的最大与最小值的平均值作为各层厚度(见表2)。

表2 关节软骨各层厚度测定值($\bar{x}\pm s$,μm)

组 别	样本例数	钙化层	非钙化层
3个月对照组	10	21.0±6.5	62.7±6.1
3个月造模组	10	32.5±3.1	88.4±33.3
8个月对照组	10	37.0±10.5	80.0±26.5
8个月造模组	10	57.0±26.5	55.0±10.5

表2显示，3个月对照组钙化层较薄，与其他各组相比$P<0.01$；3个月造模组与8个月对照组各层相比较基本相似($P>0.05$)；8个月造模组钙化层明显增厚，与其他各组相比差异均有显著性意义($P<0.01$)；8个月造模组关节软骨非钙化层较3个月造模组和8个月对照组为薄($P<0.05$)。

对比椎间盘退变程度分级与关节软骨各层厚度测定，结果表明：① 随着年龄的增长，椎间盘老化退变，关节软骨各层厚度增加，钙化层厚度明显增加。② 关节软骨钙化层厚度与椎间盘退变程度呈高度正相关($r=0.92$)。

三、讨论

正常椎间盘由外周规则排列的纤维环和中央髓核组成，软骨板分为生长软骨和关节软骨。生长软骨对应于生长期长骨的生长板，关节软骨则为成年期的软骨终板[3-4]。人类椎体终板与鼠、兔等爬行动物的主要区别是人类椎体没有骨骺。但动物与人类的椎体生长发育过程是基本相似的，即都是通过椎体骺软骨不断钙化和骨化来增加椎体的高度[5]。从这一点来看，爬行动物与直立动物颈椎的应力传导结构和方向是基本相同的。因此，对爬行动物的实验研究，其结果是有一定比较意义的。

对长骨关节软骨的研究已经表明，钙化软骨前沿——潮标终生存在，它不是处于一种静止状态，而是一直以缓慢速度向非钙化层进展，进行软骨内钙化[6]。本研究结果表明，椎体终板软骨内钙化方式与长骨关节软骨是一致的。Roberts等[7]比较了椎体软骨终板与长骨关节软骨的生物化学组成与形态结构后发现，两者高度相似。本研究通过切除兔颈棘上、棘间韧带及分离颈椎后旁两侧肌肉，造成颈椎力学上的失衡，经3~8个月时间后诱发了颈椎间盘的退变。推测颈椎负荷异常导致关节软骨层细胞和基质成分的绝对增加，而根据Wolf定律，在负荷传导和支持中起关键作用的钙化层有必要增加厚度，以适应生理功能的需要。本实验结果也证明了这一观点，8个月造模组动物由于长期颈椎的异常负荷，其关节软骨钙化层较3个月造模组明显增厚。Anderson等[8]的研究表明，长骨关节软骨最基层剪切力增加，导致潮标前移，钙化层和软骨下骨板增厚，非钙化层变薄。实际上，从生物力学角度分析，不管直立动物或爬行动物在退变椎间盘松弛的纤维环与椎体关节软骨交界处增加的应力，也以剪切力为主。

Bernick 等[9]通过研究狨猴和人不同年龄的椎体软骨终板后发现，自成年后随年龄增加，椎体终板软骨层逐渐钙化。他们同时发现，随年龄增长，终板下血管减少，与终板直接比邻的髓腔亦减少。Roberts 等[7]认为营养物质与代谢废物通过终板转运的最重要因素是钙化软骨的厚度和完整性以及软骨下血管的数量、大小和与终板直接比邻的骨髓腔多少。Nachemson 等[10]表明钙化软骨是溶质转运的不可通透性屏障。骨-终板-椎间盘界面的通透性是由血管芽的多少决定的，终板中心部位的通透性比周边部位强是由于中心部位存在血管芽较多的缘故。大量的研究已经表明[11-13]，不论人类还是动物，其终板下中心部位血管粗而致密，周边部位细而疏少。随着年龄增长或退变，终板下血管越来越少。

Higuchi 等[14]对不同年龄的小鼠椎间盘组织学研究后发现，小鼠终板外区深层的钙化发生于出生后 1 周，这可导致髓核和终板表层软骨营养物质和水分的弥散发生困难。而髓核的退变发生于出生后的 8 周，这明显迟于软骨的钙化。Nerlich 等[15]研究发现，人类在 2 岁时椎间盘软骨终板就已开始退变，而髓核的退变在 10 岁以后。以前的电镜研究表明，髓核细胞包含不太丰富的粗面内织网和高尔基体，它们合成丰富的髓核基质中的蛋白多糖颗粒似乎是不可能的，终板软骨细胞正好与髓核细胞相反。组织化学研究也证明，髓核基质包含的氨基多糖和胶原与终板相似。Higuchi 等[14]因此推测终板软骨细胞合成髓核基质物质，软骨的钙化减少了终板为髓核产生黏多糖，从而使髓核涵水能力降低，导致椎间盘进一步退变。Oda 等[4]研究了从新生至老年的人类颈椎间盘后发现，髓核与终板交界处的细胞活力最强，进而推测髓核细胞起源于终板软骨细胞表层。只要软骨终板保持良好状态，髓核就可再生，终板的退变最终导致髓核的退变，而终板退变的标志是软骨内钙化。本研究也观察到这一现象，在 3 个月对照组，关节软骨细胞排列有序，基质显示正常形态，髓核与关节软骨交界处的基质和细胞结构良好；在 8 个月造模组关节软骨层完全纤维化，细胞核固缩、溶解，而此阶段的髓核也发生纤维化，髓核细胞形态与关节软骨细胞相似。

从机体的生长与发育过程看，椎间盘退变是一与年龄相关的自然老化过程。在出生后不久，椎间盘高度和直径快速增长，以适应椎体生长的需要。椎间盘的结构和组成必然先于其形态学的变化，这些变化出现在退变之前，同时也构成了成熟的基础。从生物化学角度上讲，与年龄相关的椎间盘退变开始于出生后不久。每一个人的每一个椎间盘在其自然生长过程中都要经历过程相似的变化，只不过程度及早晚不同而已。而生物力学的失衡则加速这一变化，且退变程度更为严重。我们的实验结果充分证明了这一点。

本研究通过比较椎间盘退变程度与钙化关节软骨厚度发现，两者呈高度一致性，即关节软骨钙化层越厚，椎间盘退变越严重。提示在椎间盘退变过程中，关节软骨的钙化是始动因素。随着增龄或颈椎异常负荷的作用时间延长，关节软骨逐渐增厚，钙化软骨层由深向浅逐渐推移、增厚。钙化软骨的增厚势必引起终板表层、髓核营养通路的受阻，椎间盘内营养的减少及代谢废物的聚集，将使细胞代谢障碍，细胞活性下降，合成基质能力降低；乳酸浓度升高，pH 降低，从而激活椎间盘内某些基质降解酶，两者引发了椎间盘退变。

牵引对颈椎生物力学影响的实验研究

姜 宏 施 杞 王以进

我们运用实验应变与位移电测技术，观察并比较不同的牵引方法对颈椎生物力学的影响，旨在从该角度提出和探讨颈椎病合适的牵引方法。

一、材料和方法

1. 实验标本

5具意外伤亡的新鲜尸体整段颈椎标本。标本年龄为30±2.4岁，身高1.70±0.04 m，体重68±5.1 kg。X线正侧位摄片显示为正常颈椎标本（C_1~C_7）。

2. 标本准备与制作

仔细剔除颈部所附肌肉，并保留主要韧带，再用双层塑料袋密封，放置-20℃低温冰箱保存，测试前逐级解冻。在实验解剖标本上下两端浇注骨水泥平台，以用于测试时加载，并在所测部位安置传感器与电阻应变片，其预调范围为2 500 uε±2%，灵敏度<2 uε±2%预备牵引支架。牵引角度与重量可自由调节，操作方便。

3. 测定方法

用WE-5A万能材料试验机、数字测力仪、应变仪、KG-101光栅数显高精度测量仪进行测试。钢球滚珠加载，级别分别为25 N、50 N、75 N，液压加载速度控制在1.5 mm/min。每项实验预先进行小量程预载3次，以消除时间效应。而后进行正式采集数据的实验。

4. 统计学处理

以线性回归、方差分析进行t检验与精度分析。

二、结果

1. 牵引对颈椎椎体应变的影响

牵引状态下，颈椎发生拉伸应变，与轴向压缩应变相比。两者正好方向相反。椎体的应变变化多随牵引量的增加而增加，角度以前屈15°的变化最大。前屈15°、4~8 kg牵引时，C_4应变增加60%~80%，C_5应变增加80%~90%（$P<0.05$）。其中，6 kg和8 kg的牵引变化比较接近。当前屈15°、4 kg牵引时，C_5应变即增加82%（$P<0.05$）。

2. 牵引对椎间盘应变的影响

除后伸位外，在4~8 kg重量牵引范围内，无论何种角度牵引，椎间盘应变均随牵引量的增加而递增，并以中立位牵引时应变变化最大，前屈15°次之。中立位牵引时，C_4-C_5可增加60%~80%，C_5-C_6可增加80%~90%（$P<0.01$），其中，中立位4 kg牵引时C_5-C_6应变即可增加82%（$P<0.05$）。

3. 牵引对颈椎总体位移的影响

随着牵引力的增加，颈椎总体位移均有明显的增加，并以前屈 25°或后伸 25°最为显著。与牵引前相比，前屈 25°、4~8 kg 牵引时，总体位移分别平均增加 58%、77%、81%；而后伸 25°、4~8 kg 牵引时，其分别增加 71%、84%、89%($P<0.05$)，其增幅略大于前屈 25°牵引。

三、讨论

无论从临床症状的产生，还是从影像学、解剖学、生物力学角度来看，颈椎退行性改变多发生在 C_4-C_5、C_5-C_6间隙。针对这一特点，我们着重观察牵引对颈椎生物力学模型中的下颈椎部分的影响。本实验所加载荷属于生理范围，头颅标本重量设在 5 kg，因考虑到颈部肌群的作用，颈椎最大纵向承载力可达 70~75 N，故我们选定 75 N 作为最大实验载荷。

本实验结果发现，前屈 15°牵引对椎体的作用最为明显，中立位牵引对椎间盘的作用最为明显。在上述角度 4~6 kg 牵引时，其对椎体和椎间盘应变的影响，大多表现为斜率较好的线性关系，此时变化幅度也较为恰当，一般增加 50%~80%，而超过 8 kg 牵引时，应变增加幅度高达 80%~90%。此外，总体位移在前屈 15°或中立位、6 kg 牵引时，其增加幅度也在 50%~70%。根据生物力学的理论，牵引后颈椎应变与位移的变化，过小则达不到解剖学、生物力学上的治疗作用，过大则易引起颈椎大位移和大应变(非线性效应)导致颈椎失稳抑或副损伤。对此，在临床上，牵引角度与重量宜选择一个合适的范围，以便产生对颈椎有益的应变与位移的变化。也就是说，牵引治疗颈椎病是围绕力的选择与应用的问题。

在临床上，牵引角度、重量、时间是影响疗效的三大要素。迄今为止，对于这三个参数的选择，国内外的方法不尽相同[1-5]，并缺少对其进行生物力学的实验研究。颈椎病牵引角度与重量的合适选择，始终存在着一个如何优化组合的问题。通过本实验的研究结果并结合作者以往的研究[6-7]，不难发现，对椎体退行性变为主者，理论上应前屈 15°牵引，对椎间盘退行性变为主者，则应中立位牵引。不同的牵引方法对颈椎各组织结构生物力学的影响不尽相同，各有侧重。基于本研究，我们认为，对于大多数颈型、神经根型颈椎病，牵引角度宜选择前屈 15°或中立位、重量在 6 kg 内为佳。对有髓核大块突出或下颈椎椎体后缘有较大骨刺形成者，宜中立位或轻度后伸位牵引。对年高体弱骨质疏松者，或日后需手术治疗或脊髓型患者，牵引重量不宜超过 4 kg，以免造成颈椎刚度下降而导致失稳。

大鼠脊髓受压后血管通透性的变化和益气化瘀利水方药的作用

郑清波　施　杞

目前对脊髓压迫综合征的研究主要集中在脊髓的外在压迫因素，对其机理的认识仅限于对脊髓组织的机械性压迫，对其的治疗主要是解除压迫，以期神经功能的自行恢复[1]。对脊髓损伤的研究表明：脊髓损伤后将产生水肿，血流量减少，Ca^{2+}浓度改变，兴奋性氨基酸释放等继发性损害，而这些继发性损害是引起神经功能障碍的主要因素[2]。脊髓受压后是否产生继发性损害，其病生机制是否与脊髓损伤相似，目前知之甚少[3]。施杞教授在几十年的临证中，采用益气化瘀利水方药，治疗脊髓型颈椎病，取得良好临床疗效。由于血管通透性的改变是水肿产生的基础，为此，本文建立大鼠实验性压迫模型，定量测定脊髓血管通透性，探讨脊髓受压后的病生机制及益气化瘀利水方药的药理机制。

一、材料与方法

1. 动物模型制作

取出保存在液氮罐内的W_{256}组织块（由上海医药工业研究院药理室提供），37℃水浴下融化，加入一定量的1640培养液，用组织研磨器制作细胞悬液，接种于重40 g左右的Wistar雌性大鼠腹腔内，接种后6~7天，大鼠腹部明显膨隆，此时肿瘤处于生长旺盛期。常规消毒，切开腹腔表皮，用7号针头抽出腹水液，置于1640培养液中，离心，弃上清液，稀释，细胞计数，将瘤细胞液调整至1×10^7mL，台盼蓝试验示细胞活力在98%以上。取体重150 g左右的雌性Wistar大鼠，随机分为正常对照组、压迫对照组、益气化瘀利水方药组、消炎痛组、颈痛灵组、每组8只动物。乙醚轻度麻醉，用4号针头，抽吸0.1 mL W_{256}瘤细胞液，无菌操作下，经皮穿刺种植到大鼠T_{13}椎体前方。正常对照组注射0.1 mL生理盐水。接种后次日，采用每日1次灌胃方式，分别给予生理盐水、消炎痛、益气化瘀利水方药、颈痛灵1.5 mL。消炎痛用4%阿拉伯树胶配成0.667 mg/mL的混悬液，服用剂量6.67 mg/mL；益气化瘀利水方药，制成汤剂，每毫升含生药1 g，服用剂量10 g/kg，组方：黄芪、大黄、川芎、白术、汉防己、泽泻、薏苡仁、生甘草等；颈痛灵服用剂量10 mL/mg。每天观察动物后肢瘫痪情况。

2. 伊文思蓝荧光法定量测定脊髓血管壁通透性

所有试剂均购自上海化学试剂商店，为分析纯。

（1）测定原理

伊文思蓝与血清白蛋白有高亲和力，注射入血后数秒钟即与白蛋白稳定结合，测定伊文思蓝的含量可以反映血管通透性的变化。

（2）血管壁通透性的制作

动物瘫痪前24 h，在乙醚轻度麻醉下，按2 mL/kg尾静脉注射2%伊文思蓝，片刻，大鼠足趾、耳朵、眼睛、口唇出现蓝染着色，然后，用戊巴比妥钠麻醉，尾静脉注入肝素抗凝，作胸部前正中切口，显示大鼠心脏，切开左心室，从左心室插管到主动脉，丝线结扎固定导管，右心房切开引流，动物 37℃ 水浴，在 100 mmHg压力下用生理盐水灌注冲洗，直至右心房无血液流出，约需生理盐水 150 mL。

（3）血管壁通透性的测定

取后路切口切除椎板，取出包有硬膜的脊髓，放在蜡板上，剥去硬膜，取 $T_{13}-L_3$段脊髓，准确称重后，按 3 mL/100 mg 脊髓组织加入一定量的甲酰胺，匀浆，置 50℃隔水式培养箱中温育 24 h，然后 12 000 r/min 离心 20 min，取上清液，用 721 型分光光度计在 λ_{620}nm 处进行比色。根据标准曲线算出伊文思蓝的含量。含量为 mg/g 组织湿重。

（4）标准曲线的制作

将 2%伊文思蓝稀释 1 000 倍成 20 mg/mL，以后依次对半稀释，配成 10 mg/mL、5 mg/mL、2. 5 mg/mL、1. 25 mg/mL、0. 625 mg/mL、0. 312 5 mg/mL、0. 156 mg/mL，在 721 型分光光度计 λ_{620}nm 处进行比色，做出标准曲线。

3. 统计学分析

采用方差分析和 t 检验方法，所有数据以 $\bar{x}\pm s$ 表示。

二、结果

脊髓血管壁通透性的变化正常对照组脊髓血管通透性为 1. 703±0. 168 μg/mg；脊髓压迫对照组脊髓血管通透性明显升高（4. 060±0. 116 μg/mg，$P<0.01$）：益气化瘀利水方药治疗组脊髓血管通透性为 2. 615±0. 113 μg/mg，高于正常对照组与消炎痛治疗组（$P<0.01$），但比脊髓压迫对照组显著降低（$P<0.01$）；消炎痛治疗组脊髓血管通透性为 2. 223±0. 075 μg/mg，高于正常对照组（$P<0.01$），明显低于脊髓压迫对照组（$P<0.01$），颈痛灵治疗组脊髓血管通透性为 4. 049±0. 152 μg/mg，与脊髓压迫对照组无明显差别（$P>0.05$）（见表 1）。

表 1 大鼠脊髓血管通透性 $\bar{x}\pm s$（μg/mg 湿重）

组　别	n	血管通透性
正常对照组	8	1. 703±0. 168
脊髓压迫对照组	8	4. 060±0. 116*
益气化瘀利水方药组	8	2. 615±0. 113*△☆
消炎痛组	8	2. 223±0. 075*☆
颈痛灵组	8	4. 049±0. 152▲

注：与正常对照组比较，* $P<0.01$；与脊髓压迫组比较，☆ $P<0.01$，▲ P 大于 0.05；△与消炎痛组比较，$P<0.01$。

三、讨论

我们按 Ushio 的方法将 W_{256}肿瘤细胞种植到大鼠 T_{13}椎体前，肿瘤细胞通过椎间孔扩散，进入硬膜外腔，生长压迫脊髓，肿瘤细胞种植后，平均 16 天大鼠双后肢瘫痪，从而建立了脊髓亚急性压迫的动物模型[4]。Siegal 发现，消炎痛能有效地减轻脊髓水肿，地塞米松则无抗脊髓水肿作用，故本文选用消炎痛作为治疗药物，实验证实，脊髓受压后受压段脊髓水含量明显增加[5]，这说明脊髓产生了水肿，由于受到软膜及硬膜的约束，脊髓无法向外肿胀扩张，脊髓内压不断增高，从而引起脊髓损害。

用伊文思蓝法定量测定脊髓血管通透性，是由于伊文思蓝与血清白蛋白有高度亲和力，注射入血后即刻与白蛋白结合，用伊文思蓝法测定血管通透性，不能取组织直接测定，需要用有机溶剂甲酰胺将漏入组织中的伊文思蓝提取出来，用比色法进行定量，在灌注清除血管内的伊文思蓝后，测定组织样品中残余的伊文思蓝量就表示外渗的蛋白量[6-7]。实验证实，脑水肿、外渗蛋白、外渗的伊文思蓝和白蛋白的复合物具有高度相关性，该方法能很好地反映血管壁的通透性。[8]正常血-脊髓屏障毛细血管通透性很低，只容许一些小分子溶质通过，用该法测得的脊髓压迫对照组血管通透性明显升高（$P<0.01$），因此，脊髓受压的水肿是血管源性的，其机制主要是毛细血管通透性升高。至于 PGE_2、5－HT 等因子在血管通透性改变中的作用则有待于进一步研究。

颈痛灵对血管通透性无抑制作用，故无抗脊髓水肿的功效。同消炎痛相比，益气化瘀利水方药中等程度抑制血管通透性，有可能通过作用于 PGE_2、5－HT 等环节，以达到减轻脊髓水肿的目的，这也是益气化瘀利水方药临床屡屡奏效的机制。

实验性腰神经根压迫模型的建立

王拥军　万　超　沈培芝　王海彬　石印玉　施　杞

腰神经根在椎管和椎间孔内斜行向下，自离开硬膜囊直至从腰椎间盘管外孔穿出，腰神经根经过一条较狭窄的骨纤维性管道，称腰神经根通道。腰神经根与周围神经明显不同，神经根缺少周围神经所具有的鞘膜构成的神经束膜和神经外膜，神经根的轴突由薄的根鞘（神经内膜）和脑脊液所包绕[1]。神经根内胶原数量比周围神经低5倍，神经根轴突无周围神经轴突所具有的抗牵伸作用的丰塔纳条纹[2]。神经根较周围神经存在明显的生物力学危险因素，即对压迫更为敏感。临床上，腰椎间盘突出后，可以造成某腰神经根受挤压，从而产生下肢放射痛和直腿抬高阳性征，其中以 L_4-L_5受压最明显。本实验通过建立大鼠 L_5神经根受压的动物模型，以进一步探讨腰椎间盘突出与神经根发病之间的关系。

一、材料与方法

1. 实验动物

选择10月龄 Sprague-Dawley（SD）大鼠32只（由上海中医药大学动物实验中心提供），雌雄各半，体重300 g左右。随机分为4组：对照组、4天观察组、10天观察组和30天观察组，每组8只。

2. 腰神经根压迫模型的建立

采用氯胺酮（0.10~0.12 g/kg）腹腔注射麻醉，麻醉满意后，剪毛、固定、消毒、铺巾。以 L_4-L_5椎体间隙为中心，取后背正中切口，长约4 cm逐层切开，钝性剥离背伸肌达椎板，神经根自动拉钩牵开，组织剪除 L_4-L_5棘突，咬除椎板及右侧 L_5关节突。GsH-Ⅱ型手术放大镜下（天津医用光学仪器厂生产）充分暴露马尾神经及右侧 L_5神经根，将30±1.5 mg的硅胶管片置于 L_5神经根与硬膜囊交界处的膝部，局部固定后，逐层缝合。术后待动物苏醒后，放入笼中观察。

3. 观察项目

（1）右下肢大体观察

采用Siegalu[3]推荐的神经功能判断六级分法：0级，正常；1级，尾无力；2级：后肢无力，行走具有轻度困难；3级：后肢无力，行走具有明显不稳定性；4级：站立不稳，后肢能够移动；5级：瘫痪，后肢无自主移动。每日观察2次。采用神经功能分值进行统计分析（t检验）：0级，2分；1级，4分；2级，6分；3级，8分；4级，10分；5级，12分。

（2）组织病理学切片观察

AH-2型 OLYMPUS 电子显微镜下观察并摄影。

二、实验结果

1. 大体观

术后大鼠即有右下肢下垂，左下肢收缩表现。神经功能异常均在2级以上，术后3天内有进行性加重的倾向，之后有一个平台期，10 天之后神经功能异常级别趋于稳定。神经功能分值统计法比较，神经功能恢复程度 10 天组、30 天组优于 4 天组（$P<0.05$），10 天组与 30 天组差别不显著（$P>0.05$）。见表 1。

表 1　神经功能分值观察结果

组　别	n	$\bar{x}\pm s$	P_1	P_2
4 天观察组	8	9.75±1.98		
10 天观察组	8	8.00±1.51	<0.05	
30 天观察组	8	7.25±1.18	<0.05	>0.05

注：P_1，4 天与 10 天、30 天组比较；P_2，10 天与 30 天组比较。

2. 病理观察

造模后 3 天，硅胶管片压迫的脊髓膜、神经外膜上小血管扩张充血明显，其横径明显宽于正常组；神经内微小动脉关闭，小静脉扩张充血，神经纤维间水肿，可见炎细胞浸润。术后 10 天，神经束靠边，受挤压明显。纤维组织内有肉芽组织形成。30 天时，造模组神经外膜及神经纤维组织增生明显，纤维间隙缩小，轻度瘢痕化，神经内小血管扩张明显。见图 1～图 6。

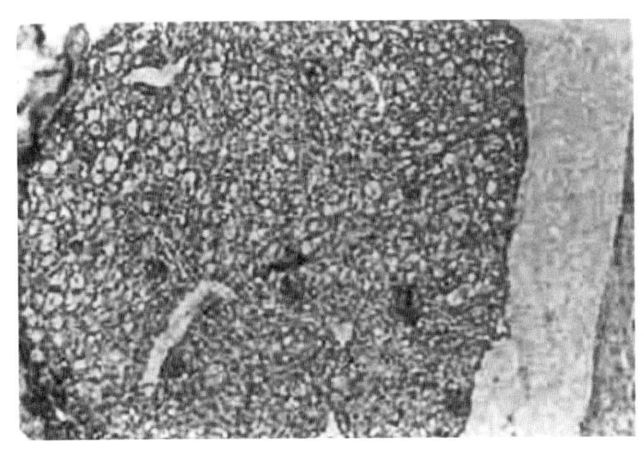

图 1　造模 3 天

神经根内微小动脉关闭，小静脉扩张充血，神经纤维间水肿（×200）

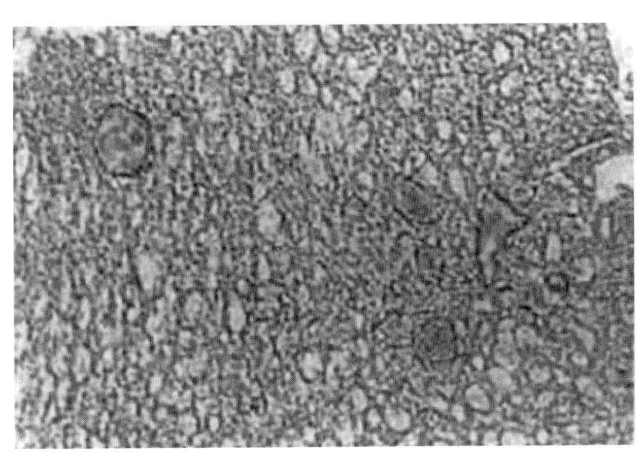

图 2　造模 3 天（×400）

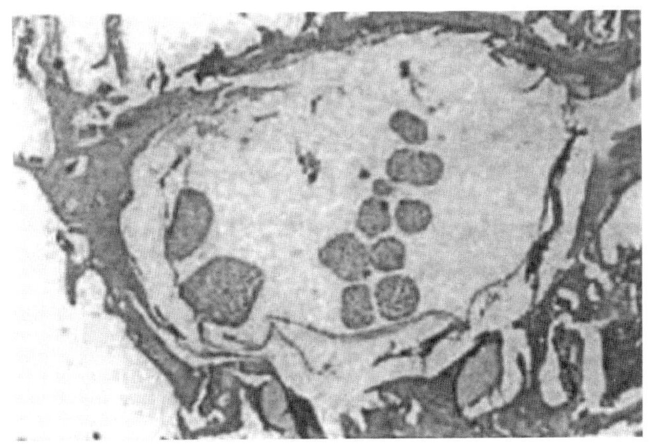

图 3　造模 10 天

神经束靠边，受挤压（×200）

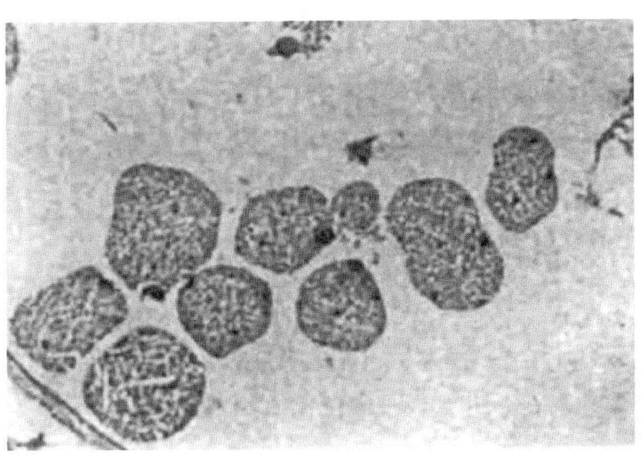

图 4　造模 10 天

神经束被挤压在一边（×400）

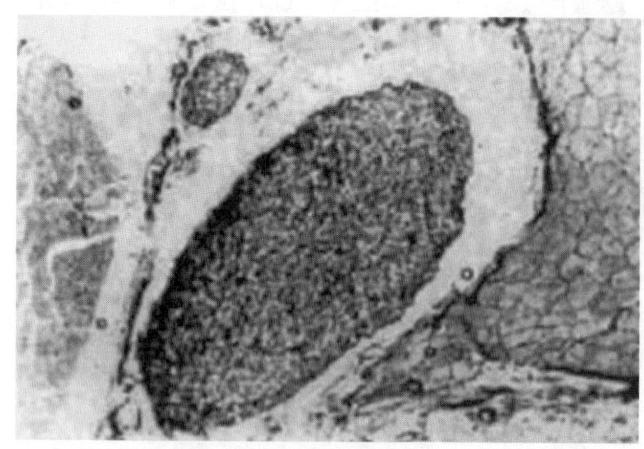

图5　造模30天

轻度瘢痕化(×200)

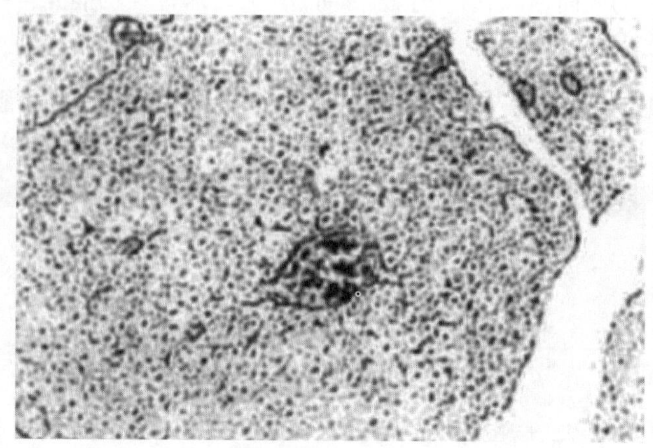

图6　造模30天

神经内小血管扩张(×200)

三、讨论

脊神经复合体包括三个组成部分,即:神经根、神经节和脊神经。正常神经根断面呈圆形或椭圆形,在进入椎间孔前,前、后根分别走行,后根先进入脊神经节。前根单独走行,在远侧进入脊神经节。运动神经纤维和感觉神经纤维联合形成脊神经。神经根结构具有与周围神经不同的三个特点:一是神经外膜不发达,缓解外部压力作用差;二是神经束膜不完善,抗张力不及周围神经;三是神经束不分割。神经根的营养供应依靠神经根微血管和脑脊液的双重作用。其内源性血管主要位于浅表,由两个独立的血管网所构成:一是来自脊髓冠状动脉的近侧根动脉(下行动脉)。另一是来自位于椎间孔处的远侧根动脉(上行动脉)。这两根血管被认为是神经根的营养血管[4]。神经根血流与周围神经血流的另一显著差异是神经根缺乏与周围组织结构的血管沟通。研究还表明,脑脊液对神经根营养的供应约占58%,神经根血管约占35%,而周围神经的血管供应则约占95%[5]。与周围神经相比,神经根的解剖结构与营养血供都存在着显著的生物力学危险因素。神经根通道通常在关节下部分最狭窄。如果比神经根还粗的背根节位于最狭窄处,则静态或动态的压力可能更容易影响对机械性和化学性刺激都十分敏感的背根节而出现根痛[6]。从解剖学角度,背根节是机体内外环境与脊髓的联结纽带。背根节中的感觉细胞体对机械移位高度敏感,可自发放电,并受周围神经损伤的显著影响[7]。背根节神经膜本身就是十分敏感的机械伤害感受器。因此,其外膜可为压迫或其他机械刺激所激活[8]。加之腰神经通道曲折且穿行道路长,神经根很容易受到突出的腰椎间盘、增生的骨赘以及肥厚韧带的压迫。

在神经根的病理生理学方面,研究较多的静脉阻塞因素。Hoyland 等[9]发现突出的椎间盘、关节突关节骨赘向椎间孔内的突出造成神经根结构的压迫,同时更普遍的则是造成椎间孔内静脉丛的压迫和扭曲。椎间孔静脉的压迫。充血、扩张与严重的神经根变性以及神经根的水肿和局部的脱髓鞘。变性神经组织的血管变化包括基底膜增厚、内皮细胞损伤,血管压迫、神经组织纤维变性、内皮细胞损伤与诱发的静脉渗出所致的缺血之间可能具有因果关系。因而提出,静脉阻塞是神经根周围和神经根内纤维变性的重要病理机制。本研究的病理组织学观察可见造模10天后神经根出现纤维变性。Kobayshi[10]等证实,神经根也存在血-神经屏障。在1小时、15克力的压迫下,可造成血一神经根血-神经屏障的破坏和神经内水肿。这种水肿形成和神经根内液压的增高进一步导致神经根组织的纤维变性,并使神经轴浆受压而中断,神经体液运输障碍,特别是神经血管床的受压畸形,导致了神经根内营养性血流的损害,神经根淋巴回流障碍、渗液增多,也造成神经根结构损害和反应性纤维变性。因此。椎间盘突出、骨赘形成等因素造成静脉压迫,可导致静脉瘀滞和缺血,间接、低压力下即可出现[11]。椎管狭窄所致的间歇性疼痛的机理,可能是由于站立和行走导致小静脉和毛细血管充血而出现神经根管营养障碍,这与本实验中的观察结果相一致。

Parke[5]等经研究证实了神经根内血供的存在，提出腰骶部神经根是神经系统中具有特殊结构、血供和代谢的独特区域。神经根内血供和支持联结组织特殊性可能有助于解释与腰骶部退行性变相关的机械性牵拉和炎症环境引起的神经根内营养的缺血。因此，压迫致神经根血运受阻、组织缺氧、静脉回流障碍出现局部瘀滞，导致神经根组织内毒性代谢产物的积聚而诱发疼痛、麻木及产生下肢放射痛和直腿抬高阳性征等临床症状体征，这将具有重要的临床意义，即通过一定方法提高静脉回流，可减轻神经根内水肿，阻止神经根的纤维变性，消除代谢产物，缓解神经根症状。

目前神经根压迫动物模型各自方法不同，蒋氏[12]用福尔马林液浸泡的滤纸片压迫神经根，大多数动物手术局部产生强烈的炎症反应，只是实验中发现滤纸片易被吸收而难以压迫神经根。Cornefjord 等[13]利用特制的缩窄器，造成猪神经根慢性压迫的实验模型，造模 1 周、4 周后神经根背根节近侧的神经根组织显示明显的病理学改变，该模型标准化程度高，但缩窄器制造困难。Kayama[14]用切除纤维环来影响神经根的结构，与临床神经根压迫的机理有差别。Kikuchi 等[15]在慢性脊神经根损伤的基础上，用微小气囊再次加压，以观察神经根耐受压力变化的情况，手术难度较大，重复性较差。本实验模型依照神经根受压发生机理，观察指标明确，可重复性强，为进一步研究神经根病及腰椎间盘突出性疾病做了基础性的工作。

颈椎动力平衡失调大鼠椎间盘蛋白多糖的观察

郝永强　施　杞　吴士良

蛋白多糖(PG)是构成椎间盘的主要成分之一,并在椎间盘的结构与功能中起着极其重要的作用。已有研究表明[1-4],随着年龄的增长及椎间盘的退变,蛋白多糖总量会降低。目前,颈椎静力平衡失调可加速颈椎间盘退变已被证实[4-5],但动力平衡失调在颈椎间盘退变中的作用尚未阐明。为此,我们通过观察颈椎动力平衡失调后颈椎间盘内蛋白多糖量的变化,以探明颈椎动力平衡失调对颈椎间盘退变的影响,并进一步探讨其在颈椎病发病机制及防治中的作用。

一、材料与方法

1. 实验动物模型的建立

选择 6 月龄 SD 大白鼠,雌性,体重 220~240 g,共 20 只,随机分为对照组、浅肌群损伤组、深肌群损伤组、全肌群损伤组。每只动物均按 0.1 g/kg 行氯氨酮腹腔注射麻醉,麻醉满意后,俯卧位固定于自制手术固定架上。将颈背部剃毛及清洗后,洁尔灭酊消毒,铺无菌手术洞巾,取正中竖切口,长 4 cm 左右。浅肌群损伤组切除颈斜方肌、头颈菱形肌;深肌群损伤组切除颈部夹肌、最长肌、颈髂肋肌、头半棘肌;全肌群损伤组切除浅、深两组肌群;对照组仅切开皮肤组织。止血满意后,间断缝合皮肤切口。洁尔灭酊创面消毒后,外敷消毒纱布一块保护,自行脱落不再更换。术后放至笼中,任其自由活动。

2. 蛋白多糖含量测定

(1) 组织取材

每组动物喂养至 6 个月,急性大失血法处死,立即切取颈椎组织,去除软组织,在手术显微镜下沿上、下软骨板切下全部颈椎间盘,液氮速冻后,研磨为匀浆,每只动物的椎间盘匀浆放置于一小瓶中,做好标记,-30℃下保存。

(2) 蛋白多糖检测

称取每只标本组织,以 6N HCl 直接水解,以 Blumenkrantz 法[6]作氨基多糖测定。样本水解液加乙酰丙酮反应后加 Ehrlich 试剂显色后 535 nm 比色。

3. 统计学处理

t 检验。

二、结果

四组颈椎间盘蛋白多糖量检测结果(见表 1)显示,对照组、深肌群损伤组、浅肌群损伤组及全肌群损伤组蛋白多糖量逐渐降低,经各组间两两比较的 t 检验结果表明,对照组与其余三组造模组间均有显著性差异（深肌群损伤组 $P<0.01$，余两组均 $P<0.001$），深肌群损伤组与浅肌群损伤组及全肌群损伤组间均有显著性差异（均 $P<0.005$），但浅肌群损伤组与全肌群损伤组间无显著性差异（$P>0.05$）。

表 1　四组颈椎间盘蛋白多糖值（$\bar{x}\pm s$，Pg/mg）

组　别	蛋白多糖值
对照组	3.342±0.52
浅肌群损伤组	1.462±0.28
深肌群损伤组	2.408±0.46
全肌群损伤组	1.300±0.38

三、讨论

椎间盘是具有张力、弹力及负载的组织结构，主要由蛋白多糖复合物、胶原纤维和弹性蛋白组成。蛋白多糖是由多肽为主链，以许多氨基多糖为侧链的大分子体，其含量髓核中较纤维环丰富。蛋白多糖带负电荷，因而具有较强亲水性能；且其分子在液体中能进行可逆的压缩，因此，胶原网与多水的蛋白多糖一起，可静态及动态地调节椎间盘内的水分及细胞外基质，以完成椎间盘力学及代谢机能。

大量研究证实[3-5]，异常应力可导致或加速椎间盘的退变。退变椎间盘早期即可出现蛋白多糖的丢失[7]，而蛋白多糖含量的减少可改变椎间盘的力学状态，从而影响颈椎的稳定性。颈椎的生物力学平衡包括静力平衡及动力平衡，前者是指颈脊柱的两柱或三柱结构，后者为椎外肌肉或肌群维持或调节平衡的作用。我们在实验动物模型设计中，维持了静力平衡结构的完整性，选择性地破坏了动力平衡。通过观察显示：造模后 6 月各造模组与对照组蛋白多糖量相比有明显降低（均 $P<0.01$），表明颈椎动力平衡失调可改变颈椎间盘正常的力学状态，从而加速其退变；但浅肌群损伤组与全肌群损伤组间无明显差异（$P<0.5$），而两组均与深肌群损伤组间有显著性差异（均 $P<0.005$），从解剖力学角度推测：在维持颈椎动力平衡中，颈部浅肌群较深肌群重要。

现代生物力学理论及研究证实：颈椎的正常生物力学平衡破坏可引致颈椎病[4-5]，但均是从颈椎的静力平衡角度考虑。然而，颈部肌肉软组织在整个颈椎系统平衡中起着重要作用，维持着颈椎的动力平衡。急性损伤、慢性劳损、炎症、天气变化及精神过度紧张等因素造成的肌力改变均可导致颈椎的动力平衡失调。若长期得不到纠正，即可影响颈椎静力平衡的稳定性，从而造成整个颈椎系统生物力学的功能紊乱，颈椎稳定性丧失，引致颈椎局部的血液动力学的改变，神经根充血、水肿，脊髓血供减少，椎动脉痉挛、供血不足，椎外植物神经受到激惹，以及局部代谢产物的不良刺激等，从而引起颈椎病相应临床症状的发作；长期作用可加速颈椎（尤其是椎间盘）的退变，产生骨赘、韧带钙化等病理改变。我们认为在颈椎病发病机制中，颈椎动力性平衡失调出现早且较静力性平衡失调重要。失去静力平衡，颈椎的变化比较缓慢；而失去动力平衡，颈椎当即不能维持其正常的功能[8]，并且，动力平衡可以补偿静力平衡。由此，临床上可通过正规的推拿手法、医疗体操、理疗、内服外敷药物等手段改善肌肉的营养代谢及力学状态，恢复颈椎的动力平衡，从而进入良性循环，纠正或补偿静力平衡，重建颈椎力学系统的功能平衡，以防治颈椎病。

益气化瘀方对膝骨关节炎大鼠关节软骨退变的防治作用

侯 炜 梁倩倩 何建新 卞 琴 施 杞 王拥军

膝骨关节炎(osteoarthritis,OA)是一种常见的退行性关节病,以膝关节软骨退变为主要特征。其病因复杂,发病机制仍不十分清楚,临床也缺乏根治手段。OA 属于中医"痹证"范畴,气滞血瘀是本病发病机制之一。在长期的临床实践中,中医逐渐形成了独特的膝骨关节炎辨证论治体系,临床治疗已取得了良好的疗效[1]。本实验旨在探讨益气化瘀方(YQHYR)对延缓膝关节软骨退变的作用及其机制。

一、材料与方法

1. 实验动物

1 月龄 SPF 级 SD 雄性大鼠 90 只,体质量 127.8±6.18 g,由上海中医药大学动物实验中心提供,合格证号:SYXK(沪)2003-0002。

2. 主要试剂与仪器

TRizol 试剂,美国 Sigma 公司产品;Quant Reverse Transcriptase 试剂盒,德国 Qiagen 公司产品。番红 O 和固绿生物染色剂,中国国药集团化学试剂有限公司产品;苏木素染液,上海虹桥乐翔医用试剂技术有限公司产品。TP1020 组织脱水机、RM2135 轮转式切片机、HISTOBATH 摊片机和 HISTOPLATE 烘片机,均为德国 Leica 公司产品;H-20 光学显微镜,日本 Olympus 公司产品;RotorGene3000 荧光实时定量聚合酶链式反应(polymerase chain reaction,PCR)仪,澳大利亚 Cobett 公司产品;DU800 分光光度计,美国 Beckman 公司产品。

3. 动物分组和 OA 模型建立

90 只大鼠根据随机数字表随机分为正常对照组、模型组和益气化瘀方组,每组各 30 只。参照江捍平等[2]所用的双后肢 OA 模型并进行改良,通过直立位诱导建立大鼠膝关节炎模型。具体方法如下:模型组和益气化瘀方组大鼠予盐酸氯氨酮(0.1 g/kg)行腹腔内注射麻醉,麻醉成功后行肩关节离断术。造模后 14 d 内先置于普通笼内饲养观察,第 15 天起转移至特制笼内饲养。特制饲养笼的饲料槽和水斗可根据大鼠生长情况升高,诱导大鼠依靠下肢直立进食取水。术后记录每只大鼠的每周生长的直立高度,1 次/周,计算平均值后,将饲料槽和饮水斗提高到平均值高度。正常对照组大鼠未行处理,置于普通笼内饲养。正常对照组大鼠分别于 6 月龄、8 月龄、10 月龄各处死 10 只,模型组大鼠分别于 6 月龄、8 月龄、10 月龄(即

基金项目: 教育部新世纪优秀人才支持计划资助项目(NCET050418);国家杰出青年科学基金资助项目(30625043);国家自然科学基金重大国际合作项目(30710103904);人事部留学回国人员科技活动择优资助项目(2005HLR02);科技部国际合作重点项目(2006DFA32670);上海市基础研究重点项目(04JC14070)。

造模术后 5 个月、7 个月、9 个月）各处死 10 只，益气化瘀方组大鼠分别于 5 月龄、7 月龄、9 月龄（即造模术后 4 个月、6 个月、8 个月）开始用药，连续用药 1 个月后处死大鼠。处死后取大鼠双侧膝关节，一侧膝关节置于−80℃冰箱保存，用于实时荧光 PCR 检测；另一侧膝关节多聚甲醛固定，行组织学染色。

4. 实验药物

益气化瘀方为上海现代中医药技术发展有限公司制剂方（2003L03252，内含黄芪 360 g、川芎 240 g、人工麝香 0.6 g、青风藤 240 g、防己 180 g 和人工牛黄 6 g，制成 1 000 片，0.15 g/片，含生药 1.026 6 g），片剂溶于水（1.5 g/L）后，大鼠灌胃，8 mL/kg，1 次/d，相当于临床 60 kg 体质量人的等效剂量。

5. 大鼠膝关节组织学染色

膝关节取材后，多聚甲醛固定 24 h，乙二胺四乙酸脱钙，梯度酒精脱水，二甲苯透明，石蜡机包埋，正中矢状面连续 6 μm 切片，行番红 O/固绿（Safranin − O/Fast Green，SF）染色。方法如下：常规脱蜡至水，苏木素染液 2 min，清水冲洗，盐酸乙醇分化，氨水返蓝；固绿染液 5 min，冰醋酸及清水先后快速漂洗，藏红染液 5 min，常规脱水透明，中性树胶封固。光学显微镜下（×100）观察膝关节形态学变化。

6. 大鼠膝关节Ⅱ型胶原基因、聚集蛋白聚糖、基质金属蛋白酶−13 和金属蛋白酶组织抑制剂−1mRNA 表达的实时荧光定量

PCR 检测采用实时荧光定量 PCR 检测Ⅱ型胶原基因（Col2A1）、聚集蛋白聚糖（Agc1）、基质金属蛋白酶−13（MMP − 13）、金属蛋白酶组织抑制剂−1（TIMP − 1）mRNA 表达，以 β − actin 为内参照。将保存于−80℃冰箱中的膝关节取出，分离出关节软骨，利用 TRizol 法提取 RNA，然后利用 DU800 紫外分光光度计分别检测样本吸光度（absorbance，A）值，确定样本 A_{260}/A_{280} 比值在 1.6～2.0 后，利用 Quant Reverse Transcriptase 试剂盒将 RNA 逆转录为 cDNA。利用 RotorGene3000 荧光 PCR 仪行荧光定量 PCR。总反应体系为 20 μL：荧光酶素 10 μL，去离子水 7 μL，上游引物 1 μL，下游引物 1 μL，模板 cDNA1 μL。反应过程如下：95℃预变性 10 min，进入循环，在 95℃变性 20 s，退火 5 s（Col2A1、Agc1、MMP − 13、TIMP − 1 和 β − actin 的退火温度分别为 60℃、60℃、64℃、64℃和 62℃），72℃延伸 20 s 的条件下循环扩增，循环次数均为 40 次，最终 72℃延伸 10 min。反应结束后，用 RotorGene6.0 软件自动进行绝对定量分析，并计算结果。以每一样体所含 Col2A1、Agc1、MMP − 13 和 TIMP − 1mRNA 的拷贝数和其 β − actin 内参基因的拷贝数的比值进行比较。以上引物均由大连宝生物公司设计合成，引物序列及扩增片段长度见表 1。

表 1　实时荧光定量 PCR 引物序列

基　因	引　　物	长度（bp）
Col2A1	上游：5′− TCCTAAGGGTGCCAATGGTGA − 3′	112
	下游：5′− AGGACCAACTTTGCCTTGAGGAC − 3′	
Agc1	上游：5′− TCCGCTGGTCTGATGGACAC − 3′	101
	下游：5′− CCAGATCATCACTACGCAGTCCTC − 3′	
MMP13	上游：5′− CCCTGGAGCCCTGATGTTT − 3′	142
	下游：5′− CTCTGGTGTTTTGGGGTGCT − 3′	
TIMP − 1	上游：5′− ACAGGTTTCCGGTTCGCCTAC − 3′	134
	下游：5′− CTGCAGGCAGTGATGTGCAA − 3′	
β − actin	上游：5′− GGAGATTACTGCCCTGGCTCCTA − 3′	150
	下游：5′− GACTCATCGTACTCCTGCTTGCTG − 3′	

7. 统计学方法

采用 SPSS 11.5 统计软件进行统计处理，实验数据用表示，采用单因素方差分析比较组间差异，检验水准 α=0.05。

二、结果

1. 大鼠膝关节软骨形态学改变

6 月龄大鼠中，模型组胫骨关节面软骨细胞排序紊乱，番红 O 染色不均，局部出现失染现象，关节各层出现簇集软骨细胞，深层出现肥大软骨细胞；益气化瘀方组的关节软骨表层光滑、平整，软骨细胞分布均匀，排序整齐，各层次清晰，无明显细胞簇集现象，潮线完整，局部染色不均匀。8 月龄大鼠中，模型组关节面表面溃疡或裂隙，甚至出现局部缺损，某些标本可见潮线断裂或出现多重潮线；益气化瘀方组的关节软骨层完整，无局部缺损破坏，关节软骨深层出现肥大软骨细胞。10 月龄大鼠中，模型组软骨层变薄，细胞数量明显减少，结构破坏较严重；益气化瘀方组的关节软骨结构完整，局部染色不均，软骨细胞排列正常。见图 1。

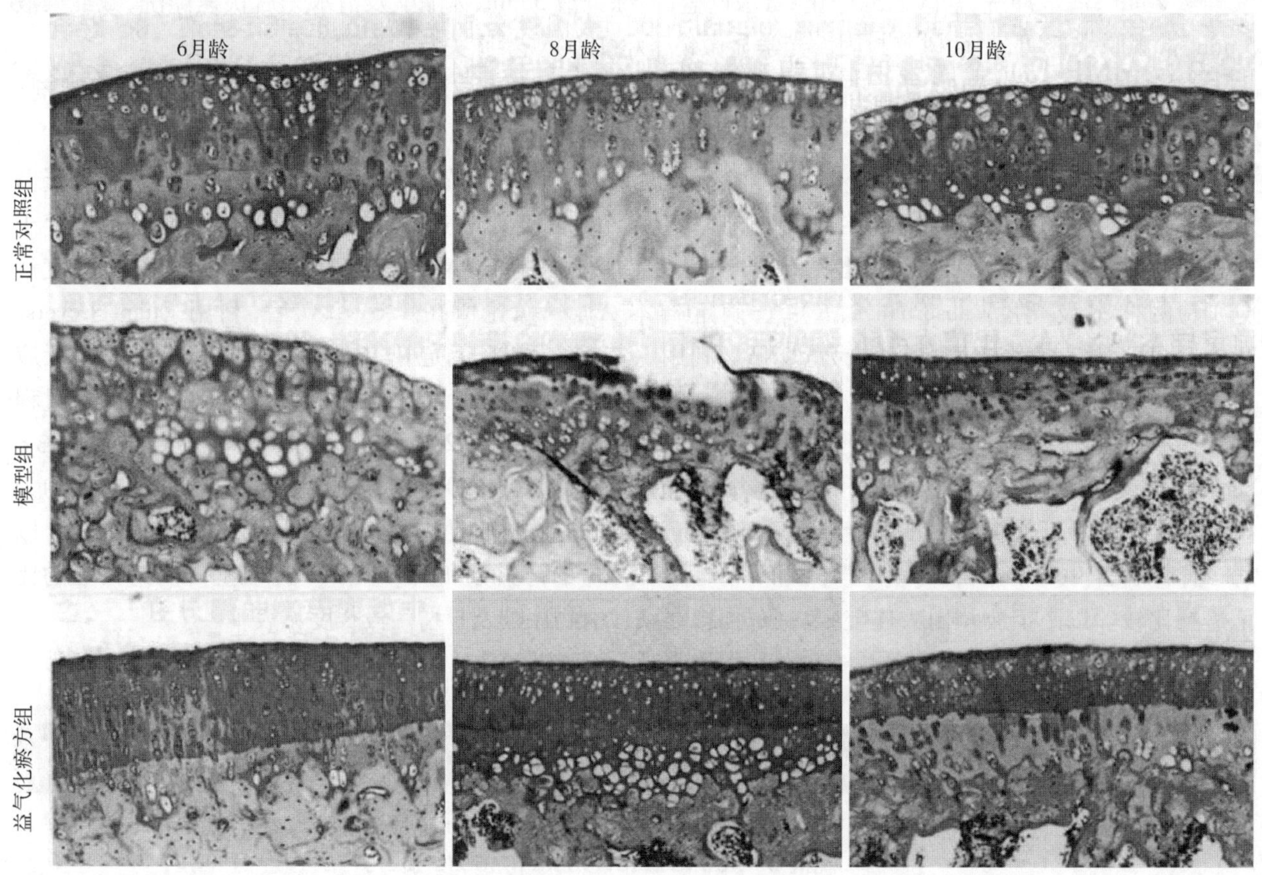

图 1　光学显微镜下观察 6 月龄、8 月龄和 10 月龄大鼠膝关节组织学变化(SF 染色，×100)

2. 大鼠膝关节软骨中 Col2A1、Agc1、MMP－13 和 TIMP－1

mRNA 的表达 6 月龄大鼠中，模型组膝关节软骨中 Col2A1 mRNA、Agc1 mRNA 和 TIMP－1 mRNA 的表达量低于正常对照组($P<0.01$，$P<0.05$)；益气化瘀方组的 Col2A1 mRNA、Agc1 mRNA 和 TIMP－1 mRNA 的表达量均高于模型组，差异有统计学意义($P<0.01$，$P<0.05$)；此时间点正常对照组、模型组和益气化瘀方组 MMP－13 mRNA 的表达量差异无统计学意义($P>0.05$)。8 月龄大鼠中，模型组膝关节软骨中 Col2A1 mRNA、Agc1 mRNA 和 TIMP－1 mRNA 的表达量均低于正常对照组($P<0.01$)；益气化瘀方组 Agc1 mRNA 的表达量高于模型组($P<0.01$)，Col2A1 mRNA 和 TIMP－1 mRNA 的表达量与模型组相比差异无统计学意义($P>0.05$)；模型组 MMP－13 mRNA 的表达量高于正常对照组($P<0.05$)，而益气化瘀方组MMP－13 mRNA 的表达量低于模型组($P<0.01$)。10 月龄大鼠中，模型组 Col2A1 mRNA、Agc1 mRNA 和 TIMP－1 mRNA 的表达量低于正常对照组($P<0.01$)，而益气化瘀方组 Col2A1 mRNA、Agc1 mRNA 和 TIMP－1 mRNA

的表达量均高于模型组,差异有统计学意义($P<0.01$);模型组 MMP－13 mRNA 表达量高于正常对照组($P<0.05$),而益气化瘀方组 MMP－13 mRNA 的表达量低于模型组,但差异无统计学意义($P>0.05$)。见表 2。

表 2 6 月龄、8 月龄和 10 月龄大鼠膝关节软骨中 Col2A1 mRNA、Agc1 mRNA、TIMP－1 mRNA 和 MMP－13 mRNA 的表达

分组	n	Col2A1 mRNA	Agc1 mRNA	TIMP－1 mRNA	MMP－13 mRNA
6 月龄组					
正常对照组	6	1.000±0.082	1.000±0.118	1.000±0.026	1.000±0.143
模型组	6	0.682±0.051**	0.567±0.069*	0.353±0.014**	1.025±0.114
益气化瘀方组	6	0.935±0.063△△	1.736±0.175*△△	0.420±0.016**△	0.799±0.129
8 月龄组					
正常对照组	6	0.725±0.051	1.373±0.178	0.673±0.026	3.205±0.432
模型组	6	0.414±0.072**	0.584±0.025**	0.251±0.023**	6.065±0.511*
益气化瘀方组	6	0.171±0.012	0.862±0.096*△△	0.266±0.050**	2.140±0.216△△
10 月龄组					
正常对照组	6	0.266±0.010	1.750±0.213	0.666±0.017	3.945±0.094
模型组	6	0.139±0.024**	0.474±0.041**	0.154±0.012**	6.026±0.606**
益气化瘀方组	6	0.243±0.024△△	0.922±0.105**△△	0.614±0.037△△	4.983±0.458

注:基因表达以 β－actin 为标准。与正常对照组比较,* $P<0.05$,** $P<0.01$;与模型组比较,△ $P<0.05$,△△ $P<0.01$。

三、讨论

1. 益气化瘀方对关节软骨细胞外基质的影响

正常关节软骨由大量水合性的软骨细胞外基质构成,软骨基质主要由胶原和蛋白多糖组成。其中,胶原以Ⅱ型胶原为主[3],蛋白多糖主要以软骨聚集蛋白聚糖的形式组成,其吸引大量水分子形成凝胶,具有良好的弹性和膨胀能力,对关节起机械性保护作用[4]。番红 O 可以和软骨基质蛋白多糖结合显色,反映软骨蛋白多糖的合成代谢能力。实验发现模型组 6 月龄模型大鼠膝关节软骨即出现番红 O 染色不均,局部出现失染现象;8 月龄模型大鼠关节面表面溃疡或裂隙,甚至出现局部缺损;10 月龄模型大鼠软骨层变薄,局部结构破坏较严重。实时荧光定量 PCR 结果显示,模型组大鼠膝关节软骨各阶段 Col2A1 和 Agc1 含量明显降低,其中Ⅱ型胶原表达量随着时间的推移逐渐减少。说明模型组大鼠关节软骨退变逐渐加重。而益气化瘀方组在各个时间点的软骨基质对番红 O 的异染性均优于模型组,关节软骨结构完整,明显优于模型组。同时实时荧光定量 PCR 结果显示,益气化瘀方组各阶段 Col2A1 和 Agc1 含量明显高于模型组($P<0.05$),说明无论是轻度的还是严重的关节软骨损伤,益气化瘀方均能维持和促进关节软骨细胞外基质的合成,加速修复组织损伤。

2. 益气化瘀方对软骨基质降解酶及其抑制剂的作用

一般认为,MMP 在软骨基质(包括Ⅱ型胶原和软骨聚集蛋白聚糖)的裂解过程中起主要作用。其中 MMP－13(胶原酶 3)是裂解Ⅱ型胶原作用最强的酶[5]。本实验结果显示,模型组 8 月龄及 10 月龄大鼠膝关节软骨的 MMP－13 mRNA 表达量均高于正常对照组,而益气化瘀方组 MMP－13 mRNA 表达量明显降低,尤其是 8 月龄大鼠($P<0.01$)。说明益气化瘀方可降低软骨基质中 MMP－13 mRNA 表达,防止基质进一步降解。

TIMP 是 MMP 的特异性生理抑制剂,能够特异性地抑制 MMP 的活性,避免胶原分解[6]。MMP－13 与 TIMP－1 之间动态的相互作用在基质稳定的维持中发挥重要作用[7]。实验中模型组各时间点膝关节软骨 TIMP－1 mRNA 表达量远低于正常对照组,而益气化瘀方组各阶段 TIMP－1 mRNA 的表达量高于模型组,

尤其在晚期关节软骨严重损伤时，益气化瘀方可刺激 TIMP－1 的大量合成，抑制 MMP－13 的水平，从而起到保护关节软骨的作用。

3. 对益气化瘀方作用机制的认识

膝骨关节炎多发于中老年人，此病属于中医学“痹证”“骨痹”等病证范畴。“痹者闭也，以气血为邪之所闭，不得通行而痛也”，因此，气血不足为本病发病之本，气滞血瘀为病机之关键。益气化瘀方由黄芪、川芎、麝香等组成。黄芪性甘，益气固表、利水消肿；川芎辛、温，行气开郁、活血止痛；麝香辛、温，活血通络、散瘀止痛。全方共奏补气生血、化瘀通络的目的。现代医学认为益气活血类中药具有扩张血管，改善血液循环的作用，从而有效地调节骨内压，并改善关节软骨的营养状态。其中黄芪可增强免疫力，改善组织微循环[8]；川芎能抑制血小板黏附聚集和血栓形成，降低血液黏度和骨内高压，提高关节软骨超氧化物歧化酶活性，从而能更有效地清除氧自由基，延缓关节软骨的退行性变[9-10]。

本实验证实益气化瘀方通过抑制 MMP－13 的水平，刺激 TIMP－1 的合成，从而促进和维持软骨细胞合成Ⅱ型胶原和蛋白多糖，达到保护软骨，延缓关节软骨退变的作用。但益气化瘀方在体内代谢后真正的有效成分，作用靶点，促进软骨合成作用的进一步机制都有待进一步的深入研究。

补肾填精法防治绝经后骨质疏松症的临床研究

施　杞　谢可永

由于绝经后妇女雌激素水平急剧下降，使骨吸收大于骨形成，导致骨质疏松症的发生。因此，应用有效的方法防治绝经后的骨质丢失，是骨质疏松症临床正在努力探索的一大课题[1-3]我们根据中医“肾主骨”的理论和临诊实践，发现肾精盛衰与骨质疏松症密切相关，肾虚是骨质疏松症的一个重要因素。为此，我们采用补肾填精之剂治疗绝经后骨质疏松症，并做了详细的临床观察，初步证实其有改善症状和延缓骨质丢失之效果。

一、资料和方法

1. 病例选择

按照国内骨质疏松症课题合作组的生理年龄诊断法，选择50岁以上的绝经后妇女，其前臂尺骨、桡骨密度分别低于0.693 g/cm^2和0.664 g/cm^2[4]（低于单光子测定仪测出的上海地区的骨密度峰值量的12%），又根据中医辨证属肾精亏虚者80例，随机分为三组：

中药组30例，年龄50~75岁，平均63.2岁，其中绝经1~5年14例，6~10年11例，10年以上5例。

雌激素组20例，年龄50~75岁，平均62.8岁，其中绝经1~5年12例，6~10年5例，10年以上3例。

对症治疗组30例，年龄50~75岁，平均61.8岁，其中绝经1~5年12例，6~10年12例，10年以上6例。

所有患者均通过检查排除由甲状旁腺机能亢进、多发性骨髓瘤等引起的继发性骨质疏松症。

2. 肾虚诊断标准

参阅《中医诊断学》。症见腰背酸痛，腰膝酸楚，耳鸣耳聋，夜尿频数，足跟疼痛，面白虚浮，神疲乏力，动则气喘，头目眩晕，失眠多梦，语声低微，健忘，舌淡白，脉沉细。

3. 治疗方法

中药组均采用补肾填精冲剂内服，每日2次，每次1包，每周连服5天，停服2天。补肾填精冲剂的药物由肉苁蓉、何首乌、白术、紫河车、补骨脂、怀牛膝、菟丝子、煅龙骨、煅牡蛎、白菊花等组成。

雌激素组用已烯此酚，每晚0.25 mg，用药24天，停药6天。

对症治疗组仅采用间断性的补充钙剂或镇痛之剂。

为了全面评价治疗效果，上述三组经药物治疗6个月后，分别统计肾虚症状变化、腰背酸痛的缓解程度、前臂尺桡骨的骨密度值、甲状旁腺激素、骨钙素、降钙素、碱性磷酸酶的测定，然后进行统计学比较。

二、观察内容和结果

1. 肾虚症候的改变

表1系三组患者肾虚主要症候的分析，经统计学比较，三组各症候无显著差异（$P>0.05$），有可比性。

表1　三组肾虚症候疗效分析

组别	例数	腰背酸楚	两膝酸软	耳鸣耳聋	夜尿频数	足跟疼痛	面白虚浮	神疲乏力	动则气喘	头晕目眩	失眠多梦	语声低微	健忘	舌淡白	脉沉细
雌激素组	总例数	19	17	14	9	15	8	15	4	12	8	8	7	13	12
	显效	10	9	2	2	2	1	2	1	3	3	3	2	3	3
	有效	8	5	6	3	6	3	6	1	4	2	3	2	6	5
	无效	1	3	6	4	7	4	7	2	5	3	2	3	4	4
	总有效率(%)	94.7	82.3	57.1	55.6	53.3	50	53.3	50	58.3	62.5	75	57.1	69.2	56.7
中药组	总例数	30	27	24	16	25	14	26	9	18	13	14	13	22	19
	显效	19	15	17	7	12	8	15	5	12	8	10	7	12	11
	有效	10	8	5	5	8	4	8	2	4	4	3	4	7	6
	无效	1	4	2	4	5	2	3	2	2	1	1	2	3	2
	总有效率(%)	96.7 △	85.2. △	91.7 △△	75 △△	80 △△	85.7 △△	88.5 △△	77.8 △△	88.9 △△	92.3 △△	92.9 △△	84.6 △△	86.3 △△	89.5 △△
对症组	总例数	3	25	22	15	23	12	24	9	17	14	12	12	2	19
	显效	4	2	2	1	2		3	1	3	2	2	1	4	3
	有效	6	5	5	3	6	3	6	2	3	3	4	3	6	3
	无效	20	18	15	11	15	8	15	6	11	9	6	8	11	13
	总有效率(%)	33.3 * **	28 * **	31.8 * **	26.7 * **	34.8 * **	33.3 * **	37.9 * **	33.3 * **	35.3 * **	35.7 * **	50 * **	33.3 * **	47.6 * **	31.6 * **

注：与雌激素组比较，△ $P>0.05$；与雌激素组比较，△△ $P<0.05$；与雌激素组、中药组比较，* $P<0.05$；与雌激素组比较，** $P<0.05$。

表1还反映出三组治疗后的肾虚症候改善情况。它表明，治疗后中药组腰背酸楚、两膝酸软与雌激素组比较，无显著差异（$P>0.05$）；耳鸣耳聋、夜尿频数、足跟疼痛、面白虚浮、神疲乏力、动则气喘、头目眩晕、失眠多梦、语声低微、舌淡白、脉沉细的改善率均明显优于雌激素组（$P>0.05$）；治疗后对症治疗组的各症候改善率均显著低于中药组（$P<0.01$），其腰背酸楚、两膝酸软的改善率亦显著低于雌激素治疗组（$P<0.01$），其他各症改善率明显低于雌激素治疗组（$P<0.05$）。说明中药和雌激素均能显著改善患者肾虚症候，尤以中药疗效更为显著。

2. 腰背疼痛的改善

1）三组患者腰背疼痛程度的情况中，雌激素组严重疼痛7例，中度疼痛8例，轻度疼痛5例；中药组严重疼痛11例，中度疼痛12例，轻度疼痛7例；对症治疗组严重疼痛10例，中度疼痛12例，轻度疼痛8例。统计学表明，三组腰背疼痛情况无显著差异（$P>0.05$），有可比性。

2）表2表明，雌激素治疗组在治疗第2周时，其疼痛消失率明显优于中药组和对症治疗组（$P<0.05$，$P<0.01$）。在治疗第4周时，雌激素组和中药组的疼痛消失率已无显著差异（$P>0.05$），但均高于对症治疗组（$P<0.01$）。

表2　三组不同时期的疼痛累计消失率

组　别	2周	4周	8周	12周	16周	20周	24周
雌激素组	20% （4例）	40% （8例）	45% （9例）	55% （11例）	60% （12例）	65% （13例）	70% （14例）
中药组	0.1 * （3例）	0.266 ** （8例）	0.466 ** （14例）	0.533 ** （16例）	0.566 ** （17例）	0.633 ** （19例）	0.733 ** （22例）

续　表

组　别	2 周	4 周	8 周	12 周	16 周	20 周	24 周
对症组	3% △ (1 例)	10% △ (3 例)	17% △ (5 例)	23% △ (7 例)	27% △ (8 例)	27% ∧ (8 例)	30% △ (9 例)

注：与雌激素组比较，* $P>0.05$；与雌激素组比较，** $P>0.05$；与雌激素组、中药组比较，△ $P<0.01$。

3）表 3 表明，雌激素组和对症治疗组在治疗后 2 周时，疼痛改善率无明显不同（$P>0.05$）。在第 4 周时，雌激素组和中药组的疼痛改善率已无明显区别（$P<0.01$），但均明显优于对症治疗组（$P<0.01$）。

表 3　三组不同时期的疼痛累计改善率

组　别	2 周	4 周	8 周	12 周	16 周	20 周	24 周
雌激素组	0.312 (5 例)	0.5 (6 例)	0.545 (6 例)	0.556 (5 例)	0.625 (5 例)	0.571 (4 例)	0.667 (4 例)
中药组	0.148 △ (4 例)	0.364 △ (8 例)	0.5 △ (8 例)	0.5 △ (7 例)	0.538 △ (7 例)	0.636 △ (7 例)	0.75 △ (7 例)
对症组	0.31 * (9 例)	0.185 ** (5 例)	0.28 ** (7 例)	0.348 ** (9 例)	27.3 ** (6 例)	%31.8% ** (7 例)	0.381 ** (8 例)

注：疼痛改善不包括疼痛消失，疼痛改善率指疼痛改善例数与总人数减去疼痛消失例数差值的比值。与雌激素组比较，* $P>0.05$；与雌激素组、中药组比较，** $P<0.05$；与雌激素组比较，△ $P>0.05$；与雌激素组比较，△△ $P<0.05$。

表 4 表明，雌激素组和中药组的最终疼痛消失率，明显改善以上比率（包括疼痛消失率）和轻度改善率以上比率（包括疼痛消失率和明显改善率）均无明显差别（$P>0.05$），但均明显高于对症治疗组（$P>0.05$）。

表 4　三组的最终疼痛改善率

分组	疼痛消失	疼痛明显改善	疼痛轻度改善	疼痛改善度	合计	累计改善率（%）			
						疼痛消失	疼痛明显改善以上	疼痛轻度改善以上	无效率
雌激素组	14 例	3 例	1 例	2 例	20 例	70	85	90	10
中药组	22 例	3 例	3 例	2 例	30 例	73.3△	83.3△	93.3△	6.7
对症组	9 例	4 例	4 例	13 例	30 例	30*	43.3*	56.6*	43.4

注：与雌激素组比较，△ $P>0.05$；与雌激素组、中药组比较，* $P<0.01$。

上述结果说明，对症治疗组虽也能对某些病理有缓解疼痛之效，但其疗效明显低于雌激素组和中药组，并且起伏不大，不甚稳定。雌激素组与中药组相比，对于缓解严重疼痛能较迅速取效，但在经 2~4 周治疗后，中药组与雌激素组在镇痛疗效上已无明显不同。可见雌激素较适合于严重疼痛的急性病例，中药则适用于中度以下疼痛者，对于严重疼痛者，其取效可能迟于雌激素。

表 5 显示了治疗后的雌激素组的尺骨密度和桡骨密度分别上升了 1.93% 和 1.87%，中药组的尺骨密度和桡骨密度上升了 1.77% 和 1.86%。统计学比较后，两组的尺骨密度上升幅度无明显不同（$P>0.05$）。说明了雌激素和中药有类同的阻止孔丢失之效。对症治疗组治疗后的尺、桡骨密度分别下降了 1.28% 和 1.52%，说明骨质继续在丢失。

表5 三组治疗前后骨密度变化情况

组别	治疗前($\bar{x}\pm s$)		治疗后($\bar{x}\pm s$)	
	尺骨密度	桡骨密度	尺骨密度	桡骨密度
雌徽素组	0.621±0.053	0.587±0.056	0.633±0.062	0.598±0.059
中药组	0.623±0.061	0.591±0.071	0.634±0.076	0.602±0.068
对症组	0.626±0.059	0.592±0.076	0.618±0.079	0.583±0.077

3. 骨矿物质含量的测定

所有患者均于治疗前后用核工业部背景第三研究所等单位研制的 GMY－1 骨矿测定仪测定尺、桡骨的骨矿含量。测定方法：以右手桡骨茎突至尺骨鹰嘴伸面长度的中、下 1/3 交界处为测量点，前臂曲面向上，固定位置，以测量点为中心围以定量水袋，窄束 γ 射线取桡骨外缘向尺骨外缘作横越扫描。然后做治疗前后的统计学比较。

4. 血清甲状旁腺素(PTH)、降钙素(CT)、骨钙素(BGP)、碱性磷酸酶(AKP)的测定

分别在三组中各随机选取 10 例，其中，中药组的年龄 50～75 岁，平均 57.2 岁，绝经自 1 年～10 年，平均 5.2 年。雌激素组的年龄 50～75 岁，平均 57.8 岁，绝经 1～10 年，平均 5.12 年。对症治疗组的年龄 50～75 岁，平均 58.1 岁，绝经 1～10 年，平均 5.23 年。

患者血清作甲状旁腺素、降钙素、骨钙素、碱性磷酸酶的测定，然后作治疗前后的比较。测定方法：常规取静脉血，分离血清备用。用日本"荣研"化学公司生产 CT 和 PTH 的 RIA 药盒，用放射免疫分析法分别测定血清 CT、PTH 含量；AKP 采用生化测定方法；BGP 用放射免疫分析法，由美国 Belment CA 提供的骨钙素标准品。

表 6 表明，治疗后雌激素组、中药组的 PTH 与治疗前比较有显著下降($P<0.05$)，BGP 有轻度下降($P>0.05$)，CT 有明显增高($P<0.05$)，AKP 仅有轻度下降，无显著差异($P>0.05$)。对症组治疗前后的 PTH、CT、BGP、AKP 均仅有轻度变化，无显著差异($P>0.05$)。治疗后的对症组 PTH、CT、BGP 与治疗后雌激素组、中药组比较均有显著不同($P<0.05$, $P<0.01$)，说明雌激素和中药能改善骨代谢，增加骨形成，减少骨吸收。

表6 血清 PTH、CT、BGP、AKP 的变化

组别	疗程	甲状旁腺素(ng/dL)	降钙素(ng/dL)	骨钙素(ng/dL)	碱性磷酸酶(ng/dL)
雌激素组	治疗前	45.75±4.62	54.35±7.12	3.88±0.28	49.45±3.88
	治疗后	37.12±3.81	65.52±6.98	3.79±0.36	47.67±3.72
	P	<0.05	<0.05	>0.05	>0.05
中药组	治疗前	44.62±5.11	55.11±7.32	3.92±0.31	50.14±4.78
	治疗后	37.48±4.22*	63.17±7.86*	3.89±0.39*	49.68±4.11*
	P	<0.05	<0.05	>0.05	>0.05
对症组	治疗前	44.11±5.21	55.89±7.82	3.31±0.32	48.25±5.07
	治疗后	44.21±5.02△	55.42±7.43△	3.39±0.33△	48.76±5.12△
	P	>0.05	>0.05	>0.05	>0.05

注：与治疗后雌激素组比较，* $P>0.05$；与治疗后雌激素组、中药组比较，△ $P<0.05$；与治疗后雌激素组、中药组比较，△△ $P>0.05$。

三、讨论

上述结果表明，本方能有效地改善肾虚症候，缓解腰背疼痛，增加前臂尺骨、桡骨的骨密度，PTH、CT、

BGP、AKP 及血中各元素的变化也在一定程度上显示了本方具有抑制骨丢失的作用，对骨质疏松症有防治意义[5-6]。

本方由《圣济总录》卷九十二的苁蓉丸加减而成。方中肉苁蓉甘咸而温，能入肾经，滋腻柔润，补而不峻，既补肾阳，又益精血，乃补阳益阴之药。补骨脂辛苦大温，能入脾、肾两经，功能益肾固精，对肾虚不足，腰膝酸痛更为适宜。菟丝子辛甘而平，入脾、肾经，性柔润多液，不温不燥，补而不腻，能补肾固精，为平补阴阳之品。怀牛膝入肝、肾经，性善下行，功能补益肝肾，疗腰膝酸软，且能活血通经。白术甘苦而温，专入脾胃，功能健脾助运，帮助消化吸收。何首乌甘而微温，入肝、肾经，功能补血益精，补益肝肾，善治腰膝酸软。紫河车性味甘温，入肝、肾经，为血肉有情之品，功能补肾益精，补气养血，补益力强，故对精血衰少、羸弱无力者有奇效。白菊花味甘性寒，入肺、肝经，功能养肝明目。《本草便读》曰："甘菊之用，可一言以蔽之，曰疏风而已。然虽系疏风之品，而性味甘寒，与羌、麻等辛燥者不同，故补肝肾药中可相需而用也。"龙骨、牡蛎入肝、肾经，相须为用，功能平肝熄风，收敛元气，镇安精神。所以方中肉苁蓉、菟丝子、何首乌、紫河车、补骨脂补益肝肾，强健筋骨；牛膝通血脉健腰膝；白术健脾助运；龙骨、牡蛎敛元气，平肝风；白菊花祛风平肝，诸药合用，温而不燥，补而不滞，为平补肾精之剂，功能秘精髓强筋骨，治疗老年肾虚腰膝酸软，行走无力之症[7-8]。因此，补肾填精法及其组方对防治绝经后骨质疏松症有其临床应用和推广价值。

第三篇
序跋选录

《迎建校 40 周年庆文集》序

百载春秋，一瞬光阴。返首世纪之初，贼虐天下，匪夷乱世，毒蜂一窝，民不敢肆。时中医事业亦备受欺凌，悠悠五千年文化一旦之毁，众虽痛心疾首，万箭攒身，然迷途所至，无可奈何。世态炎凉，呢訾栗斯，突梯滑稽者未乏其人。国不得国，溷浊不清，蝉翼重而千钧轻，黄钟毁而瓦釜鸣。惟一代宗师丁甘仁先生于此危急存亡之秋，深信天河光耀，纵被黑云，终能永清。鄙偷生脂韦之徒，鼎力而击，昂若千里之驹。明定岐黄复兴之道，深谙方家成才之路。无尺表何以审玑衡之度，非寸管莫能测往复之气，毅然有兴办高等中医教育之举。培塿无松柏，育人毋求蓍草龟甲。先生于 1916 年率先创建上海中医专门学校，后易名为上海中医学院，至 1948 年被迫停办，历时三十余载，不遗余力，倾神耗资，砺金琢玉，终日艰辛。昔孔圣人贤后七十有二，今先生勤苦耕耘亦桃李天下也。时当西学东渐，洋医飙狂，驽马混迹，庸碌无为，而毕业于上海中医学院者则蛟腾凤起，敢为中流砥柱。斯先生宏图大略，尽忠之愿遂矣！同期沪上尚有中国医学院、新中国医学院设立，以上海中医学院为纽带，形成培养高等中医人才三足之鼎。出师创业名噪于世，蜚声杏林甚众，故有三校为名医摇篮之誉。继往开来，千秋功垂，可歆且可碑也。

江河莽莽，花瘁复荣。1949 年一朝新生，万木扶疏，虹销雨霁，彩彻区明。华夏文化重现辉煌，中医药被视为国宝，政府倾力支持，同道奋发图强，继承发扬之业绩环宇赞颂，举世瞩目。蒙已故周恩来总理之关怀，程门雪先生受命于 1956 年复建上海中医学院，嗣后学校教育、医疗、科研皆日益发展，规模列全国之首，遂于 1993 年经国家教委批准改名为上海中医药大学。现在校学生计 5 000 人，设 4 系 7 专业，29 个硕士点，11 个博士点，1 个博士后流动站。在校研究生 250 余人，外国留学生来自 28 个国家 200 余人。学校经国家科委和上海市政府批准建设上海市中医药研究院，下属 11 个研究所。另有曙光、龙华、岳阳等三所附属医院，拥有病床 1 800 张。每年承担各类国家科研课题 200 多项。全校共有教职工 5 000 余人，其中教授、副教授级 710 人。此外，学校还设有医史博物馆、出版社、杂志社、制药厂及部级重点实验室，初步建成教、医、研体系完整的医科大学。目前全校同道正为把我校创建成全国一流、世界著名的中医药大学而努力。时值中秋，申城历史已 700 余载，浦江秀丽，广厦林立；朝霞夕晖，皎光如水。遥望星月，放眼世界，可知无以数计同道前辈为中医药走向世界，历经创业之艰难！“圆魄上寒空，皆言四海同。安知千里外，不有雨兼风。”海外诸君以炎黄子孙赤诚之心，在异国他乡喧德造化，弘扬中华民族文化，当为国人肃然起敬。江月年年只相似，人生代代无穷已。由丁甘仁先生至程门雪先生再至我辈同道，中国中医界几代人在 20 世纪的历程，诚为道路艰难，但终于迎来光明前途。追昔抚今，饮水思源，亦可领会继往开来之谛。远目穷千里，半岭敢求安，历史之使命，时代之重任，仍应奋发有加，不可须臾懈怠，愿为创建 21 世纪中医药之辉煌共赴前程。

1995 年 9 月 9 日

《上海中医药大学校志》(1956~1996)序

时值金秋,欣逢上海中医药大学建校40周年,举校上下,共庆同乐,祝九州大地,鸿鹄高翔,一派生机。瞩校园内外,雁行有序,繁花似锦,岁月如梭,流光窜迹,古今代谢,如川上之日,40年历程亦是同道创业奉献之足迹。中国医药学为我中华民族文化之瑰宝,悠悠五千载历史。然百年列强欺凌,蝉翼重而千钧轻,黄钟毁而瓦釜鸣,中医已处于衰亡之境地。一朝新生,万木扶疏。20世纪50年代,虽立国之初百业待兴,但国家仍将中医药列为我国卫生事业发展之基本国策。虹销雨霁,彩彻区明。1956年9月,经中央人民政府批准,我校正式成立。高等中医教育之兴办可谓亘古旷今,世界之典范。教育乃立国之本,创业之源。松生数寸时,每为草所没。未见笼云心,谁知负霜骨。前途光明,道路曲折。为把我校办成著名高等学府,培养高级中医药人才的摇篮,以第一任校领导程门雪院长、林其英书记为首的创业者们,知难而进,艰辛开拓,在吸取历史上师承教育模式优点的基础上,逐渐形成现代高等中医药教育之体系,并从教育思想、教材内涵、教学方法等方面创造我校特色。办学中既重视学生中医基础之培训,亦重视现代科学知识之学习,人誉"上海模式"。其间先后建成曙光、龙华等附属医院及针灸等研究室(所)。十年奋斗,已使学校颇具规模,成为教医研结合的我国中医药事业的重要基地。当年一批早期毕业生,如今已是我国中医药事业的骨干力量,其中不少是全国知名的教授、专家、名医。饮水思源,昔日立雪程门,探究经义,领悟真要,如沐春风,如沾雨露,倍思培育之恩。20世纪80年代,改革开放春风吹进校园,在积极探索教学改革和管理体制改革方面迈出可喜步伐。从而初步形成良性循环的灵活机制,使学校事业充满生机,促进了医教研工作的进一步发展。1985年,经市政府和国家科委批准,在我校成立上海市中医药研究院,使我校科研实力得到加强。自1975开始,中央和上海市对我校三所附院增加投入,进行大规模新建和改扩建,先后拨款5亿多元,进入20世纪90年代,在邓小平同志南方谈话鼓舞下,全校师生员工意气风发,学校各项事业出现可喜的腾飞新局面。不仅实现了人事和分配制度的改革,而且大力弘扬务实创新精神,通过"八五"规划及"三五工程"的实施。以创办全国一流、世界著名的中医药大学为目标,全校系统启动近百个项目。较大地调动广大教职工积极性,激励中青年成才,促进学术水平提高,扩大海外工作和学术交流。"一流"(培养一流毕业生、建设一流师资队伍、促进一流学术水平、增强一流办学设施、建设一流校园文化)及"五高"(高凝聚、高效率、高水平、高质量、高待遇)已成为全体同道努力方向,积土成山,积水成海,积跬步乃至千里矣。培塿无松柏,草萤有耀终非火,荷露虽团岂是珠。一切真知灼见、丰功伟绩,都只能在实干中创造。时人不识凌云木,直待凌云始道高。盛世修志,有曰,以史为鉴,可以知兴替。在迎接校庆之际,《上海中医药大学校志》(以下简称《校志》)经过多位同道苦心编撰,费时三载,披览捉刀,几易其稿,终可付梓。重负倾择,逸兴遄飞,《校志》是一部历史,也是一部教科书。冗繁削尽留清瘦,画到生时是熟时。《校志》载入了前人和今人的奉献,记录了40春秋的艰难和收获。"半亩方塘一鉴开,天光云影共徘徊。问渠那得清如许,为有源头活水来。"回首往事,我们在为上海中医药大学40年成就庆贺之时,深深怀念着所有为创造这些成就而奉献过辛劳的前辈、校友、同道们,以及所有支援帮助过我们的朋友们。展望未来,我们将迎来新世纪人类第三个一千年。在这世纪之变，千年之变，令人心潮澎湃。长江东流去，来者方不息。白日没西山，晨光还奕奕，面向世界，面向现代化，毫无疑问，中国中医药事业将出现一个新的辉煌的未来。江山代有才人出，各领风骚数百年。愿我们立足继承，勇于创新，不断拼搏，实现上海中医药大学新的腾飞。

1996 年秋

《中医博士论文集粹》序

《中医博士论文集粹》乃我校历届博士毕业论文优秀之篇，反映了我校自1985年至1996年实施博士学位教育工作的一个侧面。十年树木可贺也。

何称博士？考略之，此名在我国早有载述。古谓博士相关者有二：一为官名，源于战国《汉书·百官公卿表上》曰："博士，秦官，掌通古今。"秦及汉初，博士之职责主要是掌管图书，通古今，以备顾问。自汉武帝后，博士专掌经学传授。二为古代专精一艺的官职名。西晋始置律学博士，北魏始置医学博士，隋唐增算学博士、书学博士。可见博士之称在我国历史悠久。然而，在西方博士则是意大利喜剧中的角色，其职务没有明确的规定，可以是位法律学者也可以是位内科医生，或者是位雄辩家或语法学家。考究历史，中外之称其内涵有共通之处，然我国已远在两千年前列为实职并有规范的学识要求。如今世界皆以博士为最高之学位教育，追溯其源，我国似遥遥领先。

刻下正是晋千之际，人类将进入第三个一千年。有曰每隔40代人方有一代有此晋千之机遇。世纪之变，两千年俱去矣，新世纪黎明在即。当今是知识爆炸的年代，在未来的岁月，科学创造将日新月异，知识的巨变将会极大地震撼着人们。毫无疑问，今天的博士们不仅会在知识的海洋里遨游，而且将会置身于诸多的学科发展的挑战之中。中医学是中华民族文化的重要组成部分，有着五千年的底蕴和丰厚的积淀，她是人类的财富，应当造福于全人类。日前我赴美参加一次国际学术会议，其间有机会参观了哥伦比亚大学、纽约大学、哈佛大学、麻省理工学院等，深为其先进设施及科研水准所吸引，就其医学而言似乎进入超级现代化了。可是，纽约大学的一位骨科教授却对我说，再过17年，美国每年国内生产总值的增长部分只能填补当年医药费用的增长，科学走进了另一个死胡同。为此而担忧者，在美国，在西方发达国家，已是朝野上下一片议论了。这也许正是当今世界各国十分重视对中医药的引进和扶植的缘由。当我们迎着朝霞迈向21世纪时，我们应当有充分的信心：延续而且不断发展的两千年中医学的科学理论和丰富经验将会在新的历史时期闪烁其灿烂的光芒。

清张维屏有《新雷》诗曰："造物无言却有情，每于寒尽觉春生。千红万紫安排著，只待新雷第一声。"祝愿本集的作者——跨世纪的博士们奋发有成。谨叙之。

1996年10月1日

《中国中医药骨伤科分会第十二届学术年会论文集》序

由中国中医药学会骨伤科分会主办的第12届全国中医骨伤科学术讨论会将于今年5月21~26日在上海隆重召开。这次会议的主题是脊柱与相关疾病，将分为3个专题展开交流和讨论。随着我国社会与经济的发展，尤其是人口老龄化程度的与日俱增，脊柱与相关疾病的发病率不断增加，如颈椎病不仅是高发病率，同时也是高就诊率的常见疾病，研究并讨论其病因、病理及防治方法有着重要的学术价值和现实意义。关于颈椎病，早在1817年James Parkinson便描述了颈椎神经受压的病例，成为近代对颈椎病最早的记载。1892年，Horsley曾治疗一例20岁的青年患者，进行了世界上首例颈椎椎板切除术。1930年，Peet和Echols首先指出颈椎间盘突出可产生对脊髓的压迫而出现一系列的临床表现。1944年，Mixter和以前的Luschka的研究对加深颈椎病的认识具有重要意义。1956年Jackson出版了《颈椎病》一书，被认为是国际权威性专著。1958年，Smith Robinson和Clowarel分别报道了颈椎前路植骨融合术治疗本病，奠定了前路手术治疗颈椎病新的基础。国内对本病的现代研究开始于20世纪60年代初，范国声、杨克勤、吴祖尧、屠开元等我国骨科界前辈都开展了手术研究，1965年米嘉祥对本病作了综述，1975年北京大学第三医院出版了《颈椎病》一书。嗣后20多年间，我国学者开展了广泛的研究，不断推动学科的发展，开创崭新的局面。在病因、病理、诊断、分型及手术治疗等诸方面与国际趋于一致，并在总体上居于领先地位。尤其在从基础到临床的广阔领域内，中医和中西医结合研究富有成就，独具特色。祖国医学对本病的有关记载历史悠久，《黄帝内经》关于"痹证"的极其丰富而精彩的论述，表明了我国古代医学的辉煌。诸如"风寒湿三气杂至，合而为痹"，痹在肢体分为皮痹、肉痹、筋痹、脉痹、骨痹等，而病邪入深可内传五脏导致五脏痹，是谓"五脏皆有合，病久而不去者，内舍于其合也"。又如《素问·逆调论》中"荣气虚则不仁，卫气虚则不用，荣卫俱虚则不仁不用，肉如故也，人身与志不相有"等描述，都足以证明早在2 000年前我国医家对包括颈椎病在内的相关疾病研究的成就。20世纪50年代后期，我国中医药事业在党中央和毛泽东主席关于努力继承和发扬的感召下，呈现前所未有的发展机遇。在颈椎病的研究方面，手法治疗得到推广，陶甫、李墨林以及后来的冯天有等中、西医专家都作出了重要的贡献，将传统经验与现代医学相结合，不仅提高了疗效，也给人以深刻的启迪。对颈椎病的研究，现代医学虽然在基础研究方面提出了物理学说、化学学说、免疫学说等，且不断深入，而在治疗方面仍依赖于手术治疗，从单纯机械性压迫的观点出发，过分地强调手术的作用。中医骨伤科运用适宜的手法，结合中药内服外用、引导练功等则能达到有效、安全的治疗目的。研究表明，这些方法即使以现代基础研究的结果评价，也是十分科学的，即显示了中医骨伤科治疗颈椎病的优势和广阔前景。本次学术年会将有众多论文的交流，将推动学术水平的提高。从本次年会开始，我们将开辟"研究生论坛"，旨在为青年学者提供一个展示才能的舞台。目前，在许多中医学院已设立了中医骨伤科硕士研究点。在上海中医药大学等数所高等院校和研究院已建立了中医和中西医结合博士研究点及博士后流动站。我国中医骨伤科学是一门古老的学科，又同时充满着现代发展的生机和活力，新人辈出，群星灿烂，令人鼓舞。

中国中医药学会骨伤科分会1986年11月成立于上海，迄今历时12载。在这12年间，学会作为群众性学术团体，在促进学术交流、培养人才、推动学科建设等诸方面都做了大量工作。初步统计，我国（除台湾、香港）中医骨伤科专业人员约2万人。目前全国有中医骨伤科医院200余所，研究单位数十家，在全国高等中医院校中建立了20余所中医骨伤系或学院。我们的队伍是一支团结而又充满生气的队伍，老中青相结合，以继承和发扬中医骨伤科学的优势和特色为己任，历年卓有成就。我们的时代是一个伟大而有创造性的时代，改革开放的东风使中医骨伤科春色满园，百花齐放。今年，在年会召开之际，学会将召开第二届理事大会，进行改选换届。我们深信在全国同台开道的团结奋战下，于此世纪之交，晋千年之际，我们的学科将迎着新世纪的曙光阔步前进。“长江东流去，来者方不息，白日没西山，晨光还奕奕”“用尽登山力，方知行路难，孤峰宁久住，半岭敢求安”“江山代有才人出，各领风骚数百年”。让我们走向新世纪，走向全世界。我们将写下新的历史，创造新的辉煌！

1998年春

《上海中医药大学专家集》序

中国医药学是中华民族优秀文化之瑰宝，乃我国人民与疾病斗争之经验总结，相沿五千余载，独具特色和优势。新中国成立后，在党的中医政策光辉照耀下，中医药在我国医疗卫生事业中的作用和地位日渐增强，随着中医药不断走向世界，亦为各国人民所重视。然而现代科学之发展，现代文明之进步，于中医药需求迅速增加之同时，亦面临着全方位挑战。因之努力继承并发扬祖国医药学已是时不我待，当为炎黄子孙之历史使命，任重而道远也。昔范仲淹有不为良相亦为良医之说。其曰惟宰相可以拯天下，惟名医可以利天下。名者，名形者也。《荀子·正名》曰："名闻而实喻。"《汉志》列九流十家，名家也。医之为艺，乃探天地清浊之源，察阴阳消息之机，顺四时之宜，藉百药之攻，遂治人之疾也。名医学术越众，是以利天下。言中医药为伟大宝库者，俱在其理论之高深，其治疗之精湛。且视阴阳五行、脏腑经络、天人相应、精气神学说，以及证因脉治、辨析巧设，或异病同治，或同病异治，不拘一病一方，用药如用兵，急攻缓图，防守突破，或以"堂正之师"，或取"奇谲之策"，皆妙在圆机活法，可谓为医之难。孙思邈曾论名医愈疾之道曰：吾闻善言天者，必质之于人。善言人者，亦本之于天。天有四时五行，寒暑迭代，其转运也，和而为雨，怒而为风，凝而为霜雪，张为虹霓，此天地之常数也。人有四肢五脏，一觉一寐，呼吸吐纳，精气往来，流而为荣卫，彰而为气色，发而为音声，此人之常数也。未探赜索隐，难穷幽洞微；非功究医理，无智行圆方。历代大家瞿瞿闵闵而求至道，仲景勤求古训，博采众方；思邈白首之年，未尝释卷；天士读书万卷，敢有医言。读书求灵悟，取经以活用，此圣贤之范也。深谷兰香，风乃扬之；葫芦士术，人取彰之。今有继承弘扬之论，乃当为鉴也。我校复立于1956年，迄今已42载。若考之历史，当源于1917年上海中医专门学校（沪上中医泰斗丁甘仁先生创立，后改名为上海中医学院，于1948年被迫停办），迄今则有81年，源远流长矣！40余年，我校培养各类毕业生万余名，于教学医疗科研各项工作中，诸多兢业者，成就硕丰，名闻遐迩，今遴选10位教授，集其学术经验于一册，以示众生。10位教授乃前辈师长，于我校创业过程中殊功不凡，又治学严谨，发皇古而融通，精思虑而立新，遂为沪上名医，蜚声海内外。以其博古通今而昭后学为之楷模，亦冀图振兴中医之举也、值此世纪之交，回眸20世纪中医药在我国之波峰曲直；面向未来，企盼新世纪中医药之辉煌。于感慨之余，惟有扬鞭奋蹄，敬业创新，豪情满怀，壮我中华民族之志气也。当此《上海中医药大学专家集》付梓，搦管濡毫，谨陈数语以为叙。

1998年春

《名医摇篮——上海中医学院（上海中医专门学校）校史》序

私立上海中医学院(上海中医专门学校)自1917年创办,已历八十一寒暑,而从1948年被迫中辍,亦阅五十春秋矣。

尺表能审现玑衡之度,寸管可测往复之功。抚今追昔,缅怀前贤,令人感怀无已。丁甘仁先生,诚无愧为杏林泰斗,医学教育之先驱。本世纪初,当局推行民族虚无主义,崇洋媚外,歧视中华文化,否定祖国医药学伟大宝库。时西学东渐,欧风美雨,鼓荡而至,西方医学大有取代我传统医学之企图。中医处此存亡之秋,有识之士莫不怀前途之忧虑。甘仁先生,慷慨而起,擎振兴中医之大纛,立中医教育之宏基,筹措擘划,宵衣旰食,筚路蓝缕,医校始创。硕彦欣然执教,学子负笈来投。绛帐春风,桃李笑靥。办学三十二载,培育英才上千。丁氏流派,远播四方,行道济世,不乏腾蛟起凤、俊采星驰之士。沪上与全国中医高等教育由此而兴焉。当局设置障碍,阻挠中医发展,而我中医界汇成“三一七”抗争洪流,非螳臂之势可挡。上海中国医学院(1927年创办)、上海新中国医学院(1935年创办)相继而起。沪上中医三校鼎立,既相竞争又相应接,各校教师往来兼职授课,学生自由转学就读;三校曾数度会议几番切磋,拟编统一教材,探求教学准则,或偏重于传统经典,或兼重现代医学,各展所长。几番花开花自落,更兼风雨严摧逼,俱往矣!

新中国成立前上海中医三校之努力,为新中国成立后重建上海中医学院奠定诸多基础。今日之我校无论在课程设置、教材建设,以及师资人才等方面,与老校之间均有密切联系或借鉴。饮水思源,老校之功洵不可没。日出江花红胜火,春来江水绿如蓝。现上海中医药大学于1993年由原上海中医学院改名并在原基础上更上一层楼。由于政府中医政策之扶持,改革开放浪潮之推进,复经广大师生共同努力,医、教、研及其他各项建设成就显著,特色与优势形成,成为全国中医药重要基地与国际学术交流中心,蜚声海内外。盈乎方钧,必起于锱铢;彩秀凌霄,必始于分毫。新中国成立前老中医院校所建树之功业永为后人缅怀不忘。

影来沉山水面红,遥天雨后促征鸿。中医药学以中华民族文化为深厚底蕴,历经数千年发展,创举世瞩目之辉煌成就。值此世纪交替,深信于未来人类晋千岁月,中医药学必将更加发扬光大,更多造福于世界人民健康。时代之使命,历史之责任,我辈应在继承创新之征程中,精诚奋发,并为将我校建设成国内外一流中医药大学而奋斗。

昔日老校之校友,以当代中医界泰斗、我校元老裘沛然为首,为发扬传统,推动创新,亦有寻根之意,特发起编写老三校院史。费尽精力,几度寒暑,或相聚回顾,或倾室寻翻,于往事史料中择要辑录成册,曰《名医摇篮——上海中医学院(上海中医专门学校)校史》,乃一大工程。闻前贤有曰:求木之长者,必固其根本;欲流之远者,必浚其泉源。惧满盈,则思江海下百川;忧懈怠,则思慎始而敬终。简能而任之,择善而从之。著者诸多前辈,为我后继者兴业以鉴,不可多得,诚宝贵之奉献也。无论老校创业者或院史编撰者,皆费尽移山心力,丰功伟烈,垂著千秋,今感于怀,谨叙之以致敬意。

1998年春

《骨伤科学》序

中国中医药学是中华民族优秀文化之瑰宝，闻名寰宇，为世人称道。历来有医分十三科之言，中医骨伤科乃其中一门，且更能集中体现中医药之特色和优势。其理论系之于岐黄之说，其技法方药荟萃历代精华。溯之历史，亦有伤科乃医之先导云尔。悠悠岁月，九州大地中华先民生存久远。据考古学、人类学研究，170 万年前已有“元谋人”（云南）、65 万年前有“蓝田人”（陕西）、69 万年前则有“北京人”。在原始时代，无论架巢为居、刀耕火种，或部族争斗，损伤难免。因此，防治伤残便成为人类最早的医事活动。古之骨针发明、神农尝百草传说、仪狄酿酒等均与骨伤科萌芽不无关系。考之古籍，商代甲骨文中已载有众多骨伤科疾病，周代《周礼·天官》已有骨伤隶属分科之述，而至《黄帝内经》则关于损伤之理论与实践更见丰富。自中古俞跗，继之华佗、蔺道人，以后代有传人，名家高手犹星河之落，光射玑珠。中医骨伤科和整个中医药学融为一体，深刻地展现为一个伟大的宝库。中华大地，巍峨山川、灿烂文化、辉煌世代，正是“千古东流，声卷地，云涛如屋。横浩渺，樯竿十丈，不胜帆腹”。时空瞬息，如梭如箭。值此世纪之交，回首新中国成立近 50 年来我国中医药事业之发展，在国家中西医并重的方针扶植下，成绩显著。昔志者“击楫誓，空警俗”之悲俱往矣。千尺之木覆明月，凌云之木称道高。中医骨伤科事业在医疗、科研、教学诸方面日益繁荣。目前在全国二千多所中医医院中均设有骨伤科，每年医治数以千百万计之病员；全国 20 余所骨伤科研究所，承担着国家和省市下达的众多科研任务，在继承和创新中每攀新高；中医骨伤科学作为基本课程列入全国 28 所中医院校教学计划，并有 21 所院校设立了骨伤系或专业。经国务院学位委员会批准上海中医药大学、广州中医药大学、福建中医学院及中国中医研究院先后设立了中医或中西医结合博士研究生培养点，10 余所院校设立了硕士研究生培养点。上海还设有中医骨伤科博士后流动站。我国一大批有志于继承发扬祖国医学的中青年学者，在老一辈的指导下，成长为中医骨伤科事业的跨世纪人才。“半亩方塘一鉴开，天光云影共徘徊。问渠哪得清如许，为有源头活水来。”事业的发展仍然要以教育为本，以内涵建设为基础。孙思邈曾论名医愈疾之道曰：吾闻善言天者，必质之于人。善言人者，亦本之于天。天有四时五行，寒暑迭代，其转运也，和而为雨，怒而为风，凝而为霜雪，张为虹霓，此天地之常数也。人有四肢五脏，一觉一寐，呼吸吐纳，精气往来，流而为荣卫，彰而为气色，发而为音声，此人之常数也。余悟省之，骨伤科一理也。凡论治内伤外损，理筋整骨，未探赜索隐，当难穷幽洞微；若非功究医道，亦无智行方圆。然万事须己运，他得非我贤。加强中医骨伤科学建设应是当前全国同道的首要任务，亦需从多方面努力。

为了满足高层次中医教育发展的需要，人民卫生出版社在完成了全国高等中医院校中医专业教学参考丛书的编辑出版工作以后，邀请全国著名中医骨伤科专家、学者组织编写全国中医药学大型系列高级丛书之一《骨伤科学》。旨在总结我国 50 年来高等中医骨伤专业教育中的教学经验，进一步充实和丰富本学科教学研究内容，全面深入系统地发掘、整理、提高本学科的理论水平和实践经验，吸取历代海内外的研究成果，以满足培养高级中医骨伤科人才的需要。做到以本学科高层次培养目标为依据，进一步扩充深化，体现一定的深度、广度和高度并着眼于发展，努力发掘前人业已取得的成就，把继承与发扬有机地结合起来。保持中医骨伤科学理论体系的完整性，突出中医特色，使其成为20世纪内容最全、体例最新、论理最深、文献最精、临床实用的参考书。为了保证高级丛书的编写质量，先后召开五次编写工作和审定会议，对编写提纲和丛书内容进行认真审定。最后，还征求了中医骨伤科名老专家的意见。通过多次会议以及全体编委审定人员的共同努力，汲取普通高等教育中医药类规划教材4、5、6版《中医伤科学》及人民卫生出版社1988年版中医骨伤科专业教学参考书《中医骨伤科学》的精华，结合现代研究的成果，在求新、求严、求精、求高和求远的基础上，重点突出完整性、系统性、科学性、先进性和实用性。做到反映20世纪中医骨伤科发展的最高水平而面向21世纪。

《骨伤科学》全书共分八篇。第一篇：总论；第二篇：骨折；第三篇：脱位；第四篇：筋伤；第五篇：内伤；第六篇：骨病；第七篇：骨伤生物力学；第八篇：骨伤实验学。本书基本上概括了中医骨伤科学的全部内容，在"古籍选粹"、"现代研究"和"述评"方面具有特色。书末还有附方索引。本书为高等中医药院校骨伤专业教师、研究生、进修生及主治医师以上临床医务人员、高级西学中人员以及科研工作者提供了有益参考。全书共计350万字，可谓编写工程宏大，难度较高，时间紧迫。我虽为主编之一，实才疏学浅，又繁于公务，所幸王和鸣教授应邀共同主编，鼎立相承。王君术贯中西、论著等身、治学严谨、造诣资深，各位副主编皆我国中医骨伤科学科带头人，博学品高。复加各位主编秘书辛勤配合。人民卫生出版社郝胜利编审始终给予热情指导。诸君彼此切磋，恭谦相助，使之成为学科探讨、学术研究过程。在共同努力下终于按预期目标完成编写任务。对于各方支持，谨致以诚挚谢意！亦希望本书出版后能获得各方厚爱，并恳请读者提出宝贵意见，以便再版时修正或补充。中国中医药学会骨伤科分会自1986年11月成立后，我国中医骨伤科事业在原有的基础上更加蓬勃发展。今年5月在上海召开了第二届理事会暨第十二届中医骨伤科年会，大家对我国中医骨伤科的光辉前程充满信心。"蜡红枝上粉红云，日丽烟浓看不真。浩荡光风无畔岸，如何锁得杏园春"（宋·范成大《杏花》）。我们将和全国同道团结奋斗，创造新世纪的辉煌。谨以本书献给中华人民共和国成立50周年。

1998年7月

《上海市香山中医医院学科建设文集》序

时值世纪之交，回顾新中国成立五十周年，祖国医药学在党的中医政策光辉照耀下，不仅喜获新生，且有长足之发展。医教研硕果累累，日渐显示伟大宝库名副其实，中医药在我国卫生事业中已成为不可或缺的力量，为世人所瞩目。众多医药产品、研究成果在对外交流中走向世界，深受赞誉。当今已有越来越多的国家，包括美国在内，均在法律上予中国医药以合法地位。在国内，历经数十年建设，固然道路坎坷不平，无限艰辛，但终成规模，中医药队伍有百万之众，中医药医教研机构亦以数千计。自宪法至各类管理法规均在中西医并重的方针指引下予以中西医同等地位。教育形成体系，自本专科至研究生各个层次之高等学历应有尽有。科学研究允许投标，有评审成果、获得奖励的权利。数千家医院，使中医各科临床水平不断提高，十三科皆有发展，充分显示了中医的临床特色和优势。曾几何时，中医备受歧视的境遇已不复存在于中国。正是“一朝沟陇出，看取拂云飞”，亦如梁代吴均诗曰：“松生数寸时，遂为草所没。未见笼云心，谁知负霜骨。弱干可摧残，纤茎易陵忽。何当数千尺，为君覆明月。”积土成山，风雨兴焉；积水成渊，蛟龙生焉。事业之成败，惟靠仁人志士之奋斗。当前中医药事业之发展，既面临着充满生机之形势，亦面临着国内外竞争之挑战。如何进一步弘扬光大，乃我辈炎黄子孙之历史责任，亦时代之使命。上海市委和市政府号召要建设一流的上海中医药事业。为此，上海市卫生局采取多项措施，保证这一宏伟目标的实现。其中，自1994年以来在全市卫生系统中开展领先学科之建设，实属战略举措。上海市香山中医医院骨伤科在激烈的投标竞争中，荣获为特色专科建设单位。历经3年努力，成效显著，医术名噪沪上，不仅医院事业跨上新台阶，也为上海中医事业之发展作出了贡献。

骨伤科乃中医之专科，其医理医术独具特色，自周代已有分科，可谓历史悠久。上海自清代以来，骨伤科逐渐形成八大家之阵容，各有千秋。施氏乃流派之一，至施维智先生，以其医德高尚、医术精良而闻名遐迩。生前先生为创建上海市香山中医医院不懈奋斗，建院后又为骨伤科特色之内涵发展竭尽全力，呕心沥血，可谓鞠躬尽瘁。先生创业育才之史绩流芳昭示同道，无不铭感五内。该院副院长、学术继承人吴云定副主任医师等十多名骨伤科专家已是青取之于蓝，而青于蓝。木受绳而直，金就砺则利，亦已成为上海中医事业之中流砥柱。师生敬爱授业，乃事业兴旺之要也。前人有师说曰：师者，所以传道、授业、解惑也。又曰：业精于勤荒于嬉，行成于思毁于随。上海市香山中医医院骨伤科群体团结奋斗、学术有成盖借鉴于此也。仓公云人之患患病多，医之患患方少。治病之道，不在乎读书之多，亦不在乎聚法之奇，皆以扼其要，得其诀为上。若能熟读经典，讲其文、通其义，化而裁之，熟能生巧。反之知十之才，不能举一反三，亦徒然广学博识也。如临诊闻声定脉，知病所在，处方又能用药丝丝入扣，则沉疴可起。是若屠牛一朝解之十二而芒刃不顿者，披隙导窾，皆中理解也。为师者授业有道，求学者用功有方，勤求古训，融会贯通，纯熟方技，则临诊必无刻舟求剑，胶柱鼓瑟之虑。现将数年专科建设及师承研究成果撰文汇编一册，从一个侧面反映在医院党政关怀支持下，该院骨伤科创建之成绩，拜读之为慰为颂也。上海市香山中医医院乃我校教学医院，施维智教授系我校兼职教授，生前治学严谨，才渊知深，颇受我校师生敬爱。谨录李白《赠孟浩然》奉寄对施维智教授之怀念。诗曰："吾爱孟夫子，风流天下闻。红颜弃轩冕，白首卧松云。醉月频中圣，迷花不事君。高山安可仰，徒此揖清芬。"捆管濡毫斯为叙。

1998 年夏

《中国骨伤科学辞典》序

《中国骨伤科学辞典》在主编韦以宗教授主持下，全国十位学者至诚合作，艰辛努力，历经十载春秋，即将付梓问世。全书内容丰富，论说广阔，填补了中国骨伤科学科发展之空白，可谓惊世之作，当为寰宇瞩目，可歌可颂也。

纵览全书，特点显著，别有文采风格。余言者有三：一曰创造性。当今中国中西医并存，而中医骨伤科学历史悠久，数千年来遵循中医学理论体系，融岐黄之说，涵阴阳五行之化，节序盈亏之变于外损内伤诊疗，不断创新，代有发明，形成独特学说，流派纷呈，技术领先于世。然近百年来，西学东渐，西医骨伤科学及知识不断传入。犹自21世纪50年代起，在党的中医政策指引下，中西医结合于骨伤科领域蔚然成风。业内同道扬长避短，不仅引入西医骨科理论和技术，而且吸收诸如生物力学、实验研究等现代科学，为我所用，学术活跃，成了一个致力于创新的群体。有鉴于此，以辞典方式总结中西医骨伤科知识，不仅广泛满足读者需要，亦为学科建设作出重大贡献。一大创举也。二曰经典性。辞典者，据《辞海》之说，系指词语之汇，并加以释义者。释义属训诂范畴，乃文字学重要组成部分。我国训诂学起源甚早。为《尚书・尧典》等，至汉代已成熟发展，训诂、注疏，大家辈出，郑玄氏乃为翘楚。大凡词语之释，亦非易举。释词义、句读、语源、通假、修辞等以至解名物、校文字，并通过直训、义界、推因诸方式完成。本辞典运用训诂学方法。旁征博引，为读者提供完整而科学之知识，显示辞典之权威经典。三曰实用性。本辞典筛选条目均源于骨伤科临床实际。随着我国医学科学的发展，中医之振兴，继续教育为人们重视，不仅需要吸收新知，亦需要重温中医学理论，借鉴古人经验，温故而知新，唯有洞悉原委，始能言标本而测病机。学科队伍素质之提高，有助于事业兴盛，方可实现继承不泥古，创新不离宗，继往开来之大计。

《中国骨伤科学辞典》之编撰于1990年首先由韦以宗教授提出倡议，随后于1991年8月我在甘肃酒泉市主持召开中国中医药学会骨伤科分会年会，其间在学会支持下，韦以宗教授正式启动辞典编写工作。创业艰巨，韦君敢于迎战困难。“功名只向马上取，真是英雄一丈夫。”无畏方能无往而不胜。韦君乃我国中医骨伤科学界著名学者，素有博学多才，文思敏捷之称。“先天下之忧而忧，后天下之乐而乐”，于我国中医骨伤科学事业之发展。韦君总以鞠躬尽瘁，无私奉献为己任，先后编著我国首部骨科技术史，创办首家骨伤科函授学院及骨伤科杂志，近年来又在京创建传统医学研究所及骨伤科学院，可谓顽强拼搏，战功赫赫，为当代我国中医骨伤科事业之发展作出不可磨灭的贡献。“谁道人生无再少？门前流水尚能西！休将白发唱黄鸡。”闳中肆外，志华日月。焚膏油以继晷，恒兀兀以穷年；寻坠绪之茫茫，独旁搜而远绍。韦君和辞典作者诸同道正是以自己的才智和勤奋，编就一部巨著，同时也开创了一片学术新天地，春和景明，一碧万顷。岸芷汀兰，郁郁青青。秋高气爽，遥吟俯畅。虹销雨霁，彩彻云冲。把酒临风，荣辱与共。《中国骨伤科学辞典》不仅为知识殿堂，亦乃精神丰碑，一朝面市可以纸贵洛阳。谨以为叙。

2000年9月12日

《石氏伤科学术研讨会论文集》序

千载春秋，百年岁月辞别于世纪之门，闪亮而辉煌，值此之际，由上海市中医药学会骨伤科分会与上海市黄浦区中心医院联合主办的“石氏伤科学术研讨会”在上海隆重举行，可谓跨世纪之中医骨伤科盛举，为学界所瞩目。石氏伤科流派历经石兰亭、石晓山、石筱山及石幼山诸公三代开创、奠基、发展，复经嗣后门人弘扬已是名闻遐迩，成为上海乃至全国中医骨伤科主流学派之一，其承传中医学理论体系而形成的学术思想，具有鲜明的理论特征和丰富的临床经验基础，筱山先生赞赏“十三科一理贯之”，主张理伤续断刚柔相济，创立“以气为主，以血为先”治伤学说，注重调治脾肾。幼山先生在调治气血同时，强调“理伤从痰”。二位先生在理论上的开拓和在实践中的创新，尤其在诊治伤科内伤方面独树一帜，颇具特色，其成就不仅为丰富石氏伤科流派内涵，而且对骨伤科学科乃至整个中医学均可谓贡献殊甚！以二位先生为代表的石氏伤科百年奋斗，孜孜以求，为世人赞誉。昔范仲淹有不为良相亦为良医之说，其曰：唯宰相可以拯天下，唯名医可以利天下。名者，《荀子·正名》曰：“名闻而实喻。”为名医难，立流派更难。唐·孙思邈论名医愈疾之道指出人有四肢五脏，一觉一寐，呼吸吐纳，精气往来，流而为荣卫，彰而为气色，发而为音声，此人之常数也，未探赜索隐，难穷幽洞微；非功究医理，无智行圆方。石氏伤科的前辈们瞿瞿闵闵而求至道，勤究古训，博采众方，得则灵悟，取以活用。石氏伤科有此丰厚学术基础，必然深谷兰香，风乃扬之；葫芦士术，人取彰之，故能闻名海内外。

石筱山、石幼山先生是临床大师，德艺双馨，又是教育家，桃李天下。昔韩愈有《师说》言：“师者，所以传道、授业、解惑也。”石氏伤科门人皆得益于先生之传道、授业、解惑，遂能立业泽民，为弘扬祖国医学作出成绩，尽炎黄子孙之分，此先师之恩德也。

中医骨伤科为十三科之一，历史悠久、自中古俞跗，继之华佗、蔺道人，以后代有传人，犹星河之落，光射玑珠。中医学是中华民族优秀文化之代表，灿烂辉煌，正是“千古东流，声卷地，云涛如屋。横浩渺，樯竿十丈，不胜帆腹”。人类正进入新的世纪，众多学者预测21世纪将是生命科学的世纪，在以“人与健康”为标志的新的医学模型实践中，中医学必然以其固有的内涵和现代化的创新而充分显示其优势。石氏伤科学术研讨启示我们在当今弘扬中医学的伟大事业中，继承依然是一个十分重要的方面。本次研讨会在主办单位的努力下，在以石仰山教授为首的门人筹划下，再次显示石氏伤科深厚的学术底蕴，不仅是一次对石氏伤科的学术回顾与交流，也是对继承创新中医学的一次极有意义的探索，使我们对中医的未来充满信心。

“蜡红枝上粉红云，日丽烟浓看不真。浩荡光风无畔岸，如何锁得杏园春”（宋·范成大《杏花》）。中医药将走向世界，必定对人类有更大贡献。

2000年12月

《气血与长寿——人体衰老新解》(第二版)序

人类社会历经数千年演变,从远古走向近代,如今已进入公元第3个千年的21世纪,这是一个信息知识爆炸,科技高速发展的年代。回首往事,在世界东方,九州大地,中华民族为自己的繁衍生存,不仅创造了灿烂的文化,也形成了独具特色的传统医学。其以整体观、衡动论、辨证施治为内涵的理论与实践,时至今日,在日渐成为生命科学的新世纪,依然为寰宇瞩目,凸显优势。古往今来,追求健康,企盼长寿,始终是人类的共同愿望,也是生命科学,包括中西医学的持久热点。有着五千年华夏文化深厚底蕴的中医药学关于长寿的探秘,不仅有着众多美好的神奇传说,更形成了体现自身理论特点的系统学说。自灵素以降,汗牛充栋,不可殚述。且读之未必尽解,解而亦未必尽得其奥旨。“医者,意也。”以医传道,既得其意,当无不可通。我国当代著名中医学家颜德馨教授博通经义,学验宏富,从医六十余载生涯,勾玄阐微明医理,圆机活法起沉疴。尤善者,以气血为总纲论生命之源,以衡法为举要护长寿之道,乃医学之心悟,遂有《气血与长寿》之著,作而有述,诸多真知灼见。其曰:“人体衰老的主要机制在于气血失调,内环境失衡。而人体内环境失衡则主要在于‘瘀血’。”这一论点及其创立之衡法,成为当代我国抗衰老研究中之著名颜氏学说,多次获得部级科技进步奖,为同道共识。衡法,是临床经验之总结,也是唯物辩证法在医学领域的生动运用。恩格斯在《自然辩证法》中曰:“物体相对静止的可能性,暂时的平衡状态的可能性,是物质分化的根本条件,因而也是生命的根本条件。”这说明无论是自然和人类社会,凡是存在,都是一种平衡状态,事物不可能停留于稍纵即逝的不安息之中。事实上,运动着事物的矛盾诸因素,都在为确立相对静止即平衡而努力。衡法不仅有着深刻的哲学含义,而且具有医学上深刻的理论意义和应用价值。诚如清代程钟龄《医学心悟》曰:“一法之中,八法备焉。八法之中,百法备焉。病变虽多,而法归于一。”

在21世纪生命科学蓬勃发展之征程中,挑战与机遇并存。继承和发展将是中医药事业今日和未来永恒的主题。作为我国前辈学者,颜老孜孜以求,严谨治学之勤奋精神既为我们树立了继承祖国医学的榜样,其推陈出新,追求真理的科学精神,同样也给我们走向现代化以启迪。我们是炎黄子孙,龙的传人。昔韩愈有名篇《龙说》,其大意曰:龙嘘气成云,龙乘是气,茫洋穷乎玄间,薄日月,伏光景,云亦灵怪。云,龙之所能使为灵也;龙弗得云,无以神其灵矣。其所凭依乃其所自为也。韩氏之说,昭然以示,我辈中医药执业者,于21世纪进军世界舞台,以中医药造福人类,弘扬民族自尊精神、严谨治学精神和科学创新精神,如龙乘云,则云亦从龙矣!斯再显中医学之辉煌当指日可待。《气血与长寿》出版十余载,为读者所爱。欣逢再版,略叙一二以志敬意。

2002年春

《程门雪、黄文东诞生百年纪念文集》序

壬午之秋，适逢先师程门雪、黄文东先生诞生一百周年，我校将在沪上邀聚九州学者、四海知音，隆重纪念，追思前贤，昭示后学。二位先生乃我国现代中医药事业之一代宗师。早在20世纪初叶，秉承丁甘仁先生之遗志，致力于中医学高等教育事业，孜孜以求，开创现代中医学教育之先河。无论教学之模式，抑或课程之设置均有诸多创造，迥异于旧时师承之制。20世纪50年代始，二位前辈先后任我校第一、第二任校长，为我校之创设与发展，立业建功，名闻遐迩。可谓三十功名尘与土，八千里路云和月。我校之有今日昌盛，多仗二位先生当年辛劳奠基。我辈之有今日涉世医林，全凭二位先生当年传道、授业、解惑。忆往昔立雪门庭，聆听教诲，其宏壮隽伟、穷尽医理，才学放纵，魁奇特起，永生难忘。寒暑交易，世纪更迭，当今中医药事业发展，机遇与挑战并存，希望与困难同在。继往开来，乃时代之使命。有曰：桐花万里丹山路，雏凤清于老凤声。然"草萤有耀终非火，荷露虽团岂是珠"。不练就"十岁裁诗走马成"的功底，又何言蜚声杏林？不发扬"千岩万壑不辞劳"的精神，又何有远看方知出处高的境地。任重而道远。昔曾巩有"信乎古，志乎道"之倡导，于今日弘扬中医药之特色和优势，强调继承之重要，当可借鉴。

"莫怨春归早，花余几点红。留得根蒂在，岁岁有东风。"缅怀先辈功业，继承先辈遗志，我们必将承担起历史责任，继往开来，铸造21世纪中医药事业新的辉煌。本纪念文集出版谨为序。

2002年9月

《聊医珍经》序

沪上奉贤曹克兰先生博学厚德，平生矢志于中医药研究，每义诊施治，泽惠于民，虽耄耋之年，依然勤于述作：近有《聊医珍经》之著，共设趣闻故事、中药新用、健方单方等三篇。洋洋大观，寓意万千，尽展其医术之精湛，经验之宏富，文韵之深厚，济世之心慈。全书立论浅显，科学通俗，诚"聊医珍经"也。有贤者诗曰："千古文章亦辛苦，幽怀终拟诉何人。平生未解吟风月，愿写神州万里春。"曹君奉献精神，可尊可敬，为人高山仰止矣！宋苏轼《三槐堂铭》有"郁郁三槐，唯德之符"云云。歌颂"魏公之业，与槐俱萌，封植之勤，必世乃成"的君子品德。鞭挞"吾侪小人，朝不及夕，相时射利，皇恤厥德；庶几侥幸，不种而获"的小人劣行。21世纪乃人类生命科学兴盛之时，医学倡导自我保健，更将以人为本，进入家庭、社区。中医药乃华夏优秀文化之瑰宝，独显特色与优势，立世三千余载。如今回归自然，远离化学、手术等医源损害，已为寰宇追求目标，时尚新潮。中医药不仅为国人服务，亦日益加速走向世界。因之，源于中国文化深厚底蕴，积数千年历代医家经验之中医药必将于新世纪重放光彩。然推进此事亦非易举，需众多有识之士共同谋划，处心积累，身体力行，方可有成。曹克兰先生之言行乃吾人效学之榜样，斯为"郁郁三槐，惟德之符"也。拜阅书稿，于付梓前夕，略述一二，以志敬意。

2002年9月12日

《现代中医骨科学》序

当前,在我国中医药工作者面前,呈现着一个大家都在认真而又积极思考的历史性命题,即在人类社会已进入到一个新的世纪的时刻,生命科学在历经多年现代化历程后,必将出现新的蓬勃发展。尤其是现代医学借助于高科技成就,也必然在其固有的思维模式指导下,充分显示其实验医学的特色,而尽显其分析功能的优势。在此时代背景下,中国医药学如何生存发展。这一命题实际上在20世纪90年代开始,国人已有众多的论述,亦是众说纷纭,智仁各见。但总体的共识基本一致,即在日趋高度现代化的新世纪,中医药必须坚持继承、创新、发展,不断推进并日益实现中医药现代化。这不仅是中医药生存的固有需要,也是中医药作为中华民族优秀文化瑰宝,更好地为中国人民的健康服务,为人类作出更大贡献的需要。这种理性的认识及其屹立世界民族之林的志向,必然产生巨大的精神力量,从而不断推进中医药学之发展。新世纪的阳光已经普照大地,展现在我们面前的是全国人民建设小康社会气壮山河的景象。人们依稀可见中华民族伟大复兴的光辉前程。这不禁油然想起百年前清末诗人,维新改革家谭嗣同曾有《晨登衡岳祝融峰》一诗:"身高殊不觉,四顾乃无峰。但有浮云度,时时一荡胸。地沉星尽没,天跃日初熔。半勺洞庭水,秋寒欲起龙。"这是何等气概,一百年前中国的仁人志士对祖国的腾飞寄予了如此一腔热血,可悲矣,百年沉沦。中国在人类现代化进程中失去了过多的机遇。今天我们在讨论中医药之继承创新时,我以为不能简单地看作一个学术问题或孤立的科学问题,而应该与民族的复兴、文化的认同密切相联系。中医药学与西医学是在不同的文化背景中孕育诞生发展的,各有特色和优势。在当代疾病防治以至全人类的卫生保健事业中,各有所长,互为补充。直至近代在数千年的历史长河中,中华民族的繁衍昌盛完全依赖中医药的保障。今天,中医药在医疗卫生的各个服务层面都要积极参与并理所当然地应有一席之地。党和国家"中西医并重"的方针已为此建立了法律保障依据。中医药学的继承和创新是一个永恒的主题。这种继承创新应如大鹏击搏千里,离不开一体两翼。一体者,中医药学二千多年来相承一脉的理论体系及其指导下历代医家形成的学术流派和临床经验,应当始终是继承的主体,斯为伟大宝库,我们挖掘、整理以至提高都不可背离这一主题基础。两翼者,一为中国传统文化,一为现代科技。中医药学的理论是在我国古代哲学思想指导下形成和完善的,并始终以中华民族优秀文化为深厚底蕴。我们在继承中创新,也离不开传统文化这一中医学基础。昔朱熹有诗曰:"半亩方塘一鉴开,天光云影共徘徊。问渠那得清如许,为有源头活水来。"在我国古代曾先后孕育有裴李岗文化、河姆渡文化、仰韶文化、龙山文化、大汶口文化、良渚文化等,堪称世界古文化灿烂之光。如此文化渊源,必然影响我国古代医学的形成与发展。《黄帝内经》曰:"阴阳者,天地之道也。"这种理念形成经历了一个相当长的时期。道家以先秦老子、庄子关乎道的学说为中心,宣扬自然天道观。殷商是原始宗教巫术、鬼神迷信发展的鼎盛时代。后武王革故,西周代殷。商末箕子著《洪范》,陈述天地之大法,论天道有九,遂有"神道观"向"天道观"之转变。春秋时期,老子将"道"的研究推向一个新的阶段。《老子》五千言有曰:"道可道,非常道,名可名,非常名,无名天地之始,有名万物之母。"并指出:"道生一,一生二,二生三,三生万物。万物负阴而抱阳,冲气以为和。"《老子》全书中言气者,仅此一处,但都找到道的依托。何以"三生万物"?三者,阴、阳、气也。阴阳在生万物的过程中,气成为阴阳接触、转化的中介载体,犹桥梁之作用,成为“万物之源”,道气一体。至战国道气学说进一步演化出精气学说。《管子·内业》曰:“精也者,气之精也……凡人之身也,天出其精,地出其形,合此以为人。和乃生,不和不生。”《黄帝内经》也正是接受了这种精气学说,而进一步形成医学概念。《素问·宝命全形论》中“人以天地之气生”“天地和气,命之曰人”,可见道家学说对中医学理论的影响之深刻。孔子所崇尚的儒家学派。同样对中医学有着广泛的影响。如《易经》《尚书·洪范》对阴阳五行的阐述,在《黄帝内经》的相关论说中无不关联。孔子倡中庸,强调“和为贵”,这种“致中和”的思想为中医学中的阴阳平和、消长转化、五行有序、天人合一、顺应自然等理论的建立奠定了基础。如《灵枢·岁露论》曰:“因岁之和,而少贼风者,民少病而少死。岁多贼风邪气,寒温不和,则民多病而死矣。”整个中医学史表明,中医学的发展始终与中国文化相通相融,折射着其灿烂光辉。清人所辑《百子全书》共收录了从先秦到元明时期的100部著作,其中儒家类23部,道家类14部,兵家类10部,法家类6部,小说家杂事类3部,农家类1部,术数类2部,杂家类28部,小说家异闻类13部等,绝大部分均有丰富的医学内容。

固然,我们在继承的基础上致力于创新,要积极从中华文化之源中吸取养分。而努力借鉴现代科学,包括不断吸收现代医学知识,引用必要的技术,以支持中医药特色在临床中的实施而尽显优势则同样是不可或缺的。中医学在长达数千年的发展历史中,始终是不断吸收当时我国乃至国外的自然科学成就的。如“天人合一”的观念与先秦时期可超四大发明的黄钟不无类似。黄钟作为律管所显示的“同声相振,同气相求”的哲理推动了中医学整体观的形成。时至今日,世界呈现着知识爆炸的态势,可以说中医学的发展从来也没有像今天这样能够获取到如此之多的新技术手段用以研究她抽象、宏观的理论积淀,并在临床实践中阐明中医药治病疗效原理,借鉴或引导新的思维模式形成,推动中医药在现代科技层面或意义上的创新。世界科学技术史研究家李约瑟博士对“五行学说”评析时指出:五行的概念倒不是一系列五种基本物质的概念,而是五种基本过程的概念。中国人的思维在这里独特地避开本体而抓住关系。这既表明了中西医学区别之根源,也揭示着中医学“五行”思维的科学性,即抓住了关系这一普遍联系的规律。网络是普遍联系的一种形式,根据五行中蕴含的关系原理,这些复杂的网络之间又隐藏着怎样的关系?由什么机制调控?这无疑激发我们产生创新的思想火花。

中医骨伤科学是中医学的重要组成部分,中医骨伤科学的继承创新无疑将为整个中医学事业的发展作出贡献。自20世纪50年代后的半个多世纪,经我国中医骨伤科学界三代学人锲而不舍、坚持不懈的奋争,推进了整个学科建设,不仅使中医骨伤科成为绝大多数中医院的特色科室、优势科室,在社会上有着广泛的影响,在促进临床科研水平提高的同时,也形成了一支数万人计的学历和职称结构合理的全国专业队伍。路漫漫兮,回首往事,可歌可颂。尚天裕老师虽然已经离我们而去,但是由他老人家开创的我国中西医结合骨伤科及其为此而艰苦进行的理论创新、技术创新,都已是一座永恒的丰碑,永远留在事业上,也永远留在我们这些后继者的心上。陆游曰:“古人学问无遗力,少壮工夫老始成。纸上得来终觉浅,绝知此事要躬行。”尚老正是这样一位治学严谨、理论联系实际,身体力行、毕生奋斗的前辈,德高望重的一代宗师。在众多的追随者中,韦以宗教授是一位虔诚的信徒,薪火相传,事业执着,思路清晰,勇于创新,敢于作为,为海内外同道倍加称道。无论他所编撰的《中国骨科技术史》《中国骨伤科学》,抑或他创办的光明中医骨伤科学院及《中国中医骨伤科学杂志》均堪称惊世之举,为我国中医骨伤科之发展填补了空白。此次主编《现代中医骨科学》,内容丰富,诸多创新,可谓是全、新、精的又一部力作。全书四卷36章,洋洋大观,数万字言,熔古今中西于一炉。书中不乏许多新的研究成果和临证心得。对初学者们以启蒙,对已执业者以启迪,当是一部教科书和参考书相间的读者良师益友。书中对于机能解剖学的论述,不仅有助于指导临床实践,从理论上阐明中医骨伤科治病的原理以及疗效机理。论证了中医骨伤科学的特色和优势。关于骨空理论的阐述,将《黄帝内经》对骨空的认识与古代等相联系,不仅在理论上扩大了骨科学术的范畴,而且以此理论指导实践医治痛证取得显著疗效。这种从临床实际出发,以实践经验为依据,进行理论创新而突破前人观点的藩篱,在书中珠玑可览。继承是一个艰苦的过程,创新更需要勇气。韦以宗教授有较深的理论造诣,又有较宽的骨伤科临床经验。因而能敏锐地发现问题、思考问题,通过研究形成自己的观点。也许会有人并不赞同，但在一个百家争鸣的时代，推陈出新只有在争议中才能真正达到。清代赵翼曾经鞭挞那些学识浅薄的人曰："只眼须凭自主张，纷纷艺苑漫雌黄。矮人看戏何曾见，都是随人说短长。""发皇古义，融会新知"，应当是我们在继承创新中的行为准则。坚持继承主体，精于辨证施治，展开双翼，在创新中走向未来，走向世界，走向现代化。"双重诊断，一重治疗"，中医药学必将永恒地闪烁着中华民族优秀文化的灿烂辉煌。

2003 年春

《现代临床中药图志》序

中药是我国传统医学不可分割的重要组成部分。我国地域辽阔，九州大地万物繁盛。中药有着极其丰富的自然资源。昔神农氏王天下，宣药疗疾以拯夭伤之命，历代众圣而滋彰。北宋刘恕《通鉴外纪》曰：炎帝始味草木之滋，尝一日而遇七十毒，神而化之，遂作方书，以疗民疾，而医道立矣。中药之诞生与发展，历史悠久，早在西周时代问世的我国儒学典籍《诗经》，305 篇中曾载有大量动植物方面资料，作为药物被后世引述者即百余种。后《山海经》收载药物亦达百余种且记述了不同内服外用方法。春秋战国时期，我国以农业为中心的科学技术已居世界领先地位，在天文学、气象学等方面均有重大发展，代表各阶级、阶层的思想家纷纷著书立说，百家争鸣，流派纷呈。以道儒为主干的中国本土文化及其古典哲学思想必然反映和渗透到医学中来，推动中国传统医学蓬勃发展。被后世尊为四大医学经典之《黄帝内经》《伤寒论》《金匮要略》《神农本草经》相继在汉代问世。其中《神农本草经》系托名神农之作，为我国，亦是世界上现存最早、最完善之药物学专著，共载药 365 种，已论及药物之性味、配伍、剂型、治则、分类等，可谓启圣贤千古之奥秘。后世医家因其乃“三坟之书言大道也”，每言其然而不言其所以然，遂疏注企踵，俾炎黄之旨晦而复明，令药物生利而罔害。明代医药学家李时珍总结 16 世纪前我国有关植物学、动物学、矿物学及化学等多门学科与药学相关之成就，历时 27 年，多方验证，对药物之产地、品种、药名、功能及分类、鉴定、采集、炮制、保藏等均行深入研究，编就药学巨著《本草纲目》，载药 1 892 种，附方 11 000 多首，将我国中药学推进到近代世界领先水平。成书于 1999 年的《中华本草》则集古今中药学之大全，全面总结了我国近半个世纪以来中药学发展之科学成就，载药 8 980 种，引用文献一万多种，篇幅为 2 200 万字，乃新中国中医药事业发展之历史见证也。

光阴者百代之过客也。历代医药学家革故鼎新致力于医道药事之发展，使中医药为中华民族繁荣昌盛作出了不可磨灭之贡献。新中国成立后党和政府始终把弘扬中华民族优秀文化列为建设国家之方略。我国宪法明确规定“发展现代医学和我国传统医学”，近期又颁布实施《中华人民共和国中医药条例》。我国中医药管理已走上法律保护之轨道矣！在中医药事业发展中，中药是极为重要的环节。纵观今日，在世界回归自然的大潮中，人们对中药疗效来自长期临床经验总结，中药多种有效成分在体内通过整体性、多靶性激发多种生理机制，从而扶正祛邪，实现阴阳调和，以平为期之目的认识逐渐加深。随着中华文化日益走向世界，中医药学与西方医药学完全不同的理念及其独特疗效亦日渐为世人所信赖，我国加入 WTO 后更加速了中医药走向世界之进程。中药之发展，核心在于既要坚持民族优秀文化遗产保护政策，又要坚持以现代科学技术振兴中药事业。我国政府自“六五”以来，投入巨资全面开展了中药品种、质量、栽培、良种选育、紧缺珍稀药材等研究，并对制药工程、方剂开发、临床研究等制定了相关规范。近年来又制定了推进中药发展之“国家行动纲要”。“不取燔柴兼照乘，可怜光彩亦何殊”！可以预见，伴随着中华民族伟大复兴，中药作为中华文化玑珠亦必将恒耀于世。

为适应临床应用，科研参考、教学辅导之需要，我们编著了《现代临床中药图志》，载常用药 632 味，配彩图 1 655 幅。分别介绍诸药之来源、形态、产地、饮片特征、性味、归经、功效、主治、用量、用法、配伍、药理等。为使本书博而不繁、详而有要,综核究竟,直窥渊海,使之性理精微,格物通典,药医结合。参与编著及审定工作之我校资深学者胡之璧院士、郑汉臣教授、顺庆生教授、包雪声教授、叶显纯教授、周秀佳教授偕中年专家郭忻教授、吴赵云副研究员、朱立中编审、庄燕鸿副教授等倾多年之教学科研经验,并集二十余年行经全国 30 省市实地拍摄之宝贵资料,历时三载辛劳,终于稿成。诸位编审前辈及本书顾问姚达木教授、张景保教授、许锦柏主任药师等均为我国著名中药学家,声誉远播海内外。中药学之研究殊多艰难,草石虫兽百品千类,燥湿寒温异用,古今名实有别,地道真伪,义在隐微,欲识之不疑,用之不忒实非浅易。有云古人学问无遗力,少壮工夫老始成。纸上得来终觉浅,绝知此事要躬行。诸君治学严谨亦诚如板桥诗曰:"四十年来画竹枝,日间挥写夜间思。冗繁削尽留清瘦,画到生时是熟时。"本书乃集体创作,亦是诸位前贤毕生奉献我国中药事业之宝鉴。本书之编撰得到各方鼎力支持。我国医学泰斗、我校名誉校长吴阶平教授,卫生部原部长张文康教授以及上海市食品药品监督管理局局长王龙兴博士始终给予热情鼓励,并分别为本书题写书名、作序、出任名誉主编,厚爱有加,铭感至深。上海雷允上药业有限公司前任总经理吴伟英女士及现任董事长陈保华先生为振兴我国中药事业慷慨支援。我校党委张建中书记以其人文学者之品格,对本书编撰诸多关注,每予指导。浙江中医学院吕圭源教授、本校药学院陈长勋教授为药理部分审改,博观约取而领识。本校杨美玲副研究员为主编完善各项工作倾力相助。上海中医药大学出版社更多谋策划,领导及各位责任编辑、技术编辑倾心设计,精雕细琢,终于砥成。春华秋实,补苴罅漏,张皇幽眇,祈之所幸,于此付梓刊行之际,谨致敬意,由衷感谢。继承与创新是中医药事业永恒主题,我们将在挑战与机遇,困难与希望中走向未来,走向世界,走向现代化。昔杜甫有诗曰:"王杨卢骆当时体,轻薄为文哂未休。尔曹身与名俱灭,不废江河万古流。"功崇惟志,业广为勤,21 世纪必将再创祖国医药学新的辉煌。搦管濡毫,斯以为叙。

2003 年夏

《现代中医肿瘤学》序

乾坤转易，时光瞬息之间，21世纪的宇宙大平台为全人类演示着光彩十色的无尽智慧，开始了科学世纪的新航程。回首往昔，20世纪是一个人类灾难丛生的岁月，不屑论及二次大战，乃言生命健康亦多魔虐，结核和肿瘤，在人类与疾病斗争的征鏖中依然不克制胜，抗痨虽有良药，抗癌依然有“谈虎色变”之畏。然而人类终究是生命的强者，生活的主人。同样是在过去的世纪，人们以科学为武器，无论是基于现代科技，还是传统医学，可谓是创造了历史上最多的抗癌良方良法。在科学之神面前，人们已依稀可见终将战胜癌肿的希望，生命绿舟正在科学之风中远航。

自从20世纪50年代开始，在九州大地发生了世界瞩目的巨变，枯木逢春，尽管未能突飞猛进，但全社会都在朝着现代化的方向迈步。在国家“中西医并重”的方针指引下，作为中华民族优秀文化遗产并具有二千多年光辉史绩的中国传统医学得到了空前的发展。在肿瘤学科方面，在一批著名学者、临床家的倡导和身体力行下，高举继承和创新的大旗，在中西医互相学习、互相借鉴、互相补充的良好学术氛围中，不仅创造了具有新的科学内涵的抗癌良方良药，给癌症患者带来福音，而且形成了新的学说，推进了现代肿瘤学的发展，与此同时，也造就了一代新人。可以说，在攻克癌症这一世界难题中，同样是“江山代有才人出，各领风骚数百年”。

在祖国医学继承和创新的崇高事业中，在过去的半个世纪里，形成了三代学人，铸造了一支科学家、临床家队伍。十分可喜的，我们见到了一代新人在英姿蓬勃地成长，他们正夜以继日地为解除病人的痛苦，为中华民族的伟大复兴而努力奋斗。本书主编杨金坤教授，早年毕业于我校，从事肿瘤学科中医和中西医医疗、科研、教学工作已有20余年，其间又曾以访问学者的身份东渡扶桑，和日本学者合作研究，并进修现代肿瘤学研究新技术，积累了丰富的实际工作经验。此次，他约请其他几位同道共同编著了这本《现代中医肿瘤学》，凡百余万字，既有理论，又有实践；既有治疗，又有养护，当属实用之列。本书名誉主编于尔辛教授是我国著名的中西医结合肿瘤学家，在先生的指导下，本书不仅具有较好的深度和广度，亦具更高学术水准，先生提携新秀的精神当为国人学习之楷模。时在21世纪首岁隆冬，不日圣诞将至，新一年元旦亦在即。此录昔王安石《元旦》诗曰：“爆竹声中一岁除，春风送暖入屠苏。千门万户曈曈日，总把新桃换旧符。”人类有理由深信“癌症不治”的旧符，在新的世纪里，必将更换。斯以为叙。

2004年

《邵长荣肺科经验集》跋

中国医药学是一个伟大的宝库。随着我国社会、经济的发展，人口老龄化进程的加速，中医药在我国人民卫生保健事业中的作用和地位，特别是在2003年春夏之间“非典型肺炎”疫情在我国肆虐时中西医结合防治所显示的优势，更使国人对属于自己民族优秀文化瑰宝的中医药倍加珍重。今之世界，回归自然已经成为人类共同追求的新理念，中医药防治疾病的特色和优势亦为世人所瞩目，正在加速走向世界。20世纪50年代，毛泽东主席曾指出：中国应当对人类有较大的贡献，中医药是其中一项。现在这一科学论断，正在变为现实。中医药学的继承与弘扬，是历史赋予我国医务工作者的重任，也是一项光荣的时代使命。现在，半个多世纪过去了，人们可以看到当年一批西医学习中医的仁人志士，响应党和毛主席的号召，投身于中医药学的继承与发扬这一艰巨的征程。路漫漫兮，上下求索。他们中的许多人终于喜获丰收，硕果累累，不乏一批理论家、实践家脱颖而出，成为海内外知名的新型中医药学家，邵长荣教授便是其中一名优秀者，可颂可敬。

对酒当歌，人生几何？譬如朝露，去日苦多。我与邵长荣先生相遇相识于20世纪50年代末，同在上海中医学院求学，我是医疗系本科生，他则是西医学习中医研究班的学员，但早已是名牌西医大学毕业后的大医院的主治医师，因而虽可用同学和校友之名义相称，实是我们的师长。同道皆知，中医药学之继承和发扬，必须要有深厚的中医药学理论基础和致力于临床经验的总结，同时还应有渊博的现代科学和现代医学及中国文化知识。此三者犹大鹏搏击长空“一体二翼”不可或缺。邵长荣教授所以成为中医学界之名医和学者，我在与先生长期相遇中深知其三者皆具，且功底深厚。早在中学时代，先生即拜沪上名医严二陵攻读古文，后又随岭南派国画大师黄幻吾学画，不仅平添中国文学的底蕴及画艺之技巧，更使其深谙中国文化之内涵，从而对建立在五千年华夏文化基础上之中医学理论及其整体观和辨证施治，在后来的学习中有着特别的亲和力和相融性，这是一般西医学习中医者所难以做到的。在本书中所反映的学术思想和经验结晶充分显示了先生对中医药学的理论研究和实践运用已达到出神入化的境地，这固然与先生学习中医以历史之使命斯任，竭诚努力，焚膏油以继晷，恒兀兀以穷年，补苴罅漏，张皇幽眇而终得其要义分不开，亦与其上规姚姒，浑浑无涯，下逮《庄》《骚》而闳中肆外之文化修养不无关系。板桥有画竹诗曰：“四十年来画竹枝，日间挥写夜间思。冗繁削尽留清瘦，画到生时是熟时。”先生的实践为我们提供了极其宝贵的借鉴。当今，中医药学之发展面临着诸多挑战与机遇。“大风起兮云飞扬，威加海内兮归故乡，安得猛士兮守四方”，守卫阵地需要英雄、猛士，中医药事业亦是如此。邵长荣教授把毕生精力奉献给中医事业，耄耋之年依然故我，执着追求，难能可贵。昔苏东坡有《浣溪沙》曰：“谁道人生无再少？门前流水尚能西！休将白发唱黄鸡。”先生如斯，诚一代之师表。值此《邵长荣肺科经验集》付梓，不惮辞费，引龙为跋。

2004年4月4日

《临证本草》序

中药作为我国传统医学的重要组成部分由来已久。我国地域辽阔，具备寒、温、亚热及热带等多种气候，因而药物资源十分丰富，这也为中药学的研究与发展创造了优越的自然条件。中药学的发展始终与中医学的发展密切相连，可谓唇齿相依。然而究其历史，又可认为药先医而立。北宋刘恕《通鉴外纪》曾曰：炎帝始味草木之滋，尝一日而遇七十毒，神而化之，遂作方书，以疗民疾，而医道立矣。中国医药学是中华民族在和疾病作斗争的长期实践中形成的。至秦汉时期《黄帝内经》《伤寒论》《金匮要略》《神农本草经》相继问世，被后人尊为四大经典著作，从而建立了以整体观和辨证论治为核心的理论体系，嗣后历代医家据此为指导，推动着中医学在二千多年的岁月里持续发展，在继承中创新，理论内涵日渐深化，临床经验日益宏富，迄今成为瞩目于世之伟大医学宝库。虽然在秦汉之前，关于中药之研究已见诸文献，如《诗经》305 篇诗文中曾记述了众多动物和植物，其中被作为药物应用者达百余种。《山海经》中载药物已有百余种。但直至《神农本草经》其对药物之研究方可谓渐趋成熟，不仅载药多达 365 种，且对药物之性味、配伍、剂型、治则、分类等方面均有阐述，药与医兼而有论。在以后的众多药物学著作中均继承了这种药学与医学之理论探索密切结合的传统。明代李时珍《本草纲目》堪称登峰造极，载药 1 892 种，附方 11 000 多首，集 16 世纪前我国药学应用与研究之大成，领先于世界。中医学长期实践的历史表明，在当今的医疗服务中，欲彰显中医学之特色和优势，必须在中医学理论指导下，充分发挥中药在防病治病乃至康复保健中的作用。然而要实现这一目标，又必须认真继承前人的经验。如前所述，这是一个伟大的宝库，是中华民族五千年的实践积累，亦是自秦汉以来历代医家在二千多年的执着追求，严谨治学中的宝贵总结。因而，对其努力发掘，系统整理，古为今用，继往开来，这是一项崇高的历史使命。我校陶御风先生有鉴于这一工作的重要价值，有意弥补当前面世诸种中药学教科书之不足，遂历经 10 年之艰辛努力，终于稿成，编就《临证本草》一书，从临证应用、临证推广、临证参考等方面纵论每味药物之特点，阐述其药理功效达 4 688 条之多，洋洋大观，博而不繁，详而有要，格物通典，直窥渊海。既可启迪临证设方遣药之法，亦为开发新药提供思路和依据，从而对中药学教科书和《中华人民共和国药典》起到某种补充和完善的作用。是谓志励丁年，书竣苍首，十仞作井，一篑成山，千秋勋猷也。

我与御风先生相知二十余载，每于交谈之中多有获益。先生医药兼通，造诣颇深。临证善察辨七情、攻害六淫，因而顿起膏肓顽疾。施诊执教之余，又好博文，研丹允墨，尤嗜本草之研究。10 余年前曾应香港中文大学之邀作有关中药学研究之讲学历时一载。侃侃而论，萃九州之华实，述四时之妙用，益古之无，穷世所有，绛台释道，举座折服。3 年前我担任《大辞海》中医学分科主编，《大辞海》副主编我国中医泰斗裘沛然先生有鉴于养生乃中医学之一大特色，亦中华民族之瑰宝，特嘱必须编入“养生”一章，众生皆有为难而却步，后约请御风担当，仅短短 3 个月即按时完成全部 278 条词目之撰写，内容丰富，立意深邃。犹金谷之园，种色夺目；龙君之宫，宝藏悉陈。博考深思，冥心聚精，上按天道，下侔地理，发皇古义，融会新知，内涵广博，岂仅以书观哉。深得裘老和同道好评。《尚书》

曰“直而愠，宽而栗，刚而无虐，简而无傲”“各恭尔事，齐乃位，度乃口”，可谓先生为人品行之写照。值此《临证本草》付梓，不惮辞费，谨以为序。

2004 年秋

《最新骨生物学和骨质疏松学研究进展》序

关于骨生物学的研究，近年来在国际上取得了显著的成就，诸如骨组织解剖、成骨细胞、破骨细胞、骨干细胞、骨基质、骨重建学、骨力学、骨代谢等一系列基础研究均得到深化发展，并在一些新的领域如骨重建学、骨组织工程学、骨三维模型等方面进行了新的探索，获得重要进展。对最常见、发病率最高的骨相关疾病如骨质疏松症等的研究，也不仅仅局限于临床诊断和治疗，已经全方位地对其在流行病学、社会学、统计学、营养学、药物学、遗传学、动物模型方面进行了深入研究。我们已经进入 21 世纪，人类生命科学的研究正在迅猛发展，日新月异。这对我国学者而言，正面临着新的挑战和机遇。我国社会和经济的跨越式发展，人口老龄化进程的超速演变，为我们提出了众多新的研究课题。在国家“科教兴国”的大政方针指引下，我国生命科学的研究和发展正在努力和国际接轨。但是，在许多领域仍然存在着不可忽视的差距。重视学习并应用世界上最先进的理论和技术是我们的迫切任务，也是加速我们事业发展，启迪原创思维的重要途径和借鉴。改革开放以来，众多学者满怀复兴中华的激情，出国深造。十载春秋，乃至在更长的时间里，执着追求，艰苦奋斗，一旦功成，不忘报效祖国。他们在异国他乡，奔波于大洋两岸，为祖国科学事业的发展推波助澜，作出非凡贡献。本书主编邓红文教授在骨生物学方面殊有建树。在分子遗传学、统计遗传学、寻找人类复杂性状及复杂的常见疾病基因等方面开展了长期的多学科交叉研究，卓有成效。他在对接受激素替代疗法（HRT）人群的研究中，首次发现了 HRT 与维生素受体（VDR）和雌激素受体基因间的相互作用对骨密度的影响，这是骨医学中的第一个药理遗传学研究。在骨遗传学研究方面，率先提出骨质疏松性骨折作为表型的观点。首次应用传递不平衡法（TDT），对维生素受体（VDR）、骨钙素（BGP）和甲状旁腺素（PTH）等骨学候选基因进行连锁与相关性的研究。研究结果支持了 VDR 与 BGP 基因多态性导致骨密度变化的假说，同时率先发现了其相互作用在统计学上对于骨遗传相关性研究的潜在影响，为骨遗传候选基因的研究提供了崭新的依据和可靠的方法。首次发现其他种族中常见的 5 个骨遗传学基因标记在中国人群中基因频率显著分布不同。首次在中国人群中运用 TDT 方法检验了 7 个候选基因与骨密度变化的连锁与关联，发现 COLIA1、ER－α、VDR 基因与骨密度变化相关等。邓红文教授，1955 年获美国俄勒冈大学生物系遗传学博士学位以及数学系数理统计学硕士学位，后在美国得克萨斯大学人类遗传学中心从事博士后研究工作。现为美国克瑞顿大学生物医学系和骨学研究中心终身教授，博士生导师。他是教育部“长江学者奖励计划”特聘教授，曾获得国家杰出青年科学基金、国家自然科学基金重点项目等。他在骨代谢研究领域成果处于国际前列，先后在 *Research* 等国际权威刊物上发表论文，其中 SCI 收录 120 多篇，被引用 1 300 多次。担任 1 种国外学术期刊的副主编，担任骨学领域中学术影响最高刊物 *Journal of Bone and Mineral Research* 的编委。

邓红文教授在科学的海洋里游弋、拼搏，尽显一位华人学者的风范和炎黄子孙的气节。爱因斯坦说过：“有许多人之所以爱科学，是因为科学给他们以超乎常人的智力上的快乐，科学是他们的特殊娱乐，他们在这种娱乐中寻求生动活泼的经验和雄心壮志的满足。”作为科学家，邓红文教授在追求科学的真谛中，在不断获取精神和事业上满足的同时，更时时以科学上的成就树立报效祖国的雄心壮志。我国元代诗人王冕有咏梅诗曰:“冰雪林中著此身,不同桃李混芳尘;忽然一夜清香发,散作乾坤万里春。”这正是邓红文教授高尚精神的写照。为了让国内读者了解有关骨生物学基础研究和骨质疏松症临床治疗的最新研究进展,邓红文教授在以主席陈棣博士为首的国际华人骨研究学会(ICHTS)多位科学家的支持下主编了这部《最新骨生物学和骨质疏松学研究进展》。本书对骨生物学的主要学科分支进行了详尽的阐述。同时对于骨学中的新领域进行了深入的研讨,并系统介绍了中医药在骨生物学中的应用。

在骨质疏松症治疗方面,本书不仅仅局限于骨质疏松症的临床诊断和治疗,还全方位地对骨质疏松症在流行病学、社会学、统计学、营养学、药物学、遗传学、动物模型学、儿科学,以及中医学等方面的研究进行了深入细致的研讨。

本书兼顾教育性与专业性,每个章节都以相当的篇幅介绍所涉及专题的背景知识,力求使专业外的读者对相关专题也能获得整体上的把握。同时着重对于每个专题的最新进展进行深入的讨论,使专业内的学者获得前瞻性视角,深刻了解相关专业的最新发展方向。因此,本书不仅面向骨学领域的研究人员和内分泌及骨科医生,还完全适用于各专业的基础医学生物学研究人员和临床医学工作者,以及医学生物学大专院校学生,是一本集科研教学于一体、信息丰富、位于学科前沿的工具书。

一个国家的强盛、一个民族的复兴不仅需要有现实的基础,更需要她的同胞对自己祖国和民族的信心。中国医药学是中华民族优秀文化的瑰宝,上下沿袭五千年,为中华民族的繁衍生存作出了不可磨灭的贡献。即使在今天依然可以成为发展生命科学而探究的宝库。爱因斯坦谈到西方科学的基础和中国古代的科学发明时说:“西方科学的发展是以两个伟大的成就为基础的,那就是:希腊哲学家发明形成逻辑体系(在欧几里得几何中),以及通过系统的实验发现有可能找出因果关系(在文艺复兴时期)。在我看来,中国的贤哲没有走上这两步,那是用不着惊奇的。令人奇怪的倒是这些发现在中国全都做出来了。”作为炎黄子孙,我们当以历史的责任感和时代的使命感努力继承并弘扬属于我们民族原创的中医药学,并借助现代科学,与时俱进,使之有创新、有发展。作为主编,邓红文教授特邀香港中文大学秦岭教授以及我校教授王拥军博士在本书中撰写了“中医药在骨生物学中的应用”“中医药在骨肿瘤学中的应用”“中药预防和治疗骨质疏松症”等篇章,从一个侧面反映了我国中医药继承和创新的进程。对邓红文教授诚挚的中华情结我们深表敬意。谨以为序。

2005年春节

《朱南孙医文集》序

乙酉新春欣逢沪上朱氏妇科三代传承百年大庆，亦兼朱南孙教授从医六十春秋志贺。朱氏妇科创始于南山先生，相沿至小南先生，及递南孙教授，独成流派，彰显特色，名闻遐迩，翘楚海内外。古人有曰：为医难，为妇人医更难。乃妇人所患比之男子不啻倍蓰，且胎产经带若有调治失宜，祸在瞬息；又医之侯病籍于望闻问切四诊合参，然望闻问三者易施于丈夫，每穷于女妇。夫朱门艳质，青琐静姝，謦咳莫聆，色笑谁觌？望闻既已嫌远，而问诊亦多难言之隐，如病之缘起，患于何处，常有齿启不便。斯乃问之医危，避之则病危。医原肇于上古，经论著于往圣，治医设官始于周，良医生生之道达于天下后世。秦越人至邯郸为妇人医，妇室专科或防于此，可谓源远流长也。南孙教授尽得家传，披览群书，潜心钻研，博采众长，于东垣脾胃论、丹溪滋阴降火，景岳温阳益肾诸说殊有心悟，更涉猎唐容川、王清任、陈自明、傅青主等大家学术精华，临诊亦常多借鉴现代医学，大医精诚，经验宏富，发皇古义，融会新知，起膏肓而活人万千，蜚声杏林，被评为上海市名中医，并被人事部、卫生部及国家中医药管理局遴选为全国第一批著名中医学家学术经验继承人导师。数十年间培育桃李，芬芳医坛。作为上海中医药大学教授、主任医师、博士生导师，为我国中医妇科学培养了第一代博士及多层次学科骨干。先生重视科研，承担了多项科研课题并获奖励，硕果累累。新近又担当主持上海市首席名中医学术经验研究室工作。先生耄耋之年，为中医事业之兴盛仍如此勤奋，“老骥伏枥，志在千里；烈士暮年，壮心不已。”德高望重，不愧誉为我国中医妇科之泰斗，乃我辈之楷模，文集付梓，可敬可颂。谨以为叙。

2005 年 3 月 12 日

《中国灸法学》序

医之有道药饵与针灸也。前人有“知药不知针，知针不知灸不足为上医”之说，可见灸法在疾病防治中历来居于重要地位。灸，又称“灸焫”，唐・王冰注《素问》曰：“火艾烧灼，谓之灸焫。”早在《史记・扁鹊仓公列传》中即有关于西汉早期著名医学家淳于意（公元前 205～公元前 150 年）用灸法治病的记载曰：“齐中大夫病龋齿，臣意灸其左大阳明脉。”葬于公元前 168 年的马王堆汉墓帛书之一《足臂十一脉灸经》中已有关于人体十一脉循行、主病及灸法之论述，这说明灸法应用之历史悠久，而且在古代是主要疗法之一，十分普及。关于灸法的作用和特点，《素问・异法方宜论》曰：“藏寒生满病，其治宜灸焫。”宋《备急灸法》曾有深入记述：“其艾火及随流注先至尾闾，气热如蒸，又透二外肾，俱觉蒸热，移时复流足涌泉穴，自上而下，渐渐周遍一身。”阐明了灸法可调和气血，温经散寒之机理。该书还指出：“针不易传，凡仓卒救人者，惟灼艾为第一。”于希璟为该书拓曰：“注灸允洽其宜，俾寿西臧，固疾因之立效。其惠济群生，是亦仁术之一端矣。”说明灸法不仅可以治疗慢性疾病，亦可用于急诊抢救，实属中国医药学伟大宝库之重要组成部分。然而，纵观今昔灸法之研究尚少深入，每有疏忽。宋以降研究药物多呈风尚，如宋《太平圣惠方》载 16 800 方，李时珍《本草纲目》载药 1 892 种，达历代之最，书中载方亦有 11 000 多首。相对而言针灸之著述则偏少，灸法之论更属寥寥。元・王好古著《此事难知》，清・陈修园却有《医学实在易》，说明医理研究并非易事，而临床经验之总结虽易亦不可忽视。20 世纪 20 年代章太炎曾曰：“道不远人，以病者之身为宗师；名非苟得，以瘳者之口为据依。”千方易得，一效难求。中国医药学历经数千年之沿袭迄今尚存，且日益为世界瞩目，关键在疗效。今日继承弘扬中医药之优势亦应以疗效为基础，而灸法不仅独具中医药之特色，亦有可靠疗效，对某些疾病之防治更显优势，于养生康复、自我保健较易推广，应属深入研究之列。

上海市针灸研究所常务副所长、上海中医药大学教授吴涣淦博士，多年从事针灸学研究，于经络、腧穴，或针，或灸无不涉猎，成果硕丰，论著宏富，尤对灸法之研究，无论灸理或灸术之探索造诣殊深，独树一帜，闻名海内外。《子华子》曰：“医者理也，理者意也。脏腑之伏也，血气之留也，空窍之塞也，关鬲之碍也；意其所谓然也，意其所将然也，定于四然者而谨训于理，夫是之谓医。”显然作为一门医学科学，学与术，意与技是统一的。元・朱丹溪曰：“医者意也，以其传授虽的，造诣虽深，临机应变，如对敌之将，操舟之工，自非尽君子随时及中之妙，宁无愧于医乎。”有鉴于此，吴君偕志于灸法研究之同道、海内针灸名家共同切磋，钩沉索隐，披泄玄蕴，汇古今之要言，聚作者数十年临床经验及理论研究成果，搜摭群书，裒集一编，曰《中国灸法学》，理论与实践相结合，不仅示人以医术，亦授人定四然之意，俾临机应变，随时反中而无愧于医矣。

创新是一个民族的灵魂，继承创新是中医药事业永恒的主题。我们已进入 21 世纪，中华民族的伟大复兴是每一个炎黄子孙的历史使命，我们中医药工作者则将以自己的努力为中医药的振兴作出贡献。当代国学大师王国维在《人间词话》曰：“古今之成大事业、大学问者，必经过此三种之境界：‘昨夜西风凋碧树。独上高楼，望尽天涯路’，此第一境也；‘衣带渐宽终不悔，为伊消得人憔悴’，此第二境也；‘众里寻他千百度，蓦然回首，那人却在灯火阑珊处’，此第三境也。”王氏所言乃成事之道也，大凡成大业者总是在世事艰难时高瞻远瞩,锲而不舍,而最终实现追求之目标。吴涣淦教授和他的科研团队正是在这种境界中不断奋斗而成就斐然。唐·虞世南《蝉》曰:“垂緌饮清露,流响出疏桐。居高声自远,非是藉秋风。”吴君等杏林新秀,斯为人之敬重也。

余孤陋寡闻,于针灸学半解一知。吴君于《中国灸法学》完稿付梓前示余并嘱为序,拙于文笔,实不敢言,谨叙一二,以志仰效,可纸贵洛阳。

2005 年夏

《骨伤综合征》序

综合征是临床常见现象，或反映了某些疾病的临床特征，或寓意着某些疾病的内在规律，它可以是一些慢性疾病的症候群，也可以预警着某些急性损伤危象的存在。正如《辞海》所言综合征："曾称'症候群'。代表一些相互关联的器官病变或功能紊乱而同时出现一群症状，常可出现几种疾病，或由于几种不同原因所引起的疾病。"在骨伤科临床的常见病或疑难病中存在着众多综合征现象，认识这些综合征，并掌握其所内涵的相关生理、病理知识，无疑对提高临床医生的专业理论和技术水平，进而提高骨伤科临床防治水平有着重要意义。然而，如此众多的骨伤综合征，是古今中外骨伤科学在漫长的发展历史中，经过无数次反复实践验证或大样本临床研究方才确立的，可谓人类与疾病斗争的科学结晶，内容十分丰富。每一位有着丰富临床经验的年长医生都曾依据"综合征"的概念或帮助确立诊断，或制定有效的治疗方案，乃至在疑惑中指点迷津，因而可以毫不夸张地说"综合征"是临床医学的重要组成部分。对临床医务人员而言，尤其是中青年医务工作者，应将其列入"三基"（基本理论、基本知识、基本技能）范畴而做到应知应会。然而，综合征的医学内容十分丰富，又散在各科医学著作中，如何聚集于一册，便于学习与应用，是众多读者的愿望。医学著作汗牛充栋，每令人望洋兴叹。有鉴于此，以主编龙荫生、张留栓、冯峰及主审秦克枫等诸位我国著名骨伤科专家为首的学者们肩负众望编著了《骨伤综合征》一书，数十万言，参阅、收集、整理、咨询了大量国内外资料，力求详尽论述解剖、生理、病理、生物学及电生理等相关知识，并瞄准骨科学发展之前沿，整合了有关骨代谢、遗传疾病、基因医学及分子生物学等方面最新进展。这不仅体现了该书的内容丰富及其科学性和实用性，同时也反映了编著者服务于读者的良苦用心及其知识之渊博，临床经验之丰富，在骨科学方面造诣殊深。科学知识不容半点虚假，昔白居易诗曰："草萤有耀终非火，荷露虽团岂是珠？不取燔柴兼照乘，可怜光彩亦何殊？"实践是检验真理的唯一标准、深信该书梨枣之后可卜纸贵洛阳，并将为我国骨伤科事业发展作出宝贵贡献。

21世纪曙光已蔚然洒向大地，13亿中国人民为之奋斗的全面建设小康社会的美好前景令人鼓舞。随着我国经济的增长与繁荣，人民生活水平日益提高，对医疗服务的要求亦与日俱增，加强医疗机构内涵建设，提高医务人员素质也已成为人们的共同愿望。医学是研究人体结构与功能，从心身两个方面防治疾病的一门应用科学，数千年来积累了宝贵经验，无论中医或西医都是一个伟大宝库，古为今用，洋为中用，认真挖掘，推陈出新，广而用之，以冀造福人类健康。编著者欲以该书献给 WHO 所倡导的"骨骼与关节健康十年"，其功不凡，其业伟哉！于此剞劂之际，握管濡毫，谨以为叙。

2005年秋

《妇科膏方应用指南》序

时值乙酉仲秋，万物景明。日月星辰，寒暑交易，蛰冬亦将稍后来临，对于重视养生、加强自我保健的人们习以“冬令收藏”为传统而不乏等候入冬调摄者。冬令进补，膏方当为首选，这尤以我国江南地区已成民间习俗。膏方既以中华民族优秀文化为底蕴，又彰显中国医药学防病治病，养生保健之特色和优势所在。改革开放以来20余年间，随着国运强盛、社会经济文化水平日益提升，中医药事业在综合国力增强的同时亦获振兴，在中华民族伟大复兴的进程中，中医药学不仅为国人青睐，也逐渐走出国门，为世界所瞩目。膏方作为中医药伟大宝库的组成部分，玑珠灿烂，不仅为中医医疗机构所重视，也为众多中医药工作者所运用，以满足广大人民群众的需要。现在，不仅老一辈中医专家膏方门诊企求者接踵而至，中青年专家亦每有门庭若市之胜景。薪火相传，事业兴旺。然而在实践中，大家亦深感膏方学问高深，不仅需要有较好的中医功底，还应认真探索其辨证立法处方用药之特有规律及不同人群和科别之宜忌规范。今李祥云教授、郑锦副主任医师主持并偕诸位深有造诣者编撰《妇科膏方应用指南》一书，适得其时，可卜梨枣之后纸贵洛阳。稽山独鹤，将从一个方面予人以示范，丰富了妇科领域膏方学之内涵，可歌可颂也。

膏方之临床应用由来已久，早在战国时期已问世，最初为外用，自东汉张仲景始用于内治，嗣后汤、丸、散、膏、丹等均为中医药临床常用之剂型，数千年来积累了丰富的经验。膏为剂型，每以膏滋言之，表明其滋润调养之用药特点及功能。所谓方者，中医学寓意甚深之专有名词，与西医之处方殊有区别，其仅是用药目录而已，将所需配置药物罗列于一纸，无异于提货便笺，而中医之“方”则以中医药学理论体系之整体观、辨证施治及阴阳平衡与衡动论等为指导，深刻地体现了理法方药、君臣佐使的学术内涵，所谓医者意也。人体是一个复杂系统，人生存于自然界，体内体外处于一个更为复杂的环境中。因此，人体疾病有着多样的相关性。这些相关因素导致人体阴阳平衡的破坏和五行正常联系的紊乱，最终导致疾病。疾者，人被矢箭所伤而卧床；病者，乃形符“疒”和声符“丙”的结合，“疒”是人平卧于床之象形，而“丙”乃天干之一，位于南方，五行属火。《说文》云：“丙位南方，万物成炳然。阴气初起，阳气将亏，从一入门，一者阳也。”《素问·四气调神大论》亦指出：“夏三月，此为蕃秀。”门者，即大地阴阳之门。说明丙位南方，处夏月，是阳气释放最盛的时节，然而盛极必衰，夏至一阴生，夏至后阳道渐消，阳气于夏至后便转入收藏。“丙”虽为十干之一，但其所显示的万物茂盛及阳消阴长的季节特点无论是对自然界还是人体的影响均至为重要，丙所代表之南方为东西南北中五方之一，对医家谋略治则亦是重要依据。故“病”取丙。五方分属五行，五行亦即不同的阴阳状态，两者密切联系。如阳气处于生的状态称木，位东方；处于长的状态称火，位南方；处于收的状态称金，位西方；处于藏的状态称水，位北方；土位中央，体现生长收藏的转换过程。《易经·系辞》曰：“方以类聚，物以群分，吉凶生矣！”中医药认为疾病的发生和转归与方位关系十分密切，以此提纲挈领，分析纷繁的疾病因素，以“方”定位，以“方”类聚，并研究探索对阵方略。如疾病与寒有关，定位北方，根据“寒者热之”，运用温热药模拟一个“南方”与之对阵而取得疗效，这种医疗行为中医临床称为“处方”，习曰“开方”。近人刘力红亦多有阐述，寓意深刻。虽然“开方”有许多规律可循，前贤也积累了宝贵经验可以借鉴，然亦如清代程国彭所言：医岂易知乎哉！知其浅而不知其深，犹未知也。知其偏而不知其全，犹未知也。以管窥之见而自称神良，其差误殆有甚焉。妇科一门历来为医家重视，清代刘起运《济阴全生集》曰：夫天下莫难于医，而医犹莫难于妇人科。并引寇宗奭言"宁治十男子，莫治一妇人"。一则因女子生理病理有别于男子，医理深奥一层，再则妇人受病非如男性可以觌面，问询根由。为医者总以了然指下，默会胸中，洞悉其源，方可辨证施治，应手活人，斯所谓"难"之缘由也。医乃仁术，大医精诚，一贴妇科膏方其以易而御难，亦医家之鉴也。

上海中医药大学附属龙华医院著名妇科专家李祥云教授，于中医妇科探赜钩深，酌古准今，凡40余年，每有一家灼见，且早年侍诊于我国妇科泰斗陈大年先生，颇得心传，学有所成，复博览群书，汲取精华，闻见愈多，才识愈达，药无虚发，方必有功，种子广福，喻称观音，德高道远矣。昔陆游诗曰："古人学问无遗力，少年工夫老始成。纸上得来终觉浅，须知此事要躬行。"李祥云教授于中医学执着追求乃我辈之楷模也。今先生主编《妇科膏方应用指南》不仅为青年中医学者指点迷津，更普天惠泽，以膏方调摄妇科疾病，弘扬中医药学之特色和优势，并再现中医文化之神韵，闳中肆外，其功不凡。书峻即将付诸剞劂，濡毫数语以为叙。

2005年秋

《中国整脊学》跋

韦以宗教授的新著《中国整脊学》即将付梓前夕示稿于余，欣然拜读，亦不胜感慨。昔荀子有《劝学篇》曰："积土成山，风雨兴焉；积水成渊，蛟龙生焉。"又曰："不积跬步，无以至千里；不积小流，无以成江海。"韦君正是以"锲而不舍，金石可镂"的恒心和毅力，积数十年之临床经验而铸成新篇。书中所展现并深加探究和阐明的脊柱圆运动规律、圆筒枢纽学说、脊柱轮廓平行四维平衡理论和椎曲论不仅是经验的提炼、感性的升华，而且是基于他多年的艰苦探索，基于他对中国医药学及中国文化博大精深理论和知识的熟谙，以及其对现代科学包括现代医学的把握，尤其对功能解剖学、脊柱运动力学以及生物力学的深邃研究。由之引导人们以一种全新的理念去审视脊柱生理病理的内在规律，并形成独具特色和优势、显示中国医药学理论和实践内涵的防治方法，使临床众多的疑惑和难点迎刃而解。全书洋洋百万言，充分体现了理论与实践、局部与整体、动态与静态、现代与传统的有机结合，从而使具有悠久史及原创文化和医药特征的"中国整脊学"进一步完善，并将弘扬于世界。

著名英国哲学家、思想家弗兰西斯·培根（Francis Bacon）曾经对知识给予高度评价。1605 年他在《学术的进展》这部未完成的巨著中写道：知识为人增加了力量，还给一些人带来了幸福。是学问让人能超越别的动物，也能让一个人超越另一个人。知识最宝贵之处就在于它是永恒的。《荷马史诗》在世间存在了 2 500 多年，却完好地保存着每一个字或音节。但在这段时间，难以计算的房屋、寺庙、城镇等都已经倒塌了，不复存在了……因此，智慧是伟大的，因为它能得到丰硕的果实。这位智者在 400 年前关于"知识是永恒"的名言给人以感召和激励。中国是一个文化古国，历来重视知识的传授。孔子在《论语》中说："志于道，据于德，依于仁，游于艺。""温故而知新，可以为师矣！"又说："学而不思则罔，思而不学则殆。"对于学科的建设，学术的推进，不能简单地、粗暴地弃旧图新，破旧立新，这将切断知识的延续，历史的传承，只有积极推陈出新，才能继往开来。

韦以宗教授基于祖国医药学的理论和知识所发展的"中国整脊学"新体系，是一项坚持继承和创新的重要成就。《辞海》关于"学科"的定义是"学术的分类。指一定的科学领域或一门科学的分支。"学科分化是现代学术发展、知识传承的一大特征。韦以宗教授致力于构建现代中国整脊学具有重要的现实价值和历史意义。前贤有下医治病，中医治人，上医治国之说。当今医疗领域，尤其是关于脊柱病的治疗，从静止的、局部的观点出发，仅仅依据影像学诊断，见"病"不见人，简单地运用手术治疗，以为可以"一刀了事"，甚至已经到了滥"杀"无辜的地步，造成了许多不应有的医疗事故或医源性疾病，使现代科技之光，演变成人类健康的杀手，令人痛心不已。可以说韦以宗教授"以人为本"的整脊疗法乃治人治病二者兼得。然治国乎？我以为亦有功可颂！韦氏的整脊疗法不仅体现了"验、便、廉"的中医防病治病特色和优势，这对一个有 13 亿人口的大国要解决"看病难、看病贵"的民生问题，无疑是一大贡献；同时，它对弘扬中华民族优秀文化也是一个不应忽略的亮点。中华民族的伟大复兴，终将要以优秀文化为底蕴，没有文化积淀的民族是软弱的，无光彩的。我们不能采取民族虚无主义的态度轻视自己的文化，数典忘祖是可悲的。我们在自强中要对上下五千年的华夏文化充满信心。毛泽东同志曾经指出："中国医药学是一个伟大的宝库，应当努力发掘，加以提高。”韦以宗教授的“一圆一说二论”便是发掘提高的努力和成果。其实在中国文化中闪光的金子比比皆是，此举一例，如我们常用的左右二字，其结构中左为工，右为口，现代研究表明大脑与肢体的联系是左右交叉的。工者巧也，口者言也。右脑主工，左脑主口。美国著名心理学家斯佩里（R. W. Sperry）就是因揭示了大脑两半球功能专门化的图景，建立了两半球功能分工的新概念，而于 1981 年荣获诺贝尔生理学或医学奖。然而，这一问题我国在二千年前就已经清楚地认识了。登高才能博见。“昨夜西风凋碧树，独上高楼，望尽天涯路。”知难而进可谓是韦以宗教授的治学风格，从《中国骨科技术史》编著到《中国整脊学》成书的四分之一世纪里，漫漫岁月，上下求索。他始终在执着追求坚韧不拔，发扬“三军可夺帅，匹夫不可夺志”“知者不惑，仁者不忧，勇者不惧”的精神，难能可贵，亦诚为可敬。如今我们在建设创新型国家的伟大事业中，亦当发扬光大。斯以为叙。

2006 年春

《徐小圃徐仲才医案暨扶阳医论集》序

大道岐黄、薪火相传。中国医药学作为中华民族优秀文化瑰宝，相继数千载，代有创新、发展，形成众多流派大家，彰显不同学术观点，在实践中理论升华，理念更新，成就卓著，如星河灿烂，寰宇生辉。上海自明代以来，商埠繁荣，文化中兴，药铺林立，名医荟萃。自20世纪徐氏悬壶沪上，历经杏圃、小圃、仲才诸公三代相传。尤20世纪30年代后徐小圃以儿科著称，屡起沉病，回逆膏肓，愈病无数，乃声名广播。嗣后60余载，小圃、仲才二代孜孜以求，独创流派，显赫医坛。

徐氏父子以儿科擅长，兼主内科疑难杂病。二公皆重《伤寒论》之研究。是书所立之“六经辨证体系”继承《黄帝内经》经络、脏腑、气血、营卫以及邪正相争、阴阳消长等理论，奠定了中医学辨证论治之基础。书中载方113首，君臣佐使配伍严谨，盖汗吐下和温清诸法，对后世影响巨大，故喻昌评说为“众法之宗，群方之祖”。二公勤求古训，首重“伤寒”。加之家学渊源，因而功底非凡。其临诊思维灵变、方用灵活、知常达变、独辟蹊径，面对重难危症，亦能运筹帷幄而致平和，与其学术素养超群不无关系。

徐氏倡导扶阳为其临证特色。数十年艰辛努力，爬罗剔抉，刮垢磨光。焚膏油以继晷，恒兀兀以穷年，实非一蹴而就。人曰技术创新需要智慧；理论创新更需要胆略。勤奋潜行，胸襟开阔，方能寻坠绪之茫茫，独旁搜而远绍，善于在百家争鸣中推陈出新。二公兴业申江，海派风骚昭然可鉴，不仅敢为天下先，更悦海纳百川，于发皇古义中融会新知。扶阳之道，肇始于名医祝味菊。祝公治学推崇仲景，景岳诸家，颇受清末四川“火神派”郑钦安及其《医理真传》等名著影响，该派以注重人身真阳，善用姜、附而得名。后祝氏由川入沪，其治病虽见高热神昏、唇焦舌敝亦用附子，遂有“祝附子”之称，沪上医界几无不知。小圃公素来崇倡仲景之学，长于应用麻黄，亦有“徐麻黄”之誉。其早年笃信“小儿纯阳，无须益火”“阳常有余，阴常不足”，鉴于小儿热病居多，故处方用药多按温病理法方药为准。后对祝氏善用附子等温阳药之经验甚为服膺，乃虚心吸纳，推究小儿以“肉脆、血、少、气弱”为特点，当属稚阴、稚阳，绝非“纯阳之体”，必须处处顾及阳气，遂弃旧说而创新举，改以温热扶阳为要，外感多用麻桂，里证重用姜附。同道有长，竭诚请益，体现了一代大家虚怀若谷之高尚风度。

昔傅山有《卖药》诗曰：“衡尹传汤液，畴箕不见书。想来明晦际，亦事鬼臾区。所以长沙老，相承金匮俱，既无尝药圣，谁是折肱儒。即不千缗也，其能一见欤。真人十六字，一半老夫除。”以徐氏二公德艺双馨当属青主呼唤之“尝药圣”“折肱儒”之列亦无愧也。

雅量涵高远，虚怀鉴古今。我辈于20世纪50年代中期就读于上海中医学院，又先后在曙光医院、龙华医院接受临床教学和实习，我更于毕业后分配于龙华医院工作。徐仲才老师循循善诱、平易近人，我辈学子无不心怀敬重，仰止于为大师。孔子曰：文质彬彬，然后君子。先生早年就读于南洋医科大学，后又师从祝味菊，中西兼通，更重于扶阳学说的传承，且勇于创新，于大量内儿重病诊治中熟谙“阴为体、阳为用，阳气在生理情况下是生命动力，在病理情况下又是抗病主力”的学术观点，运用自如，并积累了许多附子配伍应用之经验。先生博学广识，温文儒雅，仁者情怀，敬业乐群。讲台执教，一丝不苟，旁征博引，侃侃而谈，受众如沐春风，如入兰台圣殿。临诊带教，内难解析，经方运用，医理阐述，生动极致，予人终生受用而难忘。先生以小圃公为榜样，热衷于中医药事业振兴，推波助澜，身体力行，尤于曙光医院之主政，龙华医院之筹建，呕心沥血，终日辛劳，居功不傲。“天质自森森，孤高几百寻。凌霄不屈己，得地本虚心”（王安石《孤桐》）。先生总是把自己的命运和祖国医学的继承与发扬紧密联系。太史公司马迁尝言：“居今之世、志古之道，所以自镜者，未必尽同。”当今我们正处于外来文化之冲击大潮中，中医西化亦不可忽视。古为今用，洋为中用。我们要学习仲才老师“继承不泥古，创新不离宗”的精神。世界建筑设计顶级大师贝聿铭先生曾有一句感人肺腑的名言：“在我的身上东方和西方两个世界并存。我在进行建筑设计时，会不时回忆我的出身背景，不这样做是很困难的。”可见借鉴是必要的。但镜子不能代替我们本身。仲才先生正是这种精神之典范。

《徐小圃徐仲才医案暨扶阳医论集》由我校陆鸿元、徐蓉娟、郭天玲等三位资深教授编撰，不日付梓，此乃全面、系统介绍徐氏二位大家学术渊源及临证经验的又一力作。三位教授均曾授业于仲才先生，蓉娟教授系先生之女，衷中参西，耳濡目染，幼承庭训，三君合力，倾心协作，诚属嫡系真传。该书不久面世，当卜纸贵洛阳，可喜可贺。此前有幸拜读初稿，颇受教益，有感是为序。

2008 年 8 月 28 日

《上海新中医医案精粹》序

医案是临床实践的记录和重要文件,客观而生动地反映了医家的诊疗经验。从严格而灵活的辨证论治中不仅可以看到作者在中医学方面的造诣和功底,也显示其圆机活法的智慧及独特的学术思想或见解。因之医案的撰著及研究为医家所重视,并成为祖国医学遗产重要的组成部分,从一个方面折射出历代继承创新的绚丽光彩。如《史记》首载西汉医家淳于意诊籍 25 则,成为世界医学史上最早的医案,北齐徐之才后人所撰《徐氏八代医方》则成为现代医案专书之滥觞。宋元之后,医案开始盛行,许叔微《伤寒九十论》是我国现存最早的医案专著。至明代则有进一步发展,出现对医案的专门研究,如江瓘、江应宿父子所撰《名医类案》,影响嗣后数百年众多医家相继探究,问世多本《名医类案》之续编。时至今日,对医案的撰写和研究亦从未间断,已成为医家临床经验和学术思想传承的载体。国家制定的"全国老中医药专家学术经验继承人培养方案"中也将医案列为必修和考核内容。由于当今中医临床无论门诊或病房都已不是纯中医行为,从诊断到治疗很难与西医决然切割,要准确反映中医药疗效,则应如实记录。因此,如何从医案中体现出中医临床的特色和优势,以及其科学性和示范性,在当今林林总总的医案专著中可择之善者,似仍一本难求。今岁中秋前夕,沈小珩教授送来由她和季伟苹教授共同主编的新作《上海新中医医案精粹》书稿,嘱审并索序,遂有幸纵览,顿觉全书内涵丰富,特色昭然,斯范本也。该书发皇古义,融会新知。作者运用中医学思维,坚持整体观和辨证论治,如实地反映了中医药疗效,但又合理应用西医学诊断技术,辨证与辨病结合,因而增强了治疗结果评判的科学性,可重复性。清代喻昌《医门法律》曰:"医之为道,非精不能明其理:非博不能至其约。"本书也充分显示了其精、理、博、约的特点。作为一种研究成果拓宽了与西医学界和海内外同道的学术交流范围和层次,亦足资后学者习究医案为之蓝本。

昔汉高祖刘邦有《大风歌》曰:"大风起兮云飞扬,威加海内兮归故乡,安得猛士兮守四方。""江山代有才人出,各领风骚数百年。"在中华民族伟大复兴的进程中,弘扬祖国医学遗产,继承创新,推动现代化,以其特色优势为全民族健康服务,并造福人类,这一艰巨任务、时代使命已经历史性地落在我们的肩上。作为先睹本书的读者,我欣喜地看到一代新秀和学者在成长、成熟,他们正成为九州大地坚守中医药事业阵地的猛士,他们也必将成为继承创新中独领风骚的一代才人。路漫漫兮,上下求索。本书的作者们都有可歌可颂的人生奋斗经历,他们曾经在艰难中前进,在挑战和机遇中成长,在实践中积淀学术底蕴,提升学术品格,如清代理学大家唐鉴赠曾国藩条幅所言"不为圣贤,便为禽兽。莫问收获,但问耕耘",从而取得了一个又一个可喜的成果,体现了人生价值。苏东坡曾在《贾谊论》中指出:"夫君子之所取者远,则必有所待;所就者大,则必有所忍。"宁静而致远难能可贵,摒弃急功近利,耐得艰苦和寂寞,几乎是一切大学问家治学生涯的写照。"不积跬步,无以至千里;不积小流,无以成江海。""锲而不舍金石可镂。"我们赞许本书的作者们,不仅是因为他们年轻有为,更推崇他们承前启后,执着追求的奋斗精神。

我们倡导科学精神,不怀疑西医学伴随着现代科学一百多年飞跃发展的成就,也不拒绝西医学发展可能为我们提供的借鉴。但是,我们更要有勇气质疑:时至今日,西医学是否已经是生命科学的全部。人类历史是以千万年而计的,短短几十年的"研究成果"就已洞悉生命规律?所有疾病发生、发展、预防、治疗的规律？显然还有遥远的距离。因此，我们要对自己民族的文化，对积淀了数千年的中医药学充满信心，在当今充斥着西医的汪洋大海中，坚守阵地，铸造有着时代特色、民族特点、问鼎世界的中医学新的江山。在我们推进中医学现代化的进程中，自信心是必需的，是前提，唯有这样，才能弘扬自我、坚持自我，也唯有这样，才能包容、吸纳新知。总结历史经验，凡思想文化的演进都是从根本引申的，即使遭遇强大的外来文化冲击，选择、淘汰、吸收式的整合，并以根本为主对外来为次的整合才是前进的方向。我国近代史学家陈寅恪先生曾指出："必须一方面吸收输入外来之学说，一方面不忘本来民族之地位。"传统与现代之争，继承与创新之辩皆非始于今日，古已有之。昔日宋代大儒陆九渊与朱熹有"本心即理"和"格物穷理"之争，后朱熹在诗中曰："旧学商量加邃密，新知培养转深沉。只愁说到无言处，不信人间有古今。"历史总是在前进、发展中不断揭示人类之本源，世界医学传统的和现代的终将大同，共同阐明生命科学的真谛。民族的必将是世界的，传统的也必将是现代的。法国一位科学家预言："中医药学将是21世纪的世界新医学。"美国莫尔檀保险公司《人生价值》一书中指出：人生最好的年龄是46岁。孔子曰："四十而不惑。"在改革开放，综合国力日益增强的中国，在民族自信心、健康需求日益增加的中国，我们也将迎来更加美好的前景。创造21世纪中医药新的辉煌是历史赋予我们的共同使命。愿本书的作者们把握自己的黄金机遇期，为民族，为国家建树新的光荣和业绩。斯以为序。

2008年9月14日

《天台山道家功夫整脊图解》序

中秋初度，明月依旧，时在子夜，万籁俱寂。浙东方技家应有荣医师新著《天台山道家功夫整脊图解》付梓前夕，赐稿于余，灯下拜读，钦佩之余遐思翩跹。该书在纵论道家学说的同时，又详述其功夫练习之要义及临床诊病疗伤之秘诀，可谓积先生从医济世数十年经验及习武从道毕生感悟之大成。当今之世，青年学者有如此敬业之执着，学艺之丰硕者，难能可贵，亦凤毛麟角也。

人口与健康问题历来乃民生之重大课题。近期中国科学院公布《2050年：科学技术和中国的未来》，其中有《中国至2050年人口健康科技发展路线图》，该研究组组长陈凯先院士指出未来50年我国在人口与健康方面将面临的主要问题和挑战，如人口老龄化，非传染性慢性病成为主要疾病，心理性、神经/精神性疾病成为突出问题，生活方式的改变对健康影响加大。报告十分明确指出：当今医学的目的和整个医疗模式正处在大转变中，长期以来以治疗为主的医学模式将转变为以预防为主的模式，医学研究的重点将前移，通过转变生活方式、营养方式和早期干预措施，促进健康，降低发病率。报告还指出：转化医学将受到高度重视，系统生物医学将得到很大发展，并由此构建"会聚医学"，把生物—心理—社会—环境和工程技术等方面整合起来，综合中、西医学的优势和特点，发展全面整合的新医学。不言而喻，医学科学发展的大趋势，为中医学的弘扬和创新昭示了光明前景，也提出了重大的挑战。

我国在20世纪80年代提出振兴中医药事业和培养中医药高级人才，应该坚持"一体两翼"的战略，即以继承中医学理论体系和历代积累的实践经验为主体，以弘扬民族优秀文化精髓和吸取现代科学技术为两翼，实现中医药事业新的腾飞，创造新的辉煌。现在，人们对中医药的继承方向和引进现代科学技术推进中医药现代化等方面的问题已有许多广泛深入的讨论，求得诸多共识。然而，对如何研究、挖掘、吸纳传统文化精髓并与中医药发展结合，以加深其底蕴，提升其内涵却注重不多。中国传统文化博大精深，源远流长，从中医学理论与实践的发展观察，道学和道教对其影响应是极其深厚和久远的。《抱朴子·内篇》指出："古之初为道者莫不兼修医术。""道家之所至秘而重者，莫过乎长生之方也。""长生之道，道之至也。故古人重之也。"道家有关顺乎自然祛病延年；恬淡虚无，少私寡欲；专气致柔，以静为正等养生观点在《黄帝内经》中得到充分应用与发挥。道家十分重视"修道"，历代不同时期均有发展，内容丰富，大凡如：精神修炼，呼吸修炼，形体修炼，食物修炼，以及内丹（综合服气、行气、导引、胎息、房中术）等，这些内容多为中医的实践吸纳，医道兼容成为中医学的一大亮点。

应有荣先生出生于中医武术世家，自幼受到道家学说的影响和熏陶，不仅积累了广博的道家知识、较深的学术造诣，而且积习修炼传承天台山道家南宗（文火、武火）功法，尽得真髓。尤令人敬佩者，先生行医生涯数十载，始终谦言躬行，博采众长，发皇古义，融会新知，学贯中西，擅长将道家功法与中医骨伤科整脊手法融汇一体，自成一家，名闻遐迩，堪称"一体两翼"实践之彪炳与楷模。昔陆游诗曰："古人学问无遗力，少壮工夫老始成。纸上得来终觉浅，绝知此事要躬行。"应有荣医师正是这样一位学者，近年不仅在医学与道学的结合上潜心钻研，每有所得，不惜与同道交流，且年有名著问世，为我国中医药事业繁荣和骨伤科学科发展作出重要贡献。“筚路蓝缕，以启山林”，勤奋创业，可歌可颂，遂寄数语以志敬意。

2009 年秋

《知本善养，健康长寿》序

当前我国正在加速全面建设小康社会，物质文明和精神文明互相辉映的幸福家园已从造梦中转为现实生活，也成为大众的共同追求。健康是幸福家园的重要组成部分，也是幸福生活的基本要素。健康是“1”，其余是“0”，只有二者相加才有意义，试想如果没有健康，其余者如事业、财富、婚姻等再富有，再完美依然没有价值，充其量只是符号和记忆，实际上还是“0”（零）。人们在生活的旅程中已经明白了这个浅显的道理——只有以身体的健康为基础或作保证，你所拥有的一切才是真正属于你的！因此，人们越来越多地祈求享有健康，但又苦于难以获得。世界卫生组织通过在世界范围内广泛地调查研究后得出结论，指出影响人类健康长寿主要有五大因素：生活方式占 6%，遗传占 15%，自然环境占 1%，社会状况占 7%，医疗条件占 8%。在其发布的《维多利亚宣言》中还提出了关于健康的四大基石，即合理膳食、适量运动、戒烟限酒、心理平衡等。可见良好的、科学的生活方式（习惯）是获得健康的极其重要的路径。然而它的实现需要多方面的努力，固然每个人的自觉行为是首要的、关键的。但是，健康知识、普及也是十分重要的，不仅要列入政府和卫生行政部门的议事日程和规划，每一个医务工作者也理应关注，作为自己的应尽义务。由于我国地域辽阔、人口众多、民俗迥异，各地各民族生活方式不同，有的乃至已延续千百年，难以一朝改变，这就需要有更多的已经掌握了健康理论和知识及行为科学的学者、专家参与健康生活方式的普及和宣教，著书立说，投入相关公益活动，形成一批造福民众健康的志愿者，对亿万民众开展示范、帮教。这是一个艰巨的工程，也是关系到中华民族伟大复兴、塑造强盛民族的伟大工程，是时代赋予我们的使命。近日，我的学生留英医学博士周红海教授推荐，使我有缘获悉广西学者李明凤、吴兆荣、杨振业、梁为娟、梁为榕、周红海诸君共同合作，总结他们多年研究的成果及实践体验，编就一部切合当代人生活实际，有助于规范健康生活方式的新著，书名曰《知本善养，健康长寿》，即将付梓。该书内容丰富，理论联系实际，易学易懂易记易行，不仅提供了许多有关饮食、运动、延年益寿等方面的科学常识，养生技巧，还对许多常见的心脑血管、代谢性疾病等的预防提供了有益的警示，可谓浅显生动，章法并举，实属可贺。尤为可敬者，李明凤等作者诸君都是出众的管理工作者，身居要职，日理万机，仍依然潜心研究健康科学，且欲罢不能，成就卓著，济民之德诚为楷模。昔世界文豪高尔基有曰：“一个人追求的目标越高，他的才力就发展得越快，对社会就越有益，我确信这也是一个真理。”我深信这正是李氏诸君人生价值的追求，谨以此名言敬奉给本书的出版并为之叙。

2010 年秋

《蔡小荪医画集》序

中医妇科学乃祖国医药学重要组成部分，惠民济世，历代相传，相沿数千载。其之于医学或民众不可失缺，不仅因受众面广，所谓妇女半边天，更源于学科之特殊。既往有儿科为哑科，诸科之难不啻儿科之说；然前贤亦有妇科之难甚于小儿之论。虽小儿口不能言，父母得而可言之。至于深闺重闼之中，补精种子之事，每问所不能问，言而不能言，立方用药何其难矣！今有蔡氏妇科鼎立医坛凡二百余年，诊病用药效如桴鼓，每有扁鹊再世之誉。其肇于清代乾隆年间，始祖蔡杏农乃沪上亦儒亦医之大家，医崇岐黄，文随桐城，苦心孤诣，博学广闻，名闻遐迩。嗣后代有传人，蔡小香，蔡香荪，蔡小荪诸公相承发挥，独树海派妇科之一帜。

蔡公小荪先生为我辈师长，从事中医妇科临床、教学、科研已六十余载。治病救人无数，有“送子观音”之美誉，科研硕果累累，授业育人，桃李芬芳。昔唐鉴有语曰“不为圣贤便为禽兽，只问耕耘不问收获”，可为蔡小荪教授为人治学之写照，先生发皇古义，融会新知，崇倡“宗古而不泥古”，坚持中西汇通，继承创新。所立审时论治学说和中医周期疗法更彰显天人合一之整体观、辨证论治及恒动论等医文底蕴、特色优势。“垂緌饮清露，流响出疏桐。居高声自远，非是藉秋风。”桃李不言，下自为蹊。先生求真务实，学验俱丰，名噪江南，为业内尊为大师。

近期上海市蔡小荪名中医工作室收集整理小荪先生之医论、医话、影像等资料，编为文集，并印制画册。封面先生亲笔题“诚仁”二字，赫然在目，以示对医德之敬重。《中庸》曰：“诚者，万物终始，不诚无物。”宋周敦颐注曰：“诚者，圣人之本。大者乾元，万物资始。”《中庸》又曰：“仁者人也，亲亲为大。”何以为仁，其曰：“己所不欲，勿施于人。”“己欲立而立人，己欲达而达人。”可见先生之高尚境界，及其数十年如一日，对践行德艺双馨之追求。《尚书・盘庚上》曰：“各恭尔事，齐乃位，度乃口。”敬业，尽责，多实干，少浮言，先生正是这样，诚为我辈效学之楷模。

画册旋付剞劂，小荪先生弟子、上海中医药大学附属龙华医院院长郑锦教授嘱为之序，先生亦系我校专家委员会名誉委员，为我校事业发展建言献策，贡献良多，广为尊重，余斯叙数语以志敬仰。

2010 年冬

《陈思敏中医自然疗法中心成立十周年文集》序

新年伊始传来一个令人兴奋的消息，思敏中医自然疗法中心暨思敏太极保健学校在悉尼成立已历十周年了，光阴何其快啊，十年磨一剑。其办学之成功及诊疗医术影响遍及澳大利亚多地之传说，我从许多旅澳侨胞中时有所闻，十分欣喜，也十分敬佩。陈思敏医师原是我校针灸研究所临床科研人员，才思敏捷，好学上进，给人以清秀睿智之印象。她自幼练功，是我国著名吴式太极拳修炼和传承的得道者。她酷爱中医，熟谙太极，并从中深悟中华文化瑰宝之精髓。尤为可贵者，她在20世纪90年代旅居澳大利亚，克服重重困难，在悉尼有声有色地开创了一番事业，在澳大利亚多元文化交辉的国度里，竭诚传播自己祖国的优秀文化，把中医药防病治病的诊疗技术和独特的养生知识推介、传授给异域朋友，弘扬中华文明和谐共生之道，得到我国驻澳使馆及众多华人的支持，更得到当地民众的广泛欢迎。"陈思敏"也成了大家熟悉的名字，不啻是一位中澳文化交流的光荣使者。

陈思敏医师所创编的脊柱太极导引术将中医学的整体观和道学、禅学的理念与太极功法融为一体，并且在运用于治病养生时又能较好地借鉴现代医学，做到传统与现代结合。值得一提的是道和禅的哲理虽然是深奥的、抽象的，但是陈思敏在太极的实践中加以衍化，更加深了作为自然疗法的底蕴。《老子》曰："有物混成，先天地生，寂兮寥兮，独立而不改，周行而不殆，可以为天下母，吾不知其名，字之曰道。"《易传》曰："一阴一阳之谓道。"《韩非子》曰："道者万物之所也，万理之所稽也。"关于禅学，在魏晋时期是与般若学并行的佛学两大派别之一，于唐代后期则替代了其他宗派，禅学成为佛学之同义词。因以禅定为基本修行方法而得名，"禅"有"静虑"之义，"定"指静坐敛心，专注一境，久之达到身心轻安，观照明净的状态。我以为陈思敏的创造就在于操行脊柱太极导引术生动地以道禅为指引，以整体观为基础而达到心身、形神在最高境界上的修炼，因而受众经一定阶段操行均能得到精气神的培护和养成，其获取健康的效益是其他方法难以比拟的。

十年前的一个春天，陈思敏医师来访谈及前行之艰难，我曾录唐代杨巨源《城东早春》一诗相赠，诗曰："诗家清景在新春，绿柳才黄半未匀。若待上林花似锦，出门俱是看花人。"今天，我们都为她的成功而庆贺、敬佩，她用自己的实践不仅昭示了高尚的愿景，也展现了一位华人远在异国创业的动人故事和美丽画卷。值此十周年之庆遂为叙。

2011年1月1日

《中医膏方临床治疗学》序

膏方之应用在我国有悠久历史，堪称中医药之瑰宝，彰显华夏文化之特色和优势，为世人所赞颂。改革开放30余年以来，随着国家强盛，社会安定，人民生活水平日益提高，在建设小康，追求和谐的背景下，维护国民健康不仅成为政府工作之宗旨，更是广大民众自身追求的目标。曾经为中华民族繁衍昌盛作出了不可磨灭贡献的中医药学在当今的九州大地受到普世的企踵和欢迎，膏方应用的热潮，使人们看到历史又一次再现了中华文化回归的感人魅力。膏方者，膏为剂型，方为方略，理法方药之概称也。膏方以滋补称著，故有膏滋药之谓。但亦非唯补药之集成，仍不越整体观，辨证论治之大法藩篱，膏方适用广泛，可谓老少咸宜，四季皆可，或养生调摄，或治疾疗伤，以冀扶正祛邪，培元固本。一般认为膏方之立案处方应有较好医理素养和丰富的临床经验，方能运筹帷幄，登堂入室。每有膏易熬方难处而令医者束手之喻。昔孙思邈曰："夫经方之难精，由来尚矣。今病有内同而外异，亦有内异而外同，故五藏六腑之盈虚，血脉荣卫之通塞，固非耳目之所察，必先诊候以审之。""学者必须博极医源，精勤不倦，不得道听途说，而言医道已了，深自误哉。"是谓医者意也，疾生于内，药调于外，医明其理，药效如神。反之庸医无术，不识枢输机要，妄伐滥补，祸灾企踵。当前膏方业务在全国日渐普及，并已成为众多中医医院医疗特色之品牌，然而关于膏方之应用研究尚未深入，致使许多中青年中医学者探索膏方业务无书可读，无籍备考，近年虽有文字问世，亦多简约，屈指可数，缺少对膏方之系统梳理与研究，颇令读者不得其要，不解其渴。有鉴于此，我国著名中医学家吴银根教授倾多年运用膏方之临证经验及探究心得编著而成《中医膏方临床治疗学》一书，以应时运之需，稿成于付梓前夕示余，有幸拜读，洋洋大观，数十万言条分缕析，有关膏方之学理章法，历代成就，今世璜论以及自家鼎言，万象具备，焕然悉明，阶近致远，诚不可多得，名"临床治疗学"，亦名副其实也。学者，学问，治学之义，《礼记·学记》曰："七年视论学取友。"斯书面世，当有纸贵洛阳之卜矣！昔桐城派先驱戴名世年少有《咏兰》诗咏，曾曰："兰为国香，当春深时，幽岩曲涧，窈然自芳，然往往有虫啮之。……余读书山中，每晨起辄捕虫投之涧水，漂没以去，于是兰遂大盛，每卧苔藉草，盖幽香未尝不入吾怀也。"戴氏随之感叹如若世多好事者，则产于遐荒绝壑之兰草当可免毒虫恶物之害矣！膏方亦国宝也，吴银根先生此艰辛之举不啻是护国宝之好事高手者！

吴银根教授从事中医药医疗、教学、科研及管理工作已历47载春秋，学验俱丰，颇多造诣，20世纪50年代就读于上海中医学院，立雪程门，孜孜以求，品学兼优。执业后又不失少壮年华，博采众长，游学四方，请益名家，深得厚爱，于耳濡目染，口传手授中积淀深厚理论与临床之底蕴，尤在呼吸病及膏方之继承创新研究中为全国独树一帜，名闻遐迩。吴银根教授系我校院专家委员会委员兼临床专业组组长，为上海中医药大学和上海市中医药研究院事业发展每多建言献策，独有见地，赢得尊重。大作问世，亦是先生率先响应专家委员会有关动员委员著书立说之倡议，谨致敬意，握管濡毫乃叙之。

2011年春节

《腰椎间盘突出症——重吸收现象与诊疗研究》序

腰椎间盘突出是引起腰腿痛的基本病理和主要致病因素，由此而形成的腰椎间盘突出症已成为人们的常见病、多发病，在我国发病率已达25%以上，因此，深入开展对本病的防治和基础研究有着重要的医学价值和社会意义。

自1934年Mixter提出椎间盘突出症的概念及相关的理论后，经70多年全世界医学科学工作者广泛研究，已经认识到椎间盘突出后引起的相应病理变化主要是继发性炎症、免疫反应及物理性压迫等三个方面，我们在近年的研究中不仅重复了这些病理现象，还进一步发现椎间盘突出是其在退变和衰老的基础上形成的，并在大量模式动物学的相关研究中证实椎间盘退变与其微循环障碍、营养缺失，以及椎间盘细胞外基质黏附度降低导致信号转导减弱而致细胞凋亡等均相关。因此本病的治疗不应当单纯从解除物理性压迫出发唯手术是从，多年的临床实践和大量治愈病例证实，有效的非手术治疗应属更科学的选择。

江苏省有突出贡献中青年专家姜宏博士率领的团队长期以来运用中医药多种方法开展腰椎间盘突出症的防治研究，取得显著疗效，并形成突显中医药特色和优势的临床诊疗体系，苏州市中医医院骨伤科亦随之名闻遐迩。其难能可贵者乃在于不甘心仅仅获得较佳疗效，而且致力于研究在中医药干预下突出椎间盘之变化，重点观察突出之椎间盘有无重吸收现象。最后以MRI为证据说明重吸收的存在，因而也部分阐明中医药治疗椎间盘突出症之机理，将“黑箱”变为“白箱”，让更多患者及其家人理解，并吸引更多有识之士对中医药防治研究产生兴趣。

近日由姜宏教授主编的《腰椎间盘突出症——重吸收现象与诊疗研究》一书即将付梓成稿，有幸品阅，深悉全书条分缕析、旁征博引，围绕椎间盘突出后重吸收研究为主线，从相关基础知识到临床诊断和中西医非手术治疗、一应俱全，并观察了其对突出髓核重吸收的影响，这一研究思路新颖、务实客观，填补了国内空白。该书中也介绍了近20年来腰椎间盘突出症后重吸收研究领域的国内外进展和发展趋势。该书之出版不仅展示了作者多年研究积累，为当前椎间盘突出症防治研究赋予了新的内涵和探索方向，也为相关同道提供了一本有价值的参考书。

人类在进化过程中不仅由于语言的掌握而区别于动物，还因为直立行走解放了双手、创造并使用工具，因而人类实现了劳动创造世界的伟大理想。中华民族历来倡导一个正直的人应当“挺起脊梁骨”“挺起腰杆子”，这是我们民族数千年来形成的人文精神和价值观。然而从生理和病理角度研究，正是直立造成了颈腰痛。虽然今日之世界不再会有人污蔑“中国人是东亚病夫”，但随着我国经济和社会的发展，在生活和工作中人们又往往伴随着许多不良姿势，从而导致颈腰病发病率大幅增加，且呈现年轻化趋势，加之人口老龄化，这种双峰特征警示我国脊柱退行性疾病的防治正面临着严重的挑战和繁重的任务，我们必须为之奋斗。

医学学科的发展临床是基础，科研是灵魂。中医药学是中华民族优秀文化瑰宝，前贤留下了系统的理论和丰富的临床经验，我们的历史责任和时代使命就是要认真继承、努力创新，坚持源于临床、通过挖掘整理，结合临床研究和实验研究取得成果，回归临床、提高疗效，实现新的发展，致力于新世纪我国中医药事业在现代化、国际化中再创辉煌。

大道岐黄，薪火相传，我们必须努力，这无疑是艰苦的，但创业的丰收也将使我们进入一种新的美妙境界。有如陶弘景在答友人书信中所言："山川之美，古来共谈。高峰入云，清流见底。两岸石壁，五色交辉。青林翠竹，四时俱备。晓雾将歇，猿鸟乱鸣；夕日欲颓，沉鳞竞跃。实是欲界之仙都。"姑苏乃吴国故地，素以人文圣殿著称，吴门医派更是享誉海内外。今姜宏博士新著和他主持的苏州市中医医院骨伤科，一个国家临床重点专科，均将为之添增光彩。

搦管濡毫，斯以为序。

2011 年 9 月 11 日

《陆氏银质针疗法》序

骨伤科学是祖国医药学的重要组成部分，自周代医事分科后，代有发展，历史悠久。沪上骨伤科素有八大家之分，在海内外颇具影响。陆氏伤科列于其中，亦光耀医坛，其源于浙江宁波，自陆士逵起八代相传，近400年矣！史载陆氏武艺高超，练武养功，擅长理伤，可谓文武相济，刚柔自得，遂以武术伤科称著，沿袭不衰。至第六代陆银华辈相承家传练武从医弘扬光大。陆氏广览群书，博极医源，于《医宗金鉴》《伤科补要》《医林改错》《临证指南》等清代名家医著潜心研读，均有深究，对叶天士、王清任等诸家之说颇多领悟，尤对伤科内伤之证治更多发明，名噪江南。其女陆云响氏相继世医家业，悬壶沪上，于20世纪40年代已成一家，翘首申江，守承武术伤科之特色，参以针灸，创陆氏银质针疗法，针药手法兼融，相得益彰，疗效卓著，深得病家信誉，名传街巷宅里。今陆氏伤科第八代嫡系传人陆念祖主任医师禀家学并积数十年自身之临证经验，率门人编就《陆氏银质针疗法》一书，以陆氏银质针疗法为主题，就其学术背景、创立源起、针法规范、临证应用等，爬罗剔抉，旁征博引，条分缕析，将基础理论与临床实践、疾病诊疗与陆氏经验相结合，充分展示了陆氏银质针临床疗效及其流派魅力，亦彰显了主编之为医精诚和成就。

陆念祖先生20世纪60年代毕业于上海中医学院（今上海中医药大学），兼有家学传授与学校教育之优势，品学出众。从业40余年来，总以“业患不能精，行患不能成”自律，学术卓然。所主持上海市静安区中心医院中医科坚持继承创新，弘扬中医药特色和优势，独树一帜，为同业之楷模，其本人亦获全国和上海市劳动模范等殊荣。先生尚应聘为上海中医药大学、上海市中医药研究院专家委员会名誉委员，为院校事业发展每有建言献策，颇受尊重。当下关于“文化自觉”的讨论渐成热点，广为关注。中医药学是中华民族优秀文化瑰宝，也同样经历了“自发的文化”“自觉的文化”阶段，作为应用科学及其特色和临床优势虽早已为海内外所瞩目，得到越来越广泛的接受与传播，但真正的振兴也同样要从“文化的自觉”这一高度去认识并加以推动，这需要中医药学界同道努力担当，同时也必须有全社会的参与和支持，因为这个“伟大宝库”是我们全体中华民族所共有的。昔杜甫有诗曰：“王杨卢骆当时体，轻薄为文哂未休。尔曹身与名俱灭，不废江河万古流。”继承创新是中医药事业振兴发展的永恒主题，陆念祖先生所为正是对“文化自觉”的奉献。

斯以为序。

2011年9月11日

《海派中医妇科流派学术研究》序

医疗活动起源于人们生活实践，在健身防病疗疾的过程中不断积累经验，增进效果。然而作为一门应用科学，医学的发生和发展总是离不开人们生存所在区域和民族群体的文化背景。中医药学在为中华民族繁衍生存的奋斗中逐渐形成完整的理论体系，并且早在春秋时期的《周礼》中就已记载了医事分科，三千多年的延续和发展使之成为一个伟大的宝库，无疑是中华民族优秀文化之瑰宝，时至今日依然在世界医学之林折射出其特色和优势的光灿。海派中医是我国医界彪彰一帜的学术流派，自20世纪初以来的百年中逐渐壮大，声名远播。显然，海派中医的发生与发展同样植根于其生存的故土——上海，上海的文化背景是催生海派中医的重要因素。上海地处长江三角洲，历史上以吴越文化为渊源，底蕴深厚。吴越文化具有水文化之交流、包容、开拓等特征。开埠700多年来，尤其自明清后，已成为我国经济中心，通商口岸。伴随贸易往来，西学东渐，在这里海洋文明与东方文明两种思维互相碰撞、冲击，形成新的文化背景，影响着社会的各个领域。医疗方面已是名医汇聚，药铺林立的上海受其影响，中医药事业在世代薪火相传的基础上，继往开来，新人辈出，在继承中创新，在创新中发展，形成百家争鸣百花齐放的格局，许多创新观点、优势技术成为各家流派脱颖而出的学术内涵，海派中医不仅名副其实存在，而且深刻地影响着我国中医药事业的发展。在海派中医的锦绣园林中海派妇科流派尽显奇葩光彩，为世人所瞩目。有鉴于妇人所患比之男子不啻倍蓰，且为医所籍之四诊合参每易施于丈夫而穷于女子，因之高明者无论辨证或施治，不仅寓寄于高深造诣，往往在临证思路、立法处方中独胜一筹，因之名闻遐迩之大家高手无不各有蹊径，各显特色，有曰形而上谓之道，形而下谓之器，科学和技术总是密切联系的，但毕竟不是一个层面的含义。故我们对流派的研究不能止于对前人经验的传承，更应该通过挖掘整理把握其学术内涵，探究经纬昭示其发生之文化渊源，捕捉创新之闪光点，从而推动我国中医药事业向更高峰端攀登。诚然这是十分艰难的！

近日有幸应邀参加由胡国华教授主持的《全国第三届妇科膏方论坛》，茶叙时先生示我由其主编的《海派中医妇科流派学术研究》付梓样稿。急速阅览，顿觉柳暗花明为之一亮。斯书以学术研究为切入点和主线，对沪上各大妇科流派进行系统剖析，思路清晰，彰显各家学术内涵，字斟句酌，玑珠光耀，实属难得之力作。国华教授乃我国著名中医妇科学家，上海中医药大学教授、博士生导师，主任医师，我校附属上海市中医医院副院长，昔师从大家天津哈氏妇科，悬壶沪上后又请益朱南孙教授，立雪朱氏妇科门下，成为代表性传承人。先生为人谦恭，学富五车，才华横溢，功底深厚，遂能于流派研究中做到"道通天地有形外，思入风云变态中"。昔王冰注《素问》序曰："将升岱岳，非径奚为；欲指扶桑，无舟莫适。"国华教授为振兴我国中医妇科学作出了宝贵贡献，亦为海派中医之研究展翼风流。

斯以为序。

2011年秋

《叶景华诊治肾病经验集》序

在我国肾病于多年前即已成为常见病，而又属难治之病，往往一人罹患，全家遭难。上海市在实行大病医疗保障时，即将慢性肾病与肿瘤、精神病并列为三大保障病种，可见其对人体健康的严重危害，虽然政府给予高度关注，然而医学上仍有辣手之难，单纯从中医或西医角度去防治都缺少理想方法和手段，成为一大难以攻克的障碍。沪上名医叶景华教授悬壶已60余载，皓首穷经，博学广识，多年探究。该病之治疗，钩玄述要，经验宏富，广泽益众，不隐其秘，薪传弟子，同时指导“上海市名中医叶景华工作室”成员编著《叶景华诊治肾病经验集》即将付梓。全书包括先生治疗肾病之学术思想、方法方药、辨证经验、医案精选等，爬罗剔抉，条分缕析，洋洋数十万言，彰显其道，传授其术，如镜可鉴。尤当嘉许者，先生提倡辨证与辨病结合之观点，颇有发挥。尝推崇徐灵胎之说：“欲治病者，必先识病之名，能识病之名而知病之所由生，明其所生，又当辨其生之因各不同，病状所由异，然后知医其治之法。”医生看病犹将士之临阵，首当看清病人，其次明白病情，然后处方用药，是谓用药如用兵也。辨证与辨病之结合，实乃宏观与微观、整体与局部、主观与客观、人与自然、心与身、传统与现代、医生与患者等诸多方面的结合，如无深厚学术底蕴则难以成就。《礼记·大学》曰：“大学之道，在明明德，在亲民，在止于至善。”又曰“古之欲明明德于天下者”，先修其身，先正其心，先诚其意，先致其知。“致知在格物”，先生出生于沪上中医世家，幼承庭训，耳濡目染，复又熟读“四书”“五经”，不仅为深造中医夯实基础，且从中国古典哲学中吸取涵养，更提升了对中华民族优秀文化之认同和自信，先生以修身、正心、诚意、亲民、至善等为座右铭，并以格物致知的治学精神书就其履医生涯。纵观全书，在理论和实践两个方面展示了先生对肾病诊治的研究，独具匠心，独树一帜，不仅学识丰厚，临诊应变不拘一格、不墨守成规，圆机活法，用药清灵流动，愈病万千，这些在书中都有生动如实的阐述和体现，令人目不暇接，先生关于辨证和辨病相结合的观点，临床实践中也得到充分验证。叶景华工作室众弟子勤学苦练，薪火相传，在叶景华先生培育下，新一代医家出类拔萃，播名申江。著书育人标志工作室成就卓著，为众楷模。昔唐鉴为其弟子曾国藩书对联曰：“不为圣贤便为禽兽，不问收获但问耕耘。”我与先生相识近30载，深知其为人敦厚，谦恭好学，孜孜以求，不事张扬，正是一位师圣贤、勤耕耘、不争利的名医大家，可谓高山仰止矣！宏论面世，搦管濡毫幸以为序。

2012年1月

《中国整脊学》(第二版)序

随着颈腰痛等脊柱劳损病的高发病率,有关的专著也如雨后春笋,笔者案头就有20多册,有国内学者的,也有外国学者,或外文译中文的。但似韦以宗教授编著的《中国整脊学》发行量如此之大,且迅速被外国学者译成英文、韩文者则甚为罕见。《中国整脊学》自2006年出版以来,不仅获读者的欢迎,也获得学术界的好评——荣获2010年度中华中医药学会学术著作一等奖。不仅在中医界如此重视,在国际上随着英文版的出版也获得普遍好评。美国、韩国、德国、澳大利亚、泰国、马来西亚以及挪威,先后组织专家学者到北京光明骨伤医院参观学习。韦教授也先后应邀到美国、韩国、德国、马来西亚讲学。我国脊柱外科学泰斗,中国工程院葛宝丰院士对韦以宗教授在发展中国整脊学方面的创造性工作曾给予充分肯定和高度评价,指出"中国整脊独树一帜,救伤起废,社会受益"。中国整脊学是我国脊柱外科里程碑中一个很大的进步。

葛宝丰院士历经半个多世纪对脊柱外科的临床和研究,且在古稀之年,还时刻关注国内外的学术动态。他对《中国整脊学》如此高度评价,绝非信手拈来。笔者在为本书初版作"跋"时就指出:"书中所展现并深加探究和阐明的脊柱圆运动规律、圆筒枢纽学说、脊柱轮廓平行四维平衡理论和椎曲论,不仅是经验的提炼、感性的升华,而且是基于韦教授多年的艰苦探索,基于他对中国传统医药学及中国文化博大精深理论和知识的熟谙,以及其对现代科学包括现代医学的把握,尤其对功能解剖学、脊柱运动力学以及生物力学的深邃研究。由之引导人们以一种全新的理念去审视脊柱生理病理的内在规律,并形成独具特色和优势、显示中国医药学理论和实践内涵的防治方法,使临床众多的疑惑和难点迎刃而解。充分体现了理论与实践、局部与整体、动态与静态、现代与传统的有机结合,从而使具有悠久历史及原创文化和医药特征的'中国整脊学'进一步完善,并将弘扬于世界。"

此次再读第2版,经作者增编动物实验和临床研究数据,更进一步领会葛院士对本书的高度评价。韦以宗教授从事创伤骨科40多年,他抓住了骨科问题就是力学问题,而力学问题,就是解剖生理关系问题。因此,他运用同构类比法进化论研究人类脊柱的功能解剖作切入点,研究人类颈腰曲形成的机制,发现了腰大肌对腰曲形成的重要作用,得出了"腰椎不仅是整个脊柱结构力学的基础,也是运动力学的基础"的结论。他运用接骨的治疗观,即要对位、对线、对轴,引申到脊柱劳损病治疗上。因此,调曲成为《中国整脊学》的主要治疗目标,"椎曲论"就成为解决脊柱力学的核心理论。为此而研究阐明的脊柱四维弯曲体圆运动规律、脊柱圆筒枢纽学说、脊柱轮廓动力平行四维平衡理论,都是为"椎曲论"服务的。据此,他提出"颈椎病所致颈椎骨关节紊乱病固不在颈椎""腰椎间盘突出症所致疼痛不仅仅是椎间盘压迫神经""腰椎滑脱症主要诱因是椎曲紊乱""退变性椎管狭窄症是动态狭窄"等新的病因病理学理论。读者将从本书第五章中看到,韦教授正是用"上病下治"调曲法,解决既往难以解决的颈曲变小类颈椎病,用过伸悬吊法以平衡腰大肌的等长收缩,合理解决腰曲紊乱所致的椎间盘突出、腰椎滑脱和椎管狭窄。为达到调曲的目的,他运用整体方法论整合中医传统的正骨、针灸、推拿和内外用药,组成整脊治疗学的系统工程。美国骨科协会著名骨科专家James H. Beaty在《现代骨科学》一书指出:"切除椎间盘,是为了缓解坐骨神经痛,但不能恢复腰椎的正常力学功能。"《中国整脊学》整脊治疗学的系统工程，既能"缓解坐骨神经痛"，也能"解决力学问题"，且使患者免除手术之苦。

早在21世纪初，韦以宗教授根据中国传统医学对脊柱的认识是整体的、系统的、动态的思维模式，首先提出应用"整脊"一词作为学科名词，对祖国医学有关脊柱伤病的理论经验达到系统总结，向世人宣示了中国传统医学二千多年的脊柱伤病认识史，澄清了国际上误认为只有美国的脊骨神经医学(chiropractic)才有手法矫正的错误认识。而且，中国整脊不仅仅是手法矫正，还有针灸、内外辨证用药和功能锻炼的系统调整。因此说，只有中国式的整脊，才是真正的"整脊"。

"庾信文章老更成，凌云健笔意纵横"(杜甫)。韦以宗教授对中国整脊学学科建设十年如一日，不断地探索，不断地创新，最终以"一圆一说两论"为理论基础，以"理筋、调曲、练功"为治疗原则，以"正脊调曲法、针灸推拿法、内外用药法和功能锻炼法"为治疗大法以及以"医患合作、筋骨并重、动静结合、内外兼治、上病下治、下病上治、腰病治腹、腹病治脊"为策略，构成《中国整脊学》的核心内容。这些学术观点充分显示了当代中国中医药学继承、创新、发展的特色，体现了传统与现代的结合，中医学系统理论与脊柱功能解剖运动力学的结合，学科发展与救伤起废、受益社会结合，振兴中医与奉献中华民族伟大复兴相结合。

疗效是硬道理。许多脊柱病人包括一些西医不能手术或手术后效果不理想的运用中医整脊疗法获得了满意效果。中国整脊学的理论和技术不仅是中医的重要专科，也应当成为我国脊柱外科不可缺失的重要组成部分，如是则将是颈腰病诊疗的一场深刻的变革。

"应怜屐齿印苍苔，小扣柴扉久不开。春色满园关不住，一枝红杏出墙来。""留得根蒂在，岁岁有东风"，《中国整脊学》这一中医现代化的奇葩必将迎春绽放。斯以为序。

2012年3月30日

《浙江省名中医张谟瑞主任医师医论集》序

张谟瑞医师系浙江名中医，从医近50春秋，学识渊博，论著宏富，为病家所敬重。于临证同时又重视科学研究，无论中医药基础理论抑或疑难顽疾均专于钩玄探秘，造诣殊深。先后发表论文60余篇，撰写专著7部。纵览之有临床各科，遍及内、外、妇、儿、皮肤、骨伤、五官、口腔、针灸等诸多疾病的防治，诚为“十三科一理贯之”，尤在癌肿、毒蛇咬伤等疑难重急症挽揽狂澜，治验丰富，形成独树一帜之原创思维和方药，对中医养生保健，医学科普亦熟谙有得。先生治学特点绍然，一强调祛邪，擅用下法；二遵循传统中医理论，经方与时方熔为一炉；三主张辨证与辨病结合；四重视单方、验方、民间技术。上述理念融会贯通于医疗、教学、科研实践，提升业务水平，为中医药事业发展作出宝贵贡献。六朝名医陈延之《小品方》自序曰：“观历代相绍医圣，虽异轨殊迹，治化同源，疗病之理，其教亦然。是以神农使于草石，黄帝施于针灸，扁鹊彻见脏腑，华佗刳割肠胃，所为各异，而治病则同，是以为异轨同源者也。”先生矢勤矢勇，执着追求，致力创新，亦传承先贤之路“异轨而同源”也。

壬辰3月，先生编列半世纪之医学箴言辑录成书，名曰《浙江省名中医张谟瑞主任医师医论集》，数十万字，理致渊深，包举弘博，广议阴阳五行之理，藏象四诊之用，辨证论治精髓，摄生养护撮要，全书通达流畅，深入浅出，实为临证之指南，不可多得。先生于20世纪60年代初以优异成绩毕业于高等中医学府，放弃繁华都市工作，毅然回归故里，敬业创业于乡梓。医者当以拯救生命为本，先生诊病认真仔细，安神定志，无欲无求，疾厄来者皆同一等，不虑吉凶而瞻前顾后，一心赴救，谦虚谨慎，遣方用药多得奇效，鲜有“天下无方可用”之虞！数十载不避险巇艰辛，昼夜寒暑，饥渴疲劳，广受好评，先后荣获浙江省先进生产工作者，省劳动模范等称号，彰显白衣天使光辉形象。昔魏征曰：“求木之长者，必固其根本；欲流之远者，必浚其泉源。”不积跬步无以至千里，不积小流无以成江海。先生大智若愚，深知中医药学典藏奥秘，历代名著汗牛充栋，非博极医源，精勤不倦，难以立言论道，亦拙圆机活法之术，遂心无旁骛，卷不择手，焚膏油以继晷，恒兀兀以穷年，寻坠绪之茫茫，独旁搜而远绍，竟业功成，名闻遐迩。“垂緌饮清露，流响出疏桐。居高声自远，非是藉秋风。”1998年张谟瑞主任中医师被评选为“浙江省名中医”，诚实至名归也。毕生倾注，出类拔萃，铺就一条启迪后人的名中医成才之路，亦为我辈效学之楷模。

搦管濡毫，斯以为序。

2012年3月30日

《西医的某些困惑，中医的启示》序

新中国成立60多年以来，我国的中医药事业在党和政府的中医政策方针指导下，遵循“继承、创新”这一主旋律持续发展，获得卓越成就，尤其改革开放以来，随着经济繁荣，社会稳定，国民的健康需求日益增加，中医药事业得到振兴，百家争鸣，百花齐放，推陈出新，已逐渐形成良好的学术氛围。当年章次公先生提出的“发皇古义、融会新知”的观点为中医界推崇，卫生部原部长陈敏章教授所倡导的“继承不泥古，创新不离宗”的理念，也已成为大家的共识。自19世纪世界进入现代社会以来，西学东渐，以现代科技为基础的西医学如潮般卷来，原先一统九州大地的中国传统医学在受到严重冲击的同时，也必然与之碰撞，中西医学术的交流和交融也是必不可免，中西医结合不以人的意志为转移，在一定的历史阶段成为趋势，并且在20世纪初开始涌现出最早的中西医结合弄潮儿，他们中不乏为人敬重的中医大家，但他们思想解放，守诚于衷中参西。在整个20世纪的百年间，无论是前50年，中医被处于受排挤打压乃至日渐衰微的境地，或是后50年，中医得到党和政府的重视，多方扶植，枯木逢春，众多学者，有识之士，乃至广大中西医界同道，基于对自己民族文化的自觉和自信，他们在摒弃民族虚无主义的同时，也始终围绕着“作为中华民族优秀文化瑰宝的中医药学为何继承创新”这一重大命题孜孜以求、不断探索，中西医结合也必然是一种选择。然而，中西医作为两种不同理论体系下的应用科学，如何从学术思想、研究思路以及实践方法上结合，而不是两者叠加式的重合，或者水火不相容的混合(其实是“隔阂”)，各种见解不一，而是仁者见仁，智者见智。

段晏明主任医师乃上海知名中西医结合临床专家，近期他结合以他名字命名的名中医工作室业务的开展，将自己40多年中西医结合临床经验和进行科研的思路、方法以及所获成果与王绮美医师共同主编成专著，书名曰《西医的某些困惑，中医的启示》，所述内容不尚玄奥，开门见山，直奔主题，提纲挈领，条分缕析。余有幸于其付梓前夕拜读书稿，颇为此非凡之作所感动，故略叙数语以志敬意。其一，作者基于中西医结合之探索与研究应以临床为源头，以提高疗效为根本的理念，因而致力探寻西医临床中存在的疑点、难点和困惑，同时又发挥自身长期临证中所把握的中医特色和经验，聚焦于以矛攻盾，既解决西医之技穷，或填补其空白，又弘扬了中医的优势，不仅提高了临床疗效，使病家受益，还发挥了中医药在防病治病高层次之作用，尤其在疑难重症中推动了中医药的发展。如作者在书中提出的当前西医关于炎症理论、抗血小板治疗、胃食管反流病治疗等，都存在着理论与实践的脱节或矛盾，而作者基于前人的丰富经验和来自自己实践的思维，用中医药博大精深的理论和实践提出了相应的策略，以此启示同道们去化解西医僵疑的困惑，这种通过破解临床困惑为切入点有力地推动了中西医结合向纵深发展。昔扁鹊有曰：人之所病，病疾多；而医之所病，病道少。段晏明先生无疑践行了中西医结合研究的示范性、开创性的工作。其二，“欲善其事，先利其器”，要开展这种范式的研究并获得成果，必定要有较高的理论造诣，和丰富的临证经验。段晏明先生早年毕业于上海中医学院，从事临床工作42年，“读经典，勤临床”，学而时习之，斯乃“格物在致知”“在止于至善”。素有中医百科之称的明清大医傅山曾曰：“看书洒脱一番，长进一番，若只在注脚中讨分晓，此之谓钻故纸。”又曰：“君子学问，不时变化，如蝉脱壳，若得少自锢，岂能上进?”段先生正是这样一位“继承不泥古”的名医，“千岩万壑不辞劳，这看方知出处高。山涧岂能留得住，总归大海作波涛”（唐僧人 · 瀑布联句），先生所获得的成就是他半个世纪奋进的必然。

“时维九月，序属三秋”“落霞与孤鹜齐飞，秋水共长天一色”。当前随着我国经济的发展，综合国力的增强，一个伟大的中国文化时代即将到来，中华民族伟大复兴必将加快步伐，中医药学是中华民族文化瑰宝，传承和弘扬是践行文化自觉和自信的具体行动，也是我们的历史责任和时代使命。“大学之道，在明明德，在亲民，在止于至善”（《礼记 · 大学》）。段先生身体力行，在治病救人的同时，还“传道、授业、解惑”，培育了一批优秀传承人，贡献可嘉，斯乃德艺双馨也。握管濡毫，谨以为序。

2012 年 10 月 1 日

《海上名医用药经验集》序

中药及其应用乃中国医药学伟大宝库重要组成部分，亦中华民族优秀文化之瑰宝。南朝陶弘景著《本草经集注》自序曰："昔神农氏之王天下也，画八卦以通鬼神之情，造耕种以省杀生之弊，宣药疗疾以拯夭伤之命，此三道者，历众圣而滋彰。"炎帝始尝草木之滋味，一日而遇七十二毒，历代医家探微索隐，聚一己之得，又博采众长，汇百家之灵验，集民间之传奇，相袭五千载，成就恢宏。自《诗经》始有收载，《神农本草经》已录药味365种，且论及性味配伍、剂型、治则、分类等悉备，为药学之祖。嗣后代有发展，种类日富，论说精深，不乏据经疏义，缘义致用之宏文巨著，至明李时珍《本草纲目》记载药已达1 892味，附方11 000首，俨然为世界罕见之药学巨著。20世纪90年代问鼎世界之《中华本草》载药增至8 980种，可谓寰宇之最。中药称为"本草"，始见《汉书·郊祀志》。其定义，《辞海》曰："在中医药学理论指导下用以防治疾病的药物。"并指出："每味中药均具有四气五味、归经、升降沉浮等性能。"此乃对中药特点和功效之科学概括，说明中药或本草与所谓天然药之根本区别在于它与中医学理论密切相关联，理法方药为一整体，缺一不可。前贤医家正有鉴于此而创造并积累了丰富的用药经验和理论。《汉书·艺文志》曰："本草石之寒温，量疾病之浅深，假药物之滋味，因气感之宜辨五苦六辛，制水火之齐，以通闭解结，反之于本。"中医的优势在临床、中药的药性与功效只有在辨证论治中方能得以彰显。医者意也，疾生于内，药调于外，医明其理，药效如神。清代徐大椿曾指出，草木与人体相殊，入于肠胃，何以能为人之欲而致效？其曰："需调剂之，或用以专攻，或用以兼治，或相辅，或相反，或相用，或相制，使药各全其性，或失其性。"可见"操纵之法，有大权焉"。人之所病，病疾多；医之所病，病道少。穷医药之理，则可圆机活法，而一切真知灼见，必源于临证实践。

今上海中医文献馆在国医大师颜德馨教授、上海市卫生局郑锦副局长指导下，方松春馆长、黄素英主任医师主编《海上名医用药经验集》，旨在汇集上海当代名老中医之用药经验，密切结合临床实际，传播名医理念与经验之菁华，以冀授人以渔。书稿辑成付梓前夕有缘拜读，篁篁大编，条分缕析，技艺昭明，爱不释手。披览全书，可用"新""精""博"而概要之。谓其"新"者，乃全书充分展示作者之新思维、新理念、新经验。书中介绍中药180余种，既有传统常用药，亦有作者习用少见者，智圆行方，体现大医精诚巧思偏胜之举，补常言通论之不备。叙其"精"者，乃入选中药之应用，皆系作者于毕生临证万千病例用药中，获显效者，爬罗剔抉，刮垢磨光，行成于思而治具毕张，精选提炼而道法有据，令人豁然开朗，皆画龙点睛之笔，诚如杜甫"庾信文章老更成，凌云健笔意纵横"所云。言其"博"者，所列诸家用药之心得，或为承古酌今，博采众长，验之临证，融通所悟；或为师门绝技，潜心研习，炉火纯青而甚于蓝者；亦有衷中参西，"发皇古义，融会新知"，汲取现代研究成果，思路新颖，渐成章法而扩大范围，创新用药模式。当前上海在市中医药发展办公室领导和推进下，海派中医学术流派传承工作正在深入开展，编辑《海上名医用药经验集》无疑是一项重要举措。郑桥板有《题画竹》诗曰："四十年来画竹枝，日间挥写夜间思。冗繁削尽留清瘦，画到生时是熟时。"该书不仅从一个方面弘扬海派中医学术流派之精髓，亦有助于继往开来，为培养年轻学者提供一部不可多得的用药范本。

昔韩昌黎有名篇《龙说》，论述龙与云相辅相成，相互为用之哲理。其曰："龙嘘气成云。""云，龙之所能使为灵也。""龙弗得云，无以神其灵矣。"医药乃唇齿相依，中医大家所以声名远播，其中妙手回春，用药如神，必为赞颂之首要，亦为医之道也。"留得根蒂在，岁岁有东风"，企望在继承发扬海派中医特色优势中有更多海上名医用药经验赓续总结，枯井留芳。俾以大道岐黄，薪火相传。为我国中医药事业振兴发展作出贡献，斯以为叙。

2012 年 9 月 30 日

《上海中医药文化史》序

中医药学是中华民族优秀文化的重要组成部分，中医药事业在祖国各地的繁荣昌盛历程中，在以经济发展为其基础的同时，也始终以地域文化为底蕴，从而形成各地中医药灿烂辉煌的特色和优势，造就名闻遐迩的世代医家和学术流派，进一步丰富了中国医药学伟大宝库，为世人所瞩目。上海在南宋咸淳三年（1267 年）始建上海镇，尔后乃有上海之名，至元二十八年（1291 年）升为县制，迄今已有 700 余载。建县后市易日盛，户口日增，民物富庶，至清康熙年间上海已成为商贾云集的中外通商港口。1843 年中英签订不平等的《南京条约》后被迫成为“五口通商”口岸之一，在经济遭受侵略之同时，西方文化包括医学在内大举涌入，成为中国中西文化争斗与交流桥头堡。上海在设县之前亦已文化渊源，历史悠久，相传曾任楚相之春申君（黄歇）改封吴地后大兴水利，上海广受得益，故有“申”之别称及“黄浦江”之命名，在经济建设的同时，春申君也带来了中原文化和楚文化。吴文化于周代泰伯南下建立勾吴国后逐渐兴起，吴、越、楚之间的相争相融，推动了长江文明的形成，逐渐与黄河文明相呼应。在明清时期苏州成为吴文化之重镇，上海受其影响最为广泛。但鸦片战争之后，上海便成为江南经济文化之中心。在经济繁荣、文化深远的背景下，上海近代的中医药事业始终在适应社会需求的同时，坚持继承创新，发皇古义，融会新知，海纳百川，开拓包容，成为名家会聚、流派纷呈并影响全国的业界高地。上海虽早在唐、宋、元、明、清历代均有众多中医名家问世，底蕴深厚，而近代无疑更是一个新的高峰。其中蕴藏着众多兴业传说，名人轶事，名店旧闻，史料文字、古迹实物，以及医疗、教育、科技史绩等，加之新中国成立后上海作为全国中医药事业重要基地所展示的全面振兴，这些都有如明镜流光可鉴，反照着历史的征程，辉映着当下的成就，又预期着恢宏的未来。《上海中医药文化史》正是这样一面镜子，以张文勇先生为主编的编委诸君运用博物馆学独有的专业方式和学术造诣，广征博引、爬罗剔抉、刮垢磨光，在再现历史真实并见证海派中医形成之同时，阐明其文化内涵，索引其人脉联系，彰显其精神力量，探讨其学术奉献，件件实物稀世难得，张张图片弥足珍贵，句句说辞尽皆玑珠，诚属一部上海近代中医药发展史，亦是一部古往今来上海地域中医药文化传承史。“尔曹身与名俱灭，不废江河万古流。”以史为鉴可以知兴替，文化是永恒的精神力量，历史将敦勉我们为中华民族伟大复兴而奋斗。编著者数载辛劳，将付剞劂，功莫大焉。握管濡毫，谨以为序并志敬意。

2013 年春节

《文登特色整骨——朱惠芳老中医整骨经验及传承》序

中医药学凝聚着深邃的哲学智慧和中华民族几千年的健康养生理念及其实践经验，是中国古代科学的瑰宝，也是打开中华文明宝库的钥匙。中医骨伤是在中医药的基础上历经深厚积淀而成，博大精深、蓬勃繁荣，是传统文化宝库中一颗璀璨的明珠。

山东省文登整骨医院成立于1958年，朱惠芳主任医师是文登整骨医院的主要创始人之一，是老中医孙竹庭先生的第一位学术继承人。从医多年来，他博览群书、勤求古训，继承并发展了孙氏整骨经验，成为中医骨伤科领域享有盛誉的骨科专家，先后被评为第二、三届全国名老中医药专家学术继承指导老师、山东省有突出贡献的名老中医药专家，并享受国务院政府特殊津贴。

朱惠芳老中医从医60余载，励精图治，锐意进取，他崇尚"医贵乎精，学贵乎博，业贵乎专，治贵乎巧"，在医院专科建设方面运筹帷幄，与时俱进，进一步细化大骨科各专业，重视人才培养，鼓励科研创新，全面促进了医院医、教、研水平的大发展，历经十余载的不懈努力，山东省文登整骨医院逐渐成长为全国中医骨伤专科医疗中心。

朱惠芳的成名史，映照了文登整骨医院从肇基、发展到鼎盛半个多世纪的历史。朱惠芳学术思想，是文登整骨学术思想的杰出代表，它凝聚了几代整骨人的集体智慧，是在整骨医院这块沃土上树起的一座丰碑。

"名老中医工作室"建设工作，是实施名医战略，培养造就新一代名医的高效措施，是落实"名医、名科、名院"为核心的"三名"战略的具体行动体现。"朱惠芳名老中医工作室"的建设者们，系统挖掘、整理朱惠芳学术思想、临床经验，并融入现代骨伤科理念加以提升，汇集编撰了这部《文登特色整骨——朱惠芳老中医整骨经验及传承》。该书如一面光彩宝镜，耀映着山东省文登整骨医院数十年发展的历史承载，今日之院貌俨然是文登整骨人之精神灵台，学术平台，学者舞台，且跃居海内外业界之前列。这是历史的丰碑亦犹如一座高耸的大厦，其之建造有赖于领衔者之思维及其精神之文化底蕴。朱惠芳先生乃我国当代中医骨伤科之前辈，为同道所敬仰。其之实践始终秉承"继承不泥古，创新不离宗"之原则，以一体两翼而腾飞，即始终坚持以继承中国医药学理论体系及前人丰富的实践经验为主体，以充分汲取优秀的中国传统文化及积极勇敢地引用现代科学技术为两翼，搏击万里扶摇云天，成为我国中医骨伤学科跨越式发展之可歌可颂范例。"垂緌饮清露，流响出疏桐。居高声自远，非是藉秋风"（唐·虞世南《蝉》），朱惠芳先生正是这样一位名医大家。"岱宗夫如何？齐鲁青未了。""会当凌绝顶，一览众山小。"山东从古代文化渊源，到革命老区，以至当今中国改革开放高地，始终是中华民族精神的写照，"半亩方塘一鉴开，天光云影共徘徊。问渠那得清如许，为有源头活水来。"在如此背景下的文登整骨医院在几代人的打造下，熠熠生辉，可喜可贺。蒙编者之约，欣然为序，诚望读者能够从中汲取营养，继承和发扬中医骨伤科学，也期待文登整骨医院能够继续完善发展中医骨伤"名院"，培养更多"名医"，造福骨伤患者。

2013年4月24日

《中医文献杂志 30 年》序

文献是中华民族优秀文化的重要组成部分，千古不朽。文献之义，朱熹曰："文，典籍也，献，贤也。"一般乃专指具有历史价值或学术价值之图书文献资料。显然对推动中医药学之继承创新而言，文献研究十分重要。早在 20 世纪 50 年代毛泽东主席就曾指出："中国医药学是一个伟大的宝库，应当努力挖掘，加以提高。"任何一门学科的发展，都应当在继承中发展，在创新中传承，因之有"继承不泥古，创新不离宗"之论，这就需要认真开展文献研究，正确把握其学术内涵和文化渊源，爬罗剔抉，刮垢磨光，从而发扬光大。然而这不仅是一项艰苦仔细的工作，而且需要具有较深的学术造诣。因为要洞悉文献的学术内容及价值，除了要了解原作者的学术观点，以及其所涉及的社会背景和医学源流，此外，研究者的文献学功底也成为重要的条件。如文字学基础，汉字历史悠久，结构复杂，远在先秦就有字书《史籀篇》问世，后秦始皇统一天下，实行"书同文"政策，推行小篆，出现《仓颉篇》，汉 · 杜林著《仓颉故》解释其字义，创字书有注解之始，汉和帝时许慎编《说文解字》，成为我国和世界上第一部字典，也标志着我国文字学建立，嗣后关于文字的形体研究便绵延数千载而不息。训诂学则侧重研究语义，和文字学、音韵学构成我国传统语言学三大部分，又统称"小学"。所谓训诂，《说文解字》曰："训，说教也。""诂，训故言也。"晋 · 郭璞《尔雅 · 释诂》注曰："此所以释古今之异言，通方俗之殊语。"从广义而言，训诂是全面解释文献语言以沟通古今语言隔阂，而从狭义云"训诂"便是指解释词义。此外，音韵、词汇、语法、修饰、文体等均与文献学研究密切相关，以上赘言，意在对文献研究之敬畏。昔章次公先生有曰："国医多古籍，内经文字骎骎，与晚周诸子上下，国文程度不深者，读内经者至不能句读，遑论书中奥旨。张仲景《伤寒论》虽不及《黄帝内经》之古，而文之简，义之深，视《黄帝内经》远胜。故国学造诣愈高深者，将来医学成就愈远大。盖医学文学互为消长也。"当属精辟之论，亦为我辈之警言。

中医药学文献作为世界罕见之非物质文化遗产，是古人传承于今之稀世珍宝，新中国成立 60 多年来，中医药文献研究工作者做出了艰苦卓绝的努力，成果硕丰，在研究中众多专家博学、睿智，令人敬仰。上海市中医文献馆为全国各省市唯一之机构，在上海市卫生局领导下，素以中医药学文献研究为己任，成绩亦翘楚全国。长期以来，文献馆对接国家振兴中医药事业的需求，在姜春华、董廷瑶、张镜人等老一辈中医学家的引领下，十分重视文献研究的专业化、大众化，在全国率先编辑《引玉》《杏苑》《中医文献杂志》等。如今，《中医文献杂志》问世已有 30 年历史，在专注于解读、析疑、阐论古今中医药文献同时，又重视于汇集、传授、弘扬名老中医学家学术经验。正是力崇古调，兼取新声。如杜甫诗曰："不薄今人爱古人，清词丽句必为邻。窃攀屈宋宜方驾，恐与齐梁作后尘。"30 年间不仅刊出众多名篇宏文，还凝聚一批有志于研究中医药文献的专家学者，在他们的带动下，造就了一支新生队伍，"桐花万里丹山路，雏凤清于老凤声"，一批文献研究的年轻学者已经脱颖而出。可谓《中医文献杂志》三十春秋为人杰，已经打造成全国高地，成为作者、读者学术之家。

昔日李清照有五言绝句："生当作人杰，死亦为鬼雄。至今思项羽，不肯过江东。"李氏在读了项羽的垓下歌"力拔山兮气盖世，时不利兮骓不逝。骓不逝兮可奈何！虞兮虞兮奈若何！"后即歌颂其英雄气概，也为其英雄末路的悲壮人生而感叹。人是要有点精神的，为了事业要努力耕耘，而不能只为了收获。其实一分耕耘也必有一分收获。文献研究正是需要一种复兴中华的伟人气势，同时还要有不畏牺牲的精神。千里之行，始于足下，务实才可开创新局面。“故非独鸟有凤而鱼有鲲也，士亦有之，夫圣人瑰意琦行，超然独处”（《楚辞 · 宋玉对楚王问》）。我深信《中医文献杂志》在走向第二个 30 年之际必将以新的思维和文风开拓出新的超然成就。此志此贺，谨以为序。

2013 年 5 月 1 日

《天台山道家健身功法三十六式图解》序

应有荣先生是一位颇有造诣的中医骨伤科中青年专家，不仅在浙东地区享有盛名，在全国亦为众多同道所熟悉，他致力于脊柱病研究，富有成果。从医 30 载，自幼好武术，为天台山道家南宗“紫阳真人张伯端”所传金丹大道功法的虔诚信奉和潜心修炼者，尽得真传，功理功法融会贯通，技巧熟谙，于强身健体运用自如，与防病治病结合，不仅形成独具一格的中医药特色，疗效显著，尤对某些疑难杂症，虽入膏肓亦每能转机而获奇效。应医师不仅是一位医德高尚、临证经验丰富的医家，亦是一位执着追求、止于至善的学者，有鉴于我国人口老龄化、现代生活方式的弊端，脊源性疾病发病率日益增加的客观需求，而其防治又应是医患结合人人参与的系统工程，遂将自己多年诊治该类疾病的经验及始自童子功夫的练功技艺和心得相结合，偕同他的助手陈德军医师编成专著，名《天台山道家健身功法三十六式图解》，奉献于世，余付梓前夕，有幸拜阅华章，深感此乃应有荣先生又一力作。不仅理论联系实际，将中医之医理与现代解剖学知识相融相渗，更辅以图解，说理透彻，一招一式功法清晰，条分缕析，使读者不入误区而获要领。更有甚者，应医师还是一位知识渊博的道学门人，长期致力于医道结合的探索，以冀弘范岐黄之道，诚乃大医。

鲁迅先生曾曰：“中国根柢全在道教，……以此读史，有多种问题可迎刃而解。”道教起源于道家老庄思想，植根于中国文化土壤，兼收儒、墨、兵、法各家，糅合了众多中华民族民俗文化及纷繁驳杂的哲理、神话、巫术等，成为一个整饬有序的宗教体系，是唯一孕育于中国本土而生长的宗教。医道密切相关，昔唐代大医家王冰曾曰：“冰弱龄慕道，夙好养生，幸遇真经，式为龟镜。”王冰视《黄帝内经》为真经，推举黄帝医道之宗，崇尚自然，清净无为，注重实践，追求长生等许多道家观点，亦是中医学养生治病的基本理念。中医药学的发展不仅要坚持以继承本学科的理论体系和前人的临证经验为主体，还应认真吸收我国灿烂的优秀民族文化，以及积极引用当代先进的科学技术为二翼驱动创新，如此“一体两翼”的大鹏战略必将实现 21 世纪中医药事业新的辉煌。

应有荣先生在其新作中，率领他的弟子们又一次进行了道家文化的深度挖掘整理，是一次成功的医道相渗，医文相合的研究实践，为脊源性疾病的防治增添了新的医理和技术，从而为我国中医骨伤科事业的发展作出一份宝贵贡献。斯以为序。

2013 年 5 月 18 日

《帕金森病导引康复法》序

中医学将帕金森病归于颤证范畴。早在两千多年前《黄帝内经》中对此已有认识。《素问·至真要大论》曰："诸风掉眩，皆属于肝。"《素问·五常政大论》中有"其病摇动""掉眩巅疾""掉振鼓栗"等描述，阐述了该疾以肢体摇动为其主要症状，属风象，与肝、肾有关，为后世对颤证的认识奠定了基础。明代楼英《医学纲目·肝胆部·破伤风颤振》说："颤，摇也；振，动也。风火相乘，动摇之象，比之瘛疭，其势为缓。"还指出："风颤者，以风入于肝脏经络，上气不守正位，故使头招面摇，手足颤掉也。""此证多由风热相合，亦有风寒所中者，亦有风夹湿痰者，治各不同也。"肯定了《黄帝内经》中"肝风内动"的观点，阐明了风寒、热邪、湿痰均可作为病因而生风致颤，并指出本病与瘛疭有别。明代王肯堂在《证治准绳·颤振》中指出："此病壮年鲜有，中年以后乃有之，老年尤多。夫老年阴血不足，少水不能制盛火，极为难治。"如今帕金森病已成为世界三大脑病之一，全球共有600万帕金森病患者，中国有300万，居世界首位。加之近年来，帕金森病患者正趋于年轻化，这就需要更多的专业人士从自身领域出发，共同探讨和研究这一课题。李殿友博士、严蔚冰所长分别从功能神经外科和中医导引学两方面出发，由治疗和康复两方面着手，以中医导引学为核心，针对性对帕金森病患者的药后、术后以及各阶段的典型症状，给出了详细的应对方案。

帕金森病是一种退行性疾病，如果在治疗过程中有科学的康复手段及时地介入，将有助于缓减和消除一系列的症状，使患者能在较长时间内保持自理能力，提高生活质量。另外，由于帕金森病的高度异质性，不同的患者疾病发展速度各异，而且在不同时期表现出的症状也不尽相同。因此帕金森病的康复不但需要丰富的临床实践经验，还需要从整体观的角度，对所患病之人所处的工作、生活、心理等一系列因素都要有相应的了解和分析，才能给出适合的方案，而这正是中医药学以"人"为研究对象的特点所在。

导引按跷是中国古代医学五大体系之一，历来是中医治未病的重要手段。通过调身、调息、调心，以达"正气存内，邪不可干"。患者由于自身正气亏虚，由劳损或感受外邪而致气血不通，痰瘀内结，经脉闭阻影响脏腑而患病。帕金森病导引康复法特别强调通过对人体经筋的调摄，由经筋影响经络、脏腑，从而逐渐恢复和提高人体的自组织能力和自康复能力。因此导引是巩固疗效、缓减甚至消除不良症状以及改善身心健康状态的重要手段。

虽然目前的认识仍有待深入，无论是发病机制、临床演变规律，治疗靶点以及预防的切入点等都需要继续探讨，但值得欣喜的是我国已经有一批高层次中西医专家，从中西医学及生命科学等不同的角度，各擅其长进行了富有成果的研究。李殿友博士、严蔚冰所长是我国著名医家，在功能神经外科和中医导引学方面素有造诣，每多发挥。在本书撰写过程中，编著者更从祖国医学整体观及辨证施治思路出发，结合帕金森病现代病理学的特点，应用运动处方学模式，从整体到单一病症编制了全套科学实用的功法，多年的临床实践已证实其有效性，对某些病症及功能障碍更有显著效果，展示了中西医结合的优势。全书理论与实践结合，条分缕析，图文并茂，成为帕金森病防治体系中独具特色的亮点，当属我国学者一份厚重的奉献，可敬可贺，斯以为序。

2013年5月29日

《黄帝内经学说理论与观点》序

《黄帝内经》含《灵枢》《素问》各九卷，八十一篇，古谓三坟之书，言大道也。其文简，其意博，其理奥，天地之象分，阴阳之侯列，变化之由表，死生之兆彰，刻意研精，探微索隐，妙识玄通，斯为至道之宗。托名黄帝，汇集战国至秦汉诸家之论及临证经验，构建中国医药学理论体系之大成，相传已两千余年，实为承载华夏民族生长壮老已之百科，历代医家奉作经典，鲜有背离而临证问津不循者，幽明斯契，稽言有征，验事不忒，未尝行不由径，出不由户。中国医药学发展至今而不变其宗者，皆因《黄帝内经》博大精深之理论奠基，于当今林林总总之世界医学亦属罕见，诚中华民族优秀文化之瑰宝。

今人所见之《素问》和《灵枢》皆宋代传本。据考《素问》于魏汉之际传本尚多，至晋代皇甫谧称已亡佚，《隋书・经籍志》引《七录》云止存八卷，齐梁间全元起撰注《素问训解》时缺第七卷，唐代王冰据秘本补配“七篇大论”，并重为编注，至宋林亿等奉敕校正《重广补注黄帝内经素问》二十四卷本流传至今。《灵枢》稍早于《素问》，亦在战国与秦汉之间，古称《九卷》《针经》，唐代王冰叙《素问》时方更名为《灵枢》。宋元祐八年史崧校正家藏旧本《灵枢》九卷八十一篇，增修音释，附于卷末勒为二十四卷，即为嗣后流传本。《黄帝内经》自汉魏问世至宋代凡千载之悠，多有亡佚，又失而复得，历经疏注校补，而自林亿、史崧之宋本传世迄今亦复千年，又历经诸家浸寻其义，正其讹舛。如明代张景岳殚心《黄帝内经》，综核百家，剖析疑义，勒成《类经》，将灵素各篇分十二类，共三百九十篇，凡数十万言，历时四十年。该书有“海内奇书”之誉，在众多医经注本中跃然灿烂，为《黄帝内经》理论传承创新作出巨大贡献。昔朱熹《训学斋规》曰：“余尝谓读书有三到，谓心到，眼到，口到。”唯心到，口眼所及方获真知，读书贵在心悟，《类经》可谓千虑一得，后学之楷模也。然《黄帝内经》毕竟内容丰富，书中论述医学理论生命规律及自然现象充分汲取古代哲学、天文学、地理学等诸多学科研究成果。论述不乏晦隐者，为今人学习带来困难。诚如沈丕安教授所言：“《黄帝内经》作为一部我国古代文化思想与医学理论相结合的著作，既有大量古代深奥难懂的哲学思想，又有大量的医学经典理论。”“《黄帝内经》和历代中医究竟阐述了多少学说理论与观点？这些理论和观点古代是否有争论，对临床有什么指导意义……这么许多内容必须从中医理论的源头《黄帝内经》中探索。”为此先生撰著《黄帝内经学说理论与观点》一书，并从三方面着手，“一是《黄帝内经》自身的诠释，并以《周易》《道德经》等儒道等经典理论为依据，提高到文化层次来认识；二是依据王冰的注解和杨上善的《太素》；三是依据张景岳的《类经》，部分内容也参阅历代中医专家著作，以及个人的理解。”仅在中医基本理论方面即梳理 100 多个观点，论述 30 余万字。全书理论联系实际，博古通今，包容各家，广征博引，吸纳道家、儒家、易理、天文、地理、史学以及音韵、训诂等多学科知识训释通解相关经典理论，并结合自身临证经验附意阐发，当可使读者获益得趣，登堂入室，通览全貌，汲取精髓，具悉本原，实属难得佳作，可谓《类经》现代版也。

“桃李不言，下自成蹊”，沈丕安教授从医执教 50 余年，临证经验丰富，是我国著名的中医、中西医结合风湿病、免疫性疾病专家，上海市名中医，造诣闳深，著作等身，于科研和教育硕果累累。昔唐鉴为其弟子曾国藩书对联曰：“不为圣贤，便为禽兽。只问耕耘，不问收获。”先生乃如是学者，从事中医药事业数十载，不逐名利，为人耿直，一心探求未知，在本书撰著中亦彰显这种科学精神。先生每每感慨我国历朝历代医学大师曾留下大量著作需要整理和阐发，人们面对着时代的机遇和挑战，总为中医事业之继承创新而忧虑，先生则以“国家兴亡，匹夫有责”“千里之行，始于足下”而自励，怦然决心“向古人学习，为民族为后世也留下我们这一代中医人的足印”。正是清代翁格《暮春》诗曰：“莫怨春归早，花余几点红。留将根蒂在，岁岁有东风。”这是何等高尚中医人之境界和心声，可敬可颂。先生出生于吴门中医世家，吴文化源远流长，相传始于周代泰伯南下建立勾吴国而兴起，吴越楚相争相融，姑苏亦长期居于长江文明之中心而与黄河文明呼应。幼承庭训，耳濡目染，尽得儒学家风之熏陶，先生不仅于医于文造就一番功夫，更执求于“止于至善”“格物致知”。昔郑板桥有画竹诗曰：“四十年来画竹枝，日间挥写夜间思。冗繁删尽留清瘦，画到生时是熟时。”先生正是如此数十载春秋勤奋耕耘，深思熟虑，终得丰茂收获。有幸于大作将付剞劂而得一睹，条分缕析，字字珠玑，实于中医事业继承创新一大奉献。尝读《楚辞》宋玉对楚王问有“鸟有凤而鱼有鲲。凤凰上击九千里，绝云霓，负苍天，足乱浮云，翱翔乎杳冥之上”“鲲鱼朝发昆仑之墟，暴鬐于碣石，暮宿于孟诸”“夫圣人瑰意琦行，超然独处”诸句，引喻之亦可鉴也。宏论面世可纸贵洛阳。握管濡毫，谨以为序。

2013 年 5 月

《筋酸骨痛怎么办——施杞教你养筋骨》序

慢性筋骨病是临床常见疾病，具有患病率高、复发率高以及危害性大等“二高一大”的特点，如常见的颈腰椎病，其患病率已超过人群的25%，不仅严重地影响了患者的生活和工作质量，部分患者甚至出现不同的残疾。值得注意的是这类以慢性退行病变为特点的疾病，随着我国社会人口老龄化的日益进展，其患病人群总量也在与日俱增。不仅如此，由于慢性筋骨病的发生与感受外邪、劳损体虚密切相关，现代由于空调、电脑的广泛使用，以及驾车、长时间低头伏案、久坐等，加之工作压力带来的心身疲惫，这类疾病的危害人群也日渐年轻化。总之，如何预防和缓减本病的发生发展不仅是一项具有重要意义的科学命题，也有着迫切的社会需求。我们在长期实践中感悟到慢性筋骨病的防治是一个在个体化基础上的系统工程，包括未病先防，既病防变，病重防残，病缓防复，强调四期一体论，灵活变通，不可分割。

根据慢性筋骨病的发病机理，我们提出从痹施治的观点。由于感受风寒湿热等外邪，加之长期劳损或年龄老化，筋骨自然退变增加，均可导致肢体损于外，气血伤于内，脏腑随之不和，经脉闭阻而不通，气血津精脏腑亏虚，筋骨平衡失调。我们在努力继承祖国医药学中，积极弘扬石氏伤科学术思想，在整体观指导下形成“气血为纲，内外兼顾，筋骨并重，脏腑调摄，动静结合，心身同治，方技并举”防治养相结合的整体调衡方案，以冀达到气血调和，筋骨平衡。在内服外用方药的同时施行“平衡手法”“平衡导引”，获得较好防治养生效果。我的学生程少丹博士，天资聪敏、勤奋学习，中医骨伤功底深厚，又善博采众长，他在认真总结我们学术团队多年积累的系列研究成果同时，又吸纳同行临证经验，并撰编成册，条分缕析，理论联系实际，是一本嘉惠读者的优秀科普著作。昔杨巨源（唐）有《城东早春》诗曰：“诗家清景在新春，绿柳才黄半未匀。若待上林花似锦，出门俱是看花人。”后生可畏可爱，继往开来，实现中医药事业振兴之梦的队伍必将浩浩荡荡，我在感谢程少丹博士将我点滴经验介绍给广大读者，造福民众的同时，也恳请大家提出宝贵意见，使之臻至完善，斯以为序。

2013年10月12日

《石筱山伤科学》序

先师石筱山先生是我国现代著名的中医学家、伤科临床家、高等中医教育家。先生在生前近半个世纪的岁月里，承先启后，开拓进取，建树了完整的学术思想体系，积累了丰富的临证经验，将石氏伤科流派推向历史高峰，成为海派中医一枝灿烂的奇葩，为世人瞩目、敬仰。

先师出生于岐黄世家，乃石氏伤科第三代传人。石氏祖籍江苏无锡，系春秋吴国故地，唐宋以降国人素以天堂相誉。吴文化张扬向上从善、刚勇谋略、开放包容。在此背景下吴门医学自唐以后日益兴盛，名医辈出，独具特色。石氏前辈汲取吴文化精髓，以吴门医学为底蕴，将武功修炼与理伤医术相参合，形成特色鲜明的石氏伤科流派。19世纪末石家移居上海，时值西学东渐，十里洋场，中西文化撞击，国粹气势日趋衰落。20世纪30年代始，石筱山先生在其胞弟石幼山先生协助下，传承家学，弘扬国粹，因疗效卓著而声名远播，享誉江浙沪，为中医药事业坚守一方天地，新中国成立后国家大力扶持中医药事业，先师以振兴中医为己任，20世纪50年代政府评定他为一等一级中医师，是上海当时获此级别的仅有三名中医之一。秉承大医精诚，救死扶伤精神，在热心服务于广大患者的同时，严谨治学，全面系统地发掘整理了石氏伤科流派包括自己的学术思想和临床经验，并将全部秘方和研制各类外用膏药的经验无偿捐献给国家。先生循循善诱，有教无类，不拘泥于单传石姓。凡勤学者均倾心培育，我等亦有幸成为石氏门人。先生大家风范、无私奉献，广为业界赞誉，高山仰止。1956年上海中医学院成立，先生受聘创建中医伤科教研室并担任主任，后又主编全国首部统编教材《伤科学讲义》(第一、二版)，其中列“内伤”为伤科五大疾病之一，开创历史之先河，成为新中国成立后我国高等中医教育实践先行者。1960年上海中医学院附属龙华医院建成，先师又受聘创建伤科并担任首任主任，将石氏伤科流派的特长和经验，包括各类内外用药及器具悉数植入科室业务常规。虽是建院初期，但石筱山伤科名声不胫而走，许多患者慕名前来求诊。龙华医院在当时及后来的50多年间，始终是石氏伤科流派重要基地。历任科主任带领全科同道积极传承石氏伤科流派，保存基因，发扬光大。1983年秋我因工作需要，从科主任的职位上先后调任上海市卫生局副局长、上海中医药大学校长，直至1998年离任。虽然年逾花甲，总是情系故地，又回到培育我成长的上海中医药大学附属龙华医院伤科。当时正值改革开放后20年，“阳春召我以烟景，大块假我以文章”，千枝竞秀，百舸争流，全国处处生机盎然。面对业内强手如林的竞争局面，上海中医药大学附属龙华医院伤科如何在既往40年积淀的基础上，走出一条创新之路，将先师开创的事业持续发展下去？我带领石氏伤科流派的第五代传人们反思、借鉴、谋略，执守“继承、创新、现代化、国际化”的发展路线。“半亩方塘一鉴开，天光云影共徘徊。问渠那得清如许，为有源头活水来。”在“一体两翼”理念的指引下，我们坚持以继承弘扬石氏伤科学术流派为源头，实现医疗教学科研一体化，走流派传承与学科建设联动发展创新之路。先后成立了脊柱病研究所，石筱山伤科学术研究中心，形成包括骨伤科、康复医学科、基础研究部、全国名中医工作室在内的大学科，石氏伤科学术思想和临证经验以及“十三科一理贯之”的理念不仅广泛引领临床医疗业务，提高了疗效水平，而且我们有计划地运用现代生命科学的新理论、新技术对先师博大精深的学术思想通过临床和基础系列研究，不断探索其科学内涵和奥秘，诠解了其愈病之理。研究中有所发现、发明，也为现代生命科学作出了中医人的贡献。

有着140年历史的石氏伤科流派过去、今天乃至未来，都是上海中医药大学附属龙华医院骨伤学科业务根基之本，驱动发展之魂。15年来，我们取得了医疗教学科研的整体跨越，攀上新的高度，成为国家中医临床研究基地、部市共建教育部重点实验室，国家重点学科，国家中医药管理局重点研究室、实验室。先后承担了包括973计划项目在内的140多项国家级、部市级项目和包括国家科技进步奖二等奖在内的国家部市级奖30多项。最可喜的是从我们学科基地走出了150多位优秀硕博士毕业生，其中60多位已成为我国中医骨伤学界的新生代骨干，他们把石氏伤科流派推向全国。王拥军、莫文、胡志俊教授为代表的第五代石氏伤科传人守望家园，坚持了顽强拼搏的精神，在先师创建的基地上将石氏伤科流派不断推进走向未来而卓有成就。王拥军教授已是长江学者、国家杰出青年科学基金获得者、国家973计划项目首席科学家、全国先进工作者、国家级领军人才，上海中医药界迄今唯一的“科技精英”，成为石氏伤科门人的优秀一代。

特别值得庆喜的是作为当代石氏伤科流派的掌门人、第四代传人、筱山先生长子石仰山教授2014年荣获全国“第二届国医大师”称号，这既是他的崇高荣誉，也是石氏伤科流派的光荣和楷模。石仰山教授从医60余年，学识渊博，医道精湛，书文兼通，为人谦和，德高望重。20世纪70年代后他身体力行，刻苦勤奋传承弘扬石氏伤科流派特色优势，培育了邱德华、李绍纲主任等一批优秀人才，以黄浦区中心医院骨伤科为阵地打造成为上海著名的石氏伤科流派临床基地。多年来笔耕不辍，潜心研究先师石筱山先生的学术思想，总结其临证经验。2008年石氏伤科流派成为第二批国家级非物质文化遗产，石仰山教授亦成为代表性传承人，为石氏伤科开拓发展作出了难能可贵的贡献。

诸方受教授作为先师亲传弟子，第四代传人以江苏省中医院为基地，60多年传承弘扬石氏伤科流派特色，建成全省医教研结合的学科高端平台，先后培育了黄桂成、马勇、王培成教授等一大批优秀门人，遍布全省，使石氏伤科流派之根深植大江南北。

“天质自森森，孤高几百寻，凌霄不屈已，得地本虚心”（王安石《孤桐》）。石筱山先生正是以华夏文化为渊源，以博大精深的中国医药学为底蕴，以民众和国家的需求为己任，在其数十年从医生涯中持之以恒地推动石氏伤科流派不断实现里程碑式发展。其弟子石氏伤科流派第四代、第五代传人追随其后，将石氏伤科从民间方术打造成国家科技平台，从单纯流派延续演变为国家重点学科，从弘扬传统走向中医药现代化。可谓三代人近百年奋斗实现了世人瞩目的历史性跨越，堪称典范。昔杜甫有诗曰：“王杨卢骆当时体，轻薄为文哂未休。尔曹身与名俱灭，不废江河万古流。”先师以自己的实践佐证了祖国医药学是一个伟大宝库，而石氏伤科流派人才辈出，也必将如滔滔江河万古长流。今年秋我们将迎来先师110周年华诞，而方受先生、仰山先生和我也都进入耄耋之年，“无边落木萧萧下，不尽长江滚滚来”，先师开创的事业必将在“取势、明道、优术”中继往开来。为此我提议编写《石筱山伤科学》，作为石辈传承执手之“要览”。我的提议得到两位学长的肯定和热情支持，倾力参与。作为“石筱山伤科学术研究中心”重要任务，自2012年起策划，进行收集、整理、撰文，旨在全面系统地将先师学术思想、临证经验及方技菁华汇聚集成，并加以注释、诠解、阐述，以冀供门人弟子及业界同道学习，研究石氏伤科流派之参考。为了全面反映石筱山先生的原创思想与经验，本书专设附篇，收集先师曾发表的论文及他主编的第一版《伤科学讲义》以飨读者，由于“文革”原因，先师其他著作均已佚失，殊为遗憾。

本书由我和石仰山教授担任主编，诸方受教授任主审，王拥军、邱德华、黄桂成担任副主编，部分弟子担任编委。高翔主任医师、李晓锋博士、笪巍伟博士等门人全程协助了编写工作。本书的出版得到人民卫生出版社的大大支持，更给予了诸多指导和热情帮助，谨致以诚挚的感谢。

在完成本书编写工作之际，深感我们的每一点成就都源自党的中医政策的光辉照耀和各级领导长期的关怀，上海市科委、市教委、市卫计委、市中医药发展办公室、上海中医药大学及其附属龙华医院、黄浦区中心医院、江苏省中医医院等都给予了热情的支持。2012年“石筱山伤科学术研究中心”成立，全国政协原副主席、中国工程院院长、上海市市长徐匡迪院士亲笔为中心题写匾名，卫生部副部长、国家中医药管理局局长王国强，上海市人大常委会主任刘云耕，上海市政协主席冯国勤均发来热情洋溢的贺信，使我们深受鼓舞，谨致以崇高的敬意。

随着中华民族伟大复兴的步伐加快，我们也日益觉悟到凡是传统的必将是现代的，凡是民族的必将是世界的。我们正面临着人口老龄化对医学的巨大挑战，以及当代全球回归自然的浪潮兴起，中国医药学是一个伟大的宝库，造福人类社会，有着更大的空间和需求。我们将承载着历史的责任和时代的使命，在实现中国梦的征程中，进一步振兴中医药事业。大道岐黄、薪火相传。“留待根蒂在，岁岁有东风。”先师所开创的石氏伤科流派在新世纪必将进一步发扬光大，再攀高峰。

谨以此书献给先师石筱山先生 110 周年华诞。

2014 年 7 月 1 日

《龚正丰学术思想及骨伤经验集》序

自《周礼》有医事分科记载以来，中医骨伤科作为有独特技术的医学门类存世已有3 000余年，历代医家以中医药理论体系为指导，结合地域经济、文化、民俗，形成各具特色的治伤理念和技能，从而使中医骨伤科流派纷呈、百花齐放，成为祖国医学伟大宝库的重要组成部分，彰显临床防治优势，普为民众赞誉。

近日有幸拜读《龚正丰学术思想及骨伤经验集》，该书系龚正丰教授众弟子总结先生从医50余年临证经验及学术思想，内容十分丰富，书稿付梓前示余，阅后受益良多，颇有“接天莲叶无穷碧，映日荷花别样红”之感。书中全面介绍了龚正丰教授诊治骨伤疾病，包括骨折、脱位、伤筋、内伤、骨病以及相关疑难杂症等经验，从理论到手法、方药、导引，自成一家体系和规范，彰显了先生享誉江南的名医特色和学术风采。书中还介绍了龚先生的从医心路和治学历程，令人肃然起敬。先生祖籍武陵，清康熙初年由安徽迁居苏州入籍吴县，乃名门望族。家学渊源，幼承庭训，天资聪慧，初则酷爱理工，尔后转攻岐黄，就读中医科班，继又四方游学，谦恭好学，拜侍诸多名家，涉猎西医骨科。苏州乃江南重镇，历来为吴文化之中心，公元前514年阖闾筑城于苏州，为勾吴国之都。吴文化之特质有学者概括为：“德治民本，开放纳善，刚勇尚武，灵活机智，善于谋略。”生长于此，尽得吴文化底蕴之养育，造就先生治学严谨，执着追求，博采众长，奋进谋略的高尚品格。先生张扬的“十三科一理贯之”的临证观和“一体两翼”的发展观均基于他半个多世纪的追求和感悟。无古义之发皇何能十三科相贯，非新知之相汇又何能体翼腾飞，皆非一朝一夕之功也。《左传》曰：“太上有立德，其次有立功，其次有立言，虽久不废，此之谓不朽。”龚正丰教授作为江苏省名中医，我国中医骨伤科一代大家，他始终秉持这样的追求矢志不渝。先生桃李芬芳，薪火相传，他艰苦奋斗打造的苏州市中医医院骨伤科已是国内同业高地，享誉海内外，现正在以姜宏博士为首的众弟子团队的努力下从高原向高峰进军。《尚书·盘庚》曰：“各恭尔事，齐乃位，度乃口。”榜样的力量是无穷的。“垂緌饮清露，流响出疏桐。居高声自远，非是藉秋风。”勤奋努力，不图虚名，以龚正丰教授为楷模，我们必将为我国中医骨伤学科建设增添新的光彩。斯以为叙。

2014年8月

《杏林散墨》序

时维三秋，天高气朗，风和景明，正是一个丰收的季节。我校资深教授王庆其先生又一新作《杏林散墨》近已完稿即将付梓，余有幸拜读，顿生敬意。该书收集先生从医50余年之理论建树和临证经验，并以医论文丛及医案实录载入，于中医学说颇多钩玄，独创已见；于辨证用药每每圆机活法，功夫过人，实是一部杏林躬耕朝夕心悟之作，光灿可鉴。作为国家中医药管理局全国名老中医药家王庆其传承工作室数年研究成果，不仅独具匠心，亦成为业界同行之楷模范本，功莫大焉。

王庆其教授家学渊源，早年先后师从我国当代著名国医与国学大师方药中先生和裘沛然先生，尽得薪传，乃门人高足，于医于文底蕴深厚，为上海市名中医，上海市中医药研究院专家委员会委员，教育部重点学科（培育）中医医史文献学科学术带头人，博士生导师，是一位名闻遐迩的中医学家和中医临床家。先生多年执教《黄帝内经》，殊深造诣，奉献良多。《黄帝内经》古谓三坟之书，文简意博，其理深奥，天地象分，阴阳候列，死生兆彰，斯为至道之宗，为历代医家奉作经典，奠定了中国医药学理论体系之基础。如此皇皇巨著，不仅汇集生长壮老已之生命百科大全，且集我国古代哲学、天文、地理、农耕知识于一炉，两千年来众家探究者未有休止。先生对《黄帝内经》之研究无论典籍版本点校、艰涩词语释疑、内涵真谛阐微，乃至养生大义、临证应用等可谓无不通达、论著等身，为人仰止，实非一朝一夕之功。明窗万卷，午夜一灯，俯仰古今，直通心源，大医精诚也。学以成人。中国哲学有“本体”和“工夫”的讨论，按照儒家的观点，“人皆可以为尧舜”。通过知行，实现本体和工夫的联系，“为己之学”“学不可以已”。我们从庆其教授执着追求的治学精神中看到前贤关于学“始乎为士，终乎为圣人”训导的践行，诚如《论语》中“质胜文则野，文胜质则史，文质彬彬，然后君子”。五千年厚重历史文化是我们民族的根和魂，弘扬中华民族文化渊源、独特创造和思想精髓，是我们当代人的使命，也是民族自信和价值观的体现，无疑继承祖国医药学遗产当属题中要义，每一个炎黄子孙都不会忘却自己的历史责任。大道岐黄，薪火相传。如何把这份宝贵遗产代代相传，最佳的路径是在实行现代学位教育制度的同时，有效地运用师徒传授的模式（导）师教（弟）子承，耳提面受，真正做到“读经典，做临床”，让更多青年学子练就一身功夫，把握中医学的精髓和真谛。我以为《杏林散墨》不仅是一本优秀教材，而且其编著成书更是无数次生动教学过程的艰辛积累。该书以散墨取名亦多新意，彰显特色。散者，广也，自由论说，陈述已见。我国自六朝以来，凡不押韵，不重排偶之散体文，包括经传史书，概称曰“散文”，以别于韵文及骈体文等。墨者，学问，文字之代称，亦寓绳墨，矩墨之意，规矩也。书中所述皆先生之悟道与体验，宏采约收，研机循理，考究坟索，典常揆方，多有悬河之口，惊座之句，扶神圣之玄，开斯人之瞶，可谓散不离宗，墨无泥古。传先师之道，沐绛帷春风。师道尊严，先生一表儒雅风度。“垂緌饮清露，流响出疏桐。居高声自远，非是藉秋风”（唐·虞世南《蝉》），先生之写照也。谨以为叙。

2014年秋

《黄吉赓医学文集》序

黄吉赓先生是一位声名卓著的中医临床家、温文尔雅、学渊深远的学者，我校资深教授。长期以来，他以擅长诊治慢性肾病和急慢性肺系病疗效显著而享誉沪上乃至海内外。先生孜孜以求数十年钻研经典，深究《黄帝内经》阴阳五行学说处处衍化于临床辨证施治中，并将标本理论密切结合于理法方药灵活应用，成为读经典做临床的典范。尤为可贵者，先生始终以大医精诚的精神，启迪后学，重视中医学之传承，在实践中"传道、授业、解惑"，薪火相传，一代新人以先生严谨治学为楷模茁壮成长。他的学生曾经这样描述："与黄师讨论每一个案例的理法方药，就感受到一种享受。才思机敏、表达精准、流畅得一气呵成。"在这真实的记叙中充分折射出后辈们对吉赓教授的崇敬和他们心中感受先生学术和人格魅力所激荡的暖流，这也必将转化为事业的新生代对我国五千年民族文化和祖国医学伟大宝库的自觉、自信和自强。"古人学问无遗力，少年工夫老始成。纸上得来终觉浅，绝知此事要躬行。"先生出生于中医世家，幼承庭训，耳濡目染，遂于年少便有鸿鹄之志以医为业，治病救人，扶贫济世。先后就读于新中国成立前的上海中医学院，后来于50年代初又赴北京大学医学部深造西医，成为当时闳中达西，既发皇古义又融会新知的新秀人才。焚膏油以继晷，恒兀兀以穷年。寻坠绪之茫茫，独旁搜而远绍。业精于勤，行成于思。先生的学识和底蕴也正是如此造诣。

"继承、创新、现代化、国际化"是21世纪我国中医药事业振兴发展的必由之路。倘若能坚持以继承中医学理论体系和历代医家所积累的宝贵经验为主体，以积极引用现代科学技术和深度吸吮我国传统文化为两翼，当可推动中医药事业犹大鹏腾飞。我以为先生正是秉持这种观念，率领他的团队数十年如一日努力做到继承不泥古，创新不离宗。他认为"我们的责任是继承经典理论并尽可以附着新意和创意，但不应颠覆它的合理内核"。从而让古老的中医学不断实现新的历史跨越。先生坚持以临床为基础，以科研为引领，以多种中西医结合方式，和上海乃至全国一流的医药研究院所合作，运用现代医学手段来确切验证中医中药疗效，并用现代医学的手段来揭示中医学术理论的本质及其治愈疾病的内在规律并获取生命学证据。爬罗剔抉，刮垢磨光，使中医药的疗效机理从黑箱中走出，让世人看到其夺目的光彩用另一种方法诠解它的科学内核。先生不仅获得了可喜的成果，而且体现了"三度引领"和"四抓不放"的科研思路和方法。做到研究选题切入有广度，定格在大病种、大人群和大服务上；方案设计有研究深度，揭示规律，做到有所发现、发明；追求目标有高度，致力走向科技前沿，攀登学科高峰。先生的许多研究成果也为现代生命科学的发展作出了中医人的贡献。先生的治学是严谨的，他在科研中坚持"守望源头"，以中医药原创思维为引领；"聚焦目标"，以两大病种的关键问题为研究重点"形成系列"，建立起多层次、多系统的研究长链，形成研究综合优势；"阶段成果"，年年有进展，成果有预期。我以为先生正是坚持这"三度引领""四抓不放""取势、明道、优术"，在临床和科研结合的最高境界中，锲而不舍，且成绩非凡。这不仅在老一辈中医专家中堪称先锋，也为后人叹为观止。"千岩万壑不辞劳，远看方知出处高。溪涧岂能留得住，终归大海作波涛。"科学研究让中医药在丰实的临床基础上，从更高的层面上建立起"普通话""世界语"的学术交流平台，让西医和我们对话，让世界和我们接轨。《礼记·大学》曰："欲诚其意者，先致其知，致知在格物。"

在探求真知、真理,把握真谛中,先生为振兴中医作出了可贵贡献。

最近以黄吉赓先生的高足余小萍教授为首的门人将先生数十年研究成果、宏文大著、真知灼见汇集为《黄吉赓医学文集》,洋洋数十万言,有幸于付梓前拜读书稿。全书分为医理求真、临证荟萃、验方总结、学术传承、医道自述等五大部分,内容丰富、知识翔实,条分缕析。强人门人无弱兵,余小萍教授等尽得薪传,亦已翘首沪上学界,青出于蓝也。书稿拜读后敬仰之余不胜感慨。亦得益匪浅,斯有上述感悟,然总在才疏学浅,难以尽言,尚恕陈述仅一二。

习近平总书记指出:"优秀传统文化是一个国家、一个民族传承和发展的根本,如果丢掉了,就割断了精神命脉。我们要善于把弘扬优秀传统文化和发展现实文化有机统一起来,紧密结合起来,在继承中发展,在发展中继承。"中医药学是"打开中华文明宝库的钥匙",让中华文明更好地与世界文明相融合。黄吉赓教授正是践行着这样的理念,率先垂范为我们展示了他的行医之道——一位中医前辈的光辉人生之路。

2014 年秋

《薪火相传——桂派中医大师韦贵康教授和他的弟子们》序

"薪火相传"是中医药学得以绵延数千载而不衰的秘籍，亦是师承教育的特色和路径之一。《庄子·养生主》曰："穷于为薪，而火传也，不知其尽也。"薪即柴禾，虽柴烧燃尽，尚有火种留传，后每喻生命有限，精神不灭，传而不尽。有鉴于中医药学的博大精深及其特有的认知方法，在培育人才的教育活动中，即使为师者知识渊博，学富五车，书通二酉，依然要耳提面命，传道、授业、解惑，方能启迪负笈者感悟经典原著之真谛，前贤临证经验之要诀，以冀"日就月将，学有辑熙于光明"（《诗经·周颂》），"大才槃槃"，造就一代智圆行方之英才。中医药学正是如此实现"尔曹身与名俱灭，不废江河万古流"。韦贵康教授乃桂派中医大师，我国著名中医骨伤专家，学科带头人。先生从事中医骨伤科临床、教学、科研已50春秋。早年毕业于我国第一所中医骨伤高等学府洛阳正骨学院，后又转辗进修于天津骨科医院、上海新华医院等国内著名西医骨科、中西医结合骨科基地，又问学于脊柱旋转手法创始人冯天友教授，凭借天资睿敏、勤奋竞业，终成学验俱丰、硕果累累、名闻遐迩之大家。近日有幸拜读闻纪实先生业绩之文集《薪火相传——桂派中医大师韦贵康教授和他的弟子》书稿，乃文如其人也。"薪火相传"冠名正确然符实。

韦贵康教授博采众长，茹古涵今，学渊术高。其在脊柱相关疾病及手法研究方面颇具开拓创新、独树一帜，尤为业界所推崇。20世纪七八十年代国内骨伤科界同道在诊治颈、胸、腰椎疾病，尤其在施用手法时不仅有效地缓解了这类疾病，而且使某些内外妇五官科病证同时得到缓解，如头晕、头痛、恶心、嗳气、呕吐、震颤、胸闷、心悸、胃痛、痛经、便秘、便泄等。其中如颈源性高血压、视力下降、呃逆等往往立竿见影，顿时明显改善，甚至恢复正常，这类病证有百余种之多。虽然当时不乏见诸报刊新闻报道和论文论著，然而鲜有坚持研究者。韦贵康教授出于对学术的好奇，对中医学的自信，更出于一名医生对解除患者病痛的责任心，坚持30余年不懈努力，采取大样本观察、探索其与脊柱相关性，以及有效的中医药治疗措施，功夫不负有心人，先生不仅获得大量数据，而且形成了一套出神入化的有效防治方案。源于临床，总结经验，探索机理，再反哺临床，从而进一步提高了诊治水平，这种双向"转化医学"模式，使中医药治疗脊柱相关疾病疗效卓著的"黑箱"日渐转变为"白箱"。韦贵康教授因而也被同行推崇为这一领域的开拓创新者。1918年，爱因斯坦在柏林物理学会的一次会议上曾有过关于科学研究动力的著名论述。他指出从事研究的有两类人：一类是为了满足对知识的渴求和喜爱，做科学研究可以施展并实现他们的雄心壮志；第二类人是利用大脑来实现功利的目标。在此之前，美国物理学家亨利·罗兰也早在1883年说过，从事纯科学研究的人必须以更多的道德勇气来面对公众的舆论。但是只有少数人将对自然的研究珍视为最崇高的追求。韦贵康教授正是以一种"最崇高的追求"自勉，不断在实现"雄心壮志"的过程中收获自己的研究成果。手法治病是中医学的优势，更是骨伤科的特色。对手法的赞誉自古有之，如"妙手回春""手到病除""国医神手"之语耳熟能详。韦贵康教授对手法应用素有研究，施于临床往往得心应手，涉及骨折、脱位、筋伤等骨伤各类疾病的诊断和治疗。如对脊柱损伤的诊治，最初总结为8法，后增加至18法，最后扩充至34法。

先生的宝贵经验往往不胫而走，更多的是通过学生及国内外学术交流而广为传播，他因势利导及时成立了“国际手法医学学会”，从而搭建了手法医学国际学术交流平台，为中国手法医学大踏步走向世界作出了卓越贡献。作为一位学者，他勤于笔耕，著作等身。“四十年来画竹枝，日间挥写夜间思。冗繁削尽留清瘦，画到生时是熟时”（清·郑燮《题画竹》）。不断总结，述而有作，从而记载了数十年的行医经历和独具匠心的宝贵经验。

中医药事业的振兴必须坚持继承创新，要在传统医学的发展上让世界和我们接轨，这是需要当下的努力和一代代后继者的锲而不舍。清·翁格有《暮春》诗曰：“莫怨春归早，花余几点红。留得根蒂在，岁岁有东风。”韦贵康教授以历史责任和时代使命为己任，培育了百余名硕博士研究生和高徒，其中周红海博士、陈锋博士等均已成为我国中医骨伤专业一代新秀、知名专家，将他创建的事业和学科团队继往开来、代代相传。

“自小刺头深草里，而今渐觉出蓬蒿。时人不识凌云木、直待凌云始道高”（唐·杜荀鹤《小松》）。江山代有人才出，各领风骚数百年，先生为我国中医教育事业做出了可颂的业绩。

光阴如箭，我与先生相识相知已 30 年。1985 年我赴南宁参加光明中医骨伤学院成立盛典，会间与韦贵康教授邂逅。初次赴这南方重镇，八桂大地峰峦起伏，雄奇秀拔、林木翠森，更有邕江清流，我与先生相叙甚欢，颇有相见恨晚之意。嗣后鱼雁往来，或同赴会议，或协力撰著，共同指导博士研究生，可谓知音挚友。一瞬 30 载相去，先生温文尔雅、谦恭待人、严谨治学等高尚风范，始终成为我挥之不去等印象。本书的出版，示人以明镜可鉴，再一次印证了先生之博才广识、功卓不凡。斯以为叙。

2015 年 3 月

《妇科疑难病治验录》序

欣悉李祥云《妇科疑难病治验录》即将出版，有幸于付梓前夕拜读书稿，获益良多，该书分"医理学术篇""医案精选篇""论文选萃篇"，皆为李祥云教授从医从教50余年医理学渊探究之感悟，临证疗效之实录，科研创新之结晶，可谓字字珠玑，光照守鉴。昔前贤有曰：病一也，而妇人为难，医一也，而识病为难，医道肇于上古，经论著于往圣，良医之理达于天下后世。周末秦越人至邯郸为妇人医，嗣有妇室专科始创。回视成周，素有不惟其官惟其学，不惟其学惟其科之谓。医有十三科，各有专习。医之候病止于四诊，切脉为下。其中望闻问三诊可施诸于男性，即使婴幼儿虽有哑科之说亦可穷于父母陪护，惟妇科诸多病症与隐习医患皆有难言启齿之虑。妇科识病之难苛于诸科，自古皆有"宁医十丈夫，不医一婴儿，宁医十婴儿，不医一女妇"云云。今之社会固然男女等第，然众多隐讳问津，仍每难于直言。

大医精诚，当有克难而进之气质，李白在他仕途遭遇挫折时曾写下《行路难》这一著名诗篇，诗中虽然感叹"行路难，行路难，多歧路，今安在"，但在他面对"欲渡黄河冰塞川，将登太行雪满山"的困境时，竟然吟出"闲来垂钓碧溪上，忽复沉舟梦日边"的诗句，他想到90高龄吕尚在磻溪钓鱼得遇文王，伊尹在接受汤聘之前，曾有沉舟绕日月而行的梦境，于是对未来充满斗志和希望，从胸膺呼出"长风破浪会有时，直挂云帆济沧海"，名扬千古，成为中华民族不屈不挠的精神之魂，我以为治学也当如此。李祥云教授在洋洋大观数十万言的《妇科疑难病治验录》中正是弘扬了这种奋发进取的精神。在数十年临证实践中，先生经验宏富，独树一帜，使千万患者难治之疾无恙康复，膏肓之病转危为安。本书的最大特点是理论联系实际，生生不息。近数十年国人在探索名中医成才之路时，均以"读经典，做临床"为共识。大凡诊病必有规，下药应依矩，不依规矩不能成方圆，为医亦不逾此准则。规矩何缘而来，乃出于勤读经典，精做临床。犹唐孙思邈所谕："学者必须博极医源，精勤不倦。不得道听途说，而言医道已了，深自误哉。"先生不仅在医理及论文篇彰显其学蕴功底。广集博采，钩玄探微，论非无稽，法咸有据，征宗轩岐《灵》、《素》、仲景典籍，以及刘李张朱诸氏之书，而在诸医案中亦突出遵循经典圆机治法，律集古今之秘，无胶柱刻舟之弊，足以究前贤之旨，赞化育之机。每一案例均翔实记录四诊之得，以现代检验参照，而后理法方药，面面俱到，案末深以剖析，凡病机、用药及对医患之忠告，亹亹条析，乃终天地之动，祚承之胤也。

不孕不育的防治系中医妇科一大特色和优势，历朝历代均有大量名著存世。如明代万密斋著《广嗣纪要》提出种子之道有五。一曰修德，以积其庆；二曰寡欲，以全其真；三曰择配，以昌其后；四曰调元，以却其疾；五曰协调，以会其神。可见前贤对此有广泛研究，倡导整体调摄，脉证并举，心身结合，不治已病治未病，诚非一日之功。繁衍昌盛是华夏文明要义之一。"螽斯衍庆"素为人际颂词。早在《诗经·周南》中即有"螽斯"篇，宜尔子孙，振振兮，绳绳兮，蛰蛰兮，祝福人们多子多孙。明代名医徐春甫著《古今医统》专设《螽斯广育》一册存世。直至今日，不孕不育病虽是一人之疾，而往往成为一家之痛，乃至影响社会安定，李祥文教授于经带胎产颇有造诣，对不孕不育之治疗更见擅长，提出"治疗十法"，鼎立沪上一家，被誉为"送子公公""送子观音"。先生虽大医名世，依然谦恭待人，尤对弟子学生不秘而守，和盘托出，悉数相传于教学中尤重师生互动，教学相长，总以青出于蓝而甚于蓝为己任，本书中医传及选粹论文大多由老师指导,学生撰写成文,师生共同思考探讨,耳提面命,实现大道岐黄,薪火相传。这既需要老师具有急公好义,倾心育才的师德,同时还需要有“传道、授业、解惑”的学识和能力。

先生 1964 年由上海中医学院毕业并留校分配在龙华医院妇科工作,师承沪上妇科名家陈大年先生,我早先生一年毕业,也分配至龙华医院伤科工作,师承伤科大家石筱山先生,无论在大学同窗抑或作为就业后的同事,深知先生好学上进,勤奋,惟以业不能精,行不能成为自戒,郑燮在总结画竹经验时曾有诗曰:“四十年来画竹枝,日间挥写夜间思。冗繁削尽留清瘦,画到生时是熟时。”先生正秉持如斯学风,爬罗剔抉,刮垢磨光,不仅积累了丰富的临证经验,同时也沉淀了深厚的中医学理论功底。先生学识渊博,衷中参西,在坚持继承的同时,致力于创新,他借助于现代科学技术的进步,开展了一系列临床基础研究,阐明中医治病机理,为学科发展作出了可贵贡献。将半个世纪医教研成果,汇聚人才培育,使一批新秀脱颖而出,功莫大焉。1917 年至 1921 年间,我国著名作家、教育家叶圣陶先生在苏南甪直镇一所小学执教时,为创造一个美好的教学环境,与学生一起除草翻地,将一块荒芜之地开辟成实验农场,并命名为“生生农场”,寓意先生、学生“生生不息”。李祥云教授的中医育人模式无疑是创建了“生生农场”的现代版,成为同道学习的楷模。“好雨知时节,当春乃发生;随风潜入夜,润物细无声。”作为医学家,教育家,先生正以历史责任,时代使命为己任,春风化雨,润物细无声,惠及万家,造就一代学子。可歌可颂,是为序。

2015 年 3 月 21 日

《膏方别裁》序

中国医药学是一个伟大宝库，随着我国社会的日新月异发展，中医中药不仅被广大人民群众普遍应用为防病治病的手段，而且更为宽广地彰显其文化魅力，影响着人们的精神生活。2014 年刘延东副总理接见我国第二批国医大师时曾明确指出：中医药学具有卫生资源、文化资源、科技资源、经济资源、生态资源等五大优势。言之确凿，高度概括，入木三分。北宋医家林亿曰："昔神农遍尝百药，以辨五苦六辛之味，逮伊尹而汤液之剂备，黄帝欲创九针以治三阴三阳之疾，得岐伯而砭艾之法精，虽大圣人有意于拯民之瘼，必待贤明博通之臣。"可见中医药历史悠久，为济世救民疾苦之至宝，不可须臾有失。随着中华人民共和国的成长壮大六十六年过去了，我国中医药事业正沐浴着改革开放，全党全国人民全面建设小康社会的春风而朝气蓬勃地发展着，宛如南宋朱熹《春日》诗所言："胜日寻芳泗水滨，无边光景一时新。等闲识得东风面，万紫千红总是春。"中医药学是中华民族优秀文化遗产的重要组成部分，不仅是闪光的符号，更是数千年来亿万人民命脉相承的根蒂。对民族文化的态度总是和人们对历史的认知与其对科学的理解，以及价值取向的综合映现。唐代杜甫在《戏为六绝句》其一曰："王杨卢骆当时体，轻薄为文哂未休。尔曹身与名俱灭，不废江河万古流。"在这一点上从历史唯物主义的观点出发，东西方学者有着相同的共识。16 世纪英国著名哲学家弗兰西斯·培根在他的名著《学术的进展》中指出："知识为人增加了力量，还给一些人带来了幸福""是学问让人能够超越别的动物，也能让一个人超越另一个人。知识最宝贵之处就在于它是永恒的。"他还说："《荷马史诗》在世间存在 2 500 年，都完好地保存着每一个字或音节。但在这段时间，难以计算的房屋、寺庙、城镇等都已经倒塌了，不复存在了。"他认为："学术所依靠的东西也将传播下去，而不会灭亡。因此，智慧是伟大的，因为它能得到丰实的果实。"无论中国或西方的先贤，在他们的论述中都充分表达了对文化遗产、知识、学问等的重视，那些铿锵有力的名言千百年来一直成为激励人们遵循的真理。

膏方作为中医药学的重要组成部分，始终在伴随着中医药事业整体发展，不断完善的过程中成为我国卫生保健的重要内容，为广大群众所珍爱以至热捧。这正是因为膏方不仅有深厚的文化底蕴，还从一个重要的方面彰显着中医学秉承着"生物-心理-社会-环境"等"天人合一"整体观的科学思维和医学模式的先进内涵，从而在防病、治病、养生等方面发挥了重要作用，遂为受众所赞誉。上海中医药大学老教授协会响应上海市老教授协会的号召，本着老有所为，奉献社会，为市民输送科普知识，自 2010 年起我们组织本校系统著名中医药老专家、老教授带领他们的弟子们先后编著了《沪上中医名家养生保健指南丛书》，并于 2013 年 10 月由复旦大学出版社出版了第一卷共 12 册，面世后受到读者欢迎和广泛好评，这也增强了我们继续编写的信心和决心。自 2014 年起我们以上海中医药大学附属岳阳医院分会专家为主体组织编写第二卷。由徐敏华教授领衔主编的《膏方别裁》便是其中一册。徐教授是上海中医药大学专家委员会名誉委员，上海市名中医，擅长中医药防治心脑血管疾病，又博学多才、旁通内外诸科，更热心科普教育，每每综合百家、剖析微义，予人以渔而让受众掌握自我防治疾病之秘诀；先生临证出神入化，循经典之理，融数十年行医经验，每使膏肓之疾转危为安，或多年沉疴妙手回春，"青衿之岁，高尚兹典，白首之年，未尝释卷"，乃敬业乐群之沪上女流名家。

《膏方别裁》在徐敏华教授主编过程中，与诸撰文专家几多切磋，几易其稿，因而知识全面，阐理深入浅出，养生有法有度，通俗而实用。可谓一书在手，如执明灯而洞悉膏方大义，历史演变，理论内涵，名家经验，用药特色，煎熬法度，应用范围，得失警示等，条分缕析，钩玄探微而不可多得，可敬可贺。欲付枣梨有幸拜读，遂悟而叙。

2015 年 6 月 20 日

《平乐正骨丛书》序

“平乐正骨”是我国中医骨伤学科著名流派之一，被列为国家级非物质文化遗产，发祥于我国河南省洛阳市孟津县平乐村，先祖郭祥泰自清代创始迄今已历七代相传220余年，为民众誉为“大国医”“神医”，翘楚中华，饮誉海内外。中国医药学是一个伟大宝库，积聚了历代医家深邃的创新智慧、理论发明和丰富的临证经验。在如此灿若星河的中医药发展历史画卷中，“平乐正骨”俨然是一颗熠熠生辉的明珠。“洛阳春色擅中州，檀晕鞓红总胜流。”近200年来西学东渐，加之列强欺凌，包括中医药在内的我国优秀民族传统文化屡遭打压。然而“平乐正骨”面对腥风血雨依然挺立，诚为奇葩。我国中医骨伤同道在引为骄傲的同时每每发人深省，激励今日之前行。

“平乐正骨”自先祖郭祥泰始，后经郭树楷、郭树信相传不辍，代有建树，遂形成“人和堂”“益元堂”两大支系。郭氏家族素以“大医精诚”自励，崇尚医乃仁术之宗旨，坚持德高济世、术优惠民为己任之价值取向和行为规范。弘扬“咬住青山不放松，立根原在破岩中。千磨万击还坚劲，任尔东西南北风”的创业精神，起废除伤、病愈膏肓、妙手回春等众多轶事传闻誉溢乡里域外，不绝于耳。“平乐正骨”植根民众，形成“南星”“北斗”之盛况经久不衰。新中国成立后60多年来在党的中医政策指引下，更是枯木逢春，蓬勃发展。在第五代传人高云峰女士和第六代传人郭维淮教授的率领推进下，日臻完善。先后建立了公立洛阳正骨医院、洛阳正骨学院、洛阳正骨研究所，以三级甲等医院的规模和医疗品质每年吸引省内外乃至海外数以百万计的骨伤患者，为提升医院综合服务能力，开展中西医结合不断扩大中医骨伤治疗范围和疗效水平。正骨学院及以后的培训班为国家培育了数千名优秀骨伤高级人才，时至今日他们中的多数已成为我国中医骨伤科事业的学科带头人、领军人才或著名学者。改革开放以来，在基于总结临床经验的同时，引入现代科技和研究方法，研究所获得多项省和国家重大项目资助，也获得多项省和国家科技奖项，在诸多方面为我国当代中医骨伤事业发展作出了重大贡献，洛阳正骨医院也被国家列为部级重点专科和全国四大基地之一。“天行健，君子以自强不息”，郭氏门人始终在逆境中搏击，在成功中开拓。特别是在改革开放以来的30多年间，以“平乐正骨”为品牌的洛阳正骨医院成功地将“平乐正骨”由民间医术转向中医现代化的诊疗体系，由传统医技转向科技创新的高端平台，由单纯口授身传的师承育人模式转向现代学校教育制度的我国高等中医骨伤人才培养的摇篮，从而实现了难能可贵的历史跨越。中医药事业的发展应以“机构建设为基础，人才培养为关键，学术发展为根本，科学管理为保障”，这是20世纪80年代国家中医药管理局向全国提出的指导方针，洛阳正骨医院的实践和成功无疑证实了其正确性，而且是一个先进的范例。牡丹为我国特产名贵花卉，唐盛于长安，至宋已有“洛阳牡丹甲天下”之说，世颂为“花王”。刘禹锡《赏牡丹》诗曰：“庭前芍药妖无格，池上芙蕖净少情。唯有牡丹真国色，花开时节动京城。”“平乐正骨”正是我国中医药百花园中一株盛开不衰的灿烂花朵，谨借此诗为之欢呼！

继承创新是中医药事业振兴的永恒主题。在流派的整理与传承中继承是前提、是基础。“平乐正骨”以光辉灿烂的传统文化为底蕴，有着丰富的学术内涵和独具特色的临证经验。其崇尚“整体辨证，筋骨并重，内外兼治，动静互补”的学术思想，不仅是数代郭氏传人的经验总结，也充分反映了其哲学智慧，从整体上阐明了中医药特色优势在“平乐正骨”防治疾病中的运用。整体辨证是中医学的基本观点，强调人与自然的统一，人自身也是一个统一的整体。中医学理论体系的形成润薮于中国古典哲学。现代意义上的“自然”，来自拉丁语 Nature（被生育，被创造者），最初含义是指独立存在，从开始时起的存在，自身的独立存在，一种本能地在事物中起作用的力量。中国文人的自然观远在春秋时期即已形成，闪烁着哲学睿智。《老子》曰：“人法地，地法天，天法道，道法自然。”后人阮籍曰：“道即自然。”老子还强调：“柔弱胜刚强”“天下莫柔弱于水，而攻坚强者莫之能胜，以其无以易之。弱之胜强，柔之胜刚，天下莫不知，莫能行。”相传出于孔子之手的《周易大传》提出刚柔的全面观点，认为“刚柔者，昼夜之象也”“君子知微知彰，知柔知刚，万夫之望”“刚柔相推而生变化”“一阴一阳之谓道”。《素问·阴阳应象大论》进一步明确提出：“阴阳者，天地之道也，万物之纲纪，变化之父母，生杀之本始，神明之府也。”天人相应的理念，加之四诊八纲观察分析疾病的中医学独有方法，不仅使整体辨证有可能实施，也彰显了其优势。“平乐正骨”将这些深厚的哲理与骨伤临床结合，充分显示其文化底蕴和中医学的理论造诣。“骨为干，肉为墙”，无论从生理或病理角度，中医学总是将筋骨密切相连，宗筋束骨，在运动中筋骨是一个统一的整体，只有在动静力平衡的状态下才能达到最佳功能。“肝主筋”“肾主骨”“脾主肌肉”。“平乐正骨”提出“筋骨并重、内外兼治”正是其学术思想的灵活应用。“动静互补”我以为比“动静结合”有着更鲜明的理论特征和实用价值。在骨伤疾病的防治中动和静各有其正面和负面的作用，因而要发挥各自的正能量避免消极影响，这样便需要以互补为目的形成两相结合的科学方法，如果违背了这一目的，动和静失去量的限制，结合仅是一种形式，甚至有害于损伤的修复。科学的思维，其延续往往不受光阴的限制，甚至有异曲同工之妙。现代研究证实骨膜中的骨祖细胞对骨折愈合起着重要作用，肌肉是仅次于骨膜最接近骨表面的软组织，适当的肌肉收缩应力可以促进骨的发育和损伤愈合，肌肉中的丰富血管为骨提供了营养供应，肌肉的异常（包括功能异常）也会影响骨量和骨质。临床研究表明，即使不剥离骨膜，肌肉横断损伤也会延迟骨折愈合。因此除骨膜和骨髓间充质干细胞，肌肉成为影响骨折愈合中又一重要组织，其中肌肉微环境的改变则是研究的重要方面。200 年前的“平乐正骨”已在实践中体现了这种思维，并探索其规律。

基于上述的理论和实践，“平乐正骨”形成了一整套独具特色的诊疗方法，包括手法、内外药物治疗、练功导引等，将骨伤疾病的防治康复养生一体化。众多家传秘方和技术早在 20 世纪 50 年代高云峰、郭维淮等前辈均已悉数奉献给国家。“平乐正骨”手到病除的技艺来自郭氏历代传人的精心研究和积累，也与其注重学术交流、博采众长密切相关。“平乐正骨”的发源地也是少林寺伤科的发祥地域。相传北魏孝文帝（公元 495 年）时少林寺始建于河南登州县北少室山五乳峰下。印度佛教徒菩提达摩曾在该寺面壁九年，传有“达摩十八手”“心意拳”等。隋末少林寺僧助秦王李世民有功受封，寺院得到发展，逐渐形成与武术相结合的伤科技法，称为“少林寺武术伤科”，在唐代军营中推广应用。少林寺秘传内外损伤方亦得以流传。作为文化渊源，与“平乐正骨”似不无影响。

洛阳之称首见于《战国策》中，“苏秦以连横说秦”一文。早在距今约六七千年前该地区已发展到母系氏族繁荣阶段，著名的仰韶文化即发现于此。自周以来曾是九朝古都，相计千年，成为中原地区历史上重要的政治、文化、经济、商贸、科技中心。在我国历史上有着重要地位的大批经典名著，科技发明多发迹于此。如《说文解字》《汉书》《白虎通义》《三国志》《博物志》《水经注》《新唐书》《资治通鉴》，以及“蔡侯纸”“龙门石窟”“唐三彩”等均为光灿千古之遗存。此外如“建安七子”、“三曹父子”、“竹林七贤”、“金谷二十四友”、李白杜甫相会、程氏兄弟理学宣讲，白居易以香山居士自号晚年居洛城十八年等群贤毕至、人才荟萃。唐代卢照邻曾曰：“洛阳富才雄。”宋代司马光有诗曰：“若问古今兴废事，请君只看洛阳城。”在如此人文资源丰富的地域诞生“德才兼高、方技超群”的“平乐正骨”应是历史的必然。“大风起兮云飞扬，威加海内兮归故乡，安得猛士兮守四方。”以“平乐正骨”第七代传人杜天信教授、郭艳幸教授为首的团队以历史责任和时代使命，率领河南省洛阳正骨医院和研究院，在继承、创新、现代化、国际化的大道上快速发展，业绩超然，为我国中医骨伤科学科建设和全面拓展提供了宝贵经验，作出了重大贡献，不负众望，成为“平乐正骨”的后继者，兴旺的新一代。汇集多年积累，经过认真谋划，以杜天信教授、郭艳幸教授为主编的《平乐正骨丛书》凡18册,600万字,图文并茂,洋洋大观,可敬可贺。当年西晋大文豪左思移居洛阳,筹构十年,遂著《三都赋》而轰动京城,转相录抄以致难觅一纸,遂有"洛阳纸贵"之典故脍炙人口,千年相传。本书问世,亦当赞誉有加,再现"洛阳纸贵",为世人目睹"平乐正骨"百年光彩而呈献宝鉴。不揣才疏,斯为序。

2015年8月

《上海市中医文献馆馆史》序

上海市中医文献馆成立于1956年，迄今已历六十周年，庆典在即，以季伟苹馆长为主编的《上海市中医文献馆馆史》(以下简称《馆史》)亦将付梓，有幸先睹原稿获益良多不胜感慨。该书以通行的编年体为主兼及纪传体形式记叙了该馆一个甲子的前行历程和重要事件。洋洋数十万言，爬罗剔抉、条分缕析，展示了一个个生动而又令人难以忘怀的画面。“荏苒冬春谢，寒暑忽流易”，六十年在人类历史长河中仅仅是短暂的一瞬，然而这岁月流光不仅印记了该馆的发展历史，在《馆史》中同样闪烁着我国中医药事业从新生历经曲折而走向繁荣的历程。“沉舟侧畔千帆过，病树前头万木春”，我们终于在艰难奋斗中迎来中医药事业春天的曙光。由此而言，这部历史学著作不仅属于上海市中医文献馆，也属于上海市乃至全国中医药界命运共同体的集体记忆。历史永远是一部教科书，大道岐黄，薪火相传，我们要增强对我国优秀民族文化的自觉、自信和自为，必将从我们自身的岗位迈开坚定的步伐，《馆史》从一个个侧面给予我们启迪和助推，编著者功莫大焉！

披览《馆史》全书，系统而全面地回顾总结了上海市中医文献馆六十年来各方面的工作及其累累硕果，骄人业绩，生动地体现了五方面的结合，即临床文献与历史文献研究结合，静态史料整理与动态新闻采撷结合，前人遗存与当下实践结合，馆内人员与馆外专家结合，政事结合(政府职能延伸项目承担与馆内业务结合)，如此推动着全馆工作沿着正确方向欣欣向荣卓有成就。

文献研究是文献馆历任领导坚持务实的基本也是基础工作，数十年来锲而不舍，贡献巨大。“文献”一词最早见于《论语・八佾》已有2500多年，朱熹在《论语集注》释《论语・八佾》中指出：“文，典籍也。献，贤也。”现人们将一切社会史料统称“文献”。汉代刘歆父子编著《七略》，班固据此撰著《汉书・艺文志》列“六略”：六艺略、诸子略、诗赋略、兵书略、术数略、方技略。医家为方技略属六略之一，载中医药古籍36种，862卷。后世二千多年来在此基础上代有发展增加，其数可谓浩如烟海。《儒门事亲・序》曰：“医学奥旨，非儒不能明。”不仅儒学，众多中医学经典名著除五经、三史、诸子、老庄外，还涉及天文地理等。孙思邈在《大医习业》中要求均应“具而学之，则于医道无所滞碍，尽善尽美矣”。这于今天实属苛刻少有能为者，因此文献的研究为广大医学工作者提供了极其重要而又宝贵的学习和工作资源，上海市中医文献馆倾全力打造文献研究高水准平台，功不可没。荣获2015年诺贝尔生理学或医学奖的我国药学家屠呦呦教授当年正是受到该馆编辑的《疟疾专辑》中记载的《肘后备急方》运用青蒿治疟的启示，最终发明了青蒿素。文献馆同道用自己的辛勤劳动再一次诠释了“传统的也是现代的，民族的也是世界的”这一客观真理。

上海市中医文献馆以地域冠名，必然立足上海，依托上海，研究上海，从而服务于上海。在19世纪中叶，上海已成为远东第一大都市，不仅是新兴华埠，而且是有着厚重文化积淀的历史名城。20世纪80年代上海青浦崧泽遗址出土的水井便可揭示6000年前先民们在饮食文化方面的发端，上海金山区枫泾镇是吴越两国的分界地，迄今还保持有界河和界碑。吴越争雄，遗存的青铜尊(酒器)也表明2000多年前该地酒的饮用和医药之滥觞。晋代文学家陆机祖籍松江小昆山，他书写的《平复帖》不仅留下文化珍宝，也记录了1 700年前与“瘵”病（结核病）斗争的轶事。南宋咸淳三年（1267年）设有上海镇，元代至元二十八年（1291年）升格为县制，迄今已有700余载。然而医药的肇始则远远超前于地制的设置，上海自唐代开始便有名医问世，如唐代陆贽，南宋何侃，元代徐复等。自明清更日益增多，传世知名者二百多人，如李中梓、何鸿舫、王世雄、陈莲芳等。民国时期更是全国名医集萃之地，如张骧云、恽铁樵、谢利恒、丁甘仁、曹颖甫、张山雷等。薪火相传，在他们的培育和影响下，20世纪初叶上海已成名医辈出，百花争艳之地。他们兴医办学，抗争摧灭之毁。不仅保护了中医药基因和一方高原，而且特立独行，代代相传，承继着众多流派或学派的光辉。他们当年播下的种子在后来新中国的土壤、雨露和阳光下茁壮成长，成为振兴中医的俊才和中流砥柱。无论从中医地方志或历代名家大师鲜活的临证经验，考察和梳理都是上海中医事业不可多得的财富。正是基于这样的认识，文献馆在整理研究现代文献方面不遗余力，所取得的成绩同样光照可鉴。

该馆从1959年创办《引玉》后又相继发展并更名为《杏苑》《杏苑中医文献杂志》，直至1994年最后国家批准正式定名为《中医文献杂志》，历经30余年厚积薄发、破茧而出，始终遵循“引玉之砖”的最初宗旨，广受海内外读者专家好评，迄今仍为国内唯一公开发行的中医文献类期刊，无疑是上海中医高地的一块品牌。

“海派中医”是上海近代中医的一张名片，它所张扬的理念是“开放包容，博采众长；百家争鸣，和而不同；改革创新，与时俱进”，这种植根于文化渊源的特点，使上海的中医药事业在不同时期都能知难而进，积极进取，从而开创新的局面。细究源流吴文化的影响应是一个重要方面。吴文化源于周代泰伯南下，现在江苏无锡市的梅里建立勾吴国，至19世（公元前585年）吴王寿梦继位，吴之国力不断增强，统辖地域包括江苏、安徽、浙北、鲁南、江西大部及河南东南部，成为春秋后期五霸之一。公元前514年周敬王六年，寿梦孙阖闾始筑新城于苏州，42年后建成遂为吴国新都城。公元前473年吴为越国所灭，存世达700年之久。吴楚越相争相融，推动了长江文明的形成和发展，并与黄河文明相呼应。战国时期曾任楚相之春申君（黄歇），后封吴地大兴水利，上海广受其益，故有“申城”之别称及“黄浦江”之命名。明清时期苏州成为吴文化重镇，上海松江地区首先接纳吴文化的辐射，逐渐影响日广。吴文化的特点是“德治为本，开放纳善，刚勇尚武，灵活机智，善于谋略”。这种文化背景无疑对海派中医的形成和发展，是一个极有力的推动，1842年中英《南京条约》将上海列为“五口通商”口岸之一，随着军事经济的入侵，西方文化包括教会、医学亦大举涌入。上海成为我国中西文化争斗与交流的桥头堡，这种本土与异域、传统与现代、人文与科技相杂陈的激烈碰撞与有益借鉴，也必然为海派中医的发展增添新的元素和促进思维的活跃。作为近代上海中医在二百年的发展史上所形成的海派特色和风格不仅是可以理解的，而且为后人留下了效尤之榜样。

《馆史》不仅反映了该馆高度重视海派中医史料的搜集，整理，研究，写下了宝贵的篇章。为了弘扬百家争鸣，百花齐放，和“海派中医”与时俱进的精神，创办了“海派中医论坛”，四海嘉宾切磋学术，辩论观点，交流经验，传播信息，不啻是一座“上海书院”。随着时日的推移，越来越多的中青年学者和沪外专家应邀登台演讲“华山论剑”，其会风、学风、文风令人耳目一新。

“上海市中医文献馆”为其1981年复馆后的称谓，1956年建馆时初名为“上海市中医文献研究馆”，删去其中研究二字，欲使该馆业务由单纯文献研究扩大了范围，特别是对接政府职能延伸项目。20世纪90年代以来，该馆努力做到政事结合，承接了大量工作，特别是关于中医科技项目审评，海派中医流派传承基地管理，师承教育制度建立与实施过程管理和研究等。许多成果为全国首创，开中医业界之先河。例如，师承教育方面，他们在传统和现代中寻找结合点。现代高等中医教育制度在20世纪的1916年由丁甘仁先生创办的上海中医专门学校中即已初显端倪，一改传统师徒耳提面命教学方式。

实行课程教学，改变只读几本原著；实行课堂群体讲学，改变师父单打独斗传技模式；实行前理论后实践的前后期分段教学，改变无序知识传递方式。在这样的模式下延续了整整一个世纪，培养造就了一大批中医学子。但是实践让人们看到其中也有许多有悖中医人才培养的内在规律，尤其是知行分离的短板往往使学了三五年的大学生依然不会看病，基本理论、基本知识、基本技能等“三基”功底较差，在部分学生中表现尤为突出。在当时市卫生局及后来的市卫计委的支持下，该馆出色地通过师承再教育模式补上这一短板，并且与流派传承、学位教育相结合形成了中医人才继续教育完整的体系，也充分调动了学员和导师的积极性，为全国创造了新鲜经验，部分解决了我国中医高层次人才培养的瓶颈问题。

"以史为鉴知兴替"，人民大众创造的历史无疑是一座丰碑。纵览《馆史》我们清晰地看到上海市中医文献馆几代人在半个多世纪的艰辛历程中，怀着"莫怨春归早，花余几点红。留得根蒂在，岁岁有东风"的坚定信念，默默耕耘在文献研究的浩瀚烟海中。他们清贫，但却清净；他们无名，但却安乐，他们艰辛，但却以奉献为己任。他们的价值取向和追求正如元代王冕《白梅》诗曰："冰雪林中著此身，不同桃李混芳尘。忽然一夜清香发，散作乾坤万里春。"季伟苹馆长偕全馆同道编就的这部《馆史》不仅绘制了一幅长长的画卷，向世人展示了六十年历史的光彩，也是一部催人奋进的教科书。今天我们已经不必追寻李白当年"闲来垂钓碧溪上，忽复乘舟梦日边"的奇思，我们看到的是"长风破浪会有时，直挂云帆济沧海"新时代浪潮。二百年来多少异己和儒夫或从外部摧毁中医或从内部自毁长城，但是最终依然印证了杜甫的千古名言"尔曹身与名俱灭，不废江河万古流"。

"春色满园关不住，一枝红杏出墙来。"六十年过去了，上海市中医文献馆留下一座丰碑，一个甲子的辉煌。历史永远在前进，"雄关漫道真如铁，而今迈步从头越"。历史的责任，时代的使命，他们坚信自己永远是前进中的强者、收获者。握管濡毫，谨以为序。

2015 年初冬

《何焕荣临证经验集》序

乙未岁末，苏州市中医医院举办全国继续教育讲习班，余应邀讲学，其间幸逢何焕荣教授，先生温文尔雅而又博学多才，既精岐黄之道，又通文史书画，清茗问盏，畅叙甚欢。临辞示《何焕荣临证经验集》书稿，乃先生即将付梓之新作，有缘先睹，实难得之机遇，铭感至深。返沪后拜读再三，获益良多。全书记载先生成才之路、学术思想、临证经验及医案医话，行间多起沉疴之废、回膏肓之危者，可见其济世情殷，精诚大医之风跃然纸上，可谓条分缕析、字字珠玑，难能可贵。

何焕荣教授乃江苏省名中医，苏州市中医医院前主管医疗业务副院长，主任医师，南京中医药大学教授、博士生导师，享受国务院政府特殊津贴专家，长期坚守临床，尤擅诊治心肺、脾胃疾病，于妇科亦有所长，为我国著名中医学家，姑苏城巷里外家喻户晓，百姓常以"医神"相誉。在从医半个多世纪的实践中，积累了丰富的临床经验，形成了独到的学术思想，可谓继绝学而立新说，探综纬以应天衷。先生强调临证当善别阴阳，把握整体；疑难杂症应以治先后天为要，发热疾病当细察虚实兼邪，女子诸病则宜从肝论治。以上诸论言简意赅，爬罗剔抉，刮垢磨光，取类至深，乃多年临证经验圆机活法、思虑谋略所得。如罗天益所喻东垣："聪明夙赋，颖悟生资……驱驰药物，如孙吴之用兵；条派病源，若神禹之行水，是以问病而证莫不识，投药而疾靡不瘳。"唐代孙思邈倡导为医者："必须博极医源，精勤不倦，不得道听途说，而言医道已了，深自误哉。"然医之为学，轩岐以来，著述累千万言，若非以医为重任者，孰克而究之？先生以医为任而究其理，谨记"学于古训乃有获，群言淆乱衷于圣"。何焕荣教授于20世纪60年代初即毕业于中医高等学府，后又游学诸多中西医大家。熟读内经、伤寒、金匮乃至金元明清诸家经典名著，焚膏油以继晷，恒兀兀以穷年，"四十年来画竹枝，日间挥写夜间思。冗繁削尽留清瘦，画到生时是熟时"（清·郑燮《题画竹》），正是"古人学问无遗力，少壮工夫老始成"的现代楷模。

中国医药学是一个伟大宝库，蕴藏着医疗、文化、科技、经济、生态等五大资源。习近平总书记强调希望广大中医药工作者增强民族自信，勇攀医学高峰，切实把中医药这一祖先留给我们的宝贵财富继承好、发展好、利用好。继承、创新、现代化、国际化是我国中医药事业发展的永恒主题。自20世纪50年代后期，中西医结合已成为推动我国医药卫生事业发展的光灿之路，取得了重大成就。何焕荣教授学贯中西，与时俱进，在临床上善于衷中参西，坚持以中医思维为根本，同时又结合西医知识和技术，在诊治疾病中应用自如，尤其在抢救重难急病中，每每起死回生，进而彰显了中医药特色和优势，不仅备受同道敬仰，亦广为西医专家所认可和尊重，拓展了中医药事业创新发展途径，提升了中医医院综合服务能力，进一步夯实了医疗教学科研基础，使学科建设跃上新台阶，诚度世之津梁，卫生之丹诀也。

大学之道，在明明德，在亲民，在止于至善，在格物致知。苏州乃吴国故都，早在3 000年前，"泰伯奔吴"在无锡梅里创建勾吴国以来，江南这片美丽的沃土，物华天宝，人杰地灵，人们既可从浩瀚江湖之中，亦可于楼台水榭之间，品味到吴文化"德治为本，开放纳善，刚勇尚武，灵活机智，善于谋略"的人文精神。先生为人师范，白首之年，未尝释卷，"曾经沧海难为水，除却巫山不是云。取次花丛懒回顾，半缘修道半缘君"，桃李不言，下自成蹊，他"读经典、做临床"锲而不舍地继承创新品格，博学精功的人格魅力，不仅带动了苏州市中医医院学科建设，也为推动苏州地区中医药事业迈向全国高地开启新的航程。深信本书的出版必将给读者诸多启迪。剞劂在即，居高声自远，来日面世，当可卜纸贵五都，斯以为叙。

2016 年 1 月

《百病养生大全》序

养生学是一门古老而新兴的学科，随着医学模式由单纯生物学转化为生物-心理-社会-环境等互相密切联系的新型医学模式，人们认识到在处理疾病与健康关系的过程中，对疾病的防治不可单纯从生物医学角度以药物或相关技术治病为唯一手段和宗旨。应当将防病、治病、康复、养生、治未病互相联系，有机结合，构筑健康的系统工程，在此背景下，众多中外生命科学工作者将目标聚焦至养生学研究领域，而有着悠久历史和厚重文化底蕴的中国养生学不仅为人们青睐，而且被视为伟大的宝库。刘延东同志曾指出，中医药具有医疗、经济、科技、文化、生态等五大资源。今日，我们发掘、整理、研究中国养生学，弘扬其特色和优势，正是建设健康中国、实现中华民族伟大复兴的历史责任和时代使命的需求，是一项艰巨而光荣的任务。

中国养生学是中国传统医学的重要组成部分，是以中国古代哲学和中医理论为基础的一门科学，在整体观、恒动论思维指引下，强调阴阳平衡与盛衰、五行生克与调控、气血调和与失和、精气神充盈与亏耗，脏腑功能协调与紊乱、经络疏通与不畅等对人体健康与生命的影响。

在长期的理论积累与实践中，历代医家和广大人民群众造就了中国养生学的基本特点，如形神兼养，首重养神；掌握适度，重视调节；强调先天因素，重视后天调摄；因年龄而异，注意老幼养生有别；顺应自然，保护生机；环境和谐，延年益寿等。

这些古人和先贤们在数千年维护中华民族繁衍生存和实践的实践中的伟大创造，不仅是一份宝贵遗产，而且时至今日依然是国人养生保健行为的光辉指南，也是我们炎黄子孙对人类的一份奉献。习近平总书记号召我们要把中医药这一祖先留给我们的宝贵财富继承好、发展好、利用好。中国养生学正是其中重要的一个方面。

有鉴于此，上海中医药大学附属龙华医院以院长肖臻教授为领衔的一批专家、教授在长期医疗和养生保健实践基础上，将自己的经验和国内外同行的创新发展汇聚成书，名为《百病养生大全》。该书分上下篇，以中医养生学基本理念和知识为经，全面阐述中国古典哲学思想和中医基本理论在养生学中的折射和底蕴，诠解中医养生学方方面面的特点，并以各科常见疾病的养生方法为纬，通过百余种疾病有的放矢地宣示，撷古汇今，融传统与现代，以疾病为核心，全面系统阐明中医养生学的精髓和具体应用。可谓条分缕析，理论联系实际，不啻为一部生活顾问、健康指南之丛书。

上海中医药大学附属龙华医院是一所集医疗、教学、科研于一体的三级甲等综合性中医院，在建院将近一个甲子的年代里，风云际会，全院老中青几代人坚持继承创新，弘扬祖国医学遗产，让中国医药学这一伟大宝库熠熠生辉。上海中医药大学附属龙华医院曾是沪上各大中医流派和名医荟萃之地，半个多世纪以来，又从这里走出众多名闻遐迩的新一代名医。早在20世纪60年代，医院曾被中央卫生部定为全国四大中医临床研究基地，新世纪又于2009年正式定为国家中医临床研究基地。当前在医改的大潮中，医院正积极推进为民众、为基层服务的多种举措。以院长肖臻教授为主编的《百病养生大全》正是弘扬中医药优势，彰显医院特色，造福社会的又一成果。愿广大读者从中受益。斯以为序。

2016年4月15日

《中华中医药学会骨伤科分会成立三十周年纪念大会文集》序

中华中医药学会骨伤科分会于1986年在上海成立，30年过去了，随着国家经济和科技的进步，中医事业取得了很大的发展。本次会议是30年来我国中医骨伤科事业成果和经验的写照。

回想当时，在20世纪80年代，整个骨伤学科在复杂性创伤、骨科急救、内固定乃至关节置换等方面取得了瞩目的成就。例如，1980年上海第二医科大学附属第九人民医院开始自行研发全踝假体，首创全距骨假体应用于临床，并在国际上实施了首例全踝加全距骨置换术。1983年，上海手术器械六厂研制成功几何型人工全膝关节；1986年，中国人民解放军总医院将球心型人工膝关节用于临床。中医骨伤科虽然临床、科研机构数量和规模有限，但各地的骨伤学科同道在继承前辈及国家中医流派经验的基础上，充分发扬中西医结合的特色与优势，引进现代生命科学包括西医骨科的理论与技术的优势，开创性地进行学科建设，推进科学研究。无论是对运用生物力学、小夹板和功能锻炼的机制研究，以及中医药治疗骨折机理的研究，都已有了很大的进步，彰显了中医骨伤学科的蓬勃生机。

在这之前，上海市"伤科研究所"、北京的中国中医研究院骨伤研究所、天津市中西医结合治疗骨折研究所相继成立，成都四大中医骨科流派郑、杜、杨、何逐渐形成影响力。20世纪80年代末，广西成立了中医骨伤科研究所。这些机构的建立标志着中医骨伤科在临床医疗实践之外，在基础理论与科学研究方面都取得进展。科研方面进行了大量的临床经验总结，弘扬了流派特色，在全国逐步建立了一批中医骨伤的专业研究机构或聚焦骨伤科临床难点、热点、优点开展了研究，取得了一批成果。

20世纪80年代中医骨伤学科人才培养已经开始成熟，在本科教育基础上，形成了系统的教育体系，各中医学院也相继成立中医骨伤系，招收大学本科生，并建立了一批硕博点。现代化中医高等教育和师承教育相结合，不仅壮大了中医骨伤科队伍，而且培养了一大批骨伤科骨干人才，如今，这批学子已成长为骨伤学科事业的中流砥柱。

30年来全国中医骨伤科同道共同努力，中医骨伤科学科呈现了新的发展态势。一是实现了脊柱骨科、关节、纤维、创伤骨科、小儿等二级学科的分化，满足了人民群众对中医骨伤科临床要求，又推动了继承创新的发展。二是实现了从临床到实验，再从实验到临床的双向转化，生动体现了当今骨伤科事业继承与创新的开创性与探索性的足迹。开展了源于临床、总结经验的基础研究，并将研究成果进一步回归临床，提升了中医药疗效水平。三是强调读经典、做临床，积极实现经典回归临床，又从临床回归到对经典研究的二次回归，进一步提升了中医骨伤科在中医理论体系的指引下，尤其对整体观、辨证论治、恒动论思维的生动实践。

30年来，上海中医药大学附属龙华医院中医骨伤科的发展对接国家战略要求，对接社会发展需求，在开展骨折、脱位、筋伤、内伤、骨病等防治中积极探索发展的思路与方法，面对我国和世界人口老龄化的现实与发展趋势，积极聚焦慢性筋骨病的研究，将中医的特色和现代精准医学模式结合，开展了一些工作，取得了一些初步成绩，团队先后承担国家及部市局级课题188项，共发表论文600余篇，其中SCI收录92篇，获得国家科技进步奖二等奖2项；部市级科技成果奖一等奖12项、二等奖14项、三等奖6项，授权专利12项；培养研究生硕士124名，博士60名，指导博士后11名，学术继承人14名；出版全国高等中医药院校卫生部规划研究生教材和专著30余部，建设成为国家中医临床研究基地建设单位。

这次学术论坛，将为我们提供学术交流、开拓思路、搭建平台。本次大会收到了来自全国各地的700余份论文，在科研、临床、基础理论、经验总结等多方面皆有所涉及，为我们提供了丰富的启示。

感谢全国同胞参加具有骨伤分会建会30周年意义的盛会。在大家共同参与、支持下，一定会取得圆满成功！

2016年10月10日

《韦以宗整脊手法图谱》序

手法是中国整脊学的重要组成部分，亦是其显著之特色和优势，不仅有着无穷巧妙的技术内涵，而且有其广博的文化底蕴。《史记·扁鹊仓公列传》有曰："臣闻上古之时，医有俞跗，治病不以汤液醴洒，镵石挢引，案扤毒熨，一拨见病之应……"据郑玄注：俞，即揄，摇动之意，王冰注：跗，即拊，摩也。如《千金翼方》所谓"调身按摩，摇动枝节"也。所谓挢、扤，司马贞索隐其意为"按摩而玩身体使调也"。可见手法用之于治病历史悠久矣！纵观历代医家之发明，诚如太史公所言，手法用于临床可以导引阴阳，流畅气血，舒展筋骨，通利百节，调和脏腑，祛邪扶正，健身休老。究其历史，手法之形成不仅源于临床经验总结，更植根于中医学之基本理论，并糅合着极为丰富的中国传统文化思维。因而探究传承手法之形似易，神似难，而唯独神形兼备方可"一拨见病之应"。

韦以宗教授乃我国整脊疗法之著名学家，多年来致力于中国整脊学之研究，坚持发皇古义，融会新知，始终立足于继承创新，享誉海内外，不仅对脊柱病及其相关疾病之临床特点，中医学之病因病机有着深邃的分析和独特的见解，还从脊柱解剖学、生物力学整体功能和运动规律等方面进行了科学概括，创造性地提出了"二圆二论"学说。而且在手法的运用和研究中，于传承家学的同时，对我国著名的少林寺功夫和道家功夫进行了深入的发掘、整理，并将这些功夫的理念和技艺渗透到他所编制的"韦以宗整脊手法"中。尤其对道家功夫的研究情有独钟，颇有出神入化的境地。《老子》曰："道之为物，惟恍惟惚。惚兮恍兮，其中有象；恍兮惚兮，其中有物；窈兮冥兮，其中有精；其精甚真，其中有信；自古及今，其名不去；以阅众甫。"这里既指出道有难以测知的一面，又强调道的实在性，不是虚幻之事。虽然它不同于现实世界中的万事万物，但道作为世界的总根据又是最真实的。这就是"其精甚真，其中有信"。我们揣摩"韦以宗整脊手法"，在感觉到那种"半亩方塘一鉴开，天光云影共徘徊"的同时，如果能了解到他在道家学说研究中始终把握着精神和物质的统一，也就很自然地理解了"问渠那得清如许，为有源头活水来"的哲理。概而言之，可以认为"韦以宗整脊手法"是整脊临床实践经验、中医学术思维、道家文化理念三者的有机结合。有曰：形而上谓之道，形而下谓之器，韦以宗先生在这些研究中体现了理论和实践的相互依存，为中国整脊学的充实、提高和发展作出了新的重要贡献。

今有韦以宗教授之门人弟子在多年随师临诊实践中不仅准确把握了"韦以宗整脊手法"之规范和要领，而且在耳濡目染中感悟了导师之学术精髓和文化修养，以此为基础，遂将该套手法运用图谱形式进行了较全面和较完整地表述。从中国传统医学整脊技术之源流、整脊技术之基本理论、手法分类、训练方法及练功康复等条分缕析、一览无遗，尽现传承之真谛。不啻在韦以宗教授学富五车、著作等身的知识园圃中又绽放出一朵艳丽的鲜花。宋代理学家程颢有《秋日偶成》诗曰："闲来无事不从容，睡觉东窗日已红。万物静观皆自得，四时佳兴与人同。道通天地有形外，思入风云变态中。富贵不淫贫贱乐，男儿到此是豪雄。"我与韦君知遇已三十春秋，于《韦以宗整脊手法图谱》旋付剞劂之际，谨录斯诗相赠为颂并为之叙。

2016 年冬

《上海中医药发展史略》序

丁酉初启，丙申乍去，正是“爆竹声中一岁除，春风送暖入屠苏。千门万户曈曈日，总把新桃换旧符”，于此送旧迎新之际，由上海市中医文献馆前馆长季伟萍教授主编的《上海中医药发展史略》(下称《史略》)一书适逢完稿，即将付梓面世，可谓是该馆同道新年奉献给上海中医药事业的一份厚礼。该书是上海市中医文献馆众多同道历经三年艰辛努力创作的成果，亦是该馆多年来对上海中医药文献研究的又一力作，为该馆成立60周年纪念又添一束灿丽花朵。该书运用断代史和纪事本末体相结合之写史方法，深度挖掘，在阐明史实的基础上，揭示历史内在联系，将叙史与科学研究相结合，述而有作，言之凿凿。全书分为五篇，从历史的“溯源”，“开埠”的缘起，“变革”的中兴，初露的“曙光”，以至“振兴”的历程，分别阐述了各个历史时期的社会特征、文化底蕴、中医药积淀和重大事件的始末。洋洋数十万言，内容厚实，观点明确，光昭可鉴。

史学是研究和阐述人类社会发展历程的一门科学。列宁基于马克思、恩格斯所倡导的辩证唯物主义和历史唯物主义，曾经指出应“把历史当作一个十分复杂并充满矛盾但毕竟是有规律的统一过程来研究”。无论是自然史或人类史，都是一切事物的发展过程，反映了不同时代生产及其产生的社会经济结构，是该时代政治和精神形成的基础。中医药具有自然科学和人文科学高度契合的属性，其形成和发展也同样符合这一规律。上海既是国际闻名的现代大都市，又曾经是一座有着悠久历史和深厚文化积淀的古老城镇。《史略》在“溯源”篇中以大量史实揭示了上海中医药的源头活水。良渚文化存在于公元前2600年至前2000年间，这一时期在黄河、长江中下游同时存在着龙山文化、陶寿文化、石家河文化。20世纪80年代上海的考古发现便已揭示证实了青浦崧泽、松江广富林等地大量的良渚文化遗存。这也正是由原始氏族公社进入奴隶制社会阶段，农、牧、手工、商业等业态日渐兴旺。当时人们尊天地祭鬼神，日月风云、江河星辰等自然之神备受崇拜，同时自然现象、事物变化及其对立转化等得到关注，天文历算、阴阳五行等开始传播，朴素唯物观念逐渐形成。在《连山》《归藏》相延基础上《周易》问世，被誉为“易道周普，无所不备”，居于“六经之首”。清代学者陈则《周易浅述》释“易”义有二：一为交易，指阴阳寒暑，上下四方，相交互替；二为变易，指春夏秋冬，循环往来，运动不已。众所周知，汉字是我国古文化的灿烂明珠，作为中华文明重要的传承载体功不可没。殷墟甲骨文中已有许多关于医药的记载，如“风疾”“痈疾”及针药的应用。“神农尝百草”开启中医药之源，夏酒商汤液相继问世，至西周《礼记》关于医师职业分工之记载，说明中国医药学在伟大的中华文明摇篮中已经从诞生逐渐成为大众救死扶伤、民族繁衍生存的依赖。中华文明在数千年漫长的历程中形成了“多元起源、中原核心、一体结构”的发展模式，长江文明接受中原核心的辐射，包括上海在内的良渚文化医药遗存中必然印记着共同源头的特征。秦汉以后，随着《黄帝内经》等四大经典相继问世，魏晋、隋唐、宋元、明清不断发展，中医药理论体系及其独特的医学模式在日益完善成熟过程中，作为九州一方，上海元素也必然会渗入其里。《史略》中还从文化和医药的视野剖析了上海中医药与吴越文化的密切联系，以及鸦片战争前申城医事中折射的医技高超、医德流芳的光彩。这些长期积淀所形成的城市记忆和民间信仰勾勒了上海地域中医药发展的早期脉络。虽然限于篇幅只能“大略”记叙，但是能够让今人从城市的沿革,文化的演变及其业态的传承加深认识,增强人们对事业的自信。作为一本史书,这正是该书重大的贡献之一。

自南宋咸淳三年始设上海镇。元代至元二十八年升格为上海县制,迄今已有七百余载,上海中医药事业以民为本,适应地域大众的基本健康需求,孕育了业态最早的雏形,随着社会经济的发展,苗木成林,日渐繁茂,尤其1849年后,上海成为通商口岸,现代都市的面貌快速改变。《史略》以"开埠"和"变革"篇全面而又概要地记述了历经数百年演变后上海的中医药事业,其呈现了人才荟萃、药铺林立、名家辈出的盛况,成为全国的高地,彰显着海派中医特征。《史略》在研究了众多史实的基础上,力求揭示这种特征形成的历史内在规律。由此亦可看出《史略》在"溯源"篇陈述吴越文化与上海同根同源之原委。南宋以后中原文化南移,由此北方较为发达的中医药理论与经验也随之向江南传播,吴越成为重要的首先接纳承载之地。吴文化原本即已蕴藏着丰富的中原文化基因,历经千年嬗变形成"德治为本,开放纳善,刚勇尚武,灵活机智,善于谋略"等地域文化特点。上海与吴文化的联系历史悠久,"申"之别称便是先民们为后世留下的永远难以忘却的印记。明清以后运河水运式微,日趋东移,海运兴起,推动着上海与外界的广泛联系,也必然较早地接纳了吴文化的辐射,海派中医之海纳百川、和而不同、革故鼎新、止于至善等特征,与此有着不可割断的历史氤氲。

海派中医不是一个抽象的文化符号或是一个杂乱的从业群体,而是以几代医家凝聚塑造的海派中医精神为指导,迎接挑战、敢为人先、与时俱进,"不为圣贤,便为禽兽,只问耕耘,不问收获",在锲而不舍中,以其医道高明、医术精湛、群贤毕至而问鼎全国,为世人瞩目。医为仁术,济世救民,在历史的沧桑中,无论时疫流行,抗日图存,上海中医药界总是不畏艰难,铁肩道义,抗争沙场,弘扬了民族之魂的医家风范。在中西文化碰撞和民国政府推行废止中医的政策打压下,上海的中医药界以民族自信和自强精神,百折不挠,机智谋略,坚持守望,不辱使命,让五千年中华文明基因依然得以保留传承,俨然是我国中医药事业的中流砥柱。李白《行路难》诗曰:"金樽清酒斗十千,玉盘珍羞直万钱,停杯投箸不能食,拔剑四顾心茫然,欲渡黄河冰塞川,将登太行雪满山,闲来垂钓碧溪上,忽复乘舟梦日边,行路难,行路难,多歧路,今安在?长风破浪会有时,直挂云帆济沧海。"李白的这首诗传达了在艰难中的奋进精神,在挫折中的浪漫情怀,在期待中的自信自强。这些不啻是对当时上海中医药界群体的写照。

"沉舟侧畔千帆过,病树前头万木春。""阳春召我以烟景,大块假我以文章。"1949年新中国成立了!随着政权的更迭,时代的变迁,在党的中医政策的光辉照耀下,枯木逢春,上海中医药事业终于迎来众人期盼的春天。《史略》以"曙光"及"振兴"篇记述了20世纪50年代的曙光初照,蓬勃生机;20世纪70年代后期的改革开放振兴发展;其中也穿插了复兴初期和"文革"期间的诸多曲折乃至损毁,给世人留下了不可忽视的教训。总体而言,新中国成立60多年期间上海始终坚持继承创新、现代化、国际化的轨迹奋力前行,遵循以完整的中医理论体系和丰富的临证经验为继承主体,以弘扬传统文化和积极吸收运用现代科学(包括医学)为两翼,推动中医药事业在新时代的腾飞,衷中参西,继承不泥古,创新不离宗。上海的中医界以历史的责任和时代的使命为己任,在多方面推动上海的中医药事业从民间执业走上国家平台,从流派传承融入学科建设,从师徒传授构建具有中医药继承鲜明特色的完整高等中医教育体系,实现了历史性跨越。今天的现实是历史的某种延续和必然,上海中医药事业的发展始终以上海地域文化为底蕴,海派中医的特质和精髓也始终是今天事业发展不可或缺的潜力。《史略》详尽地记述了上海中医药事业通过60年的发展演变,坚持以机构建设为基础,人才培养为关键,学术发展为生命,科学管理为保证。在创建中华牌、上海队的过程中,排忧解难,排除干扰,积累了医疗、教学、科研和管理等多方面的丰硕成果,突显了改革开放的思路,不仅构建了完整中医药体系,满足了社会日益增长的对中医药服务的需求,并且通过各类学术交流和对外服务贸易等多种形式实现中医药走向世界的步伐加大加快。一个具有时代特征、上海特色、中医药特点的充满生机的中医药阵容为上海作为亚洲医学中心增添了实力和光彩。

夫天地者,万物之逆旅,光阴者,百代之过客。历史始终是一面镜子,以史为鉴可以知兴替。中医药是中华文明的杰出代表,它是打开中华优秀文化大门的一把金钥匙。上海的中医药事业是我国中医药事业的重要组成部分。认真整理上海中医药发展史料，研究其内在规律，总结经验和教训，不仅可以为世人留下一份宝贵文化遗产，也必然可以对当下和今后的事业发展提供有益的借鉴，增强丰富多彩的城市记忆，无疑是一份巨大的财富。

《史略》一书在季伟苹主编的主持下，作者诸君不辞辛劳，爬罗剔抉，刮垢磨光，条分缕析。全书突显系统性，整体性，科学性。系统搜集了自上古迄今有关上海中医学发展各个时期的史料，运用整体观将中医药放在上海各个时期社会经济文化发展中评析，以史实为依据剖解内涵及规律。《史略》虽以“略”自谦，实是一部不可多得、具有填补空白价值的史书。为上海中医事业发展作出了重要贡献，功莫大焉。《史略》既是一部史书，也是一部教科书。作为史书它让读者留下了上海中医药事业涉经千年的历史记忆。作为教科书，它让我们中医人懂得勿忘历史，今天的中医胜景来之不易。昔刘邦有《大风歌》曰：“大风起兮云飞扬，威加海内兮归故乡，安得猛士兮守四方。”我们应该敢于担当，肩负起责任和使命继续前进！继承创新是永恒的主题，需要智慧和勇气。宋代潘阆《酒泉子・长忆观潮》词曰：“长忆观潮，满郭人争江上望。来疑沧海尽成空，万面鼓声中。弄涛儿向涛头立，手把红旗旗不湿。别来几向梦中看，梦觉尚心寒。”我们也惟有这种“勇立涛头，敢于拼搏”的创新精神，做新时代的弄潮儿，在中华民族伟大复兴中创造 21 世纪中医药事业新的辉煌！余有缘拜读书稿，获益良多，不胜荣幸，谨此握管濡毫，略叙一二以志铭感。

2017 年春节

《韦以宗医案医话文集》序

《韦以宗医案医话文集》系实录我国著名中医学家韦以宗教授从医50余载之学术成就，由其弟子门生汇集编撰而成，包括临证医案、诊余医话、诗词以及毕生开展科学研究之论文，洋洋大观凡60余万言。日前有幸拜读书稿，获益良多。清代郑板桥有诗曰："四十年来画竹枝，日间挥写夜间思。冗繁削尽留清瘦，画到生时是熟时。"韦以宗教授正是这样一位锲而不舍、孜孜以求的医学家，且医文相通，善诗词，工书法，该书不仅记载了其立于中医事业继承创新之成果，亦充分体现了韦以宗教授的人文情怀，乃后学者传道、授业、解惑之难得课本，同道当为之点赞。

医案者，始于《史记》所载仓公之诊籍，唐宋以后医案著作日渐增多，明清更为衍盛。子华子曰：医者，理也，意也。所谓明其理而求其意，意得则立法用药中的，历代医家莫不簸弄化机，纲挈元珠，以求枯生朽起，制人命于掌上。故案者，断也，方者，法也。凡断而能有法，神运妙方者，又莫不宗内难之经、仲景之论、温病之辨以致汲取各家之说熔于一炉，触类旁通。韦以宗教授长期专攻中医骨伤科技术史之研究，涉猎前人治伤之百般技巧，又熟谙岐黄之道而十三科一理贯之，斯以其临证存案者，每可见诸诊病之圆机，施法之灵活，用药之独到。有曰形而上谓之道，形而下谓之器。道器结合方为大家。韦以宗教授独特的思维模式及其创新的治疗体系在医案中均有生动体现。明代江瓘编《名医类案》曾曰："宣明往范，昭示来学，既不诡于圣经，复易通乎时俗，指迷广见，或庶几焉耳。学者譬之由规矩以求班，因彀以求羿，引而伸之，溯流穷源，推常达变，将不可胜用矣！"嗟乎，三尺之书，后学之鉴，韦师者功莫大焉！

医话则是中医学独有之学术现象，医家往往运用医文相参之方式，于诊余闲暇记述临诊一得、博览心悟、医道议论，或与侍者交流解惑，或为灯下钩玄沉墨。人称唐代王勃撰《医话序》，是为鼻祖，宋代张杲著《医说》及明代俞弁著《续医著》，堪称医话之师。嗣后问世者如林，如《友渔斋医话》《柳州医话》《冷庐医话》《惜余医话》等不可胜数。本书所摘编医话亦可称韦以宗教授为医为人之写照。观其学近乎道，艺通乎神，翠竹碧梧，鸾雀停峙。诚菊泉之侧，橘井之旁，起废扶伤，以回膏肓。所言所论，有典有故，亦皆经验之谈。唐代虞世南《蝉》诗曰："垂緌饮清露，流响出疏桐。居高声自远，非是藉秋风。"三折肱而为医，大医精诚此之谓也。

当今我国中医药事业正在经历着由民间技艺走向国家科学高端平台，由传统特色弘扬进入学科体系建设，由师承传授步入高等教育完整体系等历史进程，不断实现新的历史跨越。这种由国家主导，具有中国特点、中医特色、时代特征的传统医学大变革大发展，不仅在中国史无前例，在世界上亦无先例。中医药已成为中国生命科学重要元素，闪耀着璀璨的光辉，并在各个层次的医疗服务中成为不可或缺的手段。中国是中医药的故乡，我们在打造传统医学高地，让世界和我们接轨的过程中，不仅要有对中国传统文化的高度自信、自觉，还需要不畏艰难的自为精神。中医药学是一个伟大的宝库，我们在推进中医药事业整体发展中，必须将继承与创新有机结合，在医疗教学科研全方位发展中坚持以中医药完整的理论体系和历代医家的宝贵经验为继承主体，以弘扬传统文化和积极汲取现代科学为创新两翼，从而造就一代代生机勃勃的现代中医才子俊秀，"一体两翼"腾飞，开创21世纪新的辉煌。如何实现这一时代壮举，我们不仅要有

“半亩方塘一鉴开，天光云影共徘徊。问渠那得清如许，为有源头活水来”的守望精神，也要有“万物静观皆自得，四时佳兴与人同。道通天地有形外，思入风云变态中”的谋略智慧。然而可言之滔滔，往往则行之了了！环顾左右，韦以宗教授坚持中医继承不泥古，创新不离宗，无疑是一位敢于拼搏的实践家和丰厚的收获者。“闲云潭影日悠悠，物换星移几度秋，阁中弟子今何在，槛外长江空自流。”“路漫漫其修远兮，吾将上下而求索。”本书收集的韦以宗教授在长期的科学研究中所撰写的数十篇论文，昭示其学有所致，术有专攻，以“不废江河万古流”的信念和坚持，为推进独具我国优秀民族文化特色的中国整脊学发展，从理论基础之构建，防治体系之规范，均作出了独创性贡献，并成为中医药之先声，于20世纪80年代即走出国门，享誉海外。这种抱负与国学患难相守，一路走来，以中国知识分子独有的品格，胜不骄败不馁，坚守自己前行的道路，实难能可贵，获得我国骨科学术泰斗葛宝丰院士、尚天裕教授等前辈和国内众多同行高度评价。

诗词是我国传统优秀文化的重要组成部分，数千年来培育了我国文化人一以贯之的文化心态，融汇了人们的思想感情，也塑造了人们看待人生的眼光。林语堂曾说诗教给中国人一种旷达的人生观，一种慈悲的意识，一种丰富的爱好自然的风度和艺术家的忍耐性。其实，在人类社会中喜怒哀乐、悲欢离合、穷通顺逆等应属常态，如何应对这样的人生则是一门重要的课程。诗歌往往起着积极的作用。在中国文化宝库中汇聚着众多不朽之作。许多名家诗词，甚至标示着一个时代的印记，折射出作者非凡人格魅力，多彩文化性格，情通旷达的行为方式，为后人歌颂效仿。如所谓“东坡范式”即为宋以后中国文人倾慕不已，传扬800余载。名篇《定风波》即形象地表现了苏东坡的独特风范。词曰：“莫听穿林打叶声，何妨吟啸且徐行。竹杖芒鞋轻胜马，谁怕？一蓑烟雨任平生。料峭春风吹酒醒，微冷，山头斜照却相迎。回首向来萧瑟处，归去，也无风雨也无晴。”苏东坡在这首词中表达的表里澄澈、风骨凛凛、简要精通、毫不迂执的人格，何其伟哉！我与韦以宗教授相知已近四十载，对其为中医骨伤事业戎马一生，甚是敬佩。本书所载先生诗词也从一个侧面反映了他在我国中医药事业的振兴发展中所融化的喜怒哀乐。《咏黄山迎客松》曰：“千年古树迎客松，顶天立地傲苍穹，晨近旭日东升起，暮送夕阳下群峰。风霜雨雪总葱翠，春暖秋冬自从容；无需沃土能挺立，人生若此是英雄。”全诗将豪放的情怀与浪漫的文采融为一体，先生不啻企踵苏氏遗风，于今日尤为难得！令人有“众里寻他千百度，蓦然回首，那人却在灯火阑珊处”之感慨。

忆往昔，峥嵘岁月稠。大道岐黄，薪火相传。韦以宗教授始终以人才培养为己任。“江山代有才人出，各领风骚数百年。”唯有人才是事业兴盛的基础，因此，数十年来，韦以宗教授在努力开拓中医骨伤和整脊学创新型学科体系建设过程中不遗余力，培养学科精英，使之成为事业兴旺的中流砥柱，授人以渔，及时将自己多年积累的临证经验和最新研究成果转化为教学资源，学生弟子才识日益增长。早在20世纪80年代初，他乘改革开放东风，创办了“光明中医骨伤学院”，分校遍布全国，成为当时首屈一指的万人民办大学，为我国中医骨伤事业输送了大批人才。嗣后又发起创建世界中医骨科联合会，以学会为平台大力推进继续教育，造就了一批分布海内外的中医骨科专业人才，让原创于中国的整脊学展翅腾飞于世界众多国家，使之成为中华优秀文化的闪光名片，在润物细无声中体现了中国文化的软实力，为弘扬中国精神，传递中国价值作出了重要贡献。宋代潘阆《酒泉子·长忆观潮》曰：“长忆观潮，满郭人争江上望。来疑沧海尽成空，万面鼓声中。弄潮儿向涛头立，手把红旗旗不湿。别来几向梦中看，梦觉尚心寒。”韦以宗教授正是这样一位勇于向涛头立的弄潮儿，深信其“勇立涛头，敢于创新拼搏”的精神，必将在弟子中传承发扬光大，结出更多硕果。

党的十八大以来，以习近平同志为核心的党中央始终从国家战略高度着力推动中医药振兴发展。中医药事业历经百余年劫难终于迎来了生机盎然的春天，正是“水绕冰渠渐有声，气融烟坞晚来明，东风好作阳和使，逢草逢花报发生”（唐代钱起《春郊》）。在这金鸡高啼，“无限光景一时新”之际，深信本书付梓则是韦以宗教授和他的弟子们奉献给时代的一曲和鸣之音！斯以为序。

2017年春节

《骨伤科简明技术与手术教程》序

书籍是传播思想、知识和积累文化的载体，早在我国春秋时期便已流传于世。当时以手写于简、帛之上，称为简策、波叔。东汉文字学家许慎于《说文解字》序曰："箸于竹帛谓之书。"东汉以后为纸张代替，唐以后已能运用刻版印刷。志制成册叶，乃现代书籍之渊源。中国文化博大精深，历代学者著书立说遗存庞大，素有"汗牛充栋""望洋兴叹"之谓。寒暑交易，古往今来，中华文明及其文化载体始终秉持着继承与创新的轨迹前行。今日有幸序《骨伤科简明技术与手术教程》，付梓前夕披览书稿，阅之颇获收益。概言之该书乃一部理论联系实际，切乎临床应用与时俱进之骨伤技术宝鉴，体现了全、新、精的鲜明特点，实属一部难得的临床实用技术指南。所谓"全"乃囊括了全部骨科常用手术及相关临床操作技术，所谓"新"乃编入书中的知识技术皆为当下临床最常用最流行的术式，体现了最近的临床距离，呈现了学科发展的新态势、新成就、新挑战，所谓"精"，作为教程，体现了精准、精练、精髓，用于培养青年骨伤科人才的辅导读物和指南。内容必须规范有据。全书以《中华骨科杂志》和其他核心期刊文献为依据，对常用术式进行归纳总结。并按前言、适应证、缺点优点、技术要点、术后处理和注意事项等项进行论述。这种以当代最新科研成果以及将理论转化为实践所获取的经验为基础的阐述，条分缕析，不尚空谈，更非空中楼阁，必将是一部实用新颖的与教科书最契合的参考书，当是不可多得。

中医药学的发展，我们主张坚持"一体两翼"，即以中医药理论体系和历代积累的临床经验为继承主体，以弘扬传统文化和充分吸收现代科学包括现代医学为两翼，如此必将可以如大鹏展翅，搏击长空。当前，随着中医医院的持续发展，日益兴盛，综合服务能力不断增强，应对社会需求的各种压力也在增加。从全国而言，中医医院骨伤科往往成为中医院繁荣昌盛的顶梁柱，呈现着蓬勃发展的业态，体现了"一体两翼"的思维模式。习近平总书记在 2016 年 8 月全国卫生与健康大会上指出："要着力推动中医药振兴发展，坚持中西医并重，推动中医药和西医药相互补充、协调发展，努力实现中医药健康养生文化的创造性转化、创新性发展。"本书主编王强教授所领衔的江苏省常熟市中医院骨伤科正是遵循着总书记所指引的方向，不断加强自身综合业务能力建设，坚持人才培养、学科发展。全科有着丰厚的传统经验积淀，形成了特色鲜明的中医药优势。早在 20 世纪 60 年代初，该院创造的"全麻下行大推拿术治疗腰椎间盘突出症"的经验就已风靡大江南北，被引用推广，后收入全国中医骨伤科本科教材。改革开放以来，该科秉持"继承不泥古，创新不离宗"的旨意，在强化中医，中医院姓"中"的前提下，一专多能，现代骨科相关技术也得到全面的长足发展。这些闪烁着现代科技光芒的临床实践与经验积累为作者们撰写本书创造了条件，也奠定了基础，使之实现了理论与实践的融通，知识与技能的并重。长期以来，人们常在"中医医院要不要手术，能不能手术"这一问题上犹豫，乃至争论，我们是辩证唯物主义者，一切应该从实际出发。早在公元 2 世纪前的东汉末年，华佗就已对肠胃积聚等疾病，创用麻沸散进行全身麻醉，实行腹部手术。可见在 1 800 年前，我国在麻醉方法、外科手术方面已有领世界之先的成就。作为一种医疗行为本无中医、西医之分，而作为一种学科规范则往往有不同的从属范围。在健康中国建设中，我认为无论中医或西医，在各自的增长中应当互相借鉴，有所转化，从而坚持各自在继承中有所创新，步入新医学的星光大道。

常熟市中医院位于江南水乡，乃吴文化发祥之地。物华天宝，人杰地灵，为国家历史文化名城。虞山为市内著名风景区，有仲雍墓。仲雍，又称虞仲，系周太王次子。曾与兄泰伯由中原周王朝南下建立吴国，先后与兄相继为王。仲雍去世后，葬于常熟乌目山。吴人为纪念虞仲，将乌目山改成虞山，一方水土孕育一方儿女。在此刚勇善武、机智灵动、尚德向善、兼容并蓄为特征的吴文化熏陶下，常熟人正在改革开放的大潮中勇立涛头，不断开创新局面。在这"胜日寻芳泗水滨，无边光景一时新，等闲识得东风面，万紫千红总是春"的百花园里，本书主编王强教授、沈影超教授和他们的学术团队数十载春秋耕耘必将艳丽花朵永远绽放。

斯以为序。

2017 年 6 月 1 日

《杏林漫步曲》序

我国的中医药事业，新中国成立后在毛主席关于“中国医药学是一个伟大的宝库，应当努力发掘，加以提高”的号召下，以及在党的一系列中医政策的指引下得到持续的发展。改革开放以来遵循继承、创新、现代化、国际化的方针，我国中医药事业得到进一步长足发展。在党的十八大精神的鼓舞下更呈现着欣欣向荣的新局面，使我们中医人深切地感受到“当前，中医药振兴发展迎来天时、地利、人和的大好时机”。2016年8月19日，习近平总书记在全国卫生与健康大会上向全国全党明确号召：“要着力推动中医药振兴发展，坚持中西医并重，推动中医药和西医药相互补充、协调发展，努力实现中医药健康养生文化的创造性转化、创新性发展。”我们如何响应总书记关于“创造性转化、创新性发展”这一“双创”号召，仍需要认真学习研究、积极探索行动，开创“医疗、保健、科技、教育、文化、产业”六位一体全面发展的新局面。中医药蕴藏着丰富的健康、科技、文化、经济、生态资源，我们要从中深入挖掘中医药健康养生文化的精髓，将其蕴含的中医药理念知识、技术方法在立足传统融合现代的基础上，用现代语言、现代方式和现代手段进行阐释和表达，让人民群众用得上、用得好，并进一步丰富和创新，从而让中医药健康养生文化转化为大众生命旅程须臾不舍的健康实践。显然，这是一项艰巨的任务，但作为中医人这是我们的历史责任和时代使命，义不容辞。

近日有幸拜读赵友琴教授编著的《杏林漫步曲》书稿，全书分医史、医论和科普三大部分，洋洋数十万言，以丰富的史料为基础，用流畅的文笔、生动的语言，深入浅出地阐释着有关中医药健康养生文化的基本观念、理论、知识，以故事的形式，将众多流传古今的中医药医疗养生典故或趣闻，侃侃而谈，娓娓道来，俨然让读者漫步在杏林文化广阔的天地间。散而不杂，广而有的，五千年中医如粒粒珠玑光耀玉盘，令人耳目一新。全书突显了四博的特点：“博览群经”，术者引经据典，充分展示了上自秦汉四大经典，下至明清名医宝鉴，阐明中医基本理论体系；“博采众说”，对许多学术观点，不偏一家之说，每每旁征博引，让读者拓宽视野，在阅读中平添兴趣；“博古通今”，将前贤创造的经验和理论与现代生命科学有机结合，增添读者对中医药科学性的知晓度和认可度；“博中求约”，中医药绵延五千载，书籍汗牛充栋，令人望洋兴叹，欲集一册而观全貌并非易事，作者以独特的视野，高屋建瓴，抓住不同时代、不同名家的学术观点、名著以及临诊轶事而重点渲染，画龙点睛，引导读者由约返博，敬畏中医药丰厚的文化底蕴，从而深入理解习近平总书记关于“中医药学凝聚着深邃的哲学智慧和中华民族几千年的健康养生理念及其实践经验，是中国古代科学的瑰宝，也是打开中华文明宝库的钥匙”的精辟论述，功莫大焉。

赵友琴先生是上海中医药大学资深教授、业界知名中医医史学者，素以史医兼通、史文相达称著，在医史、文学、科普等诸方面颇有建树，今编撰《杏林漫步曲》一书正是响应习近平总书记“双创”号召的又一力作。该书的学术性、知识性及其实用性和趣味性必将受到读者欢迎，可卜面世纸贵洛阳！斯以为序。

2017年6月1日

《海派中医流派传略图录》序

《海派中医流派传略图录》(下称《图录》)内容丰满,图文并茂,堪称一部跨越20世纪上海中医药事业百年风云录,亦是立足当下,回眸在上海这一国际大都市舞台上,中医药事业从传统走向现代,坚持继承、勇于创新的典志,处处闪烁着社会变迁、跌宕起伏的时代潮流和开放包容、追求卓越的海派风格,有如一面镜子在时光隧道里将这历史的精彩画卷一览无余。《图录》以历史学研究的方法,从流派传承、人物传略、医论医著、医德人文、历史成就、传承团队等专题深度挖掘,系统梳理,汇聚资料,画龙点睛,全书呈现着"全""精""新"的特点,"江流宛转绕芳甸,月照花林皆似霰。"字字珠玑,帧帧史迹,可谓精品之作。

所言"全"者乃全面、全境、全景也。《图录》经全面清点,在全市50余家符合中医流派特征中以学科为特色至今仍保存相对完好的14个名家,涉及大家及门人300多位。全面搜集图文史料,系统分析,形成各个流派全程全景图。20世纪是上海从清末过渡到民国继而走向新生的中华人民共和国,历经着3个不同的历史阶段。上海早在南宋咸淳三年(1267年)设镇,元代至元二十九年(1292年)升为县制,迄今已有七百余载。建县后市易日盛,户口日增,民物富庶,至清康熙年间上海已成为商贾云集的中外通商港口。在经济繁荣的背景下,人们对医药的重视和对健康的珍惜必然加倍,社会需求增多,虽然上海自唐、宋、元、明、清以来均有名家问世,但至19世纪中下叶,上海作为商埠"大码头"对全国的吸引力陡增,医事亦然,出现名家荟萃,本土和外地医家包容共生,形成海纳百川,追求卓越的态势,从而孕育了海派中医的早期萌芽,正是"半亩方塘一鉴开,天光云影共徘徊"。各地名家和原住医家执着追求、博极医源,都将家传源头活水注入海派中医的大潮中,为催生各自流派奠定了基础,在当时的社会和文化形态中从业,无论是医术或医德都必然有着那个时代的境地和印记,《图录》用生动的文字和照片画页作了全境全景式的记录,至为珍贵。《图录》记载的流派虽有绵延十数代以上者,但大多为五六代,亦即各流派的开拓者,甚至学术思想的奠基者,也都是在20世纪上中叶创业发迹的。此时正是1842年中英签订不平等的《南京条约》后物换星移,进入民国时代,上海成为"五口通商"口岸之一,在经济遭受侵略之同时,西方文化包括西医学大举涌入,成为中国中西医文化争斗与交流的桥头堡,因此这十里洋场的上海中医药界饱受西医药的排斥和民国政府废止中医的打压,度日维艰。在守望传统的同时,也开始了新的拓展,形成了海派中医的重要发展期,《图录》以大量篇幅为人们留下了宝贵的历史记忆。"沉舟侧畔千帆过,病树前头万木春。"1949年中华人民共和国成立,枯木逢春,我国中医药事业获得新生。在党的中医政策光辉照耀下实现了前所未有的发展,百花纷呈的中医流派也从民间医术攀上了国家平台,从传统特色融入了学科体系,从师承传授进入学位教育序列,实现了历史性跨越,开创了世界之先河。《图录》从医教研等全方位记录了上海中医流派当代发展的光彩。

所言"精"者,乃指《图录》对流派深厚的文化底蕴,独到的学术思想、丰富的临床经验,通过大家的原著原论、文物藏品以及门人传承心得进行全面、系统剖析、深度探索、高度提炼、爬罗剔抉、刮垢磨光,用准确的语言表述各个流派的学术精髓,彰显其临证特色优势和大医精诚的医德医风,让一代大师的毕生奋斗碑屹医林,成为后继者的楷模。显然《图录》编著的宗旨不仅要珍藏一份上海百年中医流派宝贵的学术遗产,同样要让大师的风范彪炳史册。

“新”是海派中医的显著特点,《图录》聚合各个流派在发展进程中形成的维新、求新、创新等诸多元素,彰显了革故鼎新,勇立潮头的气度。上海自元代开始便属于“江南省”,该省包括现今的江苏省、上海市、安徽省,以及浙江、江西、湖北部分地区,直至清顺治十八年(1661 年)江南省拆分为“江南左”与“江南右”,1667 年正式定名江南左为安徽省,江南右为江苏省,上海属于江苏省统辖,直至民国后方成为直辖市建制。故历史上吴越文化渊源影响上海最深,18 世纪后海事兴起,内陆运输日渐式微,吴文化东进,上海承接辐射广为受益。吴文化以“开放包容,善于谋略”著称,这无疑成为海派文化的底蕴,从一个方面催生了海派中医特色的形成。《图录》不仅着笔前辈们熟诸经典的学识,圆机活法的经验,亦注重他们发皇古义融会新知识的品格。大多数流派的近代中坚力量是在新中国的舞台上将其特色演绎至辉煌。“江山代有才人出,各领风骚数百年。”大道岐黄,薪火相传,流派新人辈出,可喜可贺。《图录》展示了各个流派传人的光彩和他们“积土成山”“积水成渊”“积跬步以至千里”“青,取之于蓝,而青于蓝”的历程与成绩,呈现了“不尽长江滚滚来”“直挂云帆济沧海”的一派新秀灿烂景象。

《礼记·大学》曰:“苟日新,日日新。”清代著名史学家赵翼有诗论曰:“满眼生机转化钧,天工人巧日争新。预支五百年新意,到了千年又觉陈。”我们正处在日新月异的创新性发展时代,中医药学是中华民族优秀文化的重要组成部分,有着悠久的历史,中医流派是中医药文化的特有现象,流派通过师承传道、授业、解惑而得以代代相继,赓续发展,从而彰显了中医药学繁茂的学术内涵和独特的各家临证绝技。《图录》的出版反映了上海市中医药发展办公室在市委市政府的领导下坚定地执行中医药事业遵循“继承、创新、现代化、国际化”的发展方针,先后实施两个“三年行动计划”,关于流派传承便成为行业行动计划重中之重的项目并以系统工程的模式,调动全市广大中医药界的积极性,精心顶层设计,统筹规划、认证实施锲而不舍,通过三年多的努力喜获成果,不仅保护了上海中医药事业丰富的资源,而且保存了各个流派的学术基因,造就了“继承不泥古,创新不离宗”的生态环境,14 个流派成为 14 面旗帜,观今日上海之中医,正是“胜日寻芳泗水滨,无边光景一时新。等闲识得东风面,万紫千红总是春”。中医流派传承作为一项重大工程实施并取得重要成绩,具有重大的现实意义和历史意义,开全国之先河。

习近平总书记指出:“希望广大中医药工作者增强民族自信,勇攀医学高峰,深入发掘中医药宝库中的精华,充分发挥中医药的独特优势,推进中医药现代化,推动中医药走向世界,切实把中医药这一祖先留给我们的宝贵财富继承好、发展好、利用好。”上海市中医药发展办公室及以张怀琼为主编的《图录》编委们正是以实际行动践行并落实习近平总书记的殷切希望,铸就成功的例案。流派的先辈们已经远离我们而去,然而,“莫怨春归早,花余九点红。留得根蒂在,岁岁有东风”(清·翁格《暮春》)。当前中医药事业迎来天时、地利、人和的大好时期,我们一定要也一定能在建设健康中国、实现中国梦的伟大征程中谱写出新的篇章。

2017 年 10 月 1 日

《名师之道》序

改革开放以来，人们对海派文化的热议日渐广泛而深入，其中作为优秀文化重要组成部分的中医学也成为大家讨论的重要内容之一，经过全市组织的十余次"海派中医论坛"的专题讨论，逐渐对"海派中医"的特点和内涵取得共识，普遍认为"海纳百川，兼收并蓄，勇于创新，继往开来"，是海派中医之基本特质。反观历史，上海中医药事业源远流长，有着厚重的文化底蕴，从广富林文化遗址可知远在4 000多年前上海已有先民生产生活的众多繁荣景象。西晋陆机的《平复贴》揭示了在公元3世纪上海已有较高水平的医事活动，嗣后唐宋日渐兴盛，南宋咸淳三年(1267年)立有上海镇元代至元二十八年(1291年)升为县制，迄今已有700余载，隋后市易日盛，户口日增，民物富庶，至明清年间上海已成为商贾云集之中外通商港口，1842年中英签订不平等的《南京条约》后，上海被迫成为"五口通商"口岸之一，从此海事渐兴，江南内陆水运日衰，上海成为东移汇聚之都，在吴越楚文化千年交融相渗的基础上，吴门医派、孟河医派、新安医派、钱塘医派乃自京津川粤等地名医大家陆续荟萃沪上，在中西文化碰撞争雄的上海，中医药事业更成为"海纳百川、开放包容"的态势，一代代豪杰名流兴医办教，流派纷呈，大义为重，扬清激浊，海派中医广受赞誉于民众和医界之口碑中，上海逐渐成为19、20世纪我国中医药事业之高原高峰。然而在西学东渐的文化撞击中，自20世纪初叶始，国民党政府采取了消灭中医政策，20多年的倒行逆施，置中医事业于奄奄一息，在水深火热中，上海中医界群情激奋，团结全国同道高擎大旗，演绎了可歌可泣抗争的壮丽诗篇。

"巴山楚水凄凉地，二十三年弃置身""沉舟侧畔千帆过，病树前头万木春""一唱雄鸡天下白"，1949年10月1日这个永远载入史册的日子，让中国发生了翻天覆地的变化，中华人民共和国的成立，为中医事业带来了新生，催生了亘古未有的一系列变化，各地中医医院、中医学院纷纷建立，一大批名家名医，他们焕发着昔日顽强拼搏的豪情，犹如一匹骏马驰骋在新时代的疆土。上海中医学院是新中国成立最早的四所院校之一，汇集了沪上中医流派各家首领和中坚力量，他们以赤诚之心、钟爱之情，视学院事业为已任，毕生奋斗，以不为圣贤亦为鬼雄，只问耕耘不问收获的精神为创建一所彪炳史册的高等中医学府，无私奉献，谱写了辉煌的篇章，蕴藏着宝贵的学术和精神财富。然而，光阴似箭，岁月蹉跎，在我们欢庆上海中医药大学建立盛大节日之时，他们却远离我们而去，作为后继者，我们只能仰视前辈们，留下的一座座丰碑，寄托我们的缅怀和追思。"魏公之业，与槐俱萌；封植之勤，必世乃成。""独上江楼思渺然，月光如水水如天。同来望月人何处，风景依稀似去年。"大道岐黄，薪火相传。抚今思昔，我们正是踏着前辈恩师们的足迹前行！

由上海中医药大学老教授协会主编的《名师之道》第一集收录了自1956年建校至2006年共50年间已经逝世的51位名家大师从医从教的相关史资，从不同的视野和角度记叙了他们的生平传略、治学之路、文渊医风，形象而生动地勾画了一代先贤的光彩人生，展示了他们在20世纪的征程中肩负重任，承先启后的壮丽画卷。作为医者，他们发皇古义，融会新知，读经典做临床，或继承家业，或师传流派，成为海派中医的梁柱之材，流派学术思想的夯实与拓展者，独树一帜名闻遐迩，在20世纪那个民族虚无主义甚嚣上的年代展示了中医药的价值，保留了中医药基因，令世人感悟："尔曹身与名提天，不废江河万古流。"作为师者，他们秉持师道尊严，谨守“传道、授业、解惑”的为师之道，绛台执教。以自己的医学造诣、文化底蕴感染每一位后辈，令其如沐春风，如饮甘露。“半亩方塘一鉴开，天光云影共徘徊。问渠那得清如许，为有源头活水来。”我们正是在前辈的知识熏陶中不断感悟到祖国医学的博大精深，源远流长！20 世纪是中国现代高等中医教育从启航、发展至逐步完善的历史阶段。上海是发祥地之一，开全国之先河，自 1914 年至 1948 年先后建立中医院校 20 所。

1917 年丁甘仁先生为首创办上海中医专科学校，后于 1931 年改名为上海中医学院，1927 年秦伯未先生另建中国医学院，1936 年朱南山父子创办新中国医学院。以上便是新中国成立前上海著名的高等中医教育“老三校”，均于 1948 年前后被国民党政府勒令停办，先后培育数千名中医莘莘学子，众多成为后世翘楚，领沪上中医之风气。本书收录诸多前辈均为经历者，他们大多早期就读于该三校，毕业后又从不同方位推进这些学校事业发展。1956 年上海中医学院成立，他们又也以无限的期待和极大的热情参与到大学的各项事业中，殚精竭虑，辛勤耕耘在这个寄托着他们希望的园圃里，正是“吾家洗砚池边树，朵朵花开淡墨痕。不求人说颜色好，只留清气满乾坤”。他们希望青出于蓝胜于蓝，以冀中医事业后继有人，“不尽长江滚滚来”“留得根蒂在，岁岁有东风”。正是他们造就的一代中医新人，如今正砥砺前行，不断开拓中医事业新局面！作为仁者，我们从前辈们的医道中深深体验到“医乃仁术”的光辉典范。昔孙思邈《大医精诚》倡导凡大医治病，当“先发大慈恻隐之心，誓愿普救含灵之苦”，方可成为苍生大道。《礼记 · 大学》曰：“大学之道，在明明德、在亲民，在止于至善。”这些都是中华民族优秀文化的深厚底蕴，哺育着一代代大医的成长，他们所张扬的“救死扶伤”精神，以及在书中记录的前辈们精湛医术，惠民轶事，在流传市井，脍炙人口的同时，也昭明了他们“冰雪林中著此身，不同桃李混芳尘；忽然一夜清香发，散着乾坤万里春”的人生价值取向。一书在手，51 位前辈光辉业绩，雅之如生，从医为师，成仁，无不彰显了一代大家的爱国情怀，治学品格，医德风范，当是一部不可多得的佳作。

2016 年 6 月，上海中医药大学迎来了建校 60 周年庆典，苍松翠柏，繁英缤纷，高楼大厦，书声琅琅，校园一片生机盎然，在改革开放的大潮中，正攀上“全国一流世界著名的中医药大学”的高峰，我曾以杨万里《晓出净慈寺送林子方》一诗相喻：“毕竟西湖六月中，风光不与四时同，接天莲叶无穷碧，映日荷花别样红。”在这一片风光中我们时时可见先贤的掠影，我们亦正步履着先贤的足迹！今日，在党的十九大的光辉照耀下，全国人民在习近平新时代中国特色社会主义思想指引下同步前进！跨入新时代，上海中医药大学也必将在历史积淀的基础上，迎着新时代的朝阳继续奋斗在“创建世界一流大学”的征程上！

2017 年 10 月 4 日

《中医骨内科学》序

中医骨内科学是以防治各种外伤和内损所引起的皮肉筋骨及气血、经络、脏腑病证为研究对象的一门临床应用科学。它根植于中医骨伤科学的理论和实践，并以中医临床各科所积累的相关经验为深厚底蕴，充分彰显了中医学非手术疗法的特色和潜能，也成为中医骨伤科临床的一大优势。进入21世纪，随着我国及世界各国人口老龄化，各种老年性疾病随之日益增多，使临床疾病谱发生了显著变化。其中与脊柱、骨关节等相关的疾病发病率高达25%以上，成为目前骨伤领域的主要病证。数千年临床实践证明，中医骨伤科以其独特的理论及众多非手术疗法的方技对大多数慢性筋骨病患者都有良好的疗效，避免了手术的创伤。尤其是素享盛誉的上海石氏伤科，经长期的充实、提高，至今已发展成为在理论和实践上，颇具特色的一大流派。我们传承石氏伤科流派，临诊中遵循天人合一的整体观，在“十三科一理贯之”的学术思想指导下，实行“靶点、围靶点、整体特点”三点结合的辨证施治方法，将预防、保健、治疗、康复、养生融为一体，衷中参西，有效地消除症状，改善功能。同时通过扶正祛邪的调摄，增强了全身的体质，加速了局部病变的修复，提升了活动能力，降低了复发频率。大量的临床实践表明中医骨内科学在防治慢性筋骨病中有着不可替代的优势，深受广大患者的欢迎，有着巨大的市场需求。因此整理中医经典医著，探究中医骨内科的基本理论和实践技能，从而构建中医骨内科学是进一步推进中医骨伤学科建设和发展的时代使命与必然选择。

中医骨伤科是在易、儒、道、释等中国传统文化的熏陶下，形成并提高和发展起来的一门中医临床专科，具有深厚的中国文化底蕴。自《周礼》医事分科迄今骨伤科已有三千多年的临床实践，在此期间，包括东汉医家张仲景的《伤寒论》、唐代孙思邈的《备急千金要方》、宋代王怀隐《太平圣惠方》，以及金元四大家（刘完素、张从正、李杲、朱丹溪），明、清时代薛己、王清任、唐宗海等在内的诸多医家对骨伤病证的研究，提出许多重要理念和丰富的临证技能，极大丰富了中医骨内科的内涵。现代科学技术突飞猛进，不断推动生命科学的持续发展，以其分析实证思维模式，借助临床流行病学、细胞分子生物学、基因蛋白质组学、生物信息学等深入剖析疾病发生原因、发展变化及最终结果，以期阐明人体生理病理规律和物质基础。因而积极引用现代科学技术有助于从另外一个侧面深入认识疾病的本质，也有助于在世界语境下阐明中医药防治疾病的客观性和科学性。据此，我们提出了“一体两翼”的中医发展模式，即以继承为主体，以弘扬传统文化和引入现代科学技术为两翼，如鹏鸟展翅腾飞推动中医药事业发展。亦以此理念为中心，编纂《中医骨内科学》，力求体现“大文化、全中医、彰特色、兼治养、中参西”的特点，展示中医骨内科学的大文化背景及其依附的中医学全景和深厚底蕴，将具有中医药特色优势的非手术疗法，包括药物内服、外用、手法、针灸、导引等均作了系统介绍。中医骨内科学的临床特点是强调预防、保健、治疗、康复、养生五位贯通。因而我们在相关篇章从理念到方法给予了体现，展示其具体的实施方法和最新研究进展。在坚持“继承不泥古，创新不离宗”的原则下，引入现代骨内科学的基本研究模式、方法及相关的科研成果。

1957年，我考入培养高级中医人才的上海中医学院，其间汲取中医药学知识和精华而成长，聆听名师谈经论道而感悟中医药学的文化底蕴与医理仁术的博大精深，从而打下了作为一名中医师的学识功底。

经过6年本科学习，1963年毕业后便进入附属龙华医院骨伤科工作，在科主任石筱山先生的培育下接受了石氏伤科学术流派的熏陶，后又拜石幼山教授为师，继续传承石氏伤科学术精髓，深受先生们一代大家学者风范的感染。嗣后20年间，我先后赴上海瑞金医院骨科、上海华山医院神经外科进修各1年。在继承弘扬石氏伤科特色的同时，也进行骨科和神经外科的手术治疗，率领团队开创了科室中西医结合骨伤科业务的新局面。1983年我调任上海市卫生局副局长，主管上海市卫生系统的中医工作、医学科研和教育工作。1992年调任上海中医学院院长，次年争取到当时的国家教委批准，上海中医学院在全国率先更名为上海中医药大学，我也成为母校的首任大学校长。我在任职期间十分重视学科建设，中医骨伤科也得到加强，成为全国第一个骨伤科博士点和第一个博士后流动站。1998年底我从校长岗位退下，回到曾经哺育我20年成长的龙华医院，遂倾全部精力置身于骨伤学科建设，聚焦慢性退行性骨伤科疾病，以颈腰椎、骨关节疾病及代谢性骨病为重点，推进龙华医院骨伤科医疗、教学、科研的全面发展，以科研为突破口，创建了上海中医药大学脊柱病研究所，建成慢性筋骨病现代研究的高端平台，成为教育部重点实验室、教育部和科技部创新团队、国家重点学科，坚持弘扬中医骨伤科防治慢性筋骨病特色优势，成为国家中医临床研究基地，开拓了石氏伤科流派传承的新局面新气象，积累了创新性科研与临床成果。上海中医药大学脊柱病研究所作为高级中医骨伤人才培养的基地，20多年来从这里培养出250多名硕士、博士、博士后和学术继承人，其中70余人现在已成为全国中医骨伤学科的学术骨干、领军人才，他们中有全国劳模、973计划项目首席科学家、国家杰青、长江学者。唐代杜荀鹤有《小松》诗曰："自小刺头深草里，而今渐觉出蓬蒿。时人不识凌云木，直待凌云始道高。"正是"江山代有才人出，各领风骚数百年"。我作为石氏伤科第四代传人，带领石氏伤科的第五、六、七代传人，肩负着"大道岐黄，薪火相传"的历史担当。

参与本书编写的执行主编、副主编、编委均为我培养的硕士、博士和学术继承人，也成为我率领的学科团队成员。他们经过多年的学术熏染和积累，思路有共鸣，临床有共识，故而在编写过程中能共融汇通，从而使本书编写顺利完成并具有特色。充分体现了团队的协调精神和较高的学术水平，成为回眸过去20多年的一份总结和走向未来的新起点。执行主编谢可永教授是我的第一个博士，也是中国第一个中医骨伤科学博士，学贯中西；在美国从事中西医骨伤、康复20余年，具有国际视野，是一位临床经验丰富的资深骨伤科学者，博学多才；作为我的大弟子，长期追随我，对我的学术思想和临证经验有较深领悟，并善于将其引入并贯通于本书的编写中，废寝忘食做了大量工作。执行主编王拥军教授熟谙中西医结合骨伤科临床，自1993年始侍诊我左右，已有25年，对我的治学思路和探索目标最为理解，并善于将其在美国留学所获得的最新科学技术对焦本团队学科发展的重点，形成有广度、深度、高度的研究课题，从而获得了一批重要科研成果和奖项，成为973计划项目首席科学家、长江学者，是国内外知名的学科领军人才。在本书编写过程中两位执行主编团结各位副主编和编委，通力合作，经2年余努力落笔成章，但仍显仓促，定有诸多遗漏和不当之处，尚祈同道不吝赐教以期再版时修正。

嗟夫！光阴荏苒，半个世纪过去了，中华民族正迎来伟大复兴，我国的中医药事业也正迎着新时期的阳光阔步前进！正是"王杨卢骆当时体，轻薄为文哂未休；尔曹身与名俱灭，不废江河万古流"！谨以本书献给我国中医骨内科学的开创并寄希望于同道共同努力使之日益繁荣！

2018年4月6日

《董氏儿科倪菊秀论治小儿脾胃病》序

儿童健康的维护与儿童疾病的防治是生命科学研究的重要课题，历来儿科是临床医学的重要组成部分。中医儿科古代称为“小方脉”，宋元明清太医院均设小方脉。自元代始太医院分为十三科，小方脉即为十三科之一，《太平圣惠方》曰：“褓褓一岁，曰牙儿，二岁曰婴儿，三岁曰奶童，四岁曰奶腥，五岁曰孩儿，六岁曰小儿，以至十五岁，皆以小方脉治。”可见设小方脉乃专门治疗小儿疾病，小方脉即小儿科无疑。儿科医著虽不似内妇科汗牛充栋，历代亦不乏剞劂面世者。《汉书·艺文志》经方十一家中即有“妇人婴儿方”，《太平御览·方术部》张仲景《方序》曰，卫汎好医术，少师仲景，有才识，撰《小儿颅脑方》三卷行于世。说明早在汉代医家便对儿科疾病开始深入研究，总结经验。昔贤有曰：医之为艺诚难矣，而治小儿为尤难。何故？乃有五难：一难，自六岁以下，黄帝不载其说，斯小儿之病，黄帝犹难也；二难，小儿脉微难见，医为持脉，又多惊啼，而不得其审；三难，骨气未成，形声未正，悲啼喜笑，变态不常；四难，小儿多未能言，言亦未足取信；五难，脏腑柔弱，易虚易实，易寒易热，医者难辨，何以已疾？历代医家均在问难中探索，六朝至唐虽有小儿方数书然皆佚，《诸病源候论》分门，始有小儿诸候。孙思邈《千金方》亦立小儿门，博载古法方及自家经验。宋代钱乙以专科施治，并著纂，分为论证四十七条，医案二十三条，方一百一十有四，共三卷。概括古今，亦多自得。如六味丸，乃后汉张仲景《金匮要略》所载八味丸方，乙以为小儿纯阳无须益火，遂除去附、桂二味列为幼科补剂，为明代薛己奉为直补真阴之圣药，可谓斟酌通变，动契精微。钱乙后至清末八百余年间有籍可征查者，各类儿科专著不下六百余部，载入了历代医家有关各类儿科疾病防治之理论和实践成果，反映了我国中医儿科学创新与发展的心路历程。

董氏儿科源于浙江宁波，自第一代祖始董云岩先生开创于清道光年间，迄今相传已七代，凡二百年之久。第二代董炳辉先生，第三代董水樵先生均志在岐轩，颇有建树，以儿科名传。第四代董廷瑶先生号幼幼庐主，秉承家训，躬耕杏林，年少即已名噪乡里日渐远播，后于 20 世纪 30 年代末迁徙上海，融入海派中医，以儿科名闻遐迩，独树一帜，成为董氏儿科承先启后里程碑式人物。新中国成立后董老全身心投入我国中医儿科事业，行医八十余载，诊治病人百万余次，于临证同时悉心培育人才，著书立说，大医精诚造诣殊深，为世人誉为中医儿科泰斗，有口皆碑。

倪菊秀主任师从董廷瑶先生三十余载，衣钵相递尽得真传，行医问道亦多自得，救死扶伤德艺双馨，成为董氏儿科第六代传人，名闻沪上。今积数十年随师学习在耳濡目染中，对董氏儿科学术思想之感悟，临证经验之心得，认真总结，并由她的学生李战医师整理成书，名曰《倪菊秀治疗小儿脾胃病》，于付梓前示余，有幸披览，深感全书理论与实践并重，传承与创新结合。将董氏儿科的“推理论病，推理论治”的学术特色和“证治九要”的技术特长深度解读，阐明大义，使其成为继承董氏儿科之指南，又将董老平时耳提面命谆谆教诲概括为三要，即一要“辨证论治”，二要“知常识变”，三要重视“治未病”。论述中将董氏儿科学术渊源深耕发掘，结合儿科常见病的论治与“脾胃为后天之本”“脾为生痰之源，肺为贮痰之器”等经典理论融会贯通，提纲挈领论述其在临证之运用，并在董氏先贤“调治儿病，勿忘脾胃”的理论继承基础上，创造性地拓展为“肺脾同治”的观点，从而增添了倪菊秀医生自己的临证特色。诚如《荀子·劝学》曰：“青，取之于蓝而青于蓝;冰,水为之而寒于水”之谓也。

中国医药学是中华民族优秀文化遗产的重要组成部分,继承与弘扬是我们当代人的历史责任和时代使命,我们要努力在“健康中国”伟大战略实施中实现中医药学的创新性发展和创造性转化,为中华民族伟大复兴作出贡献。无论是过去的历程或是今日之奋斗都必然是艰难的。只要我们以一颗平和心态,以路漫漫兮吾将上下而求索的坚定意志就一定会有所作为,倪秀菊医生正是以“千里之行始于足下”的努力才获得可喜成果,当为可贺!昔苏东坡有词《定风波》曰:“莫听穿林打叶声,何妨吟啸且徐行。竹杖芒鞋轻胜马,谁怕?一蓑烟雨任平生。料峭春风吹酒醒,微冷,山头斜照却相迎。回首向来萧瑟处,归去,也无风雨也无晴。”这“一蓑烟雨任平生”的精神和“也无风雨也无晴”的境界是何等高尚,此资可鉴,谨录之以为共勉。斯以为序。

2018 年 11 月 11 日

《广东南海九江岑氏八代医家史略　岑泽波传》序

光阴似箭,“荏苒冬春谢,寒暑忽流易”,我与岑泽波教授,相识屈指数来已有38载。初遇于1979年,时值“文革”后百废待兴之际,卫生部组织全国相关专家编著《中国医学百科全书》,这是一项浩大工程,涉及医药卫生各大领域,中医药乃是全书的重要组成部分,“中医骨伤科学”作为独立一卷列入其中,卫生部特邀十位教授组成编委会,由广州中医学院蔡荣教授领衔筹划。斯年初秋在广州召开第一次编委会,岑泽波教授作为蔡荣教授的助手负责秘书组全部工作。鉴于该书编写要求科学严谨,全面系统,要充分体现继承的丰厚内涵和创新的时代发展。由于整整荒废了十年,资料积累断层,又无先例可供参考编写,存在着一定难度,往往会上议论较多,各抒已见,秘书组则要在会后日夜兼程整理成文。我的老师石幼山教授亦为编委,我作为他的助手乃参会。每次会议开始,便首先阅读秘书组形成的文稿,可谓条分缕析,酌句成章,与会者对岑泽波教授辛勤认真,才思横溢及其组织能力无不由衷敬佩,后蔡荣教授、石幼山教授谢世,岑泽波教授和我均为编委,在他领衔下,老中青五代人和衷共济,按时完成出版任务。该书之面世为我国中医骨伤科学科建设奠定了厚实的基础,岑泽波教授功不可没。他那居功不傲,大气谦和的品格,在同行中留下深刻印象,令人难以忘怀！1986年秋,我已在任上海市卫生局副局长,中华全国中医学会将成立中医骨伤科分会的筹建任务交给上海,在大会正式召开之前,关于会长、副会长候选人协商的过程中,岑泽波教授多次深情表示:成立中医骨伤科分会是党对中医事业的关怀,是全国中医骨伤同道共同愿望,一再谦让,最后大家推选我为会长,他担任副会长。在此后的20年中,他对我和学会工作竭诚支持,作出了诸多宝贵贡献,我亦心怀感激,彼此情谊笃深！

岑泽波教授出生于中医世家,为广东南海九江岑氏八代传人,家学渊源,《礼记·中庸》曰:“博学之,审问之,慎思之,明辨之,笃行之。”先生正是这样一位学贯中西,文通古今的学者,于医学衷中参西,坚守继承为主体,旁涉现代医学,弘扬传统文化,我于20世纪90年代初曾提出中医之振兴,应倡行“一体两翼”的大鹏战略,先生可谓我等之楷模,始终前行在“继承,创新,现代化,国际化”的大道上,并从中医骨伤科的临床实际出发,谱写了中西医结合的新篇章,不仅为中医医院打造特色优势输送了活力,还造就了岭南一带创新型人才,名闻遐迩！泽波先生医有专攻,于文则底蕴深厚,书画更见功力。其中书法清雅洒脱,苍劲厚重,可谓法度严谨,大气磅礴而又古意氤氲。其对甲骨文的书写往往别具一格,以意赋形,形意结合,达到随心所欲而妙趣天成的境地,令人观之陶然若醉,爱不释手。其对绘画亦有独到之处,尤擅长速写,往往寥寥数笔一幢幢大厦平地而生,或浓淡相间,糅合诸法,一座座田园、山村城郭跃然纸上,将水墨笔衣融为一体,风格浑厚而不失秀丽,彰显了绘画主题之神、魂、质、形,令人称羡。

岑泽波教授文学造诣颇深,他在应邀香港中文大学任教时,承担课程中有《中医药文化内涵》,历来中医药与经史万家通融,内容浩瀚,可谓比比皆是,然而欲以课程宣讲则又非易事,岑泽波教授籍其知识之渊博,探究之深邃,不仅胜任且广为好评。如他引用宋代大文豪兼通医事的苏东坡《念奴娇·赤壁怀古》一词，诠释诗人的豪情与精神创伤，从而引发有关中医心理学的一番议论，可谓出神入化，别开生面。苏东坡素有非凡人格魅力，多彩的文化性格和精通旷达的行为方式，使之成为宋代以后数百年来中国古代文人竞相模仿的榜样。苏东坡名篇《定风波》曰："莫听穿林打叶声，何妨吟啸且徐行。竹杖芒鞋轻胜马，谁怕？一蓑烟雨任平生。料峭春风吹酒醒，微冷，山头斜照却相迎。回首向来萧瑟处，归去，也无风雨也无晴。"正形象地表达了苏东坡旷达、不畏坎坷的人生态度。

中华优秀传统文化所弘扬的高尚精神数千年来代代相传，已经植根于中国知识分子的骨髓里。岑泽波教授毕生奋斗的生涯中亦无不折射着先贤的身影和气质。"万物静观皆自得，四时佳兴与人同"（宋·程颢《秋日偶成》）。"以铜为鉴可以整衣冠，以人为鉴可以明得失，以史为鉴可以知兴替"（《旧唐书·列传·卷二十一·魏徵》）。由李主江教授主编的《广东南海九江岑氏八代医家史略　岑泽波传》一书有如一面明镜，为人们映照出一位从医从教近五十载，硕果累累的大家形象及其人格魅力。现斯人已去，却永远在相知者心中铭刻着不可磨灭的印记。谨以为序。

2019 年 5 月 1 日

《江苏省名中医梅九如临证经验选》序

梅九如先生乃江苏省名中医，海内外知名中医大家，余之前辈，素为敬重。先生幼承庭训，熟诵蒙学经书，弱冠之年师承家祖父施少秋公，攻读岐黄，侍诊于侧，耳濡目染，尽得薪传。余祖籍江苏省东台市安丰镇，施氏虽为望族，但家业中衰，祖父遂以"不为良相便为良医"之训，砥砺前行，继承医药家传，深谙三坟五典，精研内难伤寒温病，医文融通，立门入道。后移居海安，悬壶济世。海安濒江临海，沃野万顷，斯谓人杰地灵，于民国抗战之前市井繁荣，商肆物茂，不乏殷实人家，对医药之需求日增，家祖父以行医兼药业，求治者甚众，名闻遐迩。适时九如先生年少志鸿，立雪门下，孜孜以求，焚膏油以继晷，恒兀兀以穷年，每有感悟，必穷原竟委，寻坠绪之茫茫，独旁搜而远绍。其勤奋与聪慧，深得家祖父赏识，赞许有加，遂以数十年之临证经验与学术心典和盘相托。诚所谓医道肇于上古，经论著于往圣，治医设官始于周，良医生生之道达于天下后世，薪火相传，一代名医脱颖而出。

九如先生从医已八十余载矣，有感中医药学之博大精深，殚精举业，究心经典，功于临床，以内妇科擅长，执守十三科一理贯之，倡导整体观，辨证与辨病相结合，强调临诊当从天地人阴阳合一处入手，在无形中求之，乃阴阳造化之气，天地人物莫不由之，用之合法，祛病延年，相得益彰。医乃仁术，为身心性命之学，先生念兹在兹，毕生穷尽，每当临床诊病必精察声色，细辨脉理，神存心手之际，意析毫芒之里，虽有泰山崩前，麋鹿兴左，依然心专志一，遂有越人彻视腑脏，洞达膏肓之能，判析病证若网在纲，才智过人，逢疑难疾病皆能妙手回春。读经典做临床乃练就医术之根本。有云："看方三年，无病可治，治病三年，无药可疗。"又曰："世无难治之病，有不善治之医；药无难代之品，有不善代之人。"先生一生治病救人无数，经验宏富，有感于推动中医药事业继承弘扬发展的历史责任和时代使命，乃指导其弟子编写了《江苏省名中医梅九如临证经验选》，将先生毕生研究经典之心得与临诊愈病之经验著华汇集一册，隶分医案、医话、学术传承、访谈、附录等五篇，鸿章巨制，于医理补前人之偏而会其全，于医术聚临诊之散而敛于约，深究玄理，广集旧闻，汲取新知，爬罗剔抉，刮垢磨光，诚示"愚者千虑，必有一得"之教化，用心良苦，撰成此帙，可敬可颂。

先生耄耋之年，岁在十秩之寿，精神矍铄，德高望重，昔王安石有《孤桐》诗曰："天质自森森，孤高几百寻。凌霄不屈己，得地本虚心。岁老根弥壮，阳骄叶更阴。明时思解愠，愿斫五弦琴。"正是先生谦恭为人乐施好善之写照。继往开来，先生桃李满园，本书主编刘华骅医生、曹健医生偕众弟子均为中医新秀，秉承先生医德医术，活法圆通，名传海安造福一方。

20世纪50年代家祖父尚在世时有交谈每每赞扬九如先生天资聪明，勤奋治学，勉为学习榜样，当时余刚入上海中医学院初涉中医，体验不深，嗣后随着阅历增长，临床深入方感到先生"千里之行始于足下"，数十年如一日，卷不择手，笔耕不辍，视病家为亲人之仁德仁术难能可贵，《江苏省名中医梅九如临证经验选》也正是先生行医为人历程之缩影，嗟夫，高山仰止，景行行止！余捧读之，油然感慨，诚"远上寒山石径斜，白云生处有人家。停车坐爱枫林晚，霜叶红于二月花。"值此剞劂面世，欣以为序。

2019年5月

《龙华医院名医学术思想与临证精粹》序

医院的基本任务是围绕着疾病的防治夜以继日地开展各方面的业务工作，秉持“救死扶伤”“为人民服务”的宗旨，努力为实现“健康中国”战略目标作出贡献。然而，作为高等医药院校的附属医院则不仅仅是局限在临床业务方面，还需要大力开展科学研究，推动学科前沿发展，同时还要承担从本科至硕博士学位教育，以及规范化培训和进修教育，从而肩负起新世纪“面向现代化、面向世界、面向未来”新型医学人才培养的使命。龙华医院作为创世界一流大学的上海中医药大学附属医院自20世纪1960年创建，即将迎来60华诞。一个甲子，60载春秋洗礼变化又何其巨大！如今的龙华医院已是拥有近2 000张床位，年门急诊量380多万的三级甲等中医院，各科齐全，设施先进，数十名老中医临诊带徒成为医院彰显中医药特色的亮丽风景线。学科建设始终是医院的重要抓手，许多学科均已成为全国标杆，内科、外科、骨伤科分别成为国家重点学科。科学研究硕果累累，每年获得的国家自然科学基金项目数均领先全国，一大批国家和部市级科研课题有力地支撑了优秀研究生人才培养，上千名硕博士戴着方顶帽从这里走向全国乃至海外，成为中医药事业发展的中坚力量，正是“桃李不言，下自成蹊”。医院成为国家中医临床研究基地，并通过验证成为国内首家通过JCI国际学术型医学中心认证的中医院，并列为中国医院科技影响力排行榜中医第一。医院经过新世纪初的二次改扩建，现代化建筑错落有致，庭院绿化，满园芬芳。有如杜甫《江畔独步寻花》所曰：“黄四娘家花满蹊，千朵万朵压枝低。留连戏蝶时时舞，自在娇莺恰恰啼。”在这繁忙而清雅的景象中，我们的先师，创院八元老铜像屹立，熠熠生辉，似乎伴和着他们的后辈面对医院今非昔比，正从坚持继承探索创新，弘扬传统又走向现代，固守民族文化又传播世界，不断实现历史的跨越而共同欢呼！

“胸怀百姓，志存高远，薪火传承，大医精诚”是龙华医院上自领导，下至广大医务人员数十年来一以贯之的办医宗旨，坚持中医特色也始终是医院建设的核心命题，人们可以从医院业务方方面面细微深处体验到“坚持以继承中医药理论体系和历代积累的临证经验为主体，大力弘扬传统文化和积极吸取现代科学技术为两翼”实现腾飞的发展理念，不断开创新局面。正是“胜日寻芳泗水滨，无边光景一时新。等闲识得东风面，万紫千红总是春”。在这个迄今依然体现着五代同堂的大花园里，学术的积淀则是最宝贵的果实。六十载光阴弹指一挥间，然而从这里却走出了数以百计的一代代名医大家名闻遐迩。正是抱负着“大医精诚”的情怀和“薪火相传”的历史担当，以“不为圣贤，便为禽兽。莫问收获，但问耕耘”的高尚境界，铸造了医院学术发展的多个丰碑。中医药学是一门应用科学，数千年来为中华民族的繁衍昌盛，为维护十四亿国民的健康作出了卓越贡献。远自上古医巫分野，公元前11世纪西周《周礼》中即已明确将医事分为食医、疾医、疡医、兽医四类。自东汉《黄帝内经》《难经》《神农草本经》《伤寒杂病论》等四大经典问世，嗣后中华民族优秀文化的经典哲学思想天人合一的整体观，恒动论，以及辨证论治等病与人统一的防治学理念一直主导着中医的临证实践，历代有发展和创新，金元出现了著名的四大家，明清时期推动了温病学说的创立与发展，进入19世纪，上海逐渐成为万商云集，名医荟萃的大都市，在海纳百川、大气谦和、追求卓越的城市精神感召下，催生了海派中医。20世纪60年代初医院创建伊始，以八大名家为首，医院各个临床科室几乎涵盖了中医各个流派的传承体系，成为海派中医的一个缩影，因而被当时的中央卫生部确定为全国四大中医临床基地，彰显了中医药的特色和优势，在几代人的师生相传、师徒耳提面授下，保存并弘扬了众多流派的绝技，在动态中不断固化海派中医这份宝贵的非物质文化遗产。"半亩方塘一鉴开，天光云影共徘徊。问渠那得清如许，为有源头活水来"，正是坚持"读经典、跟名师、做临床"，守护源头。一路走来，一批批名医乃至大家脱颖而出。在改革开放的背景下医院名医效益得到进一步释放，无论是专家门诊、特需门诊、四季膏方门诊或各个专科病房，都获得大量服务受众，也赢得众多信众。一位正高级的专家累计接诊基本都会在20万人次以上，这个数字无论在古代乃至新中国成立前的上海都可谓是门庭若市的名医大家。五代诗人杜荀鹤有《小松》曰："自小刺头深草里，而今渐觉出蓬蒿。时人不识凌云木，直待凌云始道高。"一个人的成长乃至成名成家除了个人的奋斗，也离不开环境的优化，推行老中青传帮带，将前辈的学术造诣和临证经验倾囊相传。至新世纪初医院更创全国之先河建立名中医工作室，开启了传承创新的新模式，近20年来成效卓著，立德树人，蔚为大观。如何把发展的这份厚重积淀，和可歌一页，载入历史的画卷？有鉴于此，上海中医药大学老教授协会龙华医院分会理事会动员编写一部《龙华医院名医学术思想与临证精粹》，旨在为全院副高级及以上的老中医专家搭建一座学术平台，更好地为他们在专病与专科治疗方面的临证经验及学术思想、学术体会进行记录提炼，总结阐述，并有鲜明的个人特色，以及较高的学术水平和实用价值。成为名老中医传承工作一个方面的范本，并作为向龙华医院建院六十周年献礼之作。

三千年中医传承绵延，名著经典汗牛充栋，令人望洋兴叹！如此众多的书籍将中医学的生命观、疾病防治学思想，以及临证秘籍代代相传，构筑了中国医药学的伟大宝库，成为中华民族优秀文化的典范。然而作为中医临床应以识病治病为第一要务，"疗效才是硬道理"！可是在众多著作中亦不乏理论与实际脱节者，究其原因，乃纵观上下其作者未必均是临床家，历朝历代均有许多文人治医的现象。固然大量儒医的出现繁荣了中医学，促进了学术争鸣与发展，形成了整理编次医学文献为主的学派，如许叔微、王肯堂、张景岳、沈金鳌、徐大椿等，他们都是文坛大家，以儒家济世利天下的人生观，促进了医籍校勘整理，编撰刊行而广为流传。两汉后儒生墨客中滋生经学之风影响深远，宋以后几乎以对《黄帝内经》《难经》《伤寒论》注释与发挥为主要形式成为医学著作之主体。由于儒家的"信而好古""述而不作"之风盛行，导致医家"言必本于圣经，治必尊于古法"，而许多基于临床经验的总结与创新发展难登大雅之堂。众多先儒后医文人，从医时代已逾不惑，著述等身而临证经验浅薄。如吴鞠通著《温病条辨》，成书于1798年，时年40岁，从医方6年，并非经验丰富的临床家。吴氏真正的临证心得是他73岁道光年间的1831年所著《医医病书》，与中年相比风格大变，从主张扶正祛邪，到主张驱除邪气，从重养阴到重扶阳。苏轼乃北宋一大文豪也曾涉医，撰《苏学士方》，后与沈括著《良方》，并列称《苏沈良方》。清代陆以湉著《冷庐医话》即记载了苏东坡孟浪服药而自误之轶事。《后汉书》有曰："医者意也，善于用意，即为良医。"裘沛然先生指出临床医生要有正确的思维方法，此即"医者意也"。显然这种思维方法只能从长期的临床实践中提炼。故《周礼》有"医不三世，不服其药"，此之谓也。《龙华医院名医学术思想与临证精粹》由资深中医临床家、上海市名中医陈湘君教授、徐振晔教授领衔担任主编，得到全院支持，共有43位专家学者积极响应，踊跃参加编纂撰稿。这些作者普遍具有高学历、高职称、高资历的特征，虽然大多已进入或接近耄耋之年，长期在临床第一线，从医五六十年，目前依然精神矍铄，思维敏捷地参与各类门诊或查房，他（她）们不仅中医功底深厚，而且在各自的学科领域知识渊博，身怀绝技，少数几位虽然作古但也遗存了大量的论文论著。他（她）们不仅是龙华医院的资深专家，也是享誉沪上乃至海内外的著名医家、学科带头人。本着回眸历史，总结临证经验，探究学术难点疑点，汇聚自身的行医闪光点，在时光的隧道里进行一次学术旅行。他们亲力亲为，并带领团队和弟子们分享自己的学术成果，是一次生动的名医工作室操练与阅兵。全书刊载内容各家精彩纷呈，可谓爬罗剔抉，刮垢磨光，不失字字珠玑精彩之笔以飨读者亦聊作传承一览。《左传·襄公二十四年》曰："太上有立德，其次有立功，其次有立言，虽久不废，此之谓不朽。"孔颖达疏："文人每以立言为第一要要务。"曹丕《典论·论文》云："盖文章经国之大业，不朽之盛世。年寿有时而尽，荣乐止乎其身，二者必至之常期，未若文章之无穷。是一古之作者，寄身于翰墨，见意于篇籍，不假良史之辞，不托医驰之势，其自传于后。"上海中医药大学老教授协会龙华医院分会理事会组织会员举办的这一造书活动将永远留下遍籍翰墨芳香！

中华民族的伟大复兴必然是艰难曲折的，中医药事业的振兴也必然难以一蹴而就，但是只要我们有信心、有梦想，我们必然会迎来光明前程。当年李白在《行路难》中依然有“欲渡黄河冰塞川，将登太行雪满山。闲来垂钓碧溪上，忽复乘舟梦日边。行路难！行路难！长风破浪会有时，直挂云帆济沧海”的信念，我们今天更应该振奋精神努力前行！习近平总书记的指示，“中医药学是中国古代科学的瑰宝，也是打开中华文明宝库的钥匙。当前，中医药振兴发展迎来天时、地利、人和的大好时机”“切实把中医药这一祖先留给我们的宝贵财富继承好、发展好、利用好”，为我们指明了前进的方向，凝聚了拼搏的不竭动力，我们深信中医药事业将再创21世纪新的辉煌！斯以为序。

2019年夏

《上海中医药大学专家委员会迎建国70周年文集》序

光阴荏苒，又到了年终岁末、送旧迎新时，在即将过去的2019年国人和全世界华人同胞共同欢庆中华人民共和国成立70周年华诞，欢欣鼓舞，以前所未有的振奋再一次为国家和民族兴盛感到无比自豪，举国上下一片欢腾！正是“忆往昔峥嵘岁月稠，看今朝神州大地竞风流”。今天的中国，今天的中华民族站起来了，富起来了，强起来了！我们的祖国正在建设“富强、民主、文明、和谐”的社会主义现代化国家中和平崛起。然而，作为一代炎黄子孙我们如何继承先辈遗志，“不忘初心，牢记使命”？2014年5月4日习近平总书记在同北京大学师生座谈社会主义核心价值观时曾经指出：“一个民族、一个国家，必须知道自己是谁，是从哪里来的，要到哪里去，想明白了、想对了，就要坚定不移朝着目标前进。”这是何等寓意深邃的时代发问，为中国青年也为全党全国人民指明了努力方向。

我国是世界四大文明古国，自大禹治水、禹划九州、征战三苗立政迄今已有4 000多年历史，中华民族一路前行，积淀了深厚的文化底蕴，创造了无数人间奇迹。唐宋时期已成为当时世界上最强盛的农业帝国，有统计表明宋代的GDP占世界各国GDP总和之80%，全国1亿人口，人均GDP 2 280美元，而当时的欧洲还处于封建王朝形成时期。但在寡廉鲜耻的世风中，南宋末年已是江河日下，政权摇摇欲坠。南宋末代进士蒋捷有词《虞美人·听雨》曰：“少年听雨歌楼上，红烛昏罗帐。壮年听雨客舟中，江阔云低，断雁叫西风。而今听雨僧庐下，鬓已星星也。悲欢离合总无情，一任阶前，点滴到天明。”作者年方50已是两鬓花白，他借夜中听雨抒发人生况味，少年时听雨意气风发，轻舞飞扬；中年时听雨百折千回，滋味悠长；而今暮年听雨，无论是冬雨还是夏雨，听来都是无可奈何，声如叹息。1279年，蒋捷目送着南宋的覆灭，他的词也无疑是吟唱了一个时代的挽歌！自明代海禁后至清代整个中国都在闭关自守，狂妄自大，不思进取，直至1840年鸦片战争列强的坚船利炮，1860年八国联军焚烧圆明园的烟火攻破了华夏大门，摧毁了九州家园，当权者依然对外丧权辱国，对内压制民生。清朝的GDP已跌至世界的10%，大量赔款白银外流，全国3亿人口，民不聊生。清末诗人龚自珍《己亥杂诗》(其一)曰：“九州生气恃风雷，万马齐喑究可哀。我劝天公重抖擞，不拘一格降人才。”反映了当时社会对革除时弊的强烈呼声！1894年孙中山上书李鸿章，提出兴利除弊，改良政治之法，被遭拒绝。甲午战争失败孙中山深为刺痛，遂弃医走上革命道路。在孙中山看来，解决中国问题之根本道路是推翻满清政府，建立共和国。1894年11月24日孙中山在檀香山创立了中国近代史上第一个革命团体兴中会，并先后在广州、惠州两次组织起义，1905年8月20日在东京成立中国同盟会，提出以建立民主共和国为目标。1911年10月10日武昌新军起义胜利，孙中山被选为临时大总统，建立南京临时政府。1912年2月12日隆裕太后以清帝名义下诏宣布退位，满清始皇朝始遂终结。南京政府在艰难中苦撑三个月后，袁世凯便替代孙中山成为临时大总统，不久复辟称帝，袁氏死后，军阀混战，民主共和国成为虚假的面纱。1923年10月5日直系军阀曹锟贿选成功，标志着资产阶级共和国方案彻底破产。为了救亡图存，中国先进知识分子苦寻救国之道，但实践证明资产阶级共和国方案是无力解决中国社会问题的，只会进一步将中国推向苦难的深渊。1931 年日本帝国主义侵略的战火开始在中国燃烧，长达 14 年的抗日战争遍及全中国，震撼全世界。四万万同胞在中国共产党的领导下，团结起来，同仇敌忾，高唱《义勇军进行曲》，终于夺取了抗日战争的伟大胜利。紧接着又以前仆后继、摧枯拉朽的英雄气概一举摧毁了蒋家王朝。“钟山风雨起苍黄，百万雄师过大江，虎踞龙盘今胜昔，天复地复慨而慷。”1949 年 10 月 1 日人们欢呼新中国的诞生，宣告压在中国人民身上的三座大山被彻底推翻。凤凰涅槃、浴火重生，一轮红日普照华夏，在百废待兴中，在帝国主义亡我之心不死的封锁下，几代人 70 年来始终用激越昂扬的步伐不屈不挠地拼搏，始终用催人奋进的歌声为我们时代沧桑巨变的岁月刻迹留痕。曾记否，迎着新中国红旗招展，《歌唱祖国》响彻云霄，一首《中国人民志愿军战歌》鼓动着千军万马以大无畏的气概，“雄赳赳，气昂昂，跨过鸭绿江”，与美帝国主义展开殊死搏斗。《我们走在大路上》《甘洒热血写春秋》铭记了一代青年志存高远投身祖国建设的热情，和那心潮澎湃的风华岁月。党的十一届三中全会后中国进入改革开放新的历史时期，《在希望的田野上》《春天的故事》展现在世人面前的是百花齐放、万紫千红的明媚春天。《我们的生活充满阳光》《我爱你，中国》不仅唱出了“改革开放富起来”的喜悦心情，也充分表达了我们和祖国心连心的爱国之情。《我的中国心》《龙的传人》以优美的旋律标注着每个华夏儿女细胞里的五千年民族基因。《不忘初心》《我们都是追梦人》成为当下中国的主旋律，我们今天是“追梦人”，同时也是明天实现中华民族伟大复兴的“圆梦人”。一首歌唱响一个时代，一组曲奏彻 70 载芳华。在中国共产党的领导下，中国人民用智慧和勤劳，让自己从站起来到富起来、强起来，在和平崛起中不断赶超世界！一百多年前侵占我国北京的“八国联军”，除美国和已经不复存在的奥匈帝国外，其余六国的国民经济总量近 20 年来均被我国超越，2002 年超过意大利，2005 年超过法国，2006 年超过英国，2007 年超过德国，自 1968 年后 40 年来始终保持世界经济总量第二的日本，也于 2010 年被我国超越，我国成为世界第二，并且与位居第一的美国不断靠近。中国人民再一次用自己的实力洗刷了当年的国耻，去除了国人深埋的心头之痛。《旧唐书·列传·卷二十一·魏徵》云：“夫以铜为鉴可以正衣冠，以史为鉴可以知兴替，以人为鉴可以明得失。”我们亿万中国人民正是迎着新中国的灿烂阳光，摆脱苦难生活，走出罪恶深重的旧社会，在社会主义康庄大道上一步一步走到今天，我国明年将全面建成小康社会，继续在实现“两个一百年”奋斗目标基础上，豪迈地完成中华民族复兴的伟大壮举。抚今思昔，我们每个人都以深沉的情怀回答着习近平总书记的时代发问：自己是谁，从哪里来，要到哪里去！我们将继续在党的领导下，以历史的责任感和时代使命感万众一心，团结一致，以“到中流击水，浪遏飞舟”的英雄气概攀上建设祖国繁荣富强新的座座高峰。中国医药学是中华民族的伟大创造，是中国古代科学的瑰宝。《中共中央国务院关于促进中医药传承创新发展的意见》明确指出：“传承创新发展中医药是习近平新时代中国特色社会主义事业的重要内容，是中华民族伟大复兴的大事。”往事越千年，中医药为中华民族繁衍生存作出了巨大贡献，对世界文明进步产生了积极影响。然而，曾几何时，1840 年鸦片战争后，在积贫积弱的境遇下，中华文明备受列强打压，在科学的幌子下中医药事业生存寸步维艰，以至被已经沦为帝国主义喉舌的国民政府定为废止之列，是可忍孰不可忍！“沉舟侧畔千帆过，病树前头万木春。”中国大地解放了，中医药事业犹如枯木逢春，千帆竞放，从新生走向繁荣，70 载砥砺前行，70 载再创辉煌，中医人当下的奋进足迹也必将载入史册。

上海中医药大学专家委员会的委员们无论是岁在耄耋或已逾耳顺之年，都是在党的红旗下、共和国广袤的土地上生长、立业而成功的人。岁月如梭，我们和中医药事业结下不解之缘，坚定终生奋斗的道路！70 年即将过去，我们留下过艰苦的足迹，汗水浸润过无数衣衫，但更多地在心田里承载了无尽的幸福记忆。国家从积贫积弱走向强盛之路，中医药事业从凋零废萎走向振兴发展，这一切都在我们每一个人的生活历程中书写了众多的故事，留下刻骨铭心的印象。“往事并不如烟”，它深藏在我们每个人的心底、时刻隐现在脑海里。为此，上海中医药大学专家委员会于今年五月初发起以“我和祖国　我与中医——庆祝建国七十周年委员忆往事”为主题的征文活动，得到了委员们的大力支持。在半年内，先后收到 23 位委员的

9 万多字的亲笔文稿。内容丰富多彩，叙事具体生动，其中不乏有对母校的留恋，有对老师的感激，也有个人的成长史等，以小见大，以情感人，从个人的视角折射出我们伟大祖国的时代变迁和社会进步，彰显出中药事业的传承创新与繁荣历程。为了更好地保存这些宝贵的史料，特以文集形式汇编成册以飨读者，并向各位作者表达上海中医药大学专家委员会的崇高敬意和衷心感谢。

2019 年 12 月

《手法医学理论基础与技术操作》序

人体是一个整体，存在着完整的结构与功能体系，它们发挥各自作用，并相互协调、互相影响，从而完成各种生理活动，呈现着正常的生命状态。由于各种致病因素的刺激，如常见的急性损伤、慢性劳损、感染及增龄性退行性改变等则将产生不同程度的结构与功能改变而导致疾病状态。由神经支配的骨骼-肌肉系统是机体的重要组成部分，当其处于损伤与疾病状态，必将呈现局部结构与功能的异常，并产生对全身的影响。

随着全世界人口老龄化社会发展的进程不断加快，这种骨骼-肌肉系统病变的发病率日益增多，如国人颈椎病、腰椎病、骨关节炎等患病率均已超过人群的25%以上，显然是构建人类健康社会所面临的严重挑战。在过去的一个多世纪里，人们努力从传统的记忆里以及现代的实践中寻找和探索缓解乃至治愈这类疾病、恢复功能的有效方法，积累了宝贵的经验，显然"手法医学"是一颗灿烂明珠，吸引众多学者的广泛重视。何谓"手法医学"？我国著名旅德外科学者、骨科专家王慰年教授指出："手法医学乃以双手作为治疗的主要手段，作用于身体不同部位如以松动或去滞矫正手法，应用于脊椎节段与四肢关节的阻滞，可复原关节功能紊乱，应用范围还涉及肌肉、筋膜，乃至内脏、神经系统等。"他以关节的主动活动和被动活动、正常活动和异常活动为切入点，深入研究发现节段与关节活动限制并在其生理活动轨道上某一点受阻，但又非活动完全丧失，仅在一个或多个方向受阻，同时还存在相应的病理生理反射功能紊乱。这种被称为"阻滞"的现象可存在于躯干、四肢相关肌肉、结缔组织、内脏、神经等。他通过自己长期临床实践，证实手法是治疗"阻滞"的一种有效方法，并认识到这其中蕴含着深奥的哲理与医理。为此王慰年教授将自己多年的理论研究和临床经验进行了系统地整理编著成书，即《手法医学理论基础与技术操作》，以供业界讨论和借鉴，泽惠患者。于付梓前夕示稿于余，荣幸拜读，深感条分缕析，知识宏富，实不可多得。全书较好地体现了全、精、新的特点。"全"，首先将手法医学的基础知识如手法治疗对象，其产生疾病原因，诊断方法及其适应证与禁忌证，手法治疗的各项技术等均作了全面深入论述，提纲挈领一目了然。其次分5个章节，详细地介绍了关于脊椎、四肢关节、肌肉、内脏等不同部位和类型的手法要点及操作示范，显示了手法亮点。最后分析全面，论述周详，如关节脊柱"阻滞"发生原因，在较常见原因的论述中指出"相对固定与相对活动段的交界处，局部负荷特别大，例如腰骶椎交界处等较易出现假性神经症，此处亦常有骨盆-下肢静力平衡异常，腰椎前凸增加易伴腰骶交界处紊乱。整个脊柱乃由个别功能单位组成，一个个别节段的紊乱可以影响整个脊椎，一个节段的阻滞可导致邻近及其他节段的继发性阻滞。因此，有时在治疗原始某关节阻滞，不能停留在消除症状的基础上，要采用对整个脊柱全面由上而下治疗。显然这种全面剖析疾病状态是十分科学的。这类论述全书比比皆是。也从一个侧面反映了作者临床经验丰富，对疑难疾病有深度认识能力。"精"，全书体现了精心，精准的学风。书中辑入图画533张，可谓图文并茂，而且绝大数插图系作者亲自所为，精心制作，十分优美，文图内容一致，相得益彰。书中在论述每一个主题或每章每节时均力求深刻、准确。如在关于手法治疗技术介绍时，对关节手法分别介绍了松动手法和速冲去滞手法，对后者的论述十分周详，分别提出速冲去滞三原则、速冲去滞注意事项及严格遵循步骤，规定了应向患者所作解析说明的内容并要求有完整书面记录，而后介绍手法步骤，还附录了 Fryette 六项活动规则，最后应复查确认治疗效果，指出要客观科学的评价疗效，剖析有效与无效的机理，从而使医者手下明瞭，心中了了。“新”，是该书第三个值得肯定的特点，全书不仅介绍了全套治疗节段与关节功能阻滞的全新手法，并阐述了相关的全新理论以及对发病和治疗的相关机理和新知识。如对内脏手法的基本原理，儿童手法的应用，以及手法医学病理生理学理论的探讨均属独树一帜。全书深刻地体现了理论与实践的结合，基础与临床的结合，传承与创新的结合。显然作者经过长时期的探索，不断总结实践经验，并在理论上深度剖析和构建了他所倡导与展示的“手法医学”知识体系，从而在认识“节段与关节功能紊乱”和康复领域铸就了一个新型的科学范式。何谓范式？美国著名科学哲学家托马斯·库思（Thomas Kuhn）指出：范式是一个共同体成员所共享的信仰、价值、技术等的集合，是常规科学所赖以运作的理论基础和实践规范，是从事某一科学的研究者群体所共同遵从的世界观和行为方式。取得了一个范式，取得了范式所容许的那类更深奥的研究，是任何一个科学领域在发展中达到成熟的标志。库思认为一个范式就是一个公认的模型和模式（pattern）。

诚然王慰年教授所论述的“手法医学”正是开创了一种具有模式意义的科学范式，它的魅力将会吸引众多学者参与到这一学科群体里，必将用更为丰富的研究成果证实手法医学的科学性、实用性和创新性，并且昭示运用非手术疗法治疗骨科疾病，手法医学具有独特优势。运用手法治疗骨伤科疾病，在中医学中有悠久的历史。早在春秋战国时期的《五十二病方》中已记载了按、摩、抚、搦等 10 余种手法，在成书于秦汉时期的《黄帝内经》中亦明确提出“经络不通，病生于不仁，治之于按摩醪药”，并记载了推法、切法、捏法等 10 余种手法，用于治疗痹症、痿症等多种疾病。在隋代已建立了“隋朝太医院”，内设按摩博士一人，按摩师四人，说明当时已有了按摩专科并开展了教学活动。以后历代均有较大发展，清代更至高峰。《医宗金鉴·正骨心法要旨》中对手法的重要性作了深刻论述：“夫手法者，谓以两手安置所伤之筋骨，使仍复于旧也。但伤有轻重，而手法各有所宜。其痊可之迟速，及遗留生理残障与否，皆关于手法之所施得宜，或失其宜，或未尽其法也。”同时强调手法施行者必须熟悉人体的解剖结构，指出：“盖一身之骨体，既非一致，而十二经筋之罗列序属，又各不同，故必素知其体相，识其部位，一旦临证，机触于外，巧生于内，手随心转法从手出。”

中医药学是一个伟大的宝库，有着极其丰富的内涵值得我们深度发掘并整理提高。当前如何在继承、创新、现代化、国际化的背景下，努力实现中医药学的创新性发展和创造性转化，已是包括中医药学人在内的我国全体医药学者共同的历史责任和时代使命！王慰年教授出生于医学世家，20 世纪 50 年代于我国名校复旦大学上海医学院毕业，尔后执业于著名的上海市第一人民医院外科和骨科，在改革开放初期的 1979 年赴德国留学，获得名校医学博士，并先后就职于多家德国著名医院，于矫形外科、风湿科造诣殊深，积累了丰富的临床经验，论著颇丰。先生始终怀着报效祖国培育之恩，不断将国外先进经验与国人交流分享，并将自己独创的医学见解用中文出版专著多部以飨国内读者。40 多年来多少次故国人情，游子之心总在惜别之际难以割舍。正如李白诗《送友人》曰：“青山横北郭，白水绕东城。此地一为别，孤蓬万里征。浮云游子意，落日故人情。挥手自兹去，萧萧班马鸣。”正是 40 载征程，40 载收获，祖国在改革开放中强大，莘莘学子走出国门为华夏复兴奉献智慧与力量，可歌可颂。值此王慰年教授新著工穷剞劂，谨致恭贺并叙。

2019 年春

《陆氏针刀》序

早在《黄帝内经》中，就有关于九针的形制记载，并大量记录了针灸的理论与技术，相信针灸起源于三皇五帝时期，《帝王世纪》载伏羲氏发明了针灸，"尝味百药而制九针"。根据文献记载和文物考证，"针灸疗法"起源应在石器时代，泱泱九州历史悠久，随着中华文明的传播，中医药宝库的深厚积淀，蕴藏着针灸疗法数千年防病治病的宝贵经验，内外妇儿伤无不涉及，并且不断创新，衍生了众多器械及疗法。20 世纪 70 年代江苏朱汉章医师，根据前人经验的积累，改进并形成了小针刀，用于临床疗效显著，结合现代解剖学与经络理论创立了小针刀疗法，尤其在软组织慢性损伤性疾病疗效卓著，因而风行大江南北乃至全国，不胫而走，一些学术性组织也应运而生，在国内众多中医医院先后建立了针刀医学科，许多西医医院疼痛科也多引进成为特色疗法，这些均说明针刀疗法的科学性和实用价值毋庸置疑。

陆世昌教授是沪上著名针刀医学专家，从事这门医术的临床应用与研究已有数十年之久，经验宏富，名闻遐迩。现将其多年成就汇聚成册，率领其团队及弟子编著《陆氏针刀》一书，付梓前夕索序于余，披览全帙，诚屡条分缕析、纲目有序，乃一学术大作。全书详述其探索针刀医学的艰辛历程及可贵经验，并理论联系实际系统解析了全身 60 余种疾病运用针刀疗法的诊治方法和要点，爬罗剔抉，刮垢磨光，字斟句酌，实不可多得也，乃为针刀医学的丰富与发展贡献非凡。习近平总书记号召我们要大力推动中医药事业创新性发展、创造性转化。此乃国人之重任。该书面世可歌可颂也！斯以为序。

2019 年秋

《战疫红花分外香——致敬最美逆行者》序

正值庚子春节即将来临之际，人们都在“爆竹声中一岁除，春风送暖入屠苏。千门万户曈曈日，总把新桃换旧符”的氛围中迎接新年。突然间肆虐人类的瘟疫悄悄袭来，紧接着一场突发公共卫生事件席卷全国，武汉首当其冲，湖北告急！生命重于泰山，疫情就是命令，使命就是号角！习近平总书记亲自指挥，一场气壮山河的人民战争，总体战，阻击战迅速在全国发起！湖北省尤其是武汉是重灾区，因而必须集中火力打响“武汉保卫战，湖北保卫战”！全国各地和军队 346 支医疗队，42 600 多名医务人员，放下与家人团聚的年夜饭星夜逆行，披甲出征，红色党旗、绿色军装、白色战袍汇聚武汉，向全国人民、世界人民传递出必胜的信心和希望。勇敢与牺牲在这场战斗中不计其数，平凡与伟大也在每位参与者中显现得淋漓尽致，他(她)们舍生忘死，承受着超负荷的救死扶伤重任和巨大的心理压力，把“人民至上”的崇高使命始终扛在肩上，把“大爱无疆”的赤子情怀留在雷神山、火神山、方舱医院，书写在荆楚大地。以钟南山、李兰娟、张伯礼、仝小林等院士为代表的战地英雄铸造了亿万中国人民心中“最可爱的人”的光辉形象。国家不惜代价迄至 4 月 19 日已累计支出 1 452 亿元，保护每一个新冠患者的生命，让他们得到最好的中西医结合的治疗。众志成城，终于用 3 个月的时间取得了武汉保卫战决定性成果，武汉历经 76 天的“封城”也终于在 4 月 8 日零时正式“重启”，4 月 26 日湖北省实现全部新冠住院患者“清零”。“武汉重启，不负春天”巨幅彩色标语在墨蓝色苍穹下闪耀着雄伟的长江大桥。此时此刻屹立在长江之滨的黄鹤楼面对着“晴川历历汉阳树，芳草萋萋鹦鹉洲”将不再发出“黄鹤一去不复返，白云千载空悠悠”的感叹，今天它见证了武汉这座英雄城市决胜瘟疫的光荣历史，也深切感受到一个伟大民族的澎湃热血犹如滔滔长江巨流奔腾不息永远向前。“武汉胜则湖北胜！”“湖北胜则全国胜！”风月同天，风雨同舟，全国人民在以习近平总书记为首的党中央领导下，万众一心，共克时艰，共同经历了一场空前的历练，不仅实现了抗疫胜利而且全面水电暖不停，通讯物资供应不断，社会秩序在突发公共卫生事件应急响应下井然不乱，诚为难能可贵，在当今全球罕有可觅，然而我们中国做到了！

楚国是著名爱国诗人屈原故里，如今武汉东湖之滨的“行吟阁”里屈原塑像端庄凝重，清癯飘逸，人们似乎依然听到他在泽畔行吟，“悲莫悲兮生别离，乐莫乐兮新相知”“登九天兮抚彗星，竦长剑兮拥幼艾，荪独宜兮为民正”(《九歌·少司命》)。这当是对战役中作出巨大奉献的广大医务人员、志愿者、各级干部的赞颂与感激。“诚既勇兮又以武，终刚强兮不可凌。身既死兮神以灵，魂魄毅兮为鬼雄！”(《九歌·国殇》)这正是对战役英雄和牺牲者们的哀悼和追怀。庚子春天，依旧东风起舞，依旧花木灿烂。梨花绽满枝头，白色朵朵，干干净净。黄庭坚《压沙寺梨花》曰：“压沙寺后千株雪，长乐坊前十里香。寄语春风莫吹尽，夜深留与雪争光。”桃花共映芳华，嫣红齐静，娇然柔抚。白居易《下邻庄南桃花》曰：“村南无限桃花发，唯我多情独自来。日暮风吹红满地，无人解惜为谁开。”梨树飘雪，桃树飘红，为这大美春天留下特殊的历史印记。是的，这是一个特殊的春天，在疫情蔓延与抗争的三个多月里，从武汉到湖北，到全国处处都传颂着许多可歌可颂、如泣如诉的动人事迹和故事，震撼众多良知与儒士，无论在前线或后方，他们以情不自禁的笔触书写下自己的感悟与心声，在众多日记，诗抄、散文集中，姜宏教授编撰的《战疫红花分外香——致敬最美逆行者》是一部有温度、有亮度的著作，全书以战疫为主题，以散文、诗词、摄影为体裁，从全方位、多视野的角度记叙了他的观察，辑录了他的听闻，每一首诗，每一个故事，每一帧影像都印记着他对描写对象爱的心语，以及激奋心田的热血。展示了众多英雄豪杰的壮美，也描述了许多浸润着情感的雨丝。可谓既有"飞流直下三千尺，疑是银河落九天"的慷慨激越，也有"漾漾泛菱荇，澄澄映葭苇"的柔和温存。俨然是一位不在前线的战地记者，谱写了一部战疫的时代诗篇，为历史印记了又一个标点符号。姜宏教授系江苏省苏州市中医医院主任医师、医学博士、博士生导师，上海石氏伤科第五代传人，素以医术精湛、医德高尚名闻遐迩，更工于文笔，又善摄影，每多出神入化。《论语·雍也》云："质胜文则野，文胜质则史，文质彬彬，然后君子。"我以为姜宏教授乃文质彬彬之君子。战疫取得了全国性重大成果，又步入全面胜利的阶段，我们怀着喜悦而又痛楚的心情告别了庚子春天，无论是在城市的街心花园，或是郊野的路边，人们依然可以觅见火红般的石榴花。"风匀只似调红露，日暖唯忧化赤霜，火齐满枝烧夜月，金津含蕊滴朝阳"（唐皮日休《病中庭际海石榴花盛发感而有寄》选句）。春去夏来，我们又迎来全国疫控与复工并举、生机盎然、犹如石榴花般火红的生活！壮哉华夏，中国必胜！

2020 年 5 月 1 日

《海上明医临证精粹》序

在中国中医药发展绵延三千余载的历史长河中,不仅形成了完整的理论体系,历代医家临证钻研,躬耕不辍,积累了无数宝贵经验,构建了底蕴深厚的中医药伟大宝库,光耀寰宇。是谓三代以降,汤液之兴,方论始备,十剂以准规矩,七方以明绳墨,浩如烟海的中医药经典名著,正是在维护中华民族繁衍生存的伟大实践中日积月累而令人望洋兴叹。当今上海已是闻名世界的国际大都市,然而追溯历史,早在新石器时代约 5 000 多年前,青浦崧泽文化遗址已经揭示了先民们的生活轨迹。自公元 1267 年南宋咸淳三年始设上海镇,1843 年道光二十二年开埠。昔日上海处于古代吴越交会之地,历来物茂民富,市井繁荣,呈现群贤毕至,名家汇聚的局面,更加之西学东渐,一股发皇古义、融会新知的争鸣风气已见端倪,中医药亦在全国以海派之特色而见长。今日之上海中医人正是在前人传承创新的基础上继往开来,秉持深厚的历史积淀并用自己的实践彰显中医中药的特色和优势。诚如《褚氏遗书》曰:"博涉知病,多诊识脉,屡用达药。"医学是一门应用科学,实践出真知,长期积累便形成医家独到的经验,缤彩纷呈,十分宝贵。有鉴于此,上海中医药大学老教授协会副会长朱抗美教授历经多年搜集,广罗上海中医药大学系统诸多著名医家(也包括部分系统外专家)临证经验,并将其中疗效卓著、医技独特之内容,编著成书,名曰《海上明医临证精粹》。今第一册已杀青,即将剞劂付梓,有幸拜读书稿,诚乃医家经验之谈,每多上承往圣,精思发微,药施有宗,圆机活法,内容丰富。昔淳于公云,人之患患病多,医之患患方少。朱抗美教授此举其功不凡,书中内容理论联系实际,用之得当犹济世之航,可为同道提供宝贵借鉴。此书冠以"明医"之词,我以为寓意深切。明者,明白,清晰也。其说理清透无晦涩之处,而推介之术亦明白洞彻,皆为明镜可鉴,此其一也。又明医者,系指列入医家均名闻遐迩之士,犹明星之誉,此其二也。本书无论是内容或原创者皆可用"明医"归属,当合其义。主编朱抗美教授乃上海中医药大学资深学者,曾先后任职上海中医药大学研究生院院长,附属曙光医院党委书记,博士生导师,于中医学理论造诣殊深,于内科学临床经验丰厚,全书经她爬罗剔抉整理成编,条分缕析,特色彰显,示人以"胜日寻芳泗水滨,无边光景一时新。等闲识得东风面,万紫千红总是春"中医药百花齐放之盛况。正是贯彻习近平总书记对中医药工作应坚持"传承精华,守正创新"重要指示的生动实践,为推动上海中医药事业发展作出了一份宝贵奉献。本书不仅可供医者阅读参考,亦可为中医药爱好者了解中医药天地打开一扇门户,丰富阅读内涵,增添兴趣。深信面世后将广受欢迎。斯以为序。

2021 年 1 月

《国医名师·韦以宗教授诗词集》序

韦以宗教授是我国当代中医骨伤界出类拔萃的专家之一，半个世纪以来，坚持躬耕博采众长，继承传统，融会新知，立足临床，探究经典，弘扬中医骨伤科特色优势，不断推动学科发展，进入21世纪更致力于整脊学科的创建，形成了独具中国文化内涵的整脊学理论体系以及防治脊柱类疾病的技术策略与方案，并广为传播，门人弟子三千，造福苍生大众。深切地体现了这位学者所具有的孺子牛精神和拓荒牛精神。熟知韦以宗教授的同道均知悉他推进中国整脊学发展的初衷有二，其一为证实中国方为整脊学术之发源地，远于世界各国而历史悠久；其二是积极响应"健康中国"之战略实施，尤其对当下西医骨科手术扩大化，而中医骨伤科也往往不姓"中"，数典忘祖，甚至明火执仗，刀光剑影，且美其名为现代化，或偷梁换柱曰"中西医结合"。遂遵循《大医精诚》，以医道乃"至精至微之事"，"博极医源，精勤不倦"，且应"见彼苦恼，若己有之""大慈恻隐之心""普救含灵之苦"。应前贤教诲，数十年为一日奋力不懈打造了学术建树的一片新天地。"半亩方塘一鉴开，天光云影共徘徊。问渠那得清如许，为有源头活水来"（南宋·朱熹），这正是韦以宗教授长期坚持的"传承精华，守正创新"的思想理念。宋·张载曰："为天地立心，为生民立命，为往圣继绝学，为万世开太平。"作为一名中国现代的知识分子，韦以宗教授的学术生涯也无不折射着如斯光影。

中国是诗的国度，诗言志，诗为心声。数千年来保存流传了大量的古代诗词遗存，散发着古代诗人思想、感情和品格之幽香。人们认为我国古代诗歌中有一种兴发感动的生命，生生不息，影响着历代的后人们，成为我国古典诗词中最宝贵、最有价值的内涵，因而那份兴发感动的力量便成为诗歌中最重要的质素。《毛诗大序》曰："情动于中而形于言。"《礼记·乐记》曰："人心之动，物使之然也。"人心受外界事物的感动，无非大自然因素和人世间因素。韦以宗教授博学多才，专业著作等身，每每文采飞扬。数十年来在其奋斗的历程中，铺陈着艰难、奋斗、成就与挫折，然而他总未忘怀先贤的哲理名言，亦每每在物与情的兴发感动下吟咏出令人感慨的诗词，颇有"粗缯大布裹生涯，腹有诗书气自华"之高雅气质。纵观《国医名师·韦以宗教授诗词集》所收载韦以宗各个时期诗词作品约150首，其中有抒怀、咏物、写景、友情以及阐发前人哲理等，无不印记着他治学生涯和生活历程前行的足迹。早在20世纪70年代，尚在青年时期的韦以宗便以"为往圣继绝学"的志向，投身《中国骨科技术史》的编撰中，写下了他早期的诗作《骨史·初稿感怀》："彻夜不眠六十宵，千年国宝慧眼瞧；故纸索来为今用，尘埃翻落露汉骄；青灯照壁人已睡，醒暑迫身笔未丢；主席遗言犹在耳，誓将热血作水浇。"《中国骨科技术史》的面世，完整地挖掘并梳理了中医骨伤学科发展的历程，也彰显了中医骨伤科的特色优势和丰富的学术内涵，然而在其付梓面世前却有作者诸多不为人知的艰辛与努力。20世纪以来，他以中国骨伤人的志向和胆略，力推中医骨伤科学术走出国门，实现"继承、创新、现代化、国际化"国家中医药发展战略，故而出走东南亚各国并暂居马来西亚首都吉隆坡。虽然当时在事业发展中面临着困难挫折，但他仍然以"不废江河万古流"的气概，浩然咏唱着："男儿何不带吴钩，收取关山五十州？请君暂上凌烟阁，若个书生万户侯。"终于经他努力，数年筹备1997年于吉隆坡成立并隆重召开了首届世界中医骨伤科联合大会，世界各国中医骨科专家代表300余人参加大会，我国中西医结合骨伤泰斗尚天裕教授荣任联合会主席，韦以宗教授和我等多位中国专家当选为执行主席。会后他怀着兴奋心情写下了《满江红·首届世界骨联大会召开》，词曰："千年盛会，吉隆坡，三百精英。十八路，穿云突雾，众志成城。中医骨伤出国界，异域他乡有共鸣。听国际论坛百家语，学坛惊。中医药，贵传承；在海外，受欢迎。总理一握手，思绪难平。洪流直下冲腐朽，鹍鹏展翅搏云青。看骨联大旗遍五洲，谢天京。"正是在"无边落木萧萧下，不尽长江滚滚来"的悲欢中踊跃出一股"会当凌绝顶，一览众山小"的英雄气势。韦以宗教授已值七秩又五，可谓为我国中医骨伤科事业中的一位老将。一生总以"不为圣贤，便为禽兽；莫问收获，但问耕耘"为价值取向，坚持在事业中身体力行实现创新性发展，创造性转化，业绩非凡，为同道瞩目。2015 年当他看到了中央电视台《东方之子》介绍他的事迹时写下一首感怀诗："人步暮年忆当初，岁月沧桑显蹉跎。曾经努力尽人事，从无苟且逐浪波。常看起落知贵贱，多观跌宕识江河。知成知足安天命，敢向江东唱山歌。"作者虽已步入皓首之年，感慨光阴似箭，但回首往事，不忘初心，未敢蹉跎岁月，牢记江东父老的培育之恩。以赤诚之心奉献国家和民众，亦不忘回报家乡。他在《随笔》中曰："转战江湖五十秋，不忘初心战未休。家乡避疫忙养植，故里脱贫勤操劳。喜见徒儿事业旺，乐听病人赞誉高。江东父老迎稀客，举国齐心冠肺逃。"韦以宗教授作为我国中医整脊医学学科带头人物，多年来致力于医技扶贫，智力助兴，亦不忘对家乡后学的栽培，面对全国弟子奋战中医药战线，尤其在老少边远地区他亲力亲为，呈现了诸多"胜日寻芳泗水滨，无边光景一时新。等闲识得东风面，万紫千红总是春"的动人景象。"曾经努力尽人事，从未苟且逐浪波"，这正是他奉献一生的写照。王安石《登飞来峰》曰："飞来山上千寻塔，闻说鸡鸣见日升。不畏浮云遮望眼，自缘身在最高层。"韦以宗教授正是以这种学识的自信和定力，以及他过人的智慧开创了一方学科平台。历史是公正的，结果方为始终。唐·刘禹锡《浪淘沙》曰："莫道谗言如浪深，莫言迁客似沙沉。千淘万漉虽辛苦，吹尽狂沙始到金。"在韦以宗的诗词集中我们可以窥见那些如歌如泣荡气回肠的一幕幕惊影，留下令人神往的感悟与心声回味。无论他对中医骨伤科学发展的推动或是在此基础上对独具特色的中国整脊学的构造，都可谓"善莫大焉"！毛泽东主席《卜算子·咏梅》曰："风雨送春归，飞雪迎春到。已是悬崖百丈冰，犹有花枝俏。俏也不争春，只把春来报。待到山花烂漫时，她在丛中笑。"当可借用作为韦以宗教授学术生涯的写照。他诗词集中的每一个篇章，无论是诗或词都是他生命乐章中跳动的闪光音符！2015 年 12 月 19 日他一路风尘屹立黄山写下了《咏黄山迎客松》："千年古树迎客松，顶天立地傲苍穹；晨迎旭日东升起，暮送夕阳下群峰。风霜雨雪总葱草，春夏秋冬自从容；无需沃土能挺立，人生若此是英雄。"由斯可见他的脚步并未停歇。王勃在《滕王阁序》中曰："老当益壮，宁移白首之心？穷且益坚，不坠青云之志。酌贪泉而觉爽，处涸辙以犹欢。北海虽赊，扶摇可接；东隅已逝，桑榆非晚。"正可以借用来为韦氏这一首诗作一注解。

庚子疫疠旷世磨难，历经考验；辛丑已届，举国兴盛，中医蓬勃。唐·杜甫在《戏为六绝句》中有曰："庾信文章老更成，凌云健笔意纵横。今人嗤点流传赋，不觉前贤畏后生。"深信韦以宗教授将有更多的论述和诗词面世。"云山苍苍，江水泱泱，先生之风，山高水长！"斯为序。

2021 年 1 月

《吴门医派曹惕寅遗稿存真》序

中国医药学肇始远古，自岐黄论道，越人辨脉，仲景立方，神农品药，悠悠岁月，三千余载，于中华民族繁衍生存功居伟哉！不仅构建了防病治病及养生的完整理论体系，历代医家则在传承经典中不断实践，如《褚氏遗书》曰："博涉知病，多诊识脉，屡用达药。"是谓三代以降，汤液之兴，方论始备，十剂以准规矩，七方以明绳墨。诚闲云潭影日悠悠，物换星移几度秋，从而积累了底蕴深厚的临证经验。历来有曰百艺之中惟医最难！所难者在于辨证、用药。夫证有相似，药有寒凉，设若投治少瘥，存亡在于反掌。是以昔淳于公云：人之患患病多，医之患患方少。故历代医家无不揣摩以工于辨证，凭脉施治为首务。并于诊余著书立说，感悟岐黄之道，游弋天人变化之妙，阐明经典，通乎时俗，溯流穷源，推常达变，宣解往范，作述兼修，昭示来学，书通二酉，汗牛充栋，在历史的积淀中，聚汇而成伟大宝库。辛丑岁初，同窗校友郭天玲教授历经数月辛劳，将先师海上名医曹惕寅先生之遗著搜罗整理，勘误校正汇编成籍，名曰《吴门医派曹惕寅遗稿存真》，并于剞劂付梓前夕示书稿于余，遂有幸拜读。顿觉如沐春风，岐黄秦张之论，若网在纲，其学至精，薪火之传。全书学验俱丰，大道至简，既记录大量疑难病案及奇效经验，更有理论创新，倡导"万病惟求一通"之说，于万千医论中独辟蹊径，别具一格。充分彰显先生从医六十余载深厚之理论造诣与丰实之临床经验，可谓运以精思，达以卓论，非同凡响。

惕寅先生祖籍安徽歙县，十四祖后迁居苏州，上祖擅外科，父辈渐内外科并重，旁及妇儿。至先生幼承家学，并得伯父曹沧洲耳提面命，兼以悉心研读宋元明清医家著作，对温病大家叶天士辨证用药更是领悟有加，日渐磨砺，乃成起废痼、润枯毙、系生死之大医。苏州乃昔日吴国都城，为吴王阖闾重臣伍子胥于公元前500余年营造。斯域物华天宝，人杰地灵，催生吴门医派名医辈出，至明清时期更是群星璀璨。曹沧洲先生乃清代吴门名医，名噪一时。上海于春秋时期亦属吴国领地，时至今日上海金山区枫泾镇依然保留有吴越分界之界河与界碑。公元1267年南宋咸淳三年设上海镇，后内河运输日渐式微，海运兴起，吴文化与日东扩。至1843年道光二十二年上海开埠，迈向现代大都市，井肆繁荣，人才荟萃，药铺林立，全国名医聚沪互相切磋交融，时值西学东渐，斯有海派中医应运而生，吴门医派汇入者不乏其人。惕寅先生于20世纪初叶亦迁居悬壶海上，名震一方，海派中医平添新声。先生德医双馨，每于膏肓之疾，救渎回生效如桴鼓，乃于数十载从医生涯悟出一道，曰"万病惟求一通"！论曰："通者，人赖之以生。"人之经络、脏腑、气血皆需周流而畅通，"人之生得气血之流畅，病则气血违和"。如有失畅"则通之要者，在乎调三焦气化"。上焦如雾，亦如太虚，宜升清，管理布施；下焦如渎，亦如浊地，宜疏通，管理渗泄；中焦如沤，似一瓢之水，贵在流动又兼有管理上下二焦之能。三焦升降有序，气血融通，则阴阳得以平秘。先生于"通"法之研究，广览群经，缜密推敲，尊岐黄之说而有发挥。《素问·逆调论》即已指出人体气机运行以顺为常、逆则为病。逆调者即调逆也。《素问·至真要大论》曰："谨守病机，各司其属，有者求之，无者求之，盛者责之，虚者责之，必先五胜，疏其血气，令其调达，而致和平。此之谓也。"又曰："逆之，从之，逆而从之，从而逆之，疏气令调，则其道也。"可见宣其通调之道乃至理之言，先生则集思约取而弘扬光大。于通法之应用，先生经验宏富，可求上下之通，表里之通或调气血以求通，化痰湿以求通。或补气，令气旺则和畅，而络脉舒则脏腑之气皆旺；或补血，令血充则气旺，络脉亦随之调和而得通。因之可锐攻病机以求通，亦可调顺趋势以促其自通。或得药物之通，或以外治求通。又如八法皆寓于通，汗吐下和温清补消，虽各有专致，其旨亦在一通。可见致通之术至多，变化无穷，而求通之旨一焉。先生不仅医理发微，且每施于临证，在众多医案中均可窥见通法之灵活应用，并对八种专病以通之论指导取得研究成果。昔吴师机《理瀹骈文》曰："外治之理，即内治之理。外治之药，亦内治之药，所异者法耳。"先生秉持十三科一理相贯之前训，在内治同时，亦常用外治之法相配合，将"导邪外达法"灵活应用，临证内外兼施相得益彰，又何其妙哉！

大医精诚，医虽艺事，而拯疾痛，系生死，非芝菌星鸟之术，可以诡诞其辞也。中医药古籍文献令人望洋兴叹，然可以赐人以准绳，提纲挈领，于医海无涯指点迷津者，惕寅先生之遗著实不可多得。今日于继承弘扬祖国医学遗产已为国人所倡导，成就辉煌，持悖论者已非势取。昔杜甫有曰："王杨卢骆当时体，轻薄为文哂未休。尔曹身与名俱灭，不废江河万古流。"中医药学必将在中华民族伟大复兴中如江河之万古长流。郭天玲教授从医已近六十载，为上海中医药大学资深教授，上海中医药大学专家委员会名誉委员，于中国医学史研究素有深邃洞见。临床经验宏富，每能推脉义而得诊法，究药解而正物性，精内妇诸科，于杂病无膏肓之虞。值此朝杖之年，依然皓首穷经，将先师遗著探究整理并得同门及弟子诸君相助，共襄盛举，终于了却五十余载之心愿，昭先师之大德，扬先师之宏论，其功不凡，其业伟哉。习近平同志号召我国中医药工作者应在推进中医药事业发展中坚持"传承精华，守正创新"，余以为郭君之奉献当属范示，诚可歌也！新书面世可卜读者手不释卷，斯以为叙。

2021 年春

《少林正骨》序

中医骨伤科学已有悠久历史，早在周代《周礼・天官》已将其列入四大病种之“疡医”范畴内，在中华民族繁衍昌盛、防病治病的历史长河中不仅有着丰富的理论和临证经验积累，也作出了不可磨灭的贡献。在数千年学科形成和发展过程中，不断创新创造，出现了以方药内治为特征的儒家骨伤流派和以功法外治为特色的武术骨伤流派，“少林正骨”正是后者的杰出代表，呈现着华夏文明的气质和“精勤奋进，继往开来”的精神风范。

“少林正骨”源于河南少林寺，该寺在中岳嵩山少室山北麓、五乳峰下，建于北魏太和十九年（公元 495 年）。孝昌三年（527 年）印度僧人菩提达摩在此首创禅宗，史称达摩为初祖，称少林寺为祖庭，唐初，少林寺和尚佐唐太宗开国有功，寺内立唐王赐少林寺主教碑。随后禅宗和少林拳术声名远播，广为流传。少林武术伤科最初文字记载见于清朝嘉庆二十年（公元 1815 年）胡廷光所纂《伤科汇纂》，其中列“少林寺秘传内外损伤主方”专篇，并曰系辑自祖传《陈氏秘传》，其中有关少林寺僧传授施用之“里东丸”。少林武术与医术相参，传世媲美。武术以拳棍为专长，弘扬“八打与八不打”之武德，修炼者全然一身功夫，代代相传，自中原远播江南以至岭南，千年赓续。内治之法，融古而立新，吸收当时诸多名医名著之精华而灵活应用。韦以宗教授在介绍少林武术伤科时曾概括为：武医同术；重视穴位时辰致伤及其点穴治伤法；善用民间草药；观察眼睛，指甲辨伤；各种急救经验等，当属全面而精辟。

以韦以宗、释延琳、吴宁等诸位少林医学研究名家为主编的《少林正骨》一书，出版仅历六载，燔然昭市一册难求，值此即将再版之际，余披览深感全书确有点墨成金之处。其一，布道有方。骨伤同道于少林正骨每崇拜而多迷津，该书通过前言及附篇，宏论“少林”之历史渊源，古往今来。从而揭开其疗伤正骨之神秘面纱。其实读者探骊得珠，当可功成。其二，传承有术。全书对骨伤常见病症分门别类，于骨折、脱位之诊断及复位、固定、练功均予提纲挈领详加阐述，诚为习者临诊之“助手”。其中内容酌古参今，既融少林正骨技法于一炉，又汇现代创新进展于一体，使之运用于临床与当今通行诸指南相向不悖，而平添中医药之特色，并可为骨折脱位诸多非手术疗法之运用释疑解惑。所列方药更彰显源于少林骨伤流派众多名著别具一格之用药处方经验。其三，独树一帜。点穴治伤是少林骨伤流派独有的特色和优势，不仅有着深厚的学术内涵，更有着丰富的临证实践积淀。书中详述点穴操作法，细说“血头行走穴道歌”，并诠解其经络气血流注的理论依据及与时间医学的关系，对“十二时辰十二穴位点穴治伤法”源起、定位、解剖、主病、临床表现、开启时间及点穴方法均作记载，对“少林伤科秘传点大 18 穴点穴法”的内容及其临床应用也作了详细记述。点穴治伤法不仅是少林正骨的传家宝，也是中医骨伤学的精华所在。20 世纪 80 年代韦以宗教授对几乎失传的这部分内容深入挖掘，认真研究整理，可谓煞费苦心，得到我和李同生、尚天裕、刘柏龄、樊春洲、郭宪章诸多教授和前辈的支持与嘉许。其四，重在功夫。少林正骨，以其医武相济、相得益彰，固然武术崇尚功夫，而与武术结合为特色之少林医术亦必然强调功夫为基础，斯以书中列专章教授“少林功夫训练法”，如是功力在手，无论正骨复位，抑或点穴治疗，方可手到病除。因此，对基本功、手指功、腰胯功之训练均十分严格，这也正是少林一家与众不同，可以立竿见影除沉疴而起膏肓。

当前我国已经初步建成小康社会,“健康中国”的战略已在全面实施,在中华民族伟大复兴的征程中,中医药如何贡献自己的力量,习近平总书记号召我国中医药工作者要坚持“传承精华,守正创新”,实现创新性发展,创造性转化。随着我国人口老龄化的到来,众多以退行性病变为基础的慢性筋骨病发病率日益增高,中国有14亿多人口,在广大中西部和农村地区企图以单一的手术方法来诊治全部骨伤疾病,除了可以盈富医院必将祸国殃民,对初步脱贫地区和初步实现的小康社会都是一个巨大的挑战。中国医药学以其整体观、辨证论治及其历代积累的丰富治疗技术和经验,必定能在健康中国的建设中发挥巨大作用。少林骨伤流派的宝贵治伤理念和丰厚的实践经验是中医骨伤科的精华,少林骨伤值得进一步弘扬光大。《少林正骨》第二版即将付梓,面市后必定会赢得广大读者欢迎和赞誉。斯以为序。

2021 年 7 月 20 日

《黄素英妇科疑难病诊疗笔谈》序

中医妇科学是中医药学伟大宝库的重要组成部分，位居十三科前列。早在公元前2世纪西汉初医家淳于意所著《诊籍》中便已记载“韩女内寒月事不下”“王美人怀子而不乳”，成为历史上最早的妇科医案。遂后代有发展，中医妇科学在维护中华民族繁衍生存的历史长河中生生不息，在作出不可磨灭的贡献的同时，学科理论体系日趋完善，临证经验日积宏富，名医大家辈出，著作宝典富盈二酉、汗牛充栋。即使在近代西学东渐的冲击下，中医妇科依然以其显著疗效、独特优势而经久不衰，为大众信赖。诚然如辛弃疾词曰：“何处望神州？满眼风光北固楼。千古兴亡多少事？悠悠，不尽长江滚滚流！”植根于中华文明五千年土壤中的祖国医学必然在“健康中国”战略实施中再创辉煌，作出宝贵贡献。

蔡氏妇科乃海派中医一大特色流派，肇始于清朝乾隆年间，始祖蔡杏农儒医问世，后继七代嬗递弗替，独树一帜，据隅江湾，名誉沪上。蔡小荪先生乃蔡氏妇科第七代传人，于21岁独立应诊，家学渊源，门庭若市。先生道术相兼，勤于躬耕，历来主张“治学当厚古而不薄今，集思广益，博采众长；治病当师法而不泥方，变化在我，讲究实效”。可谓皓首穷经，学富五车，起废回春，效如桴鼓，名闻遐迩，诚为当代中医妇科一大家。

黄素英教授乃小荪先生嫡系高徒，蔡氏妇科第八代传人，从医近50载，本着“不为圣贤，便为禽兽；莫问收获，只问耕耘”的信念，一路前行，焚膏油以继晷，恒兀兀以穷年，问鼎“灵”“素”仲景之道，探究金元明清大家之说，每有所得亦再三推敲，爬罗剔抉，刮垢磨光，于医理、医史及临证均有独到见解，成一家之言，融会贯通，更勤于剞劂，著作等身。近年对海派中医之传承每多探索，殊多贡献，难能可贵。素英教授作为蔡氏妇科第八代传人，以高度的历史责任感和时代的使命感，历时20余载侍诊小荪先生左右，谦恭求教，尽得心传，弘扬光大，为同道之榜样。

近日，素英教授将其新作《黄素英妇科疑难病诊疗笔谈》于付梓前夕将书稿示余并索序，十分欣悦亦不胜荣幸。斯日灯下披览，卒然兴奋：“佳作也！”我以为该书甚多特点，可概括有三：“广”“深”“高”。

一曰广。全书辑录临证医案虽仅50例，却包罗妇科常见之经带胎产，不育不孕，乳房疾病，更年期综合征，癥瘕积聚及各种疑难杂症，隐喻了临证的难度和深度，韵古酌今，圆机活法，彰显了作者运筹帷幄、辨证施治的能力和智慧，亦非一日之功。昔淳于公曰：人之患患病多，医之患患方少。亦有云：看方三年，无病可治；治病三年，无药可疗。是谓世无难治之病，有不善治之医；药无难代之品，有不善代之人。历来有曰医者妇人最难，以七情之隐难于言表，是故每有束手之时。其实妇人之病异于男子者，惟经带胎产耳。经带非病也，不调则病矣，胎产亦非病也，不安不顺则病矣。作者传承蔡氏妇科学术经验，灵活应用先师验方套方，每可调顺而安，并积累了自己的体会和经验，从一个侧面展示了作者作为一名妇科临床专家的临床功底和渊博知识，窥一斑而见全豹。

二曰深。蔡氏妇科相传二百余年，学验俱丰，历来主张妇人以气血为本，肝肾为纲，推崇辨病与辨证相结合，倡导审时度势论治方法，注重补肝肾，健脾胃，调冲任，理气活血化痰为法。蔡氏妇科流派以其独特的学术理念和高超医术，名震四方，为人敬仰。斯谓“垂緌饮清露，流响出疏桐。居高声自远，非是藉秋风”。该书作者将蔡氏妇科的学术思想和流派底蕴完全渗入临证实践中,使每帧医案均体现出理论的深度和医术的活度,成为流派弘扬继往开来、薪火相传的生动案例。

三曰高。该书不仅功于临证实践记录,更有据现代中医妇科学的发展,以临床为依托,倡导传承精华,守正创新的实践,体现衷中参西,医学与科普,防治与养生,治未病等多元结合,体现当代中医妇科学发展追求的新高度。

该书在黄素英教授指导下,由其嫡传弟子、蔡氏妇科第九代传人周琦、张利主任医师任主编,并与多位传承人共襄盛举,全书文笔清新,字斟句酌,折射出各位执笔者学渊深厚,尽得蔡氏妇科真传。是谓“青,取之于蓝,而青于蓝”“木直中绳,輮以为轮,其曲中规”,彰显一代巾帼风韵。

我以为《黄素英妇科疑难病诊疗笔谈》所体现的广、深、高特点犹鉴可览。“半亩方塘一鉴开,天光云影共徘徊。问渠那得清如许,为有源头活水来。”黄素英教授和她率领的团队在多年蔡氏妇科流派传承中成绩卓著,该书面世当为“天光云影”“源头活水”增添重彩一笔,此叙此贺!

2021 年夏

《回力波应用与研究》序

辛丑岁末，黄声主任将其有关回力波的研究及其与人体结构、功能和损伤之关系，并在此基础上开展相关中医治疗的研究，十余年来积累了丰富的研究资料并撰为专著，于付梓前夕示余，阅之颇有收获和启迪。关于回力波完全是一个物理学范畴的概念，也是一个独创的新命名，作者通过文献研究，认识到自然界中高频率振动波在向低频率振动波演变过程中，可出现一种有形与无形的力量，能使自然界发生巨大改变，并使物质结构发生剧烈变化。高频率振动的力波当没有阻碍物，或阻碍物体本体没有自振时，再强大的振动频率振动力量，也无法形成任何破坏性力量；而再小的高频率振动力量只要与阻碍物体本身自振动频率发生同步振动而产生共振共鸣，则可以产生巨大力量。作者认为共振后产生了“回力波”能量释放现象，进一步根据前人关于“振动频率高的成为无形物质，振动频率低的成为有形物质”的论说，认为无形高频率振动在受体中相互覆盖，与人体自身振动频率相互撞击而形成共振则产生回力波，并可使受体发生形和质的改变，这种导致人体力学的微观变化，为探索人体结构损伤和修复的机理开辟了一条新的途径。如在人体结构中，下肢力线在地面撞击与足跟的振动频率形成了两个力的方向，即躯体受地球引力而下行的力振动频率；以及肢体支撑抵抗引力的生理功能产生的力振动频率。两个振动频率相向而行的力量，形成了综合力的回力波的传递。如用回力波的概念来观察膝关节的治疗手法：以下行力线为中心，一切动作针对不平衡的肌群，松解矫正关节间的错位支撑点，增宽关节间隙，拉伸矫正关节腔内的微错位，下行力线是治疗前后的标正尺，上行力的传递是下肢关节损伤的关键，而手法的关键，便是恢复肢体结构的生理力线，以求达到动态平衡。当手法后症状缓解，还应修复原损伤的肌群及肌束韧带，并注意保养和训练。作者理论联系实际，将回力波的研究成果融入到骨伤疾病的临床诊断和治疗中，开辟了一个新的研究领域。

石氏伤科源于吴门医派，开山鼻祖石兰亭先生早在清道光年间便以“江南石氏伤科”驰名大江南北，初以镖局问世，开创武术伤科之始，后移居沪上成为海派中医之奇葩，迄今已 170 余年。黄声医师系石氏伤科第五代传人，为石氏伤科第四代传人国医大师石仰山教授亲授弟子，从医 40 余年，尽得石氏伤科流派特色之薪传，医术高超，尤擅手法，膏肓之疾每能手到病除，名噪浦江东西。黄声医师长期以来秉持“传承精华，守正创新”，在弘扬石氏伤科流派特色之同时，每每融会新知，关于回力波之研究亦可窥其博学精思，将现代物理学之原理衍化于骨伤疾病临证之创造性转化而提升诊治水平，进而将中医药特色优势发扬光大，可歌可颂，斯以为序。

2021 年 11 月

《“肾主骨”藏象理论与实践》序

中医药学历史悠久，源远流长，其中的基础理论更蕴含了非常丰富的传统文化内涵。但如今在我们学习的教材中，过多地弘扬传统文化，而忽略了丰富的科学内涵，很难受到大众的认可。因此，作为新时代的中医人，我们要树立信心，承担起时代赋予的使命，坚持以传承中医药理论体系和历代医家所积累的丰富临证经验为主体，坚持整理并研究中国传统文化，坚持借鉴和引用现代科学技术为两翼，做到继承不泥古，创新不离宗。坚持源于临床，用于临床，在此基础上进一步通过临床试验研究和应用基础研究，探索中医药防治疾病规律，阐明疗效机制，形成新的创新成果，再反哺临床，提高疗效，充分发扬中医药的特色优势，实现在继承中创新，在双向转化中推进中医药的现代化、国际化，为生命科学的发展和世界人民的健康作出更重大的贡献。

《“肾主骨”藏象理论与实践》全书从“肾主骨”的学术源流、与肾藏象系统的联系、临床实践、现代基础研究、药理和药物研究和“肾骨系统”的研究等方面，逐层深入阐述“肾主骨”理论的研究与应用，基于目前的中西医研究进展，提出了系列原创性的学术观点。全书内容翔实，成果丰富，运用多学科交叉研究，衷中参西，发人深省，是中医人应该仔细研读的一本有价值的参考书。

本书主编王拥军教授在“肾藏精”“肾主骨”理论指导下，长期致力于中医药防治骨退行性病变的应用基础研究，取得了一系列的成果，先后成为国家杰青、长江学者、国家973计划项目首席科学家、岐黄工程首席科学家等。当然，这本书也集合了我们团队集体智慧的结晶，较好地继承和创新了“肾主骨”理论研究取得的成果。

近年来，国家出台一系列相关政策支持传统中医的创新和发展，将中医药发展列入国家发展战略。在继承传统中医药理论的基础上，不断推进中医理念创新，将中医理论运用现代科学技术改进、完善、充实、提高，必然是一场焕然一新的改革。

借由唐代黄檗禅师《上堂开示颂》中所云：“尘劳迥脱事非常，紧把绳头做一场。不经一番寒彻骨，怎得梅花扑鼻香。”在对中医特色理论保留的情况下，推陈出新，才能推动中医实现现代化持续发展！为此，本书当是对现代中医理论研究的一份宝贵的贡献。

今闻悉《“肾主骨”藏象理论与实践》即将付梓刊行，甚为欣慰，斯以为序。望本团队不忘初心，牢记使命，在中医药研究领域作出更多的贡献！

2022年1月

《临证心法》序

韦贵康教授是我国著名中医学家、骨伤名师、第三届国医大师，是我国中医骨伤事业的中坚者，领路人，从医近一个甲子，积累了丰富的临床经验和深厚的学术造诣，光照可鉴。先生学富五车，著作等身。近期将其临证经验和学术观点进行系统梳理，编撰成书，名曰：“临证心法。”60 万余字，洋洋大观，自谦为收官之作，剞劂之际索序于余，遂有幸拜读书稿，全书内容丰富，颇具特色，呈现全、精、新的特点。所言“全”者，乃论述全面，包含了中医骨伤科常见病及疑难病，从外伤内损等方方面面，无论病因病机、辨证施治、方法手法、论道演示，均能深入浅出示人以规范而成学术体系。所言“精”者，乃以手法论述为全书精要，贵康教授以手法治病而闻名遐迩，素有“南国一双手”之誉。手法系中医学瑰宝，早在春秋时期的《五十二病方》中，已有按、摩、抚、搦等 10 余种手法记载，秦汉问世的《素问・血气形志》曰：“经络不通，病生于不仁，治之以按摩醪药。”《灵枢・病传》中还记载了足踩踏及推、切、捏等 10 多种手法。嗣后历代以降均有创新发展，直至清代，《医宗金鉴》对骨伤科诸多手法作了精准翔实之总结，并指出：“故必素知其体相，识其部位，一旦临证，机触于外，巧生于内，手随心转，法从手出。”从而为手法学奠定了理论基础，指出手法施用必须遵循之要领。贵康教授早年毕业于著名的洛阳正骨学院，师承平乐郭氏正骨泰斗高云峰老师，毕业钻研，尽得薪传。手法乃平乐正骨之绝技，遂切磋不辍，诚守陆游“古人学问无遗力，少年工夫老始成。纸上得来终觉浅，绝知此事要躬行”之古训，终以练就娴熟技巧，施于临证为医龙游云，玉珠转盘，灵活有变，刚柔相济，得心应手。书中将郭氏手法的形成、内涵要义、操练规则，和盘托出而不秘藏私囊。此道术乃大医精诚也。所言“新”者，全书亮点纷呈，讲析了多种他长期经验而编制的独创性手法；又如他对脊柱相关疾病的发微、病机剖析及独特的诊疗经验，内容丰富，可谓是业界先驱之一，再如将阴阳五行学说融合到手术运用中，在脊柱相关疾病中论述阴阳理论的指导价值，分别从“五行平衡”“五行先衡”的观点论述人体生理病理之关系等，无可厚非为独特的创新性思维。谚语曰：“台上一分钟，台下十年功。”先生医技纯熟之功夫，有如乾隆年间诗家张向陶《论诗》所言：“跃跃诗情在眼前，聚如烟雨散如烟；敢为常语谈何易，百炼功纯始自然。”20 世纪毛泽东同志曾指出：“中国医药学是一个伟大的宝库，应当努力发掘，加以提高。”近 10 年来习近平总书记多次指示中医药事业发展要“传承精华，守正创新”。先生始终遵循，并引为己任。上承往圣，道乃有宗，酌古准今，神而明之，运以精思，运以卓论。以勤求至道，惠济寰宇之精神，推动我国中医骨伤科事业在创造性中转化，创新性中发展。本书付梓，乃先生又一起废痼，润枯毙，含生育物，绝厉消沴之佳作。

悠悠岁月，八秩春秋，遥襟甫畅，逸兴遄飞，爽籁发而清风生，纤歌凝而白云遏。先生始终在修炼、坚持、珍惜，在传承创新中前行。昔宋・程颢有《秋日偶成》曰：“闲来无事不从容，睡觉东窗日已红。万物静观皆自得，四时佳兴与人同。道通天地有形外，思入风云变态中。富贵不淫贫贱乐，男儿到此是豪雄。”诚天高地迥，宇宙无穷，人生跌宕，命运变幻，先生以“功名祇向马上取，真是英雄一丈夫”的信念，造就了自己的人品、医品、官品，豪雄之气乃业界翘楚也。景仰之际，握管濡豪，斯以为序，可期纸贵洛阳。

2022 年 3 月 15 日

《陆鸿元学术经验集》序

《陆鸿元学术经验集》行将出版，于付梓前夕，有幸拜读书稿，深感内容丰富，论说精辟，受益良多。鸿元先生已近期颐之寿，出生于中医世家，从事中医药事业80余载。自幼秉持家学，耳濡目染，谨守遵训，立志从医。乃至而立于1956年有幸考入上海中医学院。聆听各家讲学，如沐春风，从此游弋三坟五典之渊，造诣岐黄神鬼之说，流连橘井泉香之术，侍诊海派名医之侧，毕生铭记远祖陆游"古人学问无遗力，少年工夫老始成。纸上得来终觉浅，绝知此事要躬行"之训诫，践行不怠。每焚膏油以继晷，恒兀兀以穷年。学海中必提其要，书山中则钩其玄。寻坠绪之茫茫，独旁搜而远绍。作为中医事业的后继者，先生总叹毛泽东同志"中国医药学是一个伟大的宝库，应当努力挖掘，加以提高"之号召为自己的历史责任和时代使命，坚持继承发扬创新的生生之道。本书撰著，汇集先生八轶春秋之治学收获，涵盖学术源流、学术思想、临证经验、医论医话、医案集成、诗词散文等硕果累累，光照可鉴。

陆氏学渊久远，追溯系南宋诗人陆游二十九世孙，为江苏海安陆氏世医第五代后裔。高祖陆儋辰乃清代举人，著名儒医，尤在泾医派之传人。父陆正斋亦系江苏名医，擅长儿内科，桃李芬芳。鸿元先生，上海中医学院六年制本科毕业后，就职于附属龙华医院内科，后有缘拜列沪上内儿科名家徐仲才先生门墙。亲炙徐氏学派重阴扶阳、阴阳互根之学术思想，尤对附子等温热药之临证应用领悟有加。又曾游学黄文东、张伯臾、金寿山等名师，博采众长，书通二酉，皓首穷经，复又深耕临床。以熟谙方脉为要务。无论外感内伤，伤寒温病，六经脏腑辨证，经方时方多能信手拈来，得心应手。对疑难杂症、膏肓之疾时时探究。书中通过对哮喘、汗症、癫痫、慢性阻塞性肺疾病、慢性肝炎等疾病诊治总结及对临床常见14个病症的论治分析，梳理经验，并从感性认识升华到理性思维，概括而为"重视阳气，阴阳互根""久病不康，必养必和"的学术思想，列为临阵总纲，统领立法用药，可谓熟以精思，独标真谛。

20世纪80年代初，党和国家大力推进我国中医药事业振兴发展，特别是在衡阳会议后，各地都有许多新的行动。上海中医学院成立中医文献研究所，从学院系统抽调一批中壮学术骨干参与建设。鸿元先生受命担任中医基础理论研究室主任，遂率领团队对上海数千位有代表性海派中医名家进行深入走访调研。就其生平家传、学术思想、临证经验、医案医话、用药特点等进行系统整理，爬罗剔抉，经数年努力编就《申江医萃》，共十余册，成为一套海上名老中医学术经验系列丛书，为海派中医深入研究作出了宝贵贡献，功莫大焉！

余与鸿元先生相交久矣。20世纪50年代，彼此同为上海中医学院校友，他于1956年入学，我则于次年进校，毕业后又皆入职于龙华医院而为同事。家祖施少秋与其尊陆正斋同为故里名医，亦属莫逆之交。双方弟子梅九如先生及王益谦先生皆为江苏省名中医。先生1925年出生，长我12岁，同一生肖属相，我们将以孺子牛互勉。有鉴先生博学多才，谦恭儒雅，碧梧翠竹之姿，每令辄深神往，倾心敬仰。遥想当年，我们同在苏州河边的校舍里，听着穿梭往来船只的笛鸣，望着朝阳和落日，共同筑梦未来，立志做一名又红又专的名中医，嗟夫！逝者如斯乎，60余载相去，作为有着70年党龄的共产党员。先生始终不忘初心，在又红又专的大道上建功立业，无论人品医品，皆为楷模。作为上海市名中医，名闻遐迩。闲云潭影日悠悠，物换星移几度秋。“只问耕耘，不问收获”，这便是先生的价值观，为中医药事业依然老骥伏枥，志在千里。昔王维《鸟鸣涧》曰：“人闲桂花落，夜静春山空。月出惊山鸟，时鸣春涧中。”先生学富五车，依然笔耕不辍，但总以平静的心态不期待回报。有如春夜山中鸟鸣，那绵长悠远的回音，便是充满喜悦之收获。“云山苍苍，江水泱泱。先生之风，山高水长”，斯以为序。

2022 年春

第四篇
杂文选录

团结奋斗进一步开创上海中医事业的新局面

在全国人民深入学习、认真贯彻党的十二届三中全会决议，促进改革和开放迅速发展的新形势下，我们上海广大从事中医和中西医结合工作的同志们，要团结奋斗，为进一步开创上海中医事业的新局面作出贡献。

回顾胜利的1984年，在党的十二大精神的鼓舞下，由于各方面的共同努力，上海的中医事业是有成效的。现在，全市区、县以上的中医院或门诊部有22所，中西医结合试点医院2所，综合性医院及专科医院恢复和新设中医科106个。全市中医和中西医结合病床已达2 172张。现有中医人员6 976人，其中中医师达4 291人，属于正副教授38人，正副主任医师163人，讲师、主治医师870余人。全市已先后举办了九届西医离职学习中医班，另外还举办了不脱产西医学习中医班。现有中西医结合研究会会员600多人。这些情况表明，较之贯彻中共中央〔1978〕56号文件之前，上海的中医事业有了显著的发展。

此外，对老中医经验的继承整理工作得到了前所未有的重视。青老结合的形式多种多样，不但结合临床进行师传口授，还举办了中年中医学习经典著作研究班，请市内在理论上造诣较深的老中医给中年中医讲课。在继承整理的基础上，出版了《上海市老中医经验汇编》。有些单位还将老中医的经验编制程序，输入计算机贮存，并用于临床、教学、科研。中医文献的整理和研究也成立了专门的组织，落实了任务，工作有一定的进展。

近几年，全市中医和中西医结合科研工作进展较快，获得国家、卫生部或市人民政府重大科研成果奖的有59项，获得局级成果奖的有62项。临床方面，中医中药治疗肿瘤、肝炎、冠心病、急症（以内科厥脱证为重点），以及中西医结合治疗胆石症、皮肤病、脉管炎等，从提高临床疗效着手，积极开展了实验研究，探讨了中医辨证分型的实质。在中医基础理论的研究方面，则初步形成了系列。如虚证的研究，已深入到内分泌、免疫、环核苷酸、酶等领域。关于肾本质的研究，提出了肾与丘脑-垂体-肾上腺皮质、丘脑-垂体-甲状腺、丘脑-垂体-性腺等三方面的联系，亦即“三条轴”的理论。对阴虚火旺，已能用客观指标来分辨“心火”“肝火”和鉴定治疗效果。关于活血化瘀的研究，已经在探讨其与助阳和滋阴药物的关系方面有了新的收获，将血液流变、微循环调节等新技术运用于药物研究，并采用了电视录像进行动态记录分析。对丹参的研究，除了证实其对心血管疾病的疗效，还发现它在骨折愈合过程中也有积极作用。除此，一些教学、科研单位十分重视四诊客观化的研究，如脉诊、舌诊等，都有新的成果。

对于人才培养，采用了多层次、多形式的办法，且已经注意到高中级、多学科人才培养的有计划发展和综合平衡。在开拓中医和中西医结合医、教、研各方面工作中，一大批有志于中医事业的新秀，一代中医和中西医结合的新名医正在形成。

本文已发表于《上海中医药杂志》1985年第3期。

要进一步开创上海中医事业的新局面，还必须加强党的领导，提高认识，切实抓好中医机构的建设、人才培养以及保持和发扬中医特色等几方面的工作。我们要通过系统地研究、分析，找出存在问题的原因，力争采取有效措施从根本上加以改进。要做到这点，就要从端正业务指导思想的高度，对党的中医政策进行再学习、再认识。毛泽东同志指出："中国医药学是一个伟大的宝库，应当努力发掘，加以提高。"继承和发扬祖国医药学遗产，是党和国家的一贯政策。在发展现代医药的同时，要发展传统医药，已经用法律的形式载入我国宪法，已经成为我们党的卫生方针的基本内容之一。我们之所以要强调重视中医工作，是因为中医学是一门科学，是研究人类生理现象和病理现象的一种知识体系，是我们各族人民几千年来同疾病作斗争的经验总结。这门科学不仅过去，即使在今天四化建设的征途上，也依然对保护我国人民的健康发挥着重要作用。对在世界范围内发展我国医药的优势，对建设具有中国特色的社会主义，中医药必将能作出应有的贡献。当然，中医药不是完美无缺的，它不可避免地要受到历史条件的限制，而存在着一定的局限性。我们强调重视和发展中医药，正是为了扬其所长，而克服其不足。我们反对简单地按照现代医学的尺度来衡量中医药，或作为判定中医药是否科学的唯一标准。在提高认识之后，目前在发展中医事业中的某些困难局面，某些消极因素，就能较顺利地及早得到解决。

我们的任务是繁重的，要根据人民群众的实际需要和实际可能，对中医事业的发展作出必要的规划和安排。就全市来说，中医机构的建设还是薄弱环节，要有新的布局。在建设市级中医机构的同时，各区、县也要把中医门诊部或中医院办好。如何发挥综合性或专科医院中医科的作用，是一个十分重要的课题。不少医院平均每天中医门诊人次达到全院门诊总人次的15%，有的可达24%。现在已有十多家医院中医科床位达到或超过全院的5%，普陀区中心医院中医科可达16.6%，并且能充分发挥效益。各级中医医疗机构都应在不断扩大业务范围，坚持发扬中医特色，为解决全市人民看病难、住院难的努力中，在认真贯彻改革和开放方针的过程中得到发展。

造就中医人才，这是一项带有战略意义的任务。上海中医学院是上海培养中医人才的高等学府，现在学院已经并将继续采取改革措施，在提高教学质量的基础上，培养更多的高级中医人才，这是中医界的愿望，必将得到全社会的热情支持。聘请全市著名老中医参加专家委员会，这是值得高度赞扬的创举。我们支持各医学院校为培养中医和中西医结合人才作出贡献。我们将研究如何通过名老中医带徒培养更多人才。中医前辈宝贵的临床经验和一技之长，是我们国家和民族的财富，希望中青年中医一定要胸怀大志，积极进取，虚心向老一辈学习，真正做到有继承有发展。

在发扬中医特色的过程中，要加强科学研究。既要运用传统的方法，即按中医本身的规律进行研究，做到使中医的理论和实践有所开拓，有所创新，同时也要运用现代科学，包括现代医学的方法对中医的理论和实践进行研究，对中西医结合的规律进行探索，做到有所发现，有所阐明。我们希望新成立的上海市中医药研究院在这方面能团结全市力量，作出积极贡献。我们期望各医学院校和各级医药卫生机构为继承发扬祖国医药遗产共同努力，作出更多贡献。

为了发展上海的中医事业，必须认真贯彻"双百"方针，积极活跃学术空气。去年中华全国中医学会上海分会已经成立了新的理事会。中医学会和中西医结合研究会几年来在团结全市广大中医和中西医结合人员，大力开展学术活动，提高学术水平方面作了很大努力，希望今后能有更多的成就。《上海中医药杂志》《上海针灸杂志》是组织全市并与外地进行学术交流，开展学术争鸣的重要园地，多年来工作卓有成效。希望更好地发挥团结各方面的纽带作用，成为输通信息、促进学术交流的基地。

任重而道远。只要我们团结奋斗，进一步开创上海中医事业的新局面是一定能实现的。

团结起来，为振兴上海中医事业而奋斗！

1985年卫生部在合肥召开的中医、中西医结合工作会议，是根据党的十二大提出的总任务、总目标以及党中央有关改革的决定，认真总结1982年衡阳会议以来中医工作经验，表彰先进，统一认识，研究制定发展中医事业的规划和措施，振兴中医，把中医工作推向一个新阶段的一次重要会议。卫生部胡熙明副部长传达了1985年6月中共中央书记处在《关于卫生工作的决定》中的批示“根据宪法‘发展现代医药和我国传统医药’的规定，要把中医和西医摆在同等重要的地位。一方面，中医药学是我国医疗卫生事业所独具的特色和优势，中医不能丢，必须保持和发展，一方面，中医必须积极利用先进科学技术和现代化手段，促进中医药事业的发展。要坚持中西医结合的方针，中医、西医互相配合，取长补短，努力发挥各自的优势”。这是党中央对中医事业的巨大关怀和支持。对指导中医事业的发展具有极为深远的意义。

一、近几年来上海中医工作的主要成绩表现在以下七个方面

（1）新中国成立后，上海中医事业得到了很大的发展，1956年成立了上海中医学院，为当时全国四所中医的高等学府之一。1956年以后中医由个体私人开业进入了全市各综合性、专科医院，据最近统计资料全市区、县级以上综合性医院、专科医院113所，其中109所设有中医科；全市现有市级中医医院四所（曙光、龙华、岳阳、市中医医院），区、县中医医院8所（青浦、嘉定、上海、川沙、奉贤、南汇6个县中医医院，普陀区、卢湾区中医医院2所），中医、中西医科研机构3个（上海市中医药研究院，上海医科大学中西医结合研究所，上海第二医科大学传统医学研究中心），中西医结合试点医院3个（浦东中心医院、光华医院、虹口区中心医院）；全市有中医门诊部10所（包括4所综合性医院附设中医门诊部），共有中医、中西医结合病床2 290张，为上海人民的保健事业作出了重要的贡献。

（2）据统计至1985年9月底，全市有中医人员7 100余人，其中中医师和助教4 400余人，主治医师和讲师870余人，正副主任医师163人，正副教授33人。1966年前上海中医学院毕业的五届本科生约500人和上海市前五届中医带徒班大专生约1 000人，目前已成为本市中医医务、行政的骨干力量。1956～1985年本市共培养西学中医师641人，为中西医结合事业奠定了人才基础，目前本市已有一定数量的中西医结合骨干人才。为培养提高专科专病人才和中医护理人才，市卫生局委托中医学会和有关临床单位分别举办了伤科、推拿、肾病、肝胆病、小儿科、外科、中医急症护理、中医护士长期或短期培训班，培养了一大批中医专科专病骨干人才。

（3）本市对继承老中医经验的工作比较重视，从20世纪50年代末期已组织专门机构和力量继承整理名老中医的经验，成立了上海中医文献馆、上海中医学院中医文献研究所等专门机构，先后出版了上海名老中医医案、医论、医话等。上海中医学院附属曙光、龙华、岳阳、市中医医院，上海市中医门诊部，卢湾区中心医院中医门诊部等单位都坚持把继承老中医经验作为一项重要任务来抓，给老中医配备助手。

本文已发表于《上海针灸杂志》1986年第1期。

（4）1979~1983 年本市获得国家科委、卫生部、市人民政府重大科研成果奖励项目 63 项，获得上海市中医、中西医结合科研成果奖励项目 68 项，获得 1984 年上海市中医、中西医结合科研成果奖励项目 64 项，1984 年经过鉴定，报送卫生部的中医药科研成果 18 项。1984 年列入国家科委、卫生部、市人民政府重点科研项目 15 项，列入市科委局管项目 10 项，共计 25 项。采用电子计算机新技术研究中医的计量辨证及模拟整理名老中医的专长经验，本市也不断取得成果。中医基础的理论研究方面，上海中医学院脉象模拟装置的研制成功为中医教具填补了一项空白。舌诊研究方面，上海对舌象的形态、病理、生理及临床特征等积累了较系统的资料，在临床实验研究方面占有领先地位。针灸、针麻原理及经络研究方面，近几年来在针刺"得气"、针麻手法研究上取得了重要的进展，针麻原理在探索与中枢神经递质有关核团之间的关系以及与内源性吗啡样物质的关系上也取得一系列成果，经络研究在充分肯定循经感传现象客观存在的基础上，也逐步掌握循经感传规律。《陆瘦燕针灸论著医案选》《杨永璇老中医经验选》的出版，都对丰富中医文献起了一定作用。

（5）为了适应人民保健事业的需要和进一步发扬中医特色，本市各中医单位扩大中医科目，增设专科、专病门诊。近年来根据卫生部要求，逐步完善中医病房的各种规章制度，使中医医院的病房管理逐步走上规范化。

自从衡阳会议以后，中医治疗急症的工作被列为发展中医学术的重点在全国普遍开展后，上海市级中医医院也迎头赶上，开设了急诊室或急诊科。譬如曙光医院于 1982 年重新恢复了中医急症工作；院长亲自挂帅，并把急诊工作视为办好中医医院的方向性问题来抓，成立了中医治疗急症研究室并设有 32 张观察床，有重点有计划地对中医治疗急症的中药剂型改革和有效作用原理进行研究，使中医治疗急症工作取得可喜的进展。

（6）办好中药房和中医制剂室，提高中药质量。目前 10 所中医医院和 12 所中医门诊部全部设有中药制剂室，自设中药房的有 11 所，保证了中医临床治疗的需要。

（7）加强和扩大了国际交流活动。世界卫生组织在我国设有 6 个传统医学合作中心，其中 2 所设在上海。上海中医学院国际针灸班已为世界各国培养了 480 名针灸医生，在国际上享有一定声望。上海一些名老中医在国外和港澳地区有较高的声望和影响，从海外专程到上海慕名求医的国际友人和侨胞日益增多。近几年来已有许多本市中医、中西医结合的医师、教授应邀赴美、日、法、意、苏、菲等国讲学和参加学术活动或行医。还有不少西医出国讲学时也主动介绍了祖国的中医药学术的成就。上海的中医学术在国外影响日益扩大。

二、主要的经验和体会

（1）上海中医事业的振兴发展，离不开党的关怀和各级党政领导、卫生行政管理部门的重视。有些区县或单位中医工作开展得较好，首先是各级党政领导和卫生行政管理部门的重视，认真贯彻党的中医政策，从人力、物力、财力给予一定的支持。例如，普陀区中心医院在调整、扩建、提高的规划中稳步前进。虹口区、黄浦区、长宁区卫生局长期以来重视继承和发扬祖国医药学，使虹口区中心医院、浦东中心医院、光华医院的中西医结合工作不断发展，并取得一批重要成果。川沙县、奉贤县、青浦县、嘉定县中医医院，由于县委、县政府的重视及组织各有关部门协调支持，经过几年建设，房屋、设备、人员初步配套，对振兴本市中医事业作出了很大努力。

（2）认真贯彻党的"双百方针"，加强中医、西学中及其他学科人员的团结合作是上海中医事业得以发展的保证。例如，上海中医学院近几年来在办学过程中，在临床教学中得到了本市中医同道的多方支持，他们的专家委员会还聘请了全市卫生界的知名人士参加，虚心听取各类人员对中医学院各项工作的意见，使中医学院的教育事业得到发展，改革取得成效。本市中医、中西医结合两个学会在团结、组织、交流、协作方面也作出优异成绩。本市肾本质的研究成果，脉象仪、大黄醇提片的研制成功，针麻镇痛原理的新发现均显示了这种友好协作的前景十分广阔。因此，在中医事业亟待振兴、腾飞的今天，它既要保持和发扬中医特色，又要吸取和利用当代先进科学技术，在这种情况下，加强中医内部各流派以及中医、中西医结合及其他学科人员之间的团结，保持和发展这种积极的友好合作，具有更加重大的现实意义。

（3）保持和发扬中医特色是搞好中医工作，发展中医事业的关键，中医特色是各项中医工作的生命力，本市中医工作所取得的成绩也证明了这一条。例如，一些中医机构由于开设中医各种专科、专病门诊，中医门诊量不断上升，深受广大人民群众的欢迎，引起了社会各界人士对其的关注。此外，本市活血化瘀的研究成果，脉象模拟装置的研制成功都是由于正确处理了吸取和利用当代先进科学技术与保持和发扬中医特色的关系而取得的结果，对提高中医学术水平和中医教学水平起到了重要作用。

（4）发扬奋发图强，知难而进的精神，这对振兴上海的中医事业具有十分积极的作用。发展中医事业需要一定的物质基础，但近几年来本市不少单位在物资不足、财力不足、人才不足的情况下还是作出了令人振奋的成绩。例如，普陀区中心医院中医科克服条件差、人力不足的困难，坚持中医特色，充分发掘潜力，组织全科人员主动开设中医病房，现设病床74张。他们知难而上，积极承担治疗急重症的医疗任务，收治病种达70余种，大大提高了中医治疗急重病的声誉，为人民群众的医疗保健事业取得了可喜的成绩。并为全市举办了一期病房管理进修班。他们的实践证明：积极提倡和培养艰苦奋斗的作风，是振兴上海中医事业不可缺少的精神力量。

三、制订上海中医事业“七五”规划的意见

为了不断提高上海中医和中西医结合工作的学术水平和管理水平，争取“七五”期间有更大的发展，现提出如下意见。

（1）指导思想和努力目标。中医事业是我国医疗卫生事业的优势，是建设具有中国特色的社会主义卫生事业的重要组成部分。“七五”期间是上海中医事业建设的重要时期，要在巩固已经取得的成绩的基础上，认真贯彻党中央关于改革的精神，不断推动中医事业发展，为20世纪90年代的发展作好物质、技术、人才的准备。

发展中医必须以机构建设为基础，人才培养为重点，学术提高为依靠。要贯彻巩固、充实、提高和发展相结合的原则。在继承、发扬老一辈专家经验的同时，在保持和发扬中医传统特色的同时，推动中医现代化进程。

（2）关于加强领导。上海的中医事业能否有新的发展，领导是关键。各级卫生行政部门既要为中医事业的发展创造必要的条件，也要对广大中医、中西医结合工作者加强思想教育，鼓励他们相互支持、相互帮助，团结协作，发扬自强不息的拼搏精神，为发挥上海中医的技术优势，提高学术水平，搞好科学管理多作贡献。

（3）关于医院建设。贯彻重点加强与一般建设相结合的方针。“七五”期间重点抓好四所市设中医院（曙光、龙华、岳阳、市中医医院）的新建、扩建工作，约增加床位1 000张。各区、县已建成的中医医院要加以巩固提高，充分发挥效益。对属集体所有制的区县中医院要给予扶植。尚未建立中医院的区县，可从实际出发，有条件的应积极创办中医院。对三个中西医结合临床试点基地（浦东中心、光华、虹口中心）要进行规划，有所发展。

（4）关于人才培养。要多层次、多渠道地培养一批既有较好的中医基础，又有时代特点的新型中医人才。初步规划培养中医药大专和本科1 000人，护士700人，中药士200人及一定数量的针灸、推拿中专人才。继续培养硕士和博士研究生。要发展在职教育，有计划地做好各类中医人员知识更新的培训。

（5）关于科学研究。中医科研工作要以中医理论体系为指导，紧密结合临床实际，重点进行应用研究，以促进中医临床疗效的提高，中医学术的繁荣，以及老中医经验和一技之长的开发、推广。要重视重急症的研究，不断扩大病种，提高诊治水平。要加强研究机构的建设，上海市中医药研究院拟定开设的七所、三中心、十个研究室及附设500张研究病床，必须实现应有的成效。该院要成为开放型的研究机构，通过课题申请和协作，与全市中医机构保持紧密联系。积极支持上海医科大学中西医结合研究所、上海第二医

科大学传统医学研究中心以及其他从事中医和中西医结合科研机构的事业发展。

(6) 关于老中医经验继承整理。抢救名老中医经验,是发展中医事业,保持和发扬中医特色的一项重要措施,各级领导要给予关心和重视。

(7) 继续组织西医学习中医。动员和组织西医学习中医,是发展中医事业,不断提高中西医结合水平的重要措施。学员毕业后应主要从事中医和中西医结合工作,各单位要为他们开展医、教、研工作创造必要的条件。在中医机构工作的中医、西学中和其他各类科技人员都是中医机构的主人,都要充分发挥他们的特长,鼓励他们结合本职工作,为发展中医事业作出贡献。

(8) 加强中药工作。要积极支持、促进中药事业的发展。中医中药是一个整体,需要相互配合,协同努力。

(9) 加强对上海中医学会和中西医结合研究会的领导,支持和促进中医、中西医结合学术交流,积极发展国际交往。办好《上海中医药杂志》《上海针灸杂志》《上海中医药报》和《上海中医药年鉴》的编辑出版工作。

我深信,在这次"上海市振兴中医大会"的推动下,我们将进一步统一思想,明确目标,我们衷心期望,也衷心祝愿全市广大中医和中西结合工作者,团结起来,为振兴上海的中医事业作出新的贡献。

继承传统，融合现代，推进食疗发展

——关于发展中国食疗事业的思政

一、继承和发扬传统文化和传统医学，努力发展有中国特色和优势的食疗事业

举世皆知中国传统文化历史悠久，内涵博大精深。中华大地山清水秀，自古以来就是藏龙卧虎之地。根据考古学的发现，1975 年在云南禄丰县出土了距今 800 万年前的禄丰腊玛古猿化石，属于由猿到人的过渡类型，而 1965 年在云南元谋县发现距今 170 万年前的元谋猿人化石，则是亚洲大陆最早的原始人类。我们已知活在周口店一带的北京人已有语言，会制造石器，生活来源依靠狩猎和采集，掌握了火的使用，因而摆脱了茹毛饮血的生活。距今 2 万年前的山顶洞人已会磨制铝孔，制造骨针。距今七千年前河姆渡的中华先民们已能造屋、种水稻、制陶器、驯养家畜，并有了原始的纺织业。距今五六千年以前的仰韶文化和山东大汶口文化遗址的发掘都证实了这一时期，即历史上的黄帝时代已经创造了令人赞叹不已的工农业技术，在此之前已有阴康氏之舞的发明，开始推广气功、导引等初始的医疗活动，这一切无不闪烁着前期华夏文化的光芒。文化者其义为何？毛泽东《论新民主主义》曰："一定的文化是一定社会的政治和经济的反映，又给予伟大影响和作用于一定社会的政治和经济。"说明文化是人们在社会历史实践过程中所创造的物质财富和精神财富的总和。她既是人类实践过程的反映，又可给予一定的作用，以前人的成就而推动以后的开拓和发展。由于中国是世界四大文明古国之一，并且是其中文化形态（体系）保存最完整的国家。我们从中国文化中不仅可以观察到先辈们在生产实践中的伟大创造，而且可以了解到具有中国特点的古代哲学思想的渗透。尤其是居于主导地位的道、儒、释三大学派，它们在不同时期都与当时政治保持了一定的联系。在华夏文化背景中发展起来的中国医药学也同样受到这些哲学思想的影响和支配。就中国食疗学而言，与中国传统文化和传统医学的紧密联系，乃至可以说她就是这个联系整体的一个方面，这便是她的显著特点。我们在研究中国食疗学时，应该在充分重视其宝贵的养生、防病乃至治疗疾病的保健价值的同时，还应当注意到其所具有的文化特色。

中国食疗反映了"药食同源"和"药食同宗"的学术思想。众多的食疗品既能调养身体，又能防治疾病，一物二功，既是食品，又是药品。同时中国的食疗理论与医药理论都源于中国文化，具有共同的特点。例如在食疗的应用中强调：① 谨和五味。要求食宜清淡；食戒偏嗜；因人制宜。② 适时适量。要求饮食以时，如"食能以时，身必无灾"（《吕氏春秋》）；饥饱适度。③ 烹调有术。强调根据不同的食物和食用对象的特点选用不同的烹调技术，在这方面中国无愧为世界之首。④ 四时相应。强调天人合一，顺应四时的变化，选用合适的饮食，历代培育和制作了很多的食物和食谱。从以上这些食疗应用的基本要求中可以看出中国古代哲学思想在其中的折射。虽然有人说三皇谓是中国饮食文化的祖始，燧人氏钻木取火；伏羲氏绘河图立八卦之说，开创渔牧之术；神农尝百草发明耕耘种植。而道释儒的影响则在更深层次。道家的"恬淡虚无"，释家的"慈悲喜拾"，儒家的"中和之道"等，均在中国食疗学的诞生和发展中起着重要的作

用,也正因为中国食疗学具有这种精神内涵,对当代医学科学模式由单纯生物型发展为“生物-心理-社会”型,以及疾病谱由单纯烈性传染病致死转变为心脑血管病、肿瘤、创伤致死为主要病种,不仅比现代营养学更大的适应性,还有其独特的优势。

在中国食疗学形成的过程中,中国地域广大,物产丰富,民族众多,民俗各异,形成具有众多各具特色的食品,不仅营养丰富,而且颇能陶冶情趣。就以日常生活中的三餐四类八件事为例也可得到印证。在秦汉以前人们一日二餐,汉以后逐渐为一日三餐或四餐。《白虎通 · 礼乐》文:“平旦食,少阳之始也;昼食,太阳之始也;哺食,少阴之始也;暮食,太阴之始也。”古代正式场合的餐饮,按《周礼》记载可知在春秋战国时已分为食和饮,后列为四类,《楚辞 · 招魂》有描写,即饭、膳、羞、饮。饭为谷所做,列为主食首位;膳为六畜等牲肉所做菜肴;羞又称百羞,为粮食所做多样化食品,其中不带汤水者又被后世称为点心;饮为饮料总称。宋以前有一日生活八件事之称,宋代吴自牧《梦粱录》载为:柴、米、油、盐、酒、酱、醋、茶。元以后改为“开门七件事”,少列酒一项。盐的制作在秦始皇时已有四川井盐的提炼,已有 2 200 多年的历史。酒一说为夏初大禹时仪狄发明,用桑叶包饭发酵制成,当 4 000 年历史;一说杜康,亦有 3 000 年历史。酱的来历大致出现在 2 500 年前左右,《周礼》记载:“膳夫掌王之食,……酱用百有二瓮。”日本的酱,是公元 755 年唐鉴真所传带。醋在春秋时尚未问世。《尚书 · 悦命》有记载曰:“若作酒醴,尔惟曲蘖;若作和羹,尔惟盐梅。”无酸醋,以梅代之。但周代已有记载,称为醯,酢,即醋也。南北朝贾思勰《齐民要术》记载有 22 种制法。茶的历史悠久,茶文化更是内涵丰富。在汉以前茶字尚无,当时称为“苦荼”,是一种药材。西汉时开始以茶为饮料,唐贞元九年(793 年)政府开征茶税,陆羽《茶经》亦在此时问世。茶于唐代传到日本,17 世纪输往欧洲。

在民俗文化中形成许多与我国历史相关的传统节日,相随产生的食品流传甚广。如饺子原称馄饨,已有 1 400 年历史,成为春节的吉利食品,初一吃除夕包好的饺子,寓意“岁更交子”,新旧交替从子时开始。又如“元宵”“粽子”“月饼”“年糕”等有许多寓意和来历。在各地发展的烹调技术中,不仅发掘了许多山珍海味,而且形成有代表性的八大菜系,即鲁菜、川菜、淮扬菜、徽菜、湘菜、闽菜、粤菜、浙菜。

二、融合现代科学,古今中外相结合,开创中国食疗事业以传统为特色,以时代为特征的新局面

现代社会文明越来越多地糅合了现代科学技术,对生命科学的研究也以现代科学包括现代医学的飞跃发展为依托日益深化。这些新的研究成果为中国食疗学的发展提供了丰富的内容。

例如,在衰老和延缓衰老的研究中,将其影响因素分为内因和外因两大部分。内因指遗传,因年龄增长而发生的自然衰老;外因则是受外环境影响引起机体内部的衰老变化,指非生物环境(天然或人为理化因素)、生物环境(细菌、真菌、病毒、其他生物等)、社会经济环境等。在这些研究中形成许多学说,如遗传学说、内分泌学说、免疫学说、差错成灾学说、交联学说和自由基学说、精神心理学说等。由于衰老是一个十分复杂的生理过程,以上学说都从不同的角度揭示了一定规律。如免疫学说指出人体的免疫方式可分为细胞免疫、体液免疫两大类。细胞免疫其功能是通过免疫细胞清除异物和衰老细胞,给淋巴细胞提供抗原。免疫与营养关系十分密切,机体中存在着许多种生物活性物质,其中不少是淋巴细胞分泌的,它们可以帮助免疫活性细胞杀伤癌细胞,如干扰素、白细胞介素等。研究表明免疫系统的功能是否健全和营养密切相关。主要是蛋白质、脂肪、β-胡萝卜素、维生素 B_6、维生素 C、维生素 E、硒、锌、铁、铜的供应是否得到满足。

妇女更年期一般都会不同程度地体重增加、脂肪堆积腹部、腰粗臀厚,由于雌激素减少,钙、磷代谢失常。宜多吃富含蛋白质、钙,以及富含维生素 A、C、E 的物质,少吃多脂、多糖、辛辣食物。妇女在更年期后,特别在绝经期后更易缺钙。钙是骨的重要成分,人体 99%的钙储存在骨骼中,仅 1%分布于软组织如细胞外液中。这部分微量的钙是可溶的,可交换的。处于离子状态,在人体的血液内保持恒定水平。血钙的正常值是 10 mg%。骨质疏松是钙丢失引起的。美国每年因此而骨折患者达 120 万人次,医疗费高达 70

亿~120 亿美元。中国 10 个省市测定 31 872 名成人骨矿含量,表明男性 50 岁以后、女性 40 岁以后即开始下降。女性骨质丢失是男性 2~3 倍。成都市 340 名绝经后妇女骨质疏松患病率为 25%,绝经后 10~20 年的老年妇女中达到 44. 12%的患病率。而这种状况的克服主要是依靠改善饮食、增加钙质摄入。如饮用牛奶,食用大豆、虾皮、芝麻酱等。

心血管疾病起因于胆固醇在血管壁的沉积。摄取膳食纤维素能预防和改善本病。如水溶性纤维对降低胆固醇的作用明显。饮食中含饱和脂肪酸的动物脂肪易致高血脂,而富含多不饱和脂肪酸的功能性油脂其作用相反,因其与胆固醇形成的酯熔点低,易被血液乳化,输送代谢,因而不易沉积于血管壁内。如月见草油、红花油、麦胚油等均具有较多的营养保健作用。鱼油中富含 DHA、EPA,对降血脂效果亦明显。磷脂降低血清胆固醇与中性脂肪酸、改善动脉硬化、脂质代谢等方面作用明显。植物中如人参、山楂、山楂叶、大蒜、洋葱、灵芝、香菇、银杏叶、柿子叶、竹叶等中的皂苷、多酚或黄酮类微量活性成分,对降低血脂效果明显。香菇中的活性成分 eritadenine,可降低原有血浆脂质,包括胆固醇的甘油三酯等,游离胆固醇的降低程度较酯类更明显。乳酪蛋白的 C_6、C_7、C_{12}肽,来自鱼及贝类的 C_2、C_8和 C_{11}肽,以及玉米、大豆蛋白的特种酶降解短肽等,均可以通过抑制血管紧张素转换酶的活性而使血压降低,因而十分适合高血压患者。其他的研究指出,维生素 B_6、维生素 C、维生素 E、泛酸、烟酸等对钾、镁、钙、铜、铁、钼、铬等均有改善作用。

众多的流行病学和现代病理学研究为我们提供了大量的科学数据,毫无疑问是十分有价值的。但是也要注意到在这类研究中可能忽略人的整体功能。如果把这些科学研究成果,适当地与中国食疗学的传统特点相结合,形成古今中外的一体融合,则将开发出许多有价值的新型食疗品。

我们在研究中,还要充分注意到我国当前的许多特征性状况,即中国的饮食经济和饮食文化正处在时代的六大转变中,从而出现了新的发展趋向。① 自然经济向社会主义市场经济转变;② 国民生活水平从温饱型向小康型转变,沿海地区甚至已进入较富裕的小康型;③ 卫生事业从医疗型向预防保健型转变;④ 改革开放程度从局部向全方位国际经济文化交流转变;⑤ 从历史性生态危机到自觉开展绿色革命的转变;⑥ 国民经济全面发展已从沿海向内陆转变。这些转变将对我国社会主义建设事业的发展带来重大影响,也必然对中国食疗事业的发展产生巨大的推动力。

1995 年 10 月 2 日

中国传统文化是中医学成型和发展的基原

中国传统文化历史悠久、博大精深,她的起源和积淀经过了漫长的岁月,并且始终影响着中国社会发展的各个层面。就中医学而言,中国传统文化亦就是其成型和发展的基原。基原者,本原也,具有中华民族传统特色和优势的中医学,无论是其众多的医疗技术发明,或是其独特的理论体系形成,都以这一文化为背景和深厚底蕴,深入探索文化和医学二者之间的关系,有助于我们在新的历史条件下继承发扬中国传统文化的优势,促进中医药事业的振兴。

一、中国古代文明是中医学萌发之基础

文化是人类在社会历史实践中所创造的物质财富和精神财富。中国是早期人类的发祥地之一。拉玛古猿距今为 1 400 万年至 700 万年,被认为是地球上最早的人类,其化石最初在亚洲发现,1980 年在我国云南禄丰县同样发现而且是世界上第一具完整的拉玛猿头骨。在距今 250 万年前,我们的祖先就已劳动、生息、繁衍在九州大地,创造了中华民族的古代文明。从火的发现、保存至燧人氏"钻木取火",从穴居至"栖木为巢",从采集野果,狩猎为生至"动物驯养繁殖"和"植物种植",经历了数百万年的由石器时代向新石器时代的过渡。在距今七八千年至五千年期间,正是我国母系氏族社会繁荣的时期,并先后有众多氏族进入父系氏族公社时期。考古学的发现证实这一时期的文化极其丰富如裴李岗文化、河姆渡文化、仰韶文化、龙山文化、大汶口文化、良渚文化等,堪称灿烂的古代文化代表。生命与疾病不可分离,原始的医疗卫生保健便开始萌发,《补三皇本纪》载曰:"神农氏……以赭鞭鞭草木,始尝百草,始有医药。"《通鉴外纪》曰:"民有疾病,未知药石,炎帝始味草木之滋,尝一日而遇七十毒。"内服药物是从食物中挑选出来的。这也便是"医食同源"的历史,此外,原始人还创造了许多外治法,如按摩、止血、热熨、灸治、针刺及外科手术;远古时代江水泛滥,湿气弥漫,便有"阴康氏之舞"问世,"以利导之"。《庄子·刻意篇》称为"导引",即"摇筋骨,动支节"之意。时势造英雄,最早的医学人物也在传说中出现。如伏羲,《帝王世纪》称其"尝味百药而制九针,以拯夭枉"。神农,一说即炎帝,《帝王世纪》谓其"尝味草木,宣药疗病,教夭伤人命,百姓日是用而不知"。黄帝,号轩辕氏,为华夏始祖,其时发明甚多,以玉石作兵器、造舟车、建宫室,嫘祖养蚕、仓颉创文字、伶伦制乐器、伯余制衣,其与岐伯著医书,成"《素问》《灵枢》,总为《黄帝内经》十八卷"。黄帝之臣亦多为医高手,如僦贷季"理色脉而通神明",岐伯为太医,雷公精针术,桐君采药,鬼臾区"发明五行",俞跗能"割皮解肌,抉脉结筋"等。中华民族的祖先正是在长期与自然和疾病的斗争过程中开始了医疗卫生保健活动,并积累了原始的经验,构成我国医药历史的起源阶段,这是原始人类智慧的结晶,也为以后的发展奠定了基础。

本文已发表于《上海中医药大学上海市中医药研究院学报》1996 年第 2 期。

二、中国古代哲学思想推动中医学理论之成型

中医学的显著特点和优势是她的整体医学模式，在其理论和实践中充分体现了人是一个统一的整体和天人合一的整体观，对疾病的认识和诊治充分注意到自然、心理和社会的诸多因素，强调矛盾的对立和统一，平衡与发展。中医学完整的理论体系形成有着悠久的历史，并且长期以来指导着中医学术的发展和丰富完善。中医学理论的成型，是在中国古代哲学思想的影响下实现的。《黄帝内经》是中医学现存最早的经典著作，系统地、完整地、全面地反映了中国医学的理论内涵。然而其成书正是在春秋战国时期百家争鸣的文化背景下诞生的。其时，中国以农业为中心的科学技术取得了世界领先的地位，出现了第一次生产力发展的高峰。铁器和耕牛使用，水利兴修，天文学、气象学有了重大的发展，如创立了二十八宿体系，发明了十九年七闰法，测定了一年四季的节气等。与此相应，社会变革激烈，“士”阶层扩大，讲学之风大兴，代表各阶级、阶层利益的思想家纷纷著书立说，在天道观、认识论、名实关系、社会伦理、礼法制度以及各种政治主张等方面展开争辩，思想十分活跃，流派纷呈，出现了九流十家，即儒、道、法、名、墨、阴阳、纵横、杂、农、小说家等。公元前 6 至公元前 5 世纪印度释迦牟尼创立佛教，自东汉传入我国。中医学经历长期的经验积累，正需要在理论上的升华和提高。因此，在这种文化背景下，各种学派观点必然反映和渗透到医学上来，其中当以道、儒之影响最深刻最长久。

道家以先秦老子、庄子关于道的学说为中心，宣扬自然天道观，在政治上主张“无为而治”。《黄帝内经》曰：“阴阳者，天地之道也。”明确了中医学理论的哲学基础。殷商是原始宗教巫术鬼神迷信发展的鼎盛时代，武王革命，西周代殷。商末箕子著《尚书》，向周武王陈述“天地之大法”，从九个方面阐述“天道”。由殷至周，从思想上也由“神道观”向“天道观”转变。但直到西周衰落以后的春秋时期，老子（李耳）的问世，才把“道”的讨论引向深入。其著《老子》五千言，有曰：“道，可道，非常道；名，可名，非常名。无名，天地之始；有名，万物之母。”并指出：“道生一，一生二，二生三，三生万物。万物负阴而抱阳，冲气以为和。”“道”乃自然之道。《老子》全书仅此一言为“气”，但却找到道的依托。何以“三生万物”？“三”者，阴、阳、气也。万物负阴而抱阳，在阴阳生万物的过程中，气便是阴与阳之间接触、转化的桥梁，这种中介亦是一种载体，“阴”“阳”，亦即为“阴气”和“阳气”，阴阳的化生通过气来实现，道之一分为二，亦赖气转化与承接。在这里气便是“万物之源”。道与气，一而二，二而一，道即是气；气即是道，二为一体，“道气”学说如斯产生。战国中期，道气学说更趋成熟，并发展出精气学说。《管子·内业》曰：“精也者，气之精者也”“凡人之生也，天出其精，地出其形，合此以为人，和乃生，不和不生。”《黄帝内经》接受了精气学说，并形成了具体的医学概念，如《素问·宝命全形论》曰：“人以天地之气生……天地合气，命之曰人。”并将气分为真气、宗气、营气、卫气、脏腑之气、经络之气等，道家学说对中医学理论的影响是多方面的，长久的。

儒家学派为孔子所立，崇尚中庸之道，主张“德育”和“仁政”。孔子撰《易经》，对《易经》的阴阳变异思想、《尚书·洪范》的五行学说进行了全面的阐述，使阴阳五行学说成为《黄帝内经》的重要组成部分。由于孔子提倡“中庸”，强调“和为贵”，并把这种“中和”理论发展到高峰，引入阴阳五行学说，便是阴阳平和，消长转化，五行有序，合而生物，《黄帝内经》用阴阳之间的相互关系来表达人体的生理和病理变化，用五行生克来阐明脏腑之间的相互依存和制约。儒家的“天人合一”“天人感应”论，对中医学的发展极其重要，形成了顺应自然的天人和谐论。《黄帝内经》将这一理论衍化为多个层面。如强调人与自然环境的密切关系，提出了“人与天地相应”的论断。《素问·宝命全形论》曰：“人以天地之气生，四时之法成。”《灵枢·岁露论》曰：“因岁之和而少贼风者，民少病而少死。岁多贼风邪气，寒温不和，则民多病而死矣。”中医学的这种整体观使之成为具有优势的医学理论，生动地指导着临床上的辨证论治。

三、医文相渗推动中医人格素质及职业社会地位的提高

中医学在数千年的实践中积累了丰富的临床经验，中医人才的培养长期来虽沿用口传手授的教育方法，但是自从先秦中医学理论体系成型后，即十分重视医理、医术、医德的规范行为。孔子“学而优则仕”

的教育思想始终在中医队里起着重要的作用。由于中医学的理论和经验均有着深刻的文化内涵，缺乏文化素养，知识贫乏者难以为医，因而长期以来文化人从医成为传统，为医者颇善诗文。随之研习医理、著书立说，编纂校勘医药文献蔚然成风，历代均有名著、名医问世，医书浩如烟海，有理论上的阐微钩沉，又有经验整理，聚成伟大宝库。以儒士自居，知医从业者也往往是一种时尚。由于有较多的为医者知识水准较高，他们不仅善于总结自己的临床经验，而且带来儒家风范，致力研究，以通儒治经之法研究医学典籍。确立《黄帝内经》医典地位；以仲景为医圣，通过训解和阐述发挥，推进中医学的发展。文人医家往往重视自我修养，善用“内省”“慎独”，进行自我道德修炼，成为医林表率，这显然有助于职业道德水准的提高。

整个中医学史表明，在伟大的中医药宝库中始终折射着中国文化灿烂的光辉。然而，在中国文化的丰富宝藏里也记载着众多的医学内容。如清代《百子全书》，共收集了从先秦到元明时期的100部著作，其中儒家类23部、兵家类10部、法家类6部、农家类1部、术数类2部、杂家类28部、道家类14部、小说家杂事类3部、小说家异闻类13部，绝大部分均有丰富的医学内容记载。多学科吸收中医学内容，既有利于学术上沟通，互相启迪、借鉴，促进多学科的结合，还有利于扩大医药的影响，有助于中医药社会职业地位的提高。

时雨滋红杏　春晖照绛帷

——写在建校四十周年总庆典之际

星移斗转，上海中医药大学自1956年创建至今逾40年矣！值此佳期喜迎盛典，全校上下一片欢腾。校园青翠，桃李芬芳，琅琅书声伴钟鸣远闻，孜孜耕耘聚五洲学子。喜看今日我校已初具规模，在创建全国一流、世界著名的中医药大学的奋斗目标激励下，群策群力，生机勃勃，春华秋实，硕果累累。躬对兰台前贤，我校师生员工无悔无怨，肩负历史责任，献身岐黄大业，在不断探索中创造了教学、医疗、科研、后勤、党建诸多方面的宝贵经验，形成了一批具有领先地位的项目，汇聚了一支老中青结合的人才队伍，建设了一系列基础较好的机构，近几年投资数亿元人民币，实现了新一轮的改造扩建，在创建现代化的一流中医医疗条件方面，迈开了一大步，为高等中医临床教育打下良好的基础，三所附院也先后晋为临床医学院。我们在创一流大学的过程中，将奋力把我校建成教学与科研紧密结合，高层次外向型的中医药高等学府。40年拼搏，我们交出了一份各方满意的答卷；40年浇灌，我校如同一棵树苗茁壮成长。五代初杜荀鹤《小松》诗曰："自小刺头深草里，而今渐觉出蓬蒿。时人不识凌云木，直待凌云始道高。"我们应当为自己的成绩而欣慰，作为炎黄子孙为中华民族的文化瑰宝弘扬振兴尽了一份绵薄之力。然而，时代在前进，中医药要不断创新发展，历史赋予我们的使命远未完成，仍需继续努力。

40年过去了，弹指一挥间。此时此刻我们不能不动情地回顾过去。我们双目犹视当年建校初期的河滨大楼，双耳犹闻当年校畔苏州河中不绝的船鸣。是党和政府、各级领导关怀支持我们的事业，我校几代人共同奋斗才获得今天的成就。作为我校事业的开创者和奠基人，程门雪院长和林其英书记劳苦功高，他们的业绩将永远载入我校的史册，他们献身党的中医事业的崇高精神，已经成为全校师生追求和学习的榜样。40年间诸多老一辈和各个时期的同道无不为学校的发展呕心沥血，作出了宝贵的贡献，今天我们在校庆庆典的欢歌笑语中人人都从内心缅怀他们。我们是幸运的，我们正是沿着前人开辟的道路走向未来，迎来又一个中医事业的春天。

"四十而不惑"，我们应当以此为学校发展新的起点，奋勇攀登新的高峰。"有志红窗学咏诗，绛帷深幸侍良师"，大学的事业无疑要以教学为中心。我们要全面提高教学质量，不能让在我校攻读各类学位的青年人有失理想，我们不能辜负年轻人的一腔热血，一片奋发之情。同时，我们更要把握机遇，把握时代的脉搏，使学校的事业与当今国内外社会发展、人类卫生保健需求息息相连，息息相关，息息相通，用大一统的整体观去探求教学内容和方法的创新，建立新颖的科研思路，形成积极参与各个层次医疗服务的新模式。近读前辈裘沛然教授新诗颇感寓意深长，诗中有曰："俊逸清新俱可法，高浑谈远益堪师。人间易得伤怀事，世上难求绝唱诗。"当代的中医事业应具"传统特色、时代气息"，其成者难，失者废。我们的事业正面临着国内外的挑战，进则兴，退则衰，要以志在必得的气概去开创我校发展的新局面。我们将在明年迎

本文已发表于《上海中医药大学学报》1997年4月15日。

来全国本科教育优秀大学评估的新考验，还要按照建设上海市“窗口”大学的思路发展我校的优势，实现“学术领先，设施良好，环境优美，交流活跃，人才辈出，内外闻名”的目标。时逢世纪之交，晋千年之遇，时代的乐章伴随着校庆之喜，鼓瑟吹笙，咏歌载舞，宾友如云，千里迎迓，高山流水，知音相会。让我们在邓小平建设有中国特色社会主义理论指引下，在党的中医药政策的阳光照耀下，全校同道团结一致，在走向世界，跨越世纪的历程中，再铸我校辉煌。

发展中医药教育　抓好中医药学科建设

中医药学科的发展水平直接关系到中医药的学术和教育水平，它是衡量学校总体实力和学术地位的标志。一流的学校，必须有一流的学科，有了一流的学科才能培养出一流的人才。因此，要发展中医药教育，就必须矢志不渝地抓住中医药学科建设这个龙头，以此带动中医药学科体系、课程体系、教学内容和教学方法的改革。

一、存在问题

1. 中医药学科体系还不够完善

目前的中医药学科体系基本上沿用了传统的分科格局，有一定自发倾向，尚不够完善。主要表现为学科分割不够规范、学科内涵不够清晰、学科间的界限不清。比较突出的是中医基础学科，至今仍由《中医基础理论》及系列中医经典两大部分组成，命名既不规范，又缺乏学科的特征，在一定程度上影响了基础学科的建设和发展。

2. 学科建设进展不快，缺乏明确的发展方向

目前中医药学科建设中研究方向主要存在着"老""同""活""散"的问题。所谓"老"，是指研究方向长期以来内容偏老，缺乏新意和前沿性；"同"是指不同单位同学科的研究方向相互雷同，缺乏各自的特色和优势；"活"是指有的研究方向的确定带有较大的随意性，缺乏相对稳定性，难以形成该研究方向上的特色和优势；"散"则是指有些已确立的研究方向没有形成学科点即全体人员一致的主攻目标，致使研究力量分散。此外，还存在着研究方向与科研课题不一致的现象。

3. 基础学科与临床学科存在着不同程度的脱节现象

基础学科所讲的一套有的缺乏对临床实践的指导价值；或临床学科所讲的理论与基础学科相矛盾。仔细分析其中的原因有三：① 中国古代中医学不分基础与临床，随着高等中医教育的创立才逐步分出基础学科，因此学科本身不够成熟；② 人们普遍认为"中医学发展的出路在于临床"，学术界大多重视临床学科的研究，忽视基础学科的建设；③ 不可否认目前的基础学科建设有脱离临床的情况。

4. 缺乏优秀的学科带头人

学科建设的关键和核心是队伍的建设，"没有一流的队伍，就没有一流的学科"，而学科带头人又是学科队伍中的"领头羊"，是关键之关键，中医药学科建设不尽如人意的重要原因之一是缺乏优秀的学科带头人。

5. 缺乏学科的总体规划，资助的力度不够

在学科建设过程中，不仅各学校要有自己的规划，学校及上级主管部门也应有总体规划。在制定规划时，不仅要考虑各学科自身发展的规律，国内外同学科的发展趋势，国家和人民对医学的需求，而且应从自

本文已发表于《中医教育》1997 年第 5 期。

身的实际情况出发，根据学校总体发展方向，在给学校“定位”的基础上，确定学科建设的战略目标，制定学科建设的总体规划，逐步形成学校的学科特色和优势。这方面我们做得还很不够。

二、思路与对策

1. 加强领导，制定学科建设的总体规划

（1）加强领导，把学科建设列为学校的中心工作。学科建设从某种角度而言，可以触一发而动全局。首先，在现有学科状况的基础上，要确定重点学科的选择，明确研究方向，在一定程度上要打破原有格局，要转变观念，解放思想，学校领导要有总揽全局、敢于创新、不碍情面的勇气和决心。其次，要站在战略的高度，充分考虑到医学所面临的挑战，在组织大讨论并形成基本共识的基础上制订出可行的目标和方向。

（2）成立以校长为统领，相关部门和领导参与的强有力的学科建设指挥系统。学校应根据具体情况建立由校长挂帅、研究生部和各职能处领导以及若干名知名教授参加的校学科建设领导小组，下设办公室挂靠在研究生部负责日常工作，各系、所、院相应成立以系主任为首的学科建设领导小组，明确学校各职能部门在学科建设中的职责，把学科建设作学校的核心工作，常抓不懈。

（3）以博士点学科为重点，制定学科建设的总体规划。我们的思路是：以博士点学科为基础，全面推进学科建设。博士点学科一般是学校的重点学科，在整个学科中有领头作用，应该下功夫进行建设，并通过博士点学科建设带动其他学科的发展，同时，积极支持有苗头的新兴学科、交叉学科的建设，以促进中医学术的发展。

（4）多途径筹集资金，支持学科建设。首先要千方百计通过申请科研课题、重点项目建设、重点学科基地建设、研究生教育基金等渠道筹集资金，学校也要拨出一定专项经费，支持学科建设，使学科建设扎扎实实地进行。其次，要政策配套，包括学科和学科带头人的确定，要在竞争中产生。学科建设的力度、学科带头人的工作条件和生活待遇都要贯彻“多劳多得”的原则，打破平均主义，摒弃不劳而获的现象。

2. 完善中医药学科体系，理顺学科与课程的关系

我们应该下决心组织力量对中医药学科体系进行系统地整理和规范化研究，科学地划分学科领域，界定学科的内涵，重视学科之间的渗透融合，逐步形成比较完善的中医药学科体系。

我国现行的学科体系，是以国务院学位委员会颁发的《授予博士、硕士学位和培养研究生的学科、专业目录》为依据的。近经国务院学位委员会第十五次会议核准的调整后的《专业目录》，将中医学一级学科由21个二级学科调整为12个二级学科，中药学升为一级学科。我们认为这次调整后的专业目录基本上体现了“科学、规范、拓宽”的原则，符合目前中医药学术发展的实际情况，可以作为现今中医药的学科体系，并以此作为课程体系建设的依据。

3. 瞄准前沿，结合实际，确定富有特色的、相对稳定的学科研究方向

一个优势学科应具有三个（或三个以上）稳定的、具有特色的和一定研究成果的研究方向。在确定研究方向时，我们应该注意以下几点：

（1）先进性：必须是这个学科发展的前沿和发展方向。科学研究可以是回顾性的，也可以是前瞻性的。我们以往的研究侧重于论证性的多，而前瞻性的研究比较少。科学研究应该是超前的，我们要纵览世界科技发展的趋势，结合本学科自身的发展规律，确定研究方向，唯有这样，才更有利于学术的进步。

（2）实践性：必须密切结合当前防治疾病的需要。中医药学是实践科学，离开了维护健康、防治疾病的医疗实践来搞研究，往往事倍功半，并失去科学研究的价值。

（3）连续性：必须有一定的工作基础，才能使所确定的学科研究方向落到实处。

只有前沿的、富有特色的研究方向，才具强劲、持久的生命力，才具一定的稳定性，研究方向只有相对稳定，才有可能逐步形成特色，形成优势。

4. 培养和选拔优秀的学科带头人是学科建设的关键

（1）学科建设的核心是学科带头人的遴选和学术队伍的建设。一个优秀的学科带头人应具备以下几点：① 比较合理的知识结构，良好的科研思路和技能；② 学术上有一定成就，掌握本学科研究内容、前沿和发展趋势；③ 善于团结学术群体，共同致力科学研究，提高学科水平；④ 具备一定的组织能力和社会活动能力，积极参与各种学术活动。

（2）组织合理的学术队伍。所谓结构合理，包括年龄结构、知识结构、研究方向结构和职务结构等，各结构之间要能够互相取长补短，发挥整体效应。

（3）培养人与研究工作同步进行。学科带头人及学术队伍的培养工作，只有通过科学研究的实践活动才能进行。要让他们承担重大科研项目，参与各种学术活动，以及科研课题的竞争，在科研的实践活动中增长才干，提高知名度。

5. 坚持中医特色，融汇现代科技精华，把握学科建设的航向

学科建设的目的是提高教学质量和科研水平。对于传统的中医药学来说，坚持中医特色，把握学科建设的航向至关重要。学科建设总是在继承前人所积累的知识基础上进行的。所谓建设，就是要有新的建树和发展。

我们要搞学科建设，首先要对前人遗留给我们的宝贵财富进行系统深入挖掘和梳理，进行科学提炼和分类，以充实学科知识，这就是继承。继承不是简单的复归，而是以历史唯物主义为指导，汲取其合理、科学的精华，扬弃谬误，克服局限，用心去发现旧事物的突破口，发现新事物的生长点，有所超越，有所创造。因此，中医药学科建设要获得长足的发展，还必须在保持中医特色的前提下，体现时代的特征。中医药学科的发展只有放在时代背景里，才能呈现蓬勃生机。未来的中医药学科应该是既有中医特色，又有时代气息的新学科。

留将根蒂在　岁岁有东风

——元旦贺词

1999 年来到了，新年伊始，人们在欢歌笑语爆竹声中除旧迎新，赞颂伟大的党、伟大的祖国。欢呼中华民族战胜洪魔、震惊寰宇的英雄气概，欢呼在邓小平理论指引下九州大地一派繁荣盛景。迎新年，虽在岁寒，却是千门万户曈曈日，犹有春风送暖入屠苏。令人兴奋的是 1998 年诞生了《上海市发展中医条例》（以下简称《条例》），立足于促进发展，《条例》设立了一系列保障措施，同时也对上海市中医事业发展的内涵建设提出了明确要求。概而言之，就是要坚持继承，立足创新，全面提高本市中医医疗、教学、科研的水平，力争走在全国的前面，成为世界一流的中医药基地。《条例》的设立大快人心，圆了上海广大中医界百年之梦。即将过去的 20 世纪堪称上海中医界奋争的世纪，不仅记录了为保卫中医生存而战斗的众多可歌事迹，还产生了像丁甘仁、程门雪等这样的中医大师。现在我们能为获得法律的保护，政策的支持而倍感光荣和自豪。当前上海的中医和全国一样，正面临着新中国成立以来前所未有的发展机遇和希望，同时又面临着前所未有的挑战和困难。为此，全市的同道们当以高度的历史责任感和时代的使命感，满怀希望地抓住每一个发展机遇，正视困难，迎接挑战。中国医药学是中华民族优秀文化遗产的瑰宝。中国与古埃及、古印度、古巴比伦同称世界四大文明古国。

史学界认为文字、青铜器、城市的出现是人类文明起源的标志。中国则在公元前 3000 年的龙山时代晚期就出现了青铜器和城市，文字的产生也可追溯到公元前 4300 年至公元前 2500 年之间的大汶口时期。华夏文明有 5 000 年悠久的历史。以此古老文化为深厚底蕴的中医药学是一个伟大的宝库，对当代医疗保健事业依然有着重要意义，不仅和中国人民有着血肉之情，为人之健康必不可少。近十余年也已大步走出国内，风靡世界。如美国有 1/3 的人群接受针灸等替代疗法，其由个人支付的医疗费用亦已达 137 亿美元。美国联邦政府的医学权威机构——国立卫生研究院已召开了专家听证会，认定针灸疗法确有实效，副作用极小，可以在美国应用。目前美国有针灸医生约 8 000 名，另外还有 3 000 多名西医大夫采用针刺疗法，在欧洲则有 88 000 多名针灸医生，其中属西医大夫竟达 62 000 多名。可以预见，中医药在新的世纪里必将创造出新的辉煌。然而，形势也是严峻的，国内医疗保险制度改革的大浪淘沙将会对中医机构带来冲击；国外由于越来越多地看好中医药的价值，必将与我们争天下。对此，我们一要致力于扬长避短，充分发挥中医药的特色和优势，使之成为广大民众首选的可依赖的医疗保健技术。二要加强团结协作，开展学术交流，形成一支继往开来的结构合理的学术梯队。尊老扶幼，同辈相助，谦虚好学历来是我国中医同道之美德。相互学习交流也是我们中医事业兴旺发达的保证。

昔韩愈有《师说》曰："古之学者必有师。"圣人无常师，孔子师郯子、苌弘、师襄、老聃。孔子曰："三人

本文已发表于《上海中医药报》1999 年 1 月 2 日。

行则必有我师。”在新的一年里，学会作为群众性的学术团体，将在促进学术交流和培养人才方面开展更多的工作，促进上海 10 000 多名中医同道紧密团结，不断提高继承和创新的水平。斯谓“留得根蒂在，岁岁有东风”“根本既深实，柯叶自滋繁”。上海的中医事业在认真贯彻《条例》的基础上必将开创新局面，以此迎接新世纪的曙光。

坚持继承创新　加速学科发展

——迎接新世纪断想

宇宙无穷,岁月悠悠,历史的车轮已经驶进新世纪的大门,人类已进入公元第三个新千年。神州大地,东风拂面,春和景明,千里烟光,万顷霞飞。当华夏子民在笑迎2000年的第一缕晨曙的同时,也迎来了复兴中华的伟大使命。中医药作为优秀民族文化的灿烂明珠已经光耀寰宇五千载。中医骨伤科是一门研究人类损伤疾病防治的科学,乃中医药学之重要组成部分,充分显示了中医药的特色和优势。回眸数千年历史,中医骨伤科自远古始便坚持继承与创新之道,使学科在发展中不断充实完善,逐渐形成独特的理论体系和丰富的防治技术,而这一切又无不洒陈着祖国医学的理论精髓,折射着整体观和辨证论治的学术内涵。中医骨伤科论伤治病以人之整体为本,既注重损伤局部之病变,更注重受损者全身气血脏腑之变化,在接骨复臼理筋的同时,重视内伤的调治,因而疗效显著,使许多疑难重症得到挽救,转危为安。中医骨伤科历史悠久,早在公元前11世纪到公元前8世纪的西周时代就已开始专业的初创。《周礼・天官》载:“疡医,下士八人……掌肿疡、溃疡、金疡、折疡之祝,药劀杀之齐。”“疡”者,据郑玄注:“身伤曰疡。”可见在三千年前骨伤科诊治的范围已经相当广泛。医学史研究表明我国中医骨伤科无论对损伤的认识或治疗技术,都有许多项目领先于世界。这些经验和方法是对世界创伤医学的重大贡献。中医骨伤科的发展是和中国社会的变迁、民族的兴衰紧密相连的,并发挥了其他学科无法替代的作用。20世纪是中华民族奋争的百年,世纪之初列强入侵,西学东渐,同胞备受欺凌,文化尽遭摧残、民族虚无主义甚嚣尘上,中医药被诬为“不科学”而处于被消灭的境地。只是中华人民共和国成立以后,在党的中医政策的光辉照耀下,祖国医学才得到新生。中医骨伤科也获得全方面的发展,成绩斐然。概而言之有三:一为临床研究显示新水平。全国同道摒弃门户之见,打破流派界限,借鉴现代医学诊断手段,走科学化、规范化、标准化的道路,相继取得许多重大突破,如骨折治疗运用手法复位及小夹板固定的成套经验,颈椎病、腰椎间盘突出的手法治疗,骨关节病、骨质疏松症的中医药治疗。骨伤科临床疗效显著,大大减少了手术治疗率。二为实验研究开创了新的道路。技术的发明和应用,只有加强基础理论的研究方可能有新的突破。自20世纪50年代后期,运用现代科学技术手段,不断引入生物力学原理、病理形态学、生物化学、血液流变学、电生理,以至分子生物学、基因测控等与中医骨伤科学的临床实践紧密结合开展实验研究,阐明治疗原理,“知其所以然”,并且引出新的思路,拓宽了研究领域。一门新的实验骨伤科学逐渐形成并日益发展。三为壮大了学科队伍,形成技术梯队。自20世纪50年代开始,先后形成了四代学科带头人,带动了全国2万多名中医骨伤科同道为学科建设而努力。由此可见,20世纪的后50年是中国中医骨伤科的大发展期,也是学科在现代化的挑战中勇敢适应,努力创新的重要历史时期。

新的世纪已经来临,新世纪是20世纪的延续,但是在知识爆炸的年代,高科技日新月异地向前发展的

本文已发表于《中国中医骨伤科杂志》2000年第1期。

岁月，知识经济兴盛，市场经济繁荣，这些都将对社会生活带来不间断的冲击波。在这样的背景下既坚持继承传统，又努力创新开拓，中医骨伤科才会在新世纪的曙光中充满生机。我们的前途是光明的。因为我们虽然面临着现代化的挑战，但是也同样存在着良好的发展机遇。全球回归自然的科学思潮，世界疾病谱的嬗变，老龄化社会和心身医学时代到来加速了医学模式的改变，生命科学研究的深入，各国医疗保健费用的迅速增长等客观状况的存在，以及医学朝向维护与促进健康发展，发挥智力潜能，提高生存质量等已成为医学的重要任务。因此，我们在把握自身主体特色和优势的前提下，引入现代科学和技术，使骨伤科从理论到实践都产生新的变革和升华，成为现代社会需要的，具有现代科学水平的科学体系。显然，这是一个总体目标，长远任务，不可能一蹴而就。千里之行，始于足下。当前的问题是继承用力不够，创新水平不高。无论是创伤还是骨病，无论是药物治疗，还是手法、针灸、导引，都有许多优势和潜力，而这些正是临床所急需的，也是走向世界所迫切需要的，这正是我们的生命和生机所在，不能不视之耳，值得我们花大气力整理研究，并把创新工程落实到这些方面来，从这里出发走向现代化，走向世界。我们在创造新世纪的辉煌的同时，也必将诞生出一个既有传统内涵又有时代特征的现代中医骨伤科学。

在寻觅中沉思

——想起六十年代初的岁月

每当我在医院的花园里漫步，看着眼前这一幢幢楼宇和那葱郁的树木，一丝丝往日的记忆油然升起，无限的情思拌和着盛开的鲜花，不仅令人感受到春天的生机，也无可抑制地夹带着几丝往事如烟的感受。

龙华医院成立40周年了，作为与医院相期成长如今已是六十开外的我们这一代人对过去的怀念与对未来的遐想同样是热烈而真切的。比起年轻的朋友，我们确实多了一份幸福，在20世纪50年代末那个艰难的岁月里我们有机会参加了医院的建造。当时上海中医学院成立已经4年了，但只有曙光医院一所附属医院，为缓解教学基地不足的困难，上海市政府决定在学院毗邻征地建造第二所附属医院。1959年的冬天，寒霜遍地，万木调零，既遭旷日持久的自然灾害，又遇工业下马，建筑工程难以起步，我们这批年少学子，响应学院党委号召，用自己的双手，用义务劳动为医院的建造搬砖运木，同时我们也把年轻人的情感和理想浇灌进这一幢幢建筑里。

40年过去了，医院得到全方位的发展，尤其在改革开放后的20年间，在中医现代化方面医院迈出了许多重大的步伐，人们意气风发，努力探索新的运行轨迹，无疑这一切都是必要的。也许是因为我于1963年由上海中医学院毕业后留校并分配到龙华医院骨伤科，直至1983年调至上海市卫生局任职，在医院工作、学习、生活整整20年，从一名住院医生晋升为副主任医生，是龙华医院为我打下了使我终身受益的事业基础。在以后的日子里，无论是在副局长的岗位上，还是后来担任上海中医药大学校长，无论是在国内，还是在国外，我总以深深的感激之情怀念这片培育我成长的故土。有一年我在日本北海道的一家现代化的大医院考察，夜晚日本朋友陪我在他们医院的庭院里散步，明净的天空一轮圆月令人心旷神怡。我豁然想起自己的医院——龙华医院，“月是故乡明”啊！人们往往为现代化的繁华而荣耀，我则悠然觉得在回首遥望那弯弯曲曲的历史之路的远方有着难以磨灭的辉煌。

20世纪60年代初，虽然医院初创，百事待举，尚未形成体统，但是有一件事抓得很及时，办得很成功，那就是聘请了一大批享誉申城的名中医，如内科黄文东、丁济民、陈耀堂、徐福民，伤科石筱山，妇科陈大年，针灸陆瘦燕、朱汝功，外科顾伯华，儿科徐仲才，眼科范新孚等。此外还有一批矢志于弘扬中医事业的资深西医，如徐长生、徐星龛、郭协勋、王大增、史又新、邵长荣、黄贤权等。许多中医前辈已是两鬓霜白，但都为能在龙华医院贡献才智而倍感荣幸，在他们的努力带动下，全院中西医临床各科迅速建立起来，各具特色，使医院业务顺利展开，至1966年医院的社会知名度不断提高，吸引了远近四方病人。

我们伤科的石筱山主任是海内外著名骨伤科专家，尤擅内伤的诊治，他还是全国政协委员，工作十分繁忙，但仍然坚持每周定期来科室门诊和查房，解决临床疑难，对后辈更是厚爱有加，循循善诱，诲人不倦。记得有一次在跟随先生检查一位骨折病人时，我没有处理好夹板固定，先生随即示范纠正，并结合病例讲述了他运用夹板的经验，内容丰富而生动，给大家留下深刻印象。先生待人和善，治学严谨的品德成为我效法的楷模。

我科的徐星龛老医生，是我国老一辈的西医骨科专家，早年留学美国，新中国成立初期毅然归国。徐老先生一如既往，工作一丝不苟。我院第一张骨科手术床就是他亲手设计制造的。他查房十分严格，提问往往毫不留情，但他示范教学、指导操作既热情又耐心。我治疗肱骨髁上骨折的技术就是徐老手把手传授的，教诲之恩终生难忘。医院各科前辈都以兢兢业业的精神为创建一所有特色的中医院而奋斗。思想工作是事业发展的灵魂，时任医院党总支书记的李静华同志既善于团结人，又有许多做群众工作的经验，在他的领导下，中医临床科研也搞得有声有色，每一个科室都有几个"看家"的课题。我们伤科的"胸腰椎骨折的中医治疗"将古代的悬吊复位法及腰椎通木等器具和现代医学的三点固定法相结合，创造了从复位到固定的新方法，不仅具有中医特色，而且免除病人运用大面积石膏固定的痛苦。用手法配合中药治疗腰椎间盘突出症，是我科在全国开展较早的项目，我们创用的经骶管硬膜外碘水造影术及骶管封闭术，由于多年的传播，在全国得到推广。

回顾 20 世纪 60 年代初的那几年，龙华医院颇有"春秋战国"的风范，百花齐放，百家争鸣。呵，人是宝贵的，人才更宝贵。中医药的现代化离不开对中医学理论体系及构成其深厚底蕴的传统文化的继承发扬。中医药的特色在许多方面犹如北京的民居四合院，是中华文化，也是千百年创造的宝贵财富。观之虽小门小户，却内藏锦绣、亭台、假山、花木。可真是廊柱阶栏俱有意，桃符红院满乾坤。人是要有一点精神的，在老一辈的激励下，我们这些当时的年轻人也是意气风发，生机勃勃。李静华同志曾经召开过一次住院医师座谈会，会上他语重心长地对大家说："我寄希望于大家在八年后。"这是一位党的书记的号召，也是一项迫在眉睫的历史任务，艰巨而光荣。大家是这样认识的，也是身体力行去奋争的。

当时医院青年医生少，主要是我们 62、63 级毕业的，以及少数几位来自西医院校的住院医生，白天要处理门急诊和病房业务，三天两头值班，晚上挑灯夜读，读中西医业务书，读《毛泽东选集》。当时的住院医生宿舍在门诊部三楼，从夜幕降临至子夜凌晨往往灯火不灭，星星点点也成为医院庭院一景。颇有"颜渊在陋巷一箪食一瓢饮"的精神。如今我们几乎都是正高级的业务人员，虽说形影匆匆，又将退离岗位，但回味往事，也深深体会到甘从苦来的哲理。医院老中青相结合，中西医相合作，专心致志，奋发图强，形成了一个较好的氛围。医院的发展得到中央卫生部的重视，被认定为全国九大中医医教研基地之一。天地者，万物之逆旅也；光阴者，百代之过客也。在继往开来的事业中，寻觅一些失落的记忆，唤起一些对往事的沉思，沿着前辈的足迹清醒地走向光明的 21 世纪，必然是"江山代有才人出，各领风骚数百年"。

2000 年龙华医院成立 40 周年

中国中医药学会骨伤科专业委员会第二届三次会议纪要

中国中医药学会骨伤科专业委员会第二届三次会议于2000年7月19日~23日在贵州省贵阳市召开。参加本次大会交流的代表有来自21个省市，共送交并刊出论文126篇，以脊柱损伤为主题，包括学术探讨、临床报道、科研报告、实验研究、名医经验、医案医话、译文、综述等项目，并专门开辟了针灸推拿、护理论坛等共八个专题。这些论文不仅数量多，质量也较高，有一定的深度，充分体现了四个结合，即理论研究与临床经验的结合，传统继承与现代创新的结合，老一辈专家与中青年一代新人的结合，大学研究院等高层次机构与县市级基层医疗单位的结合。使本次论文在这四个方面的结合充分反映了我国中医骨伤科事业的继承和创新正在向新的高度、新的领域发展。运用现代科学技术，包括运用西医的诊断治疗技术推动中医骨伤科学科建设，发扬中医骨伤科优势和特色始终是我们一贯坚持的，因而我们的学科也始终充满着生气，充满着发展的活力。这次交流的论文大量地介绍了各地在发扬中医骨伤科特色中所积累的宝贵经验，包括许多著名老中医经验，同时也介绍了各地立足于学科前沿形成了科研的新思路、新创新点，有的论文已经进入到分子基因水平。十分可喜的是论文反映了我国中医骨伤科新人辈出，一批在理论和技术上都有一定造诣的硕士、博士参加了我们的队伍。现在全国31所中医院校已有20多个学校设立了中医骨伤科硕士培养点，在北京中国中医研究院、上海中医药大学、福建中医学院、广州中医药大学设立了博士点，上海还建立了博士后流动站，一批硕士、博士生导师为我国中医骨伤科学术的繁荣正在辛勤耕耘，无私奉献。

同时学会召开了第二届第三次理事大会，回顾了学会过去一年的工作，讨论了新的年度工作。在过去一年中学会坚持把学科建设，学术交流放在首位。1999年11月在武汉协和医院向我国中医骨伤科前辈李同生教授七十大寿祝贺，并成功地召开了1999年度年会。1999年7月在广西柳州学会邀集30余位专家专题研讨了颈椎病和腰椎间盘突出症的临床诊断和疗效标准，这是在国家颁布标准的基础上加以细化作为我们学会的规范标准，将有利于推动这两个病种的临床研究深入开展。会议期间还筹建了学会脊柱病学组，由孙树椿副会长牵头，洛阳正骨医院主办。1999年还完成了由学会主办邀集全国近50位专家参与编写的大型临床和教学科研参考丛书《骨伤科学》，计400余万字，将在今年国庆节前夕于人民卫生出版社出版，作为我国同道向新世纪的献礼。目前全国有三本中医骨伤科专业期刊，除了设在湖北省中医药研究院由学会副会长李同生教授主持的，由学会主办的《中国中医骨伤科杂志》外，还有学会参与协办的《中医正骨》《中国骨伤》。三本杂志为我国同道交流经验、切磋学术，创造了良好的条件，也是全国各专科除大内科外独无仅有的。这三本杂志在大家参与下，也有了新的发展。《中国中医骨伤科杂志》已成为国家级科技核心期刊，1999年还获得中国科协5万元大奖。

本文已发表于《中国中医骨伤科杂志》2000年第4期。

关于下年度工作，主要有以下几项：

(1) 明年年会将于7月中旬在成都召开。

(2) 成立创伤学组，由常务理事陈渭良牵头，佛山中心主办。

(3) 建立学会网站，由《中国中医骨伤科杂志》编辑部主办。

(4) 筹建学会科学奖，由珠海金沙制药公司赞助。

(5) 申办具有一类学分的中医骨伤科讲习班，由上海秘书部主办。

我们正面临着发展的机遇和挑战，让我们团结起来，同心协力，同舟共济，继往开来，为我们中医骨伤科的振兴和繁荣，大踏步地走向世界而共同努力。

千古东流声卷地　日丽烟浓杏园春

——元旦贺词

爆竹声中一岁除，春风送暖入屠苏。一个新的世纪开始了！人们怀着新的希望，面对着新的挑战，辞别旧岁，勇敢地跨进了新世纪的大门。送旧迎新，既令人兴奋，又激发思绪万千。

回眸逝去的千载春秋，百年沧桑，作为炎黄子孙，我们敬仰伟大祖国的悠久历史，自豪于中华民族的优秀文化。而作为中医药工作者，更是百倍珍爱华夏先哲所创建的以民族文化精髓为底蕴的中医药伟大宝库。几乎与世纪同步，远在三千年前春秋战国时代的百家争鸣及当时的古典哲学对中医学理论体系的构建和临床经验的初步总结产生了极其深刻的影响，随之而后二千多年悠悠岁月，漫漫道路，历代医家在铸造中医药辉煌的同时，为中华民族的繁衍昌盛作出了宝贵贡献。时至今日，中医学依然是世界各国传统医学中内容最丰富，最有实用价值，保存也最完整者，为世界所瞩目。然而，道路是不平坦的，在已经过去的20世纪，中医却是屡遭厄运，争论不休，激荡百年。回首往事，不胜悲怆。19世纪末，西学东渐，西医也随之传入，顷时中西文化交流必然发生碰撞、冲突，本来是完全可以互相补充，互为借鉴，彼此适应，但是清末民初维新派思想家从政治上出发，将西医与变法维新相联系，视中国传统医学为庸医废药，以后又演变为学人议论转为官方议案，终至1929年南京政府通过“废止旧医以扫除医事之障碍案”。虽然在全国中医药界同道纷起抗议下被迫取消，但20世纪的前50年中医药事业的命运始终处于危难之中。新中国成立后，前代之积弊随着时移势转为党和政府力尽克正，中医药犹如枯木逢春出现勃然生机。1982年将发展我国传统医学载入《中华人民共和国宪法》，成为古往今来世界各国以法律保护传统医学之首举。在改革开放的大好形势下，中医药在显示特色和优势中，努力继承，勇敢创新，在不断提升自身价值中，中医现代化的历史使命也得到和谐地演进。总之，20世纪的后50年，在党的中医政策的指引下，我国中医药事业从拯衰起弊到全方位发展。中医医疗、高等教育、科学研究等均显示了卓著的成就，世人日渐认识到中医学理论筑基厚重，而中医药的实践经验证明她完全可以参与到医疗保健的各个层次而发挥其优势作用，声誉日腾，国人珍爱，海外升温。因此有再次甫出国门，走向世界的新浪潮。千古东流声卷地，中医药终于在20世纪末再铸辉煌。

新的世纪开始了：展望未来，这将是一个科技高度发达和知识爆炸的时代，又必然是现代和传统互相碰撞又互相交融的时代。“长江东流去，来者方不息”“满眼生机转化钧，天工人巧日争新”。在这生机勃勃的年代，科学环境的影响，社会高速运转及其医疗的需求，国家为适应市场经济和发展稳定需要所出台的新的改革措施等，这一切都必然要求中医药事业在原有的运行轨迹中有新的发展，中医药要现代化，首先要适应现代社会需要，从学术内涵到服务形式都不可避免地要发生新的变化。一方面学科建设要在积极引入现代科学技术的基础上使研究不断深化细化，从而创新理论、创新技术，使中医药进入新的科学境

本文已发表于《上海中医药报》2000年12月30日。

地;另一方面应答社会要在医疗服务中认真继承、整理、挖掘中医药的固有优势,使五千年华夏文明积淀和三千年中医药宝藏,在现代社会闪烁出灿烂的光彩。以邓小平理论和“三个代表”重要思想为指引,我国将进入全面建设小康社会,上海将全面提高城市的综合竞争能力,这些都将为我们上海的中医药事业发展带来机遇和挑战,并且将能为我们事业的发展创造良好的物质条件和学术氛围。上海是一座充满创新精神,展示开放姿态的城市,当新世纪的曙光照耀在这片永远使人兴奋的热土上的时候,中医药界的同道们正跨越百年激荡去开拓新天地。“蜡红枝上粉红云,日丽烟浓看不真。浩荡光风无畔岸,如何锁得杏园春。”21 世纪是中医药全面发展再创辉煌的世纪,21 世纪必将证明中医药对人类的伟大贡献。

继承传统　开创新风

——《世纪中医骨伤科著名专家传略》刊载寄语

辞别岁月,我们送走了整整一个世纪,同时也送走了整整的一千年。历史悠悠,道路漫漫。对于中医药而言,这是波澜曲折的千年、百年。我们的华夏文化其历史之遥远可上溯到八千年前,而中医药正是中华民族优秀文化之瑰宝,历来为世人瞩目。刚刚送别的21世纪,是人类历史上科学技术高度发达、突飞猛进的百年,也是知识爆炸的百年,虽然惨痛地经历了二次世界大战,但依然创造了前所未有的物质文明和精神文明。西医药是地地道道的现代化医药,但现代化未必均是大众化,更非理想化。由于现代医药从根本上看依然是"疾病医药"就病而治,往往忽视了"病人"这一主体。因此,1999年世界卫生组织(WHO)召开的第五十次大会上明确提出了要以人为本,创建"以人与健康为中心"的新型医学模式,号召从单纯的生物医学演变成"生物-心理-社会"医学,这样才能使医学更好地为现代社会服务。以中华民族优秀文化为深厚底蕴的中医学,接受了中国古典哲学的影响,形成了以整体观和辨证论治为核心的独特的理论体系。在《黄帝内经》以后的两千多年中,中医学始终遵循着自己的理论体系和运行轨迹,坚持继承,不断创新,不仅使理论得到不断的充实提高,也同时积累了丰富的临床经验。从某种角度观察,中医学较之现代医学有着更高的理性思维境地,更接近于"生物-心理-社会"医学模式,或言之在现代社会欲推进这种新的医学模式,中医学则往往有着更多的优势。唐·孙思邈曾论名医愈疾之道曰:吾闻善言天者,必质之于人。善言人者,亦本之于天。天有四时五行,寒暑迭代。人有四肢五脏,一觉一寐,呼吸吐纳,精气往来。从医者当探赜索隐,方可穷幽洞微;应功究医理,则能智行圆方。在天人合一、阴阳平衡的基础上,才能获得人体内的稳态,祛邪愈疾而恢复健康。也正是这样的缘由,尽管西医学以高科技为手段快速发展,依然存在着许多弊端,或难以解决的困惑,而中医药则往往能圆其缺失,救死扶伤。是以世界中医热升温,也许正有缘于此。

中医骨伤科乃属十三科之一,为中医学之重要组成部分,流派纷呈,其始终以中医基本理论体系为指导,在师长口传手授的基础上,历代每有名家形成,积累了丰富的临床经验。"古人学问无遗力,少壮工夫老始成。纸上得来终觉浅,绝知此事要躬行"(宋·陆游)。一家之形成靠锲而不舍地努力。古今骨伤科知名者,总是瞿瞿闵闵以寻至道,勤求古训,博采众长,白首之年,亦未释卷,因而较好地继承了前人的理论及经验,而又有所悟,继而创新,蜚声杏林。继承和创新是永恒的主题。前人为我们树立了效学之榜样。明·李中梓有《医宗必读·四大家论》评议仲景、完素、东垣、丹溪之成就曰:古之名流,以其各自成一家言,阐《黄帝内经》之要旨,发前人之未备,不相摭恰,适相发明也。四大家可谓继承与创新之典范。中医骨伤科历来重视理论与实践的统一,强调为医当医文与武功兼备,疗伤则应局部与整体统一,内伤外损兼损,手法与药疗并举。所谓名家者,亦大凡学术底蕴深厚而有独到过人之处,令人折服。

本文已发表于《中医正骨》2001年第1期。

世人预测21世纪将是生命科学的世纪，中医学将再创辉煌，中医骨伤科在诸多方面有其特色和优势，将更为现代社会所需求。因此，进一步弘扬中医骨伤科优势，认真继承创新，实现学科建设新的飞跃，则是时代之使命，历史之责任。20世纪是中医药激荡的百年，在前50年历尽艰辛，屡受排斥。随着新中国的诞生，时移势转，中医犹枯木逢春，呈现勃勃生机，在后50年的行业奋斗中终于创造了新时代的卓绩。中医骨伤科乃属学科发展最为迅速，学术气氛最为活跃的学科之一。以继承创新为目标，以中医药固有的传统和优势为主体，努力实现中西医结合和多学科结合，在中医药现代化中迈出了可喜的步伐。当代中医骨伤科著名专家是20世纪行业发展的见证人和建设者。传授他们的业绩和经验具有重要的学科意义。有鉴于此，《中医正骨》在中国中医药学会骨伤科分会的支持和参与下，独辟专栏，陆续介绍我国当代中医骨伤科著名专家之传略，探索一代学者成才之路，以昭示后学，推动我国中医骨伤科事业，在新世纪获取新的繁荣，攀登新的高峰，此举当为读者诸君所欢迎。“江山代有才人出，各领风骚数百年。”于此刊载之际，寄语数言以志后援之意。

预防颈椎病要从中青年开始

颈椎病是一种老年性疾病,65 岁以上人群可高达 100%,轻者影响生活质量,重者出现不同程度的瘫痪。但据目前临床观察,其发病年龄有下降的趋势,不少中青年人也开始罹患此病。如果能及早避免和预防致病因素,是可以推迟颈椎病的发生和减轻颈椎病症状的。

这要从引起颈椎病的内外原因说起。人类颈椎间盘在成年早期即开始退变,如椎间盘软骨板逐渐增厚、软骨板边缘软骨细胞骨化形成、椎体前后缘骨赘、纤维环破裂、椎间盘髓核膨出或突出,以及后纵韧带、黄韧带的增生等,这些内因均可导致颈部血管、神经、脊髓遭受刺激或压迫,椎间盘脱水、椎间隙变窄、脊柱静力平衡遭受破坏而失调。外因主要是长时间低头位工作造成颈项疲劳、经常性颈项部遭受风寒侵袭、慢性或亚急性咽喉炎等,这些因素会导致颈项部肌肉痉挛、劳损,脊柱动力平衡遭受破坏而失调。外因与内因、动力和静力平衡失调还会互相影响,加重病情发展。因此经常改变工作姿势,避免长时间低头工作,避免在寒冷潮湿环境中工作和生活,戒烟和减少吸烟,避免过度劳累而致咽喉部的反复感染炎症,避免因过度负重和人体震动对椎间盘的冲击,避免空调冷气直吹颈部,是可以起到预防作用的。同时,在日常生活中还应注意纠正不良姿势,如半躺位看电视、睡过高的枕头等。

即使患了颈椎病也不要紧张,从中医的角度讲,可以根据扶正祛邪的治疗思路,运用益气活血、祛痰通络、补养肝肾的治疗法则,按照颈椎病的不同类型,通过中药内服,配合外敷、推拿、针灸、导引等方法进行综合治疗,再加上患者做到一操(每天做 2~3 次颈椎保健操)、二清(每天清嗽咽喉三次)、三忌(忌睡高枕、忌颈部受凉、忌酗酒吸烟),95%以上的患者不仅可以缓解物理、化学、免疫性等致病内因,消除临床症状,免于手术,还可在中药的调理下,改善椎间盘的营养状态,减少复发机会,解除颈椎病之痛苦。

本文已发表于《文汇报》2001 年 10 月 22 日。

继承创新　万马奔腾

——元旦贺词

新世纪的第二个春天即将来临，旭日东升，阳光普照，马年必将在九州大地再现亿万人民发扬龙马精神，创造出更多的中华民族与时俱进的辉煌。

大力推进中医药事业，不仅是加强我国卫生事业建设的一部分，而且也是实现中华民族伟大复兴的重要内容。在新世纪中医药事业如何以改革开放为新的契机开创新局面，铸造新辉煌，这是中医药界同道普遍关心并正在积极探索的重大课题，也是时代赋予我们的历史使命。欲实现中医药事业持续、健康、稳定的发展，核心在于大力推动中医药学术水平和临床疗效的不断提高。如何把这样重大的任务落到实处，国家中医药管理局正在制定的《关于进一步加强中医药继承发展工作的若干意见》中要求各地要从五个方面努力：一是要抓好中医药科研工作；二是要抓好人才培养工作；三是要抓好中医医疗工作；四是要抓好中医药科研成果的推广应用；五是要抓好中医药的国际交流与合作。显然，要做好上述工作，把握好继承和创新的关系，并且不仅要在理性上有一个正确的认识，而且要在实践中处理好二者之间的关系，尤其重要的是要从理论到实践，都要正确处理好坚持中医药主体发展与吸收利用先进科学技术之间的关系。我们主张继承不泥古，不脱离当今的临床实际，并有健在的名老中医们的指导，老中青结合，刻苦继承、励精图治，这样不仅可以进一步提高中医临床疗效，而且必然可以弥补现代医学的不足，从而使祖国医学大放异彩，在防治重大疾病和疑难疾病方面显示优势，为人类作出贡献。我们同时也主张积极地创新，并且希望创新不离宗，要力求在创新中始终推动具有固有本质内涵的中医药事业发展。无论是中医的临床研究或理论研究，在延续中医药固有内涵的同时，都应该也完全可能充分借鉴现代科学研究的思维模式，充分运用现代先进技术，这样不仅有利于提升研究的水平，解决研究中某些难点，而且有利于使研究结局具有可证实性、可重复性和普遍适用性。从而对相关学科作出科学解释，使之从一个个体应用到更多个体（群体）。引用和借鉴现代科学技术，包括现代医学，其结果不应是全盘否定或完全替代中医，否则将走入歧途。

上海既是世界知名的现代国际大都市，又有着六千多年文明之源、文化之根的城市文化风骨。在中医药方面，史载自唐代始，即有名医悬壶，以后逐渐名家荟萃，而中药则自元明始，即成药铺林立之繁荣。如今我们在新世纪之初规划建设亚洲一流医学中心过程中，中医药也必将成为中心的重要内涵和特色。千里之行始于足下，我们在推进上海中医药事业发展中，必然面临着机遇和挑战，但困难总是和希望同在。

唐代伟大的爱国诗人杜甫有《房兵曹胡马》一诗，尽抒胡马之英骏，其曰："胡马大宛名，锋棱瘦骨成。竹批双耳峻，风入四蹄轻。所向无空阔，真堪托死生。骁腾有如此，万里可横行。"让我们在马年尽显万马奔腾之势，在不断继承创新中为祖国的中医药事业发展而奋斗。

本文已发表于《上海中医药报》2002 年 1 月 5 日。

给山元寅男学长先生的一封信

尊敬的山元寅男学长先生台鉴：

时值中秋，风和日丽，蓝天万里，上海与福冈隔海相望，一衣带水，更觉中日两国人民的情谊如蓝天般纯净，如大海般宽广。一月前我和我校张再良教授、郭忻教授应先生热忱邀请再次访问贵校，受到先生和山成教授、德井讲师盛情款待，使我们备受感动，谨向先生致以衷心的感谢。

八月二十日先生专门设晚宴为我洗尘接风，餐室及菜肴都显示日本文化的特色，令人难以忘怀。席间先生对餐室挂壁上的诗句“葡萄美酒夜光杯”特别欣赏，表现了先生对中国文化的深厚底蕴，令我十分敬佩。全诗为“葡萄美酒夜光杯，欲饮琵琶马上催。醉卧沙场君莫笑，古来征战几人回”。这首诗是描写唐代守卫边境的将士，在荒寒艰苦和紧张动荡环境下的征戎生活，难得一次欢聚的酒宴，因而个个情绪兴奋，开怀痛饮，一醉方休的场面。诗中的酒是西域盛产的葡萄美酒，杯是相传春秋周穆王时代，以白玉精制而成，有如“光明夜照”，通体晶莹透亮，故称夜光杯。诗中的“琵琶”“沙场”“征战”表现了浓郁的边陲色彩和军营生活。这是一首著名的唐诗，传诵至今已一千多年，可见其诗情画意对人们的巨大感染力。

贵校此次举办药膳讲座，在学长先生的领导下，山成、德井二位先生精心组织，获得了巨大成功，我们谨致以热烈的祝贺。

我期盼着先生能在今年或明年方便时来上海访问，让我能有机会陪同先生轻轻松松地游览上海及周边具有江南水乡特色的城镇，一定会使您感兴趣。

今天是九月二十一日，是中国的中秋节，“每逢佳节倍思亲”。今天晚上我们和山成、德井二位先生相聚在上海的黄浦江边，欢度中秋之夜，如果先生您也在场，一定会增添更多的节日快乐，相信一定会有这一天到来。

敬祝

安康

施杞敬上

2002年9月21日

继承创新　万古长流

——新年贺词

世纪初开，第三个新年簇拥着东升旭日登临人间，神州大地千门万户曈曈日，一片光明。人们总感到观日出是对未来最美好的畅想。清代桐城派名家姚鼐在《登泰山记》一文中曾有过脍炙人口的精彩描述。其曰："戊申晦，五鼓，与子颍坐日观亭，待日出。……极天云一线异色，须臾成五采，日上，正赤如丹，下有红光动摇承之。"祖国风光如此秀丽灿烂！新的世纪迎来新的希望。新的一年，在党的十六大精神的指引下必将是全国人民大展宏图、奋发有为的又一年。曙光普照，中华民族必将在全面建设小康社会的征程中走向伟大的复兴。

展现在我们面前的是日新月异高速发展的现代化社会，源远流长的中医药学在历经历史的辉煌之后，正面临着新的机遇和挑战。中医药的现代化是毫无疑义的。我们提倡继承、创新、发展、推进中医现代化的整体联动。首先要认真继承，在为广大人民群众提供更多的优质医疗服务中，发挥中医药防病治病的特色和优势。中医药现代化，应当把能否更有效地为现代社会服务，并不断提高服务水平视为重要前提。疗效，是中医药生存发展的基础，也是世人瞩目和信任的基础。然而得此非易，我们需要努力学习，既要挖掘、整理、研究先贤的理论和经验，也要重视当代临床经验和科研成果的交流和学习，还要积极借助现代科学技术手段和设施提高辨证和辨病相结合的水平。基础研究是又一个关键问题。祖国医学以五千年华夏文化为深厚底蕴，形成了有别于西方医学和其他传统医学的独特的理论体系。她不仅折射着中国古典哲学先进思想的光辉，也兼收并蓄地包容了我国历代自然科学和社会科学的发展成就。祖国医学对许多生命现象和疾病的认识有着自己独特的判析思维和方法。今天我们需要从传统和现代两个方面在多学科交叉和交融中积极地深入研究，阐述其科学内涵，从而更多地运用于临床，指导实践。持之以恒，必将在生命科学方面为人类作出伟大的贡献。高效率、快节奏是现代社会的一大特点，坚持运用科学方法、高新技术不断改革中药的剂型，创制更多的有效、方便、安全、低廉的中药。国内外市场不仅有着巨大的商机，而且可使中医医疗能得到更普遍的应用，从而使中医药在医疗卫生领域有着更广阔的发展空间，在市场中有自己牢固的阵地。

中医药学是一个伟大的宝库，如果认为在现代化高速发展的今天，中医药学就可以成为历史或废弃，这是一种懦夫懒汉的观点，也是一种缺乏远见的表现。我国唐代伟大诗人杜甫曾鞭挞那些轻视初唐文学成就的人，赋诗曰："王杨卢骆当时体，轻薄为文哂未休。尔曹身与名俱灭，不废江河万古流。"让我们以高扬的民族自豪感，振奋精神、不辱使命、与时俱进，以新的思路大力开展原创性工作，在继承创新中光照寰宇，铸造中医药学新的辉煌。

本文已发表于《上海中医药报》2003年1月4日。

颈椎病的病因、预防和治疗

一、颈椎病的现状

颈椎病是因颈部椎间盘退行性改变,并因劳损或感受风寒湿邪(包括咽喉部感染)加重退变,导致颈部动静力平衡失调,产生椎间盘突出(或膨出)、韧带钙化、骨质增生,从而刺激或压迫颈部肌肉、神经、脊髓、血管而出现的一系列临床症状和体征的综合征。

颈椎病的临床表现十分复杂,如果将各型颈椎病的症状、体征综合起来,则从头、胸到腿、足,从皮肤到某些内脏器官,都可有异常表现。据1992年的统计,我国颈椎病的患病率平均为7.3%,说明全国当时就有将近1亿颈椎病患者。随着我国人均寿命的延长,低头工作方式人群的增加,电脑、空调、汽车的广泛使用,人们受到寒湿等外邪侵袭的机会增多,颈部外伤的可能性也增加,故颈椎病的发病率逐年呈上升趋势。

颈椎病有多种危害。该病往往缠绵难愈,不仅影响颈部神经根、血管、脊髓,而且常常波及脑血管、心血管、胃肠道等组织器官。可见,该病已成为与现代社会相伴随的一种现代常见病和多发病。据上海一份资料表明,颈椎病患病率已超过腰腿痛,为当前骨伤科门诊中的第一类疾病。

二、中医学对颈椎病的认识

中医学关于颈椎病的论述,散见于“痹症”“痉证”“痿证”“头痛”“眩晕”“项强”“颈筋急”“颈肩痛”等条目。

颈椎病患者,早期多为风寒束表,以行痹、痛痹的症状为主,如头颈项部疼痛、肌肉痉挛。《素问·逆调论》谓:“骨痹,是人当挛节也。人之肉苛者,虽近衣絮,犹尚苛也,是谓何疾?曰:荣气虚,卫气实也,荣气虚则不仁,卫气虚则不用,荣卫俱虚,则不仁不用,肉如故也,人身与志不相有,曰死。”这是有关肢体功能障碍、肢体麻木、感觉减退的描述,与脊髓型颈椎病的表现十分类似。其中“肉苛”是指肌肉麻木;“不仁”是指不知痛痒寒热;“不用”是指肢体运动障碍;“肉如故”是指肌肉虽然完好,但已不仁不用,人的意志不能指挥它了。《张氏医通》认为,“有肾气不循故道,气逆挟脊而上,致肩背痛;或观书对弈久坐而致脊背痛者”。这里讲的观书、对弈久坐者易致肩背痛和脊背痛,与现代医学认为低头伏案工作者发生颈椎病的描写相一致,说明我国300多年前已认识到一些职业和不良姿势可以产生颈椎病。

颈椎病的中药治疗,古代有大量方药应用。《伤寒论》有“太阳病,项背强几几,桂枝加葛根汤主之”,项背强几几就是指风寒湿导致颈背部肌肉僵硬酸痛的感觉,桂枝加葛根汤以及葛根汤治疗颈椎病现在临床还在应用。《张氏医通》按部位和发病原因辨证治疗颈肩痛:“肩背痛,脊强,腰似折,项似拔,此足太阳经气不行也,羌活胜湿汤。湿热相搏,肩背沉重而疼,当归拈痛汤。肩背一片冷痛,背膂疼痛,此有寒积也。有因寒饮伏结者,近效白术附子汤,或观书对弈而致肩背痛等,补中益气汤加羌防。”

本文已发表于《上海中医药报》2003年1月18日。

三、中医药治疗颈椎病的优势

通过临床大量颈椎病病例观察,我逐渐体会并总结出颈椎病有五个特性,即发病的普遍性、症状的多元性、病机的复杂性、对健康的危害性、中医治疗的优越性。治疗颈椎病,临床上可以通过推拿按摩、导引针灸、医疗体操、物理疗法、中药内服和外用等方法综合治疗颈椎病。根据中医辨证论治理论,我自拟了多张治疗颈椎病的临床经验方,近10年治疗了万余名各型颈椎病患者,有效率达95%以上。通过实验研究,我们观察到退变椎间盘软骨终板与椎体连接处微循环障碍,导致椎间盘营养供应降低,椎间盘不断退变。同时,实验也证实,益气、化瘀、补肾等中药可以增强颈部血液供应,抑制退变椎间盘中前列腺素等炎症因子,降低胶原酶活性,增强Ⅱ型胶原的表达等,从而说明益气、化瘀、补肾等中药,对延缓椎间盘的退变有积极作用。大量临床观察也证实了中医药各种治疗方法可以治愈或缓解颈椎病的临床症状;在手术治疗失败或疗效不全时,中医药往往可加以弥补,使预防、治疗和康复统一于一体。中医药具有安全、有效的优势,适合运用于大多数颈椎病患者。

四、哪些人最易患颈椎病

我们曾做过一个实验:以家兔固定于屈颈位并置于寒冷潮湿的环境,几个月后解剖显示其椎间盘均发生退变突出。临床上,也是这样,长期处于低头工作的工种,如财会人员、银行职员、电脑操作人员等低头并处于空调环境中的人群,患颈椎病的比率远高于其他人群。我们也曾深入矿区,对矿下作业的人员与地面工作人员比较,下入矿井在这样湿潮寒冷环境中工作的井下工人,颈椎病发病率也较之地面人员高得多。这不仅因为矿下潮湿,还与空气混浊易感咽喉炎有关。其他人群如中小学教师、演员、歌唱家、常与化学气体接触者等,因易感咽喉炎,发生颈椎病比率也较高。

五、吸烟对颈椎病患者有害吗

吸烟对颈椎病患者非常有害,也是造成颈椎病的致病因素之一,并可诱发颈椎病。烟中的尼古丁等有害物质可导致小血管的痉挛,造成颈椎椎体血液供应降低,使椎间盘与上下椎体连接的软骨终板钙化,椎间盘的有氧供应下降,代谢产物积聚,椎间盘中的酸碱度失调,最终使椎间盘代谢改变,发生退变,引起椎间盘突出而加重颈椎病。同时,由于椎间盘退变过程中产生的大量炎症介质等物质刺激周围组织,加重颈椎病患者的疼痛等症状。所以,颈椎病患者戒烟或减少吸烟对其缓解症状,逐步康复,意义重大。

六、颈椎病患者如何求医

颈椎病患者最初的症状大部分是颈项疼痛,并逐渐出现如手麻、足软、头晕、胸闷等症状。所以有许多患者最初不是去医院找医生诊治而是找些民间郎中或非专业医务人员做按摩推拿,这不但不能完全医好疾病,反而会贻误病情,甚至加重病情。因为颈椎病是非常复杂的,有很多原因造成,也有很多不同的类型,如果是椎动脉型、脊髓型颈椎病,不正确的推拿、按摩往往会造成脊髓或血管受损,加重疾病。所以,奉劝患者若出现颈椎病症状时,最好先去医院经骨伤科医生检查确诊后,由医生建议或是吃药,或是针灸,或是推拿,或是理疗牵引等。

七、颈椎病患者如何纠正工作与生活中的不正确姿势

生活和工作中许多不正确的姿势都会直接或间接地引致颈椎病发生。

第一,要避免长时间的屈颈位(低头位),如办公室伏案工作、电脑操作等。这些人员,可于工作半小时或1小时左右后改变一下体位;于工作2~3小时后起身活动做些操练,也可将桌面制成斜面,或抬高写字台,可比普通写字台高2厘米,使颈部工作时不再过度前屈。

第二,要纠正一些生活中的不良习惯,如半躺在床上看电视(颈部前屈过度增加)等。

第三,不要将座位置于空调冷风直接吹到颈部的地方。

第四,选择合适的枕头和床垫,使颈部能处于正常生理弧度状态下休息。

八、怎样正确使用颈围

临床上有一种误区,认为一旦患上颈椎病最好戴上颈围,其实不然。

颈椎病有许多型,颈围也有不同种类。一般轻、中度颈椎病不需戴颈围,部分神经根型颈椎病,可用牵引治疗。我们认为需要戴颈围的患者,也只限于较重的脊髓型、椎动脉型等颈椎病,因为颈围具有保护脊椎不使其过伸、过屈、过度转动的功能,从而可避免造成脊髓、血管进一步受损。患者最好选择软硬适中,具有透气性较好,夏天不太热,冬天能保暖的,有一定支持力的颈围。

中医学主张动静结合,长时间戴颈围,会造成颈部肌肉萎缩,所以颈部适度锻炼,也是必不可少的。一般病情较重的患者白天工作或外出佩戴,晚上睡觉取下,否则不仅影响睡眠质量,也影响入睡后的正常呼吸。脊髓型颈椎病症状和体征较重者,在高速公路上乘车行驶,应尽可能戴颈围,以防急刹车时头颈出现挥鞭式运动而造成严重后果。

九、如何预防颈椎病

前面我们讲到引起颈椎病的许多因素,避免和预防这些致病因素对预防颈椎病至关重要。比如经常改变工作姿势,避免长时间低头工作;避免在寒冷潮湿环境中工作和生活;戒烟和减少吸烟;避免过度劳累而致咽喉部反复感染炎症;避免过度负重和人体震动进而减少对椎间盘的冲击;避免空调直吹颈部。生活中应注意纠正不良姿势,如半躺位看电视、使用过高枕头等。妇女着装避免过低领或将颈项背裸露,不要吃过刺激的辛辣食物。

平时,可用手掌(左右轮换)按摩轻擦颈部,帮助颈部肌肉等软组织的松弛缓解痉挛,做颈部“米”字操等。

十、颈椎病患者外出旅行应注意什么

颈椎病患者外出旅行应尽量选择火车、轮船等较为平稳的交通工具。汽车,尤其在高速公路上行驶的汽车,对患有脊髓型、椎动脉型颈椎病患者较为危险,当急刹车时,可造成颈部挥鞭式损伤,会加重病情或引发脊髓损伤,重则瘫痪。所以,如乘坐汽车在郊外旅行,戴颈围具有良好的保护作用。

外出旅行时,还应保持充足的休息,以免过度劳累诱发颈椎病或使其症状加重。

适当带些有关的药品,如麝香保心丸、牛黄醒效丸及风油精、扶他林乳胶剂,一旦发病,可服用及外用。

十一、颈椎病患者如何掌握饮食与调补

如何掌握饮食与调补是颈椎病患者普遍想咨询的问题。中医对颈椎病患者的调补,是通过望、闻、问、切,四诊合参辨证后,再根据气血阴阳的偏盛偏衰,本着实则泄之、虚则补之、寒则热之、热则寒之等的原则,实行调补。

早期颈椎病的患者,一般多属风寒入络,气滞血瘀,此时不宜多补,而要祛风通络、理气化瘀;中后期颈椎病患者,一般多属气血失和、肝肾不足,则宜补之,多用黄芪、当归、鹿角片、枸杞子、川牛膝、狗脊等补益气血肝肾的药物。

中医学很注意饮食的调补,颈椎病者四肢肿胀不适,宜服用米仁粥,加入茯苓、白术等;气血不足而显神疲乏力、少气懒言时,可常予参汤代茶;脊髓型颈椎病患者的便秘,也可予麻仁、杏仁等煎服。

十二、颈椎病患者该选用什么枕头

在睡眠时颈下垫枕的作用有二:一是使颈项部保持一定的体位,让颈椎前凸的生理弧度得到维持,颈

项部的肌肉也自然会处于放松状,从而得到充分休息;二是保暖,颈项部感受风寒是颈椎病发生的重要原因,垫枕头可以更好地抗御风寒。

以怎样的枕头为好?目前市场上流行的产品很多,各有优缺点,众说纷纭。我认为,不妨从以下几个方面进行选择。

高度:颈椎病患者用枕不宜过高,一般枕厚在10厘米左右即可。用枕过高会使颈部持续处于强迫前屈位,等于整个睡眠时间内处于低头状态,无疑会增加颈项部疲劳;过低则颈部处于后伸位,头颅比整个躯体水平低,静脉回流不畅,颅内压相对增高,同时颈部血管(如椎动脉颈内外动脉)被牵拉,乃至痉挛,造成向颅内供血、供氧不足,患者清醒后不仅有颈肩不适、手麻,还会有头晕等症状诱发。

硬度:以有一定弹性,透气性能好,能自塑颈项生理弧度者为宜。市场上销售的"高弹棉"枕头基本达到要求,且价格便宜,适合大众使用,民间(农村)使用的"稻壳"枕、"粟米"枕,也具有这些优点。有些企业生产了不少名目繁多的"专治颈椎病"的枕头,其中有些仅有理论意义,如设计时按生物力学原理确定的形态和弧度,而在睡眠时头颈部往往处于不能自控的自由状态,加之患者的习惯睡眠姿势不一,就很难使颈部按设计去凑合枕头的要求。理想的枕头是既有一定的理论原理和功能,又能灵活地随着睡眠状态的颈项自由变动,即枕随人动,枕颈相应,动静结合。还有一些枕头是结合传统工艺制造的,如玉枕、石枕、竹枕、陶枕、漆枕等质地偏硬,偏凉,防治效果并不好,有些还会有不良反应。

十三、怎样选用手术治疗

手术治疗颈椎病是经过200多年的摸索不断改进而形成的有效措施。颈椎病由于动力平衡和静力平衡失调相互影响而形成的综合征,其病变的基础是椎间盘退变。引起症状和体征的原因包括物理性、化学性及免疫源性,而手术主要解决物理性机械压迫,如巨大的椎间盘突出骨赘或后纵韧带、黄韧带增生等造成了对脊髓,或神经根、椎动脉的压迫,且产生的病情程度较严重,则选择手术方法有较好的疗效。但颈椎病需手术治疗者仅是少数,一般不超过5%。大多数患者乃选用非手术治疗。中西医结合的非手术综合治疗对大多数患者能基本缓解病情,如能坚持治疗,并结合自我保健,则不仅近期疗效好,也能减少复发,取得远期疗效,乃至获得临床痊愈。

由于手术有一定的风险,部分患者可在术后加重症状,其适应证并不广,术后远期疗效尚未得到证实,应慎重。

圆梦随想

时序初冬，霜降虽度，傍依申江，濒临东海的浦东大地，处处生机勃勃，油然一派"炉火照天地，红星乱紫烟"的景象。我们大学的校区已在张江高科技园区落成，并已完成搬迁。那华丽大气的楼宇，那葱郁可现的林地，那静静流淌的小河，绘就了一幅动人的画卷。曙光初照，五千师生便在这里兴奋地迎接着上海的每一个早晨；夕阳西下，晚霞更给校园平添几多流光溢彩。入夜星月高悬，墨蓝的天空下，华灯闪耀，人们在勤读、在笔耕。展现在我们面前的是一座令人神往的高等学府。光阴如箭，曾几何时，在 20 世纪 50 年代我校创建之初，有人讥之为"大学招牌，中学规模，小学校舍"。虽然 45 年相去，弹指一挥间，我们毕竟建成了一所知名海内外的具有"大厦、大业、大气"的中医药大学，终于用几代人的奋争圆了建设"美丽家园"之梦。裘沛然老师曾在诗中所言"焰读灵兰绛帐开，神州佳气拂兰台"的理想也终于实现。我们用自己的亲身感受深切地体验了邓小平理论的伟大。

今年是我校 63 级同学毕业 40 周年，我作为这一届的学生和同学们一起伴随着历史的征程从业 40 年，感慨良多。大道岐黄，祖国医学理论的真谛以及经验的奥秘，只有在自身的长期实践中才能得到真正的领悟。书山有路勤为径，学海无涯苦作舟。进入新世纪，我国的中医药事业面临着空前的发展机遇，也面临着更多的挑战。继往开来，继承和创新应当是一个永恒的主题。历史要求我们不辱使命，时代鞭策我们要有更高的奋力起点。前不久，我应英国中医药联合总会之邀赴伦敦等地讲学，目睹中医药在国外发展之现状。尽管英国是一个西医药的世袭领地，但是经过近十余年的演变，全英目前有 2 万多名中医师、3 000 多家中医诊所正在艰苦地却又充满着光明前程地不断拓展着中医药医疗市场的空间。"不废江河万古流"，中医药走向世界已是毫无疑义的历史潮流。我们这些 60 岁开外的中医学子也应该仍是一代赶潮人。昔苏轼有词《浣溪沙》曰："山下兰芽短浸溪，松间沙路净无泥，萧萧暮雨子规啼。谁道人生无再少？门前流水尚能西！休将白发唱黄鸡。"我们的事业是永无止境的。江山代有才人出，各领风骚数百年。众志成城，愿我们的大学将培养出更多的新世纪中医药大师，为中华民族的伟大复兴奉献我们的智慧和力量。

本文已发表于《上海中医大报》2003 年 11 月 28 日。

无边光景一时新　万紫千红总是春

——2004 年新年寄语

新春将至，在这迎接“爆竹声中一岁除，千门万户曈曈日”的美好时刻，我们以特别的感情送别即将过去的这一令人难以忘怀的岁月——2003 年！回首往事，一切曾经是那样的艰难，却又使人无限自豪。一场“非典”肆虐大江南北，全国人民在党中央的强有力领导下，举国上下众志成城，依靠科学，我们终于夺取了抗“非典”的伟大胜利。在这场战斗中，我国广大医务工作者以人民的生命安危高于一切的崇高思想境界，认真实践“三个代表”重要思想，奋勇争先，临危不惧，谱写了一曲曲可歌可泣的新时代白衣战士之歌。大难兴邦，重疫兴医。多年来被认为烈性传染病中医药无计可施，然而，在这次我国抗“非典”战斗中，在党中央的关怀下，中医药学以其独特的整体观和辨证论治规律，依据“瘟病学说”，在防治中显现优势，作出了积极可贵的贡献，为海内外所瞩目，得到世界卫生组织的首肯和赞赏。在这一场世界罕见的没有硝烟的战斗中，我们的国家、我们的民族巍然屹立，九州大地生机盎然，社会主义大家庭的温暖使每一个公民深切感受。国民经济依然实现了原定的增长速度，充分体现了社会主义市场经济的巨大活力，充分展示了以胡锦涛同志为总书记的党中央的英明、伟大。

展望新年，一派春光。在党的十六大精神鼓舞下，全国人民将在全面建设小康社会的大道上意气风发，勇往直前。不久前举行的中共上海市委八届四次全会向全市人民提出了“解放思想，实事求是，与时俱进，奋发有为”的号召，并且制订了《上海实施科教兴市战略行动纲要》，把科教兴市作为上海未来发展的主战略。这是实现上海新世纪发展目标的灵魂和生命线，也是上海增添城市综合竞争力的根本途径。上海将成为国内外重要的创新基地，知识扩散中心。为此，上海市科委还将推出科技创新《登山计划》。有诗云：“造物无言却有情，每于寒尽觉春生。千红万紫安排著，只待新雷第一声。”现在新雷已经鸣响，各行各业都行动起来！“满眼生机转化钧，天工人巧日争新”，我们中医药行业也应该扬旗上阵，响应时代的呼唤。对中医药而言，继承和创新是永恒的主题，历史证明坚持在继承、创新中发展，不断推进中医药现代化，是中医药事业兴旺的必由之路。我们要充分弘扬中医药学的特色和优势，为现代社会服务，最大限度满足人民群众防病治病、养生保健的需要。

在世界回归自然的大潮下，传统医学将会受到人们更多的青睐。现代医学治疗方法基于纠正单一致病因素，难免引起复杂系统中其他因素的改变，这些改变或者影响疗效，或者产生副作用，因此，人们很自然地采用历经长期实践证明有效的传统医疗方法。中医药学是当今世界公认的最具有优势的传统医学，因而走出国门的步伐正在不断加快。我们要“继承不泥古，创新不离宗”，积极引用现代科学技术，在探索中继承、创新，锲而不舍，中医药学在新世纪必将以深厚的历史底蕴和最新的科学内涵铸造新的辉煌，在为全国人民奔小康的征程中送健康的同时也造福于人类社会，为中华民族的伟大复兴作出贡献。

本文已发表于《上海中医药报》2004 年 1 月 2 日。

食疗概论

各位听众，大家下午好。

我现在和大家谈谈有关食疗方面的知识，供大家参考。

首先，我们要了解什么是食疗，顾名思义，凡是运用食物进行养生保健或防治疾病的方法，都可称为食疗。食疗在我国有悠久的历史。早在三千多年前的周代，就已经将医生分为食医、疾医、疡医、兽医等四类。当时的食医，已能运用食物的营养作用调养身体，达到强身保健防病的目的。关于饮食的保健养生作用，我国最早的医学大典《黄帝内经》中明确指出："五谷为养，五果为助，五畜为益，五菜为充，气味合而服之，以补精气。"中医认为精气神为人生之本，精充气足神旺则无病至。饮食可以生气、益精、养神。这种运用食物参与疾病治疗的方法，到唐代已得到充分的重视。唐代著名的医学家孙思邈在他的《备急千金要方》一书中就已提出："夫为医者，当须先洞晓病源，知其所犯，以食治之；食疗不愈，然后命药。"可见食疗地位的重要。唐代还出现了专门论述食疗的专著《食疗本草》。

在我国历来有"药食同源"的说法，西汉的《淮南子》一书中说："神农……尝百草之滋味，水泉之甘苦，令民知所辟就。当此之时，一日而遇七十毒。"这说明我们的祖先在最初寻找食物的过程中，就已分辨出有些食物有毒应当"避"之，只能作为药物治病，达到"以毒攻毒"的目的，而无毒者，可以就之、食之。说明早期药物和食物同一来源而不分，在以后的实践中才逐渐区分开来。同时也发现有许多药品，既是药物，也可作为食物。如《神农本草经》列入的 365 种药中，已将不少米谷果菜等食品包括在内。

也许有听众要了解，食疗和食养、药膳的区别？简要地说，这三者是互相联系的，都属于广义食疗的范畴。食养是食疗的初始阶段，运用食物的营养作用调养身体，而食疗则更多地有针对性地对人体的体质或正产生的症状，或病证，或病后康复进行调养，达到辅助治疗的目的。药膳则是将食疗与饮食文化相结合，充分发挥我国食疗和烹调技术的双重优势，在养生保健中发挥更大的作用。

其次，我想谈谈食疗的基本特点。大家都知道，食疗是我们中国传统文化的瑰宝，他的产生和发展都是和我国中医药学分不开的，也就是说始终在中医学的理论指导下发展起来的。他的基本特点可以概括为下面几点：第一为以阴阳五行为指导。中医将疾病分为阳证和阴证两大类，治疗的药物和食物也可分为阴、阳两大类，这样才能有针对性地对身体进行调节。食物都有性、味、功效。按照阴阳学说，都可将每种食物作相应归属，如食物有寒热温凉四性，那么偏热、偏温为阳，偏寒、偏凉为阴。按食物的味可分为辛甘酸苦咸五类，一般辛、甘者为阳，酸、苦、咸为阴。按食物的功能又可分为升降沉浮，升浮之品属阳，沉降之品属阴。食物和药品有了阴阳属性，就可根据人的体质以及疾病的阴阳类型合理施用，阴病阳治、阳病阴治达到平衡阴阳的目的。五行学说也是中医的基本理论，在食疗中主要是运用食物五味入五脏，五脏宜五禁的原理发挥食物的调养作用。《黄帝内经》指出："五味入所，酸入肝，辛入肺，苦入心，咸入肾，甘入脾，是谓五入。"所谓五禁，是指"肝病禁辛，心病禁咸，脾病禁酸，肾病禁甘，肺病禁苦"。五入和五禁是根

本文于 2004 年 9 月 21 日在上海人民广播电台播出。

据五脏的喜、恶以及五行生克的理论衍化而来的。

食疗的第二个特点是以气血津液为基础。中医学理论认为气血津液是人体生命活动的基本物质，由于气血津液的流行，润泽，营养，而使人体产生各种生理功能。气血津液的精华部分又称为“精”，其来源分为先天和后天。“先天之精”来自肾所收藏，一旦匮乏或受损可通过食疗来补充，多用“血肉有情”之品，如鹿茸、牛鞭、海狗肾等；“后天之精”是通过脾胃吸收进入人体的水谷精华。

第三个特点是以调和脏腑功能为关键。前面我们已经说明气血津液是维持人体生命活动基本物质。因此气血津液的状态也反映了人体五脏六腑的功能状态。食疗调养气血津液、先天之精和后天之精，总是和调节脏腑能密切结合，成为发挥食疗功能的关键。例如，“心”气血不足，心主神明的功能就会出现异常，可见失眠、多梦、神志不宁、反应迟钝、健忘等，食疗常用大枣、桂圆肉、小麦、莲子、鸡蛋黄等补养气血安宁心神。

第四个特点是以辨证论治为准则。中医将人体的各种疾病根据其部位、症状、体征等进行辨证分型，从而能更准确地治疗或调养。最基本的是“八纲辨证”，即分为阴阳、表里、寒热、虚实等 8 个方面。然后按不同证型运用药治或食治。如感冒属表证，就选用具有解表的食疗方，常用生姜红糖茶、葱姜汤等。又如高血压、头晕、耳鸣、腰酸属里证，常用冰糖清炖银耳、梨浆粥等滋阴降火。

我们在进行食疗时除要把握上述 4 个特点以便使食疗发挥更大的作用外，同时还应注意以下几点：① 注意发挥食疗预防为主的思想，唐代医家孙思邈指出：“食能排邪而安脏腑，悦神爽志以资。”所以历代也有“以食代药”“药补不如食补”的民间谚语。可见食疗在防病中作用明显。② 注意调护脾胃之气，不使损伤。古人提出“美饮食，养胃气”的食疗原则，强调生冷勿食、粗硬勿食、勿强食、勿强饮，否则都会损伤胃气、招致疾病或伤害身体。③ 注意因人因时因地择食。因为人有老幼男女、身体强弱不同，不能不加区别地所有的人都用一种食疗方；另外食物的时性非常强，各种食物一年四季中的营养成分往往有变化，同一种食物在不同季节的食疗效果也往往不同；我国地域辽阔，同一种食物产于不同地区，其成分可不同，在不同的地区使用，其食疗效果亦可能不同。

以上我们从食疗的含义、中国食疗学的特点以及食疗运用中的注意事项作了一个简略的讨论，以后将有我们上海市食疗研究会的专家围绕几个重要常见病的食疗作专题讲座，衷心感谢各位听众对本节目的支持和厚爱。

千年底蕴　医林瑰宝

——贺第二届上海雷允上膏方节

由上海中医药报与上海雷允上药业有限公司联合举办的"第二届上海雷允上膏方节"在初冬时令如期举行，不仅为大众冬令进补提供了一种方便，也为世人走近中医药学这一伟大宝库、弘扬华夏文明创造了一种机遇，对此我们谨致以热烈的祝贺。

冬令进补是国人沿袭了两千多年的优良传统，而中医药在这方面也确实积累了丰富的经验。依据膏方熬制的膏药又称膏滋。膏为剂型，早在汉代成书的《神农本草经》中即有"药性有宜丸者，宜散者，宜水煎者，宜酒渍者，宜膏煎者"之记载。长沙马王堆汉墓出土之医书《养生方》《杂疗方》中也已用蜜或枣膏制药。汉代医圣张仲景《金匮要略》中的"鳖甲煎丸"亦是将方中部分药物先制成膏煎再和其他药合而成丸药。唐代孙思邈《备急千金要方》中有枸杞煎，宋代《太平圣惠方》中有"九仙薯蓣煎"，这些都是相传千年的膏滋精品。至明清时期膏方的使用更加普及，如李时珍《本草纲目》载有人参膏的熬制法，曰："用人参十两细切，以活水二十盏浸透，入银石器内，桑柴火缓缓煎取十盏，滤汁，再以水十盏煎取五盏，与前汁合煎成膏，瓶收。"可见在四百年前，膏方的熬制十分精致。膏滋之滋字有多种含义，一指形态为色黑液汁或为厚质之膏，二指滋味芳香，三指培植增益。膏滋除用于一般调理补养者预先熬制为多种功效之成膏，便于选购外，大多系个别延请医家处方特制，这样熬制的膏滋因人而异，针对性强，具有个体化的特点，因而服用后调养功效更强。

膏滋是中医药防病治病养生保健的独特形式，遵循着中医药学传统的理论体系，反映中华民族文化的深厚底蕴，可谓华夏一绝。中医学认为无论外感六淫、内伤七情，都会致人体气血失和脏腑失调，甚者罹病，轻者症状隐隐，即所谓亚健康者。因而膏滋的应用强调扶正祛邪，标本兼顾，调治结合，当以七分调养三分治疗为目的，这是冬令进补选用之膏滋与一般针对某种疾病而设制的膏方之不同。服用膏滋是为了增强体质，提高健康水平。所谓健康的概念，世界卫生组织（WHO）指出，"健康乃是一种生理和社会适应都臻完满的状态，而不是没有疾病和虚弱的状态。"因此，健康不仅要求无病，而且要求心理、生理都能与社会有完满的适应。中医学认为人是一个统一的整体，人与自然应当协调，即所谓"天人相应"。《黄帝内经》中"冬气之应，养藏之道"，就是指冬季天气寒冷，万物收藏，阳消阴长，应当通过调养，使人体适应冬令收藏状态，从而提高身体之素质。故有谚语曰："冬令进补，开春打虎。"可见民间亦深谙其道。要达到上述要求，在配制膏滋处方时，立法用药应守"中和"。《国语·郑语》曰："和实生物，同则不继。"虽然各人的病情体质不一，用药亦当不同，但"中和"的原则一致。和者以调和阴阳为首务。《素问·阴阳应象大论》曰"清阳出上窍，浊阴出下窍；清阳发腠理，浊阴走五脏；清阳实四肢，浊阴归六腑""阳在外，阴之使也；阴在内，阳之守也"。临证望闻问切应注意就诊者具体情况，把握其阴阳气血之盛衰，以及脏腑功能之强弱，根据五脏之心要恒动，肺宜宣肃，肝需生发，脾当枢转，肾以蒸渗和脏腑相合的特点施以调养之法，"形不足者，温之以气；精不足者，补之以味""补其不足，泻其有余，调其虚实，以通其道而去其邪"。这些都是《黄帝内经》总结的经典之法，两千多年来沿袭应用，每多收效。临证千变万化，难以拘守一格，有时需“阴中求阳”，或“阳中求阴”，更应遵循“气以通为宝，血以和为贵”的原则。用药配伍强调五味适当，温凉勿偏，消补相兼，做到补而不滞，不碍脾胃。虽然一料膏滋难治百病，难求长生，但于缓缓调摄之中年复一年，每可见诸阴阳平衡，气血调和，脏腑顺应。根据现代研究观察，膏滋在服用后可有多种作用，如调整免疫功能、改善微循环、强心健脑、造血助消化、增强神经内分泌调节功能等。

每年入冬，在江浙沪一带熬服膏滋已成为民间风气，也是一种医学与文化相融的现象。一例好的膏滋医案往往是一份折射着中国古代哲学理念、理法方药相通、文采独具的文化珍品，令人阅之心旷神怡，爱不释手，也大大增强了服用者冬令调养的信心和效果。我们的祖国正在全面建设小康社会，不仅人人有着温馨家园，还应人人享有健康。江泽民同志指出“中医药学是我国医学科学中的特色，也是我国优秀文化的重要组成部分”“中西医并重，共同发展，互相补充，可以为人民群众提供更加完善有效的医疗保健服务”。办好膏方节也是实践“三个代表”重要思想的一项举措。我们衷心祝愿本次膏方节在全市中医药界同道的共同努力下取得圆满成功。

2004 年 11 月 20 日

忽然一夜清香发　散作乾坤万里春

——2005 年新年寄语

甲申已度，乙酉届临。值此送旧迎新之际，回首往事，国泰民安，时事兴盛；展望未来，春潮涌动，千帆竞发。时代的车轮已经驶入 21 世纪第五个春天，我们祖国在实现中华民族伟大复兴的进程中，必将开创新的局面。造物无言却有情，每于寒尽觉春生。千红万紫安排著，只待新雷第一声。我们正面临新的发展和机遇，同时也将面临新的挑战和困难。中医药事业的振兴，需要我们坚持继承、创新的根本方向，以历史的责任感和时代的使命感，满怀希望，抓住机遇，敢于迎接挑战，以坚韧不拔的奋斗精神去克服困难，众志成城，我国中医药事业必将继续繁荣昌盛。

在过去一年里，全国认真实施《中华人民共和国中医药条例》，推进中医药事业的发展，成绩卓著。实践表明《中华人民共和国中医药条例》于 2003 年 4 月 7 日由温家宝总理签署的第 374 号国务院令正式颁布，自 2003 年 10 月 1 日起实施，为中医药事业发展提供了切实的法律保障，对于促进中医药健康、持续、稳定地发展，更好地为人民健康服务；对于统一人们的思想，推动全社会都来关心支持中医药事业；对于弘扬祖国优秀传统科学文化，促进中医药更好更快地走向世界，都具有重要意义。这是中国卫生事业的一件大事，是中国中医药发展史上的一个新的里程碑，标志着我国中医药事业走上全面依法管理和发展的新阶段。新中国成立 55 年来，我国已基本形成以中医医院为主体的中医医疗保健服务体系。目前全国有中医医院 2 868 所，大部分综合性医院设立有中医科，2003 年全国中医诊疗量达 2. 6 亿人次。中医药不仅对慢性病、疑难病、老年性疾病、功能性疾病和病毒性疾病等有很好的疗效，而且对急性传染病的防治同样可以发挥作用。中医药正在我国卫生保健事业的各个层面显示出其特色和优势。在科学研究方面，学术水平不断提高，科研成果大量涌现。仅“十五”以来，中医药成果获国家科技奖者即有 11 项，其中血瘀证和活血化瘀研究获得 2003 年国家科学技术进步奖一等奖。在中医药教育方面，已形成现代教育方式和师承教育相结合的教育网络。目前我国有高等中医药院校 32 所，在校学生达 27 万名。在师承教育方面，以继承名老中医学术思想、临床经验为目标，先后共确定老中医专家 1 607 名，培养继承人 2 285 名。50 多年来，我国中医药事业在党的中医政策指引下，硕果累累，人才济济。然而，在新形势下也面临严峻的挑战。如西医药发展迅猛，中医药不进则退；国际上加紧对中医药资源开发利用，加强中医药保护与发展刻不容缓；中医与中药发展不平衡，可能导致“废医存药”。任重而道远，我们需要依靠《中华人民共和国中医药条例》的法律保障，更需要自强不息，坚持继承、创新、发展，推进中医药现代化，我们将再创中医药事业新的辉煌。

元代王冕有咏梅诗曰：“冰雪林中著此身，不同桃李混芳尘。忽然一夜清香发，散作乾坤万里春。”梅的不畏艰苦，耐于熬霜斗雪的精神，不急功利，鄙夷见异思迁的品位十分可贵。中医药是中华民族优秀文

本文已发表于《上海中医药报》2005 年 1 月 7 日。

化的瑰宝，是一个伟大宝库。昭昭若三辰丽于天，滔滔犹四渎纪于地。仰之弥高，名垂千古，瞩目寰宇。继承不泥古，创新不离宗，持之以恒，我国中医药事业必将迎来生机勃勃的又一个春天，造福全人类。

值此新年到来之际，祝本报读者新年快乐，身体健康，阖家幸福！

名中医施杞教您早识颈椎病

一、颈椎病的征兆

施教授指出,颈椎病是因为颈部椎间盘退行性改变,并因劳损或感受风寒湿邪(尤其是时下空调过冷刺激颈部)加重退变,导致颈部动静力平衡失调,产生椎间盘突出(或膨出)、韧带钙化、骨质增生,从而刺激或压迫颈部肌肉、神经、脊髓、血管而出现的一系列临床症状和体征的综合征。颈椎病往往缠绵难愈,不仅影响颈部神经根、血管、脊髓,而且常常波及脑血管、心血管、胃肠道等组织器官。可见,该病已成为与现代社会相伴随的一种现代常见病和多发病。据上海一份资料表明,颈椎病患病率为当前骨伤科门诊中的第一类疾病。颈椎病的临床表现十分复杂,如果将各型颈椎病的症状、体征综合起来,则从头、胸到腿、足,从皮肤到某些内脏器官,都可有异常表现。早期发现异常表现,就可以早诊断早治疗。

二、头痛

颈椎病头痛常见于椎动脉型颈椎病患者,大多由缺血、低氧所造成。颈椎病头痛通常属于颅内头痛。因为颈椎骨质增生,尤其是钩椎关节增生,造成椎动脉受压,脑供血不足而致头痛,其头痛性质为血管性头痛,疼痛多数为一侧性,发作短暂,呈跳痛或灼痛,常常眩晕,少数可有猝倒现象,常于旋转或侧弯颈部时诱发。

三、眩晕

眩晕是机体对空间关系的定向感觉障碍,为一种运动性幻觉。患者感觉自身或外物在旋转或摇动。眩晕发作时,常伴有恶心、呕吐、眼球震颤及站立不稳等症状。颈椎病出现眩晕症状,多见于椎动脉型颈椎病。

四、咽痛

颈椎病中有相当一部分患者,特别是颈型颈椎病早期或发作期的患者,几乎都有咽喉疼痛的症状。施教授通过实验和临床研究证实,椎间盘的退变与颈椎病患者咽部红肿的程度成正比,中青年患者群中尤其如此。

五、耳下疼痛

有部分颈项疼痛的颈椎病患者,耳下、咽部疼痛久治不愈,并且咽部有异物感,则要考虑是否患有颞骨茎突过长。其疼痛多限于一侧的颈部及下额角,呈钝痛、刺痛或跳痛,并伴有作胀、牵拉压迫感或烧灼感等,但不剧烈。当头部变动位置或吞咽时,因咽肌收缩,咽痛可加剧,并可有吞咽困难;颈动脉受到过长茎

本文已发表于《健康财富　现代医院报社区医疗报》2005 年 6 月 30 日。

突压迫或触及时，疼痛可向上肢放射；当颈内动脉受到过长茎突刺激，疼痛可放射至头部；当颈外动脉受到过长茎突刺激后，疼痛可放射全面部。偶有耳鸣、轻度眩晕症状。

六、颈项痛

颈项痛是颈椎病最常见的首发症状。颈椎病引起颈项痛的原因有多种：肌源性因素引起的疼痛部位与病变的椎节一致，疼痛多数呈钝痛或隐痛，少数呈刺痛，晨起时多见，睡时姿势不当，或枕头过高等均可诱发或引起；窦椎神经受刺激而引致的多表现为针刺样疼痛；骨质增生而引致的疼痛在晨起时较重，活动后缓解。

七、肩部疼痛

国外有专家做过统计，在颈椎病患者中诉说有颈痛者为92%；肩痛者为71%；上臂痛者为44%；前臂痛者为31%；头痛者为37%。所以肩痛在颈椎病症状中也很为常见。

八、胸痛及胸部裹束感

胸痛多见于交感型颈椎病患者，而胸部裹束感则是出现于脊髓型颈椎病患者中。颈椎病引起的胸痛多表现为心前区疼痛，并伴有心跳加快、心动过缓等心脏症状。多数患者会诉说在胸腹部好似有一带紧束，也有的患者诉说有似铁丝在身上缠绕两三圈，紧得喘不过气来。

九、上肢疼痛

颈椎病引起的上肢疼痛，多见于神经根型颈椎病，其疼痛表现为刺痛、胀痛、灼痛或放射痛。急性期时疼痛剧烈，甚至彻夜难眠。由于造成神经受压的因素长期未解除，颈椎病伴发的肩周炎、网球肘而引起的肩肘疼痛，往往也迁延缠绵，久治不愈，并易复发，而且有两侧同时受累或交替出现的特征。

十、肢体麻木

麻木是指肌肤知觉消失，不知痛痒。颈椎病引起的肢体麻木大多见于神经根型和脊髓型颈椎病患者。神经根型颈椎病患者最常见的是第5~6颈椎椎间孔变窄，压迫第6神经根，造成拇指、示指感觉减退和麻木；第6~7颈椎椎间孔变窄，压迫第7神经根，造成示指、中指、环指感觉减退、麻木；第7颈椎~第1胸椎椎间孔变窄，压迫第8神经根，造成环指、小指感觉减退、麻木。脊髓型颈椎病的麻木先从双侧下肢或单侧下肢开始发麻、发沉，逐渐加重，再出现一侧上肢或双侧上肢麻木、疼痛、持物无力等症状，严重的可引起四肢瘫痪。

十一、肿胀

肢体肿胀可出现在各型颈椎病中。颈型颈椎病患者早期在颈项肩背部出现肿胀；神经根型颈椎病发作期颈肩上肢肿胀，并伴有灼痛；交感型颈椎病会出现四肢肿胀，开始时局部皮肤温度降低，怕冷，遇冷有刺痒感觉，继而出现红肿、疼痛加重；脊髓型颈椎病也会出现肿胀，皮肤发亮，活动障碍，甚至失用。

十二、痉、痿证

脊髓型或以脊髓型为主的混合型颈椎病，可出现肢体僵硬、项背强痛、躯体裹束感、腹胀便秘、尿闭肢肿、步行笨拙等痉证症状或出现筋脉弛缓、肌肉消瘦、手足麻木、萎软无力等痿证症状。

十三、胃脘不适

颈椎病患者，尤其是交感型和脊髓型颈椎病患者都会有恶心、泛酸、饱胀、嗳气、呕吐、纳谷不香、胃中嘈杂、不思饮食等胃脘不适的征象。

十四、心悸、胸痛

颈椎病表现的心悸、胸痛，通常出现于交感型颈椎病，出现心跳加快、心律不齐、血压升高等征象，患者即感心悸、胸闷不适，还可诱发类似于心绞痛的心前区疼痛，称为“假性心绞痛”。

十五、步态失稳

步态失稳是脊髓型颈椎病的发病特点。脊髓型颈椎病患者中，很大一部分是先从下肢双侧或单侧发麻、发沉开始，随之行走困难，下肢各组织肌肉收缩，抬步慢，不能快走，重者步态不稳，更不能跑，双脚有踏在棉花上的感觉。

十六、多汗

交感型颈椎病患者中，大多数有发汗过多的症状，多汗于脸面、额颈、一侧躯干最为常见，也可只限于一个肢体或手足。

十七、二便失常

颈椎病中表现的大小便失常通常见于脊髓型颈椎病。颈椎病患者出现二便失常的表现各有不同：有的出现大便溏薄；有的出现大便干燥，甚至秘结；也有的出现排尿困难；有的则是小便失禁；严重的可同时出现大小便失常的情况。

十八、颈椎病患者如何求医

一旦怀疑自己有了颈椎病，就应该及时求医。施教授说，颈椎病患者最初的症状大部分是颈项疼痛，并逐渐出现如手麻、足软、头晕、胸闷等症状。所以有许多患者最初不是去医院找医生诊治，而是找些民间郎中或非专业医务人员做按摩推拿，这不但不能完全医好疾病，反而会贻误病情，甚至加重病情。因为颈椎病是非常复杂的，有很多原因造成，也有很多不同的类型，如果是椎动脉型、脊髓型颈椎病，不正确的推拿按摩往往会造成脊髓或血管受损，加重疾病。所以，奉劝患者若出现颈椎病症状时，最好先去医院经骨伤科医生检查确诊后，由医生建议或是吃药，或是针灸，或是推拿，或是理疗牵引等。

十九、怎样正确使用颈围

临床上有一种误区，认为一旦患上颈椎病最好戴上颈围，其实不然。颈椎病有许多型，颈围也有不同种类。一般轻、中度颈椎病不需戴颈围，部分神经根型颈椎病，可用牵引治疗。我们认为需要戴颈围的患者，也只限于较重的脊髓型、椎动脉型等颈椎病，因为颈围具有保护脊椎不使其过伸、过屈、过度转动的功能，从而可避免造成脊髓、血管进一步受损。患者最好选择软硬适中，具有透气性较好、夏天不太热、冬天能保暖的、有一定支持力的颈围。

中医学主张动静结合，长时间戴颈围，会造成颈部肌肉萎缩，所以颈部适度锻炼，也是必不可少的。一般病情较重的患者白天工作或外出佩戴，晚上睡觉取下，否则不仅影响睡眠质量，也影响入睡后的正常呼吸。脊髓型颈椎病症状和体征较重者，在高速公路上乘车行驶，应尽可能戴颈围，以防急刹车时头颈出现挥鞭式运动而造成严重后果。

坚持继承创新，为建设创新型国家作出贡献

进入新世纪，我国人民在党的十六大精神指引下，励精图治，在胜利完成“十五”计划，并满怀激情迎接“十一五”规划实施的同时，令人向往的《国家中长期科学和技术规划纲要（2006—2020 年）》正式公布，“走自主创新道路，建设创新型国家”的号角已在九州大地吹响。这是一个必然的选择，也是一个勇敢而又英明的国家战略决策。我国改革开放以来的 20 多年间，经济获得了举世瞩目的高速发展，2005 年我国 GDP 继续增长 9.9%，达到 182 321 亿元，人均 1 703 美元，这是一个来之不易的辉煌成就。然而，在反思过去的历程时，也不无忧虑地看到我国的发展消耗着大量能源，如果不改变单位 GDP 的能耗量，又要继续保持经济高速增长，能源终将枯竭，难以为继。除此之外，我们的高速发展还建立在引进外资、提供优惠、出卖廉价劳动力等条件上，这使中国已经成为世界制造业大国，但却难以成为世界制造业强国，如不改变发展模式，我国永远只能处于世界经济链条的最末端。党中央审时度势，及时向全国人民提出了依靠科技创新，提升整个国家自主创新的能力，走创新型国家的道路，从而力争在较短时期内实现经济增长方式从要素增长向创新增长的转变，从跟踪模仿为主向自主创新转变，这样我国就有可能后来居上，在创新型国家体系下安全稳步发展。在我国实现这一战略不仅是必需的，而且是可能的。我国经济持续多年的高速发展，已经使我国具备了一定的基础和优势，创新能力居发展中国家前列。我国有丰富的科技人力资源，总量已达 3 200 万人，研发人员总数达到 105 万人，分别居世界第一位和第二位。经过几代人的努力，我国已经建立大多数国家不具备的比较完整的学科布局，并且已经具备了一定的自主创新能力，生物、纳米、航天等重要领域研究开发能力已经跻身于世界先进行列。同时，我国具有独特的传统文化优势。在明代以前，我国一直保持着世界科技中心的地位，包括中医药在内的五大发明堪称世界现代科技文明的先导。这一切都为我国未来科学技术发展提供了多样化的路径选择，也表明我国是当今世界少数几个有可能通过科技创新，实现快速发展的大国之一。

“走自主创新道路，建设创新型国家”这是我国各个行业和学科共同的历史责任和时代使命，时不我待，必须共同参与，群起奋斗，作出各自的贡献。中医药学是一个伟大的宝库，“继承和创新”是发展中医药事业永恒的主题。中医药因其在理论上独特的生理观、病理观、疾病防治观以及整体联系功能和运动变化中把握生命的规律和疾病的演变，体现个性化的辨证论治、求衡性的防治原则、人性化的治疗方法、多样化的干预手段、天然化的用药取向等，因而具有独特优势。中医药学是一门科学，具有原创性和独创性，它作为一种关于人体生命科学的知识体系而存在，并有别于西医药学。中医药学研究的对象是人而非单纯的疾病，其理论形成的基础并非物质性质的人体，而是作为生命整体的人以及人与自然的协调关系。因此，中医强调“天人相应，脏腑相关，生克制化，辨证论治，燮理阴阳”等，以系统的、整体的、动态的思想来

本文已发表于《中国中医骨伤科杂志》2006 年第 1 期。

研究人的生命状态。我国世界著名科学家钱学森曾经指出:"中医的理论和实践,我们真正理解了,总结了以后,要影响整个现代科学技术,要引起科学革命。"这一至理名言必将成为现实。

中医骨伤科学是中医药学最具特色的重要组成部分之一,其形成和发展始终以中医学理论为指导,充分显示了中医药防治骨伤科疾病的优势。纵观历史,先贤们曾经创造了众多骨伤诊疗和预防理论与技术的世界"最先"和当时的"世界第一"。无论是创伤还是骨病,中医骨伤科从外伤和内损的基本病理出发,认为"肢体损于外,则气血伤于内,营卫有所不贯,脏腑由之不和"(明·薛己《正体类要·序》),据此创造了许多"同病异治""异病同治"的方法,形成"局部与整体统一、内外兼顾、筋骨并重、动静结合、标本同治、扶正祛邪"的学术思想和治疗原则。自20世纪50年代后期在中西医结合的方针指引下,坚持继承,致力创新,大力引进,运用现代科学包括现代医学在内的新理论、新知识、新技术,实现了新的突破,推动了中医骨伤科事业蓬勃发展。例如,小夹板治疗骨折、中医药促进骨质愈合、中医药治疗颈腰椎病、骨关节病、骨质疏松症等退行性疾病,以及痹证理论、气血理论等在骨伤科中的运用等研究,不仅提升了学科建设平台,也显示了理论创新、技术创新的特色和水平。改革开放以来,更加体现了推陈出新、百花齐放的景象。《中国中医骨伤科杂志》作为中华中医药学会骨伤科分会主办的学术刊物,和其他同行杂志共同适时报告最新研究进展,促进了人才培养,活跃了学术氛围。近年来,中国骨伤科大步走向世界,广泛开展不同层次的国内外学术交流与科研合作,取得积极成果。中医骨伤科已经成为世人瞩目的我国中医药事业最具活力的学科之一。这一切为我们在新形势下,为建设创新型国家作出本学科贡献,奠定了良好的基础,同时也使我们抓住机遇、持续发展,走自主创新道路成为可能。我们已经取得的成就是艰苦奋斗的结果,难能可贵。然而不可否认,我们尚存不足,如不引为深思亦会迷失方向。我们还存在着某种盲目的倾向,正如卫生部部长高强近日所言:"中医不能盲目沿用西医的治疗方法;不能盲目与西医竞争;不能盲目用西医的模式管理中医;不能盲目评价中医。"他指出:中医药事业需要继承,继承是发展的基础,但更要注重创新,中医药的生存、发展与振兴必须有自己的独到之处。他还指出,中医药工作要抓好两头,即多发病、常见病、老年病、慢性病的防治,特别是在广大农村和社区发挥重要作用;另外,要集中优势攻克几个世界性难题。这些论述高屋建瓴,切中时弊,为我们中医骨伤科的发展指明了方向。

有着3 000多年历史的中医药学曾为中华民族的繁衍昌盛作出了重大贡献,时至今日,面对着现代科学技术,包括生物科学技术的日新月异所带来的挑战和机遇,中医药学也必须与时俱进,努力实现现代化。中医现代化是按照中医自身发展规律,充分发挥中医药的特色和优势,在为现代社会服务并渗透到医药卫生事业各个层面的同时,大力利用现代科学技术的最新成就,阐明中医药理论的科学内涵及防治疾病的疗效原理,使中医学从理论到实践都产生新的变革和升华,并在探索生命科学规律,有所发现,有所发明,我们要有志气、有抱负,我们一定能在建设创新型国家的事业中,在医学科学新的革命征途中,作出自己的贡献。

和任何事业发展一样,中医药学的发展也是艰难的,"科学有险阻,苦战能过关"。学科的生存和发展的重任已经历史性地落在我们每一个中医骨伤科工作者的肩上,这是历史赋予我们的使命,我们充满信心,必将交出一份合格的历史答卷。

70年前的1936年2月,毛泽东主席在领导我党胜利完成震惊中外的万里长征壮举后,随即挥师东渡黄河抗日之际,曾写下不朽的历史名篇《沁园春·雪》,词中有曰:"江山如此多娇,引无数英雄竞折腰。惜秦皇汉武,略输文采;唐宗宋祖,稍逊风骚。一代天骄,成吉思汗,只识弯弓射大雕。俱往矣,数风流人物,还看今朝。"今年是我国国民经济和社会发展"十一五"规划实施的开局之年,让我们举起双手拥抱新年的曙光,沿着自主创新的康庄大道,为再创祖国医学新的辉煌而不懈努力。

往 事 如 烟

——1958 年叙怀

1958 年的春天是一个令人兴奋的季节。冷酷的冰雪终于抖落了，逼人的寒风不再肆虐心灵了，大地在浅淡的绿野中飘出一线生机，人们开始有缘体验“春风送暖入屠苏”“千门万户曈曈日”的诗意。春天来了，给久久郁闷的人们一个爽朗的心情，也给“万马齐喑”的悲哀境遇一个温暖的美景。1956 年党的八大曾经开创了向科学进军、百家争鸣、百花齐放的繁荣景象，可惜不久就被随之而来的一场暴风骤雨——反右派斗争所淹没。新的一年开始，“奋斗 20 年实现赶美超英”的口号犹如一首雄壮的歌曲响彻九州大地，尽管这是一种虚浮和躁动，但终究给久旱祈雨的人们催生起一股激荡豪情。新学期开始了，这是上海中医学院创建后的第 4 个学期，我们暂居的校舍河滨大楼也在春天的阳光下开始热闹起来，喜讯纷呈。先是林其英同志从中央调来我校担任领导，接着市委从第二军医大学、上海第二医学院调来一大批基础课老师和教学管理干部，市卫生局从全市调来一大批知名中医师担任中医课程老师。从中西医专业教师到行政管理干部三军人马齐备，初显阵容。同时，零陵路新校舍第一期工程即将竣工的消息相继传来，全校师生更添兴奋，我们可以告别“大学招牌、中学规模、小学校舍”了。

此时，学校加强学生思想教育工作，以端正学习目的和巩固专业思想为中心内容。党委号召全校同学树立全心全意为人民服务，为社会主义革命和建设奉献青春年华，走又红又专的道路。在年级党团组织的带动下，我们 63 级的同学们人人都自觉地定了个人红专规划，向党表决心：在政治上永远跟党走，在业务上要为人民学好本领，精益求精，将来成为报效祖国培养、有益于人民的医学家。同学间增强了团结友爱。班级里成立了互助社，煎药、理发、修鞋样样有，互相帮助，互相服务。当时我校招生范围包括华东六省一市，一些从贫困地区来的同学经济较困难，来自大城市的同学主动向他们赠送衣被鞋袜。一人有难，大家帮，处处有同窗之情，时至今日依然难以忘怀。随着专业学习的深入，大家对中医学有了更多的了解，在同学中出现二类人群，一些同学怀着对中医学的挚爱和追求，他们多数是中医世家的后代，或亲友中有罹患重病西医不治而被中医中药妙手回春者，他们崇拜中医，从未对中医学的科学性有丝毫怀疑，通过经典学习，虽是初步涉入，已深感祖国医学的博大精深，增强了历史责任感，以能传承祖国优秀文化遗产为己任而自豪。但也有一些同学报考中医学院带有随意性，由高中进大学，不仅环境变了，而且思维不对称，一时难以从数理化的知识结构和理念中进入新的学习模式。他们对中医的科学性往往抱以怀疑的态度，有的同学振振有词说“五十年代骑老牛，今人还向古人求”，认为学中医是科学的倒退，误入了歧途，有些后悔莫及。由于当时的高校学籍管理规定招生已录取而不入学，或入学后自动退学者被认为是不服从祖国，需要取消再次报考的资格，所以这些同学也只好随大流了。1958 年是一个“大跃进”的年代，也是一个思想解放的年代，同学间不仅有关于中医学是否科学的辩论，还有许多关于如何继承和发扬的讨论，诸如怎样批判继承，如何取其精华，去其糟粕，以及应该是厚今薄古，还是厚古薄今等争论。大学是孕育大师的母亲，中医学院应是培养高级中医师的摇篮。针对一些敏锐的问题，引导学生开展讨论以至辩论，有利于青年人学会分析问题，辨别是非，提炼自己独到的见解，活跃学术氛围，是造就未来学者不可或缺的基石。数十年后回顾当年的讨论依然记忆犹新，当然也不无遗憾。当时我们毕竟学识浅薄，认识未免幼稚。同时也存在着左的思潮影响。部分同学认为中医的科学性是党的政策所认定的，只能肯定，不容置疑；也有同学认为"学而优则仕"，多读书，少议论，打好基本功，将来方能成为名医，讨论是浪费时间。《礼记·中庸》曰："博学之，审问之，慎思之，明辨之，笃行之。"古往今来，思源致远，才能练就大家风范。唐代名医许胤宗有名言曰："医者意也，在人思虑。"说明医生不仅要有广博的知识，更要用意求理，慎思明辨，方能临诊见微知著，通权达变。

一个周六的下午，我们一批学生干部被召集开会，学校布置全校同学参加星期天全市灭麻雀运动。据说麻雀损害庄稼，浪费粮食，一个麻雀每天要吃掉几两粮食，全市一年要损失几百万斤。这次采用人海战术，全市动员，先把麻雀从乡下赶往市区，市内每幢房子屋顶布岗把守，不许麻雀停息，迫其疲劳而死。第二天清晨我和同班的几位同学被分配到河滨大楼屋顶站岗。同学中有的手持脸盆权当铜锣，有的拿着红旗或长柄扫帚。登高四望，城市从沉睡中醒来，晨曦中万家灯火正在一点一点地熄灭，轻飘的薄雾渐渐散去，喷薄的旭日从浦东方向冉冉升起，透过浮动的云隙，倾泻下万丈霞光。在稀疏的高楼大厦间，散夹着无数石窟门里弄，那独具特色的屋顶老虎窗闪烁着耀眼的光亮，像是在诉说当年小渔村如何变异为大都市的历史沧桑。在那起伏连绵的屋脊上一群群白鸽迎着第一缕阳光在蓝天下飞翔，它们是城市的使者，正把生命的信息播向远方。大约在上午 7 时左右，突然锣鼓声大作，四处狂呼乱吼，红旗挥舞。第一批麻雀已从乡下撵进市区，小小麻雀就在这声的浪潮和旗的海洋中疲于奔命，结果纷纷坠落而丧生。轰赶一天，直至下午黄昏时才收兵。第二天新闻报道中称全市共消灭麻雀数十万只。据说后来有科学家研究称麻雀虽然糟蹋粮食，但是也吃害虫，有利于农业生态平衡。毛主席也说话了："不要再做轰麻雀这样的蠢事了！"就此偃旗息鼓，不再轰麻雀了。如果连续下去，也许今天在中国麻雀已经绝种或成为珍稀动物了。小小麻雀都有不测风云，人的命运又怎能难免脆弱呢？

秋天我们已经入住零陵路新校区了，全国各行各业，千家万户人人都在参与大炼钢铁，如火如荼。乡间数百万小高炉乌烟喷吐，城里处处敲锣打鼓，捐献废钢旧铁。我们学校也接到炼钢任务，我当时是校团委军体委员，党委指令我组织一个班，搞一个土法炼钢厂。我以 63 级的十多位同学为主体，在新校舍解剖房前面的空地上搭建了一个土工棚，砌了炼钢炉。学校要求我们 3 天炼出钢向市高教局报喜。为了争取时间，我们向兄弟单位学习，运用坩埚炼钢，先发动同学们外捡旧钢铁，锯成小块加入一定比例的炭块置入锅内，再将坩埚送进炼钢炉膛里，借助煤炭燃烧高温将锅内废铁融化冶炼成钢。一切准备就绪，已是第三天的下午，留给我们的时间只有半天了。我们开始了第一炉炼钢，十多位同学围着炉旁，有的拉风箱，有的加煤，有的准备浇铸钢锭的模具，还有的同学穿起炼钢工人的防护帽和围裙，手持夹取坩埚的大钳，俨然是一批炼钢工人。大家望着熊熊烈火，看着已经完全融化成红彤彤的钢水，按规定必需高温冶炼 1 小时。时间到了，我是炉长，吩咐大家各就各位再一次核实各项准备，然后一声令下，炉前手用大钳夹持坩埚缓缓而上，人人都屏住了呼吸，工棚里一片寂静，大家既紧张又兴奋，因为我们的第一炉钢即将问世了。可是说时迟那时快，当坩埚快出炉膛时突然"呼"的一声爆裂，失败了，钢水流进炉膛，坩埚报废。我们不气馁，重新炼制，但连续 6 次都失败了，已经烧坏 6 只坩埚。当时坩埚是最紧张的物资，每只 16 元钱，学校通过各种关系只买到 8 只，现在只剩下 2 只了，此时已是晚上 8 时，大家心急如焚，连晚饭都忘了吃，也吃不下饭。天公又不作美，傍晚开始下起小雨，雨越下越大，淅淅沥沥打在工棚上，有几处在漏水，几乎到了一筹莫展的境地。突然间，一位同学分析说这爆裂的原因可能是炉膛内外温差太大。于是大家想出了一个炉口外加温法，使炉膛内外温度渐减，避免坩埚出炉温差过大爆裂，同时把模具移至炉口就近浇铸。人多出英雄，群众有智慧，按照这个办法，终于顺利地炼出了第一炉钢，当浇铸成锭时，我们个个都闪着泪花望着这犹如出生坠地的婴儿，大家狂呼，拥抱，我们成功了。紧接着又炼成第二锅。此刻已是半夜 11 时，雨也停了。校领导向我们祝贺，年级的同学向我们祝贺。按照校领导的吩咐，我们一边啃着馒头，一边敲锣打鼓到高教局报了喜。在回来的路上个个兴高采烈，卸下重负。后来我们又建了反射炉，改建了冶炼工艺。我们报喜的钢块据检验居然属于优质中碳钢。真是世上无难事，只怕有心人。炼钢厂的历史大概持续了一个月也就熄火了。李白《秋浦歌》诗曰："炉火照天地，红星乱紫烟。赧郎明月夜，歌曲动寒川。"却似是当时的写照。

建校已 50 周年了，真是弹指一挥间。往事如烟，那些珍贵的记忆却又历历在目。夜晚漫步在零陵道上，望着人去楼空的老校区，又不免有诸多的怀旧心绪油然而生。50 年前种植在道旁的梧桐，如今已是盘根错节。初月高悬，扭曲粗壮的枝丫犹如暗淡夜色中的游龙，树梢千枝竞发，缀满了在微风中飘忽的新叶，沙沙细语，好似在传递一种蕴藏已久的心声。时值清明，望着暗蓝色星空中一弯明月，顿时想起李商隐的咏月："过水穿楼触处明，藏人带树远含清。初生欲缺虚惆怅，未必圆时即有情。"人生苦短，又难免坎坷。月有阴晴圆缺，此事古难全。其实圆满固然是一种幸福，失去也未必不是一种美丽！

2006 年上海中医药大学建校 50 周年

神 龟 石 铭

戊子初夏，亲和源告成。频江临海，人杰地灵，浦东一景，沪上闻名。源内青松翠柏，篁竹垂柳，清溪碧水；夹岸桃花，芳草繁英，鱼跃人欢；楼宇隐露，霞槛缭转，云磴五色。四邻亲和，闲情暇趣，童颜鹤寿。

广场东首，有巨石踞守，状似龟，引颈向天，形毕肖，屹然立地，造化神奇，沉稳刚毅，相传已历亿万载，遂以神龟冠名。龟者，瑞兽也。汲天地之灵气，咀日月之精华。神龟者，游弋宇宙之往来，传逮史前之消息；明吉凶诚而信，惠众生仁且寿。《易》曰："或益之十朋之龟弗克违，永贞吉。"亲和源，室家者安吉，颐养者寿康，乃铭曰：负重敦厚，通灵神异。福寿之佑，亲和之源。恩泽千秋，光鉴人寰。

己丑年正月十五

龙华医院给我们幸运

李白在《桃李园序》中曰："天地者万物之逆旅，光阴者百代之过客。"对于我们这些年已七旬的人而言，回味人生旅途沧桑，虽然每每有"对酒当歌人生几何，譬如朝露，去日苦多"的感慨，但我们毕竟还是幸运的收获者。我们是在新中国的红旗下成长起来的一代，我们脑海中的理想总是伴和着曾经飘拂在我们肩上的红领巾一般光彩灿烂，作为一名医生，则是在龙华医院的摇篮里长大的。时值中秋，喜逢新中国成立60周年，整整一个甲子，神州大地万象更新，龙华医院也已旧貌变新颜。入夜徜徉在医院美丽的庭院里，高楼灯光通明，林木疏影婆娑，遥望长天一轮皓月。我想起巴金在《月》中曾写道："圆月犹如一面明镜，高悬在蓝空。我们的面影都该留在镜里罢。"月亮是历史的见证者，同样也该是我们每个人成长的见证者。英国哲学家培根在论幸运时指出，"幸运一方面与偶然性有关，但另一方面，人之能否幸运又决定于自身，人是自身幸运的设计师""幸运的机会好像银河，他们作为个体是不显眼的，但作为整体却光辉灿烂"。培根的论说固然哲理深切，但对我们而言，都由衷地感受到是时代给了我们机会，是龙华医院给了我们幸运。现在我们的医院历经50年的发展已经成为全国著名的三级甲等综合性大型中医医院，"继承、创新、发展、现代化"已经成为医院的办院宗旨和主旋律，一大批著名的中医药学者、专家在为此而奋斗，由龙华医院在全国首创的名中医工作室已建立26个，形成了四代同堂的学科群和学术梯队。正是"胜日寻芳泗水滨，无边光景一时新。等闲识得东风面，万紫千红总是春"。我们26个工作室的领衔者可谓人人都有一个奋斗历程，各有成就，但都是当年从大学门走进医院门，在龙华医院的园圃里从幼苗成树的。我也是如此，1963年初秋，从上海中医学院中医系毕业分配进龙华医院，医院领导安排我到骨伤科，侍诊全国著名伤科大师科主任石筱山先生，后又安排我拜石幼山教授为师，从此我便和中医骨伤科结下不解之缘，成为石氏伤科传人。在传承学习以及日常业务实践中，渐悟石氏伤科底蕴厚重，源远流长。老师博古通今、学识高深。筱山先生善治骨折、伤筋、脱位等外伤疾病，尤善内伤治疗。由先生主编的全国高等中医院校统编教材《中医伤科学讲义》(第二版)列入"内伤"一章，开创了中医伤科高等教材之先河。先生倡导的理伤"以气为主，以血为先"的学术思想及其所积累的临床经验为海内外业界所推崇，名闻遐迩。传承老师理论和经验，成为指导我诊病用药以及科研的基本理念和思路之一，时至今日依然倍感受益匪浅。龙华医院骨伤科原科主管学院教研室主任吴诚德教授是全国著名武术伤科奠基人王子平大师的嫡系传人，也是我们的授课老师，擅长手法和导引，在他的带教下，使我们有缘学会王氏伤科手法和导引。我们认真学习石氏和王氏伤科，兼收并蓄，提升了作为一名骨伤科医生的基本素养。

后来，医院为了进一步拓展我的知识面，培养驾驭学科发展的能力，又先后于1972年选送我去上海市骨伤科研究所瑞金医院骨科进修西医骨科1年，1978年选送我参加卫生部组织的全国第八届神经外科医师进修班，在华山医院脑外科进修1年。这使我这个当时年方不惑的中医师能有机会走出中医业界，系统地学习与中医骨伤科相关的西医学科知识和技能，更多地接触到外部世界和边缘学科。在两次进修过程中我认真刻苦学习锻炼，因为这种学习机会实在太难得、太珍贵了。我也时刻在思考，与西医相比我们中医的特色和优势在哪里？如何继承、弘扬？同时也深感现代科学包括现代医学发展的成就和速度不能忽视，“中医特色，时代气息”我们一定要做好这篇大文章。形势迫人，时不我待。1980 年，是我从华山医院进修返院后的一年，我在对一位患慢性硬膜下血肿的住院病人按西医惯例进行手术治疗，术中助手是进修医生，误伤了脑膜微小血管，出现一侧上下肢瘫痪，术后虽经我努力治疗获得痊愈，瘫痪恢复正常，但我仍然很内疚和自责。于是我们开展了中医药治疗研究，遵循石氏伤科气血理论，确定气虚血瘀为基本病理，以补阳还五汤为主方治疗该病，先后治疗 105 例，仅 1 例失败，其余病例全部治愈，临床科研获得成功。后于 1986 年获卫生部科技进步奖二等奖。这件事使我认识到中医学西医是为了实现中医学的继承创新，而不应人云亦云、亦步亦趋地效仿西医，甚至改行。

自 1963 年 7 月至 1983 年 10 月，我在龙华医院临床工作了整整 20 年，医院不仅让我继承名老中医学术经验，送我外出进修，夯实中西医方面的基本功，还让我在实践中锻炼。我曾两次下乡，第 1 次于 1967 年，在市郊奉贤城镇医院开展手术治疗血吸虫病引起的巨脾症，在我院徐长生老师的主持下，1 年中我们医疗队先后切脾 100 多例，出色地完成了任务，我的外科技术水平也得到新的提升。第 2 次于 1976 年，医疗队进驻到贵州边远的黔西南山区，1 年中我做了各类手术 170 多例，为贫苦农民治愈了许多长期得不到有效治疗的疾病，如小儿麻痹后遗症、慢性骨髓炎、烧伤瘢痕挛缩症等。当地的医疗条件极差，我们深入到深山老林，有时只能将山中乡村小学的教室改作手术室。艰苦的环境不仅磨砺了我们的意志，也锻炼了我的手术技能。我深切地感悟到中国穷困的地区太多了，病人是多么需要医生啊！

1983 年秋我调任上海市卫生局副局长，主管全市卫生系统中医工作以及医学教育和医学科研工作，离开心爱的医生岗位，一干就是 9 年。1992 年我调回上海中医学院担任院长，后来在我们努力下，经国家教委批准，学院改名为上海中医药大学，我也成了第 1 任大学校长，直至 1998 年 11 月年逾 61 岁退位，回到龙华医院，在医院领导支持下，创建了脊柱病研究所，构建了全国一流的中医药防治骨退行性疾病的技术平台，形成医教研结合的临床基地并培养了一批人才，建立了工作室，我和弟子们潜心研究中医药防治骨伤科疾病，在颈腰椎病、骨关节炎等方面形成特色，特别是在颈椎病的防治和基础研究方面卓有成就，降低了脊髓型颈椎病的手术率，影响全国，为此获得了一批部市级科技成果奖。朱熹有诗曰：“半亩方塘一鉴开，天光云影共徘徊。问渠那得清如许，为有源头活水来。”回首往事，如果没有前 20 年医院对我的培养。我想后来的 26 年所面临的压力和挑战一定是很难应对的，但可以告慰医院历届领导和同仁，我还是顺利完成了任务。

今天是农历八月十六日，夜晚我坐在家门前的小花园里，遥望星空，真是“十五的月亮十六圆”。一轮明月在片片移动的白云中高悬。无意中我发现园中栽种的银杏树又长高许多，已近乎二楼的窗沿。这棵银杏的树苗还是十年前的一个春天买的。当时我在市政协参加第九届委员大会，会后我在场外的服务台上看到了许多供委员们购买的盆栽小景，也许因为我是中医，有着一种特殊的情怀，我便选购了这盆银杏。可是小小的树苗在花盆里总是不长：三年过去了，还是像筷子一般纤细，吊着几片幼嫩的小叶，无论是放在书房、客厅或是阳台上，它总是犹如一个瘦弱的稚童，孤单而令人怜悯。后来还是我家正在读幼儿园的小外孙女提议把它种到地里去，这才从城里带到乡下栽种到屋前的小花园里。说也奇怪，从此这棵小树苗日长夜大，一晃六七年过去了，现在株干端直竟然有杯口粗，近二丈高了，长满了青翠、莹洁、精巧的折扇形叶片，见者无不赞美。是的，银杏是美丽的，素有植物化石之称，已有上亿年的历史，中国是原产地。它那坚实而庄重、顽强而蓬勃的姿态和精神始终为人们所敬重而赞誉。这是一个小故事，似乎是我家的小外孙女给了这棵银杏树幸运和机会。其实不仅树木，人和事业都需要生长、发展的土壤和机会，我们这一代人始终会由衷地感恩时代给予的机会，感恩龙华医院给予我们的幸运。

2009 年中秋

永远做党的事业的忠诚战士

今天是我们伟大母亲——中国共产党的生日，我作为一名老年党员能有机会在庆祝党90华诞的隆重庆典上发言，倾吐自己对党赤诚至爱的心声，无比兴奋、倍感亲切。

90年过去了，我们为党在领导中华民族进行伟大革命和建设所创造的举世无双的光荣业绩感到自豪，我们为党在领导中国人民实现伟大的共产主义理想所进行的不屈不挠的艰苦奋斗深深敬仰，我们为在过去的战斗岁月里，为争取人民解放和中华民族伟大复兴而牺牲的千千万万优秀共产党员、革命先烈致以崇高的敬意和深切的怀念。列宁曾经指出：忘记历史就意味着叛变。今天虽然时代变了，我们解放了，享受着先辈们为我们创建的美好生活，但是作为一个共产党员，理想和信仰永远不能也不应该改变。庆祝建党90周年的热潮，正是我们重温党的革命历史，感恩先辈丰功伟绩的极佳机会，接受一次生动的党课教育。

我是1965年入党的，至今还记得当年在入党志愿书上写的入党动机：要永远跟党走，永远做党事业的忠诚战士，决心为党的事业奋斗终生。这是出自我内心的愿望。我出生在抗日战争爆发的1937年，祖父虽然是当地的名中医，但到我父亲辈家境已十分清贫，又饱受战争的苦难，我深深懂得没有共产党就没有新中国，也不可能有我们个人的成长。1951年我戴上了红领巾，1952年我参加了共青团，当时我虽然只有15岁，但立志做共产主义事业的接班人已成为我人生奋斗的理想和目标。在20世纪50年代我读的第一本革命小说就是《钢铁是怎样炼成的》，后来又读了中国的保尔·柯察金——吴运铎写的《把一切献给党》。《钢铁是怎样炼成的》的作者奥斯特洛夫斯基说："人最宝贵的东西是生命，生命属于我们只有一次。一个人的生命是应当这样度过的：当他回首往事的时候，他不因虚度年华而悔恨，也不因碌碌无为而羞耻。这样，他就能够说：我整个的生命和全部的精力，都已献给世界上最壮丽的事业——为人类的解放而斗争。"这段话我背诵过千万次，牢记心中，这两本书和党章也始终陪伴在我身边。

1956年，我18岁的时候，当时是高中二年级，我递交了第一份入党申请书，后来在大学年代我又交了第二份入党申请书。我努力用党员的标准激励自己，认真克服缺点。在上海中医学院学习时，我在努力学好功课的同时，积极做好社会工作，我当过年级主席，校团委军体部长，"大跃进"年代我还承担市里交给学校的任务，担任过炼钢厂厂长，制造过可以上天的滑翔机。毕业后我留校分配在龙华医院骨伤科。1965年8月15日，终于实现我长期的追求，加入了中国共产党，从此，我在党组织的教育下不断加强党员修养。我响应毛主席的号召努力"向雷锋同志学习"，认真背读《纪念白求恩》《为人民服务》《愚公移山》，努力做一名称职的人民医生。我在跟随导师石筱山先生练好中医伤科基本功的同时，又去瑞金医院和华山医院进修了西医骨科、神经外科。20世纪70年代我协助已故的徐长生老师在上海郊区治疗血吸虫病并发巨脾症，用外科技术救治了100多位生命濒危的农民兄弟，后来我担任市医疗队队长，到贵州山区一边教赤脚医生用好中草药、针灸、推拿，一边救治了大批小儿麻痹症、烧伤残疾青少年，有时就在小学的教室里，凭借汽油灯的亮光做手术，从上午到深夜一干就是10多个小时。有一次为了抢救一位大出血的产妇，没有血源，我是"O"型血，我是队长就带头献血，大家都跟上，成功挽救了母子两条生命。在上海时，我除了认真治疗科里的病人，我也“好管闲事”，不管市里领导，还是医院里的职工，只要他们有治病需要我总是有求必应，有时在路上看到有残疾的小孩，我也会把他们带到医院安排手术，让他们免除痛苦，享受党的温暖和幸福生活。1977 年我和陈中伟等同志一起被评为上海市卫生先进工作者。1983 年我走完从医 20 年的生涯，正热衷于向医学的更高层次攀登时，一纸调令要我到卫生局工作，我真舍不得离开夜以继日工作多年的医生职业岗位，但是党的召唤高于一切，我立即去了。1992 年我又从市卫生局调回母校。在市委市政府的关怀下，在市教卫党委的领导下，在行政管理的领导岗位上一干就是 15 年，在忠诚党的中医事业、教育事业的信念下，克服重重困难，初步完成了上海市中医事业医教研系统的基本建设，不仅各区县都建成中医医疗机构，三所附院得到改造，还建成一批中医科研院所，包括上海市中医药研究院，后来又争取把学校更名为大学，聘请吴阶平副委员长为名誉校长，现在活跃在大学系统各个业务岗位上的中壮年专家当时通过“三五系统工程”得到早期的培养和扶植，研究生和留学生教育也得到较快发展，为获得教育部本科教育优秀大学夯实了基础。

1998 年 11 月 20 日，当我步入 62 岁时从领导岗位上退下来了，通过短暂的思想和生活的调节，我很快意识到行政岗位可以退休，但一个共产党员为实现党的理想而奋斗的精神是永无止境的，是永远没有“退休”二字的。在学校和龙华医院的支持下，我回到了阔别 15 年的骨伤科，很快建立了脊柱病研究所。我们坚持走继承、创新、现代化、国际化的中医药事业发展道路。10 年来我们的团队先后中标了国家和部市级科研项目 78 项，获得科研经费 7 000 多万，前年还中标 2. 5 亿元的国家中医临床研究基地。近五年来发表了论文 236 篇，SCI 收录论文 31 篇，总影响因子 119，申请国家发明专利 12 项，开发中药新药 6 项，先后获得部市级科技进步奖一等奖 5 项，二等奖 8 项，最近还获得国家科技进步奖二等奖，全国百篇优秀博士论文，实现了我们大学“0”的突破。我们先后毕业了硕士 73 名，博士 50 名，培养了博士后 8 名，高徒 13 人，其中 38 人已成为全国各地的优秀人才，有的已担任了医学院院长、研究所所长等，有的还是全省十大优秀青年。令我十分欣慰的是我们自己也形成了一个优秀的团队，留在我身边的学生中已有像王拥军博士那样的全国先进工作者、国家 973 计划项目首席科学家、长江学者、国家杰出青年科学基金获得者、卫生部优秀中青年专家。其他如骨伤科主任莫文、实验室主任周重建、康复科主任胡志俊、教研室主任张霆、研究所助理周泉等博士不但是团队骨干而且也都已跻身上海和全国学科带头人队伍。我们先后派出 10 名访问学者去美国、日本、英国进修，他们学成都如期归国，成为团队新生血液。我们多年来倡导弘扬“感恩祖国的奉献精神，艰苦奋斗的创业精神，力戒骄躁的治学精神，践行仁爱的大医精神，同心协力的团队精神”，在他们和在读的研究生中得到了较好的体现。大道岐黄，薪火相传。我不仅为弟子们引路、铺路，还努力把他们扶上马、送上路。多年来，他们把我当长者、亲人，无论在国内外取得了重要成果都会在第一时间告诉我；他们在工作生活中有困难和痛苦也会及时向我倾吐心里话。我为他们的成长由衷地高兴，也为他们出现的突发事件而焦虑，彻夜不眠，我和这个集体休戚与共，难分难舍。

我们的脊柱病研究所包括基础研究部、骨伤科、康复科，以及以我为导师的上海市施杞名中医工作室，是 4 部联动的学术整体，经多年摸索，工作室已成为挖掘整理名老中医学术思想和经验的勘察队，弘扬中医特色优势的推进器，培育人才的孵化场，促进成果转化和推广的播种机。全所 50 多人无论是教授、医师、研究员、护士，大家都以创建一流的中医学科为共同奋斗目标，几年前我申请成立独立支部，这样支部建在连队上，脊柱病研究所党支部现有 16 名党员，思想建设，业务发展互相推动，有机结合，无论抗震救灾，扶贫支边，党员总是走在前面。我们还用劳模和科研的奖金成立了帮困基金，每年帮困 2 名我校在读的本科生。研究所老中青结合朝气蓬勃。我们的支部也先后获得医院和大学的先进党支部。我们先后获得了“上海市科技创新优秀团队”和“上海市学习型团队”称号，成为国家重点学科（中医骨伤科学）、国家中医药管理局重点学科、国家中医临床研究基地（骨退行性病变）、省部共建教育部重点实验室（筋骨理论与治法）、上海市医学重点学科等建设单位。2007 年在我 70 岁生日时我被大学聘为终身教授，同时也被评为上海市劳动模范。我深感邓小平理论的伟大，改革开放为祖国繁荣昌盛迎来了黄金机遇期。没有改革开放我们将一事无成。我们成绩的取得得到大学和龙华医院的大力支持和关爱，陈凯先校长、谢建群书记和郑锦院长都为我们学科发展倾注了大量心血,往往在关键的时刻他们总是出现在我们身边,给予亲切关怀和有力帮助,使我们由衷感激,深深敬重。

我们的成绩是渺小的。山外青山楼外楼,长江后浪推前浪。"江山代有才人出,各领风骚数百年",我们寄希望于年轻的一代。中医药事业的继承与创新是一个永恒的主题。马雅可夫斯基说:"生命诚可贵,爱情价更高。若为自由故,二者皆可抛。"革命前辈们就是以这种无产阶级的最高境界为追求真理,完成党的事业,为我们留下了无数可歌可泣的英雄诗篇,树立了光辉的榜样,今天我们在庆祝党的 90 华诞时,我决心踏着先辈的足迹,继续用革命的理想激励人生,用模范的榜样带动别人,用党的纪律规范自己的言行,用自觉的行动承诺入党誓词。生命不息奋斗不止。我要继续努力向党交出一份合格的答卷。"胜日寻芳泗水滨,无边光景一时新。等闲识得东风面,万紫千红总是春。"

我们憧憬着共产主义美好的未来,英特纳雄奈尔一定要实现,也一定能实现。

2011 年 7 月 1 日建党 90 周年

剑楼怀世大风长歌

——裘老与专家委员会散记

我们敬重的一代国医泰斗裘沛然先生于生前长期担任上海中医药大学、上海市中医药研究院专家委员会主任。先生从委员会筹建、启行运作以至如何为学校和研究院事业发展作出更多贡献，历时26年，总是潜心计划，竭诚谋略，以古稀之年身体力行带领全体委员积极工作，不断取得新的成绩，受到大家的爱戴和尊敬。《左传》有“君子在位可畏”“作事可法”“德行可象”“声气可乐”等关于威仪之论述，先生正是以此可畏、可法、可象、可乐的高尚品行垂范启后，开创了专家委员会团结进取，求真务实的新风。值此先生辞世周年，回首往事，诸多情景伴和着先生的音容笑貌令人难以忘怀。

20世纪80年代初在改革开放不断深入的形势下，为拯救十年浩劫对我国中医药事业的破坏，1978年中共中央下达了“56号文件”，核心内容是要认真解决中医药事业后继乏人的问题，随后于1982年中央卫生部又召开了衡阳会议，提出要加强中医药事业建设，强调继承为主。当时我校在市委市政府的关怀下抓住第6个五年计划发展机遇，正全面推进教学改革，成果亦初显端倪。为进一步汇聚各方力量，尤其是吸取老专家在医教研工作中的经验，充实提高我校教学质量，学校决定成立专家委员会，作为领导决策的高级咨询机构。党委将筹建并领导专家委员会的重任托付给裘沛然教授，这一事关大局的任务先生在欣然接受的同时，虽感到十分光荣，更感到责任重大，为了更快地邀集各方名士，形成一个足智多谋的集体，本已有严重失眠的宿疾，此时免不了加添更多的不眠之夜。先生于1930年至1934年就读于一代医擘丁甘仁先生创办的上海中医学院，嗣后在艰辛曲折的成才路途中，刻苦探究岐黄之道，又请益众多名家大医，因而奠定了深厚的中医药学理论基础，积累了丰厚的临床经验，殊多造诣。对中医药造福人类健康，繁荣我国医药卫生事业不仅充满着自信，而且有着诸多独到见解。然而，当他面对20世纪80年代初我国中医药事业发展的现状，深感忧虑。一方面是中西医不平等的境地并未改变；另一方面在中医药行业内往往以振兴中医为名，行衰退中医之实。朋友及后辈皆悉知先生不仅有深邃的养生理论，且践行尽得，每以高瞻淡泊而自安，心无外慕，胸怀洒脱。面对许多奢侈乱象，先生不屑一顾，乃以“乍看惊富贵，凝视即云烟”，醒世戒俗。正是出于对中医药事业深笃的感情和不遣的历史责任，在继承弘扬祖国医学这一伟大使命面前，先生又俨然是一名身佩长剑的猛士，对任何损害中医药的行为绝不容忍，不顾年迈体弱积极响应号召参加各种活动为振兴中医药事业献计献策。先生曾担任国家科委中医组成员、卫生部医科委委员、上海市政协常委兼“医卫体委员会”副主任，先后为全国和上海市的中医工作提出了许多有见地的意见和建议。对于自己所在的单位——上海中医学院更珍爱倍加，总以主人翁态度喜其所成，忧其不达。因此，当先生接受组建专家委任务后十分兴奋，努力使之成为一个群贤毕至的议事平台。自20世纪初至新中国成立前夕上海曾创办过有较大影响的3所中医学院，即习惯所称的“老三校”，先后培养了近3 000名毕业生，其中大多数成为上海乃至全国的中医名家，也为新中国成立后创办上海中医学院提供了教师人才保障。裘老在遴选委员时，除充分吸取学院系统著名老专家外，还在征得党委同意后增列名誉委员一档，专门邀请校外专家，包括市内乃至全国的一些名家。有鉴裘老的声望和他的诚挚恳切都一一应邀，如邓铁涛、王绵之、任继学、程莘农、沈自尹、陈可冀、张镜人、颜德馨等。其中有不少校外专家都是先生连夜叩府上门邀请的，可谓费尽辛劳。20 世纪八九十年代，“老三校”校友会的许多体力可支成员也经常应邀参加专家委员会的活动。

1984 年上海中医学院专家委员会正式成立，1985 年上海市中医药研究院成立，嗣后便成为学校和研究院联合专家委员会。裘老明确提出专家委员会工作必须在学校党委领导下发挥专家咨询作用和助手功能，始终围绕学校中心工作“参政议政不乱政”，力求在日常调研活动中把学校关于全局工作的指导思想和重大举措前移到第一线，促进基层单位在医疗、教育和科研方面水平的提升。裘老根据大学的功能应是培养人才，科学研究，引领文化，服务社会，指出专家委员会的工作也要围绕这些任务做实做细。在裘老的领导下，专家委员会分别成立了教学、临床、科研等 3 个业务组，选配了正副组长，并开展了三方面的专题研究，获得了许多第一手资料。每年都有工作计划，每次调研都写出专题报告，裘老不仅参加了许多调研活动，对每份专题报告都仔细审阅，提出修改意见，还经常关心有关部门落实改进情况，尽量及时反馈给被调研单位。裘老经常教导我们为人务必讲诚信，言必行，行必果。专家委员会是在为大家服务的过程中体现出咨询的作用和我们的存在价值。失信于民，就失去朋友，就成为孤家寡人。裘老不仅是一位临床家，救治了无数重难病人；又是一位名闻遐迩的文学家诗人，读他的诗如沐春风，如饮清泉，沁人心脾；更是一位教育家，非常重视中医本科生的基本功素质教育，他认为没有起码的中医基本功就等于没有了主心骨，一损俱损，一荣俱荣。在调研中发现临床西化倾向严重，专题讨论时裘老作了科学剖析，指出这不完全是市场经济的结果，关键还在医生乏学乏术，许多病中医中药不仅有效还比西医更有优势，学到用时方知少，就像踢足球的守门员无能必定输球，因此，专家委员会在裘老领导下始终把教学质量，人才培养列为重点调研内容，每年都向学校提供数篇调研报告和相关建议，得到学校有关部门的积极响应和改进。先生崇尚仁爱、对社会弱势群体十分关爱，每逢重大突发事件总是率领我们奉献爱心，2008 年汶川大地震先生亲自主持赈灾义诊，不辞辛劳一整天募集诊费 80 余万元捐赠上海市红十字会，生动体现了一位耄耋之年老人对灾区人民的情和爱。在裘老的指示下，专家委员会每年都组织一次义诊为市民服务，受到欢迎。

先生是一位可敬的长者，言传身教无时不在。他曾引用《左传 · 襄公二十四年》中所言“太上有立德，其次有立功，其次有立言，虽久不废，此之谓不朽”鼓励大家著书立说，把自己的为人之道，为师之道和为医之道传给学生，言传与文传相结合，立人亦正己。先生一生著作丰厚，述而有作为我们后辈树立了效学榜样。先生的《壶天散墨》《人学散墨》《中国医籍大辞典》均堪称旷世巨著。数百万闪光文字大多在古稀之年后完成，令人肃然起敬。在编写《中国医籍大辞典》时经济拮据，先生毅然将台湾友人赠送给他的营养礼金 2 万美元悉数贴入，使编书进程未受影响顺利完成。宋代程颢有《秋日偶成》曰：“闲来无事不从容，睡觉东窗日已红。万物静观皆自得，四时佳兴与人同。”道通天地有形外，思入风云变态中。富贵不淫贫贱乐，男儿到此是豪雄。先生有观天望云的嗜好，我们似乎看到先生正以怀世之情倚立在他的剑风楼窗前，静观天地风云之变幻，吟诵着刘邦的“大风起兮云飞扬，威加海内兮归故乡，安得猛士兮守四方”！期待着万千杏林学子继往开来，大道岐黄，薪火相传。安息吧，我们必将完成先生的遗愿，牢记历史使命，长歌《大风》，弘扬先生所树建的光荣传统，将专家委员会的各项工作做好！为校院事业发展作出新的贡献。

2011 年

石仰山先生墓志铭

石仰山先生字锡煜，一九三一年三月十七日生于上海市，祖籍江苏省无锡市，岐黄世家，素以理伤称道。石氏伤科自兰亭公创业，晓山公及筱山、幼山公奠基，历经三世纪。探综图纬。周流华夏，承千古博学，立正体新说。先生相传四代，诞应天衷，聪睿明哲，仁笃慈惠，实有懿德。肆医五十余载，禀受家学，发皇要义，融会新知，通达文理，独有建树。弘扬石氏流派，纵论气血，尤精辨证，外治筋骨，内调脏腑，功法自然，得心应手，沉疴危疾，药到病除，一代大家，振声国粹。先生治学严谨，器量宏深，恂恂恭谨，桃李芬芳，乃多莫逆之交。惜护生命，心具恻隐，无别贵贱，皆同一等，患者众口皆碑。

高山仰止，为人楷模，殊荣盈室。先生曾荣获三次上海市劳动模范，并荣获上海市名中医、全国中医药传承特别贡献奖、全国骨伤名师、国务院有突出贡献专家，享受政府特殊津贴等。曾任上海市伤科学会主任委员。现任上海市黄浦区中心医院名誉院长，主任医师，上海中医药大学教授、专家委员会名誉委员。

大医精诚，爰勒斯铭，摛其光耀，是则是效。

2011年11月8日

辛卯年立冬日

以创新模式培养高层次现代中医骨伤人才

上海中医药大学附属龙华临床医学院中医骨伤科教研室建于1960年，由名中医石筱山先生带领中医专家编写了《中医伤科学讲义》第一版教材，并开始承担上海中医药大学（原上海中医学院）中医骨伤科的课堂教学、临床见习和毕业实习任务。经历了五十余年教学的摸索与经验的积累，尤其是近年来顺应上海中医药大学的办学定位调整为"朝着高层次、现代化、研究型方向不断努力，建成国内一流、世界著名的中医药大学"。我教研室的全体同道在施杞教授的带领下，不断调整教学内涵及教学方法，创新性地以"六结合"战略为标准，即坚持"中医与西医结合，理论与临床实践结合，医古文与外语结合，医药学与生物学结合，传统文化与现代科学技术结合，业务技术与组织管理结合"培养高层次的中医骨伤人才。我们所认定的高层次中医骨伤人才是指学术上有所专长、团队效应突出、具有推动医学学科发展的创新能力，并在重大疾病的预防与诊治，尤其是在疑难复杂疾病的救治及重要疾病的预防控制中具有显著工作绩效的医学人才。

通过我们的努力，截至2011年，我们先后培养了硕士生70名，博士生46名，指导博士后7名，学术继承人14名。经过培养的学生中有1位获得"全国百篇优秀博士论文"，有9名国家自然科学基金青年基金获得者和5名全国博士后基金获得者。已毕业的研究生中有49名在全国各地担任三级医院院长、大学系主任、研究所所长、科主任等学科带头人。在此，将我们"六结合"战略为目标的创新模式具体实施略作介绍以供兄弟院校参考指正。

一、"一体两翼"的整体化教学理念

1997年施杞教授在上海中医药大学提出一体两翼教学理念，即"以坚持继承中医药理论体系和丰富临床经验为主体，以中华民族优秀古文化及现代科学知识培养为两翼"，经过我们教研室成员多年的摸索与改革，已逐步将一体两翼教学理念深入目前中医骨伤教学中。

"一体两翼"的教学理念，目前主要表现在紧紧把持中医骨伤理论的教学及临床带教工作，以临床运用为唯一标准，紧密结合课堂教学、临床实习带教、专家导师针对性带教、专题病例讨论、研究生专题论坛等多样化方式加强中医骨伤学临床教学，与此同时，我们在各级教学中不断丰富中医经典理论及中华古哲学中阴阳、五行的理论，并且尤其注重结合师承教育的传承模式，不断探索丰满中医骨伤教学中的中华古文化的内涵，我们团结全国的石筱山先生门人成立了"石筱山伤科学术研究中心"，建立了石筱山弟子、传人间的全国合作临床科研及教学联盟，组成多课题、多中心、多网点、多流派的协同，在全国形成网络，促进流派内外合作与交流；并积极开展国际学术交流，建立较为稳固的国际合作点与合作中心，继续继承与发

本文已发表于《中国高等医学教育》2013年第10期。

扬中医石氏伤科流派的学术优势和传统特色，丰富骨伤学科教学的内涵建设。为了进一步体现现代中医骨伤的科学性、现代性，我们在教学及临床工作中不断补充骨伤疾病治疗中国际最新的技术与知识，在施杞教授建立了脊柱病研究所之后，已经逐步将系统生物学方法、模式动物学技术、转基因技术等运用到中医药的研究及教学中，也极大程度地增强了我们教学工作中现代中医骨伤学科中现代科学知识培养教学的能力。

二、教学工作中注重以临床能力为精标准的高度整合与个体化教学相结合

随着上海中医药大学附属龙华临床医学院的不断建设发展，我教研室的人员以及早期制定的教学目标及大纲已经难以胜任目前不断扩大和深入的教学任务，尤其是在近年国家中医临床研究基地的建设以及全国住院医师培养基地的建设，给我们的临床教学工作带来了极大的压力以及机遇，因此，我教研室的全体成员调整共识，重新建立以“六结合”战略为教学成果考核的标准，在整个教学过程中把握“一体两翼”的具体方针，我们对教学人员及相关工作进行整合，在教学工作中采用整体化及个体化相结合的模式：在制定统一的教学大纲基础上，明确区别不同层次学生的教学深度及高度；吸引外科室乃至外院的多方教学人才参与我们的教学任务；从教学方式上我们以课堂教学结合临床见习、实习为固定模式，并结合病例讨论、案例式教学及高阶理论沙龙等灵活的模式。

1. 教学师资团队的灵活整合

我们的教师队伍在2009年之前一直保持着比较固定的人员，全部由我院骨伤科医师承担，但随着教学目标的提高以及教学任务的增加以及教学工作中我们对中医内涵的发掘和对现代医学手术技术的要求不断增加，我们逐步地进行了成员比例调整，目前中医骨伤学在编教师6名，平均年龄低于45岁，但这个人员数量依然明显不够。因此，我们采用灵活的整合模式，首先我们联合龙华医院康复理疗科以及脊柱病研究所的教师，分别承担骨伤教学中有关于康复治疗及病理研究、基础研究教学方面的内容；其次我们联合龙华医院针灸学、推拿学教师，帮助我们指导学生及下级医师的针灸、推拿治疗内容；再次我们还邀请上海华山医院、长征医院、上海市第六人民医院、上海市第九人民医院等资深教师作为辅助后备教学力量，以承担相应的手术操作技术的教学内容以及病例多中心研究等工作；最后我们还与美国罗切斯特大学、美国哈佛医学院、美国伯明翰大学医学院等国际机构建立合作教学关系，从而为高层次的医学教育建立良好的国际教学环境。由此，我们目前初步建成了较为壮大的灵活型整合型教学团队。

2. 现代骨伤科学为基础的教学内容的整合

随着骨伤科医学的极快速发展，现代骨科手术学、病理学、生物力学、运动医学等内容快速融入了我们的教学之中，形成了较为规范且相对完整的中医骨伤学课程内容。

随着我们的教学业务不断扩充完善，我们面临着诸多方面的教学内容需要完善，特别是中医师承教学、现代动物实验方法学、临床疾病分析及诊疗经验等高层次的教学内容需求增加，因此，我们教研室成员在不断改进编写中医骨伤学教材的基础上，还编写了中医科研课题的选题与设计、实验骨科学、中医骨伤科新理论和新技术、中医骨伤科临床研究等关于基础研究方面的教材，并编写了《颈椎病与腰椎病》《颈椎病的防治》《实用中国养生全书》《中国中医秘方大全》《中国中医骨伤科百家方技精华》《现代中医药应用与研究大系》等与临床相关的指导丛书，也就这些指导教材开展了相应的病案教学课程。因此，我们初步就课堂、临床、基础研究，以及师承教育等方面建立了较为完善的整合性的教学内容。

3. 教学方式的调整整合

在我们的教学工作中，以往的教学目的是要对学生说清楚疾病是什么，所以更多采用灌输式的教学方式，无论是在课堂教学还是临床教学中永远是老师说学生听，很多学生没有应该有的学习主动性。随着我们教学改革的进行，我们把教学重点逐步转变为诱导的模式，老师讲的内容越来越精练，更多的是让学生去发挥，这种教学模式更多地被运用于临床与病人面对面的教学工作中。

我们还采用导师师承与资深学长带教相结合的有效模式，在日常教学中我们将名老中医的师承教学扩展到全部临床副主任医师的师承带教，让每位学生跟随自己的带教导师参与一切的临床工作，在每月的学习汇报中我们要求学生能汇报出所学习到的每位导师的临床经验内容；与此同时，我们还重视学生之间的交流，组织那些已经经过我们培训的学生对新入科学习的学生进行帮带的教学，从学生的角度进行带教更能获得学生的理解及动力，而那些接受帮带的学生将来也是帮带他人的助教成员，如此产生的良性循环催生了一个良好的助教系统，而这个恒变的成熟的助教系统对我们的教学有着极大的推进。

目前从教学方式上我们以课堂教学结合临床见、实习的临床管床为固定模式，并结合病例讨论、案例式教学提高学生的临床思维及操作能力，为了培养学生的自主学习的能力，我们在病例讨论及案例教学的过程中，逐步培养学生的主导能力，让学生自己组织材料，由病例的讨论逐步融入不同学生的专题性演讲，与此同时可以穿插适当的辩论活动，这样的模式让很多学生以及下级低年资的医师都对每次的主题分外地感兴趣，尤其是在住院医师培养基地的设立后，很多住院医师受到吸引，来参加我们的这种教学活动。

随着近年脊柱病研究所的建立，大批科研研究生的出现，我们在教学工作中发现临床学生与科研学生之间存在着学习习惯的差异，同时，科研的思路与临床的思路也有所不同，因此在带教工作中产生了一定的碰撞，为了增强科研研究生的临床能力，也为了增加临床学生的科研能力，我们建立了每周学生工作的自我汇报制度，无论是临床型还是科研型的学生都需要定时汇报自己的工作，在工作介绍中两类学生可以了解不同工作属性之间的差异，同时可以互相促进增加视野。我们还组织不定期由研究生主持举办的专题高阶讨论沙龙等活动，让高层次医学生在讨论与辩论中产生思想激烈的碰撞。

三、个体化设计的教学内涵

在统一教学大纲的主原则下，我们非常重视以人为本的个体化教学，具体的教学内容往往随着不同的教学对象进行适当调整，比如目前在我们临床学习的学生就有几个不同的层次：本科实习生、硕士研究生实习生、博士研究生实习生、住院医师培养基地医师、中国香港地区及泰国交流学生、西学中医师等。对于这些对象，我们的教学任务也有所不同，本科实习生的学习以掌握扎实的基础知识为重，熟悉临床的诊疗过程以及培养一定的科研思路；而对于硕博士研究生实习生来说，已经经历了本科毕业实习的过程，因此，在教学中除了进一步切实掌握常见病多发病的诊疗以外，要培养学生主动寻找自身的研究点、切入点，在临床工作中为自身毕业研究作准备；而住院医师培养基地医师经过了毕业实习，真正进入工作状态，所以在我们临床的培养工作中，教学以临床诊疗思路为重心，主要的任务是督促这些刚毕业的医师从医学生的思维状态快速转变为临床医师的状态，与此同时，作为刚离开院校的毕业生来说，他们又是我们对教学成果考核最佳的展示，我们通过对他们的再考核寻找我们工作中的不足不断改进，再者，这些刚进入临床的医师们对临床工作具有着其他类学生不可比拟的工作热情，他们迫切需要在极短的时间内熟悉临床的大量新知并运用，所以他们是我们教学的后期培养力量；而对于西学中的医师以及中国香港地区及泰国交流学生的教学重心则以中医案例教学为主体，虽然同样要通过教学让他们掌握常见病多发疾病的病因病理及发展，但更重要的是要让他们掌握中医药治疗的优势和方法，有利于他们的日后运用，所以更多的时候我们会让这些学生自己临诊处方，并通过集体讨论后修改处方，给予患者应用，并直观地让他们获知处方疗效。

四、结语

有待于进一步完善的立体化教学架构，实现培养现代化中医骨伤科复合型人才的目标。

为了完成这一"六结合"教学战略，培养高层次的现代化中医人才，我们对我们的教学师资团队、教学范围及内容进行了重新调整及整合，逐步建立了集医疗临床、教学、科研研究及产业化四位一体的中医骨伤科学团队。

为了实现"中医与西医结合，理论与临床实践结合，医古文与外语结合，医药学与生物学结合，传统文化与现代科学技术结合,业务技术与组织管理结合”这一教学目标,现代化中医骨伤科复合型人才培养给我们现代中医临床教学提供了发展方向,通过不断努力,我们打破原有固化的模式与体系,建立了以中医骨伤为主,相关学科共同组成的新医学教学模式,这个较为完整而又灵活的立体化教学架构,也通过这一教学模式获得了一定的成绩,但这一立体化的教学架构还有待于进一步完善,希冀于进一步获得更为优秀的成果,所以我们需要不断努力。在此,将我们的工作略作介绍,是希望兄弟院校的教学同道能给予我们指正与建议,以给予我们的中医骨伤新一轮的临床医学教学改革有所裨益,为改进临床医学教育工作作出贡献。

开创中国整脊学新局面

近年美国的整脊学十分流行，影响也日渐扩大。早在20世纪70年代，美国教育部、美国健康、教育和福利部将整脊技术列为脊柱矫正专业而被允许进入大学专业教育。目前全美共有17个脊椎矫正学院或大学，全美有6万多名正规的脊椎矫正医师，超过目前我国中医骨伤科和推拿科医师的总和。其实美国的整脊疗法于1895年创立，距今只有百年的历史，却在全世界广泛宣传美国是整脊疗法的原创国家。

近日由韦以宗教授主编的《中国整脊学》历经10余载辛勤耕耘，终于由人民卫生出版社出版面市，该书70万字，共分5章，以继承与创新为主轴贯穿始终，通过厚古与重今、传统与现代、理论与实践等多方面的结合，对中国整脊学的历史渊源、学术内涵、理论基础以及临床应用作了全面论述，突显了中国整脊学的特色和优势。正本清源，以大量的科学资料证实了中国不仅是中医药的故乡，也是世界上整脊学的发源地。

学术著作应当述而有作，构建一个新的学科体系必须能够体现自身规律的理论内涵，韦以宗教授在占有大量科学文献资料和丰富的实践经验基础上，提出了一系列新的观点，如他用有机论思维研究脊柱运动力学，提出脊柱四维弯曲体圆运动规律；用系统思维研究脊柱功能解剖学，提出椎曲论；用整体思维研究整脊法机制，提出圆筒枢纽学说和脊柱轮廓平行四边形平衡理论。韦以宗教授在《中国整脊学》中阐明的“一圆、一说、二论”及其临床运用，构成该书的核心内容，揭示了中国整脊学基本理论的重要特征。可谓古今并重，传统与现代结合，既体现了韦以宗教授坚持继承，勇于创新的治学精神，也体现了他在中国整脊学研究中博学多智的学术风格。

2014年

继往开来　一代大师

——悼念石仰山教授

二〇一五年十二月二十七日下午二时三十三分，素为敬重的国医大师石仰山先生突然与世长辞，驾鹤西去！噩耗传来迅即遍传申城内外，大江南北，无不为之震惊和悲痛。适时我正从南京返回上海途中，高铁窗外正处在寒冬阴森和一片沉重雾霾中。列车飞驶前行，我亦若有所思，突然我的学生王拥军博士和莫文博士紧接着来电报丧，真是当空霹雳，令我神魂失散，呆若木鸡。当我如梦初醒时顿觉无尽悲伤痛结胸膺，虽已是不争事实，但依然难以置信。六天前我曾去医院探望，见他稍为消瘦，但眼神明炯，谈笑风生，思绪清晰。何知此次相见竟成永别，死神又何其残酷也！

我与仰山公相识相知已五十余载，先生为医为人历来为我敬仰，效尤楷模，尊为学长，如斯永别使我失去了一位挚友，面对九泉之下，黯然伤感于心。昔欧阳修曰："生而为英，死而为灵。其同乎万物生死，而复归于无物者，暂聚之形；不与万物共尽，而卓然其不朽者，后世之名。此自古圣贤，莫不皆然。"先生正是如斯"著在简册，昭如日星"。缅怀悲痛之心悼啃数语以寄哀思：

石氏伤科，沪上一帜，肇始兰亭先祖，后续三山拓展，百肆秩载相传，继绝学立新说，探综纬誉华夏。四代传人，为首仰公，诞应天衷，聪睿明哲，仁笃慈惠，懿德为怀。禀承家学，通达文理，发皇要义，融会新知。纵论气血，尤精辨证，外治筋骨，内调脏腑，功法自然，得心应手，沉疴危疾，药到病除。治学严谨，器量弘深，恂恂恭谨，收朋交友，谈笑有鸿儒，往来无白丁。勤诲袪蔽，桃李芬芳。惜护生命具恻隐，无别贵贱同一等。急公好义，振兴中医，与时俱进，创新发展，立为己任。弘扬流派，振声国粹，止于至善，殊荣盈室，有口皆碑。大师风范一代光辉，精诚所在高山仰止。爰勒兹啃哀思难倾，是则是效也。

施杞敬拜

2015 年 12 月 28 日

致学科团队春日寄语

石氏科肇始于清代道光年间，历经石兰亭、石晓山、石筱山、石幼山等先贤及我辈四代人薪火相传，生生不息，迄今一百六十余载，坚持在继承中发展，实现了由民间医术攀登国家高地，由流派特色融汇学科体系，由传统继承步入现代创新的历史性跨越，成为我国著名的中医流派之一。

石氏伤科学术底蕴深厚、特色明显，集吴文化与海派精神于一体，形成大气谦和，敢于进取、开放包容、惠民济世之医道风尚；所倡导的治伤重气血兼邪、善理肝脾肾及内伤论说乃开学术之先河，实属伤科之轨范，我辈为匡之指南，诚中医学之宝贵遗产。

继承创新是中医药事业发展的永恒主题。国家已经把中医定位为独特的卫生资源、潜力巨大经济资源，具有原创优势的科技资源、优秀的文化资源和重要的生态资源。我们在传承石氏伤科学术内涵，弘扬石氏伤科流派特色中充分感悟到这些判断的客观真理性。中国是中医药的故乡，我们要以历史的责任感和时代的使命感打造具有国际优势的中医药高地，让世界和我们接轨！当下石氏伤科门人弟子已逾千余人，布遍九州至海外，成为我国中医骨伤学科骨干和中坚力量。现在石氏伤科流派传承的接力棒已经递至第五、六代，第七代亦已兴盛。“江山代有才出，各领风骚数百年。”在中华民族伟大复兴的追梦中，在“健康中国”方略的践行中，我们寄希望石氏伤科的传人们必将作出卓越贡献，一代更比一代强。“冰雪林中著此身，不同桃李混芳尘。忽然一夜清香发，散作乾坤万里春。”我们自信、守望、坚强，石氏伤科流派必将在中医药兴盛的满园春色中更加繁茂。

2017 年 5 月 1 日

时刻履行党员义务，努力做一名好党员

各位领导，各位同仁：

大家好！我是来自龙华医院的共产党员施杞。

1965年5月18日，我加入了中国共产党，迄今已有52年党龄，从入党第一天起我就告诫自己，要把党的宗旨放在心中，并成为自己的行为准则。党章要求我们党员要"在生产、工作、学习和社会生活中起先锋模范作用"。这就要求我们要努力做一名爱岗敬业的好党员。

我是一名医生，从医54年，我努力以白求恩同志为榜样，做到"对病人满腔热情，对技术精益求精"，以"热心、细心、耐心"的态度对待每一个病人，不使他们失望。有些老年病人往往多种疾病缠身，对待这些病人我不仅热心接待，更耐心倾听主诉，细心辨证施治，使不少病人骨伤疾病治愈了，其他疾病也缓解了，得到病人的信任，时间长了我和病人也成为朋友，我也成为他们的健康顾问，保持着10多年甚至20多年的联系。病人陈宝山是位年过60岁的退休工人，患脊髓型颈椎病双下肢瘫痪，全市多家医院诊治后均认为必须手术治疗，但全身情况较差，不愿承担手术风险，后经我用中医药的方法，先后一年逐渐恢复，不仅治愈了瘫痪，可以下床自由行走，还能完全生活自理。他十分感激，是祖国医药救了他，10多年来一直和我保持着联系。

中医药学是一个伟大宝库，在防病治病中有着明显的特色和优势。但是长期以来缺乏深入研究，临床上往往知其然而不知其所以然。因此，近20年来我倡导"双向转化"的中医药发展模式，认真总结临床经验并向基础和临床研究转化，探求规律，获取成果后再向临床转化，提高临床诊疗水平。随着我国社会人口老龄化，慢性筋骨病发病率日益增多，高达人群的25%以上，而且日益年轻化。我们聚焦颈腰椎病、骨关节炎、骨质疏松症等疾病，围绕着椎间盘退变及骨代谢异常开展了系列研究。我在总结临床经验基础上，推出慢性筋骨病预防、治疗、康复、养生、治未病五位一体化的方案，制订了常用13方，编制出"施氏十二字养生功"及"理筋三步九法"。先后率领团队承担国家及部市级课题189项，荣获国家科技进步奖二等奖2项，上海市科技进步奖一等奖2项，以及教育部等部市级科技成果一等奖10项。我也荣获了全国中医药传承创新特别贡献奖。

党的中医事业是千秋大业，人才培养是关键任务。"江山代有才人出，各领风骚数百年。"我从1964年担任助教，从教也有53年，培养更多优秀人才是每一个老教师义不容辞的责任。我总结多年教学工作，提出了"一体两翼"的教学理念，创造人格养成为基本，"六情"教育为导向，"三路"育人为途径的立德树人经验。创建了全国第1个中医骨伤科博士点和博士后流动站，先后培养了硕博士、博士后、徒弟等250余名，先后选拔19名青年医师赴国外著名大学开展合作研究。毕业学生中有70余人成为全国各地的学科骨干，包括全国劳动模范、全国百千万人才国家级人选，以及国家973计划项目首席科学家、长江学者、国家杰青、上海科技精英。我对学生在学术上引导，在生活和思想上关心，带头捐助成立党支部助学基金，对来自农村、山区有困难的学生进行帮助，让他们安心学习、顺利成长，不少学生品学兼优，有的还成为全国五四青年奖章获得者。"学生因老师而成长，老师因学生而光荣"，我能为中医事业培养一片人才森林而高兴！

1983年10月，我服从安排，离开工作20年的业务岗位，调任上海市卫生局副局长，主管中医和科教工作，在局党政领导的支持下，通过9年努力，推动了全市医学科研和教育事业的长足发展，也着力把上海市中医事业打造成全国高地。1992年8月我受命调任上海中医学院院长，经过6年努力，学院成为全国首家更名为中医药大学的大学，并被评为全国首批本科教育优秀大学。1998年11月28日，我从校长岗位上退下来，曾一度产生"解甲归田"的思想，认为从此"无官一身轻"了，但我很快觉悟到共产党员是永远没有退休的，于是我又以历史的责任感和时代的使命感继续投入到党的中医事业中去。通过20年的努力，我率领团队把龙华医院骨伤学科建成为国家重点学科、教育部重点实验室、国家中医临床研究基地、教育部和科技部创新团队。

几十年来，我在党的教育下，认真践行党员义务做了一些工作，也取得了点滴成绩，但是与党和人民的要求还有很大距离。习近平总书记要求我们"切实把中医药这一祖先留给我们的宝贵财富继承好、发展好、利用好，在建设健康中国、实现中国梦的伟大征程中谱写新的篇章"。今年我虽已80岁了，仍要积极响应总书记的号召，继续努力，生命不息，奋斗不止，发挥先锋模范作用，做一个名副其实的好党员，"冰雪林中著此身，不同桃李混芳尘。忽然一夜清香发，散作乾坤万里春"，为继承弘扬中医药事业作出一份应有的贡献！

2017年6月19日

在国旗下圆梦中医

——我的四张证书

一、入学通知书，铺展我筑梦中医之路

我家祖籍在江苏省东台市安丰古镇，史籍记载始建于唐朝开元年间，曾是明代哲学家王艮故里，北宋宰相范仲淹曾有“不为良相，便为良医”之名句，当年亦曾在此修建范公堤，现依然遗存为一名胜古迹。家祖父施少秋从医，擅长内妇儿科兼理药肆，后南迁移居海安镇，因医术高超，医德高尚而名闻远近。1937年“卢沟桥事变”后一个月我诞生，原来田园物茂，市井繁荣的苏中大地顷刻间成为炮火连天、硝烟弥漫的战场。一片万家哀号，颠沛流离的惨景呈现。在战难中百姓的诊病治病全靠中医中药，我目睹了祖父作为一名老中医的神奇，救死扶伤治愈一个又一个疑难重症，因而在心中油然产生“我长大也要做一名中医”的少年梦想。1949 年 5 月 27 日，我亲临其境感受了中国人民解放军进城，上海解放了那锣鼓喧天、红旗如潮的热烈场景，当时成为我永远铭记心间的历史一刻。1951 年我进入初中学习，系上了红领巾，初二那年我加入了共青团，1954 年我进入高中，先后担任过班长、年级团总支书记。

1957 年夏天我们终于迎来了一场向命运挑战的高考，当年全国高中毕业生约有 150 多万人，而录取高校人数只有 10 万零 8 千人，其难度之大可想而知！虽然自信自己平时成绩尚较优秀，自觉考试失误不多，但是在那企盼考试结果的日日夜夜依然十分焦虑，就在此刻——1957 年 8 月 10 日下午 2 时邮递员送来了录取通知书，我被上海中医学院录取了！一时间兴奋、欢乐充满了全家，连巷间都迅速传为新闻！坐在一旁已经 80 高龄的祖父也感叹地说：“你进了中医学院，我的中医事业后继有人了”！并勉励我要努力学习做一个“地道的好中医”！正是怀着这个嘱托我步入了当时设在苏州河边河滨大楼的上海中医学院大门。入学后发给我们的学生证上赫然印着我们的培养目标“有社会主义觉悟，全心全意为人民服务的高级中医师”。在读六年期间，我们在老师的辛勤栽培下，肩负着这样的培养目标，沿着又红又专的道路，总是艰苦而努力地前行着。现在遥想六十年前的那些岁月，我们没有虚度光阴。中医院校本科教育最重要的教学任务是让学生能在基本理论、基本知识、基本技能等“三基”方面得到锤炼，我们是幸运的一代，在校我们咫尺之间聆听沪上乃至全国耳熟能详的名医大师讲经论道，传授临证经验，如沐春风，薪火相传，为我们日后做一名地道的好中医铺展了筑梦之路。

二、两份任命书，让我在新的历史担当中为圆梦再起步

1963 年 7 月我完成了大学本科学业，从上海中医学院医疗系毕业了，随后留校并被分配到附属龙华医院伤科从事临床工作。该科室是医院初创时由著名石氏伤科大师石筱山先生建立并任主任，是石氏伤科流派重要的临床基地，秉承先生海纳百川、大气谦和的品格，科里还彰显了王子平伤科的许多特色。我先后拜石筱山、石幼山二位大师为师，入室石门，甚得石氏伤科薪传，亦兼游学王氏伤科、魏氏伤科，获益良

多。其间又曾赴瑞金医院骨科、华山医院神经外科各进修一年。我作为科主任、党支部书记团结全科老中青三代人，在改革开放的精神鼓舞下，本着衷中参西，中西医结合的思路，不断开创科室业务发展的新局面，将石氏伤科学说融入骨折、伤筋、骨病的治疗，形成独有特色，还拓展了小儿骨科、脑外科业务，全面提升了中医医院骨伤科综合服务能力。

1983 年 10 月，在我从医 20 周年之际，正值热衷于将临床医教研业务向更深更高层次发展之时，也正是全国卫生系统深入贯彻中央 1978 年 56 号文件及衡阳会议精神，推动振兴中医的历史阶段，中共上海市委调我去上海市卫生局工作，由当时的上海市人民政府汪道涵市长亲颁任命书，任命我为上海市卫生局副局长，分管全市卫生系统中医、中西医结合及科研和教育工作。在卫生行政管理方面我是一张白纸，本着虚心学习，在老同志的帮助下才一步一步进入角色。基于当时中央卫生部提出的中医事业要本着“机构建设为基础，学术发展为生命，人才培养为关键，科学管理为保证”的要求，上海中医工作面临着底子薄弱，遗留问题多，推动发展难度大的局面。全市 20 个区县大部分没有建立中医医院，已建立的基本上是以原来乡镇或街道卫生院为基础，仅是换块招牌而已，不少单位还属于集体所有制。市级 4 所中医院，除曙光医院、龙华医院破旧程度略好外，岳阳医院建在新中国成立前的私人住宅里，业务用房又小又散乱，上海市中医院仅占 1 亩 2 分地，用房面积 2 700 m^2，外地同行调侃“大大上海市，小小中医院”。在这种中医医院数量少，条件差的状况下，既不能满足市民对中医药服务的需求，也难以解决中医学院毕业生每年分配困难的问题。中医药科研机构也只有 3 个独立所，设备落后，人员不足。自 20 世纪 60 年代以来上海市带徒班已举办 9 届，历届毕业 1 300 名，可一直未能解决学历问题。就在这样一个百废待兴的基础上在市委市政府及各有关部门的关怀支持下，市卫生局统一部署，先后通过两个五年计划，使上海中医事业得到了较快的全面发展。至 1992 年 10 月我调离市卫生局，整整九年间，全市各区县都建成了一所有一定规模的中医医院或独立的中医医疗机构，曙光医院、龙华医院得到扩建改造，岳阳医院和市中医医院实现搬迁异地新建。通过改革机制建成了上海市中医药研究院，这是全国唯一的正局级省市中医研究院。此外还支持建立了上海第一医科大学中西医结合研究所，上海第二医科大学传统医学研究中心，至此上海中医药专业研究所已达 13 所。在“创中华牌建上海队”的精神推动下，上海中医药科研水平和能力不断提升，每年在全国科研获奖数目均占各省市之首。增加对中医学院各附属医院的投入，帮助学院建立全市医教联合体，这些都有益于学院教学质量的提高，全市中医机构数增加使学院毕业生分配难迎刃而解，招生质量逐年提高。上海中医学院也成为全市乃至全国有志于从事中医的青年的向往学府。专业职称评审关系到每个中医专业人员的前途，在中西医平等的方针下，经多方协调，逐步完善了中医专业职称评审机制和相关法规，1 300 名带徒毕业生经全市 8 个委办局协调，最终获得大专学历，实现了他们多年夙愿，也为他们日后评定高级职称创造了条件。1992 年春邓小平同志南方谈话发表，“抓住机遇，发展自己”成为每一个中国人的不竭动力！回首往事，上海的中医事业正是全市中医人运用自己的智慧和毅力在艰难前行中获得的硕果。“胜日寻芳泗水滨，无边光景一时新。等闲识得东风面，万紫千红总是春。”圆梦中医，我们一步步走向未来。

1992 年我在上海市卫生局副局长岗位任职已有 9 年，按照市委规定凡局级干部任职二届八年以上均须换岗。1992 年 8 月 20 日，我接到黄菊市长关于任命我为上海中医学院院长的任命书。那时的心情既喜悦又十分沉重，我毕业近 30 年了，现在重回母校感慨万千！在昔日的校园里不仅有我熟悉的一草一木、一砖一瓦。更有众多曾经培育我们成长的老师们的音容笑貌，还有许多为母校奋斗毕生并期许着希望的前辈们，他们虽然离我们而去，但那可敬的身影依然令人永远难以忘怀。我将回到他们中间，和他们一起肩负起新时期母校建设发展的重担深感责任重大。在党委领导下，我们确定了“创建全国一流、世界著名中医药大学”为全校师生迎接新世纪共同奋斗目标，努力为建设科研教学型高校夯实基础。根据邓小平同志“三个面向”培育人才的指示精神，我提出“一体两翼”（即以坚持继承中医药理论体系和历代医家临证经验为主体，以弘扬传统文化及汲取现代科学技术为两翼）的新世纪中医人才培养思路与模式。1931 年梅贻琦出任清华大学校长时曾提出“所谓大学者非谓有大楼之谓也，有大师之谓也”。显然大师的成长离不开自身的基础，也同样离不开环境的锻造。今天我们社会主义大学承担着崇高的历史使命，不仅要培养学生，还要开展科学研究、引领文化、服务社会。所谓一流大学我们需要有一流的教师、一流的毕业生、一流的科学研究、一流的设施、一流的校园文化。这些都需要我们围绕着“教学为中心，学生为主体，教师为主导”，充分调动人的积极性，全校上下合力推进。在这样的背景下全校教学改革深入展开，在全国医科院校率先推进完全学分制、双学历、主辅修制等改革项目，扩容选修课，加强通识教育。在我校几代人努力积淀的基础上不断取得新进展、新成就，成为我校展示的一张亮丽名片。科学研究是我校的强项，自 20 世纪 60 年代开始，以海派为特色、中西医结合为抓手，取得了一系列成果。进入 20 世纪 90 年代继续坚持以继承创新为导向，从校本部到附属医院全面推动，在市科委、市教委、市卫生局支持下，我校科研中标及获奖数均位于全国兄弟院校前列，由于实施扶植计划、育苗计划，培育了一批优秀科研骨干和有前瞻性研究方向，这也为时至今日我校国自然中标项目数多年来一直领先全国兄弟院校贡献了一份前期基础力量。学校在推进学术、学科建设的同时，环境也得到很大改善，破旧的校门改建成现代气息大门，运用改革机制建造了新的行政楼，学术交流中心，改建了师生食堂，学生文化中心，教师办公室装上空调，配了沙发、电脑。全校 85 个厕所全部改造一新。校园绿化优美，被评为上海市花园式单位。最值得兴奋的是我校成为全国首家更名为中医药大学的大学，我也成了首任校长，并荣幸地聘请全国人大常委会副委员长医学泰斗吴阶平院士为我校首任名誉校长。这一切也都为我校随后被评为全国本科教学优秀学校作好了前期准备。1998 年 11 月 28 日正值深秋时刻，我作为上海中医药大学第五任校长完成了历史使命，将接力棒交给我的后任。市领导在交接会上表彰我在副局长和校长岗位上画了一个圆满的句号，从而对我从政 15 年工作给予了肯定，而我则深深感到自己作为中医人在圆梦路上仅仅是用另一种形式记录了又一个分号。

三、终身教授聘书，呼唤我继续书写追梦中医的故事

从 1999 年开始，也正值我 62 岁开始了我的退居生活。“解甲归田”一身轻松，如释重负。颇有些陶渊明《归去来兮辞》中“舟遥遥以轻飏，风飘飘而吹衣”“云无心以出岫，鸟倦飞而知还”的感受。但是我又很快意识到我为之奋斗的中医事业是不应停歇的，它永远没有终点。苏东坡有《浣溪沙》词曰：“山下兰芽短浸溪，松间沙路净无泥，萧萧暮雨子规啼。谁道人生无再少？门前流水尚能西！休将白发唱黄鸡。”一位古代知识分子尚且有这种永不停歇的奋斗精神，我作为一名共产党员理应退位不下岗。于是我应龙华医院的欢迎，又回到曾经培养我成长的故土，为追梦中医续写我的故事。

我带了几位研究生和徒弟成立了工作室，全面系统地总结先师石筱山先生的学术思想和临证经验，并在科室门急诊及病房临床业务中重温推广，彰显石伤科特色优势。同时又以科研为突破口推动龙华医院骨伤科全面发展，医教研结合，在大学支持下成立了脊柱病研究所，先后获得一批国家和部市级科研项目，并获得全国中医药科技进步奖一等奖、中华医学科技奖一等奖、上海市科技进步奖一等奖、中国高校科技一等奖，国家重点学科、部市共建重点实验室、创建了博士培养点和博士后流动站。鉴于我的工作业绩，于 2007 年 8 月当我 70 岁生日时，上海中医药大学聘任我为终身教授，在庆祝会上我怀着对母校的感恩之情，十分激动地从陈凯先校长手中接过聘书，这既是褒奖，也是一份激励我为中医事业，为大学的繁荣终生奋斗的委任状。

今年是我退位 20 年，在 20 年里我坚持不忘初心、牢记在共和国的旗帜下自己作为中医人的成长历程，从青少年时期系着红领巾筑梦中医，中壮年时期圆梦中医，及至老年依然追梦中医。在校聘任终身教授后我继续率领我的团队，秉持“大道岐黄、薪火相传”，践行“一体两翼”的育人理念，总结了“三路（引路、铺路、养路）育人”的经验和“双向转化”（基于中医临床，总结流派经验，向临床和基础研究转化，探求规律获得成果，再向临床转化，进一步提高临床疗效）的科研思路。20 年来，我和我的团队先后承担了国家和部市级科研项目 200 余项，获得国家科技进步奖二等奖 2 项，部市级科技进步奖一等奖 12 项，二等奖 10 项，授权专利 15 项，发表论文 658 篇，其中 SCI 132 篇。培养研究生硕士 145 人，博士 72 人，博士后 15 人，高徒 30 人，现在毕业生中已有近百人成为硕博导师，主编全国统编教材《中医骨伤科学》3 部（本科、七年

制、研究生专用），主编出版了《石筱山伤科学》，并于今年主编出版了《中医骨内科学》填补了学科空白。这些都为加强和推动我国中医骨伤学科建设与发展作出了重要的贡献。我先后荣获上海市劳动模范，上海市教书育人楷模，全国党和人民满意的好老师，中国好医生，上海医学发展百年终身成就奖，上海骨科特殊贡献奖，上海中医药发展终身成就奖，全国高等中医药院校教学名师等荣誉称号。在追梦路上我们永不止步，中医人的征程始终是艰难的。“冰雪林中著此身，不同桃李混芳尘。忽然一夜清香发，散作乾坤万里春。”在中华民族伟大复兴中，我们将为人类作出贡献！

2019 年

在共和国的旗帜下圆梦中医

1957 年我考入上海中医学院，从此走上中医求索之路，在中医药文化的熏陶下，弹指一挥间已历 62 个春秋，往事历历在目，是共和国旗帜的光辉照耀我成长，也圆了我成为一名中医之梦！

一、少年筑梦，浴火新生

我家祖籍为始建于唐朝开元年间的江苏东台市安丰古镇，这里曾是明代哲学家王艮故里，曾谓“不为良相，便为良医”的北宗名相范仲淹当年为御海潮修建的范公堤，如今依然遗存为一名胜古迹。家祖父从医，擅长内妇儿科兼业药肆，后南迁移居海安市，因其医术高明医德高超而名闻城乡。1937 年 8 月我诞生，那时正是“卢沟桥事变”后一个月，原来沃野万顷，街市繁荣的苏中大地，旋即炮火连天、硝烟弥漫，为了躲避战难，千万个家庭扶老携幼，弃乡背井、颠沛流离。积贫羸弱，战难病祸接踵而至，当时的诊病治病几乎全靠中医，祖父也经常废寝忘食，终日忙碌。记得有一年白喉流行，许多患儿奄奄一息，经祖父中草药治疗屡屡转危为安。耳濡目染，从此在我幼小的心灵里就埋下了敬畏生命、敬佩中医的种子，梦想有一天我也能成为一名救死扶伤的中医！抗战胜利后，国民党反动派发动了内战，我家辗转来到上海，1949 年 5 月 27 日我亲眼目睹了解放军英雄之师进驻上海，满街红旗招展、锣鼓喧天，上海解放了！从此中国人民浴火新生，终于摆脱了战难之苦。

1957 年我进入初中一年级，成为少先队员，1952 年我加入了共青团，1954 年我进入高中，1957 年春天正值我高中即将毕业时传来一则让人惆怅的消息：全国高校招生数压缩为 10 万零 7 千人，可是当年全国的高中毕业生将有百万之众，这无疑是对我们的一个巨大挑战。但是我还是满怀信心，一方面我们的中学教育基础较好，每年的大学录取率均较高，另一方面自己平时的成绩也较好，经过最后的冲刺，功夫不负有心人，我终于在 1957 年 8 月 10 日拿到了上海中医学院的入学通知书。当邮递员将通知书送达时，我好激动呀，我们全家也热闹了，连街坊也传为新闻。在一旁的祖父更是语重心长地对我说：“好好努力，做一个地道中医，我的中医事业后继有人了，国家的中医事业有希望了！”我从祖父的眼神里接过了他殷切希望，也从此肩负起历史的重任！

二、聆听大家，如沐春风

自从进入学院第一天开始我们便在中医文化的氛围中成长，在学生手册明确标示了我们的培养目标是具有社会主义觉悟、全心全意为人民服务的高级中医师。记得在入学的第二学期，即 1958 年的春天，全校师生围绕着“中医是否科学”“如何走红专道路”进行大讨论，我们这批怀着成为一名高级中医师理想初脱稚气的青年人无不敬畏祖国医学药治病救人的科学价值，坚定走又红又专的道路，立志学好本领将来全心全意为人民服务。我们的中医老师都是沪上名医，不乏全国闻名大家，我们的西医课程老师分别从是当时的第二军医大学和上海第二医学院调配过来，都是这些大学的教师骨干。我们的教学内容是六分中医四分西医。当时还无统编教材，西医系借用西医院校原版课本，中医则是我校任课老师亲自编写的蜡纸刻印讲义。每一堂课都凝聚了老师们的心血和谆谆教诲。讲授《黄帝内经》的凌耀星老师面对我们这些初涉中医对中国古典哲学思维一窍不通的学子，深入浅出地让我们懂得了天人合一的生命观，阴阳五行之间的关系及五运六气的运用，辨证论治的规律，既是启蒙，更是引导我们步入中医殿堂，感受到祖国医学的博大精深。潘来苏老师虽然视力不大好，但他讲解《伤寒论》基本不看讲稿，全书22篇381条113方随口道来条条有体会，方方有经验，经文更是倒背如流，成为全班同学个个崇拜的偶像。陆瘦燕老师讲针刺手法，将小苹果放在盛满水的杯中，下针刺入苹果可做到丝毫水不外溢，功夫之深叹为观止。裘沛然老师讲经络，为弄清督脉经的"督"字含义竟查阅了一百多本参考书，学问之深及其治学严谨的态度，均为我们树立了可敬的榜样。

1962年的春天，我们进入五年级的下学期，再有半年就要离开学习生活了五年的校本部下临床，分散到各附属或教学医院去毕业实习了。学校安排了许多讲座，程门雪院长、教务处章巨膺主任、内科教研组黄文东主任等一批名师都来讲课，他们望着我们这批雏形未消的小鹰即将飞向蓝天大海，如慈父母般关切，在讲课中无不语重心长的寄以希望，同时将他们从医数十年的宝贵经验和盘相托。章巨膺老师讲了许多临证心得，特别指出，要重视舌诊的应用，认为舌诊在区别阴阳、表里寒热、虚实等不同临床类型方面有极大的参考价值，有时在疑似两可之间常起着决定性鉴别作用。讲课中十分推崇清代陆定圃《冷庐医话》关于舌诊的论述，给我们留下深刻印象，后来我在临证时必看患者舌苔，其对遣方用药有重要的指导作用。黄文东老师是脾胃病大家，对东垣学说有深入研究。在讲课中指出脾胃乃后天之本，为气血生化之源。临床上久病患者必体质虚弱，治疗无效，积虚成损，应时时注意保护脾胃，切忌妄施苦寒克伐或进大剂腻补。"久病不愈必有虚损"之说给我们后来面对慢性病的治疗提供了纲领性指导。程门雪院长的讲座为我们企盼已久，先生是我国著名的中医临床家，高等中医教育家。其学术思想熔张仲景与叶天士为一炉，学贯古今，诗词书画造诣殊深，医儒文道在近现代我国中医界屈指可数。程师平常和蔼慈祥，平易近人，但在我们心中无不尊为一代宗师。他在讲座中除谈了他对伤寒温病研究的心得外，还谆谆教导我们一定要勤读经典和历代医家名著，但要理论联系实际，既要有"死"读书的精神，又要有书读"活"的智慧。他强调对古籍经典名著整体上要敬重，但也不必拘泥每一个章节乃至每一个字，避免泥古不化，而要活学活用，并且要随时总结自己的临证体验，在基本理论、基本知识、基本技能上下功夫，这样在临诊时才能做到成竹在胸，成方在手而得心应手。在我们即将下临床进入本科学习的最后阶段的前夕，在五年学习积累的基础上又近在咫尺聆听大师讲演，使我们如沐春风，茅塞顿开，一辈子受用。

啊，光阴如箭，这五年如今虽已成为遥远的过去，但却永远让我们怀念，并以曾在母校有这样的学习经历而自豪和幸运！

2019年

颜德馨先生医家小传

颜德馨先生1920年11月21日生于江苏省丹阳市中医世家，尊翁颜亦鲁乃著名中医。先生幼而徇齐，长而敦敏，秉承庭训，耳濡目染，哺汲中医药知识，培育对岐黄大业的爱好，弱冠之年便考入当时颇有影响的中医高等学府——上海中国医学院，孜孜以求，勤奋攻读，于1939年毕业后，遂毕生奋斗，琢磨治病救人之医技学术，20世纪40年代悬壶上海，屡起沉疴，名闻遐迩。新中国成立后，以满腔热忱投身于祖国建设事业，于1949年便放弃自设诊所之高额收入，应聘上海铁道中心医院就职，嗣后一往情深，主持该院中医工作五十春秋，数十年如一日，至今仍为主任。先生执全国铁路系统中医药工作之牛耳，1992年在铁道部支持下，领衔创建上海铁路中医技术中心，复经多年精心建设，该中心已成为我国中医药业务基地的一颗明珠，令世人瞩目。先生乃上海中医界德高望重之泰斗，于20世纪90年代初先后被评为全国第一批名老中医学术继承人指导老师及上海市名中医。先生功德彪炳史册，为四方敬仰。历任中国中医药学会理事，国家中医药管理局科技进步奖评审委员，铁道部专家委员会委员、中医专业组组长。现任上海同济大学医学院中医研究室主任、教授，上海市医学领先专业专家委员会委员，上海市中医药工作咨询委员会顾问，上海市中医药学会顾问，上海中医药大学、成都中医药大学、长春中医学院、上海师范大学等院校特聘教授、博士生导师。1989年荣获全国铁路先进个人称号，1999年荣获上海市第三届医学荣誉奖，此奖为上海市政府设立褒奖有杰出贡献医学家之最高荣誉奖，上海市卫生局特别为之拍摄《岐黄一杰——颜德馨传记》电视片，早在1994年颜德馨教授就分别获英国剑桥大学世界名人成就贡献奖及美国名人传记学会20世纪成就奖。

悠悠岁月，苍生大医，六十余载从业，声溢金石，志华日月。医乃仁术，其学识博大精深。先生少年又正值国难频生，百姓遭祸，西学东渐，民族文化备受欺辱。遂以强我中华，传承国粹为己任，勤于精业，思于行成，咨取善道，泛爱博容。每叹历代大家瞿瞿闵闵而求至理之精神，乃为效法，口不绝诵读内难仲景之文，手不停批览圣贤名典之编，焚膏油以继晷，恒兀兀以穷年。兰熏玉缜，物稀坚芳，人贵明洁。九渊之下，尚有天衢，秋荼之甘，或云如荠。先生读书求灵悟，取经以活用，临证遣药，如有用兵之神，孰以“堂正之师”，或取“奇橘之策”，皆妙在圆机活法而愈膏肓宿疾顽痼，斯以名医可以利天下也。中医典籍汗牛充栋，每多折射古代优秀哲学思想之光耀，擅长于形象辩证思维，将抽象哲理寓于客观事物之形象联系，从而建立有机动态人体观，并不拘泥于结构性人体观。先生坚持发皇古而融今，精思虑而立新，善于弘扬更坚持继承，总以中医学之精髓取胜于临诊棘手难题而显示伟大宝库之优势。在丰富的临床实践经验基础上，创立自己独到见地的学术思想，倡导“久病必有瘀”“怪病必有瘀”之说，提出“衡法”新治则，开辟治疗新途径，颇受学术界所重视和推崇。近年从事生命科学研究，主持“瘀血与衰老”科研项目，提出瘀血实邪，乃人体衰老之主要因素的新观点，成果经上海市市级和铁道部部级的鉴定，并获国家科技进步奖二等奖，由上海科教电影制片厂根据该学说所摄之《抗衰老》科教片，参加国际生命科学电影展览亦获奖。先生既善于总结经验，又勤于创作，已出版《餐芝轩医集》《活血化瘀疗法临床实践》《医方囊秘》《气血与长寿》《中国中医抗衰老秘诀》《颜德馨医艺荟萃》《颜德馨诊治疑难症秘笈》等著作，并著有《衰老合瘀血》一书英文版，在全世界发行，历年发表论文二百余篇，其中“老年性痴呆的治疗”与“肝脾在抗衰老中的临床与实践研究”，分别获第六届国际针灸东方会议优秀奖、第一届世界传统医学优秀论文及研讨会金奖。

直而温、宽而栗、刚而无虐、简而无傲，无论在上海或在全国，先生皆以此为人，敬业、严谨、厚道成为同道仰慕之楷模。先生不仅是一位中医功底深厚的学者，而且是一位可敬的长者。先生为人师表，有道：“师者，所以传道、授业、解惑也。”先生为提升上海中医医院和中医队伍的内涵素质，不辞疲劳，登台讲课、蹲点查房，理论联系实际，循循善诱，为青年医生灌输知识，为中年骨干传授经验，为后辈学者示范解难。为培育新一代人才，于1999年个人捐资设立“颜德馨中医药人才奖励基金”，为中医事业的振兴可谓呕心沥血，令人铭感五内。千秋功业，先生的奉献令后继者永远难以忘怀。先生是一位敬业者，同时也是一位战斗者。为弘扬中医，推动中医药走向世界，克服种种困难，不畏千里万里之遥，讲学于港台欧美，使世人洞悉中医学理之高深，技术之高超，四处奔波，呼唤民族之自信。对于凡鄙夷我民族，歧视我中医之偏见者，先生总是当仁不让，据理相辩，纵有巨浪狂涛，总以捍卫中华民族优秀文化遗产为天责。1993年赴台湾讲学，受聘于台湾中医针灸学会、中国医学研究会为学术顾问，为沟通两岸文化交流作出了贡献。

唐有咏蝉诗曰：“垂緌饮清露，流响出疏桐，居高声自远，非是藉秋风。”先生为中医学事业奋斗在20世纪，人生八十年华，福兮！寿兮！可谓是20世纪的见证人，先生功业将载入20世纪中医事业之史册，灿烂之光并将伴和着先生的新建树昭示寰宇天地。

2019年

一次难忘的党课

1962 年的冬天，当我们经历了六年在校学习，即将从上海中医学院毕业，当时正处在三年困难时期。物资短缺，生活艰苦，许多同学一时间对国家的希望、个人的前途产生动摇和迷茫。学院党委在深入做好毕业同学思想工作的同时，还召集部分青年和入党积极分子举办了多次党课。请老同志为我们讲革命奋斗史，那些艰苦卓绝、浴血牺牲的过往史，生动而富有感染力，使我们深深感受到新中国的诞生来之不易。为我们主讲的是当时的党委宣传部部长林海同志，他是一位老革命，广东人，1922 年生，16 岁时在中学读书期间，接受了进步思想的影响，参加了中国共产党。19 岁响应号召参军入伍，起初在广东地区打游击，与日寇抗争。1945 年抗日战争胜利后，随军北上，先后参加了著名的孟良崮战役和淮海战役，直到新中国成立后离开部队转入地方工作。林海同志说："在战火中，我们只有一个信念，为了理想，为了党的事业，赴汤蹈火，在所不辞。"生得伟大，死得光荣，他说："我一生多次与死神擦肩而过，游击战争时被数倍的日本鬼子包围，拼死突围；孟良崮战役打得十分艰险，双方都在厮杀中周旋，敌方死亡 3 万多人，我方也牺牲 2 万多人，最终取得胜利；淮海战争更是震惊中外的世界级大战役，自 1948 年 11 月 6 日开始，1949 年 1 月 10 日结束，国民党军 55 万多人被消灭，解放军伤亡 14 万多人。"他深有感慨地说："我们这些从战争中走过来的人，每个人的生命都是牺牲的战友用血肉之躯换来的。我们没有理由不继承他们的遗志，把革命进行到底！"这次党课给了我深深的教育，终生难忘，迄今虽然已经近 60 年过去了，却依然牢记心间，成为激励我为党的事业奋斗，争取成为一名共产党员的不懈动力。

1963 年 3 月 5 日伟大领袖毛主席号召全国青年"向雷锋同志学习"。雷锋同志 1940 年出生，父母兄长都被国民党反动派折磨致死。他 7 岁成为孤儿，1949 年新中国成立了他才获得新生，有了读书学习的机会，16 岁参加工作，20 岁参军成为解放军战士，22 岁光荣牺牲，生前获得许多模范奖励，英雄事迹感动全国人民。1963 年夏天我们要毕业了，同学们都怀着无比感激的心情感恩党和祖国对我们六年的大学培养，决心以雷锋同志为榜样，一颗红心想着党，党和人民指向哪里我们就奔向哪里！

我出生在一个中医世家，1951 年在新中国的阳光下系上了红领巾，1952 年加入了新民主主义青年团，1965 年加入了共产党，成为一名光荣的共产党员。在 56 年党龄的革命实践中，60 年前那堂党课在我心中所播下的火种始终没有熄灭，一直在鼓舞着我前进！我也始终记住雷锋同志的话，他说："如果你是一滴水，你是否滋润了一寸土地？如果你是一线阳光，你是否照亮了一份黑暗？"这也成为我作为一名共产党员一生自我测评的标准。雷锋同志还说："螺丝钉虽小，其作用是不可低估的，我愿永远做一个螺丝钉。"自 1963 年毕业走出校门，作为一名医生又是一名共产党员，58 年来我始终自觉接受党的考验，服从党的安排，既在大城市大医院医生岗位上工作，也曾经到郊区农村、贵州山区为农民送医送药，也在卫生行政和大学领导岗位上工作过。退休后做到共产党员退而不休、继续工作。

2018 年习近平总书记指出："学习雷锋精神，就要把崇高的理想信念和道德品质追求融入日常的工作生活，在自己的岗位上做一颗永不生锈的螺丝钉。"我们要牢记总书记号召，生命不息奋斗不止，在为党的事业工作的每一个岗位上、每一个时刻都要锤炼自己成为一颗永不生锈的螺丝钉。今年我们迎来了建党

100 周年的伟大时刻，100 年来无数革命先辈，前仆后继，殊死战斗，才换来了繁荣强盛的中国和 14 亿人民的幸福生活。作为一名共产党员和人民医生，我要不忘初心、牢记使命，以雷锋同志为榜样，把有限的生命投入到无限的为人民服务中去。

2021 年建党 100 周年

第五篇
讲稿选录

在中华全国中医学会骨伤科分会第五次学术交流会暨首届全国青年中医骨伤科医师学术研讨会开幕式讲话

各位领导、各位同道、同志们：

中华全国中医学会骨伤科分会第五次学术交流会，暨首届全国青年中医骨伤科医师学术研讨会，今天在我们伟大祖国南方的美丽城市南宁召开，请允许我代表中华全国中医学会骨伤科分会、代表全国中医骨伤科同道向大会致以热烈的祝贺！这次大会在南宁召开，得到了广西壮族自治区党和政府领导同志的亲切关怀，由中国中医骨伤科杂志社和函授学院承办，得到广西卫生厅和广西中医学院的热情支持，请允许我借此机会代表学会和全体与会代表向广西的有关领导和同志们致以衷心的感谢和崇高的敬意！

同志们，当前我国的中医事业，在党和政府的亲切关怀下，在党的中医政策的光辉照耀下，正在蓬勃发展。我国中医骨伤科事业，在各级党和政府的支持下，在全国中医骨伤科老、中、青三代人的共同努力下，在中华全国中医学会骨伤科分会的组织和推动下，也出现了日益发展的大好形势，特别是，我们的函授学院培养了4 000多名骨伤科人才，壮大了学科队伍。近年来，我国中医骨伤科事业，无论在机构建设方面，还是在人才培养和学术发展方面均有较大的突破，取得了显著的成绩。目前全国有县级以上中医医院共2 000多所，这些医院均设立了骨伤科，据不完全统计，全国有中医骨伤科专科医院约200余所。全国28所中医学院中已有19所开设了中医骨伤科系或专业，一批中医骨伤科研究所、研究室相继建立，从事中医骨伤科医、教、研的专业队伍不断扩大，由1984年的近3 000人，发展到目前已近7 000人，光明中医函授大学骨伤科学院的首届学员已经顺利完成4年的学习任务，正式毕业，为我国中医骨伤科队伍补充了新生力量。近年来，各地专家、同道在努力进行医疗和教学的同时，还认真开展科学研究，每年各地都有不少科研项目通过不同渠道获得科研基金，每年都有一定数量的项目获得国家和地方的科技进步奖。越来越多的技术专长正在走向世界，吸引了国外学者，成为中外医学交流的重要内容。

同志们，大量的事实说明，中医骨伤科是我国中医药特色和优势的体现和重要的组成部分。我国中医骨伤科医务工作者在振兴我国中医事业的伟大斗争中，在我国社会主义建设事业中，作出了宝贵的贡献。我们大家都为此感到高兴和自豪。但是，与此同时我们也必须看到，我们正面临着来自国内外多方面的挑战。在国外，不少学者从对中药，包括对中医骨伤科感兴趣，到认真研究，在学习我们技术的同时，利用他们的有利条件，努力改进、创新，有些项目已经走到我们前面去了；在国内，现代西医骨科技术正在日新月异地发展，各兄弟中医学科在继承发扬中出人才出成果，而我国的社会主义工农业建设，广大城市、农村、山区，以及越来越多的归国华侨、港澳台同胞也需要我们有更好的中医骨伤科技术为他们服务。同志们，同道们，任重而道远，我们必须继续努力，积极响应国家中医药管理局的号召，加强学科建设，加强学术交

本文已发表于《中国中医骨伤科杂志》1990年第6卷第2期。

流，促进信息流通。认真总结我们的技术专长，继承老一辈的经验，努力发扬我国中医骨伤科的传统特色和优势，这是我们的首要任务，同时，我们也要积极运用现代科学的理论和手段开展学科的深入研究，我们还应该吸收我国传统文化的精髓来丰富学科内涵，我们的任务是艰巨的，我们的前途是光明的，只要我们全国中医骨伤科同道同心同德，志同道合，我国的骨伤科事业一定能不断取得新成就。我们这次学术交流会和研讨会，不仅是我国近年来中医骨伤科学术发展和青年成才的一次大检阅，也是认真贯彻国家中医药管理局的要求，进一步加强中医骨伤科学科建设的一个实际行动。我们深信在全体代表的共同努力下，我们这次大会一定会开成一个学术研究的大会，团结的大会，鼓动的大会。我们祝愿这次大会取得圆满的成功。

最后，我还要借此机会，对与会的近 400 位代表，为繁荣我国中医骨伤科事业，为支持学会工作，为寻求友谊和合作，不辞劳苦从祖国四面八方风尘仆仆来到南宁，表示崇高的敬意和衷心的感谢。我也要借此机会说明，在当前各方面条件还比较困难的情况下，筹备这样一次盛大的学术会议是十分不容易的，以我们学会委员、副秘书长、《中国中医骨伤科杂志》主编韦以宗副主任医师，学会委员、广西中医学院院长韦贵康教授为首的南宁筹备组同志克服了许多困难，做了大量的艰苦的工作，请允许我代表学会和全体代表向他们致以衷心的感谢和亲切的慰问。

祝同志们身体健康，在南宁期间生活愉快！

在光明中医函授大学骨伤科专业毕业典礼大会上的讲话

各位领导、各位老师、各位学员、同道们、同志们：

光明中医函授大学骨伤科函授学院首届学员历尽四年的努力，现在已经完成了全部学习任务。今天在函院的总部广西南宁市举行隆重的毕业典礼，我代表中华全国中医骨伤科学会，代表全国中医骨伤科同道，也代表函授学院总部向全体学员，向各分院、各辅导站的全体老师和办学人员致以热烈的祝贺！向四年来关心和支持办学的各级政府、各级领导、社会各界人士，以及骨伤科界的老前辈们致以衷心的感谢和崇高的敬意！

我们的骨伤科函授学院，是一所没有围墙的分布于全国的民办中医专业教育机构。尽管我们的办学条件是简陋的，我们在办学过程中遇到的困难也是多方面的，但是我们终于胜利地完成了首届教学任务。我们为什么能够立足于社会，按照预定的目标一个脚步一个脚步地走向前进，我想首先是因为我们函授学院的办学形式和教学内容，符合党中央关于教育体制改革的精神，符合党中央和国务院关于振兴中医工作的一系列指示的精神。由于我们的函授学院为各地培养了一大批中医骨伤科界的青年人才，满足了人民群众防治伤病的需要，因此得到了各级领导和政府的关怀与支持。大家都知道，我们函授学院的总部设在南宁，以执行院长韦以宗、胡迟同志为首的总院全体办学人员，四年来为保证教学工作的顺利进行，做了大量的富有成效的工作，不仅得到全国同道的好评，也得到了中央有关部门以及光明中医函授大学的支持。广西壮族自治区的有关领导和部门也给了我们热情的支持和众多的帮助，有的领导还在百忙中亲自过问函授学院的工作。这些都使广大师生得到了鼓舞，从内心对他们表示感谢和敬意。推动函授学院巩固和发展的第二个原因，是贯彻了大家的事业大家办的精神。全国两千多名同道，特别是几乎所有的全国副主任医师以上的专家们，都怀着满腔的热情投入了函授学院的教学工作。这不仅保证了函授学院理论和临床教学的质量，还利用他们在各地德高望重的社会影响，为分院的办学创造了极为有利的条件。由此可以看出，我国广大的中医骨伤科界，是一支顾大局，讲团结，不畏艰难，而为事业奋争的值得高度赞扬的队伍。主张兢兢业业，勤奋学习，理论联系实际，边学边用，始终是我们函授学院的良好学风。尊师爱生，团结友爱，在各个分院，形成了良好的风气。正是在这样的团结下，年轻一代，学有成就，茁壮成长。他们不靠文凭，而靠自己的学习和工作，立足于社会，取信于人民，他们是我国中医骨伤科事业未来的希望。

老师们，同学们，四年过去了，我们克服了困难，我们也积累了经验。我们没有辜负党和人民的希望，我们是办了教育，又团结了队伍，还推动了学科的建设。所有这一切，都雄辩地证明，我国的中医骨伤科事业，是后继有人，大有希望的。我们用自己辛勤的劳动，取得的成绩告慰自己。作为炎黄子孙，我们也用中医骨伤科事业发展的新面貌，向历史作了交代。我们的教学成绩应当充分地肯定，但是我们仍需要继续努

本文已发表于《中国中医骨伤科杂志》1990 年第 6 卷第 2 期。

力。我们的学员不要满足于已经学到的知识，希望你们善于用老师交给你们的金钥匙继续去打开祖国医学伟大宝库的大门。虚心使人进步，骄傲使人落后。唐朝诗人王文焕的名句：白日依山尽，黄河入海流，欲穷千里目，更上一层楼。希望你们发扬白求恩的精神，发扬雷锋的精神，在满腔热情为人民服务的过程中做到书山有路勤为径，学海无涯苦作舟，不断更新知识，不断增强救死扶伤的本领。希望各地的学会分会，希望各地的老师和同道们，要把学员继续当作自己的学生和弟子，继续关心他们在医疗道路上和技术上的成长。让我们全国中医骨伤科界的老、中、青三代人，在党的领导下更加紧密地团结起来，为开创我国中医骨伤科事业的新革命作出应有的贡献。

加强科学研究　振兴中医骨伤科事业

——祝全国首届中医骨伤科科研经验交流会召开

正当全国人民认真学习邓小平同志关于“科学技术是第一生产力”的英明论断，热烈响应以江泽民同志为核心的党中央关于科技兴业的伟大号召的时刻，由中华全国中医学会骨伤科分会主办，中国中医骨伤科杂志社和甘肃省中医学会承办的“全国首届中医骨伤科科研经验交流会”召开了！这次会议是全国万名中医骨伤科专业工作者，积极响应中央号召，通过经验交流，努力加强科学研究工作，提高学术水平，实现科技兴业的一个实际行动。在这次会议上来自全国各地的中医骨伤科专家、学者以及众多的中青年新秀将报告他们近年来在临床研究、实验研究和文献研究方面的经验。我们深信这次会议将对加强我国中医骨伤科科研工作产生积极推动作用。继往开来，这次会议也必将为我国中医骨伤科事业的振兴作出贡献。这是一次学术会议，也是全国同道（代表）聚首“东方文化宝库”敦煌共商学科建设大计的一次团结的盛会。我们谨向热忱支持本次会议召开的国家中医药管理局科技司、中华全国中医学会、甘肃省各级领导及甘肃省中医学会致以崇高敬意！对承办此次会议并为之付出辛勤劳动的单位和同志们——以我们学会副秘书长韦以宗副主任医师为首的中国中医骨伤科杂志社、郭宪章副主任医师为首的甘肃中医骨伤科学会、石印玉秘书长为首的学会秘书部致以衷心的感谢！

中医骨伤科是祖国医学的重要组成部分，早在殷商时代的甲骨卜辞和器物铭文中就有大量关于损伤疾病的记载，在周代的分科中，骨伤科便已明确属于疡医的范畴。二千多年来中医骨伤科为保护我们祖先的生存和中华民族的昌盛作出了宝贵的贡献。正是在这漫长的自然和社会斗争中，中医骨伤科建立了自己的学科理论，并积累了丰富的实践经验。时至今日，在当代医疗卫生事业中依然有其特色和优势。中医骨伤科不仅为我国人民所热爱，而且正在走向世界，并且受到越来越多的重视和欢迎。现在，在世界范围内医学模式正在改变，疾病谱也发生了很大的变化。世界卫生组织（WHO）已经向全世界提出了“2000 年人人健康”的奋斗目标。在国内，在改革开放方针的指引下，我国的经济和社会状况正在发生深刻的变化。现在，在我国已经有越来越多的地区解决了温饱问题，正在向小康生活水平过渡，甚至已经超过了这一目标。另一个值得注意的情况是，我国一些地区，特别是一些大城市正趋向甚至已进入人口老龄化。所有这一切国内外的变化都为我们学科的发展提出了新课题，这里既有严重的挑战，也为我们创造了机遇；既有相当多的困难，也使人们看到孕育着无限生机的希望。振兴中医骨伤科事业，固然是一个系统工程，需要有关领导部门的机构建设、人才培养、学术发展、科学管理等多方面综合设计，采取相关措施。但就学术发展而言，我们每一个骨伤科工作者都是有用武之地的。当前我们应当更多地思考的是，如何保持我们学科发展的正确方向，如何在中医骨伤科事业的振兴中，不断拓展学科建设。有鉴于我国地域幅员广大，各地的经济和医疗条件不一，中医骨伤科的基础和流派不一，采取同一个不变的模式并不可取，也不现实。但

本文已发表于《中国中医骨伤科杂志》1991 年第 7 卷第 4 期。

是，一些必须遵循的发展方向仍然是值得探讨的，也应该加以探讨。我认为在我国中医骨伤科事业的发展中，应当认真加强三个方面的结合，才能更好地深化和拓展学科建设。此个人管窥之见，亦借此陈述一二，供同道讨论。

（1）中医骨伤科的学科建设应坚持与中医药理论体系的研究相结合，进一步丰富和完善学科的中医理论基础，从而提高学术水平和技术水平。由于历史诸多原因，中医骨伤科长期来比较重视实践经验的积累和操作技能的研究和创新，而比较忽视理论的研究和拓展，不仅历代遗留的骨伤科专著文献匮乏，阐发有关损伤生理病理和防治理论的学说也不多。这就为我们今天的骨伤科专业工作者提出了一个加强学科理论建设的重大任务。这不仅是为学科深化基础所必需，更重要的是我们如何从中医学的伟大宝库中汲取更多的理论精华用以指导实践，从而使中医骨伤科具有更多的中医特色和优势。我们都非常清楚，中医学的显著特点是从整体恒动论的观念出发，以阴阳五行学说为说理工具，通过藏象、经络、气血、辨证、治则、四气、五味、方药等理论揭示人体内在生理病理的联系，并指导临床实践中的诊断、治疗、预防、养生、康复等各个方面，强调辨证论治，并要求理论方药一致。中医学的辨证论治方式是接受了我国古代哲学思想的影响，其论证和推理是合乎逻辑的，是科学的。数千年来，中医学正是运用阴阳对立统一是天地万物运动变化的总规律，研究阐明生理和病理现象与本质间的联系，从而不断形成新的辨证方法、治疗方法以及新的学说。这种在理论和实践紧密结合中形成的中医学理论体系，有着自身的发展规律，并且全面地影响着中医学领域的各个方面。中医骨伤科在理论和实践方面，诸如有关损伤的生理病理，辨证施治、立法用药、手法器具、导引养生等许多长期积累的知识和经验无不受到中医学理论体系的影响。今日我辈振兴中医骨伤科事业，如忽视与中医学大体系的结合，将会失去固有的优势，迷失方向，使继承和发扬成为无本之木，无源之水。

（2）中医骨伤科的学科建设，尚应坚持与我国传统文化的研究相结合，从而获得更多的借鉴、深化内涵，扩展服务功能。华夏文明已有五六千年的历史，作为自然科学一部分的中医学是在历代社会、经济、文化背景不断发展起来的，每一时期的医学家和他们的学说都接受了前人和当时的社会经济影响下形成的。例如哲学的影响，正如恩格斯所说："不管自然科学家采取什么样的态度，他们还得受哲学的支配。"《易传》中关于"观变于阴阳而立卦，发挥于刚柔而生爻"；《老子》中关于"万物负阴而抱阳，冲气以为和"等论说正是《黄帝内经》阴阳学说形成的基础。纵观中医学在历史上曾经出现过的三次发展高潮，都是以文化发展高潮为背景和基础的。如第一次高潮是在战国到秦汉期间，当时出现了"诸子蜂起、百家争鸣"，进而发展到"独尊儒术"。在此期间，产生了《黄帝内经》《难经》《神农本草经》《伤寒杂病论》等许多巨著，奠定了中医理论体系的基础。第二次高潮是在唐宋时期，出现道、佛、儒三教群立之势，互相促进，彼此融合，最后合流而成朱氏理学，使中国文化达到又一个高峰，此间产生了《诸病源候论》《外台秘要》《千金方》等一大批综合性、实用性较强的医著，并诞生了金元四大家。第三次高潮在明清（前期）阶段，从宋元至此，在我国历史上出现了儒学发展的第二时期，儒家文化之发达以至成为整个东亚文明的内核和体现。此间中医学也得到了巨大发展，产生了《本草纲目》，形成了温病学派。由此可见把中医骨伤科学的发展与对古文化的研究结合起来，将会使人们有所发现，有所发明。当今以儒学为内涵的东亚文明仍在世界许多地区产生影响，这就为中医学包括骨伤科的走向世界创造了有利条件。

（3）中医骨伤科的学科建设，还应坚持与现代科学包括现代医学相结合，使学科在综合和分化方面都得到新的发展。研究中医学历史可以清晰地看到，两千年来中医学不仅融化了古文化，也始终与各个时期的自然科学成就相结合。如《黄帝内经》发源的整体观、天人合一论，虽然受到当时哲学的影响，但作为华夏科技源头的黄钟，它所揭示的"同声相应，同气相求"原理也为之提供了强有力的理论依据。以后天文、气象、地理、物理、化学等研究成就都向中医学不同程度地渗入。近三十年来，我国实行中西医结合方针，尤其在骨伤科的中西医结合方面取得了举世瞩目的成就，证明古老的中医骨伤科学与充满着发展生机的现代医学和现代多学科的结合不仅是可能的，而且也必然会产生许多新的巨大成就。这是时代的需要，也是学科发展的必然，也只有加强了这种结合才能更好地发挥骨伤科的优势，更快地走向世界。司马迁曰："穷天人之际，通古今之变，成一家之言。"愿我国中医骨伤科在 20 世纪 90 年代有更多的学者创造出新的业绩。

继往开来　任重道远

——施杞校长在校庆40周年大会上的讲话

各位领导、各位中外来宾、各位校友、女士们、先生们：

我们上海中医药大学举行建校40周年庆典大会，春光明媚，零陵道旁杏林青翠，桃李芬芳，校园一片欢腾。卫生部、国家教委、国家中医药管理局，上海市政府、人大、政协以及教委、科委、卫生局、财政局等各级领导，各省市兄弟中医院校领导，海外100多位来宾，上海市各兄弟院校和有关单位的领导，2 000多位校友等专程赶来我校，参加这一庆典，嘉宾如云，盛况空前，使我们十分感动。请允许我代表上海中医药大学全体师生员工向各位领导、来宾、校友们致以热烈的欢迎和衷心的感谢。同时，我代表学校党委和行政向长年来辛勤工作在教学、科研、医疗、后勤、校产、党政岗位上的全校同志们致以节日的亲切慰问和良好的祝愿。

在党的中医政策光辉的照耀下，遵循党的教育方针，经过全校师生员工的共同努力，40年来，尤其在改革开放的10多年来，我们学校发生了深刻的变化，得到了很大的发展。我们在教学工作、科学研究、医疗工作、学科建设、校内管理等方面进行了一系列的改革，取得了比较显著的成绩，已经形成了培养高级中医药人才的教育体系和教学、医疗、科研紧密结合的综合实力，在推进学校事业发展的同时，为我国中医药事业的发展作出了应有的贡献。

目前，学校设有4个系8个专业，6个二级学院，3所附属医院，11个研究所，25个全国和上海市的专科专病中心。在校学生2 000余人，其中研究生300余人，来自29个国家的外国留学生240人；全校教职员工4 200多人，其中正副高级专家612名，博士生导师50名，硕士生导师200多名，工程院院士1名。每年承担科研项目250多项。40年来已毕业本专科生8 000名，已毕业研究生1 100名，已毕业留学生400名。受世界卫生组织委托培训了50多个国家的外国医生2 000余名。每年应邀出国讲学或参加国际学术会议的有200余人次。每年接待来访境外客人约2 000人次。并与10多个国家的30余个单位建立了合作关系。

为了更好地总结经验，以利发展，学校决定把庆祝建校40周年活动与推进学校工作紧密结合，做到热烈隆重，务实创新，人人参与。自去年10月开始，我们先后召开了教学、科研、党建、后勤、校办产业等大型研讨会，全校系统各单位、各部门分别举行学术报告会、讨论会，人才选拔擂台赛、专题演讲比赛、辩论会，教学、科研成果展示会，图书节、专场文娱演出等；开展了有全市9所中医医疗机构参加的面向全市人民的大型医疗义诊活动。通过校本部和附属单位联动，80多项大、中、小型活动结合，各种内容的融会贯通，广泛地总结了各方面的成绩和经验。同时，研讨了学校继续发展的热点问题，提出了进一步开创工作新局面的新思路。在校庆系列活动中我们着重务实，刻意创新，全校同志为过去取得的成绩而高兴，对学校事业

本文已发表于《上海中医药大学学报》1997年4月30日。

发展的美好前景充满信心。

回顾过去走过的历程，我们深深感到学校的每一步发展，都凝聚着领导的关怀，社会各界的支持，海内外校友的帮助。使我们感到无比兴奋的是，在我校建校40周年的日子里，党和国家领导人江泽民、李鹏、李岚清、吴阶平，卫生部、国家中医药管理局的领导陈敏章、张文康等，上海市委书记黄菊，副书记陈至立，市长徐匡迪，副市长龚学平、左焕琛，市人大常委会主任叶公琦，市政协主席陈铁迪，副主席王生洪、谢丽娟等均在百忙中热情地为我校40周年校庆亲笔题词或发来贺信；国家教委专程发来了贺信。今天许多领导又亲临大会指导，这些都是对我校事业的热情支持，也使我校全体师生员工深受教育。

继承和发扬祖国医学是民族的大业，炎黄子孙的历史责任。我们的事业始终得到社会多方面的关照，此次校庆期间许多国内外企业、个人慷慨捐资，为学校条件的改善作出了有力的支持。许多海外朋友也始终关注我校事业的发展，为我校在世界各地扩大影响作出了宝贵的贡献。今天香港大学、泰国卫生部华侨大学、日本中京大学、明治乳业会社、东京育英学园、新加坡中医学院、欧洲上海中医学院、马来西亚中医学院、香港中医学会、香港伟钧中医保健院等许多单位的领导和代表又不远千里从海外来到我校，与我们共享欢乐，使我们十分感动。

40年来在我校接受中医药专业教育的各界一万多名校友，为继承发展中医药取得了优异成绩，为弘扬中华民族文化历尽艰辛，使我校在国内外赢得了声誉。此次有2 000多名校友专程返校，共度校庆佳节，使我们在校的师生员工十分感激。

“人事有代谢，往来成古今。”我校有今日的发展，是几代人奋斗的结果。我们所取得的每一项成绩无不凝聚着前辈们的心血，今天他们也返校，使校园里老中青相聚喜气洋洋，充满无限生机。

40年在中医药发展的历史长河中，只是短暂的一瞬，然而它却记载了我国中医药事业在党的领导下由衰退走向振兴的光辉历程，作为中医人，我们感到光荣和自豪。回顾过去，展望未来我们更对各级领导、各界朋友，以及前辈和校友们怀着深深的感激之情和崇高的敬意。

继往开来，任重而道远。我们一定要以邓小平同志理论为指导，全校师生员工团结一致，同心同德，为完成我校“九五”规划，为把我校建设成全国一流、世界著名的中医药大学而奋斗。

中国中医药学会骨伤科分会第三届委员大会开幕词

各位领导、各位委员、各位来宾、同志们：

中国中医药学会骨伤科分会第三届委员大会今天在上海隆重举行，来自全国各省市的160名委员和顾问参加今天的会议。他们代表了我国中医骨伤科医疗、教学、科研等各个方面，都是副高职称以上的专家学者，是我国中医骨伤科学术队伍的核心力量。今天大家不远千里而来相聚一堂，共商如何加强并繁荣我国中医骨伤科学术建设和学会建设等大事，从而努力为振兴我国中医药事业作出贡献。对各位委员和顾问高度的历史责任感和对中医骨伤科事业的满腔热情，我谨以中国中医药学会骨伤科分会的名义向大家表示热烈的欢迎和崇高的敬意。本次大会的顺利召开，得到了全国同道和老前辈们的热情支持，整个筹备过程也始终是在中国中医药学总会秘书部悉心指导下进行的，今天以李俊德秘书长为首的总会各部门负责同志又专程从北京飞来上海亲临会议，国家中医药管理局的领导也对本次会议给予了亲切关怀，今天沈志祥司长、查德忠处长也专程从北京飞临上海代表局领导给予我们支持。上海市各方面的领导都寄希望我们把本次大会开成一次团结的大会，奋进的大会，上海市卫生局刘国华副局长、上海中医药大学张建中书记、上海市卫生局季伟苹处长、上海市中医药学会施志经副会长又在百忙中代表上海各个方面前来参加大会，给我们以亲切的鼓励，对此请允许我代表大会向他们致以热烈的欢迎和衷心的感谢。

同志们，党的十六大向我们提出了全面建设小康社会的伟大号召，并为我们展示了未来美好的光明前景。我们要以“三个代表”重要思想为指导，致力于“继承、创新、发展、推进中医药现代化”的伟大事业。中医药学是中国优秀民族文化的重要组成部分，是中国医学科学的特色，继承和弘扬中医药学的特色和优势，不仅可以为广大人民群众提供更多的优质医疗服务，也是我们以实际行动响应党中央的伟大号召，积极参与并丰富建设小康社会的内容。随着世界现代化和人口老龄化进程的加速，许多急慢性损伤性疾病正不断威胁人们的健康、影响人们的生活质量，而中医骨伤科在防治这类疾病中有着独特的优势，不仅受到国人的欢迎，也受到世界的普遍赞誉。因此，加强中医骨伤科学科建设，不断繁荣中医骨伤科事业是我们全国同道的时代使命、历史重任。中国中医药学会骨伤科分会自1986年11月在上海成立以来，在国家中医药管理局和总会的领导下，在全国同道的共同努力下，16年来在学会建设、学科建设和队伍团结方面都开展了一系列工作，取得了可贵的成绩。本次大会，我们将总结1998年5月第二届委员会成立以来的学会工作，产生新一届即第三届委员会，同时在此基础上规划学会在新一届任期内的各项工作。

各位同道，当今社会在全世界范围内正呈现着高度现代化的态势，其特点是多学科交叉和交融。这对我们中医药事业既带来了新的发展空间和机遇，也带来了新的挑战和困难。中医药包括我们骨伤科在内，如何现代化众说纷纭。我们要在实践中探索，努力把几千年形成的独特技术通过继承、发掘、整理、提高，更好地为现代社会服务，并借助现代科技包括现代医疗技术，不断提高服务水平，从而更多地显示出中医药的特色和优势。我们也要加强基础研究，借助全人类共同创造的最新科学成就进一步阐明中医骨伤基本理论的内涵和临床疗效机理,从而为21世纪人类生命科学的发展作出贡献。中国医药学是一个伟大的宝库,如果认为在现代化高速发展的今天,中医药学就可以成为历史或废弃,这是一种懦夫懒汉的观点,也是一种缺乏远见的表现。我国唐代伟大诗人杜甫曾以诗鞭挞那些轻视初唐文学成就的人,诗曰:“王杨卢骆当时体,轻薄为文哂未休。尔曹身与名俱灭,不废江河万古流。”让我们以高扬的民族自豪感,深信以华夏文明为深厚底蕴的中医骨伤科学一定能在新世纪继续闪烁灿烂的光辉。让我们在党的十六大精神的鼓舞下,与时俱进振奋精神、不辱使命,以新的思路寻找新的突破口,大力开展原创性工作,为开创我国中医骨伤科事业的新局面而努力。任重而道远。祝本次大会在大家的共同努力下将取得圆满成功。

谢谢!

1998年5月

颜德馨教授从医六十周年暨八十大寿祝贺词

尊敬的颜德馨教授，尊敬的各位领导、来宾、同道们：

今天我们上海中医药界的同道们和各方贤达欢聚一堂，热烈庆贺颜德馨教授从医六十周年，暨颜德馨中医人才奖励基金设立，并庆祝颜老获得上海市医学荣誉奖和八十大寿四喜临门。我谨代表上海市中医药学会及全市中医药界的同道们满怀盛情向尊敬的颜德馨教授致以诚挚的祝贺和崇高的敬意。

颜老是我们上海市中医界的泰斗之一，德高望重，才学资深，是我国著名的中医学家，蜚声杏林，享誉海内外。今天的盛会，将载入上海中医药事业发展的史册，既表达我们大家对颜老的由衷敬贺，也真诚地体现我们要以颜老为榜样，努力为继承和弘扬祖国医学、以毕生精力倾注于党的中医事业的决心。颜老从医六十年，正是我们的国家和民族处于衰兴之际。先生尚在风华少年的人生旅途之初，即以立志从医、为民除疾、强我中华的历史使命为己任，开始了弘扬中医的治学道路，艰辛奋斗，口不绝吟于内难仲景之文，手不停披于历代诸家之编，补苴罅漏，张皇幽眇，焚膏油以继晷，恒兀兀以穷年。业精于勤，行成于思，数十年如一日，执着追求，终成苍生大医。先生以自己的严谨、勤奋和厚道赢得病家的信任，同时为中医中药赢得了声誉，这种自强不息的精神，难能可贵，成为中医界的一面旗帜，是我们永远学习的楷模。

颜老不仅医德高尚，医术精湛，而且始终居功不傲，忧患当首。先生历经新旧社会，永生不忘旧社会中医的苦难生涯，因而百倍珍惜党和国家对中医事业的扶持，把自己的命运与中医事业的兴衰始终融为一体，息息相关。先生顾全大局，身体力行。20世纪80年代，当市卫生局为推进上海中医事业的发展而提出“建上海队，创中华牌”的号召时，颜老是全国铁路系统中医元老，在铁道部的支持下，在上海铁路中心医院，建成具有较高水平的全国铁路中医医教研基地，国家中医药管理局倍加推崇，名闻全国。但颜老不安于一方天下，积极参与“上海队”，热心关注中医学会工作，主动承担各种任务，为上海中医事业的发展出力献策，从此，颜德馨教授的大名也就紧紧地和上海中医事业的每一个前进的步伐密切相连。

颜老是一位中医功底深厚的前辈，又是一位可敬可亲的长者。先生为人师表，前人有道：“师者，所以传道、授业、解惑也。”先生正是这样一位为大家所敬仰的师长。自从市委市政府提出要建设上海一流中医基地的要求后，为提升上海中医医院和中医队伍的内涵素质，先生不辞疲劳，放弃休息，登台讲课、蹲点查房，理论联系实际，循循善诱，为青年医生灌输知识，为中年骨干传授经验，为后辈学者示范解难。颜老在学术上成就硕丰，而在经济上他并未获得丰厚的回报，但为了培育新一代人才，此次倾囊而解，设立个人人才奖励基金，先生为中医事业的振兴可谓呕心沥血，令人铭感五内。千秋功业，颜老的奉献是我们后继者永远不会忘怀的。

颜老是一位敬业者，同时也是一位战斗者。为了弘扬中医，推动中医药走向世界，他克服种种困难，不畏千里万里之遥，讲学于港台欧美，使世人洞悉中医学理之高深，技术之高超，四处奔波，呼唤民族之自信。遵循“继承不泥古，发扬不离宗”的原则，大力倡导创新，提出了衡法的学术思想，积极引用现代技术进行科学研究，取得多项科研成果。对于凡鄙夷我民族，歧视我中医之偏见者，先生总是当仁不让，据理相辩，纵有巨浪狂涛，总以捍卫中华民族优秀文化遗产为天责。“功名祗向马上取，真是英雄一丈夫。”

今日盛会，高朋满座，各位市领导也在百忙中赶来赴会，使我们倍感亲切和光荣，充分体现了党对中医事业的亲切关怀。此时虽在岁末初冬，却是春意盎然。龙年将至，世纪之光伴和着晋千之禧，天高地迥，宇宙无穷，物华天宝，人杰地灵。我们对社会主义祖国充满希望，我们对中华民族的伟大复兴充满信心。我们都是炎黄子孙，龙的传人，21 世纪将是中医走向世界，再创辉煌的世纪。千里之行，始于足下，我们一定不辜负颜老等老一辈的期望，刻苦学习，努力工作，不辱使命，继往开来。龙年将给我们吉祥和瑞气，深信在党的中医政策的光辉照耀下，在前辈们的指导下，我们的“上海队”将不断强大，建设全国一流的中医事业也必将再创新局面。

1999 年 12 月 10 日

我国著名中医学家张镜人教授行医 60 周年暨 80 华诞庆贺会贺词

尊敬的张镜人教授，尊敬的杨副市长、各位领导、各位嘉宾、各位同道、同志们：

今天在这风和日丽的初夏季节，我们怀着崇敬而又兴奋的心情，欢聚一堂，高朋满座，胜友如云，庆贺我国著名中医学家张镜人教授 80 华诞，暨行医 60 周年，弘扬先生的治学精神和学术成就。这是上海医务界的一大盛事，更是上海中医界的一大史事。请允许我代表上海市中医药学会、上海市医学会、上海市中西医结合学会、上海市针灸学会、上海市中药行业协会向张老致以热烈的祝贺和崇高的敬意。

刚才各位已经生动而深刻地介绍并赞颂了张老在医界春秋、戎马一生的丰功伟绩。我们这些后辈，在多年的追随中，无不为一代宗师的“直而温、宽而果、刚而无虐、简而无傲”的崇高品德所敬仰。孔子在《论语》中说：“质胜文则野，文胜质则史。文质彬彬，然后君子。”张老正是以这种学者风度为人师表，成为我们的学习榜样。

张老是病家的好医生、学生的好老师、同道的诚仁益友、政界的勤廉公仆，更是中医事业的坚强卫士，五德皆备，海内外誉为中医泰斗。

作为好医生，张老 60 年如一日，满腔热情，精益求精，妙手回春，服务病人数十万计。

作为好老师，张老桃李天下，不仅传道、授业、解惑，更为学生成才创造条件，甘为人梯、扶持上马，时时关爱。

作为同道，张老定是平等待人，不尚门户之见，坦诚交谈，中西共融，互相学习，同道尊为良师益友。

作为从政者，张老新中国成立初期响应号召，服从党的需要，就职市卫生局主管中医工作，数十年呕心沥血，为落实党的中医政策、发展上海中医事业奠定了良好的基础。这一点我深有感触，在 1983 年我受命到市卫生局任职，接张老的班之后，深深为张老执掌中医工作知难而进，艰辛努力的精神所感动，深受教诲。上海的中医工作无论是上海中医学院的筹建，还是曙光、龙华、岳阳、市中医院的创建，上海各大医院中医科的设置，上海市中医学会、中西医结合学会、针灸学会的设立，以及上海中医队伍的发展和团结都凝聚了张老全心全意为人民服务的公仆之情。

作为学者，作为中医事业的继承者，张老更是我们的楷模。张老是张氏 12 代传人，不仅将张氏学术流派发扬光大，而且毕生致力于中医药学术的继承与创新。现在我们已经进入新世纪，国家正在加速现代化的进程，毫无疑问，中医也必须现代化。但是如何现代化呢？人们存在着不少疑惑与彷徨，张老不仅建树了独具特色的学术思想，积累了丰厚的临床经验，并用自己的医疗和科研实践探索了一条继承、创新、发展、推动中医药现代化之路。作为一位杏林耆宿，在现代化的征途中依然焕发着学术上的青春光辉，难能可贵。在上海中医事业的发展中永远有着张老的不解情缘。1997 年春，市人大在制定《上海市中医发展条例》召开的一次座谈会上，张老以上海老一辈中医工作者的身份慷慨陈词，呼吁条例尽快出台。会上张老抚今思昔，百感交集来，为能圆百年之梦流下了动情的热泪。与会者，无不为张老捍卫民族优秀文化的情结、大义填膺的爱国精神所感动,令人高山仰止,肃然起敬。

虽然古人有“无往焉而不知其所至,去而来而不知其所止”的感慨,但是,只要我们坚定地贯彻江总书记“三个代表”重要思想,作为中华民族优秀文化的中医药学一定会弘扬光大,作为炎黄子孙,我们也必将作出历史性贡献。张镜人教授80岁生涯、60年业程就是我们的一面旗帜。让我们再一次表达对他老人家的崇高敬意,衷心祝愿他老人家福如东海、寿比南山!也祝各位身体健康!事业有成!谢谢!

2002年6月8日

朱良春教授从医 65 周年学术思想研讨会贺词

大会主席：

欣逢我国著名中医药学家朱良春教授从医 65 周年及其创建的临床研究所成立 10 周年之际，贵市隆重召开“朱良春学术思想研讨会”及研究所成立“纪念座谈会”，有鉴于先生乃我国中医药界一代宗师，杏林泰斗，此次活动不仅是贵市中医学史上之盛事，亦将具有全国意义，请允许我代表上海市中医药学会及全市中医药界同道向大会致以热烈祝贺，并向朱老致以崇高敬意。

万古东南多壮观，百年豪杰几登临。南通素为我国物华天宝，人杰地灵之域。南通市中医药事业在朱良春前辈一代人的继往开来中，在 20 世纪后叶取得长足发展，成为我们上海同道效学榜样。良春先生医技之高超，星照江淮，诚“魏公之业，南槐俱荫”，不仅造福乡梓，先生之学术高深，才学放纵，医理穷究，经验宏富，其学术思想已成为我国中医学之一大流派，影响海内外，实名闻遐迩矣！良春先生不仅是一位德高望重的中医临床家、教育家，更是一位才思敏捷的、与时俱进的、永葆学术青春的事业开创家。我们深信多年来先生树建的事业必将为贵市再创新世纪中医药之辉煌奠定坚实基础，同时也为全国“继承、创新、发展、推进中医现代化”作出宝贵贡献。

贵市此次盛举本应趋前学习并祝贺，惟因上海正值今年度医学卫生专业技术高级职称评审，我系市评委会副主任兼中医药组负责人，难以脱羁，不能到会，殊为可惜，尚祈原谅。谨敬祝朱良春教授健康长寿，良春中医药临床研究所事业兴旺发达，并贺大会圆满成功。

此致

敬礼

2002 年 11 月 25 日

在脊柱病研究所成立大会上的致辞

尊敬的各位领导、各位来宾、同志们、朋友们：

上海中医药大学、上海市中医药研究院脊柱病研究所，今天举行正式成立大会。大家冒着炎热酷暑在百忙中光临指导，表示热情的关怀和支持，使我们深受感动。请允许我代表脊柱病研究所全体同仁向大家致以衷心的感谢和崇高的敬意。

脊柱病是常见病、多发病，是骨伤科十分重要的组成部分，包括各种类型的脊柱急性和慢性损伤，各种特异性和非特异性炎症，各种良性和恶性肿瘤以及这些疾病及继发的脊髓和神经损伤，病变虽然发生在脊柱，其症状和体征往往波及上至头部，外连四肢，内伤五脏六腑。其一般可占骨伤科病人 1/2 以上，其中仅颈椎病在 1992 年全国一项统计资料已表明发病率为 13. 7%，也就是说 20 世纪 90 年代初我国颈椎病已有近 2 亿患者，国内外的研究指出，50 岁以上人群椎间盘的损害高达 95%，可见随着我国社会的经济发展，以及人口老龄化进程的加快，加强脊柱病的基础理论研究，努力提高防治水平不仅是骨伤科学，而且也是医学科学乃至生命科学的重大任务。临床实践表明，中医和中西医结合在脊柱病的防治及康复中有着显著的优势。近几年来我们在大学、研究院和龙华医院的重视和支持下，积极开展脊柱病的临床和实践研究，得到国家自然科学基金委，国家中医药管理局，上海市教委、科委、卫生局的关爱，承担了一批高级别的科研课题，也获得多项部市级科技进步奖及中华医学科技奖。这次我们在筹建脊柱病研究所的过程中，经过了大学和研究院组织的包括工程院院士、校外专家在内的专家组讨论，并经校学术委员会无记名投票表决，我们非常感谢大家一致对我们的基础工作以及研究所成立的必要性所给予的充分肯定，刚才宣读的各级领导以及国内外同行发来的贺电、贺报、贺礼均表达了对我们事业的热情关怀和支持。市教委张伟江主任、市科委李逸平主任、市卫生局刘国华局长会前都曾表示要参加今天的成立大会，都因临时有更重要的活动，特派代表前来指导。国家自然科学基金委王康恩主任今天专程从北京赶来参会，香港大学代表吕维佳教授专程从香港赶来参会。这一切都使我们欢欣鼓舞，研究所成立后，我们一定不辜负领导和同道们的期望，坚持形成一支年龄学位结构合理的学术梯队，加强学科建设，并要争取成为更高级别的重点学科和重点实验室，争取成为优秀的中医骨伤科硕士、博士研究生培养基地和博士后流动站。

现在新的世纪已经开始，21 世纪将是生命科学的世纪。当人们反思刚刚过去的 100 年的时候，不仅看到了高度现代化下社会日新月异的变化，同时也看到了人类在获得的同时，损失的巨大和惨重。在美丽的大自然被破坏的同时，人类数千年创造的传统文化也几乎被废弃。人们将在反思中清醒，世界在回归自然的潮流中，珍贵的传统文化的灿烂光辉必将再次闪耀。中医药学是中华民族优秀文化的瑰宝，曾经为中华民族的繁衍昌盛作出了巨大贡献，时至今日仍然在中国的卫生事业中起着重要的作用。不久前国务院颁布了《中华人民共和国中医药条例》，这将使我国的中医药事业走上依法行医的道路。而最近召开的第 56 届世界卫生大会上，通过了历史上第一个传统医学全球战略决议。这将推动世界传统医学的发展，同时也为我们中医药走向世界创造了良好的国际环境。我们要和世界接轨，也要让世界和我们接轨。毛泽东主席曾经说过："中国应当对人类有较大贡献，中医药是其中一项。"中医药学的继承与创新必然要经历一个艰难的过程,宋代大诗人陆游有诗曰:“古人学问无遗力,少壮工夫老始成。纸上得来终觉浅,绝知此事要躬行。”作为炎黄子孙,我们要发扬这种艰苦奋斗的精神。我们要争取机遇,勇于迎接挑战,我们要克服困难,敢于迎接充满希望的明天。任重而道远,“不废江河万古流”,我们将努力为中医药在新世纪再创辉煌作出应有的贡献。

谢谢!

2003 年 7 月 18 日

首届英国中医药国际大会贺词(伦敦)

尊敬的大会主席,尊敬的中医药界的同道们、朋友们,女士们,先生们:

我们来自中国上海市,非常荣幸能参加本次在伦敦召开的首届英国中医药国际大会,使我们能有机会和来自世界各地的中医药界同道们交流并讨论有关学术问题。更重要的是,我们能有机会向世界各地的同行们学习宝贵的经验。我们非常感谢英国中医药联合总会召开了这样一次盛大的重要的会议,深信本次会议将在世界中医药事业发展的进程中记录下具有重要历史意义的一页。对此,我以中华中医药学会副会长和上海市中医药学会会长的名义,代表中国的中医药同道们向大会致以热烈祝贺,并向英国中医药联合总会致以崇高的敬意。

众所周知,中医药学是在中华民族五千年文化的背景下,经过历代医药学家长期实践并不断总结经验的基础上所形成的、具有完整的理论体系和丰富的防病治病经验的医药,有着显著的特色。中医药学已经有了两千多年的光辉历史,为中华民族的繁衍昌盛作出了巨大贡献。由于中医药学在其形成和发展的过程中,从来都不是封闭式进行的,而是始终和世界各国的医药学家保持着密切的联系,在中药中就有不少药物源于外国。同样,中医药学的防病治病经验也源源不断地传到世界上许多国家。自从20世纪50年代以来,中国政府大力扶持中医药事业的发展,中医中药防病治病的学术水平和技术水平都得到了巨大的提高。因而中医学理论和经验以及中药制剂或产品越来越多地走向世界,传播到世界上100多个国家和地区。从某种意义上讲,今日之中医药已是世界医学重要的组成部分。所以能取得如此重大的发展,也与包括在座的各位专家在内的全世界同道们的艰苦奋斗、大力支持分不开。今年春天在中国及其他一些国家发生了"非典",在救治许多病情十分严重的病例中,中医药发挥了重大的作用。因此,世界卫生组织十分赞赏并肯定了中西医结合治疗非典的成绩,号召世界各国推广。这说明,尽管现代医学在科学的轨道上正在迅猛发展,然而中医药学的特色和优势是现代医学所难以替代的。历史是公正的,也是无情的,它是不以人们的意志所转移的。中医药学过去的辉煌和今天的成就,为我们从事中医药事业的人们赢得自豪和光荣。今天,世界已经进入21世纪。由于现代医学治疗方法基于纠正单一致病因素,尽管对有些疾病有好的疗效,但是在多数情况下,难免引起复杂系统中其他因素的改变,这些改变或者影响疗效,或者产生副作用。这正是近年来中医药学和其他一些替代医学受到世界各国欢迎的原因。中医药学是当代世界医学不可缺少的绚丽瑰宝,并且借助现代科学发展所创造的条件,可以预见中医药学不仅在中国,同时也将在全世界再创新的辉煌。

本次大会在英国首都伦敦召开,这使我们对这座世界最古老的都城所传承的历史文化十分敬仰,也使我们缅怀起中英两国人民传统友谊的悠久历史。我们预祝本次大会取得圆满成功。愿我们的友谊天长地久。

谢谢!

2003年11月1日

上海市传统医学工程协会第四届会员代表大会上的讲话

各位领导、各位代表、同志们：

协会第四届会员代表大会今天隆重召开，在大家共同的努力下，顺利地诞生了第四届理事会，一致推选张明岛教授为理事长，对此我由衷地表示热烈祝贺，并深信在张会长的领导下，各位副会长全体理事共同努力，一定会开创协会各项工作的新局面。

我们的协会成立于1986年，当时我正在市卫生局任职，由于工作的原因，大家推举我兼任协会理事长，并连续担任了一、二、三届理事长，迄今弹指一瞬间18年过去了，如果说人生工作50年，那这18年在人生旅途中也是一段十分有意义的阶段。在这期间我有幸和大家共事，各位给了我许多热情的帮助和支持，同甘共苦，终于使协会由初创到逐渐发展、壮大，会员和理事遍及高教、医药、卫生、农林和中科院上海分院等五大系统，先后研制和创就了一批具有传统医学特色的工程项目，产生了良好的社会效益和一定的经济效益，我们的工作始终得到市科协、市卫生局、市民政局、社团管理局等多方面的热情关怀和支持，中医药事业是振兴中华弘扬民族优秀文化的伟大事业，传统医药工程是继承创新中医药事业的重要组成部分，这一工程如何拓展、繁荣需要我们努力探索，同样也需要政策的支持。当年我们的名誉会长、上海市副会长刘振元同志指示我们应当努力实现成果化、产业化、商品化，为我们的协会健康持续发展指明了方向。张明岛教授在担任上海市卫生局副局长期间分管中医工作，经过他的千辛万苦的努力协调，争取支持，上海市人大常委会终于制定并颁布了《上海市发展中医条例》，圆了上海广大中医药界同道百年之梦，使上海的中医药事业走上了法治化管理的道路。这是一项具有重大历史意义的工作，为中医药振兴各方面的工作创造了良好的外部环境。现在我们已经进入到21世纪，中医药事业正面临着巨大的挑战和机遇，显然，我们传统医药工程的前途是光明的，但在市场经济的条件下我们也面临着巨大的竞争压力，为此我们要坚持刘市长指示的三化方向，同时从协会的实际情况出发，使协会机构建设进一步实体化，工程项目的设计、创新有新的思路和理念，有一个虚拟化的空间，我们要实现三化，需要进一步介入市场，壮大队伍，要形成网络化。这是我的一点不成熟设想，供新一届理事会参考。我在任职期间由于水平所限和努力不够，协会许多工作上有不如人意之处，对此我深表歉意，对于在座的各位和全体会员对我的支持，我谨借此机会向大家致以衷心的感谢。

昔汉高祖刘邦得天下后回到故乡，在盛情宴请家乡父老的酒席间，他有感而发，高吟《大风歌》一首曰“大风起兮云飞扬，威加海内兮归故乡，安得猛士兮守四方”。后世赞颂此诗神厉九霄，志凌千载。我认为我们的事业亦当如此。人人以猛士之历史使命而自强，如古人云“青天弓箭无留影，落日河山有大风”，如此气度，我们的事业也必将长盛不衰。祝各位事业有成，身体健康。

2004年

王翘楚教授从医 60 周年学术思想研讨会贺词

上海中医医院党政领导：

欣闻贵院举办王翘楚教授从医 60 周年学术思想研讨会，请允许我代表上海市中医药学会并以我个人的名义向大会，向王翘楚教授致以热烈的祝贺。60 年岁月在人生道路上是一段漫长的历程，王翘楚教授作为一名中医药学的从业者，远自 20 世纪 40 年代就已经开始了他执着追求的生涯，以一名炎黄子孙的历史责任感和时代的使命感，在当时国民党政府及一批民族虚无主义者叫嚣“中医不科学”“必须废止中医”的浊浪中毅然投身于继承中医、弘扬民族优秀文化的大业。60 年的历程是艰辛的，但是王老却以“咬住青山不放松，立根原在破岩中；千磨万击仍坚劲，任尔东西南北风”的坚忍不拔精神，步入中医学的光辉殿堂，铸就了他光荣的人生之旅，成为一位影响全国，海内外闻名的知名中医。我与翘楚先生相识相知亦 30 多年，深悉先生在中医药继承与发扬的事业中是一位勤于学术、致力创新、无私奉献的学者。

他早年师从名家、熟谙经典、博采众长、精通岐黄，后又学习西医，把握现代科学知识，堪称发皇古义、融会新知，因而临床功底深厚。由他领衔主持的失眠专科门诊名闻遐迩，求诊者逐年倍增，门庭若市。先生在学术的探究中始终以科学无止境的精神努力拼搏。爱因斯坦说过：“有许多人之所以爱科学，是因为科学给他们以超乎常人的智力上的快感，科学是他们的特殊娱乐，他们在这种娱乐中寻求生动活泼的经验和雄心壮志的满足。”王翘楚教授正是这样一位热爱科学、热爱中医，在不断创新中建树振兴中华的雄心壮志。

他在 20 世纪 50 年代的新中国成立之初就开展了中医药治疗阑尾炎，针刺治疗疟疾、血吸虫病，锑剂反应等难度较高的项目，均取得了可喜的成绩。这对后来我们上海乃至全国开展中医现代化科研工作起到了良好的示范作用，也启迪了大家的思路，功不可没。尤其令人敬仰的是王翘楚同志作为一名共产党员，始终以党的利益为最高准则。20 世纪 50 年代，他已是一位通晓中西医、掌握中西医二法的优秀医生，又是一名党员，这在当时上海的医疗卫生队伍中属于年轻有为的佼佼者。可是为了贯彻党的中医政策，他服从党的需要，被调任卫生局改行从政。数十年来，他为推进上海中医药事业的发展，无论是中医医疗机构的建立、中医药人才培养、中医科研的开展都倾注了大量的心血，废寝忘食，不眠于日日夜夜。近半个世纪以来上海中医事业的方方面面都留下了王翘楚同志艰辛、奋斗的足迹。他尊重中医前辈，历尽万难抢救上海中医药遗产和名老中医经验。他善与学人为友，针刺麻醉、藏象研究、活血化瘀等上海影响全国的原创性大项目都得到他有力的支持和参与。赞誉王翘楚同志是党的中医政策的坚强捍卫者、上海中医功臣当是受之无愧。时至今日，王翘楚教授已逾 80 高龄依然老当益壮，为中医事业尽心尽力不减当年。诚如苏东坡词曰：“谁道人生无再少？门前流水尚能西！休将白发唱黄鸡。”

王老是一位令人尊敬的、难能可贵的中国知识分子、学者、专家，他始终默默地以自己的行为履行一个共产党员为党工作、忠诚党的事业的誓言。翘楚同志是我们的学习榜样，他的为人、他的品行，正如《尚书·尧典》中的名句所云："直而温，宽而栗，刚而无虐，简而无傲。"（意即为人正直而温和，宽厚而谨慎，刚强而不暴虐，爽直而不傲慢）祝王老健康长寿，并祝大会圆满成功。我因参加沈自尹院士《肾本质研究》课题鉴定不能赴会，请谅鉴。此刻是正月子夜，元宵前夕，春寒料峭，万籁俱静。忽然想起朱熹的《春日》诗："胜日寻芳泗水滨，无边光景一时新。等闲识得东风面，万紫千红总是春。"

祝贵院在新的一年再创辉煌，春色满园，百花齐放。

2005年2月22日

把握战略机遇期，共同开创新局面
——在第二届上海市中医药发展战略研讨会上的讲话

同志们：

今天我们在这里举行第二届上海市中医药发展战略研讨会，这是一次非常重要的会议。大家都知道我国第十个五年计划将于今年圆满结束。自明年开始将执行新一轮五年建设计划。在过去的五年中，上海的中医药事业无论在硬件建设或软件建设方面都取得显著成效，在“九五”的基础上又有了新的长足的发展，医疗、教学、科研、管理等各个方面不仅取得了新成绩，而且成长了一批新人，形成了新的学科梯队。成绩和经验的取得固然为全市中医药界的同志们共同的努力分不开，但也与“十五”计划之初我们比较重视战略研讨有关，当时我们就曾经召开过第一届上海市中医药发展战略研讨会，虽然上次会议迄今已经五年过去，但当时就未来五年我们上海中医药事业发展的形势、任务、有利条件和困难都有过深入的分析和探讨，并提出了许多合理的设想和建议，这些不仅对市卫生局制定“十五”计划，尤其对为何加强中医药方面的建设起到了献计献策的重要作用，而且对以后执行“十五”计划也起到积极的推动作用。现在我们正在迎接和制定“十一五”计划，在这样一个重要时刻，上海市中医药学会受市卫生局的委托举办第二届战略研讨会，今天全市中医中药界的各方的代表都来参加会议，大家集思广益，再次为上海中医药事业未来发展贡献自己的真知灼见，难能可贵。参加今天会议的有中医药界的前辈、名老中医、中药企业，以及各中医医疗、科研、教学机构的负责人，应邀参加今天会议的还有上海市政府各有关部门的负责人，国家中医药管理局洪净副司长专程到会指导，对此我首先代表市卫生局向大会的召开表示热烈祝贺，对各方面的领导和同志们对上海中医药事业的关心支持并应邀参加今天的大会，表示衷心的感谢。

现在我就开展战略研讨谈几个个人意见：

一、要充分认识开展战略研讨的重要意义

所谓“战略”一词，最早见于西晋司马彪《战略》一书。自19世纪末我国对西方同一概念开始采用“战略”一词作翻译，说明“战略”的理念和“战略”研究，在我国历史悠久。战略在《辞海》中被解释为泛指对全局性、高层次重大问题的筹划与指导，如国家战略、国防战略、经济发展战略等。当前，我国正处于发展的战略机遇期。同样我们中医药事业的发展也处于战略机遇期。机遇可得可失，我们要善于把握。小平同志说“发展是硬道理”，把握机遇，适时适度发展，我们就能在竞争和挑战中壮大自己，为自己的生存和发展战胜困难，迎来希望。全市的中医药事业发展要有战略思考，各单位、各方面的工作也应有战略研究，这样才能避免被动，劳而无功，我们要落实科学发展观，实现可持续发展，首先要立足于战略研究，这样才能制定出可行的规划。

二、要高起点、全方位进行长效发展战略研究

中医药学是一门应用科学，既具有自然科学的特征，又与社会科学紧密联系，中医药事业的发展是我

国社会主义卫生事业发展的重要组成部分，这在我国宪法以及《中华人民共和国中医药条例》和《上海市中医发展条例》中都有明确的定位和要求。因此，我们在研究发展战略时，应从弘扬民族优秀文化，服务社会主义经济建设，落实党的卫生方针促进我国医学科学发展，并为人类作出贡献的高度去思考问题。同时，我们要立足上海，充分体现上海地域、社会、经济、文化、科技等诸多方面的条件、优势以及面临的医疗卫生方面的问题，还应考虑到上海在全国的地位和作用等。我们上海历来是我国医药卫生事业的重要基地，我们正在努力建设亚洲一流医学中心，上海是一个特大型国际大都市，是中国面向国际的窗口，在这样的背景下，如何从改革开放的政策和科学管理的层面，以及如何从凸显中医药特色和优势努力走向世界加强学科建设的层面来思考我们的战略。最近我们在市委和市政府的领导下，在卫生部的支持下，在全国率先成立了上海市健康促进委员会，这标志着全市的卫生工作将要更多地应对很多相关的重大问题，如卫生突发事件，城市人口老龄化，创建和谐化社区等。五千多年来，中华民族繁荣昌盛的悠久历史告诉我们，中医中药在这些方面大有用武之地。我们研究战略，就要探讨发展的方向和思路，尤其在未来5~10年的切入点、突破口，找准了我们就可以乘势而上，大有作为。

三、联系实际，继往开来，务求实效

战略研究的根本目的是推动事业的发展，通过科学的规划，合理整合资源，经过一个阶段努力，突破几个瓶颈，攀登几个制高点，实现较大的跨越，我们要避免通常所说的“规划规划，会上夸夸，纸上画画，墙上挂挂，结果都成瞎话”。因此我们要联系实际，继往开来，务求实效。我们上海的中医药事业近20年来的发展成绩是有目共睹的，前10年还只属于起步阶段，主要致力于机构建设，从原来全市只有4家中医医院，3个研究所，1所学院发展到一大批医教研机构和一支老中青结合的中医和中西医结合队伍，使上海的中医药事业初具规模，扩大了在全国的影响，并为以后发展，形成队伍，奠定基础。后10年开始转向加强内涵建设，推进学科发展，同时寻求依法办医，在全国较早地制定了《上海市中医药条例》。近年来随着上海社会和经济的发展，全市所有中医医疗、教学、科研单位在硬件和软件建设方面都上了一个较大的台阶。20年来我们取得了丰硕的成果，也积累了不少有益的经验。但是我们也要看到全球发展还不平衡，一些影响事业健康发展的深层次问题还未解决，如“中医姓中”的问题，“挂中医的牌子如何忠诚中医事业，为促进中医事业发展作贡献”的问题都还远远没有解决，这也是我们许多中医老前辈们关心和忧心的重大问题，事实上这些问题不解决，我们不仅会成为数典忘祖的历史罪人，而且毁坏了中医药的声誉和其存在的价值，不仅不能满足社会对中医药的需求，也从根本上为中医药的生存和发展带来困难和危机。现在全国许多省市在中医药的继承和创新方面招数迭出，出台了不少影响较大的动作，相形之下，我们上海还存在不少缺口。这使我们看到我们面前既有机遇和希望，也有挑战和困难。逆水行舟，不进则退，我们对中医药事业的发展不仅要有时代的使命感，历史的责任感，同时还要有忧患意识。虽然许多问题是出在下面，但是也有不少属于政策没有理顺，行政管理缺失。所以我建议大家在今天的大会上和以后一段时期内从业务、管理及方案（或政府职能）等方面联系实际，从战略高度提出宝贵建议，报请市卫生局组织各有关部门进行研究，有些问题要会同市政府有关部门协商，把合理的建议纳入“十一五”计划实施，务求实效。有些问题可能难以一时解决，我们可以进行专题研究，我们既不要妄自菲薄，也不能满足现状。我深信在市委、市政府的领导下，在大家共同努力下，上海的中药事业一定能在“十一五”期间开创一个新的局面，力争保持我们在全国的领先地位。

2005年10月

苏州市中医医院成立50周年庆典上的讲话

各位领导，各位来宾，大家上午好！

苏州市中医医院历经半个世纪的艰辛奋斗，励精图治，迎来建院50周年隆重庆典。盛事相逢，可喜可贺。借此机会，请允许我代表中华中医药学会、上海市中医药学会向苏州市中医医院50周年华诞表示最热烈的祝贺，并向苏州市中医医院的各位领导、各位专家以及为之奋斗的全体同道表示最崇高的敬意！

苏州市中医医院创建于20世纪50年代，为国内设立较早的中医院，以黄一峰、奚凤霖、汪达成主任为代表的中医名家，造诣殊深，德艺双馨，名噪江南，为江苏省及全国名中医。50年来，苏州市中医医院在办院发展方向上，坚持中医特色，中西结合；在学科与学术发展方法上，博采众长，与时俱进，临床、教学及科研全面发展，成绩斐然，先后承担了二十多项省市级科研课题，并获得了各类科学技术奖项。近10年来苏州市中医医院先后创建了以骨伤科、消化科为代表的省级重点中医临床专科和全国重点中医临床专科，先后成为南京中医药大学的附属医院、南京中医药大学和上海中医药大学联合培养研究生的培养单位、国家药品临床验证的基地单位，并建设了全国第一所附设在医院内的苏州市中医药博物馆……所见所闻，一派生机，事业辉煌。

苏州是吴国古都，建城已有2 520余年历史，文化沉淀丰厚。中医药学，历来以中华民族优秀文化为底蕴，医文相通兼融。一方水土孕育一方事业，吴门医学相传已久，至明清时更有温病学说形成，叶天士、薛雪、徐大春等大家辈出，成为中医药学发展史上新的里程碑，功垂千秋。“问渠那得清如许，为有源头活水来。”苏州市中医医院坚持以吴文化及吴医学为事业发展取之不竭之源泉，不断塑造自身特色和优势，推动医院建设，提升医疗与学术水平，医院规模不断壮大，在省内乃至全国知名度与影响力越来越大。与此同时，以葛惠男院长为代表的新一代的优秀中青年学者和管理工作者在繁荣事业的征途中脱颖而出，真可谓中医事业后继有人，功莫大焉！

苏州市中医医院所走过的光辉历程和所取得的骄人成就，为我们上海市和全国的中医药界的同道们树立了宝贵的学习榜样，对此我们由衷地表示钦佩。

众所周知，继承创新是中医药学事业振兴、发展的永恒主题。中国医药学是一个伟大的宝库，其博大精深，需要我们不懈努力，薪火相传，认真挖掘、整理，弘扬光大。随着我国综合国力的增强，中国将成为经济大国在世界崛起，中国还必将以其辉煌的历史文化屹立于世界民族之林。在我国全面建设小康社会的进程中，中医药学也必将更多更快地走向世界，造福全人类。继承、创新，推进中医药事业现代化，是时代赋予我们炎黄子孙的历史使命。

改革开放特别是进入新世纪以来，它为我国中医药事业的振兴发展带来了灿烂的春天。我真诚地祝愿苏州市中医医院将永远是我国中医药事业蓬勃发展百花园中的一朵盛开的奇葩。

2006年12月1日

在建校 50 周年大会上的发言

尊敬的各位领导、来宾、老师们、同学们：

今天我们大家怀着万分激动的心情，在充满着无限生机和美丽风光的浦东张江高科技园区，在处处杏林飘香、橘井流芳的全新大学校园里，全校师生员工和来自海内外的校友们欢聚在一起，共同举行庆祝上海中医药大学建校 50 周年隆重而热烈的盛典，请允许我代表上海市中医药学会，并以我作为一名校友和在职老教师的身份向大会、向培育我们成长的母校和尊敬的前辈师长们致以热烈的祝贺和崇高的敬意。

光阴如箭、岁月如歌。建校 50 年来，上海中医药大学秉承“勤奋、仁爱、求实、创新”的校训精神，坚持继承与创新并重，传统与现代结合，全校同道精诚团结，奋力拼搏，上下求索，进取开拓。在党的教育方针和中医政策的光辉照耀下，在教学过程中努力探索传统与现代的交叉相融，既吸取师承教育的优点，又着力于现代教育制度的建设；培养学生既有扎实的中医学基本功，又有较宽广的现代科学知识面。在推进学科发展的同时，加强科学研究，注重提高学术水平，从而使教学内涵和教育质量不断提升，为学生们在未来继承和发展中医药伟大的事业中能脱颖而出打下坚实的知识基础。春华秋实，硕果累累。“会当凌绝顶，一览众山小。”建校 50 年来，上海中医药大学不仅成为我国培育高等中医药人才的摇篮，成为我国中医药事业医教研重要的基地，同时也在自己的长期实践中创建了“上海模式”，为我国高等中医药教育事业作出了可贵的贡献，作为全国一流、世界著名的高等学府，名闻海内外。

上海中医药大学创建 50 年的辉煌成就是一座历史丰碑。学校已经成为上海中医药事业的机构核心，人才宝库，智慧源泉，在建上海队创中华牌的进程中，始终是学术发展、创新潮流的引领者。忆往昔，峥嵘岁月稠。看今朝，江山如此多娇。中医药学是中华民族优秀文化的瑰宝，继承和弘扬中医学是中华民族伟大复兴的重要组成部分。我们必将不辱使命，以无限情怀和母校共同奋进，迎着机遇和挑战，困难和希望，以“不废江河万古流”的坚强意志，以“建树百年校庆，弘扬千年中医”为历史重任，在追求“继承、创新、和谐、卓越”中再创上海中医药大学新的辉煌。

2006 年 12 月 6 日

志存四海　功著千秋

——在“世界中医骨科联合会”成立十周年暨第六届世界中医骨科学术交流大会上的致辞

星洲四月，春满大地，在这百花盛开的季节，第六届世界中医骨科学术交流大会、世界中医骨科联合会成立十周年庆祝盛典在美丽的马来西亚隆重举行，我谨以世界中医骨科联合会主席的名义，并以中华中医药学会副会长、中华中医药学会骨伤科分会会长的身份向大会致以热烈祝贺，对尊敬的东道主马来西亚各位领导人、柔佛州中医针灸骨科学会苏圣仁主席、王怡心会长、来自中国的有关政府部门领导人以及来自世界各地的本会分会领导人和专家学者们、同道们，致以热忱的欢迎和崇高的敬意。

岁月悠悠，如歌如诉！世界中医骨科联合会成立十周年了！十年前，正值中国改革开放取得举世瞩目的成就，随着综合国力的增强，中国优秀的民族文化包括中医药学对世界的影响不断扩大。中医骨伤科曾经在数代人的奋斗下已植根于世界许多国家，随着中医药走向世界的步伐加快，中医骨伤科在世界范围的交流与发展出现了前所未有的热潮。在韦以宗教授的倡议和筹措下，世界中医骨科联合会应运而生。十年来，在世界著名的中国接骨术泰斗尚天裕教授的主持下，联合会作为全世界中医骨科的群众性学术团体，其宗旨即在团结世界各国中医骨伤科同道，促进学术交流，切磋技艺，推动人才培养，不断壮大队伍，弘扬中医骨科的特色和优势，推动中医骨科事业在世界各地的繁荣与兴盛。十年过去了，回首往事，我们可以无比自豪地说：我们的任务已经顺利完成。世界骨科联合会已经成为世界同道之家，成为世界同道学术交流的平台和中心，也成为世界同道团结友爱、互相支持的纽带。十年树木，我们的联合会在全世界同道的关爱和培植下已经茁壮成长为一棵根深叶茂展现无限生机的大树，值得我们自豪和骄傲。

路漫漫兮，吾将上下而求索！在已经过去的20世纪，人类经历了现代化高速发展百年岁月，毫无疑问，这是科学和文明发展的必然结果。然而，在现代化发展的任何一个国家又几乎无一幸免地不以损害乃至消灭传统文化包括传统医学为代价。20世纪的后50年，在中国，由于政府采取了对传统医学保护和扶植的政策，使之得以生存并获得新生和发展。然而即使如此，由于近200年满清王朝的腐败无能、丧权辱国，一种对自己有着光辉历史的民族文化缺失自信心的民族虚无主义也深深埋蛰于一部分人的潜意识中，因而继承和振兴中国医药学不仅要面对着快速发展的现代医学的挑战，还要面对着一些妄自菲薄者的非议。我们深信，21世纪中医药学必将再创辉煌，造福人类。然而，道路也必将是艰难曲折的。我们应当发扬梅花精神。像梅花一样要有三种境界。“墙角数支梅，凌寒独自开。遥知不是雪，为有暗香来”（宋·王安石）——这是第一种境界，以艰苦奋斗为荣。“冰雪林中著此身，不与桃李混芳尘。忽然一夜清香发，散作乾坤万里春”（元·王冕）——这是第二种境界，以自主创新为律。“疏枝横玉瘦，小萼点珠光。一朵忽先变，百花皆后春”（宋·陈亮）——这是第三种境界，以敢为天下先为乐。我们深信，在地球村这个人类的家园里，随着经济发展，科技进步，社会和谐的大趋势日益形成，在各国政府的支持下，中医骨科学的特色和优势在全世界同道的共同奋斗下，必将在学术和医技两个层面上为世人所接纳，继往开来，弘扬光大。

本次学术交流大会汇聚了世界各地的专家、学者、名医们的宝贵经验和最新研究成果，我们预祝大会圆满成功。世界中医骨科联合会将永远是一面旗帜为我们所高举，也将永远是一条闪烁着光辉的纽带，让世界的同道们互相维系，在增强团结合作中，志存四海，造福人类，功著春秋。

2007 年 4 月

在终身教授受聘仪式的讲话

尊敬的裘老、各位领导、各位来宾、各位朋友：

今天上海中医药大学校授予我终身教授的荣誉，裘老不辞九十高龄，各位领导、嘉宾都在百忙中前来参加这一隆重的仪式，使我深受感动。对此，请允许我怀着真诚的感情向大家致以由衷的感谢和崇高的敬意。

此时此刻，我面对着眼前两本闪光的红册子，心情难以平静。其中一本是刚才陈凯先校长授予我的终身教授聘书，另一本是我的学生们祝贺我明天70岁生日，特地印制十分精美的贺语集。终身教授聘书体现了大学对我的认可和寄托。这些都是我一生中最值得珍藏、最贵重的精品。

回首往事，思绪万千。遥想50年前的1957年，也是盛夏时刻，我从那邮递员的手中接到上海中医学院入学通知书，从此投身中医事业。弹指一挥间，50年过去了，今天我又从陈校长手里接过终身教授证书，这首先使我满怀深情地认识到，在过去的岁月，我虽然有过艰苦的努力，也取得了一些成绩，但归根结底是党的教育、母校的培养。在中医学院6年寒窗，为我从事中医药事业打下了创业基础，掌握了中医药基本理论、基本知识，基本技能。毕业后我有幸留校，分配在龙华医院骨伤科，有缘成为我国著名伤科大师石筱山先生的弟子，成为石氏伤科传人。我在龙华医院工作整整20年，从住院医师到主任，医院为我创造了成长的平台。在继承、弘扬中医骨伤科特色优势的同时，医院为了提高我的综合业务水平和素质，专门送我去瑞金医院进修西医骨科，去华山医院进修神经外科。使我有能力在业务上不断开拓进取，我先后在科内开展了小儿骨科和脑外科业务，拓展了中医事业发展的空间。在“文化大革命”的年代，我曾经作为上海市医疗队队长率领医疗队到贵州山区和上海郊区为农民服务，运用中医、针灸、推拿培训赤脚医生，同时在当时十分贫困的山区，在简陋的卫生院借着汽油灯的灯光进行小儿麻痹症手术，又是从上午做到深夜，一天要为5~6个病人手术。我们也在当时十分落后的上海郊区为血吸虫病病人进行巨脾切除手术，在已故徐长生老师主持下，1年切了100多个脾脏，虽然很辛苦，却练了外科基本功。龙华医院培养了我中医的业务能力，又通过担任科主任和支部书记的锻炼，培养了我的管理能力。如果没有这20年的磨炼，我后来调任市卫生局任职，一定会面临许多困难。

1983年我调任市卫生局担任副局长，主管全市卫生系统中医、科研和医学教育工作，一干就是9年。在中医工作方面当时十分艰难，全市只有一家中医院和一个中医门诊部，3个中医研究所。在工作中，我感受到上海中医药基础十分厚实，群众十分欢迎需要中医，尽管困难、阻力很大，但是在当时卫生局党委和领导的集体帮助、支持下，使上海中医事业的振兴取得重要进展。至20世纪90年代初，上海基本实现区县有中医医疗机构，建立了上海市中医药研究院，4所市级中医院的改造扩建也基本落实。我们提出“建上海队，创中华魂”，开创了上海中医药队伍团结协作的新局面。眼界决定境界，上海是全国卫生事业的中药基地，我在中医、科研、医教的管理中，向老同志学习，向专家请教，深入中医院研究院调研，大开眼界，提高了思想境界和管理水平，这又为我1992年调任上海中医学院院长作了前期培训。20世纪90年代初我们不失时机地实现了学院改名为大学，聘请我国医学泰斗吴阶平担任名誉校长，提出“创建全国一流、世界著名的中医药大学”的奋斗目标，在市教委关心和支持下，经教育部评审称为全国本科教育优秀大学。1998年11月20日我从上海中医药大学校长职务上退位。在全校处级干部大会上同志们给予了我的热烈掌声中，曾经表态：“作为一名共产党员，我要做到退位不下岗。”我遵守自己的承诺，经过几年的筹划，在上海中医药大学和龙华医院的支持下，我们于2003年成立了“上海中医药大学脊柱病研究所”。2004年我们又与世界华人骨研学会成立了国内唯一的联合研究中心。这几年研究所的发展势头很好，开展科研方面，承担一批国家级、市级重大课题，取得了一些较大的成果，同时培育了一批引用现代科学理论和技术，围绕继承创新中医骨伤科，石氏伤科特色优势优秀的研究生和徒弟，发表了一批SCI收录的论文，在国内外也有了一定的影响。

回顾历史，我在反思中深感，我所做的一切作为一名共产党员都是应该的，而所做成的一切则是党和母校、医院培养的结果，是各级领导、朋友，包括我的学生帮助支持的结果。

我们生活在实现中华民族伟大复兴的时代。中医药的振兴，无论是挑战、困难或机遇，希望都是民族复兴的大事，一个民族不能没有自己的文化和精神，振兴中医是我们这一代人的历史责任。1997年1月我到日本名古屋访问中京女子大学。校长是中京大学财团董事长的女儿，留美博士，据说这位校长有个规矩，每次会见客人不超过半个小时，而且会见中必须2/3以上时间听她谈论。后来我们在会见时讨论起孔子的教育思想，仁爱礼义，大学之道，在明明德，在亲民，在止于至善。到治国、齐家、平天下，致知格物，也谈到韩愈的师说，传道，授业，解惑。谈到中医药与中国文化的关系，谈论很兴奋很融洽。我们谈了75分钟，一大半时间她听我讲，最后这位单身贵族在和我握手告别时非常诚恳地说：“中国是日本的文化母国，我要去上海访问你们大学。”事后我们顺利地签订了两校友好合作协议。这件事使我深感祖国的伟大，为我们拥有优秀民族文化自豪。

杜甫曰：“王杨卢骆当时体，轻薄为文哂未休。尔曹身与名俱灭，不废江河万古流。”我们的国家强大了，综合国力的提升也为中医药的振兴提供了保障。最近我们所选送了32名在读2年级博士作为代表到美国罗切斯大学骨科中心进行博士论文课题研究，这在过去是完全不可能的，临行前学生问我：“老师有什么交代？”我说你们要记住三点：一记住自己是中国人；二记住自己是为中医药事业而去学习的；三记住自己是上海中医药大学附属龙华医院派出的，时时意识到自己的历史责任，时代使命。而对学生们的成长，我从内心感到高兴，“学生因老师而成长，老师因学生而光荣”，这是每一个老师最大的心愿。

记得我还是在读初中时，系着红领巾读完《钢铁是怎样炼成的》，奥斯特洛夫斯基说：“一个人的生命是应该这样度过的：当他回首往事的时候，不因虚度年华而悔恨，也不因碌碌无为而羞耻。这样，他就能够说：我整个的生命和全部的精力，都已经献给世界上最壮丽的事业——为人类的解放而奋斗。”今天我们弘扬中华民族优秀文化，推进中医药继承、创新、现代化、国际化也是一项壮丽的事业。我会继续努力，做一个名副其实的上海中医药大学终身教授。不辜负各位领导、各位朋友对我的关爱和期待，不辜负我的学生们我的病人们对我的敬重，继续做好我应该做好的工作。

再一次向大家表示衷心感谢，祝大家身体健康。

2007年8月10日

苏世独立　横而不流

——祝贺香港中医整脊学会成立

盛夏已度，秋风送爽。香港中医整脊学会在人们久远的期盼中光荣诞生，这是香港中医药事业的一大盛事，也是我国整体推进中医药继承创新、现代化、国际化的又一盛举，全国中医骨伤科同道，尤其是从事整脊专业的中医工作者无不为之欢欣鼓舞。我们向香港同道的奋斗自强精神致敬，并表示热烈的祝贺。

中医整脊学是祖国医学伟大宝库中特色优势十分明显的一门学科，有着数千年发展的悠久历史。当今随着人口老龄化、交通事故等创伤以及空调、电脑、驾车的普遍化，脊柱的急性损伤和慢性劳损以及风湿痹证不断增加。在国内据初步统计仅颈椎病发病率即为13%左右，而腰椎病的发病率更高，超过15%。香港是世界著名的现代化大都市，人们工作生活中诸多因素与脊柱疾病形成密切相关。根据现代研究揭示这类疾病需要手术治疗的比例仅在5%以内，而大多数患者非手术治疗即可获得较好疗效。中医整脊学是一种自然疗法，在世界回归自然的潮流中更为人们所青睐，实践证明它凸显了中医学的特色和优势，在世界上众多国家往往是人们首选的治疗方法，也成为中西医工作者进行非手术治疗所使用的主要技术。因而深入整理、挖掘、研究中医整脊学是不断提升临床疗效及其安全可靠性的时代要求。成立中医整脊学会是香港中医同道加速继承创新步伐的重要举措，是对历史责任的主动承担，令人敬仰。屈原在《橘颂》中倡导人们应当具有“苏世独立，横而不流”的高尚品格。目前，我国中医药事业正面临着新的挑战和机遇，困难和希望。我们只要警醒地面对挑战，以自强不息的拼搏精神，抓住机遇，克服困难，必将迎来新的希望。

香港历来是人才汇聚之处，骨伤精英众多，整脊高手云集。我们深信香港中医整脊学会成立后，不仅会有一个良好的开端，也一定会不断发展。在服务香港社会的同时，注重学科优化，加强学会建设，团结一支浩浩荡荡的队伍，必将为我国中医药事业的振兴和发展作出自己的重要贡献。

2007年8月11日于上海

在浦东新区中医药协会揭牌仪式上的讲话

尊敬的各位领导、各位来宾、同志们：

今天我们在这里隆重集会，举行上海市浦东新区中医药协会揭牌仪式，各位领导、各界人士在百忙中亲自赶来参加仪式，给了我们极大的关怀和鼓励，使我们深受感动，请允许我代表协会全体同道向大家表示衷心的感谢和崇高的敬意。

浦东新区中医药协会的成立是我们新区内全体中医中药业同道在区委、区政府引领和组织下，认真贯彻党的十七大关于"中西医并重""支持中医药和民族医学发展"重要精神的生动实践。中医药是一个伟大的宝库，是中华民族赖以繁衍昌盛的优秀文化瑰宝，坚持继承创新、现代化、国际化是我们这一代炎黄子孙的历史责任和时代使命，我们中医药界的同道们必将在党的十七大精神鼓舞下自强不息、努力奋斗，在新世纪谱写中医药事业新的篇章。

上海市地处世界东方的大港、航运中心，早在20世纪90年代上海市委市政府就已规划将上海建成亚洲一流的医学中心，中医药不仅是题中应有之义，而且是重要的组成部分。上海自开埠700年来，尤其在明代以后，日益显示海派文化的氛围，中医药也突显了海纳百川的特征，名医名店汇聚，行业繁荣昌盛。改革开放以来浦东新区成立以后，浦东大地不仅成为一片生机勃勃的热土，而且日渐成为展示当代中国实力的窗口。在中医药事业方面也获得了巨大发展，新区政府不断加大对区域内中医药事业发展的投入和政策倾斜，初步实现了"聚焦张江"的中医药发展战略，一大批中药研发机构和生产企业在张江建成，全国一流世界著名的上海中医药大学及其附属曙光医院整体搬迁张江，从而构建了我国为数不多的中医药"产学研医"一体的高地。最近，浦东新区政府又完善了全区中医药事业发展"十一五"规划，并正在着手编制"中医药事业发展综合配套改革试验区"方案。我们深信浦东新区中医药事业必将迎来更加灿烂美好的明天。

元代著名诗人王冕有咏梅诗曰："冰雪林中著此身，不与桃李混芳尘。忽然一夜清香发，散作乾坤万里春。"振兴中医药事业，前途光明，道路艰难。但是只要我们发扬梅花精神，耐得风霜雨雪的磨炼和考验，怀着造福人类的崇高境界，中医中药联手，全区中医药同道亲密合作，精诚团结，我们就一定能抓住机遇，迎接挑战，大有作为。前不久，在新区政府的领导和组织下，全区中医药界广大同道在中华民族伟大复兴的感召下，决心在全区推进并打造科学中医、特色中医、产业中医、文化中医、大众中医新品牌，不仅使区域内民众受益，而且要努力使中医药从浦东走向世界。经过协商取得共识，在新区政府的支持下成立"浦东新区中医药协会"，运用改革，创新机制，使协会既具有行业协会一定的管理职能，又有专业学术团体交流学术，培养人才的功能。协会是非营利性的群众团体，今后既要认真做好政府转移的职能，又要自主运作，开拓进取，配合政府动员和组织全区同道形成一支浩浩荡荡的大军，不辜负民众的期望和领导的信任，努力开创浦东新区中医药事业的新局面。今天的揭牌是我们协会正式成立的象征，也是我们开始征途的里程碑。任重而道远。我们将信心百倍，一定要也一定能使中医药在建设小康社会，让民众人人享健康的伟大事业中作出应有的贡献。

2007年11月22日

第七届世界传统医学骨科学术交流大会（韩国首尔）上的致辞

尊敬的申俊混会长、金章铉会长，各位韩国贵宾、中国大使先生、房书亭局长，各位嘉宾、女士们、先生们：

由世界中医骨科联合主办、韩国脊柱神经推拿医学会承办的“第七届世界传统医学骨科学术交流大会”今天在世界著名的韩国首都首尔市隆重召开。

这次会议得到以申俊混会长为首的韩国脊柱神经推拿医学会的富有成效的精心策划、认真准备，也得到大韩韩医学会、大韩韩医师协会以及韩国保健福祉家庭部、国家中医药管理局、中华中医药学会、中国驻韩国大使馆等部门的十分权威的大力支持。

本次会议更得到世界传统骨科医学界同道的大力支持，今天有来自世界各国和地区代表参加会议。对此请允许我代表世界中医骨科联合会向以上各方面人士的支持以及他们今天光临本次大会表示衷心感谢、崇高敬意和热烈欢迎。

女士们，先生们！正如大家所知传统医学骨科是世界传统医学重要的组成部分，不仅在中国有悠久历史，在大众医疗卫生保健事业中发挥了重要作用，显示了独有的特色和优势，而且在世界许多国家都显示了这些特色和优势。近几年由于世界传统医学交流增多，我们也更多地了解到韩医学，包括脊柱推拿医学有着很高的学术水平，在防治骨科疾病中有非常显著的疗效。

今天上午我们中国代表团专门拜访了申俊混会长所创办的医院，我和章以宗秘书长、王凤岐监事长都感到医院业务繁忙，管理先进，受病人欢迎，我本人还亲自体验了医院医生的推拿手法，感到他们的医术很高明。

我们深信本次大会在大家共同努力下，一定能在传统医学骨科领域开展更广泛更深入的交流，进一步推动世界中医骨科的学术发展。

2006年在马来西亚的新山寺召开“第六届世界传统医学骨科大会”时，曾经竞选第七届会议举办国家，结果以申俊混会长为首的代表团，以韩国人的诚信、办事认真，以及韩医学的影响力和他本人的魅力获得竞选成功，2年前的记忆犹新，今天各位代表所见到的一切，证明当时大家的选择是正确的。对此我以全体代表的名义再一次向申俊混会长和韩国主人们致以衷心的感谢。

祝本次大会圆满成功，祝各位身体健康、事业发展。

2008年4月

上海市骨伤科研究所成立五十周年庆典上的发言

尊敬的领导、各位代表、同道们、朋友们:

初冬的上海阳光灿烂,我们怀着兴奋的心情,十分荣幸地应邀参加上海市骨伤科研究所成立 50 周年庆典,请允许我以中华中医药学会副会长的名义,代表全国和上海中医骨伤科同道向大会和研究所致以热烈祝贺。

上海市骨伤科研究所成立于 20 世纪的“大跃进”年代,是上海市乃至全国成立最早的省市级医学专业研究所之一,50 年峥嵘岁月创造了辉煌的历史,取得了丰硕的成果。虽然在创建的前期历经三年困难时期和十年“文化大革命”的磨难,天灾人祸接踵而来,但是在改革开放的 30 年中,上海市骨伤科研究所全体同道抓住机遇发展自己,在医教研、中西医各个方面都再创了新局面,展示了新的腾飞。

上海市骨伤科研究所建立在瑞金医院内,可谓人杰地灵,名家荟萃,当年所内有叶衍庆、过邦辅、柴本甫、陶锦淳、魏指薪、李国衡等一大半的享誉国内外的中西医知名学者、教授,他们坚韧不拔、孜孜以求,不仅为上海市骨伤科研究所的发展奠定了坚实的基础,而且身体力行,建树了严谨、求实、仁爱、包容、创新的科学研究氛围和优良传统,形成了高水平的学术梯队。现在研究所又在医院党政的支持下,以杨庆铭所长为首,李飞跃教授等集体领导下与时俱进,把研究所建成为国内一流世界知名有着中西医显著特点的骨伤科研究所,对研究所始终坚持弘扬中西医兼容、海纳百川的精神,我们深感敬仰。

研究所不仅重视所内人才培养,50 年来还为国家和上海市培养了大批中医骨伤科和西医骨科进修医生,为我国中西医骨科事业发展作出了宝贵贡献。1972 年我本人也曾在研究所进修,我们在上级医师的严谨、严格、严肃作风的指导下,学到非常宝贵的中、西医骨伤科基本理论、基本知识、基本技能,为以后的成长打下了良好的基础,研究所是我们的第二母校,今天我们为研究所的辉煌成就感到光荣和自豪,也由衷地感谢研究所对我们的关爱和培养。

垂緌饮清露,流响出疏桐。居高声自远,非是藉秋风。我们深信在新的历史时期,上海市骨伤科研究所一定会再创辉煌。祝大会圆满成功!

2008 年 7 月

第八届上海市中医药学会会员代表大会上的讲话

各位领导、各位代表、同道们、朋友们：

刚才总监票张明岛教授宣布了选举结果，表明第八届理事会宣告成立，也表明第七届理事会已经完成历史任务，本次大会也即将圆满成功。对此，我和退位的33位理事感到由衷高兴，并向新一届理事会表示真诚的热烈的祝贺。

天地者，万物之逆旅，光阴者，百代之过客。我们上海市中医药学会成立于1952年，最初称中医学会，20世纪90年代总会改为中医药学会，所以从第六届开始，上海市中医学会也改名为中医药学会。一瞬间56年过去了，学会也在历届会长和理事们的努力下，得以不断加强和发展。第1届陆渊雷，第2届程门雪，第3届黄文东，第4届姜春华，第5届是张镜人，第6届、第7届是由我担任，现在把接力棒交给严世芸同志。我自83年到卫生局工作便和学会结上不解之缘，屈指相称也有25年了，我感到十分荣幸能为学会做一点工作。

回顾50多年的历史，在历届前辈的指导和支持下，学会形成了一些好的传统，我把它概括为三个坚持，即：① 坚持正确的办会方向，始终以党的中医政策为指导，遵循继承、创新、现代化的方针，大力促进学术交流和人才培养。② 坚持三个做好，即做好党联系中医药界的桥梁；做好政府发展上海中医药事业的助手；做好上海中医药界团结的纽带。③ 坚持提倡顾全大局，团结协作的好风尚，形成医药联手，建上海队，创中华牌，积极向上，朝气蓬勃的良好氛围，我们深信新一届理事会在严世芸同志的领导下，一定会弘扬传统，继往开来，开创新局面。我们这些离任的理事，也一定会以历史的责任感和时代的使命感，继续关心、支持学会工作，并努力作出自己应有的贡献。

刚才顾瑛秘书长宣读了致谢信，我由衷地感谢新一届理事会对我们的深厚情谊。我想起当年李白和他的朋友汪伦告别时写的一首诗曰："李白乘舟将欲行，忽闻岸上踏歌声。桃花潭水深千尺，不及汪伦送我情！"

请允许我借此机会向各位领导和同志们多年来对我的关心支持和帮助，以及表示衷心的感谢和真诚的敬意。祝我们的学会蒸蒸日上，祝大家身体健康，万事如意。

2008年10月31日

凌耀星教授90华诞暨行医65周年贺词

尊敬的凌老，各位领导、嘉宾、同道：

今天我们欢聚一堂共庆全国著名中医学家、中医临床家，我们敬爱的凌耀星老师90华诞，暨行医65周年这一大喜日子。

我代表上海中医药大学专家委员会、上海中医药学会并以一名学生的身份向凌老致以崇高的敬意和热烈祝贺。

此时此刻我们大家都敬仰凌耀星老师，她为中医药事业奋斗一生的光辉历程不仅星跃杏林，也深深感动我们每一个后继者，令人由衷崇拜。

凌老师是当代上海中医药事业历史的见证者。

远在20世纪30年代，凌老师尚在意气风发的青少年时期，就涉身中医药事业，在大半个世纪的历程中，她怀着对中医药事业的忠诚，执着追求，同时也见证了中医药事业的衰亡，新中国在党的领导下中医药事业的振兴。他在百字史集中，更加热爱新中国，更加热爱共产党，更加热爱中医药事业。

凌老师也是我们学校发展历史的见证者，她是我们大学的第一批中医老师，早在20世纪50年代上海中医学院创立之初，她就到校工作，凌老师是我们学校的开创者、拓荒者、推进者。见证了上海中医药大学由最初设在迎宾大楼，几百平方米的大学招牌、中学规模、小学校舍的状况，发展至今日成为全国一所世界著名的中国中医药高等学府繁荣昌盛的景象。

凌老师不仅为学校的蓬勃发展感到欣慰，也始终如一地热爱学校，关爱学校的事业发展，她虽早已步入耄耋之年，作为上海中医药大学专家委员会的委员，总是积极参加专家委员会的各项工作，为学校发展出谋划策，是一位名副其实的老积极。

凌老师也是我们这一代中医学子成长的见证者。50年前我们当时还未过弱冠之年，是凌老师和其他前辈把我们从启蒙阶段循循善诱引导进入中医学的高深殿堂，使我们这一代人有缘中医，献身中医，成为继承发展中医的后继者，凌老师以她造诣高深的学识和为人师表的崇高品德教导了我们，感染了我们，也见证了我们的成长。

这里我不禁想起裘老的一首诗：

焰读灵兰绛帐开，神州佳气拂兰台。

老夫头白豪情在，要看东南后起才。

在中医药事业的征途上，我们这一代人毕竟是幸运的，在我们成长的进程中欣有凌耀星老师等前辈大师的培养：传道，授业，解惑。

今天适逢我国中医药事业发展前所未有的大好时期，我们要以凌老师为榜样，以历史的责任感、时代的使命感，全身心地为我国的中医药事业、为我们大学的事业努力奋斗，作出贡献。

2009年4月

万物静观皆自得，四时佳兴与人同

——参与“海派中医论坛”几点思考

上海自1843年正式开埠迄今近170年间，逐渐形成我国经济、文化、科技中心，作为文化大都会也曾名噪一时，誉满海内外。新中国成立后虽然有所变化，部分中心北移京城，但仍不失其重要地位。医药，尤其是中医药则历来均为国家和社会认定为我国之重要基地，在许多方面成为标杆持续影响着全国。改革开放以来，上海中医药事业得到长足发展，可喜可贺。然而，随着我国综合国力的增强，中华民族优秀文化的世界认同感也与日俱增，对中医药的需求亦不断增加和提高，世界卫生组织正积极推行让传统医学在卫生保健各个层面发挥作用，而国内的医改也正在为中医药事业的发展拓展空间改善生态环境。因此，作为我国中医药工作的从业者，我们既面临着良好的机遇，也同时存在着严重的挑战。一句话，我们要承载着历史的责任和时代的使命，努力把关系到中医药事业生存和发展的“继承、创新、现代化”这篇继往开来的大文章做好。树有根，水有源，上海中医药事业的生存和发展离不开让它萌芽生枝的文化土壤、历史阳光和人脉雨露。“天质自森森，孤高几百寻。凌霄不屈己，得地本虚心”（王安石《孤桐》）。自2007年，上海中医药学会与上海市中医文献馆联合创办“海派中医论坛”。已先后举办三期，而第四期亦将开坛在即。记得在第一届论坛开坛时我在致辞中曾说过：“上海自明清以来三四百年间名医汇聚，闻名全国。以深厚的文化底蕴为基础，又与现代经济、科技、文化互相交流渗透，在‘发皇古义，融会新知’的共识背景下，几百年来已形成了‘海纳百川’的开放胸怀，百花齐放的学术流派，追求卓越的创新精神，引领风范的名医队伍，这些都是上海中医药事业的丰厚资源，也是在新的历史条件下催人迸发的精神力量。”通过三届论坛的讨论，其中既有名家对话，学者交流；又有历史探究，观念辨析；更有新知阐述，未来求索等，堪称一次又一次的文化之旅，对上海中医药事业的新一轮推进乃至今后的发展，无疑都具有深远的历史和现实意义。这是一次精神洗礼，也是一次极好的学习机缘。先后三次论坛通过探讨和交流，在以下三个方面与与会者取得了共识，形成了共同的理念。

（1）通过探究海派中医的定义及内涵，形成的背景及历程，进一步彰显自唐宋以来上海中医药事业发展所积淀的深厚文化底蕴。

众多专家在讨论中都指出海派中医以海派文化精神为依托，是海派文化的重要组成部分。上海的中医有悠久的历史，是海派文化的重要组成部分。其始于唐代，兴于宋元，盛于明清，而至上海开埠后的170年间，由于近代经济、社会、文化的发展，西学东渐形成的新潮流的冲击，使上海的中医发生了新的特质性的变化，其标志的要素即是“大气、兼容、变化”。因此，大家基本上认为海派中医的定义可以概括为：具有开放、兼容、吸纳、求新特点的上海地域中医。其内涵则十分丰富，学者们从海派中医的代表人物成长之路、学术主张和成就，以及海派中医中心地位及其在全国的影响等两个方面展开了广泛的探讨。从前者的梳理中，大量而丰富的实例显现了海派中医的代表人物在实践中身体力行推动多种模式中医教育，倡导吸纳新知、衷中参西（中西汇通），求新求变敢为人先。固然当时的中医药事业就全国而言正处在患难的水深火热之中，而上海的海派中医壮士则在顽强的抗争中展现着另一幅波澜壮阔的画卷。因而海派中医成为全国中医的中心，不仅大量全国中医流派和精英汇聚上海，推动着上海中医各个学科的交融和发展，同时海派中医的代表人物又勇于坚守中医药阵地，与西方医学及其借助国民政府的反动势力打压中医进行顽强斗争，成为全国的中坚力量。1929年，全国中医界聚集上海，举行声势浩大的请愿示威并获胜，足以说明上海对全国的影响，海派中医亦可谓为“铁杆中医”。

海派中医与海派文化息息相关。上海文化肇始于新石器时期的“崧泽文化”，距今5 900年至4 900年之久。在上海开埠以前其文化属于中国古代的江南文化，渊源于长江流域的江浙古越文化，学者们认为这是一种亲水文化，其不仅具有动态、敏感、细腻、宽容、吸纳的特点，同时又有冒险性格和拓边精神。海派文化传承了吴越文化的这些特质，因而也使之具有“有容乃大”“和而不同”“革故鼎新”“止于至善”等精髓和特征。

（2）“不薄今人爱古人”，海派中医为我们后人珍存了一份丰厚的学术遗产，同时也昭示了一代名医志不泯灭的人文精神，是振兴上海中医药事业、搏击腾飞的宝贵资源，也是我们讨论海派中医的最大的价值取向。

海派中医虽形成于近代，却历来是医家荟萃之地，有着丰富的积淀。上海市中医文献馆对唐宋以来上海中医发展的史实进行了深入的挖掘和梳理，统计显示自宋元迄今，有记载的医家不少于1 200余人，其中有众多名闻遐迩的大家名医，如南宋有唐以道、何世元；元代有陆怡、何天祥、唐永卿、何侃；明代有并称上海四大医家的李中梓、刘道深、徐子瞻、沈元裕，以及秦昌遇、李延昰、吴中秀、沈时誉、沈明生等；清代有李用粹、王宏翰、王孟英、何其伟、何鸿舫、陈莲舫等；民国时期有李平书、张骧云、丁甘仁、夏应堂、余伯陶、谢利恒、曹颖甫等；现代有秦伯未、章次公、陆渊雷、程门雪、黄文东等。古往今来，在这些医家的学术传承和历史影响下，上海同样汇聚了各种学派，如经方学派、温病学派、孟河学派、伤寒热病结合学派、新安医学学派、温阳学派、中西汇通派。这些学派不仅有其代表医家，且独显其学术观点、临床经验及名著名篇。此外，临床以家系传承为代表，各科流派至清代末已有百余名家，民国以来具有代表性的亦有50余家。这些学派、流派及其名家不仅彰显了他们个人的学术造诣，充实了海派中医的内涵，而且为打造上海地域的中医学术平台并成为全国高地作出了不可磨灭的贡献。

这里不妨了解一下20世纪初关于“中医科学性”问题一次旷日持久的论争，可窥海派中医代表人物的立场和贡献。在新文化运动时期（1915~1923年），儒家思想受到猛烈冲击，在“五四运动”“打倒孔家店”的浪潮中，曾经以“儒和医不可分”的中国传统医学，也被列为中国封建文化的一部分受到猛烈攻击和批判，被指责为“中医不科学”“中医是迷信”，甚至形成一股“废止中医论”的势力。当时持中西汇通观点的上海医家恽铁樵等面对种种非难，力主通过中医学的自身改进而保存，认为在新的社会里仍应有传统医学存在的价值，中西医各有所长，并无古今高下之分，传统医学必须有自己独立的尊严和领地，并认为不存在所谓中医“科学化”的问题，中医本身并非不科学，《黄帝内经》是合乎科学的，只是其中蕴含的“精义”或“大义”被长期湮没了，应将其阐发出来，而不是使中医与西医同化。恽氏在其《群经见智录》中曰：“只能取西医学理补助中医。质言之，可以借助他山之石，不能援儒入墨。”恽氏自30岁后开始医学生涯，有着深厚的文化知识，亦曾接受过近代科学正规训练，又积累了丰富的临床经验。当他面对“废止中医”论者对《黄帝内经》的种种非难，旋即撰写了大量的论文一一予以辩驳，指出中医不是玄学，“《黄帝内经》确有精义，并非扣盘扪烛之谈”。《黄帝内经》中关于阴阳、五行、藏象、气化学说等医学理论均有深刻、精辟的含义。他强调当时中医界的第一要务是通过自己的研究和理解，阐明古医经之“精义”，使“中医民众化”。恽铁樵对《黄帝内经》的研究确有自己的独到见解，达到了新水平。如“古人《黄帝内经》之五脏，非血肉之五脏，乃四时的五脏。不明此理，则触处荆棘，《黄帝内经》无一语可通矣”（《群经见智录·五行之研究第八》）；又如他对五行的认识指出：五行的实质是代表五季，五行的生克是表示五季气候的常与变。这种诠释使中医学的五行学说得以与阴阳家术数巫祝的五行可资区别。恽氏关于中医学的许多见解都高人一筹，因而也在医界和社会上有着广泛的影响。他逝世后数百人撰文或写挽联悼念，其中有一联为：“讲学法宋儒，学者咸仰如泰山北斗；论医宗仲圣，医界群奉若航海南针。”可见文化界和医学界对其之推崇。

历史的车轮总是前进的，学术的发展也总是在争鸣中使是非曲直变得清晰，继承创新，继往开来永远是时代的主题曲。“未及前贤更勿疑，递相祖述复先谁？别裁伪体亲风雅，转益多师是汝师”（杜甫《戏为六绝句》）。海派中医的前贤们为我们坚持继承，致力创新树立了大师风范。

（3）解放思想，聚焦目标，建上海队，创中华牌，和而不同，各领风骚，在历史新的起跑线上构造上海中医事业发展新的高地，再现海派中医新的光辉。

改革开放30多年来，上海中医事业本着“以机构建设为基础，人才培养为关键，学术发展为依靠，科学管理为保证”的基本策略，已经获得长足发展，尤其在人才培养方面，积累了许多经验。在流派传承、学科建设、学位教育与新一代高层次人才培养方面，不仅有实在的举措，着力的推进，新鲜的经验，而且有许多创新，开全国之先河。无论是上海中医药大学本部、各附属医院、各区县中医医院，还是综合性医院中医科、上海市中医文献馆都倾注了大量的心血，获得可喜成果，这是不争的事实，为世人瞩目。

本次论坛在前三次大讨论的基础上提出新的主题，倡导“海派中医流派传承工程建设”，通过集思广益、创新思路、做实规划，不仅有利于延续海派中医的历史文脉，更重要的是在推进上海中医药事业发展，重振雄风的伟大进军中注入新的元素和活力，加强内涵建设。显然这是富有智慧的创意，这次讨论也可以为政府决策提供借鉴和参考，具有重要的现实意义。

关于“工程”，《辞海》的含义为两个方面：一是指学科名称，如土木工程、生物工程等；二是指具体的基本建设项目，如长江大桥、三峡工程。显然，我们讨论的“工程建设”应属后者。为此，我有三点建议：① 加强“海派中医流派传承工程建设”项目的整体性规划研究，理清该工程建设的目的性、可行性，以及预期结果和转化应用，务求取得实效。不尚空谈，避免坐而谈道。② 在工程建设中，进一步梳理脉络，考究历史，结合已有的上海地方志、上海卫生志以及相关的海派讨论，如海派文化、海派书法、绘画等史料，就海派中医的学派、流派及代表医家等方面作一次基本定格或定论，不妨仿照《史记》《资治通鉴》等格式，汇聚资料，撰成长篇，最后能出版一本《海派中医通鉴》或《海派中医大观》，这方面文献馆已做了大量工作，希望能继续下去。外省市如“新安医学”“岭南中医”等研究亦可供参考。③ 建议市卫生局和中发办能设立“海派中医流派传承工程建设”领导小组和专家工作组，在“十二五”中医规划中立项，划拨专项经费。落实有关机构，如文献馆牵头承办项目。

宋代理学家程颢在《秋日偶成》一诗中曰：“万物静观皆自得，四时佳兴与人同。道通天地有形外，思入风云变态中。”我们正处在一个百家争鸣、百花齐放、万马奔腾、百舸争流的创意时代，人们的竞争已经从产品转向思路和概念。“海派中医论坛”正是我们上海中医人闪烁智慧的大舞台，必将成为一个历史的亮点而永存。

2010年

第二届正骨推拿传统与创新论坛上的发言

崔述生会长、耿嘉炜院长、张戎主任、宋佳卿副会长、赵琛书记、严国红书记、肖涟波院长：

今天在上海隆重召开，我十分荣幸应邀参加本次盛会，请致以热烈祝贺和衷心感谢！

我从事中医骨伤科专业已有57个年头，深知正骨推拿是中医药伟大宝库里的一颗灿烂明珠，充分彰显了中医药学的特色和优质，不仅是中医骨伤科的重要学术组成部分，也是由外妇儿多学科常用的治则治法，3 000多年来积累了丰富的临床经验和独特的理论体系，当前在“健康中国”的实践中我们如何推动学科发展，服务当代社会，并在迎接社会发展中所面对的挑战而努力奋斗，作出当代人的新贡献，这是我们的共同任务。为此，我认为本次论坛以“传统与创新”为主题，是一个十分重要也是十分确切的重大命题，深信本次大会将为我国中医药事业的发展作出重要贡献。

“坚持传统，勇于创新”是中医药事业发展的永恒主题，几千年来我们的先辈们也一直坚持这样的历程：

石氏伤科乃江南一大流派，源于江苏无锡，原以镖会、武术伤科为特色，活跃在京杭大运河上，清道光年间海运兴起，石氏并于1840年后迁徙上海，融入海派中医，成为上海专科八大家之首，弘扬明代薛己“十三科一理贯之”的理念，创造性提出了“伤科的内伤学说”，形成“以血为先，以气为主，防治兼邪，重在痰湿；调摄脏腑，护养肝脾肾”的理论学术思想以及较为完整的内外兼顾的治疗体系。

我作为石氏伤科第四代传人，半个世纪以来，我率领团队以慢性筋骨病防治为主攻方向，以石氏伤科气血、痰瘀、脏腑理论为指导，运用于颈腰椎及四肢关节疾病医疗、科研和教学实践，在传统与创新中也取得了一些成绩，我们先后获得国家科技进步奖二等奖3项，各类部市级一等奖12项。

5年前我受光华医院的邀请设立工作室，这次医院为弘扬石氏伤科院派特色将设立传承病房，光华医院作为上海中医药大学附属医院，在60年的奋斗历程中，历来坚持弘扬传统，守正创新。医院在手术治疗关节病方面，无论数量质量都在上海名列前茅，而在传统方面更有特色，今后我们要以传承病房建设为契机，认真做好石氏伤科院派发扬光大的工作，不辜负医院和长宁区卫健委期望。

祝大会圆满成功，祝各位身体健康！

2010年10月30日

在 2012 年新生开学典礼上的发言

尊敬的各位校领导、各位老师、同学们：

“时维九月，序属三秋”“落霞与孤鹜齐飞，秋水共长天一色”，这是初唐四杰之一的王勃当年在滕王阁所见到的山水景色，时隔一千多年，我们屹立在浦江之滨，不仅可以目睹世界之最的城市繁华，还依然可以在名闻遐迩的世博园里观赏到一派秋水伊人的田园风光。这不仅使我们感受到祖国的繁荣昌盛，也从一个侧面折射出在科学发展观、可持续发展方针指引下我们建设有中国特色社会主义的康庄之路，同样也展示着我们建设小康社会的美好愿景。此时此刻我们充满自豪和希望，我们将迎来党的十八大的隆重召开，这使我们今天的开学典礼不仅增添了一份隆重和喜悦，更使我们每一个与会者增添了一份历史责任感和时代使命感。

首先，请允许我代表全体教师向今天的开学盛典表示热烈祝贺，对全体新生进入我们大学表示热烈欢迎和亲切问候。

今天我作为一名老年教师和所有的教师一样感到十分高兴。“大道岐黄，薪火相传”，我们大学从今天开始又增加了一批生机勃勃的青年学子，我们的中医药事业又将增加一批后继者，师生教学相长共同造就一批我国中医药事业的栋梁之材。

即将颁布的《上海中医药大学章程》已明确规定我校将坚持研究教学型、特色型和外向型的办学定位，并且明确了以“一体两翼”为目标的新世纪中医人才培养模式。我认为这些规定不仅符合我校的实际情况，57 年来我校通过几代人的拼搏已经为实现这些目标奠定了厚实的基础，积累了可贵的经验，而且也符合国家新时期人才培养的战略要求，“培养人才，科学研究，引领文化，服务社会”是我国大学的基本职能。我深信我校坚持具有自己特色的办学定位和培养目标一定能为我国的高等中医教育事业作出宝贵的贡献，也一定能让每一位同学在严谨的学术氛围和良好的人文环境中得到锻炼成长，学有所获，成为一代中医新人。

“一体两翼”的培养目标是新世纪高等中医人才培养的必然要求，它强调以坚持培养学生较扎实的中医药理论和实践能力为主体，以较宽广的现代科学、医学知识和创新思维为一翼，以较深的中医传统文化底蕴为另一翼。这种“一体两翼”的教学模式将有利于我校的本科生和研究生在校学习期间夯实中医药学和现代科学的基本理论、基本知识和基本技能的功底，并且为今后的终身教育奠定良好的基础，在我国中医药事业继承、创新、现代化、国际化的征途中“一个主体、两翼齐飞”，为同学们实现自身价值持久助力。

“一体两翼”作为一种培养高等中医人才的理念和模式，是我校历史经验的高度概括和总结。57 年来我校培养了数以万计的毕业生，他们在我国各地中医药事业的各种岗位上都获得了可喜的成绩，实现了当初报考中医专业的理想和抱负。如上海市百名名中医，其中 80 岁以下的 95%是我校毕业的。我 1957 年考入上海中医学院，1963 年毕业，在从事中医事业近 50 年的生涯中，回首往事，我所取得的成绩也都离不开当年母校的老师们以这种模式对我的培养。我作为研究生导师率领团队先后培养了 76 名硕士，54 名博士，我延续了“一体两翼”的教育传统，为他们引路、铺路、养路，使他们得到良好的成长，毕业后也都得到跨越发展，现在他们中已有50多人成为全国中医骨伤学科的优秀学科带头人，其中有国家973计划项目首席科学家、国家杰出青年科研基金获得者、长江学者、省市科技精英、卫生部和省市优秀青年医学专家、全国百篇优秀博士论文获得者，以及全国和省市劳动模范、学院院长、研究所所长等，表明“一体两翼”是一条成才之路，我衷心希望同学们向这些优秀校友学习，在未来的岁月里努力学习，夯实基本功。

“千里之行，始于足下”，学而优则仕，任何成就都要付出辛劳的代价。唐代僧人与唐玄宗的瀑布联句说：“千岩万壑不辞劳，远看方知出处高，溪涧岂能留得住，终归大海作波涛。”未来的中医事业是属于青年一代中医人的。当然我们在教和学的过程中都要师生相长，重视道德修养。《礼记 · 大学》曰：“大学之道，在明明德，在亲民，在止于至善。”“致知在格物。”我们应当勤奋学习，从实践中获取知识，追求卓越，成为德才兼备的中医接班人。中医药学是中华民族优秀文化的瑰宝，我国是中医药的故乡，我们要对自己民族的文化自觉、自信，努力打造世界传统医学的高地，让国际和我们接轨，为中华民族的伟大复兴作出贡献。这就是我们共同的历史责任和时代使命。

2012年9月1日

在"石筱山伤科学术研究中心"成立大会上的发言

尊敬的王龙兴书记、谢建群书记、郑锦副局长，尊敬的石仰山教授、诸方受教授，尊敬的各位领导、各位嘉宾、各位同道、各位石筱山先生弟子传人，同志们、朋友们：

大家上午好！

"石筱山伤科学术研究中心"今天在先师石筱山先生生前就职执教的上海中医药大学附属龙华医院正式揭牌成立，大家在百忙中前来参加会议并予以指导，我谨代表全体石筱山先生弟子、传人向各位表示热烈欢迎和崇高敬意，对上海市卫生局、上海市中医药发展办公室、上海中医药大学及其附属龙华医院等各级组织和领导在中心筹建过程中所给予的亲切关怀和热情支持致以衷心感谢！

石筱山先生是我国著名的中医学家，现代中医伤科大师，上海石氏伤科第三代传人及学术思想的主要奠基者和拓展者。先生生前为上海中医学院伤科教研室主任，并担任龙华医院伤科第一任主任，还担任上海市卫生局、上海第一医学院、华东医院等多家单位中医伤科顾问及上海市中医学会副主任委员、伤科主任委员，是全国政协协第二、三届委员。

先生是一位医术精湛、医德高尚的中医伤科临床家；同时又是一位博学广识、造诣资深的中医药理论家，他传承家学，勤求古训，博采众长，发皇古义，融会新知，认真总结，形成了自己完整的学术思想体系；先生还是一位为人师表，尽显学者风范的中医教育家，他"传道、授业、解惑"，对弟子潜心培育，慈爱有加。先生德高望重，"石筱山伤科"在上海家喻户晓，名闻江浙乃至全国。

先生坚持走继承创新之路，毕生为我国中医药事业、为中医伤科学的发展不懈努力！先生钻研经典，探求"十三科一理贯之"之理，在《黄帝内经》整体观和气血理论指导下，提出理伤应"以气为主，以血为先"的精辟论断，突破了自唐代以来一贯执守的"损伤一证专从血论"的固有观点。在薛己《正体类要》和清代《医宗金鉴》损伤内证治疗的基础上，全面发展并完善了中医伤科内伤学说，从病因、病机、辨证施治、理法方药等方面作了系统的阐述，先生指出："在祖国的伤科中，并不是专治骨折和脱臼，另外还有人民群众所熟悉的内伤，所以人民群众不把'伤科'单称作'骨科'，而一定要叫伤科，就因为还有内伤的因素包括在内。"根据《正骨心法要旨》的提示，先生总结了"内伤分部论治"的经验及系列方药，尤其是头部脑震伤的治疗效果显著，直至今日仍为临床沿用。

在此基础上，先生进一步提出临证施治要遵循"筋骨并重，外损内伤兼顾，脏腑调摄，重在肝脾肾"的方略。在由先生主持下的上海中医学院伤科教研室主编的全国第二版统编教材《中医伤科学讲义》中，将内伤列为独立一章，成为伤科五类疾病（骨折、脱位、筋伤、内伤、骨病）之一，得到卫生部的认可，并和全国中医伤科同道共同努力，使之成为以后各版教材的范本，开历史之先河，成为发掘"中医伤科学"的一大创举。先生在认真探讨伤寒金匮学术观点的基础上，还根据"六经钤（qián）百病"的学说，提出了要"防治兼邪，尤重痰湿"的观点，从而显著提高了伤科疑难重症的辨证施治水平，也成为"石筱山伤科"的一大创造性的理论亮点。

实践是理论的基础，理论是实践的升华和先导。龙华医院伤科建科已有52年，在临床业务中，我们坚持弘扬石筱山伤科学术思想和宝贵的治伤特色和经验，使上海和江浙等周边地区乃至海内外的患者和百姓能在这里寻找到“石筱山伤科”的部分“基因”和“原生态”。新世纪以来，我们在建立脊柱病研究所的基础上，进一步把这些“基因”融入临床、科研和本科生、研究生的教育中。例如，我们遵循先生治疗头部内伤的经验治疗慢性硬膜下血肿，取得有效率达到99%的疗效，曾获国家中医药管理局科技进步奖二等奖；我们遵循气血理论开展了椎间盘退变性疾病的系列研究，发现了“椎间盘退变三期演变”和脊柱“动静力平衡失调”的规律，并提出颈腰椎及骨关节退行性疾病“从痹论治”的学术观点；根据先生运用脏腑学说的经验，我们将“肾藏精，主骨，生髓”的理论，融入骨代谢和椎间盘代谢的应用与基础研究中，探讨了中医“肾与干细胞”的相关性，还发现了 Runx－2、BMP7、β－Catenin 等基因和蛋白在调控干细胞分化中的关键作用，以及中药干预这些基因的上游和下游通路的变化规律；我们将筱山先生独创的治伤要重视痰湿等兼邪与现代淋巴系统、淋巴结研究相结合，找到了中医药防治慢性筋骨病炎症与免疫的切入点，今年也获得了国家自然科学基金重大国际合作项目的资助。在上述的研究中，我们先后获得了国家中医临床研究基地、国家重点学科、省部共建教育部重点实验室、国家中医药管理局重点学科与专科等建设项目，也承担了国家973计划项目以及多项国家自然科学基金重点项目和重大国际合作项目等100余项科研基金项目。本团队共发表论文568篇，其中SCI收录论文58篇；主编全国高等中医院校本科生和研究生统编教材以及专著28部；主持国际、国内学术会议50多次；申请国家发明专利12项并授权7项；成功地开发出治疗颈椎病、骨肿瘤的中药新药2项。并先后获得了中华医学、中华中医药、全国中西医结合以及上海市科技进步奖等6项部市级成果一等奖，去年又获得了国家科技进步奖二等奖。

“人事有代谢，往来成古今。江山留胜迹，我辈复登临”，抚今思昔，饮水思源，我们今天所取得的学术进步、学科发展，都是先师为我们所奠定的基础，“石筱山伤科”是一个巨大的学术宝库，不仅成为龙华医院骨伤科和康复科的临床发展基础，也是我和我的团队所培养的54名博士、76名硕士、20多名高徒、9名博士后等弟子及传人现在和今后创新思维的源泉。在我的150多名弟子中，现在已经涌现出一批像王拥军、姜宏、张俐、谢林、周红海、孟庆才、梁倩倩等优秀人才，他们中有国家973计划项目首席科学家、长江学者、国家杰青、全国劳动模范、全国五一劳动奖章获得者、全国三八红旗手、全国百千万人才工程国家级人选、享受国务院政府特殊津贴专家、卫生部优秀中青年专家、全国百篇优秀博士论文获得者、各省市科技精英以及学科带头人等。

石仰山先生和诸方受先生数十年来励精图治，分别在上海市、广东省、江苏省培育了一支弟子队伍，涌现出黄桂成、林定坤、马勇、王培民、陈博来、邱德华、李浩钢、吴军豪等一批优秀骨干人才，取得了医疗、教学、科研等多方面丰硕成果。据不完全统计，石筱山先生弟子、传人已有400余名，分布全国各地，其中正高级以上职称专家100余名，形成六代相传的学术派系，是我国中医骨伤学科的一支中坚队伍。我们将通过“石筱山伤科学术研究中心”的建立，进一步继承、挖掘、整理、研究石筱山伤科学术内涵，弘扬先师大医精诚的治学精神，救死扶伤、济世惠民的奉献精神，忠诚中医药事业、坚持社会主义信念的人格魅力，加强弟子、传人间的团结、协作，促进学术交流。

在中医药事业现代化、国际化的进程，推动石筱山伤科走向全国、走向海外。“江山代有才人出，各领风骚数百年”，我们深信一代一代的弟子、传人一定会脱颖而出，为我国中医药事业，为中华民族的伟大复兴作出贡献。

祝大会圆满成功，祝各位身体健康！

2012年9月8日

“上海市中医药学会骨伤科分会第九届委员会成立大会”贺词

尊敬的大会主席、各位嘉宾、各位同道：

值此上海市中医药学会骨伤科分会第九届委员会成立大会隆重召开之际，我和大家一样感到无比兴奋，学会的事业伴随着上海的中医药事业发展，继往开来，又进入一个新的里程碑阶段。抚今思昔，分会成立于20世纪50年代，在石筱山先生、魏指薪先生、王子平先生等老一辈的努力下，不仅奠定了建会初期的基础，开创了生机勃勃的局面，并且树立了团结奋进的良好会风，成为以后上海中医骨伤界几代人为中医药事业奋斗高举的旗帜和自强不息的精神力量。我深信在新一届学会委员会的领导下，全市中医骨伤界同道一定会继承前辈的遗志，在新的起点和高度把我们共同的事业推向前进。对大会的召开和新一届委员会的成立我谨致以诚挚的热烈的祝贺。衷心希望我们的学会能办成会员的家园，流派纷呈的花园，学科建设的田园，从而成为我们业界精神的灵台，学术的平台，学者的舞台。“天上碧桃和露种，日边红杏倚云栽。芙蓉生在秋江上，不向东风怨未开”（唐·高蟾），衷心希望我们的年青一代，坚持共同的民族文化取向和自信，排除干扰，不妄自菲薄，不见异思迁，脚踏实地走向一个又一个新的事业高地。成就属于每一个勤奋的人，祝愿你们不断获取新的成果。作为一名中医骨伤科的同道，我们将永远是你们队伍中的一员。

祝大会圆满成功，祝学会事业欣欣向荣！

祝大家身体健康，团队和谐有成。

2013年4月26日

上海市中医药学会大会发言

今天是2018年1月18日，是个好日子，一定要发要要发！

2017年已经过去，戊戌犬年即将来临，在这送旧迎新的时刻召开如此隆重的盛会，我觉得今天不仅是上海市中医药学会会史上，也是上海中医药发展史上一个值得纪念的日子！

非常荣幸有机会参加今天的大会，我想谈三点感想：

一、珍惜历史，坚持弘扬海派中医精神，努力打造上海百年中医高地

19世纪末20世纪上半叶，上海在西学东渐、中西文化激烈碰撞的背景下，上海中医界的前辈们在与国民政府废止中医的抗争的同时，塑造了大气谦和、勇于创新、海纳百川、流派纷呈的海派中医特色，为我们留下了宝贵的遗产。

新中国成立后，在党的中医政策的指引下，中医进医院，百余家上海综合性医院开设了中医科，中医联合诊所普遍建立，上海中医学院和曙光、龙华医院相继成立，中医事业在五六十年代欣欣向荣。改革开放以来，基于机构建设为基础、人才培养为关键、学术发展为生命、科学管理为保证的思路，上海中医药事业得到持续发展，尤其近年来市中发办持续实施2个"三年行动计划"，推动了上海中医药医教研创新发展，成效显著，最近上海中医药大学在全国第4届学科评估中获得三大主干学科3个A+满堂红的优异成绩，可以看作上海中药事业百花齐放的一个标志性成果！当下上海还在创建国际大都市、世界科创中心，医改正在深入，健康上海正在实施，为我们迎来发展的新机遇、新挑战，我们要弘扬海派中医精神，继续为打造上海百年中医高地而努力！

二、不忘初心，薪火相传，持续推进学会事业发展

上海市中医药学会成立于1952年5月27日，时值上海解放3周年，迄今已逾65周年，先后在陆渊雷、程门雪、黄文东、姜春华、张镜人等前辈担任会长（我、严世芸、谢建群、胡鸿毅接班），历经一个多甲子的努力，学会不仅成为会员之家，体现了群众性学术团体的性质，并且成为党和中医药群众联系的推进剂、上海中医药事业发展的催化剂、增强中医药自身团结奋进的黏合剂，我们要志存高远、不忘初心，努力继承前辈们的遗志，薪火相传，努力把学会打造成高水平学术交流平台，弘扬流派特色的后花园，培育青年新秀人才辈出的摇篮，从而不断推进学会各项事业发展！

三、谦虚谨慎，学无止境，努力做一名永不退伍的中医老兵

我从医55周年，自1957年进入上海中医学院求学，迄今60多年来见证了上海中医药事业的发展，兴衰荣辱，在党的关怀下，在前辈们的指导下，在同志们的帮助下，几十年来我在医教研和管理等方面做了一些工作，也取得了一点成绩，今天获得终身成就奖，在感到荣幸的同时也十分惭愧，与其他获奖的同志相比，以及与许多未获奖的同志相比，我还做得很不够，"三人行必有我师"，我要努力向大家学习！"吾家洗

砚池头树，朵朵花开淡墨痕。不要人夸颜色好，只留清气满乾坤”！让我们沿着习近平新时代中国特色社会主义的康庄大道，为再创我国中医事业新的辉煌而奋斗！

2018 年 1 月 18 日

天山中医院2018年上海市继续教育项目“中西医结合慢性筋骨病康复理论与技术”上的讲话

由天山中医院主办的2018年上海市中医药继续教育项目今天正式召开，我认为这是一项重要的学术活动。

首先研讨班以“中西医结合慢性筋骨病康复理论与技术”为主题开展研究与讨论，这就从三个方面凸显了他的重要性。

第一，中西医结合是党中央为我国医学科学发展所指明的必由之路。今年是毛泽东同志对《关于西医学中医离职学习班的总结报告》的批示发表60周年。毛泽东同志在批示中明确指出中国医药学是一个伟大宝库，应当努力挖掘，加以提高。60年来我国中西医结合事业取得一系列重大成果，并出现诺贝尔奖获得者以及陈可冀院士、吴咸中院士、沈自尹院士、胡之壁院士等一批知名学者。

国家中医药管理局于文明局长指出要坚持中西医优势互补，提高防病治病能力；指出中西医结合关键要在应用统筹上下功夫，在优势融合上做文章，在疗效提高上求突破，努力实现中西医在防病治病中的最大优势、最大效益、最好疗效，要“看别人看不了的病，解决别人解决不了的难题”。如何以中西医结合为指导实现康复理论和技术的创新是我们努力的方向，也应该是本次研讨班的任务。

第二，慢性筋骨病是慢性病的重要组成部分，各类疾病存在五高一多的特点：发病率高，复发率高，合并症多，危害性高，治疗难度高，医疗费用高。随着人口老龄化，慢性筋骨病的防治不仅是实施“健康中国”战略的重要内容，也是我们共同面临的挑战，因此本次研讨会聚焦慢性筋骨病，不仅具有很强的学术性，更有着重要的实用性。

第三，康复理论与技术是康复医学的核心内涵，在国际上有了悠久的历史，改革开放以来，也越来越成为我国医疗卫生事业建设发展的热点。我国传统医学中关于康复学的理论和技术十分丰富。我们既要坚持继承又要不断吸收现代康复医学的最新成果。

习近平要求我们要实现创新性发展、创造性转化。最近上海中医药大学与希腊西阿提卡大学联合在雅典创设海外首家太极健康中心，提出要探讨在东西文化交融的基础上弘扬“太极健康”理念，运用太极拳、导引、针灸、推拿、气功、参悟等方法调整身体与心理、个体与社会，与自然界达到和谐、平衡的生命状态。

20世纪20年代，英国医生提出要用内科思维运用非手术疗法来医治骨科疾病，我们在编著《中医骨内学讲义》中提出以十三科一理贯之的思维，遵循整体观、辨证论治、恒动论的天人合一生命观，弘扬中医非手术疗法多样性的特色优势，实现“预防、保健、治疗、康复、养生”五位一体的方略，提高骨内科疾病的防治水平。只要我们遵循“继承、创新、现代化、国际化”的方针，我国的康复医学一定会汇集更多的中国元素，再创具有我国文化特色的新学科，形成更多理论、新技术。

天山中医院是龙华医院一部分，具有三级甲等的资质，它又面临基层，从转化医学角度正是创新医学主阵地，举办市级学习班是值得赞扬的。

祝学习班顺利召开，各位学员学成而归！

2018 年

《中医文献杂志》第六届编委会讲话

本次会议主题是《中医文献杂志》换届，将成立第六届编委会，杂志成立5周年，已过而立之年，成为继承、创新、发展中医事业百花齐放中的一张亮丽名片。

杂志成立于1984年，几经更名最后定名为《中医文献杂志》，可以说35年来，杂志始终伴随着改革开放的东风，我国中医药事业继承、创新、现代化、国际化的发展步伐一道前行，作出宝贵的贡献。

30多年来，始终坚持以发掘、整理、研究中医药经典文献为己任，并且注重理论与实践的结合，做到古代文献与现代临床相结合，深入进行文献剖析，历史考证，知识传播，文化弘扬等，从而为中医药事业在新时代背景下的创新性发展、创造性转化作出了贡献，成为广大中医人的良师益友。

今年是五四运动100周年，五四运动无疑是一次伟大的革命运动，它影响着中国百年的生存发展。但也有2个课题是值得深思和研究的：一是思想上打倒孔家庙，摧毁儒家文化的精神价值；二是开启了废止中医文化序曲。历史犹如一架巨大的钟摆，五四运动百年来可以分为前三十年、后七十年。前三十年基本上朝丢失文化主体性的方向摆动，对儒家文化、对中医进行摧毁（事实上从实在论的眼光看待阴阳五行是一种错误，它不是一种实体，生命内稳态的平衡与关系模型）。以"启蒙与救亡"为口号，矫枉过正，玉石俱毁，如此极力否定传统，追求全盘西化，以牺牲民族传统文化，迎合现代化，在近现代化世界史都是极为少见的。

启蒙主要表现为科学主义、技术主义盛行，既然启蒙主要承担着推动时代进步的使命，那么以救亡为目的的启蒙竞选要增加，重建民族自尊与文化自信，还是要减损、摧毁民族自尊与文化自信。显然没有文化的主体性，也必然加速民族文化的灭亡，没有优秀民族文化的民族永远弱。

所幸，在后70年，在共产党领导下的新中国，我们以艰苦奋斗、自力更生，逐步实现了工业、农业、科技、国防四个现代化，培养了亿万同胞的民族自尊心和文化自信。党的十八大以来，以习近平同志为核心的党中央更是全方面大力倡导民族自信、自立、自强，向14亿同胞提出实现中华民族伟大复兴的中国梦！

在这样的背景下，我们加强和发展《中医文献杂志》，有着更深远的意义。我们深信在新一届编委会的努力下，一定会在原有基础上不断创新局面。

2019年5月7日

龙华医学院 2020 年毕业典礼上的讲话

尊敬的徐校长、杨副校长、肖院长、刘胜书记各位领导，尊敬的各位老师，各位亲爱的同学们、校友们：

今天是一个特殊的日子、光荣的日子，是我们党建党 99 周年的盛大节日，在这样的时刻，我们迎来了龙华医学院 2020 年毕业典礼，我怀着诚挚的感情向今年光荣毕业的各位学士、硕士、博士们致以热烈祝贺，祝贺你们青春有为，鹏程万里！

光阴似箭，回首往事，我不禁想起 57 年前的今天——1963 年的 7 月，我们经过 6 年寒窗岁月，完成了医疗系的全部学业，终于从学院领导手里接过“上海中医学院毕业证书”，我们怀着报效祖国、感恩母校和师长的信念，遵循“有社会主义觉悟，全心全意为人民服务的高级中医师”的培养目标，走出校门，走上党和人民最需要的岗位。我当时分配在龙华医院骨伤科，成为石氏伤科的门人，从住院医师起步，奋斗了 20 年，成为副主任医师、副教授，担任了科主任、支部书记。带领全科同道将科室建设成为医院先进科室。1983 年服从党的需要，从科主任岗位调任上海市卫生局担任副局长，分管全市卫生系统中医、科研与教育，在任职 9 年中，在局党委和局长的支持下，大力推进全市中医事业发展，加强了 4 所市级中医院建设，实现了各区县都建成一所中医医院，建成全国唯一正局级的上海市中医药研究院，提出“建上海队，创中华牌”，使上海中医药医教研水平位居全国领先地位。1992 年我调任上海中医学院院长，我和母校师生共同努力，遵循邓小平“抓住机遇”“发展才是硬道理”的指示，大力推进学校医教研管理等各方改革，取得显著成效，上海中医学院成为全国首家更名为中医药大学的大学，并评为教育部本科教学优秀学校。1999 年我在任职 6 年后，62 岁从校长岗位上退位，回到了培育我成长的龙华医院，在业务岗位上继续发挥一份光和热。在大学和龙华医院领导支持下，先后成立了名医工作室和脊柱病研究所，在龙华医院骨伤科的基础上，全力推进学科建设，经过 20 年的奋斗，成为全国重点专科、重点学科、教育部重点实验室、国家中医临床研究基地，承担了 200 多项国家和部市级科研课题，获得国家级二等奖 2 项、部市级一等奖 14 项，先后培养硕士 130 多名、博士 80 多名，传承徒弟 30 多名。我本人也获得上海市劳模，全国党和人民满意的好老师，上海市中医药发展终身成就奖，上海市医学发展百年终身成就奖，新中国成立 70 周年纪念章。

57 年过去了，弹指一挥间，我今年 83 岁，总觉得有许多事没有做好、做完，还要继续努力。我常用《钢铁是怎样炼成的》作者奥斯特洛夫斯基的话勉励自己，他说：“一个人的生命是应该这样度过的：当他回首往事的时候，不因虚度年华而悔恨，也不因碌碌无为而羞耻。这样，他就能够说：我整个的生命和全部的精力，都已经献给世界上最壮丽的事业——为人类的解放而奋斗。”我 1965 年入党，已经有 55 年党龄，在党的长期教育下，我应当做到生命不息，奋斗不止。

天高任鸟飞，海阔凭鱼跃。从今天开始大家将步入新的征途。千里之行，始于足下，希望大家记住习近平总书记的教诲：“人生的扣子从一开始就要扣好。”处理好三个关系：就业与创业，立志创业，职守岗位；基础与机遇，把握机遇，夯实基础；做事与做人，做人为本，做事夯实。作为中医人，我们要遵循习近平总书记指示：传承精华，守正创新。志存高远，守岗敬业。机遇面前人人平等，但是属于有准备的人。眼界决定境界，思路决定出路，定位决定地位，细节决定成败。作为青年人，我们要自信、自强、自立，注重人格的修养，发扬实事求是精神。

百年前梁启超说，少年强则中国强。红日初升，发扬光大其道，前途似海，来日方长。祝每一位都是事业生活的成功者！

2020 年 6 月 7 日

上海市中医药学会针刀医学分会第二届理事会上的讲话

尊敬的陆金根会长、肖臻院长、谈美荣秘书长、胡志俊会长，尊敬的各位专家、同道：

应邀参加今天的会议非常荣幸。

首先对上海市中医药学会针刀医学分会第二届理事会胜利诞生，对第一届理事会光荣完成历史任务，表达热烈祝贺和崇高敬意。

我想谈两点想法：

（1）针刀医学是一门古老而又现代的医学技术，是在《黄帝内经》九针技术的基础上，结合现代针灸、经络、外科，以及运动系统、神经系统、解剖、生理病理学说融合发展起来的一门新兴临床技术，宣蛰人教授借用陆氏银针提出“软组织松解”，20 世纪 80 年代南京朱汉章医生积极推动，后来在改革开放的形势下在全国得到快速发展。针刀医学可以说是起源于上海、发展在全国，自 20 世纪 90 年代开始上海有少数医院开始运用，直至 4 年前上海市中医药协会针刀医学会成立，在胡志俊教授为会长的第一届理事会的领导下，通过人才培训、学术交流，正如程少丹教授报告中指出做了大量工作，使针刀医学在上海实现了新的突破。充分体现了传承精华、守正创新的文化自信与继承发扬的精神，从一个方面体现了中医药事业生生不息，欣欣向荣的大好形势，值得我们学习。

（2）针刀医学，老百姓称为“小针刀”，家喻户晓，临床得到广泛认可，已列为医院正规医疗科目，今后除了继续探索扩大范围，提高疗效，还应从学科发展的高度，加强医教研结合，深耕发展，做到创新性发展，创造性转化。祝针刀医学在市学会、理事会的带领下推上新台阶，挖掘闪光点、生长点、制高点，为中国医学特色作贡献。

2020 年 9 月 5 日

江苏省中医药继续教育项目：脊柱脊髓疾病中西医结合诊治高级研修班上的讲话

由江苏省中医骨伤科学会、常熟市中医院主办，江苏省中医药继续教育项目“脊柱脊髓疾病中西医结合诊治高级研讨班”隆重举行，我仅以我国中医骨伤科老一代同道身份向大会致以热烈祝贺。

这是常熟市中医院注重学科建设，与时俱进的表现。继续教育是一项十分重要的教育制度，时代科技进步日新月异，同时又是互联网+大数据时代，我们面对的是一个庞大的患者群体，每一个患者又往往面对着大量可海选的医生，相互的沟通往往在知识的海洋里，这就是我们不能满足学历学位教育，必须坚持继续教育、终身教育，才能满足医学职业的需求。

脊柱脊髓疾病是骨伤科一大类复杂严重的疾病系统，又是常见多发性疾病，根据我们骨科前辈赵定麟教授研究发现颈腰椎发病率都在25%以上，65岁以上人群患病率100%。相关诊治一方面新技术新方法层出不穷，日新月异，另一方面又有许多难题亟待解决，中西医结合可以充分发挥几千年来中医积累的许多具有特色和优势的理论和技术互相融合，取长补短，进一步提高临床疗效，本次研讨班是推动学科进步的重要举措！

我们要提高临床水平，加速学科发展，要建设临床科研型业务科室才能有长足进步，无论西医、中医、中西结合，都要通过临床或基础研究才能去突破临床瓶颈，回答疗效的基本原理——初起有难度，只要抓住临床闪光点，聚焦生长点，攀登制高点，就能开创新局面。以我本人经历而言，20年前回到龙华医院骨伤科，科研一片空白，经过努力，我们申标250项，其中国自然60多项，今年取得8项。发表论文860篇，SCI收录183篇，荣获国家级二等奖2项，一等奖12项，培养硕士145人，博士72人，博士后15人。

聚焦慢性筋骨病，创建中医骨内科学，是在座同道共同努力的方向。祝大家成功！

2020年10月

朱良春国医大师学术经验传承研修班暨第二届章朱学派学术思想暨临证经验传承研讨班讲话(南通)

尊敬的大会主席,各位领导、嘉宾、同道们:

在这“春风得意马蹄疾,一日看尽长安花”的美好时刻,由中华中医药学会主办的“朱良春国医大师学术经验传承研修班暨第二届章朱学派学术思想暨临证经验传承研讨班”今天在充满着无限生机和改革开放精神的东海明珠南通市召开,医家云集,高朋满座,我十分荣幸应邀参加大会,谨向大会致以热烈祝贺,深信这将是一次弘扬良春国医大师学术经验的大会,也是深入探讨章朱学派学术思想峰会,将展现出“百家争鸣、百花齐放”的盛况,不仅将载入南通市中医药事业发展史册,也同样会在我国中医药工作中留下宝贵的一笔,为世人瞩目。

此时此刻,我作为良春老师的弟子、章朱学派的追随者,我的心情无比激动,良春老师一生大医精诚的国医大师高大形象,始终是一座丰碑屹立在我们的心中,他那博古通今的学术造诣,起废膏肓的临证经验,“发皇古义,融会新知”的创新精神,以及他甘为伯乐、传道授业解惑的长者风范,迄今依然历历在目,难以忘怀。先生学富五车,学验俱丰,诚然是祖国医药伟大宝库昭然灿烂的一方天地。习近平总书记号召在推进中医药事业中必须“传承精华,守正创新”,今天我们对良春大师医德医术的传承,对章朱学派学缘学渊的探究,正是响应这一伟大号召的认真实践。“半亩方塘一鉴开,天光云影共徘徊。问渠那得清如许,为有源头活水来。”无论是孟河或者南通都蕴蓄着当下我国中药事业的源头活水。我们要以章次公、朱良春前辈为榜样,孜孜以求,以“不废江河万古流”的精神,守正传承、创新发展,为我国中药事业发展,为中华民族伟大复兴作出每一位后继者的贡献。祝大会圆满成功!

2021 年 5 月 15 日

第五届石筱山伤科学术传承与创新高层论坛，暨石筱山伤科学术联盟成立大会开幕词

尊敬的各位领导、各位嘉宾、各位代表：

金秋十月，天高气爽，我们迎来了“第五届石筱山伤科学术传承与创新高层论坛，暨石筱山伤科学术联盟成立大会”的隆重召开，本次大会由上海中医药大学和中华中医药学会联合主办，得到中华中医药学会骨伤科分会、整脊分会及各骨伤兄弟流派的支持。今天各位领导、嘉宾、专家、同道又在百忙之中从各地前来上海参加此次盛会，共襄盛举。对此我们在热烈祝大会召开的同时，对大家的到来表示诚挚的欢迎和衷心的感谢！

众所周知，石筱山伤科源于吴门医派，相传迄今已有170年余。石筱山先生是石氏伤科学术和临证经验的集大成者，名声远扬。自20世纪30年代以来，石筱山伤科在上海家喻户晓，名噪江南，远及海内外。1956年上海中医学院成立，他领衔创建了伤科教研室，亲自担任了第一任主任。1960年龙华医院成立，他创建了伤科并担任伤科主任，将龙华医院伤科建成为上海第一个石氏伤科传承基地。61年来，在石筱山先生学术思想引领下，在先生独特临证经验的传承实践中，龙华医院骨伤科得到了蓬勃发展，特别于2003年，在原有的基础上成立了上海中医药大学脊柱病研究所。近20年来，龙华医院骨伤学科得到了进一步提升，先后成为国家重点学科、教育部重点实验室、国家临床重点专科、国家中医临床研究基地，建成医教研一体的中医骨伤科高端平台和人才培养基地。30年来，从这里走出400多名硕博士和博士后、高徒及进修人员，分布在全国22个省市。他们中有100余人已是硕博士导师，各大院校的院所长、科主任，成为各地的中医骨伤学科带头人，中坚力量，我作为石氏伤科第四代传人，现在已是五代同堂，分布全国的石筱山伤科门人、弟子已逾千人。他们在各地的医教研岗位上努力弘扬石筱山伤科学术思想，践行石筱山伤科临证特色和经验，涌现出一批名医专家。2012年，我们成立了“石筱山伤科学术研究中心”，每两年召开一次石筱山伤科学术传承与创新高层论坛，众多石筱山伤科弟子门人从全国汇聚上海，交流学术成果，临证经验，充分反映了石筱山伤科在全国的发展和广泛影响。为了进一步加强团结合作，我们经过酝酿协商，决定成立“石筱山伤科学术联盟”。

习近平总书记今年5月在河南南阳考察时指出：“要做好守正创新，传承发展工作，积极推进中医药科研和创新，注重用现代科学解读中医药学原理，推进中医药和现代科学相结合……为人民群众提供更加优质的健康服务。”我们要认真贯彻习近平总书记指示，进一步推动石筱山伤科学术传承创新发展。“传承、联合、创新、发展”是本次大会的主题，也是“石筱山伤科学术联盟”成立的宗旨，今后我们要以“联盟”为依托，本着“情感融通、学术汇通、人才流通、资源共通、合作互通、成果惠通”的“六通”理念，同舟共济，万事一通，通则达天下，在临床、教育和科研等方面加强弟子们之间的团结协作，紧密围绕国家重大战略和人民

健康需求，共同努力，弘扬中医药特色优势，进一步推动石筱山伤科从民间医术走向国家中医临床高地，从传统师承融入国家高等中医药教育体系，从流派特色进入国家现代科学研究高端平台。“半亩方塘一鉴开，天光云影共徘徊。问渠那得清如许，为有源头活水来。”深信经过我们全体门人弟子的共同努力，我们一定会在石筱山学术传承创新发展中开创新局面，不断取得新成绩。让我们以此次大会为契机，在中医药事业实现创新性发展、创造性转化中作出新贡献。祝大会圆满成功，祝各位身体安康，万事如意。

2021 年 10 月 23 日

上海市中西医结合学会成立四十周年庆祝大会致辞

尊敬的大会主席：

非常荣幸应邀参加今天的盛会，并向上海市中西医结合学会成立40周年庆祝大会致以热烈的祝贺！

刚才聆听了凌昌全会长所作的《四十年回顾与展望》的报告，并且观看了40年回顾"视频"，十分生动，硕果累累，令人感动，也令人鼓舞，充分展示了作为学术性群众性的社团组织，上海市中西医结合学会经过40年不懈奋斗已经成为上海市中西医结合事业发展的助推器，科研提升的加热器，优秀人才培育的孵化器。总之40年来成绩巨大，影响深远，令上海从事中西医结合事业的每一个同志都会十分自豪，备受鼓舞。

回顾往事40年来上海中西医结合事业所以会不断取得长足进步，我以为至少有三方面的原因：

（1）党的领导：早在20世纪50年代初，在第一次全国卫生工作会议上，党中央就提出了团结中西医的号召，上海的各级医院纷纷设立中医科，一大批名中医进入西医医院，彰显了中医的特色和优势，让广大西医了解中医，认识中医，感悟中医，实现了最初的中西医融合，为中西医结合创建了早期的基地。

1956年开始上海先后举办了7届西学中脱产研修班，遵循毛泽东同志关于"中国医药学是一个伟大的宝库，应当努力挖掘，加以提高"号召和"关键是西医学习中医"的指示，不仅为上海乃至华东地区培养了2 000多名中西医骨干人才，还出现了邝安堃、沈自尹等一批高明理论家，为上海中医西医结合事业奠定了坚实的基础。

（2）上海城市精神的鼓舞：海纳百川，追求卓越，开明睿智，大气谦和是上海的城市精神，在这种精神鼓舞下，上海的中西医结合始终秉持开明、开放、开拓的优秀品质，彼此学习，互相帮助，共同提高，发皇古义，融会新知，不故步自封，坚持"创中华牌，建上海队"，立足于亚洲医学中心，努力进取建设世界一流的中西医结合基地。

（3）有一个优秀的学会领导团队：自1981年学会成立以来，历经邝安堃、沈自尹、赵伟、王文健、凌昌全五位理事长的领导，为学会繁荣奉献，自科协星级学会评比以来历届都成功评为五星级，说明学会的各项工作都保持在优秀水平，40年来学会坚持正确的政治方向，不忘初心，继往开来，守正创新，开拓进取，追求卓越，学风百家争鸣，实事求是，学术精益求精，脚踏实地写论文，开拓学会事业发展的新局面，朝气蓬勃，星光灿烂，正是"胜日寻芳泗水滨，无边光景一时新。等闲识得东风面，万紫千红总是春"。面向未来，祝学会各项事业蒸蒸日上，更上一层楼，祝大会圆满成功，祝各位身体健康。

2021年12月

在 2022 年上海中医药大学毕业典礼上的讲话

亲爱的同学们、各位未来的校友们，尊敬的曹锡康书记、徐建光校长、各位领导，尊敬的各位贵宾、各位老师、各位家长：

大家上午好！

值此初夏季节，在这“接天莲叶无穷碧，映日荷花别样红”的美好时刻，我们怀着无比欢乐的心情，迎来上海中医药大学 2022 届毕业典礼。我们同样怀着十分诚挚的感情，向全体 2022 届毕业生光荣毕业致以热烈祝贺，也向长期关怀你们成长的家长们致以热烈祝贺和亲切慰问。

亲爱的同学们，你们的光荣毕业预示着我们上海中医药大学在创建双一流大学的征程中又喜获丰收，取得硕果。而你们在通过多年艰辛努力、完成学业后告别母校，又将再出发，走出校门，走向祖国的广阔天地，成为我国中医药事业今天的主力军，明天的栋梁材，为中华民族的伟大复兴贡献你们的青春和力量。此时此刻，作为你们同一个战壕的战友，作为老一代中医人，我望着你们，由衷地感到我们中医事业后继有人。亲爱的同学们，祖国的明天是属于你们的，再创祖国中医药事业新的辉煌也寄希望于你们。今天十分荣幸作为教师代表，在这送行之际，我以三个“不要忘记”作为寄语送给大家：

一、不要忘记初心

同学们，光阴似箭。曾几何时，你们这群热血青年，在那芳华岁月，仰望星空，怀着对生命的敬畏，对医学的迷恋，对中医药的好奇，叩响了上海中医药大学的大门，立志以弘扬祖国中医药事业为己任，谱写自己的人生乐章。多年里，枯燥的学业、繁重的考试、研究的坎坷，从未让你们放弃过理想和初心。你们始终顽强拼搏着，增长了知识，练就了才干，怀着“只留清气满乾坤”的高尚品格，以“不破楼兰终不还”的进取精神，获得了一次次优异的成绩，画上了一个个圆满的句号。今天，你们就像一列崭新的列车，承载着祖国和人民的希望，即将在党和国家铺就的轨道上勇敢地奔赴向前。习近平总书记指出：“立足新时代新征程，中国青年的奋斗目标和前行方向归结到一点，就是坚定不移听党话、跟党走，努力成长为‘有灵魂、有本事、有担当、有纪律’，能够堪当民族复兴重任的时代新人。”“把对祖国血浓于水，与人民同呼吸共命运的情感贯穿学业全过程、融汇在事业追求中。”中医学子，不忘初心，耳目不侵。不坠青云志，守得月明时！

二、不要忘记我们是中医人

中医药是中华民族优秀文化的重要组成部分，是一个伟大的宝库，在我们未来的征途中，要坚定地遵循“传承精华，守正创新”的方向探索前进。上海中医药大学长期以来坚持以继承为主体，以弘扬传统文化和融汇现代科学为两翼的方略，在基本理论、基本知识、基本技能等三基方面为大家打下了良好的基本功。“千年圣学有深功”，但学无止境，南宋诗人陆游有诗曰：“古人学问无遗力，少壮工夫老始成。纸上得来终觉浅，绝知此事要躬行。”作为中医人，我们要“博极医源，精勤不倦”，在实践中提升学术造诣，增强自己的医德修养。毛泽东主席号召我们向白求恩同志学习，毫不利己，专门利人，对人民满腔热情，对技术精益求精。谦虚使人进步，有道是“初学三年，天下去得；再学三年，寸步难行；再学三年，游刃有余”。如果我们既有“莫听穿林打叶声，何妨吟啸且徐行。竹杖芒鞋轻胜马，谁怕？一蓑烟雨任平生”的奋斗精神，又有“回首向来萧瑟处，归去，也无风雨也无晴”的平和心态，“临事不惑，审谛覃思”，就一定能造就自己德艺双馨的人生！

三、不要忘记父母、老师和母校

我们每一个人从幼稚童年、弱冠之年，直至今天学有所成，父母含辛茹苦，始终对我们寄托着成才的希望。“琢之磨之，玉汝于成。孰为玉工，师友父兄。”今日你的优秀，父母师友都是雕刻工！

教学相长，在学校的大家庭里，学生始终是老师呵护的主体，无论是炎热的夏日还是寒冬岁月，老师的期待总是希望看到他的学生们犹如春天盛开的花朵，在秋天获得丰硕成果，共同享受收获的喜悦。学生因老师而成长，老师因学生而光荣。请记住老师对你们每一份感情、辛劳、勉励和希望。

同学们即将离开母校，多少个日日夜夜，你们在美丽的校园里留下了青春的足迹，你们从祖国的四面八方汇聚到浦江之滨，意气风发，在仲景像前宣誓豪言，在远志大道上奋勇争先，在三星河上龙舟奋楫，在百草园里流连忘返。每当清晨一轮旭日从东海地平线上升起，照耀着杏花盛开的校园，总是听到悠扬的琴声和着琅琅的读书声。每当夜幕降临，碧蓝的苍穹繁星点点，总能看到图书馆和教室的大楼灯光辉映。母校有大楼，更有大师，这一切都为你们留下美好回忆。“天生我材必有用，千金散尽还复来。”“莫愁前路无知己，天下谁人不识君”！在未来的岁月，你们将在祖国中医药的百花园里绽放绚丽的花朵。上海中医药大学以建设成为受人尊敬、世界一流的中医药大学为目标，我们深信你们的奋斗将为母校的建设添砖加瓦，为母校的荣耀增加光彩。

不要忘记，你是一只大鹏，背若泰山，翼若垂云，祝长风万里，展翅青云！

2022 年 6 月 7 日

附　篇
报道选录

对病人满腔热情的施杞

这天，我想去上海中医学院附属龙华医院访问施杞医生，上午接连打了几次电话，他都在做手术。对方告诉我："估计要到下午一点半以后，施医生才能做好手术。"

下午，我到了龙华医院，他手术还未做好。我就利用等候的时间，向业务组的一位女同志采访施医生的事迹。她给我讲了这样一件事：不久之前，施医生在公共汽车上看到一个老年女工，手臂有伤，连买车票都很不便。他出于一个革命医务人员的责任心，就向她询问了病情，并约她来院治疗。现在，这个病员已做好手术出院了。业务组的这位女同志介绍得有声有色，最后还评论了一句："施医生真是热心人！"我们正说着，施医生来了。他端了一大碗饭，一面大口吃着，一面和我们攀谈。我一看时间，已是两点半了！

"刚才你做的是什么手术，弄了大半天？"

他告诉了我手术的名称，又介绍了病人的来历。原来病人来自郊县，春节前从高处跌下，造成脊柱压缩性骨折并发截瘫，几经周折来到龙华医院急诊室。因病情较重，值班医生就报告了施杞。他立即到急诊室检查了病人，认为还有治愈的希望，一问患者年龄，还只有二十三岁。这正是农村中的强劳动力啊！施杞不怕截瘫病人"粘手"，立即把他收进了病房，并很快安排了手术。

施杞同志是个共产党员，任骨伤科负责人。他热爱自己的医疗工作，有一股为解除工农兵病员的疾苦而大干苦干的革命热情。但是，在"四害"横行时，他常常有力无处使！"四人帮"被粉碎时，他正在贵州山区巡回医疗。他高兴得浑身是劲，和其他队员一起，有时一天要做三四个手术，一早上了手术台，要到深夜一两点钟才下来。第二天，他又照样精神抖擞地战斗。有一次，为了抢救垂危病人，他还把自己的鲜血献给了山区人民，挽救了阶级兄弟的生命。

本文已发表于《文汇报》1978年2月20日。

励精图治　造福病人

——记上海中医药大学校长施杞

中医骨伤科教授、博士生导师，施杞主任医师，上海中医学院毕业，曾拜沪上名医石筱山、石幼山教授为师，并在上海医科大学和第二医科大学先后进修西医骨科、神经外科。从医35年来，严谨治学，发扬中医优势，救治了众多疑难病人，并在科学研究上取得重要成果，先后主持10余项部市级科研课题，其中两项关于中医药治疗颅内血肿和类风湿的研究分别获得国家中医药管理局和上海市科技进步奖二等奖。

他从教亦已30多年，不仅为本科生、留学生、进修生授课，还先后培养了博士和硕士研究生15名，桃李满天下。先后共主编学术专著15部，发表论文60余篇。他是我国著名的中医骨伤科学科带头人，国务院认定的国家有突出贡献专家，享受政府特殊津贴，兼任中国中医药学会副会长、中国中医药学会骨伤科分会会长、上海市中医药学会会长、世界中医骨伤科联合会执行主席、国家中医药管理局咨询专家、美国普士顿大学等5所海外大学客座教授。1995年被评为上海市名中医，1997年被评为全国第二批500名名中医之一。施杞教授擅长医治骨质疏松、骨质增生、脑外伤、脑瘤、颈椎病、腰椎间盘突出症，以及各种骨伤科疑难病。对颈椎病临床和实验研究已20余年，较早提出慢性咽喉炎是颈椎病发病的主要原因之一。他研制的“麝香颈康汤”疗效显著，使许多病人免受手术之苦。现每周四下午在石门一路上海市中医门诊部开设专家门诊。

本文已发表于《上海大众卫生报》1998年1月9日。

于术精处用功　于仁厚处用心

——记著名骨伤科专家施杞教授

当施杞教授再度启程前往香港大学讲学的前夕，笔者专程采访了他。施教授刚卸去上海中医药大学校长之职，但依旧事务繁忙、席不暇暖。他是上海市名中医，临诊病人盈门；他是教授、博士生导师，先后培养了近 20 名博士、硕士研究生，这些学生毕业后创业于国内外，皆有成就，可谓桃李芬芳，现在仍带有多名研究生；他是上海市政协委员、人口与健康委员会副主任、全国中医骨伤科学会会长、中国中医药学会副会长、上海市中医药学会会长、上海市中西医结合学会副会长、上海市科委中医药专业委员会主任、世界中医骨伤科联合会执行主席、国家中医药管理局专家委员会委员、中国药典委员会委员、上海市新药评审委员会副主任。他先后访问过 15 个国家和地区，进行学术交流，被美国普士顿大学、新加坡中医学院、日本关西针灸大学、欧洲中医学院等国外院校聘为客座教授。

施教授告诉笔者：他出身于中医世家、祖籍江苏，自幼受家学熏陶，酷爱中医。1957 年考入上海中医学院中医系，六年寒窗苦读，打下了扎实的中医基础，毕业后留校在龙华医院骨伤科工作。1963～1966 年完成住院医师的学习训练，其间得到著名中医伤科大家石筱山的师传。1967～1982 年间四次赴外院进修骨科和神经外科，1978 年正式拜上海石氏伤科传人石幼山为师，系统学习研究中医骨伤科理论和石氏伤科经验，并兼收并蓄，学习魏指薪、王子平等沪上伤科名家的特长。1981 年晋升为副主任医师，1986 年晋升为主任医师、教授，后又被评为博士生导师，被国务院认定为中国有突出贡献专家，享受政府特殊津贴。成为当代中医伤科的学科带头人。

1983 年，施杞从龙华医院骨伤科主任的岗位上直接调任为上海市卫生局副局长，主管医学教育、医学科研和中医工作。前后约十年时间，其时上海中医尚处于“文革”动乱后的复苏时期，机构寥寥，队伍零落。施杞殚精竭虑、宵衣旰食，为中医振兴奔走呼号，大刀阔斧整顿提高。他确立了发展上海中医“一体二翼”的“大鹏”战略，即坚持以继承二千多年来所形成的中医药理论体系和丰富的临床经验为主体，以充分吸收中华民族优秀文化和积极引入现代科学技术包括现代医学为两翼，实现在继承中创新。在他主政期间，上海中医得到长足发展，中医医疗机构达到 24 所，中医药专业人才达到一万多人，中医教育和科研工作硕果累累，走在全国前列，这为以后的发展打下了基础。1993 年他调任上海中医学院校长，在任期间革故鼎新、坚持以教学为中心，教学、科研、医疗和产业协调发展水平得到提高。到他离任之时，上海中医药大学已发展成学科齐全，人才济济，具备本科教学、研究生教学、留学生教学、成人继续教学体系完整，有 11 个博士点、17 个硕士点、3 个博士后流动站，以及有 560 多位副主任医师、副教授以上技术职称专家、1 名中国工程院院士的高水平的中医教育和科研基地，成为中国本科教育优秀大学，为上海和全国培养了一大批高质量的中医人才，在海内外产生重大影响。

本文已发表于《家庭中医药》2002 年第 2 期。

在访谈中笔者了解到，施杞教授在繁杂的政务和管理工作之余，始终没有放松对所从事的专业的研究，持之以恒地到门诊和病房开展医务业务，承接科研课题进行研究工作。他擅长医治各类脑病和脊椎病，对脑外伤、肿瘤、颈椎病、腰椎间盘突出症、骨折不愈合、骨质增生、骨质疏松及各类风湿痹证有较深入的研究。近10年来他根据中医学的基本理论和临床经验，运用现代科学方法从生物力学、生物化学、免疫学等多方面对椎间盘退变的病理进行了分子水平的研究，进一步阐明了中医药治疗颈腰痛的原理和优势。他所领导的博士研究生培养点及博士后流动站成为国内外著名的研究基地。他先后发表论文60余篇，主编《中国骨伤科学》《中国中医骨伤科百家方技精华》《临床中医脑病学》《上海历代名医方技集成》《现代中医药应用与研究大系》《骨伤科学》等16部学术专著。先后主持完成10项国家级、部市级科研课题的研究任务。其中"痹证的实验模型和现代病理基础"获得国家中医药管理局及上海市政府科技进步奖二等奖，"益气化瘀法治疗硬膜下血肿的临床和实验研究"获得国家中医药科技进步奖二等奖。在长期的医疗、教育和科研实践中，施杞教授形成了自己的学术思想和流派特点，他崇尚易水学派、注重护养脾胃，完整地继承了石氏伤科特色，在临床上他精于辨证，善于调治。在治疗脑损伤等外伤性疾病时，主张"瘀阻经络、从肝论治"；对于脊椎病等伤科内损病、杂病又多用"临症三辨，衷中参西"方法；治疗骨折，在分清早、中、后三期基础上，予以"摸、整、稳、运、治、调"六法；治疗脱位，他强调"一清、二巧、三稳定"的原则。

当笔者请他介绍一些典型病例以便让读者了解时，他沉吟片刻后说，这样的病例实在太多了，经常碰到一些病人在多家医院做过检查治疗，辗转来就诊时，病情已经很严重。中医的辨证论治是特长，它可以治好在一般情况下认为治不好的病。例如，有一位10岁的孩子主诉右髋疼痛、行走困难、跛行一年，在某家医院中被诊断为"股骨颈缺血性坏死"，并被施行减压术治疗；术后疼痛略有好转，3个月后又逐渐加重。临床辨证应为：气滞血瘀、痰湿内阻、生风化热、灼伤元阴而致肝肾亏虚；其治则是行气活血、祛风通络、健脾化湿、补益肝肾。经过四次诊治，患者右髋疼痛缓解、行走正常，一年后再度行X线检查，提示右股骨颈缺血性坏死已愈。再如一位36岁的男性患者，颈段脊髓减压术后半年出现颈痛胸闷、头昏目糊、行走困难等症状。在西医看来已无有效方法可医，而中医对此辨证为肝肾亏虚类脊髓型颈椎病，也称痿证；采取补益肝肾、益气活血的治则，服药14剂后，头晕胸闷缓解、体松肢轻、大小便正常。再服14剂后上述症状均见缓解。说到这里，施教授插上一句：医生治病、要重医德。审病切脉处方要"慎时尽思"，对于疑难病、久治不愈之症，尤其要耐心尽心，常中求变，师古创新，仔细灵活应用各类各种治法治则，不能死守硬套，要在常规治法中寻求变法。现在有少数医生在这方面做得不够，不认真，不细致，墨守成规，不知求变，这就往往贻误病情、贻害病家。因此作为医生，要在仁厚处用心、要在精深处用功；对病人要有割股之心，临诊要安神定志，无欲无求，先发大慈恻隐之心，誓愿普救含灵之苦；其次要精勤不倦、博极医源、医道高深、医术精湛。如外伤治疗要做到"明辨机理、巧用手法""机触于外、巧生于内，手随心转、法从手出""法之所施，使患者不知其苦"。所谓辨机理，不仅要"知其体相、识其部位"，了解损伤局部的解剖结构，更应"明"损伤之性质、程度、特点，"明"患者体质之强弱虚实，"明"具体之整体方案，而后才能成竹在胸，巧用手法。

采访临近结束时，我请施教授谈谈中医发展的宏观思路，欣然应诺，他经过长期思考和观察，逐步形成了中医发展应走"四化"之路的观点。"四化"是指中医主体化、中医文化、中医现代化和中医群体化。中医事业的发展、中西医结合事业的发展，必须坚持走以中医为主体、中医占主导地位的道路，新中国成立后中医的发展已经证明了这一点。近几十年来自然科学的发展进步使越来越多的中外科学家、医学家对中医学的最显著特点中医的整体观念和中医调整理论有了更为深刻的理解和认同，同时现代自然科学发展的总趋势也越来越接近于中医的理论体系，这些都为中医主体化创造了条件。有关中医的文化，施教授说主要基于两个方面考虑：一是中医发展是和中国文化、中华文明史紧密相连的，中医经典《黄帝内经》的形成是以此前三千多年的历史文化作基础的，它包含了医学、哲学、天文学、气象学、地理学、数学、心理学、遗传学等学科的丰富知识，中医根植于祖国的文化渊源，这是中医的特点，不容忽视。由此衍生出要成为一名中医、一名称职的优秀的中医，必须具备与之相匹配的文化涵养。非此难以悟化灵通，有更多的创造性思维。现在有的医生平时疏于读书，懒于动笔，临诊马虎草率，病案文理不通，处方杂乱无章，这就毫无文化可言了。中医的现代化大家说得很多,主要是把中医传统理论与现代科学技术相结合,利用现代科学实验为其服务发展中医理论;利用现代科学诊察手段如实验室诊断、放射影像学诊断、同位素诊断等,也为中医诊断学和治疗学发展提供了更为广阔的路径;用现代科技手段对中药的开发利用,使其更好地为广大患者服务,充分发挥其优势和作用,也是十分重要的一个内容。中医群体化是指中医学说学派形成的渊源,有很深广的历史和现实意义,各家学说相互交流可以取长补短,推进学术的发展;现代中医也应该发展其学说学派,承前论立新说、流派纷呈、学术精进、中医的发展就有希望。施杞教授最后说,他已经注意到有关香港发展中医的信息,为此感到非常兴奋,特区政府的决策是英明的、及时的,抓住了发展的大好时机。他表示愿意为香港中医药事业的振兴与发展贡献绵薄之力,过去已经在做,今后将一如既往、不遗余力地加强合作,多做实实在在的事情。现在他每年都应香港大学之聘请前去讲学,他说像香港大学这样实力较强的高等学府开始重视并投入中医药的研究,必将有硕大收获。

为脊柱病的研究和治疗不遗余力
——记施杞教授和他领导的龙华医院脊柱病研究所

龙华医院脊柱病研究所是由上海中医药大学骨伤研究所和龙华医院骨伤科联合组建的，实力雄厚、特色鲜明，在科研和临床两方面都取得显著成绩。学科带头人是全国名中医、上海中医药学会会长、中华中医药学会副会长、全国中医骨伤科学会会长、上海中医药大学原校长、本报社长施杞教授，主任由施教授的博士生、上海中医药大学骨伤科研究所所长助理王拥军担任，他现在是第二军医大学校长李家顺教授博士后工作站的研究员。

这个研究所经过多年努力，在脊柱病的病因、病理、治疗、预防等多方面的研究中取得丰硕成果，形成了集科研、临床、教学于一体，具有中医特色、在国内外领先的中医药防治慢性脊柱病的专业方向他们根据脊柱力学“三柱”理论和临床流行病学研究结果，首次建立了“动、静力失衡性”和“风寒湿痹证型”颈椎病及“腰神经根压迫症”等动物模型，证实颈部力学失衡可导致颈椎间盘退变，提出“动力失衡为先，静力失衡为主”的颈椎病力学失衡学说，为椎间盘的退变实验研究奠定了基础，也为非手术治疗颈椎病提供了理论依据。研究中首次提出并证实营养供应障碍是椎间盘退变的始动因素，细胞外基质降解是其中间环节，椎间盘细胞凋亡是其退变的根本原因。他们的研究还发现气虚血瘀、肝肾亏损导致椎间盘细胞不断凋亡，首次经实验证实采用益气化瘀补肾中药对抑制椎间盘内化学性炎症和局部免疫反应、减少细胞凋亡有重要作用，这为中医药防治颈椎病奠定新的理论基础和明确了新药开发的方向和目标。

在施杞教授带领下，这个研究所近年来先后中标国家级、部市级科研课题15项，其中国家自然科学基金、国家中医药管理局和上海市重大项目6项，同时与香港大学、日本九州大学合作国家级课题4项；课题的成果及相关论文在国际性学术研讨大会上发表和讲演，先后获得9项不同级别的成果奖，2001年获上海市科技进步奖二等奖及中国高校自然科学奖二等奖，2002年又获得中华医学科技奖三等奖，这个奖项在全国仅有4项中医药课题获奖。该研究所已获国家发明专利2项，转让中药三类新药开发项目1项，还培养了硕、博士研究生28名，博士后1名，为全国各地培养进修医师200多人次，创造的模型技术、治疗方法在国内10多家医院和研究所推广。这些在研究上卓有成就的专家，在临床也是医术精湛、医德高尚的医师。施杞教授是石氏伤科的传人，学术思想精深，科研创意迭出，临床经验丰富，培养年轻一代的中医呕心沥血、不遗余力，体现了老一代中医学者的优秀品德和着眼事业发展的宽阔胸襟。

本文已发表于《上海中医药报》2003年1月4日。

桑榆晚　云霞更灿烂

——访上海市名中医、中医药大学终身教授施杞

也算是舞文弄墨一卒子,阴差阳错,撞进了中医这个圈子。有位前辈告诫我:你知道中医药圈子水有多深,我漠然。但是,不管是浅抑或是深,与教授的相识,却是一段缘分。

这段缘,源自一份化不开的中医情结。于是便有了较多的工作接触,在接触与沟通中,一种充满崇敬的情愫之问,弥漫着岐黄杏林的时代话题。施杞教授便是话题主角。

中医情结不是一个单一的话题,而是诸多观念的综合体现;有时,却又是特定个体的自身表达。也许,融进了中医药发展的主流范畴,也许仅仅属于自身的个体特征,也许是一个"合二为一"。

一、一体两翼治学路,岐黄杏林展翅飞

人不能选择生命的长度,但可决定生命的宽度。

施教授出身于抗日烽火燃烧的年代,战争的硝烟,伴随着他,度过了苦难深重的童年。教授名字中的"杞"字:"杞人忧天"的意思。当然,"杞人忧天"另有别义,只是父亲祈望他幼小的心灵中能树起"先天下之忧而忧"的思想境界。

范仲淹在《岳阳楼记》中有"不以物喜,不以已悲"的名句,是形容"古仁人之心"的。但对教授似乎并不适用,教授"常以物喜"。在探索、研究岐黄之道的历程中,面对新出现的"物",常常喜不自禁。

医乃仁术。为医者,当以治病救人为己任。教授出身于中医世家。祖父施少秋系故里南通名医,父辈皆精通诗文,工于书画,教授秉承庭训,自幼接受传统文化熏陶,奠定了医文相兼的良好底蕴。教授的古文诗词,功底深厚。书法造诣,铁画银钩,笔笔有来历。教授常说:"病家之苦于难觅良医,医家之苦在难得良方。"还常以陆游名句"古人学问无遗力,少年工夫老始成。纸上得来终觉浅,绝知此事要躬行"自勉。年轻时期,教授为自己设计了"一体两翼"的治学之路,犹如大鹏展翅,遨游学海;始终以夯实中医理论基础和提高临诊水平为主体;以拓宽现代科学知识和中国传统文化知识为两翼。教授深情地说:"祖国医学博大精深,没有扎实的基本功,没有深厚的传统文化底蕴,没有一定的现代科学技术知识,继承创新将难以实现,中医药服务社会,突显优势,亦无可能。大道岐黄,薪火相传必将落空。"

行文至此,我想起了宋明理学中有个"格物穷理"的哲学命题。一个很深奥的问题。吾辈不才,我的粗浅理解是:对所有的"物"你要去"格"。所谓"格"就是探索研究,然后,便就有了"悟",悟出了"理",你就会豁然贯通,你就终知天理。一生通理,你就可以领悟天下万事万物,胸怀宽广,宠辱不惊,可修身,可齐家,可治国,可平天下也!

倘有真情在心,则绵长的探索之路何患?惊愕之间,云霞璀璨万里。

本文已发表于《上海中医药报》2007年8月10日。

二、博采众长业内称,石氏伤科得弘扬

上了年纪的上海人,没有人不知道伤科名医石筱山。

石氏伤科传至石筱山、石幼山先生辈已历三代,学术内涵、医技门道,均为业内外称颂,名噪江南,成为我国中医骨伤科一大流派。施杞教授于求学期间,每当聆听石筱山先生授课,倍感收获,对先生之大家风度,渊博学识无不由衷敬仰。毕业后至龙华医院骨伤科工作,当时的科主任正是石筱山先生,因此有幸侍诊于先生之侧,成为石门弟子,感悟石氏伤科临诊圆机活法之哲理高超,施法用药之经验宏富。适时筱山先生正主编全国高等中医教材《中医伤科学讲义》(第二版),教授为助手之一在誊写编抄中,对石氏伤科理论涵养及学术思想有幸洞悉。筱山先生于教材中列伤科内伤一章,被当时卫生部认定为中医伤科四大病种之一,即骨折、脱位、筋伤、内伤,开近代伤科论著和教材之先河,彰显了中医骨伤科特色优势。筱山先生谢世后,施杞又受命正式拜石幼山教授为师,侍诊抄方,重温经典,进一步领略石氏伤科之精髓。1980年卫生部钱信忠部长主编《中国医学百科全书》,石幼山教授应聘为《中医骨伤科》分卷编委,命施杞为助手,遂在先生指导下完成所承担的"内伤"篇撰写任务。无论在案前灯下,或出差旅途中,先生毫无保留,有问必答,名方解析,用药宜忌,侃侃而谈,道出石氏伤科菁华至宝,处处体现出尊师对后辈的仁慈厚爱。随师3年虽成往事,施杞日后每谈及于此,总以"一日为师终身为父"之恩德缅怀不忘。石氏伤科"以气为主,以血为先"、"内外同治,无忘兼邪"以及"内伤"论治等学术思想和临证经验成为施杞教授在中医骨伤学业长进中取之不竭的智慧源泉。如他运用石氏伤科倡导的气血理论及内伤论治经验拟定的"益气化瘀汤"治疗头部外伤后慢性硬脑膜下血肿形成,借助CT鉴别,治愈率达90%。获1986年卫生部科技进步奖二等奖。运用石氏伤科治疗头部内伤经验结合他进修神经外科获得的学识,提高了对脑震荡及脑外伤综合征的疗效,在许多重症脑外伤抢救治疗中发挥了中医中药的优势。在继承石氏伤科经验的基础上,他总结了"以气为主,以血为先,化瘀通络,兼祛痰湿,肝脾肾同治"的学术思想,总结出包括颈椎病、腰椎间盘突出症、风湿、劳损、骨折不连结、骨质疏松、退行性骨关节疾病等临床防治经验,形成有效治疗方案。为弘扬石氏伤科,教授还请医院领导特聘石筱山先生之子、石氏伤科嫡传石仰山教授为龙华医院骨伤科顾问,尊为学长,时时切磋石氏医技。上海是名医荟萃之地,中医骨伤科历来有八大家之说,教授在传承石氏伤科的同时,博采众学,兼收并蓄。王子平先生是中国武术伤科第一人,其婿吴诚德教授深得其传,曾任龙华医院骨伤科副主任,精于手法和导引。教授采其所长,又向沪上伤科名家魏指薪教授、李国衡教授求教,并结合自己的经验,总结了治疗颈椎病腰椎病平衡手法"三步九法"和"十二字养生功",结合中医药辨证论治形成龙华医院中医骨伤科一大特色。最近教授获文化部授予首批国家级非物质文化遗产项目代表性传承人称号,还被中华中医药学会授予全国中医药传承特别贡献奖、中国中医骨伤名师等荣誉。由于他学术上的造诣和厚德为人,得到中医药界的普遍敬重。香港大学聘请他任名誉教授,新疆医科大学聘请他任客座教授,广东省中医院特聘他为中医学术传承导师。

三、继承发展万木春,诲人不倦育新秀

颈椎病是人们所熟悉的常见病、多发病,目前发生率已达人群的10%以上,即在我国有1亿多患者。随着人口老龄化,以及长期低头位工作姿势、空调、电脑、驾车的增多,发病率还在增多,且有年轻化趋向。轻者颈肩酸楚、疼痛,上肢麻木,头晕目眩,耳鸣多汗,血压波动,胸闷心悸,胃肠不适;重者下肢乏力,步行不稳如踩棉花堆,甚至出现不同程度瘫痪。西医对重症病人给予手术治疗,解除脊髓压迫,但手术有风险,费用昂贵,普通百姓往往难以承受。中医对95%以上的颈椎病病人有较好的疗效,方法多样,如中药、手法、针灸、导引等,安全、价廉。但是缺乏机理研究,不知其所以然。为了弘扬中医骨伤科这一大优势,教授经过30多年的临床摸索,近10年来引入现代科学技术从病理学、形态学、分子生物学等方面深入开展了研究,通过对椎间盘退变的病理观察,发现其早期微循环障碍,椎间盘营养缺失;中期炎症因子、降解酶及免疫球蛋白释放增多,炎症反应加重;后期细胞外基质黏附度降低、细胞凋亡,椎间盘脱水萎缩。其结果引

起颈部静力平衡失调，继则动力平衡失调，并互为因果，恶性循环。如在椎间盘退变过程中感受风寒湿热等外邪侵袭，或颈项部劳损、咽喉部感染等可使平衡失调加重。教授和他领导的上海中医药大学脊柱病研究所经过大量的临床流行病学和模式动物病理学研究，提出椎间盘退变是颈椎病发生与发展的病理基础，是内因；风寒湿热等外邪及劳损是外因，动、静力平衡失调是影响颈椎病临床症状和体征发生发展的重要病理环节。教授在研究中发现益气化瘀法能有效延缓椎间盘退变，临床上提出从痹论治的观点，按五体痹及五脏痹，结合六经辨证施治，通过中药、手法、导引综合治疗，使大多数颈椎病病人解除痛苦，免除手术风险。同时在此基础上又开展围手术期治疗，使不少手术效果不理想病人得到进一步治疗，改善了症状和体征。教授在实践中勤求古训，不仅以《黄帝内经》《伤寒论》《金匮要略》为学术渊源，并善于吸取历代名家精华，将金元时期张元素脏腑辨证，李东垣脾胃论，明代薛己外损内伤论，清代王清任活血化瘀等观点熔于一炉，内外兼治、整体调摄，用于腰椎间盘突出症、椎管狭窄症、腰椎滑脱症、骨质增生症、骨质疏松症、股骨头坏死等，获得较满意的疗效。以上研究作为重点项目得到科技部、国家中医药管理局、国家自然科学基金会及上海市政府的多年资助，并获得多项高级别的奖励。教授不仅以他的学问，更以他的育人文化显现诲人不倦师长风范，受人尊敬。教授常对人们说，中医药事业的发展，必须重视新人的培养，才能继往开来。他善做伯乐，甘为人梯，对身边一些青年人的成长时时关切。

教授对一些“勤奋、聪慧、品正”的新秀，悉心培养，为他们“引路、铺路、扶上路”，他的学生王拥军博士经教授12年培养，亲自指导攻读硕士、博士，送往国外著名大学进修，完成博士后。从鼓励他争取国家和上海市重大科研项目到支持他申请高级别奖项评审。王拥军博士奋发进取，不辜负老师的培养和期望。36岁破格晋升为教授。先后成为上海市科技领军人物、上海市十大青年科技英才、国家杰出青年科学基金获得者、国家人事部百千万人才国家级人选，今年又和老师一道双双被评为上海市劳动模范。现在教授已把脊柱病研究所所长的重任交给了王拥军，实现了新老交替。在教授培养的百余名学生中，20多位分别担任医院院长、大学系主任、研究所所长、科主任，还有10多位出国留学或开展合作研究。

“江山代有人才出，各领风骚数百年。”

我深信，在中医药这块充满魅力的园地里，教授和他的学生们，行百里而半九十，将会演绎出更精彩的篇章，等待着人们去感悟、去采撷、去传播……

四、一代名医堪精诚，救死扶伤惠民众

教授在中医骨伤科领域的成就，使很多病人远离了疾病和痛苦，为天下带来了健康和欢笑……

教授知识广博，医技精湛。他常对弟子们说：救死扶伤是医生的应尽职责，唯有这样才能不断进取，惠泽民众。20世纪80年代，教授担任龙华医院骨伤科主任，一天中午，值班医生告诉他有一位11岁急诊病人凌晨头部受伤，现在精神有点疲惫。他立即赶到急诊室，经过初步诊断，小病人是外伤性颅内出血。当时还没有CT，他亲自用超声波探查，显示中线移位，必须立即手术。等患儿躺上手术台时已处于深昏迷状态，生命危急。教授迅速为他开颅探查，结果取出大块瘀血。等小病人抬出手术室进入病房时已完全清醒，后又经教授中西药物治疗，1个月就完全康复，拯救了一条幼小的生命。还有一位中年农民，建房时从屋顶摔坠地上，造成下肢瘫痪，病已1个月，辗转多家医院，最后来到龙华医院，经仔细探查是脊椎骨折，脊髓受压，还有救治的希望，教授先对他进行手术减压，椎体固定，再配合中药、针灸治疗，最终获得了完全康复，救了一位农民，也救了一个家庭。对于一些疑难病人，教授不仅敢于挑战风险，还苦心钻研，想方设法缓解病人痛苦。有许多颈椎病肩臂剧痛或头晕严重的病人，在当地治疗无效或畏惧手术，常常从外省、港台地区，甚至欧洲、美国赶来求治。教授总是热情接待，悉心治疗。有一位台湾富商，患脊髓型、神经根型颈椎病，终日剧痛，持物无力，靠麻醉药止痛。台湾、香港一些高级医院，以及美国的一些大学均判定唯有手术可治，但又不能免除手术致瘫风险。富商心有余悸，不愿手术，从台湾专程来上海求治。教授运用中药加手法治疗两周便得缓解，剧痛消除，又经3个月调治完全康复，迄今已5年未见复发。后来病人去美国，原先建议他手术的那位名牌大学骨科教授，看到他病情完全康复，又对照核磁共振片，对中医药的神奇

赞叹不已。教授虽然工作繁忙，但他仍坚持每个月到社区卫生中心为基层百姓义诊，就诊的病人大都年老体弱、病情复杂、行动不便，难以到大医院就诊。教授体察民情，心身并治，在悉心诊治的同时，还给他们安慰和鼓励。病人高兴地说：施杞教授不仅为我们送来健康，还送来了欢笑。

医生的生活，充满着追求和挑战，面对错综复杂的临床现象，准确地识别其症结所在，找到解决问题的方法，这才是病人所追捧的医生。

守住自己，任世界潮起潮落，无惊也无惧；做好自己该做的事，这就是教授面对人生的一种态度。任凭喧哗面对纷繁，富有的是心灵，充实的是思想。

教授说，祖国医学是一个伟大的宝库，建设和谐社会，中医大有作为。他以振兴中医为己任。在担任上海市卫生局副局长期间，他提出要抓中医工作，建上海团队，创中华品牌，在各区县设立中医机构，建成一批中医药研究院（所），在市委市政府的关怀下，80 年代的上海中医事业名列全国前茅。在他担任上海中医药大学校长的任期内，积极争取成为全国首家更名为大学的学校。为了推进中医药走向世界，教授作为世界中医药联合会骨伤分会名誉会长、世界中医骨科联合会主席，不辞辛劳，先后赴 19 个国家和港澳台地区讲学，还被聘为美国普士顿大学东方学院、新加坡中医学院、日本关西针灸大学、比利时中医学院客座教授。在结束采访的那一刻。我脑海中映出教授铁画银钩、苍劲放逸的书法大作“大道岐黄，薪火相传”“仁者情怀，敬业乐群”。在适逢教授七十寿辰的盛夏季节，我赞叹大医精诚的一代名师“如此言，亦如斯行”！

"养生乱象"下的中医真相

——专访全国著名中医学家施杞教授

对话

"张悟本事件"不是中医的错，但它映射出中医发展中面临的尴尬和困惑。

"把一些常识包装成'包治百病'的诳语，再把另一些常识颠覆成'万万不可'的'神话'，这种有悖科学精神的轻率言论，本质上是一种骗术。"

"内行不说，外行乱说，这在一定程度上助长了'养生乱象'。"

解放周末：近年来，中医受到许多老百姓的关注和热捧，可这份关注似乎总是与"养生"二字相连，养生几乎成了老百姓对中医的主要诉求。

施杞：随着人们越来越关注自身的健康问题，养生尤其是"中医养生"的关注度特别高，然而这首先就造成了人们认识上的一个误区，说起中医，人们就觉得是完全不同于西医的打针吃药，以为中医就是可以让你不吃药，就是食疗或者经络疗法。

解放周末：之所以会给人们带来这种印象，不得不提张悟本那本畅销一时的《把吃出来的病吃回去》。

施杞：每天一斤绿豆煮成水，能治近视、糖尿病、高血压，还能治肿瘤，这种言论显然违背了中医几千年来所遵循的"辨证"和"适度"的常理，纯粹是打着中医的幌子，以偏概全，以讹传讹，以假乱真，不仅误导了读者的保健观念，更误导了大家对中医的认识，坏了中医的名声。

所以必须要强调的是，不应该把张悟本事件与真正的中医养生混为一谈，中医没有错，"张悟本事件"不是中医的错。

解放周末：在"张悟本热"之前，各类中医养生明星、中医养生书籍在社会上就已形成了热潮，一些读者尤其信奉书中所谓的"中医养生准则"。五花八门的养生书籍似乎都有这样一些特点，老百姓关心什么话题就讲什么，牢牢抓住老百姓的心理，不仅语言浅显易懂，而且"操作"起来也似乎容易得很，比看病打针吃药要省力得多。

施杞：是的，比如被"神化"的绿豆和茄子，对人体有一定的营养价值，这是多数人都不陌生的常识，但如果把这种功效过分放大，甚至妄下"包治百病"的定论，就显然违背了科学常识。

解放周末：曾被美国《时代周刊》评为"美国反伪医学第一人"的史蒂芬·巴雷特最近说过："面对那些自称是养生专家的人，中国人需要多一点质疑精神。类似张悟本的伪养生专家其实是很容易辨认的，他们的共性就是强调'病都是吃出来的'。人们必须离那些声称'某某食物可以完全代替药物'的养生专家

本文已发表于《解放周末》2010 年 7 月 16 日。

远一点。”

施杞：说得很对，那些所谓的“养生之道”，无非是把一些常识包装成“包治百病”的诳语，再把另一些常识颠覆成“万万不可”的“神话”，这种有悖科学精神的轻率言论，本质上就是一种骗术。

解放周末：这位美国反伪医学第一人还戏称：“我有一个聪明的朋友曾说，庸医从来不睡觉，当火箭抵达月球一个星期后，那些庸医就开始销售‘月球灰’，并声称它对治疗关节炎有奇效。”

施杞：哈哈。

解放周末：参差不齐的养生书、养生明星受到热捧，似乎也从另一个方面反映出人们对于养生保健急功近利的心态。正是这种普遍的心态，助长了“养生乱象”的形成。

施杞：我认为，这种心态首先反映了人们对健康的需求，也包含着对传统中医的信任。但是，真正的医者绝对不会利用老百姓的这种需求和信任，打着“中医大旗”去夸大常识或者否定常识，故意炮制耸人听闻的“养生”观点。

真正的中医养生，绝不仅仅是几个“偏方”，它的内涵是极其丰富的，包括食养、药养、针灸、按摩、气功等多方面的内容。就拿食疗来说，应当是根据疾病的特点，给病人制定各种不同的饮食配方，以达到辅助治疗的目的。食疗也同样要根据不同人的体质来辨证使用。

解放周末：可以说，老百姓十分渴望了解中医养生的保健知识，但擅长讲中医，能够将这些知识讲得深入浅出的中医专家太少。

施杞：对，内行不说，外行乱说，这在一定程度上助长了“养生乱象”。一些外行善于抓住老百姓的需求和心理，于是就打着专业的旗号去忽悠，而一些真正的专家往往比较严谨，或者认为“好酒不怕巷子深”，没有加入中医科普的行列。我认为，“张悟本事件”的产生，折射出人们对中医的某种误读和曲解，尽管错不在中医，但也映射出中医发展中所面临的尴尬和困惑。

阐述

当务之急是要让人们认识真正的中医。中医并非玄学，更非迷信。

“真正的中医决不会让人一味地多吃某一种东西，更不会认为靠一两种食物就能达到祛病的目的。”

“一种方法不可能解决一切问题，一劳永逸吃一两个偏方或者简单按几个穴位，这不符合中医的本意。”

“不少人愿意相信各种打着中医旗号的养生‘秘诀’，说明他们信任中医，需要中医，但在信任的同时却不了解真正的中医。”作为一名为中医事业奉献几十载的老中医，施杞认为，当务之急是要让人们认识真正的中医。

中医文化源远流长，在当代语境下遥望几千年前古朴深奥的中医理论，以及难解的语词间蕴含着的古典哲学思想，难免让现代人对中医产生“玄妙”甚至难以言传、难以用科学解释的印象。而五花八门的养生秘籍，恰恰抓住了人们这种雾里看花的心理。

事实上，中医并非玄学，更非迷信，它有着自己独特的规律和理念，历经了千百年来繁衍生息的考验，而成为中华传统文化的一块瑰宝。在施杞看来，要了解真正的中医，关键在于认清中医的三大特点。首先是“整体观”。中医认为，人是一个统一的整体，以气血、五脏为中心，配以六腑，通过经络系统进行调节。同时，人与外界环境也是相统一的，正因为把人与外界看作一个整体，所以中医在防治疾病的过程中始终强调“整体平衡”和“阴阳平衡”，而不局限于一个疾病、一个证候、一种症状。

“既然讲究平衡，讲究度，那真正的中医决不会让人一味地多吃某一种东西，更不会认为靠一两种食物就能达到祛病的目的！”施杞轻轻叩了一下桌子。中医的另一大原则是讲究“恒动”。生命是运动的、变化的、发展的，并非静止僵化。其中最有代表性的理念就是“阴阳五行”，中医对疾病的治疗和预防始终是与五行概念相交融的。中医养生遵循“四时阴阳”的原则，《黄帝内经》认为，人首先应该顺应大自然春生、夏长、秋收、冬藏的规律，并在此基础上从饮食、起居、运动、精神各方面来养生。

“一种方法不可能解决一切问题，一劳永逸地吃一两个偏方或者简单按几个穴位，这不符合中医的本意。”施杞严肃地说。

“辨证论治”是中医的第三大特点。“每个人的体质和健康状况各有不同，一个好的中医决不会‘千人一方’，势必通过望闻问切，鉴别每个病人独特的病理情况以及整个身体的状况，并通过不同药材的配伍来对症下药，每味药用多少量、怎样搭配都会起到不同的效果。”施杞说，“单一个‘望’字就有多重含义：一要望神，通过望观察病人的精神状态和面色的变化，来判明患病的轻重、预后等；二要把望全身与望局部相结合；三要望舌苔，从而有助于辨证精确，如舌质偏紫者属血瘀，苔腻偏白者为寒湿，偏黄者为湿热；四还要望咽喉，因为咽喉能反映出疾病的虚实及正气的盛衰。如果不懂辨证施治、因病予药，治疗方法不对路，就会加重病人的病情，更谈不上治病救人。”

经历

中医的药典里从来没有“急功近利”四个字，真正的中医人信奉的是“医乃仁术”的信条。

“仁者爱人。爱病人关键要有一颗真诚的心，有了这颗真诚的心，病人也会对你永存一份真情。”

“人间自有真情在，医者善待别人，自己也会得到大爱。”

施杞对“仁术”的理解，是从小在祖父身边，看着祖父如何行医救人开始的。“无论是哮喘病人、高热病人、白喉小儿，祖父都能治。那时候的中医是内外妇儿十三科都能看。”施杞说。

报考大学那年，81岁高龄的祖父对他说：“考中医学院吧，上海有名医，中医有学问，值得你一辈子用功去研究。”当施杞拿着上海中医学院的录取通知书来到祖父的病榻前，祖父语重心长地说：“医乃仁术，你要做个令人称道的好中医。”

一句话，铭记一辈子。

进入医学院后，中医大师程门雪、黄文东、石筱山、陈大年、丁济民、裘沛然等人深厚的传统文化根基，以及对病人温文尔雅、和蔼可亲的态度，令施杞终生难忘。

毕业后进入龙华医院伤科的施杞，师从全国著名的石氏伤科传人——石筱山。“每天都有全国各地的骨伤科病人慕名前来就诊，老师又同时担任全国政协委员，各类会议多、会诊任务重，但他仍然尽自己的全力无微不至地对待每一个病人，不计名利，甘当一名普通中医。”

在施杞看来，医者行仁术，就是要热爱中医，关爱病人。他说：“仁者爱人。爱病人关键要有一颗真诚的心，只要有了这颗真诚的心，病人也会对你永存一份真情。”

30多年前，一位来自江西九江的退休工人被当地诊断为脑癌，慕名到上海龙华医院找到施杞，寻求最后一线希望。施杞悉心诊断后，认为他所得的是颅内血肿，经过手术治疗加上中医疗法，病人终于痊愈出院。

几年后的一个夏天，龙华医院老中医徐福民在庐山休养时意外发生脑外伤合并骨折，施杞被派去抢救病人。他赶到庐山脚下的九江，却买不到上山的车票，听说要等两三天才有。正在十万火急的时候，施杞竟然与当年这位家住九江的病人偶然相遇。“施医生，您是我的救命恩人！”病人看到施杞后，激动地握住了他的手。

了解施杞遇到的难题后，老病人想方设法弄来车票。由于抢救任务重，三天后，医院决定用军用飞机派遣两名护士上山协助施杞。当得知两位护士降落在九江临时军用机场却无法上山时，又是这位病人千方百计为他们借来一辆当时十分难得的轿车，使得两位护士及时赶到了病床前。

谈起往事，施杞高兴地说：“人间自有真情在，医者善待别人，自己也会得到大爱。”

建言

深入社区“治未病”，让老百姓认识中医，信任中医，中医才有发展力。

"通过看似不起眼的中医社区科普宣传,能让老百姓不再轻信那些所谓的养生捷径。"

"培养中医人才,不仅仅是给他们一个学位。"

在施杞看来,要让更多的老百姓了解中医,掌握正确的防病治病知识,中医应该积极主动地深入民间,深入社区。他说:"只有把中医的根更深更广泛地扎于民间,才能让老百姓切切实实地感受到中医的疗效。通过看似不起眼的中医社区科普宣传,能更好地提高老百姓的健康意识,从而不再轻信那些所谓的养生捷径。"

施杞的经验,来自自身的实践。

自从龙华医院2005年与徐汇区社区结对,建立"名老中医下社区"模式以来,施杞每个月坚持去社区进行义诊。遇到最多的是关节炎病人,施杞在开药的同时,还会告诉他们日常泡脚的方法,并亲自示范一套健身操。他说,这一切都是为了让病人切实感受到中医简便又经济实惠的优势。

社区居民也都十分乐意去找这位自称是"社区医生"的中医名家。因为他除了帮病人开方,还会传授自己根据多年经验总结的"养生十二法"。

唐代大医家孙思邈曾云:"上医医未病之病,中医医欲病之病,下医医已病之病。"而早在《黄帝内经》中就记载了"圣人不治已病治未病"这一防病养生之道。

施杞认为,中医深入社区,开展"治未病"工程,不仅是一件造福于民的好事,更是事关中医保持其生命力的大事。只有让老百姓认识中医,信任中医,真切感受到中医的疗效与优势,中医才有不断向前发展的源源动力。

在"扎根民间,取信于民"的同时,中医自身的发展在当下也离不开人才的培养。

在施杞创办的上海中医药大学、上海市中医药研究院脊柱病研究所里,挂着这样一块匾——"大道岐黄,薪火相传"。施杞说:"培养中医人才,不仅仅是给他们一个学位。"

他的育人之法是"三路"。一是"引路",引导每个学生都有明确的学习目的和立志献身中医药事业的崇高理想;二是"铺路",他不仅帮助学生学好课程,还争取到多方资源及科研经费,努力创建具有一流水平的科技平台,让青年学生有锻炼成长的"用武之地";三是"上路",施杞说自己要发挥"老马识途"的功能,千方百计扶持年轻人。

多年来,施杞总是亲自带领或陪伴学生去投标、答辩,为他们示范、壮胆。他说中医的传承应当"继承不泥古,创新不离宗"。本着这样的原则,脊柱病研究所与世界华人骨研学会、美国哈佛大学等世界一流骨科研究机构建立了合作。每年,施杞都会把优秀的学生送到这些机构去学习。他要求学生:"在用中医传统理论去研究中医骨伤科学的同时,还要运用现代科学技术加以研究,实现中医骨伤科学的现代化。"

学生们不忘老师的教诲:学中医的人一定要热爱中医,相信中医。每到学习结束,他们总会在第一时间回到老师的身边,回到中医的阵地。

采访结束时,施杞给记者递过一幅他亲笔书写的毛笔字:诗家清景在新春,绿柳才黄半未匀。若待上林花似锦,出门俱是看花人。施杞说,这是他在龙华医院50周年院庆之际为后辈题写的,也是他最喜欢的唐诗之一:"别小看这'半未匀',它就是中医的希望。"

让流派与学科共发展

学科是由专业人员以独有的领域为对象，按照专门的术语和方法建立起来的概念一致、体系严密、结论可靠的专门化知识体系。

流派是源于或成熟于某一地区，在一定的经济文化背景下形成的具有一定的影响力和明确的传承脉络，目前仍拥有传承人，具有独特的学术思想与独到诊疗经验的中医文化和学术现象。

流派传承为学科建设开拓深度，学科建设为流派传承提升高度，并且为培养复合型人才创造了条件。流派传承和学科建设两者应互相整合，取势、明道、优术才能更好地促进中医药事业的发展。

在中医学的发展过程中，各流派的形成对整个中医学的发展起了承前启后的作用。随着经济全球化、科技进步和现代医学的快速发展，我国中医药发展环境发生了深刻变化，面临许多新情况、新问题。当前，中医人才的培养模式主要是院校制，新中国成立以前的师承模式长期淡出主流体制之外，使得流派发展受到冲击，后继乏人，甚者出现断代或者消失的现象。

结合目前国内中医药发展形势和实践体会，我们认为流派是中医药事业发展的源泉，学科是中医药事业发展的基石，流派传承和学科建设两者应互相结合，取势、明道、优术才能更好地促进中医药事业的发展。

一、学科是发展中医药事业的基石

学科是由专业人员以独有的领域为对象，按照专门的术语和方法建立起来的概念一致、体系严密、结论可靠的专门化知识体系。抓好学科建设，是高校提高竞争力、生存力和事业发展的关键。学科是高校的基础，是高校培养高层次专门人才的基层组织，是高校的主体，更是高校建设的根本。加强学科建设必须努力构建学科发展的基础和应用研究平台，在继承固有知识体系要素的同时，不断创新，丰富其学术内涵，拓展其外延和竞争优势，从而不断开创新局面，将研究成果转化为物质和精神产品，奉献社会，服务大众，在这一过程中也必然造就一代又一代新的人才，推动中医药事业继往开来。

早在20世纪90年代初我们提出了“一体两翼”的观点，作为推动中医药事业继承、创新、现代化、国际化的思路和策略。中医药学科建设的发展，要以传承中医药理论体系和历代医家所积累的丰富临证经验为主体，以整理研究中国传统文化与中医药继承创新相结合为一翼，以借鉴和引用现代科技包括现代医学探索生命规律为另一翼。在坚持“一体两翼”的实践中，我们的思路是：源于临床，总结经验，建立现代科技创新平台，诠释和发现中医科学的内涵，推进中医药在继承基础上的理论和实践创新，从而实现“一个主体，两翼齐飞，协调发展”的大鹏战略。

本文已发表于《中国中医药报》2013年6月7日。

二、流派是发展中医药事业的源泉

流派是源于或成熟于某一地区，在一定的经济文化背景下形成的具有一定的影响力和明确的传承脉络，目前仍拥有传承人，具有独特的学术思想与独到的诊疗经验的中医文化和学术现象。中医学术流派是中医学发展史上客观存在的独特现象，各家学术流派之间百花齐放，百家争鸣，相互吸收融合，相互取长补短。时至今日，各家各派的学术与临床传承人，在临床上仍以独特显著的疗效深得群众的信赖，成为继承弘扬中医学术理论和临床技能的中坚力量。

三、传承流派优势特色，营造流派生态环境

以石氏伤科为例，石筱山先生是龙华医院伤科创建者、石氏伤科第三代传人、学术的主要奠基者和开拓者，20 世纪 30 年代起偕同胞弟幼山先生将石氏伤科流派进一步发扬光大。我们有幸作为石氏伤科流派的传人，长期深入整理、研究、阐述石氏伤科学术思想和理论体系、独特技术及其临证应用，将这些原生态的优秀成果挖掘、继承。同时深入研究石氏伤科临证经验，并开展基于循证医学的临床评价研究；探索石筱山伤科理论以及学术内涵形成的历史底蕴与渊源。我们还积极引用现代科学知识和技术，以临床为源头，以石氏伤科学术内涵为核心，与时俱进，明确研究方向，深入开展研究，打造当代中医骨伤科应用基础和临床研究高端平台。

最近我们团结全国的石筱山先生门人，在石仰山教授、诸方受教授支持和参与下成立了“石筱山伤科学术研究中心”，建立了石筱山弟子、传人间的全国合作联盟，组成多课题、多中心、多网点、多流派的协同研究，在全国形成网络，促进流派内外合作与交流；并积极开展国际学术交流，建立较为稳固的国际合作点与合作中心，继续推动石氏伤科走向海外，从而发扬石氏伤科流派的学术优势和传统特色，丰富骨伤学科的内涵建设。

四、在继承中探索创新，在创新中深度继承

筱山先生 53 年前创立了龙华医院伤科并亲自担任第一任主任，经过多年的培育和几代人的努力，龙华医院伤科早在 20 世纪 60 年代就成为全国著名的石氏伤科临床基地。近 10 多年来我们的研究思路是源于石氏伤科流派，弘扬流派的特色和优势，聚焦阶段的研究目标，结合现代科学开展临床和基础研究，探索规律，形成成果，将研究成果再转化到临床，提高疗效。从而促进流派传承创新、学科建设发展，进一步显示中医药的特色和优势。

我们体会到中医是以临床为核心的一门经验医学，长期以来始终以临证为基础，反复循环发展，虽然也有螺旋式上升，但是基本模式没有改变，这是限于历史条件。目前国家有良好的经济基础，现代生命科学高速发展，不仅有较好的开展基础理论研究的条件，也有许多临床研究的新模式我们必须在以临床为继承基础的同时，适当地向基础研究进行转化，在基础研究取得成果后也必须及时向临床转化。西医来自实验医学，目前强调向临床转化正成为热点，中医和西医不同，我们强调在中医走向世界、让世界和中医接轨中实现双向转化。

随着社会人口老龄化以及慢性劳损的增加，慢性筋骨病已成为影响人类健康及学术生活质量的重要因素，它具有危害性大、患病率高、手术率高、复发率高等“一大三高”的特点，成为医学界普遍关注的医学难题和严重危害人类健康的重大、疑难疾病。我们在原有发展的基础上，根据国家要建设“健康社会”的战略思想和当今骨伤科疾病发展需求，结合石氏伤科流派特色和优势，将研究目标聚焦在中医药防治慢性筋骨病，经过多年的研究形成了“气血为纲、痰瘀兼祛、筋骨并重、内外兼顾、脏腑同治、重在肝脾肾”的思路与方法。针对目前骨伤科疾病的研究热点和难点开展了三个主要研究方向：中医药防治脊柱疾病理论与技术研究；中医药防治骨与关节疾病理论与技术研究；以及慢性筋骨病气血、藏象理论的基础研究。通过开展临床与基础的系列研究，初步取得了一些研究成果，彰显了中医药防治慢性筋骨病的疗效与优势。

诸如在椎间盘疾病的研究中形成了“调和气血法”的临床指导原则，建立了“病证结合、分型论治”的临床规范化方案；在此基础上研制了治疗神经根型颈椎病的新药“芪麝丸”（国药证字 Z20090978），目前正在开展随机、双盲、安慰剂对照的四期临床试验。同时通过建立各种动物模型开展椎间盘的基础研究，发现了椎间盘退变的三期变化，中医药在早期可以改善微循环，中期可以抑制炎症反应，晚期可以缓解细胞凋亡。同时我们提出了“恢复脊柱平衡”预防与治疗学观点，延伸石氏伤科学术理念，发展成为“调和气血、动静结合、筋骨并重”防治慢性筋骨病的技术特色。在继承石筱山、王子平伤科学术思想的基础上形成了“脊柱平衡”疗法的规范化技术方案，防治特发性脊柱侧凸症的脊柱平衡手法和导引术，防治颈腰椎疾病的整颈、腰三步九法及施氏十二字养生功，这些技术目前正作为中医药适宜技术在全国推广。

这一系列的临床和基础研究先后获得 100 多项国家级以及部市级科研项目，包括国家杰出青年科学基金、国家 973 计划项目、NSFC 重点项目、NSFC 重大国际合作项目等。研究成果先后发表了 568 篇论文，其中 SCI 收录 46 篇，总影响因子大于 200。获得国家科技进步奖二等奖 1 项，部市级一等奖 7 项，二等奖 12 项，三等奖 6 项。形成的中医骨伤学科建设平台已成为国家中医临床研究基地、省部共建教育部重点实验室、国家重点学科、国家中医药管理局重点实验室和研究室、上海市“重中之重”临床医学中心等建设单位。

学科的建设和流派的发展都要求进行高水平、高层次人才培养，才能做到流派兴旺、学科发展。我们在人才培养中探索出“引路、铺路、养路”的模式，教学相长，师生互补，学生因老师而成长，老师因学生而光荣，在学历、经历、资历培养中注重人格塑造，建设顶尖、体壮、基实模式的金字塔型学术团队。已毕业 79 名硕士、48 名博士，培养 16 名高徒，6 名博士后出站，培养出一批优秀的中医药人才，其中包括全国先进工作者、全国五一劳动奖章获得者、全国三八红旗手、上海市科技精英、长江学者特聘教授、国家杰出青年科学基金获得者、国家 973 计划项目首席科学家、全国百篇优秀博士论文获得者等。形成了四代同堂的石氏伤科传承团队，研究团队获得教育部“创新团队”、上海高校首批“创新团队”、上海市科技创新优秀团队、学习型团队等称号。

五、取势、明道、优术是流派传承学科发展的永恒主题

“势”是大的发展趋势和国家、社会需求，取势，就是要求我们能够审时度势，因势利导，顺势而为。“道”是理念、规律、原则，明道就是加强中国文化和中医理论研修，借鉴现代生命科学基本理论和知识，以中国传统文化为底蕴，在中医学理论体系指导下，全面、系统地领悟和把握生长壮老已的生命规律、弘扬岐黄之大道。“术”是能力，能力是知识、策略、方法和经验的集合体，优术即探索和积累实用的策略，不断完善方法，积淀适合于自己和专业的经验。取势，远见也；明道，真知也；优术，实效也。因此取势、明道、优术是流派传承、学科建设，进而推进中医药事业发展的永恒主题。

行医 50 年，他让成千上万个脊梁重新挺立

——记名医大师石氏伤科传人施杞

76 岁高龄的施杞，鹤发童颜，目光矍铄，思维敏捷，举止儒雅——这个上海中医骨伤科的名医大师，在漫长的 50 年行医生涯中，已治疗了 15 万人次的颈、腰椎病病人。

7 月 26 日，记者约了几位经他治愈的病人接受采访。地点是：上海中医药大学脊柱病研究所。

（1）病人陈宝山：我已被判了“死刑”，是施大夫救了我一命，也救了我全家。

陈宝山是个退休工人，现年 63 岁，中等个子，皮肤黧黑，语气急切，表情生动。他这样开始叙述的：

6 年前，我突然右手发麻，后来症状加重，一天与儿子一起外出坐公交车，下车时双腿发软，不由自主从台阶上摔下来，跪倒在地，两个膝盖上都是血。

从此开始到处求医。上海大小医院走了 10 来家，但越治越重，不到 1 年，几乎瘫了，从头颈以下用针刺无感觉，整个胸部像被铁箍箍住，右腿总在剧烈抖动，我整天仰卧在床上望着天花板，能自由转动的只有 2 个眼珠子……

那次，我弟与我姐抬着我到一家大医院，我姐跪在骨科大夫面前哀求：“救救我弟弟吧！”大夫无奈地回答：“做手术，会死在手术台上……回去给他买点好吃的吧，活不过 3 个月了。”

2008 年 5 月 20 日——那是一个我永远铭记的日子——我家人又把我抬到了龙华医院施大夫这里。施大夫给我做检查时动作特别轻柔、体贴，他看我的目光就像父亲般慈爱。他对我说的第一句话是：“别怕，你的病能治好，要有信心，但你要配合我喔。”

当时，眼泪就止不住地要涌出眼眶，我脑子里升起一个信念：“我有救了！”就像个走在无边漆黑中的人，已筋疲力尽，绝望无助，突然间看到了一丝亮光！

我服用施大夫给我开的中药方子，每 2 个星期来诊治、调方一次，16 个月以后右腿不抖了，19 个月后针刺胸部以下有感觉了——神经功能在恢复！我又止不住流下眼泪。

施大夫知道我家境拮据，每次开方子时还特意嘱咐我，其中哪几味药可以到街道医院去买，会便宜些。这样我前前后后共服用了 6 年中药，药费总共花了四五万元——要是动手术，手术费就将近 10 万元。

2009 年 6 月时我能翻身了，之后，又开始下床，开始行走。我重生了！

自己几近瘫痪，老婆跟我离了婚，儿子班也上不了，日夜在床前伺候我。床边的墙上有个电插头，我想触摸它自杀，但无论怎么用力，都翻不过身去，真可谓求生不得、求死不能啊！是施大夫的医术和医德，救了我一命，也救了我全家！

“那你现在恢复到了什么地步?”记者问。

陈宝山站起来，走到桌子旁边，两腿分开，蹲下，灵活地做起了“十二字养生功”。

本文已发表于《光明日报》2013 年 9 月 26 日。

（2）病人章群：施大夫让我免除了一个大手术，中药加推拿，4 个月基本解除了症状。

章群，41 岁，公务员，身材魁梧，举止安稳，说话不紧不慢：

我是 2011 年 9 月开始发病的，早晨起来时感觉左上肢及颈肩部疼痛，伴手麻，逐渐加重。4 个月后，也即到 2012 年 1 月初时，已疼痛到夜难安寝，需服用氯硝安泮才能入睡，2 个月瘦了 15 斤。

我家亲友中不乏医生，包括名医，但都是西医。经几家大医院检查，颈椎椎间盘突出，其中第 5、6 颈椎椎间盘已压迫相应节段的脊髓，压迫程度达到一半。结论只有一个：动手术，而且是个大手术，要拿掉颈部第 5、6 颈椎椎间盘，用人造的替代。手术后会怎样？我问，回答令人不寒而栗：今后颈椎转动的角度不能超过 15°。

那年我才 39 岁啊！怎会甘心做这样的手术?！走投无路之际，从未看过中医的我，经人介绍找到了施大夫。我记得很清楚，是 2012 年春节过后 2 月中旬开始服用中草药的，到 3 月初，疼痛感开始减轻了。施大夫又请来他的助手叶秀兰主任医师，给我做推拿，推拿手法叫“整颈三步九法”，是施大夫专为治疗颈椎病所编创的。

推拿的效果太好了，才 3 次，我的疼痛感已经大为减轻，晚上可以睡觉了。叶大夫又教了我一套“十二字养生功”，也是施大夫编创的，每天晨、晚各做一遍（15 分钟），做后感觉颈部、腰部舒服，以后就再也离不开这套导引操了。

中药+推拿+导引，进行了 4 个月，症状基本解除。中药继续服用到 10 月份，共服用 9 个月。中药未停就已恢复正常上班。

记者问：“现在你那些当西医的亲友怎么看待这件事?”

章群有些尴尬：“他们的思路不一样，至今认为我即使被治好了，也只是个个案，不可复制。”

“那么你怎么看?”

“我当然心悦诚服。因为在治病过程中，我看到像我这样的病例每天都在复制，既有复诊的，也有新来的。”

（3）病人丁华：手术后我得了怪病，感觉生不如死，是施大夫让我恢复到正常人。

丁华是携妻女一起来的，43 岁，这位在一个投资公司做事的中年人已开始谢顶，琅琅笑声与敏捷的步态，让人难以相信 2 年前的他，尚在“生不如死”的病境中挣扎，并患有严重的焦虑症。以下是他的自述：

我得病是在 2002 年，一天睡觉起来感觉左肩膀被颈椎吊住了，疼痛麻木不能动弹。1 个月后开始头晕，四处求医无效，撑了 5~6 年后突然右腿跛了。2010 年初我到上海一家大医院求诊，医生是一位赫赫有名的专家，他建议我手术。“不手术会怎样?”我问。回答斩钉截铁：“瘫痪!”

手术后 2 个星期出现了状况：整个身体开始倾斜，左高右低，浑身的肌肉、韧带都像绳索，牵掣着全身骨骼，身体失去了平衡。

我去找那位专家，他给我做了仔细检查，奇怪的是找不到任何“发病点”，一切指标都正常。“你看，”他指着片子，“手术非常成功，2 个人造椎间盘、钢板、钢钉的位置都很好，脊髓完全不受压迫了，也就是说，你现在已经没有颈椎病了。”

可身体情况日趋恶化，到后来，左侧颈及上背就像是锈死了，胸闷、心悸、盗汗、夜寐不宁。我是个很外向的人，可此时得了严重的焦虑症，整天不说一句话，只要看不见妻子在旁边，立即会心跳激烈，喘不上气来……那会儿，我连死的心都有了。

2011 年 6 月，我怀着“死马当作活马医”的绝望心情来看施大夫的特需门诊。他温文尔雅、和蔼可亲，第一句话就让我觉得眼前一亮，有了活下去的勇气。他说：“你这个病没有关系，有个老太跟你一样，看了一段时间就好了。”

施大夫开的前几个方子，我让妻子把每味药名打进电脑，一一查阅它们的功能，发现每一味药都与治肝有关。我满腹狐疑：“难道施大夫认为我的病由肝引起?”

说来也神奇，第一方服了才一个星期，就有感觉了。服了 3 个月到半年这段时间，晚上睡觉能听见身上的韧带"啪、啪、啪"响，全身肌肉开始"松绑"。随着继续服药，"松绑"程度渐高，面积渐广。今年4月是第16次就诊，也是最后一次就诊，之后就停药了。现在我已恢复正常工作，还先后去了美国与欧洲出差。

"施大夫治好了我的身体，他的医德同时也渗透进了我的灵魂。"说到这里，丁华很激动。他从手提包里取出扎成一捆、用塑料纸包裹的10万元人民币，恭恭敬敬地端送到施杞的桌面上："施大夫，这已经是我第3次拿来了，前2次您不收，今天一定要收下——因为这是我捐给您曾经当校长的中医药大学的，哪个学生家境贫困，您给他，让他安心学习，学成后像您一样造福病人。"

(4) 施杞治疗颈、腰椎病的"益气化瘀"系列方剂，已使10余万病人受益。

记者问施杞教授："这几位病人患的都是些什么病？"

"颈椎病，而且都是脊髓型。"身着白大褂、戴着老花镜的施杞大夫把3张核磁共振片子挂到了灯箱前，指给记者看："你看，这都是陈宝山的片子，他的第2~7颈椎间盘突出，挤压椎管，使椎管狭窄，脊髓明显受压变性，加上部分节段的韧带钙化，还有骨质增生……典型的慢性脊髓压迫的影像学表现，且已经很严重。"

记者："我听一个西医说，这类病是不可逆转的，那您当时，怎么就敢对他说'能治好'？您有多大把握？"

"我当时已看清了病人，看懂了病情，也看出了应该用什么方剂——根据以往的经验'能治好'，这是可以争取的结论。"施大夫安详地回答，语气平静而自信。

"但是，"记者很疑惑，"难道吃中药能把病人椎间盘的'突出'消除掉？"

"啊噢，那是很难的，我们重在益气活血、消除炎症、修复功能，而不局限于消除突出物压迫。"

他进一步解释：颈椎病——这里排除因车祸等所致的急性伤害——在中医术语里属"痹症"，是因为气血运行不畅所导致。而气血不畅的原因是多方面的，可能因风寒湿邪入侵，可能因脾虚气亏，也可能因肾虚、痰瘀等，更可能是上述因素的综合。

治疗颈椎病，我们确立了"益气化瘀补肾"的法则，用的是系列方剂。这些方剂通过改善椎间盘微循环，增加椎间盘营养供应，抑制局部炎症反应，减轻软骨钙化，并促使受损的神经、脊髓、血管、韧带、小关节恢复功能，让已经失衡的颈椎重新建立起平衡，更进一步调整患病局部与全身的气血、脏腑、经络的功能联系——结果是：从片子上看，'突出'和'压迫'虽依然存在，但炎症以及微循环障碍的表现缓解了，症状及体征也就自然消失了。这就是中医药整体观指引下治疗颈椎病的优势和科学基础。

"假如连陈宝山这样严重的颈椎病人，都能用中药医治，那么病症比他轻的，不是更不用手术了吗？"

"是的。"施杞大夫微笑着，显得胸有成竹，"我行医50年，用中药治疗过的颈椎、腰椎病病人已超过15万人次，总有效率在90%以上，完全可以让他们更好地挺起脊梁生活和工作。"

记者了解到，施杞虽然是个中医，但也进修过西医的神经外科和骨科，当过20年手术临床医生。有人这样评价："老中医，而又能做开颅手术的，在上海除了施杞，大概找不出第二人。"如此说来，他应该不排斥手术的。

"是的，我不排斥手术。但在我看来，95%的颈椎病人，都可以用中医药的方法获得疗效，只有5%的患者，已经严重压迫脊髓、濒临瘫痪的病人，为了抢时间，必须施行手术，手术之后，再用中医药进行'围手术期'治疗，可以缩短疗程，提高手术疗效。

王拥军主任医师——施杞大夫的博士生、现任上海中医药大学脊柱病研究所所长、上海中医药大学附属龙华医院副院长——补充了这样一组数据：

脊柱病研究所在2002~2006年5年的时间内，就按照循证医学的原则设计，采用"益气化瘀"系列方治疗了来自全国各地以及美国、英国、法国、日本、韩国、澳大利亚等10多个国家的病人。其中，"益气化瘀通络方"治疗了3 938例颈椎病，总有效率达93.25%；"益气化瘀补肾方"治疗了5 826例腰椎间盘突出症，总有效率达92.02%。

"益气化瘀法治疗椎间盘退变性疾病的基础研究和临床应用"——该成果在2011年获得了国家科技进步奖二等奖。

(5) 筹建一个高水平的“脊柱病研究所”,是施杞多年的“梦想”。

1998 年 11 月,施杞从上海中医药大学校长的位置上退休了。香港大学、新加坡中医学院等境外单位已向他发来聘书,聘金不菲,正在人们纷纷猜测他将去哪里“高就”之际,他本人,正静悄悄地在龙华医院一间陈旧的办公室里,苦思冥想一个庞大的学科建设计划。

筹建一个高水平的“脊柱病研究所”,是他多年的“梦想”。而此刻,退下来了,有时间了,他连 1 分钟都等不及了!时间对于他是最宝贵的,今后的每一天、每一小时,都要用来实现这个梦寐以求的理想。

施杞出生于中医世家,1963 年从上海中医学院毕业后,又师从石筱山和石幼山先生——这两位是我国近代中医伤科著名流派“上海石氏伤科”的代表人物,他们对弟子总是言传身教,循循善诱,有问必答,如父辈般厚爱仁慈。而勤学好思的施杞则成了“上海石氏伤科”第 4 代传人,之后又成了我国首批非物质文化遗产“中医正骨”的代表性传承人。

师从名门,乃施杞一生的造化;而大道岐黄,薪火传承,也是石门之幸。大凡具有深厚中医学造诣的名医大师,都同时拥有深厚的中国文化底蕴,石筱山、石幼山先生如此,施杞也如此,他自小饱读古代名篇,还写一手好书法。

50 年行医,他深刻地感受到祖国的中医药宝库是何等的博大精深;但也同样透彻地了解长期以来制约中医发展的瓶颈:与西医相比,中医强调“祖传秘方”,不善于交流与吸收最新科技成果;更关键的是,中医的治病理念与方法,至今对中医业界以外的人还是个未解密的“黑箱”。照此下去,“振兴中医”将遥遥无期,所谓的中医“现代化”“国际化”更是一句空谈!中医被“边缘化”却极有可能!

“只有用现代科学解密了中医治病的‘黑箱’,才有望振兴中医;只有用‘世界语’与世界对话,才能朝‘现代化’‘国际化’的方向迈出实质性的步伐!”——这是施杞年复一年、深思熟虑的结论。

于是,年已花甲的他回到了自己曾经就职 20 年的龙华医院,要了一间办公室,购买了一架显微镜,带着 2 个研究生,开始攀登自己医学事业上的第 2 座阶梯。

(6) 研究所从一间房,到一层楼,再到“国家中医临床研究基地”建设新大楼。

虽然人力单薄、设施简陋,但他们的研究规划却雄心勃勃:围绕“骨退行性病变”进行系列研究;更关键的是,运用的是生物化学、病理学、免疫学、分子生物学、生物物理学、生物力学等技术与方法;而研究的重点,放在揭示中医药治疗脊柱、骨与关节退变性疾病的机理方面。

他自己,既是研究员,又是技术员,还是学员(边研究边学)。属于他的那盏灯总是在漆黑的夜晚,长久地亮着。无数个深夜,他实在太累了,就在沙发上靠一靠。

有两次,半夜里从沙发上醒来,腰酸背痛。毕竟是 60 多岁的人了,他问自己:“我这样做值得吗?”陶渊明的《归去来兮辞》浮现于脑际:“舟遥遥以轻飏,风飘飘而吹衣,木欣欣以向荣,泉涓涓而始流,善万物之得失,感吾生之行休……”他不禁心有所动:也许,我也可以解甲归田,享受一下田园风光、天伦之乐了?

但很快,他就否定了此念,代之以更为清醒,也更为坚定的意念:自己剩余的有生之年,应该用来打造一个中西医结合的高水平研究平台;用来带出一批既精通中医,又能与世界对话的精粹人才!

在这深沉的夜晚,他踱步于陋室,目光却定格到了半个世纪以后——届时,这个平台,这批人才,将服务于更广阔的人群;届时,这里将成为中医药研究的世界高地,真正实现与世界的接轨!——而这,就是自己今天奋斗的意义,就是我们这一代中医的使命!

2003 年,上海中医药大学脊柱病研究所正式成立,设在龙华医院,包括基础研究部、中医骨伤科、康复医学科及名中医工作室,形成了既有基础又有临床、既有治疗又有康复的综合实体。65 岁的施杞任所长。

今天,记者采访的脊柱病研究所,已经是一层楼。而在这座老楼的旁边,“国家中医临床研究基地”10 层高的科技大楼、17 层高的科研门诊与病房大楼已拔地而起——脊柱病研究所及承担的骨退行性病变研究基地,即将焕然一新!

(7) 施杞团队运用现代科学解密中医治疗颈椎病的“黑箱”,由“知其然”迈向“知其所以然”。

中医临床疗效明确,但往往是“知其然,不知其所以然”。几味中药混合在一起,可以治疗某种疾病,但治病机理是怎样的,却处于“混沌”状态。施杞研究团队认为,现代中医在思考临床问题时,应重视中医经典理论和现代研究成果的综合应用,要学会运用现代科学的技术和方法,使中医也能“知其所以然”。

“益气化瘀补肾方及拆方治疗退变性颈椎病及其继发脊髓、神经根损害的研究”是施杞教授2003年负责的国家自然基金重点项目。该项目就系统地研究了益气化瘀补肾中药到底是如何治疗脊髓型颈椎病?又是哪些成分在发挥作用?

施杞团队进行了系统的细胞机理研究,发现了一个不为人知的“奥秘”:脊髓神经细胞凋亡可能主要是由于坏死的脊髓组织中释放的物质或蛋白,加速了细胞凋亡。早期使用的痉证方(炙黄芪、丹参、柴胡等)益气活血、疏经通络,明显改善脊髓局部循环,抑制炎症反应和脊髓细胞凋亡(包括fas、caspase－8、caspase－3等),对脊髓损伤后局部缺血有积极的治疗作用;后期使用的痿证方(炙黄芪、党参、肉苁蓉等)益气活血、健脾补肾,抑制脊髓细胞凋亡作用更加明显。

随着研究深入,他们又发现,原来益气化瘀补肾方能够促进神经营养因子(NGF)以及脑源性神经营养因子(BDNF)表达,从而达到防治脊髓损伤的目的!

气血调和、肾精充足,则脊髓神经细胞和胶质细胞功能活跃,从而促进NGF、BDNF信号途径处于较高的激活状态,分泌增多,进一步营养骨髓、促进修复;反之,若脊髓受伤后,气血不和、肾精不足,则脊髓神经细胞和胶质细胞继续凋亡,NGF、BDNF信号途径的活性明显降低,不能营养脊髓,从而导致脊髓进一步液化、坏死,功能进一步降低。

这一系列“发现”,形成了一根完整的链条:益气化瘀补肾中药—气血调和、肾精充足—有效抑制慢性损伤脊髓局部的炎症反应—抑制神经元和神经胶质细胞的凋亡—促进神经营养因子表达与分泌—有利于脊髓和神经功能的恢复与康复。于是,中医“调和气血”“补肾填精”理论的内在规律清晰地凸显了,中医药治疗脊髓型颈椎病的“黑箱”解密了!

“由于我们是从细胞、分子水平,解释了益气化瘀补肾药是通过一个什么环节来干预脊髓、神经损伤病理变化的。因此先后在世界脊柱病大会、美国骨与矿盐学会年会、美国骨科研究年会等国际学术会议交流18次,在国内学术会议交流25次,还在WHO传统与替代医学会议介绍了中医药治疗颈腰椎疾病的研究(2007,意大利)。现在跟国内、外的西医学者交流时,他们很理解,而且很感兴趣。”施杞教授的介绍里无不欣慰。

“益气化瘀补肾法治疗颈腰椎疾病”的学术思想在临床上得到了广泛应用,已制定了规范化治疗方案,经国家中医药管理局、中华中医药学会、中国康复医学会向全国推广。并在20多个省市自治区100多家医院推广应用,明显地降低了治疗颈腰椎病的费用。

在中国南方地区,已经形成“看颈腰椎病到龙华医院”的理念。

一次次前无古人的“发现”,一个个“黑箱”的解密,令施杞团队欣喜不已:现在,他们对老祖宗留下的“稀世珍宝”,不仅“知其然”,而且正在一步步走向“知其所以然”!

(8)独特的中西医结合研究方法,翔实的实验室数据支撑,使得相关成果一问世就获得了业界认可。

从一个临床科室,到国家中医临床研究基地;从一间简易的实验室,到省部共建教育部重点实验室;从上海市科技创新团队,到全国科技创新团队;从上海市重点学科,到全国重点学科……每一步都以扎实而骄人的科研成果铺就。

——建立了一系列椎间盘退变动物模型,发现了椎间盘退变存在“三期变化规律”,即早期出现局部微循环障碍,中期出现局部大量炎症因子释放和椎间盘脱水,后期出现大量细胞凋亡以及干细胞修复功能的下降。自2006年至今,连续在国际脊柱病领域最高级别期刊美国《脊柱杂志》发表11篇论文,被该杂志主编评价为“首先从生物化学和分子生物学角度揭示了椎间盘退变内在规律”,还获得中华医学科技奖一等奖。

——证明了所创制的中药新药“芪麝丸”具有改善椎间盘微循环、抑制PLA2等炎症因子释放,调控Wnt/β－catenin等信号转导通路,降低细胞凋亡,减缓椎间盘退变。开展了“芪麝丸”治疗神经根型颈椎病的大样本多中心、随机双盲、安慰剂及莫比可对照临床试验研究,证明“芪麝丸”安全有效、复发率低,能够替代莫比可等消炎止痛药。2011 年获得国家科技进步奖二等奖,还获得全国百篇优秀博士论文奖。

——通过切除大鼠颈后部肌肉(动力系统)和部分韧带(静力系统),导致颈椎中后柱不稳,继发椎间盘退变。提出并证实“动力失衡为先,静力失衡为主”的脊柱力学失衡学说,成为脊柱退行性病变发病机理的新观点(2006 年发表在美国《脊柱杂志》)。正是在此基础上,提出并证明了“恢复脊柱平衡”的预防与治疗学思想,为各种非手术疗法(中药、针灸、理疗、牵引、推拿、导引、康复等)防治脊柱退行性病变以及术后康复医疗提供了理论基础。2010 年获得上海市科学技术奖一等奖。

——证明 PLA2、PGE2 等炎症因子是临床“盘源性颈腰痛”的发病基础,提出了“抗炎法治疗颈腰椎疾病”的观点。提示单纯“手术减压”可解除局部物理性压迫,但不能完全消除炎症因子刺激,从而突破了椎间盘突出只是单纯物理性压迫的传统观念。相关成果 2009 年发表于美国《神经创伤杂志》。在此基础上,该团队进一步提出了“抑制炎症因子”和“增加细胞营养”的治疗方案,并提供了循证医学证据,降低了手术率,建立了“椎间盘退变性疾病非手术与手术序贯联合防治体系”。2006 年获得国家杰出青年科学基金,2010 年获得中国中西医结合学会科学技术奖一等奖。

这十几年来,先后被部分解密的还有“气血理论与细胞信号转导通路相关性研究”“椎间盘乃奇恒之腑的藏象学说研究”“痰瘀理论与骨炎症、骨免疫、骨肿瘤相关性研究”“肾主骨、肾藏精本质与微环境、干细胞的相关性研究”……

王拥军教授统计了一下,该所创立 10 年来,先后承担国家 973、863 计划项目、国家自然科学基金重点项目等国家级、部市级科研项目 118 项,发表论文 568 篇,其中 SCI 收录论文 56 篇,总影响因子超过 250;其中包括在国际脊柱病、骨代谢、关节病研究方面影响较大的美国 SPINE、JBMR、*Arthritis & Rheumatism* 发表 26 篇。还主编《骨伤科学》《实验骨伤科学》等教材、专著 28 部;主持国际、国内学术会议 50 多次,应邀在国际学术会议演讲 30 多次;申请国际及国家发明专利 15 项并已授权 10 项;开发出治疗颈椎病、骨肿瘤的中药新药 2 项,还正在开发 6 项。先后荣获国家科技进步奖二等奖 1 项、部市级科技成果奖一等奖 6 项、二等奖 12 项。

(9)“引路”“铺路”“养路”——在学生眼中,施杞既是严师,又是慈父。

建所 10 年来,脊柱病研究所先后选派 15 名博士,赴美国罗切斯特大学、哈佛大学、伯明翰大学、霍普金斯大学等世界一流的大学进修学习,并共同完成了 6 项国家和上海市的重大及重点国际合作项目。

王拥军,是施杞 20 世纪 90 年代初在成都的一次全国学术会议上“相中”的“黑马”。当时施杞是中国中医药学会骨伤科分会的会长,而王拥军还是安徽省一个煤矿职工医院的医生,但他对矿工职业病——颈、腰椎间盘突出症与膝骨关节炎的调查引起了施杞的注意。在施老师的鼓励下,王拥军考入上海中医药大学,成了施杞的硕士和博士研究生。2001 年,在施教授的推荐下,又成为第二军医大学长征医院骨科博士后,并获得香港大学“孙逸仙奖学金”,师从梁智仁院士进行人工麝香抑制椎间盘退变的研究。2003 年又回到刚成立的脊柱病研究所,并成为该研究所派到美国进修的第一位博士。

王拥军教授至今清晰地记得自己出国前后的点点滴滴:

2003 年,施老师和我联系了多家美国大学去做访问教授。究竟去哪家最好?施老师与我彻夜讨论。原则是,要能推动学科发展的,而且能长期合作的。反复比较后,选中了罗切斯特大学:它有个医学研究中心,它的骨与骨骼肌代谢研究水平也居美国第一位。我们选对了,我去一年半后,就有 2 篇文章在 JBMR 上发表了——施老师就是这样,既是严师,又像慈父,不仅在关键时刻为你“引路”,还扑下身来,竭尽全力为你“铺路”“养路”。让施老师倍感欣慰的是:所里送出国的 15 名博士,无一不是以优异的成绩学成,并义无反顾地回到脊柱病研究所。

施老师不当所长了,但他仍日夜关心着研究所的发展。他与我们规划一个又一个前沿课题,半个月以前,他还上北京接受评审答辩,又为研究所争取到一个国家自然科学基金重点项目——76 岁的人了,又是近 40℃的酷暑天,我们都不忍心啊!毕竟这是竞争非常激烈的国家级基础研究项目,劳神、劳心、劳力!

施老师以“中医药防治脊柱退变性疾病”驰名海内外，先后应邀到美国、英国、法国、德国、日本、韩国及港澳台等30多个国家和地区讲学。他医术精湛、举止儒雅，在各种场合，以自己对脊柱病研究课题的深入了解，并运用“世界语”讲解多项前沿成果，令很多国外同行人士由衷地钦佩，并对中国的中医药宝库刮目相看。

早在20世纪90年代，担任上海中医药大学校长的施杞就提出跨世纪在医药高端人才的培养应遵循“一体两翼”的模式，即坚持以继承中医药理论体系和临证经验为主体，以吸收运用现代科学知识和我国传统文化为两翼，从而造就一支面向现代、面向世界、面向未来，能展翅腾飞的学科队伍。

“施老师，不但是名医大师，还是个战略科学家、战略教育家。眼界决定境界，思路决定出路。他始终以中华民族伟大复兴的高尚境界，勉励我们学生执着追求，努力走出一条振兴中医药的跨越之路。”王拥军如此评价自己的老师，并深情地铭记着对老师的感恩。

(10)“我晚年能分享学生们的光荣，感到快乐与幸福！”

“你知道吗？我晚年有2件最快乐的事——”在最后一次采访快结束时，这位鹤发童颜的老中医向记者透露自己的“秘密”，“一件是我一生诊治了数以万计的病人，其中还有不少是疑难病症，能变不治为可治，使难治者有疗效。真开心啊！呵呵……”他摘下眼镜，仰面而笑，这是一种直接从心底里流淌出来的笑声，极富感染力。

“第二件是我晚年能分享学生们的光荣，他们是那么优秀，成绩斐然！”

是的，施杞真称得上“桃李满天下”——硕士83人、博士54人、博士后11名、高徒14名、进修人员500多名——这几个数据就足以令人肃然起敬！他带出的这些人才中，已有68人在上海市或全国分别担任大学院系主任、研究所所长、医院院长、科主任，其中有国家973计划项目首席科学家、长江学者、国家杰出青年科学基金获得者、卫生部优秀中青年专家、全国劳动模范、全国五一劳动奖章获得者，还有百千万人才工程国家级人选……

讲起自己的学生，施杞如数家珍，开阔的眉宇间洋溢着抑制不住的喜悦与自豪。这位老人又一次摘下老花镜，仰面而笑，笑声里跳跃着快乐的、幸福的音符——那是一种纯净的、孩童般的笑声！

传承不泥古，创新不离宗
——访上海中医药大学终身教授施杞

采访札记

与施杞教授的采访过程，就像在听一段故事。从与中医骨伤科的结缘，到临床骨伤科的博采众长，再到骨伤科的未来发展，施杞教授思维敏捷，娓娓道来。整个采访过程非常轻松，施教授给人的感觉便是：治学严谨，不失谈吐风趣；造诣殊深，却又大气谦和。

一、师从石氏，博采众长

古代医学始于周朝，伤科属于古代医学四科中的“疡医”，所以中医伤科称得上是最古老的学科之一。施教授年轻时，从大学毕业后，就分配至龙华医院骨伤科，在石氏伤科第3代传人石筱山先生及其胞弟石幼山先生的门下学习石氏伤科知识。

石筱山先生是真正意义上将石氏伤科发展壮大起来的奠基者，从20世纪30年代开始，石氏伤科的名声便在石筱山先生的带领下传播开来。石氏伤科能被评选为国家非物质文化遗产，也跟石筱山先生比较全面的中医药理论基础和深厚的文化底蕴分离不开。在石筱山先生的培植下，龙华医院的骨伤科成为中国最著名最优秀的骨伤科研究基地之一。据他回忆，当初勤奋地跟着石筱山老先生学习石氏伤科，便将石氏伤科的理论知识给传承了下来，与石筱山之子石仰山先生一样，他们承担起了作为石氏伤科第四代传人的责任。所以，石筱山老先生去世以后，石氏伤科的薪火并没有断，石筱山老师培养出了很多杰出的学生。现在，这些学生很多都成了全国各地区骨伤科的带头人。

在骨伤科各个流派中，石氏伤科成了一颗璀璨的明星，不仅仅是因为石氏各代传承下来，保留了石氏伤科的精髓部分，还得益于各代传人创新发展，不断总结经验，形成了一套完整而又别具特色的“遗传信息”。

此外，施教授在学习石氏伤科之后，除了继续发扬石氏的特色，还吸收了各方大师的长处和优势，当时就任医院团总支书的施教授，活跃于龙华医院和院外，与“魏氏伤科”的魏指薪老师、“王氏伤科”的王子平老先生经常交流，吸取他们的治疗特色。

二、纸上得来终觉浅，绝知此事要躬行

1986年，中华中医药学会骨伤科分会在上海成立，施教授担任首任会长，后来，施教授从中医药大学校长的职位上退休离职后，又重新回到了龙华医院，重新梳理整理，推进伤科学科发展，“古人学问无遗力，

本文已发表于《家庭用药》2015年第8期。

少壮工夫老始成。纸上得来终觉浅,绝知此事要躬行",要把先人的理论知识传承下去,不仅要靠编写教科书,还要靠实践经验。如果拘泥于传统,则难以寻到发展之路。我们了解到,各大伤科流派都摈弃了古人"传内不传外"的守旧思想,这就包括石筱山先生本人。这种开明的思想,让石氏伤科的第四代、第五代以及后辈得到了更好的发展。

可以这样看,石氏伤科是江南地区各伤科流派的一个投影。施教授说,"我在师承的基础上形成自己的学术思想,可以简括为气血为刚,脏腑为本,筋骨并重,动静互补,内外兼治,发在调衡。骨伤科的治疗,不仅要治内伤,还要治外伤,内外兼治"。他强调,除了调整气血,治疗过程中,要筋骨病中,达到动静平衡,同时还要重视调摄脏腑,注意患者的虚实表现,辨证施治。近年来我国人口老龄化的社会需要日益加大,在这个理论指导下,聚焦慢性筋骨病,施教授发明了各种内治的经验方和外治手法,不仅阐明了非手术疗法的科学原理,还有效地降低了手术率。

在施教授的带领下,龙华医院骨伤科培养了众多人才,分散在大江南北,成了石氏伤科的有力传承者。2003 年,以施教授牵头,成立了龙华医院脊柱病研究所。迄今为止,研究所多次获得国家及上海市科技进步奖等诸多奖项,在国内外各大期刊上发过多篇具有很高影响力的文章,成为国家中医临床研究基地和教育部重点实验室。研究所的科研成果及骨伤科理论体系,得到了国内国外同道广泛的认同和肯定。

三、一体两翼,"转化医学"结合新发展

继承、创新、现代化和国际化,是国家对中医药领域提出的发展指导方针。在这个基础上,施教授提出了一套"一体两翼"的战略思想,即以坚持继承中医药理论体系和丰富的临床经验为主体,以充分吸收中华民族优秀文化并积极引入现代科学技术为二翼,实现在继承中创新,推进中医药事业在新世纪的腾飞。

施教授补充说道,在实施的过程中,首先要继承中医完整的理论体系和前人的经验与结晶,虽然要追求创新,但是中医里的很多内容是不可替代的精粹,首先要把中医传承的主体稳固好,然后是借助两翼:一要借助中国的传统文化,因为中医药理论是建立在中国传统优秀文化尤其是中国古典哲学基础上发展起来的,中医文化本身就具有很深的底蕴,比如老子的道家学说,《黄帝内经》中的"阴阳是天地之根本";二要借助现代科学,现在众多的新科技新技术,可以与传统的中医药理论适宜地结合起来,这样才有可能创新,才有可能在实践当中去挖掘新的东西。改革开放以来,中医的发展具备更加良好的条件,既有国家政策支持,又有社会需求刺激。

现代医学倡导"转化医学",施教授还提出,中医学要在"双向转化"中发展,即源于中医丰富的临床实践,认真总结经验,并运用现代生命科学技术开展相关基础研究,从而阐明中医药防治现代意义上的科学内涵,而后再转化到临床,提高中医药疗效水平,把"医、教、研"三者紧密结合起来,推动学科建设。

四、新世纪的中医发展——既是机遇,也是挑战

21 世纪现代科学迅猛发展,施教授认为,以基础学科为依托的各个学科领域也都找到了新的机遇,但机遇即是挑战。

(1) 大科学:随着人类文明进步,自然科学和社会科学呈现了大体量的发展,一切学科都离不开自然和社会。中医与科学也密不可分,随着大科学的发展,势必会改变中医或西医的单独性和纯粹性,吸收并进。

(2) 大西医:现代西医的理念已经有了很大改变和发展,如今,已不再是单纯生物医学,而是向着生物、心理、社会、环境等多元素相结合的模式改变,并且也在向中医学习吸收辨证思维方法。西医领域不再仅限于医生群体,它融入了工程、技术等多学科的人才,在数字化、精细化、智能化、普世化方面给予我们很多启示。

(3) 大中医:一直以来,大家都强调中医应该个性化,个性化能解决某个患者的特殊性,但是任何一个病人,都是必然中的一个偶然,在普遍性当中的单独个体。因此要逐渐把个性化和标准化结合起来。最

重要的是，中医必须要保持中医特色，固有元素要本源化，更不能丢掉中医最精华的部分。

(4) 大数据：当前是大数据时代，中医治病今后不再仅仅是简单的"一对一"的诊断，也不再强调个性化。若仅只靠医生的灵感和经验，想扩大服务功能是远远不够的。当下信息流通快捷，各流派、各单位之间相互交流进步的机会也越来越多，中医不能封闭，也不可能封闭。中西医相结合，互补长短，才是发展的动力。

生命科学的整体大发展21世纪是生命科学的世纪，生命科学产业将是21世纪最重要的朝阳产业之一。整个生命科学的前进，不会因为某个领域的停滞不前而减缓脚步，所以中医也必然要发展。只有不断地取长补短，才能跟上生命科学的发展脚步，屹立于世界。

施教授说："中医现在要想继续发展，立足于现代生命科学领域而彰显优势，就不得不正面应对当前的这五大挑战。"

2015年8月1日

"三路为径"培养中医药综合性人才

——中医药高等学校教学名师施杞

施杞，教授、主任医师、博士生导师、博士后指导老师，现任上海中医药大学终身教授、专家委员会主任，第二、三、四、五批全国老中医药专家学术经验继承工作指导老师，上海市名中医，享受国务院政府特殊津贴专家，从事临床及教学科研工作已历53载。

先后获得上海市卫生系统先进工作者、上海市劳动模范、中医药传承特别贡献奖、全国中医药高等学校教学名师等荣誉称号。

开发相关新药4项，国家授权发明专利17项。带领团队先后荣获国家科技进步奖二等奖2项，部、市级科技成果32项。主编、主审全国统编教材7部，专著20余部，培养学生中包括全国劳动模范3人，全国百千万人才3人及国家973计划项目首席科学家、长江学者、国家杰青等，其中70余人已成为学科带头人。

"一体两翼"的现代中医人才知识结构培养模式，即以继承中医药理论体系和历代名医临床经验为主体，以吸收优秀传统文化并引入现代科学技术为两翼，让中医学子在未来如大鹏展翅般腾飞。这是上海中医药大学施杞教授经过长期探索，于20世纪90年代时提出的中医药人才培养理念。

施杞在工作实践中，不断探索、实施自己的教育理念，他在任上海市卫生局副局长期间，创建上海市各区县中医院，加强市级中医院建设，并成立上海市中医药研究院，为建设科研教学型大学夯实基础；他在任上海中医学院（现上海中医药大学）院长期间，立足建设科研教学型大学，提出创"全国一流，世界著名的中医药大学"，让上海中医药大学成为全国首家获准更名的大学，推动了全国中医药院校新一轮创新建设；作为上海中医药大学校长，他布局全面发展，率先推行学分制改革，在全国中医药高等院校中首次获评为"本科教育优秀学校"。

施杞注重学生综合素质的培养，形成了以人格养成（自尊的品德、自强的精神、自为的能力）为基本，以"六情"（对党和祖国要有忠情、对人民要有热情、对事业要有感情、对集体要有爱情、对家庭要有温情、对生活要有激情）教育为导向，以"三路"（引路、铺路、养路）育人为途径的人才培养经验。

一、春风化雨，"引路"入得杏林中

施杞认为，中医学术发展应注重"双向转化"，从临床实践与总结经验转化为实验研究，探索背后的诊治规律及机理，并反过来由实验成果转化为中医理论与诊治能力的提升。他强调夯实"基本理论、基本知识、基本技能"中医基本功。要求学生"读经典，做临床"，实现"二次回归"，即让经典回归临床，指导实践，又通过临证回归对经典的认识和研究，不断提升中医学术素养，培养会看病、能看病、看好病的中医高素质

本文已发表于《中国中医药报》2017年3月20日。

人才。鼓励学生在学习中做到“六结合”，即中医与西医结合，理论与临床实践结合，医古文与外语结合，医药学与生物学结合，传统文化与现代科学技术结合，业务技术与组织管理能力结合，塑造中医药复合型人才，激发师生创新思维，对准“临床难点、学科重点、中医特点”，捕捉事业发展中的闪光点，培育生长点，聚焦攀登点。每次读书研讨会都引来师生思维的碰撞，智慧的汇聚，难题的破解。

在众多弟子心目中，他既是严师，又是慈父。他支持从日本留学归国的周重建博士，自费为他购买出国做课题的机票。周重建矢志不移，系统研究了中医药干预神经再生的机理并取得突破性进展。周重建感触地说：“跟着施老师，我心里就踏实。”他的博士生唐德志，出国进修回来不久不幸患脑部肿瘤，倒在工作台边，施杞老师心急如焚，不仅组织抢救、联系手术，还亲自带头捐款，全校师生都为之感动，积极响应，使唐德志安全渡过手术关、化疗关，目前已经正常工作。党支部还在施杞的倡议下，建立了“献爱心培育中医人才帮困计划”，并成立了帮困基金，关心和爱护生活困难的党员和学生。2007 年施杞和王拥军教授师徒 2 人同时荣获上海市劳动模范，他们将奖金捐出，全部资助了贫困的本科学生。

“于仁厚处用心，于术精处用功。”施杞在讲课、谈话中经常引用诗词、典故启发学生，比如，提倡学习梅花精神，“一朵忽先变，百花皆后香。欲传春信息，不怕雪埋藏”敢为人先的精神；“冰雪林中著此身，不与桃李混芳尘。忽然一夜清香发，散作乾坤万里春”的奉献精神；“墙角数枝梅，凌寒独自开。遥知不是雪，为有暗香来”的自强精神。他认为，传统文化是中医理论的根源，有助于医学生加强人文修养，锻炼中医传统思维方式，树立“大医精诚”的职业观，从而增强对民族文化的自信，从事传统医学事业的自尊，促进业务创新的自为，才能成医德高尚、情怀大义的好医生。

二、“铺路”望远，团队扬麾上高峰

施杞出身于中医世家，并先后师从我国著名骨伤学家石筱山、石幼山先生，追求十三科一理贯之的理念，游学我国各大伤科流派及沪上中医各家名医，并赴瑞金医院骨科、华山医院神经外科进修，注重流派传承，建立了石筱山伤科学术研究中心；强调理伤宜“八纲统领，少阳为枢，气血为先，脏腑为本，筋骨并重，病证结合，扶正祛邪，法宗调衡”，弘扬了中医内伤学说。为打造医教研高端平台，2003 年，施杞创建上海中医药大学脊柱病研究所，率领团队开展中医药防治骨伤科常见病、疑难病的临床与基础研究，13 年来承担国家级、部市局级课题 188 项，对慢性筋骨病的研究达到国内外领先水平，提出慢性筋骨病“从痹论治”，生物力学基础是“动静力平衡失调”等一系列观点，开创内调气血、外衡筋骨的治疗理念，形成系列经验方药，发明国家准字号新药“芪麝丸”，创立“整筋三步九法”“施氏十二字养生功”，形成了预防、治疗、康复、养生、治未病五位一体治疗疾病的新模式，通过全国多中心临床验证推广，疗效突出，使众多患者免于手术之苦而获愈。该系列研究获得国家科技进步奖二等奖 2 项，部市级科技成果一等奖 12 项，发表论文 600 余篇。

施杞毕生以“学术研究，学科建设，学生培养”为已任，曾任中华中医药学会骨伤科分会会长 20 年，引领我国中医骨伤学科的发展，主编、主审全国统编教材 7 部，专著 20 余部，先后被评为非遗“中医正骨”代表性传人、上海市卫生先进工作者、全国中医骨伤名师。以龙华医院骨伤科为基地，施杞全面加强中医骨伤学科建设，形成了以石氏伤科流派传承为特色，中医药防治急慢性筋骨病为主的门急诊病房一体临床教学基地，所带领的龙华医院骨伤科已成为国家重点学科，教育部重点实验室，国家中医临床研究基地，科技部、教育部创新团队，实现了由民间医术走向国家平台，由流派特色融入学科发展，由师承传授上升为高等中医教育体系的历史性跨越。

三、精诚守护，岐黄道上“养路”人

作为一名杰出的中医学教育家，施杞 80 岁高龄依然活跃在临床、教学、科研的第一线，不墨守成规，不断学习新的知识，强调教学内容与“学科前沿、社会需求、国家战略”紧密对接，引领学科形成具有竞争力的科研思路。77 岁高龄时依然申报国家自然基金重点项目，成为获得自然基金年龄最长者。每年承担着数十名硕士、博士、规培生、学术经验继承人的带教工作。向全国输送了一批优秀学科骨干，培养硕士 124 名，博士 60 名，指导博士后 11 名，学术继承人 14 名，毕业生中包括全国劳动模范 3 人，全国百千万人才 3 人，以及国家 973 计划项目首席科学家、长江学者、国家杰青等，其中 70 余人已成为学科带头人。施杞因此获上海市“教书育人楷模”、全国“党和人民满意的好老师”等荣誉称号。

施杞始终坚持教学相长，“学生因老师而成长，老师因学生而光荣”成为团队师生共同的价值观。为了让学生更多地实现自己的人生价值，激励奋发图强的意志，在论文署名、项目评奖时，施杞甘当“服务员”，尽可能让年轻人领衔，自己却退居二线，把个人所获得的奖金分配给青年研究人员和研究生们。为了学科的持续发展，施杞毅然“让位”，三次向学校党委递交辞去脊柱病研究所所长的报告，大力推荐学生王拥军教授接任所长职务，以促进新一代学科带头人的培养。如今，王拥军教授已成为新一代中医骨伤学科的带头人，成绩斐然。施杞及时转换角色，改做团队的总参谋、弟子的定心丸，鼓励学生们要敢于接受挑战，适应“新常态”，发挥各自的优势。他常自励要努力成为岐黄大道上的“永久牌养路人”！而学生们赞誉施老师为创新的催化剂，传承的稳定剂，团队的黏合剂。

“我由衷地希望弟子们青出于蓝胜于蓝。能为他们增加一份成长的动力，我也就很满足了。”这是施杞的肺腑之言。征途迢递莫恨远，施杞在中医学教育的道路上坚守信念，为师宽严相济，提携后学；为医殚精竭虑，施德济民；处世柔和敦厚，虚怀若谷。他的渊源学识、人文情怀及奉献精神，得到中医学术界的广泛好评。

施杞：学子的“引路人、铺路人、养路人”

他常说：“学生因老师而成长，老师因学生而光荣。这就是为师之道。”

上海中医药大学王拥军教授带领的“骨健康服务”教师团队是首批“全国高校黄大年式教师团队”。该团队由上海中医药大学康复医学院、上海中医药大学附属龙华医院的老中青三代教师和医务人员组成。团队指导老师施杞教授长期探索研究生和师承教育、高层次中医人才培养模式和方法，将“爱国之情、强国之志、报国之行”的教育放在首要位置，探索出“引路、铺路、养路”的为师之道。

施杞是有着50多年党龄的优秀共产党员，是上海中医药大学终身教授，附属龙华医院骨伤科教授，主任医师、博士生导师、博士后指导老师，学校专家委员会主任，香港大学名誉教授；也是全国中医药高等学校教学名师，全国老中医药专家学术经验继承工作指导老师，第一批国家级非物质文化遗产项目中医正骨疗法代表性传承人，上海市名中医。

一、大道岐黄，薪火相传

施杞“骨健康服务”团队始终矢志不移、砥砺前行，长期坚持在中医骨伤科教学、临床科研一线工作，提出“一体两翼，六项结合”的创新教学模式形成人格养成为基本。“六情”教育为导向，“三路”育人为途径的立德树人理念。提倡学科发展应注重人才培养，紧密围绕“临床难点学科热点中医药特点”开展科学研究，注重流派传承，善于将研究成果反哺教学，注重双向转化。他全面系统总结先师石筱山先生的学术思想和临证经验，并在临床推广运用，带领“骨健康服务”创新团队始终秉持“大道岐黄，薪火相传”理念。

围绕着人才培养，施杞教授倾注了大量的心血，并形成“三路育人”的经验：一是要“引路”，引导每个研究生都要有明确的学习目的，立志献身中医药事业的崇高理想境界，处理好“基础与机遇，就业与创业，做事与做人”的关系，发扬刻苦创新的奋斗精神和热爱集体的团队精神。二是要“铺路”，既要创造良好的学术氛围，帮助学生学好课程，同时也要努力创建具有一流水平的科技平台，提高学生的动手能力，让年轻的研究人员有用武之地。三是要“养路”，他常说：“领军人才是在艰苦的磨炼中成长的，我们既要做铺路石子，同时也要发挥‘老马识途’的功能，扶持年轻人勇敢地走上科学之旅，在中医药事业‘继承、创新、现代化、国际化’的广阔天地里，施展才华，磨砺自己。”

施杞和他的学生王拥军教授在2007年同时荣获上海市劳动模范，他们第一时间就将2万元奖金全部资助了本校两位贫困的本科学生，并号召所在的党支部成立帮困基金，先后筹措20多万元经费，长期资助本校家庭经济困难的本科生和研究生，并成立帮困小组，自愿担任组长，长期对“帮困生”专业辅导生活关心。目前，所帮困的孙悦礼同学成为“中国青年五小奖章”获奖者、上海市新长征突击手标兵，并已经从本科攻读到博士研究生，并公派到美国纽约大学进修学习，毕业后也继续投身到“骨健康服务”大团队之中，将所学所得反哺社会。

本文已发表于《中国中医药报》2021年10月11日。

弟子们都已成为科研临床和医学教育的栋梁之材。在他的团队中已有一批出类拔萃的优秀成员，其中有国家973计划项目首席科学家、国家杰青、国家优青、岐黄工程首席科学家、岐黄学者、全国先进工作者、全国五一劳动奖章获得者等。在全国各地工作的博士们中已有130余人分别担任大学院系主任、研究所所长、医院院长、科主任、省市领军人才和优秀青年标兵等。面对学生们的成长和收获，施杞常说："学生因老师而成长，老师因学生而光荣。"这就是他的为师之道。

二、传承精华，守正创新

施杞带领团队对接"慢性病防治"国家战略针对"人口老龄化"社会需求，弘扬"中医骨伤学科"特色和优势，创新发展了"慢性筋骨病学"，并建立了"骨伤内科学"，带动了中医骨伤学科跨越式发展。

基于伤科内伤学说，他系统地阐释了"慢性筋骨病"的病理基础和中医药防治规律。在国际上首次揭示了慢性筋骨病存在"三期病理变化规律"，率先提出"慢性炎症及微循环障碍是慢性筋骨病的启动因素"。

深化"肾主骨"本质研究，创立"肾骨系统"防治学思想体系，推动了老年性代谢性骨病的防治。率先构建了POP"证病结合"风险评估模型，用于高危人群筛查和早期防治，建立了富有中医特色的临床流行病学研究方法。率先建立了"肾骨系统基因调控网络"，揭示了在"肾主骨"理论指导下"骨代谢动态调控规律"的新机制。率先发现温肾阳和滋肾阴中药都具有"双重调节骨代谢平衡"的作用规律，形成了"调和肾阴、肾阳"防治POP的整体观思想，建立了"肾骨系统"防治学思想。成果荣获国家科技进步奖二等奖、上海市科技进步奖一等奖以及全国高等学校科学技术进步奖一等奖等。

他率先倡导"恢复脊柱平衡""恢复筋骨平衡"的预防和治疗学思想，并建立了"骨伤康复学"。继承了上海石氏伤科内治经验，创立了"施氏十二字养生功""脊柱平衡操""筋骨平衡操""颈腰保健操"等富有中医特色和优势的技术方法，建立了规范化、高效安全的治未病方案，通过专业技能培训，让广大的基层中医师、全科医师掌握和运用，已在全国2 800余家医院及社区卫生服务中心推广应用，科学地指导了慢性筋骨病综合防治。

三、不忘初心，牢记使命

为推动"骨健康服务"事业发展，施杞带领团队建立了"中医骨健康服务体系"和"健康精准扶贫"团队，提升了我国综合防治慢性筋骨病的水平。

半个多世纪以来，施杞坚持弘扬中医药特色优势，总结石氏伤科流派学术经验，聚焦中老年慢性筋骨病，以"十三科一理贯之"的整体观为指导，以药治、手法、针灸、导引等非手术疗法为手段，实施预防、治疗、康复、养生、治未病五位一体，医院、社区、医护、患者、家庭五环联动的防治模式，研究成果获得授权国家发明专利15项，并实现8项成果转化应用。并于2018年出版《中医骨内科学》，填补了学科发展空白，也奠定了我国中医骨内科学发展基础。

施杞坚持以人为本、服务惠民。2008年至今团队在全国率先建立了20万例"病证结合"慢性病前瞻性队列，建立了"健康直通车"进社区、名中医下社区、社区医疗联合体等中医药服务模式以及慢性筋骨病防治科普网站。作为临床首席专家他率领上海中医药大学附属龙华医院骨伤学科出色地完成了"国家中医临床研究基地（中医药防治慢性筋骨病）"的建设任务，2014年通过验收，荣获示范性基地建设单位。

施杞以只争朝夕的紧迫感努力耕耘，年届80的导师，老骥伏枥、志在千里，依然意气风发地带领着弟子和团队基于取势、明道、优术的发展理念，紧密围绕着国家中医临床研究基地、科技部重点领域"创新团队"、教育部"创新团队"、国家重点学科和教育部实验室的建设，切实推进学科建设，立足上海中医药大学附属龙华医院骨伤科，打造石氏伤科传承、创新的平台，实现从民间医术走向国家高地、从传统流派融入现代创新科学体系、从师承传授走向高等中医学位教育的历史性跨越。

【第四届国医大师列传】施杞：中医骨内科学奠基人

施杞，1937年出生，祖籍江苏省东台市，上海中医药大学终身教授。国家级非物质文化遗产项目“中医正骨疗法”代表性传承人，上海石氏伤科传人，师从石筱山先生、石幼山先生。他致力于中医骨伤科事业59年，建立了慢性筋骨病“整体论治”学术思想体系，创立“内调气血脏腑平和，外调筋骨经络平衡”的“双调一通法则”，首创“中医骨内科”并主编《中医骨内科学》，促进了中医骨伤科学发展。

脱下西装，换上白大褂，他整理好衬衣和领带，步伐稳健有力地走向国医堂诊室。这位精神矍铄的海派中医，就是施杞。他在中医骨伤领域有着杰出成就，同时在管理、科研、教育等方面硕果累累。

做过上海市卫生局副局长，当过上海中医药大学校长，开创了脊柱病研究所，深耕骨伤科临床59载——这些经历凝聚成他身上饱满的人生张力，在中医骨伤领域绽放出一种盎然、旺盛的姿态。

一、成才：少承祖志，拜师名门

施杞出生于1937年8月，那是“卢沟桥事变”后的一个月，世道多艰，家人便给他取“杞人忧天”之“杞”字为名。

战火纷飞中，家庭迁移频繁，施杞10岁时举家迁至上海。幼时幸得家庭开蒙，父亲是教师，祖父是乡里名医。祖父在内科、妇科、儿科等方面都有建树，幼年的施杞会依在祖父身边，观察开诊处方，有些哮喘、高热病人，经祖父几剂药、几次诊治就痊愈了。耳濡目染之间，他从小就对“中医能治好病”有信心。

1951年秋，施杞进入浙江德清的武康中学读初中，开始接受正规的中学教育。1957年春，德智体兼优的施杞即将完成中学学业，81岁高龄的祖父叮嘱道：“考中医学院吧！上海有名医，中医有学问，值得你一辈子用功去研究。”于是20岁的施杞考入上海中医学院（现上海中医药大学）中医学专业，从此在中医领域开始了攀登和远航。

回顾自己走上中医道路的初心，施杞兼得家传之信念和院校教育之恩泽。幼时见祖父治病救人，德学兼备，最朴素地见证了中医能为人民作贡献，启发他从小树立“惠民于他人”的处世之道。

而上海中医学院六年的本科生涯，给施杞最大的受益是得到名家的嫡传。大学三年级学期结束后，他到当时的上海市公费医疗第五门诊部实习了半年，有幸跟随朱小南、蒋文芳、严二陵、袁杏佛等名医抄方。后三年又在上海市第一、第四人民医院得到夏理彬、周文哉等名家的教导，亲身感悟他们的学术思想和临诊经验。做学生期间，施杞感受最深的就是名医大家们理论造诣之深、临床功夫之强，灵活生动地将《黄帝内经》的整体观、气血、经络、藏象、伤寒、温病等知识在临床上应用，并发挥自己的特色，掌握了一技之长。

1963年秋，施杞毕业后分配到龙华医院伤科工作，从此侍诊于石氏伤科石筱山之侧。石筱山善用药

本文已发表于《中国中医药报》2022年10月20日。

物、针灸、手法综合治疗，外伤内损兼顾，同时十分注重中医经典著作的学习，在诸多武术跌打行当等出身的伤科医家中，石筱山的文化理论基础最好。石筱山对弟子总是有问必答，厚爱仁慈。如面对骨折病人夹板固定，他从如何应用扎带的技术教起，从关节脱位原理讲起，将多年复位经验和盘托出。施杞到筱山先生家中去请教问题，经常直登他设在三楼的书房拜见。

一年后，石筱山因病去世，施杞在1979年拜石幼山为师，继续学习传承石氏伤科。石幼山临床经验丰富，诊所里一天能有四五百位病人，且对中药颇有研究。施杞记得当时有很多病人不需要外治，也不需要手法，开个方子服一个疗程就好了。在石幼山指导下，施杞完成《中国医学百科全书·中医骨伤科分册》“内伤”篇的撰写，打好伤科的基本功。如今看来，施杞早年学习打下的中医内科基本功和跟师练就的伤科基本功相融合，成就了这位中医骨内科大家。

二、临床：整体论治，双调一通

施杞在龙华医院骨伤科从事中医临床与教学科研工作，这一待就是20年。他在防治骨折、脱位、筋伤、骨病和内伤等急、慢性筋骨病方面积累了丰富的经验。其间，他赴上海市瑞金医院骨科、上海华山医院神经外科各进修一年，树立起“衷中参西”的治疗理念，率领团队开创了科室中西医结合骨伤科业务的新局面。

20世纪70年代，施杞参加上海市郊区农村及贵州山区的医疗活动，带队至深山老林送药，为胎盘前置的产妇献血，手术治疗大批小儿麻痹症、血吸虫病并发巨脾症，甚至协助眼科医生做手术，进一步提升自己的医疗技术水平，拓展中医诊疗的适应范围。

长期以来，骨伤科重外治手法而轻药物疗法，随着现代医学的发展，手术更是成为学科的主流。而施杞致力于中医骨伤的整体论治，面对很多无法手术、害怕手术或者术后效果不好的病人，他得心应手，每起沉疴危疾。曾有一位患严重脊髓型颈椎病的高龄病人，四肢瘫痪，浑身疼痛，很多医院断定只能开刀，又不敢开刀。施杞深知若手术效果不好病人就彻底瘫痪了，他判断病人是气血瘀阻、经脉不通，导致脏腑亏损，开出圣愈汤加地黄饮子，治疗9个月，病人疼痛消失，便能下床活动，恢复了生活自理能力。

“你是做什么工作的啊？从哪里来？”在施杞的诊室里，他习惯询问病人的家庭、工作、性格，像聊天一般亲切，挖掘病机的草蛇灰线。他体谅病人的辛苦，来到他诊室的病人多为外地患者，又久病不愈，就算自己再辛苦，也要让病人把话说完，有时一个下午30多名病人，工作时间长达五小时以上。

这也是他整体论治观念的体现，治病即是治“病的人”。曾有一位腰椎间盘突出了12年的病人找到施杞，症状除腰痛外还有大便溏稀、四肢冰凉。原来，病人有一年冬天到哈尔滨出差，醉酒后摔倒，直到第二天下午才被别人救起。施杞诊断这是典型的受风寒后的肾阳虚，他在温肾阳的基础上加活血通络的药，一个星期后患者就觉得手脚温暖了，腰痛和下肢麻木也明显减轻。

几十载的临床经验，施杞发现，随着人口老龄化趋势及生活工作方式的改变，筋骨疾病逐渐由急性外伤所致骨折脱位，转变为以慢性退变所致气虚血瘀、筋损骨衰为主，中医药治疗慢性筋骨病具有巨大的社会需求。

明代《正体类药》序中提出：“肢体损于外，则气血伤于内，营卫有所不贯，脏腑由之不和。”内外因共同作用造成了人肢体的损伤，他总结临床经验，传承了石氏伤科“以气为主、以血为先”等特色学术思想，发现“气血痹阻、脏腑失调、筋骨失衡”导致“气虚血瘀、脏腑失养、筋损骨衰”是慢性筋骨病主要病因病机，“动力失衡为先、静力失衡为主”是筋骨失衡力学基础。施杞还创立“双调（调和法、调衡法）一通（通三焦）法”，“调和法”即用筋骨调治十方、益元十三膏方等方药，内调气血脏腑以致平和；“调衡法”指通过筋骨平衡操、施氏十二字养生功及整颈、整腰、整肩、整膝“三步九法”等方法，外调筋骨动静以致平衡，内外兼修，共同作用，使病人免受手术之苦。

施杞建立了益气化瘀法、补肾填精法、蠲痹通络法、调衡筋骨法等治疗慢性筋骨病临床规范化方案和系列指南，已在全国600多家医院推广应用，为更多慢性病、老年病的综合防治起到了示范作用。很多痛苦不堪、陷入绝境的慢性病病人，在施杞手上得到治愈，可谓是"柳暗花明又一村"。曾有一位 50 岁男性病人，因脊髓型颈椎病开了刀，反而增加了全身如绳子紧勒之感的症状，因此还患上抑郁症。施杞开出归脾汤、越鞠丸、小柴胡汤合方调理，2 个多月，病人就感觉四肢松了，3 个多月基本解决问题，生活恢复正常，心情也随之轻松。

三、学术：推动中医骨内科学从无到有

1986 年，中华中医药学会骨伤科分会在上海成立，施杞为第一任会长。因为学会能更好地发挥流派传承的辐射作用，所以他在连任三届会长期间，将学会打造成我国中医骨伤科学术交流、新一代人才培养的绝佳平台。

此后的数十年间，他带领学科团队建立了"石筱山伤科学术研究中心"和"石筱山伤科学术联盟"，出色地完成了国家重点学科、国家中医药管理局重点学科、国家中医临床研究基地、国家临床重点专科等建设任务。

中医骨伤科需要解决的问题是什么？施杞觉得中医院的骨伤科不能整天开刀，必须突出中医特色。他以石氏伤科"十三科一理贯之"的整体观为指导，以药治、手法、针灸、导引等非手术疗法为手段，预防、治疗、康复、养生、治未病"五位一体"，构建了"中医骨内科学"创新范式及其理论体系。

2019 年 7 月，首届中医骨内科学学术交流研讨会在上海召开，施杞主编的《中医骨内科学》首发，标志着中医骨内科学的建立。后续又制定了国家标准《中医骨伤病证诊断疗效标准》，其主审的《中医骨伤科学临床研究》获首届国家教材建设奖。1998 年 11 月，施杞到了退休年龄。香港大学、新加坡中医学院等机构向他发来了聘书，年薪不菲，而他却坚定地回到龙华医院。

兢兢业业奋斗了 35 年的施杞，身兼老局长、老会长、老校长、老教授、老医生"五老"的标签，他感到自己肩负中医骨伤事业发展的使命，"我要回到我的原点，是龙华医院把我培养出来的，我还是要回到医院。"

他购买了一架显微镜，在龙华医院带着两个研究生开始探索中医药疗法治疗脊柱、骨与关节退变性疾病的机理，2003 年，上海中医药大学脊柱病研究所成立，施杞担任第一任所长。

"没有临床，你的科研是空中楼阁；而只有临床，学问就做不到深度。"施杞坚持双向转化，即总结临床经验向基础研究转化，取得的成果再在临床和社区转化应用。

基于"气血"理论，以颈椎病、腰椎病等椎间盘退变性疾病为突破口，施杞团队建立了"椎体骨赘来源于软骨终板"学说，并从生物化学和分子生物学角度揭示了椎间盘退变"三期变化规律"，提出"颈椎病从痹论治"的学术观点，研发出芪麝丸、参芪麝蓉丸等中药新制剂；基于"肾精"理论，以骨质疏松症和骨质疏松性骨折等骨代谢性疾病为突破口，团队揭示了"骨代谢动态调控规律"的新机制，研发出健腰密骨片、温肾阳颗粒、滋肾阴颗粒等中药新制剂；基于"痰瘀"理论，以类风湿关节炎、膝骨关节炎、蛛网膜下腔出血等疾病为突破口，团队证明靶向促进淋巴引流是治疗关节炎的潜在靶点。研究所由此承担了 200 余项国家和部市级研究课题并获得众多奖项，其中包括国家科技进步奖二等奖 2 项，中华医学奖一等奖、上海市科技进步奖一等奖等部市级一等奖 8 项。

经过近 20 年的发展，脊柱病研究所成为教育部重点实验室和国家中医药管理局重点研究室，分设基础研究部、骨伤科、康复医学科及名中医工作室，形成既有基础又有临床、既有治疗又有康复、既立足现代研究又注重传统继承等方面的综合实体。

四、热爱：在不同岗位护航中医发展

"对外我是副局长，对内我也是中医人。"1983 年，46 岁的施杞作为改革开放后选拔的青年干部，担任上海市卫生局副局长，主管上海市卫生系统的中医、科研和教育工作。

施杞认为，中医的发展要以机构建设为基础、以学术发展为依靠，人才培养是关键、科学管理是保证。他任职期间，完成对上海中医药大学三家附属医院的改造扩建，上海中医机构从数量上大大扩展了，全市

每个区县都建有中医院，大大缓解了广大群众看中医难的现状。

1992 年，上海中医药学院处于换岗阶段，组织选派施杞回到母校担任校长。9 年管理者身份经验让施杞提高了对中医药教育事业的眼界，他提出“建立全国一流、世界著名的中医学院”的口号。

当时，全国已有 11 所医学院更名为“大学”，施杞认为更名为大学，能为中医高等教育争取更多的机会与资源，于是他担任校长的第一件事就是推动学院更名事宜。

红绸落下，白底黑字的“上海中医药大学”牌匾露出，揭开上海中医药高等教育的新篇章。这是 1993 年 12 月 6 日，经教育部批准，上海中医学院正式更名为上海中医药大学，成为全国第一批更名为大学的中医药高等学府之一，推动了全国中医药院校新一轮创新建设。

作为校长，他提出了“一体两翼”的大鹏战略，即继承中医药理论体系和丰富的临床经验为主体，充分吸收中华优秀传统文化的精髓，同时又融汇现代科学技术，此为“两翼”，以推进学科建设、人才培养。

作为老师，他春风化雨，探索“引路、铺路、养路”的为师之道。

做施杞的学生，首先要明白为什么学、学什么。“学生们的求学读书不是简单地为将来有一份工作，而应立志于为中医药事业做一番事业。”施杞常常教导学生们处理好基础和机遇的关系、就业和创业的关系、做事和做人的关系，为自身发展打好扎实的基础。上海中医药大学附属龙华医院骨伤科主任莫文感激于老师鼓励他攻读博士、进修师承，在临床的道路上对他要求严格、指导有加，让学生最大程度发挥自己的才能。在众多弟子心目中，施杞既是严师，又是慈父。“于仁厚处用心，于术精处用功”是他赠送给每位弟子的人生格言。

施杞明白，学生们终将成长为中医药事业的中坚力量，作为老师来说，就有责任来为他们创造条件。他不仅帮助学生学好课程，还争取到多方资源及科研经费，努力创建科技平台，让青年学生有锻炼成长的“用武之地”。2004 年，脊柱病研究所刚成立不久，施杞带着自己的博士王拥军去争取国家自然基金重点项目。每一个答辩环节、每一个实验数据，乃至标点符号，施杞带领团队都进行了非常细致地讨论、修改，前后共修改了 18 次之多。最终获得了当年中医药界唯一的国家自然科学基金重点项目——益气化瘀补肾方及拆方治疗退变性颈椎病及其继发脊髓、神经根损害的研究。

“创中华牌，建上海队”，这是施杞对上海中医药事业的希冀。他希望中医骨伤也能跟随时代进步而传承发展。作为中华中医药学会首批中医骨伤名师、全国老中医药专家学术经验继承工作指导老师、中医药高等学校教学名师，施杞先后培养硕士 45 名、博士 48 名，指导博士后 5 名，学术继承人和高徒 47 名，为中医骨伤科学创新发展输送了一批优秀的人才。

教学生、创团队、建学科，施杞自诩在前两个阶段的任务已告一段落。“现在我就是要做好一个养路工，给他们做参谋和指引。”施杞说自己要发挥“老马识途”的功能，千方百计扶持年轻人，为他们的事业保驾护航。他与世界华人骨研学会、美国哈佛大学、罗切斯特大学等世界一流骨科研究机构建立了稳定的合作关系，让学生们出国到世界名牌大学去学习深造，有机会优化知识结构和实现学科交叉。

师门如家庭，一旦学生有突发的情况，施杞都会第一时间关心到。此前他的博士生唐德志不幸患脑部肿瘤，倒在工作台边，施杞心急如焚，不仅组织抢救、联系手术，还亲自带头捐款。唐德志手术后昏迷期间，施杞每天都来看望。令人欣慰的是，唐德志安全渡过手术关、化疗关，康复良好，留在了研究所工作。施杞常说：“学生因老师而成长，老师因学生而光荣。这就是为师之道。”

“执古之道，以御今之有。”在上海这座高度现代化的城市，海派中医因其开放兼容的特质，一直保持着自己的活力，作为海派中医代表的施杞，始终践行着“继承不泥古，创新不离宗”的原则，为中医骨伤学科的发展打响了沪上金字招牌。